AF613594

TRAITÉ

DE

PARASITOLOGIE

ANIMALE ET VÉGÉTALE

APPLIQUÉE A LA MÉDECINE

PAR

R. MONIEZ

DOCTEUR EN MÉDECINE, DOCTEUR ÈS SCIENCES
PROFESSEUR A LA FACULTÉ DE MÉDECINE DE LILLE

Avec 111 figures intercalées dans le texte

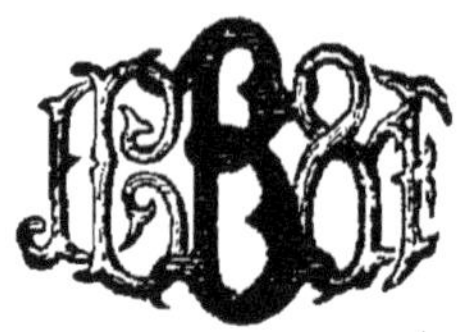

PARIS
LIBRAIRIE J.-B. BAILLIÈRE ET FILS
Rue Hautefeuille, 19, près du Boulevard Saint-Germain.

1896

TRAITÉ

DE

PARASITOLOGIE

CORBEIL. — IMPRIMERIE ÉD. CRÉTÉ

TRAITÉ

DE

PARASITOLOGIE

ANIMALE ET VÉGÉTALE

APPLIQUÉE A LA MÉDECINE

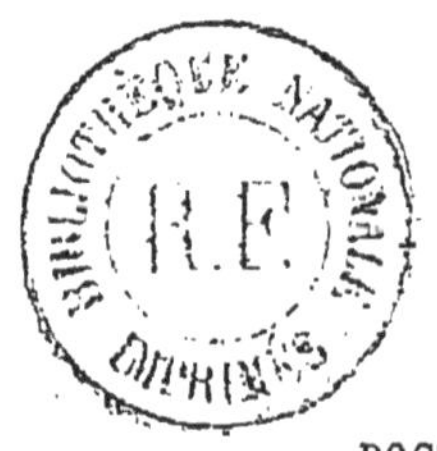

PAR

R. MONIEZ

DOCTEUR EN MÉDECINE, DOCTEUR ÈS SCIENCES
PROFESSEUR A LA FACULTÉ DE MÉDECINE DE LILLE

Avec 111 figures intercalées dans le texte

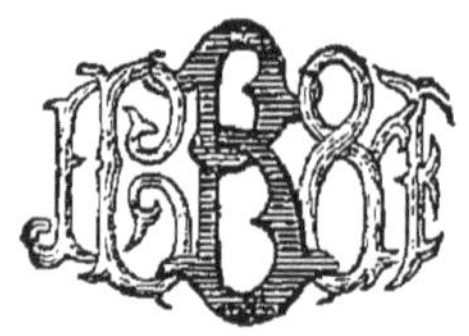

PARIS
LIBRAIRIE J.-B. BAILLIÈRE ET FILS
Rue Hautefeuille, 19, près du Boulevard Saint-Germain.

1896

AVANT-PROPOS

Nous réservons le nom de *parasites* aux êtres qui vivent sur d'autres animaux ou sur des végétaux dont ils tirent tous leurs moyens de subsistance, à un moment donné de leur évolution au moins. Nous éliminons par cette définition tous les êtres appelés quelquefois à tort parasites, mais qui ne sont que des *commensaux*, des *mutualistes* (1).

Cette manière de comprendre notre sujet nous permet aussi de retirer de la liste des parasites humains, des animaux de proie, comme la Punaise, par exemple, qui n'est pas plus parasite que ne le sont les Mammifères carnassiers. Au reste, il ne faut pas s'exagérer l'importance de ces sortes de définition sur lesquelles il serait puéril d'insister longuement.

(1) Le *commensal*, dit van Beneden, ne vit pas aux dépens de son hôte : tout ce qu'il désire, c'est un gite ou son superflu. Ex. : le Fierasfer qui se loge dans le tube digestif des Holothuries, le Pinnotère qui vit entre les valves des Moules. Le nom de *mutualistes* est donné aux animaux qui vivent les uns sur les autres sans être ni parasites ni commensaux.

Tous les êtres vivants, même les plus inférieurs en organisation, sont susceptibles d'être attaqués par les parasites soit internes soit externes et, dans presque toutes les divisions du règne animal, on trouve de nombreuses espèces qui sont devenues parasites ; parfois, quelques formes seulement d'un même groupe ont perdu leur indépendance et, d'autres fois, des rameaux puissants se sont détachés de la souche libre, donnant naissance à un nombre très considérable de parasites : c'est même dans ce dernier cas que l'on observe le parasitisme le plus complet. La plupart des parasites animaux ont choisi d'autres animaux comme hôtes, quelques-uns seulement se sont adressés aux végétaux, mais ces derniers ne sont jamais des parasites complets, en ce sens qu'ils traversent, à un moment donné de leur existence, une phase de liberté. Un certain nombre de végétaux s'attaquent aussi aux animaux, mais ils sont relativement très peu variés comme formes et, ainsi que nous le verrons plus loin, ceux qui s'attaquent à notre espèce n'appartiennent guère qu'au groupe des Champignons.

Le parasitisme peut se faire à des degrés très divers et, dans notre étude des parasites de l'Homme, nous allons voir que les uns ne sont qu'accidentels et vivent normalement, pour ainsi dire, dans des matières animales mortes (beaucoup de larves de Diptères), que d'autres sont parasites temporaires (ex. : la Chique) et qu'il en est beaucoup dont le parasitisme est permanent. Disons encore, en terminant, qu'à côté des parasites internes, les plus nombreux et les plus importants, il y a aussi ceux qui vivent à l'extérieur, fixés sur leur hôte ; d'autres parasites externes sont libres en tous temps, comme certains Poux ; ils ont les caractères des animaux libres et méritent à peine le nom de parasites.

La nouvelle organisation des études, en éliminant de l'enseignement de nos Facultés de médecine les éléments de l'histoire naturelle, a donné plus d'importance à l'étude des applications immédiates de cette science; aussi notre livre ne peut-il être considéré comme une deuxième édition de nos *Parasites de l'Homme* (1889), qui résumait seulement, sous une forme très élémentaire, les connaissances les plus indispensables au médecin dans l'important chapitre de la *Parasitologie humaine*. Nous croyons être entré dans l'esprit du nouveau programme, en donnant beaucoup plus d'extension à cette partie de l'histoire naturelle médicale, dont le champ s'est d'ailleurs singulièrement agrandi et modifié dans ces dernières années. Nous avons largement mis à contribution les travaux des nombreux savants qui depuis quelque temps ont enrichi nos connaissances sur les parasites en général et les parasites humains en particulier : c'est pour nous un devoir bien agréable à remplir que de citer parmi eux nos collègues et amis M. R. Blanchard, qui a tant fait pour la parasitologie humaine, et M. Railliet : leurs travaux sur les parasites animaux sont très nombreux et ont beaucoup d'importance pour l'histoire des parasites en général. D'autres savants français comme MM. Laboulbène, Chatin, Neumann, etc., doivent également être mentionnés, comme ayant fourni à la science de très nombreuses données sur le sujet que nous avons traité. Enfin, nous ne pouvons oublier de citer Max Braun dont la compétence est si grande sur toutes ces questions, Leuckart, universellement connu pour ses belles recherches sur les Helminthes.

Le nom de ces savants, pour ne citer que les vivants, reviendra bien souvent sous notre plume au cours de cet ouvrage.

R. MONIEZ.

Lille, 25 novembre 1895.

TRAITÉ

DE

PARASITOLOGIE ANIMALE ET VÉGÉTALE

APPLIQUÉE A LA MÉDECINE

PROTOZOAIRES

Les Protozoaires constituent l'embranchement le plus inférieur du règne animal. Ce sont des animaux unicellulaires et quand ils sont représentés par un groupe de cellules, chacun de ces éléments a sa vie indépendante. On trouve parmi eux les formes les plus simples que puisse réaliser la cellule, mais, chez les types élevés, cet élément peut devenir très différencié. La reproduction par scission est très habituelle chez eux, mais, chez presque tous, on a constaté des phénomènes comparables à ceux de la reproduction sexuelle (conjugaison) et qui déterminent la production de spores. La conjugaison s'opère entre des cellules souvent identiques et on ne voit jamais chez ces êtres des corps qui rappellent les œufs et les spermatozoïdes, que l'on trouve dans tous les autres embranchements du règne animal.

On peut réduire les divisions de cet embranchement trois groupes :

1° Les Rhizopodes ;

2° Les Sporozoaires ;

3° Les Infusoires.

Dans chacune de ces divisions, on rencontre des parasites de l'Homme ; ainsi les Rhizopodes nous offrent à étudier : *Amœba coli ;*

Les Sporozoaires : *Hæmatophyllum malariæ, Coccidium oviforme, Coccidium perforans, Coccidium bigeminum, Miescheria (muris ?)* ;

Les Infusoires, enfin : *Plagiomonas urinaria, Trichomonas vaginalis, Trichomonas hominis, Lamblia intestinalis, Balantidium coli.*

Ces trois divisions de l'embranchement des Protozoaires se distinguent facilement les unes des autres par les caractères suivants :

RHIZOPODES. — La matière protoplasmique qui forme le corps émet des pseudopodes ; l'animal peut être nu ou protégé par une carapace de nature variable ; les espèces parasites ont le corps nu ; le plus grand nombre des types qui composent ce groupe vit à l'état libre.

SPOROZOAIRES. — Ils sont formés de cellules nucléées, d'abord nues, mais généralement limitées à l'état adulte par une membrane ; ils sont dépourvus de pseudopodes et des fouets, soies, etc., qui sont la règle dans le groupe suivant ; ni bouche, ni anus, ni vacuole contractile ; ils se reproduisent par des spores et sont toujours parasites.

INFUSOIRES. — Ce sont les plus élevés en organisation des Protozoaires ; ils mènent d'ordinaire une vie libre dans l'eau ; la cellule qui les forme peut être fort différenciée ; elle est toujours limitée par une membrane qui peut prendre les caractères d'une cuirasse et porte des cils ou des fouets qui servent à la natation ; ils ont une vésicule contractile et la plupart du temps des ouvertures buccale et anale.

Nous ferons successivement, et d'après l'ordre donné par cette division, l'histoire des différentes espèces de Protozoaires qui vivent en parasites chez l'Homme.

I. — RHIZOPODES.

Amibes (*Amœba*).

Ce genre est le type d'une importante division de la classe des Rhizopodes qui correspond au genre *Amœba* d'Ehrenberg ; il est caractérisé par les pseudopodes, ordinairement larges et obtus, rarement ramifiés ou anastomosés à l'extrémité ; il existe un noyau et la plupart sont munies d'une vacuole contractile ; les Amibes sont dépourvues de cils et flagellums à l'état adulte ; elles peuvent quelquefois se mouvoir sans émettre de pseudopodes. Les types du groupe des Amœbiens qui sont enveloppés d'une carapace ne vivent pas en parasites. On a trouvé des Amibes dans l'intestin de nombreux animaux et quelquefois aussi dans des lésions externes ; plusieurs formes, dont nous allons retracer l'histoire, ont été rencontrées chez l'Homme.

La grande difficulté qu'il y a à caractériser les espèces d'Amibes, explique la confusion qui existe à leur sujet dans la parasitologie humaine.

Amœba coli, Lösch, 1875 (fig. 1).

La première description exacte de l'*Amœba coli* a été donnée par Lösch en 1875 : l'observation fut faite à Pétersbourg, sur un malade provenant du gouvernement d'Archangel : les selles d'un diarrhéique atteint d'inflammation ulcéreuse du gros intestin, observées pendant longtemps, en contenaient un très grand nombre ; plus tard Lewis et Cunningham trouvèrent également des Amibes dans l'Inde, dans des selles de cholériques et chez d'autres malades ; Sonsino les rencontra dans le mucus intestinal d'un enfant dysentérique au Caire ; Grassi, les vit sur six malades, en Lombardie ; Normand, sur deux malades à Hong-Kong, etc. Sans vouloir citer toutes les observations, déjà si nombreuses, dans lesquelles on a trouvé des Amibes dans l'intestin, et bien qu'il ne soit pas, au reste, prouvé qu'il s'agisse dans tous les cas d'une seule et même espèce, nous devons noter que les auteurs ne sont pas d'accord sur la signification qu'il faut donner à la présence de ces animaux dans l'organisme. Ainsi Koch vit en Égypte et aussi dans l'Inde, dans des cas de dysenterie, que les déjections ne con-

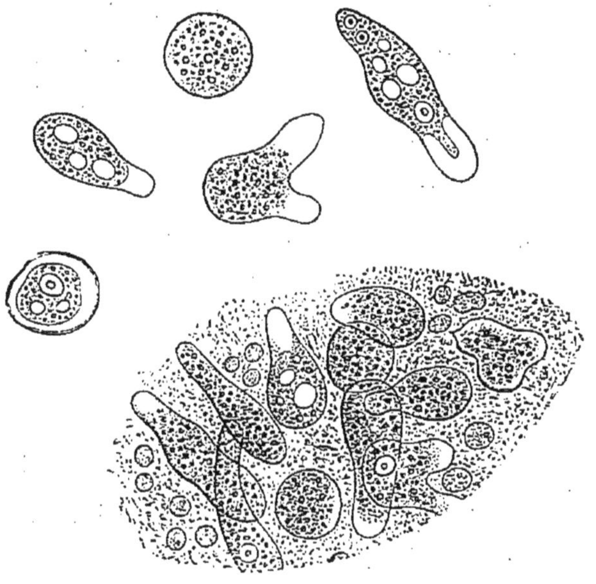

Fig. 1. — *Amœba coli.*

tenaient pas d'Amibes, mais qu'on rencontrait toujours ces animaux, joints à des Bactéries, au fond des ulcères de l'intestin ; la démonstration fut faite par la méthode des coupes. Kartulis, par de nombreuses observations faites en Égypte et par des expériences sur les animaux, se convainquit que non seulement, on trouvait des Amibes dans tous les cas de dysenterie avérée et qu'elles faisaient défaut dans les autres affections intestinales, mais qu'elles étaient généralement la cause de la dysenterie. De même, dans les abcès du foie qui se montrent fréquemment au cours de cette maladie et que Kartulis distingue des abcès idiopathiques, on trouve constamment, dans le pus, des Amibes vivantes. On peut admettre que les parasites, qui pénètrent profondément dans la paroi intestinale, arrivent aussi dans les vaisseaux et de là dans le foie, où ils déterminent des abcès, par eux-mêmes ou par les Bactéries qui les accompagnent ; cette hypothèse serait corroborée, dans une certaine mesure, par quelques observations de Koch et une autre de Nasse. Au contraire, Cunningham dans l'Inde et Grassi en Italie, dans le midi de la France et sur des soldats qui revenaient de Massauah, disent avoir trouvé des Amibes aussi bien sur des personnes saines que sur des individus affectés de maladies variées : fièvre typhoïde, choléra, pellagre, diarrhée *ab ingestis*, etc. ; ce dernier auteur admet même que ce sont des êtres inoffensifs (1); d'autres observateurs ont fait des constatations analogues. Citons encore la manière de voir de Schuberg : cet auteur conclut de ses observations et de celles de ses devanciers, une opinion qui paraît concilier en différents points les données contradictoires que nous venons de relever : si l'on ne trouve pas d'Amibes dans les fèces normales des personnes saines, mais seulement dans les selles diarrhéiques et à réaction alcaline, c'est que les excréments qui arrivent liquides et alcalins dans le gros intestin, y deviennent plus consistants et prennent normalement une réaction acide, laquelle tue les Amibes. Pour lui, les Amibes de l'intestin de l'Homme ne peuvent vivre que dans un milieu alcalin. On s'expliquerait ainsi comment, dans les maladies du tube digestif et principalement dans celles du gros intestin, quand les fèces restent liquides et conservent leur réaction acide, on n'a pu trouver des Amibes.

Dans ces conditions, les Amibes, si communes dans l'intestin, n'auraient aucun rôle pathologique et se multiplieraient ou disparaîtraient suivant les conditions du milieu intestinal.

(1) Tout récemment (1895) Casagrandi et Barbagallo ont considéré les Amibes de l'intestin comme des commensaux utiles.

Citerons-nous encore certains faits avancés par Kruse et Pasquale et qui sont loin d'apporter de la lumière dans une question bien embrouillée? Ces auteurs, qui n'avaient trouvé d'Amibes intestinales chez les Égyptiens bien portants, que tout à fait exceptionnellement, ont constaté la présence de ces animaux dans leurs propres fèces; ils n'ont pu les distinguer des Amibes trouvées dans la dysenterie et leurs expériences, qui ont porté sur une quarantaine de Chats, ont fait voir que ces Amibes des selles normales n'étaient nullement pathogènes pour le Chat.

Enfin, Quincke et Roos ont fait connaître quelques observations dont l'une concorde avec la précédente. Ayant observé deux cas d'entérite à Kiel, ils constatèrent que dans le premier, contracté à Palerme, les selles contenaient des Amibes semblables à celles qui ont été décrites par Lösch et qui se montrèrent pathogènes pour le Chat; dans le deuxième cas, la maladie, contractée en Allemagne, était plus bénigne et les Amibes se montraient un peu différentes des précédentes; l'inoculation à des Chats ne détermina qu'une légère diarrhée (1). De plus, chez un certain nombre de personnes non dysentériques, ces auteurs retrouvèrent la même Amibe que dans la deuxième observation et elle produisit les mêmes effets sur le Chat.

De ces observations, Quincke et Roos concluent qu'on peut trouver chez l'Homme trois sortes d'Amibes intestinales :

1° *Amœba intestini vulgaris :* mesure 40 μ, protoplasme grossièrement granuleux; non pathogène pour l'Homme et pour le Chat.

2° *Amœba coli mitis*, mêmes caractères; pathogène pour l'Homme, non pour le Chat.

3° *Amœba coli*, Lösch, s. *Amœba coli felis :* peut atteindre 25 μ, finement granuleuse; pathogène pour l'Homme et pour le Chat, chez lesquels elle détermine la dysenterie.

(1) Notons en passant que ces observations intéressantes s'expliqueraient mieux, si, comme le veulent plusieurs auteurs et comme cela est vraisemblable, la dysenterie est d'origine microbienne.

Il est bien difficile de se faire, pour l'instant, une opinion basée sur des données aussi obscures que celles que nous venons de résumer, car, s'il faut tenir grand compte des différents faits qui semblent enlever aux Amibes intestinales toute influence pathogène, pour n'y voir que des parasites vulgaires, il faut tenir aussi comme importantes, les expériences faites sur des animaux (1) auxquels on a pu communiquer la dysenterie en leur injectant dans le rectum le pus d'abcès dysentériques *exempt*, dit-on, *de Bactéries;* mais les conclusions de ces expériences ont été contestées : ainsi, Zancarol, directeur de ce même hôpital grec d'Alexandrie où furent faites les recherches de Kruse et Pasquale, dans un mémoire court, mais d'un grand poids pour la question, où il admet aussi que la dysenterie et les abcès tropicaux du foie ont une commune étiologie, conclut, d'expériences sur les Chats, inoculés avec les matières fécales (contenant des Amibes) d'un Chat spontanément dysentérique, et avec le pus (sans Amibes) du foie de l'Homme, que c'est un *Streptococcus* qui détermine ces maladies et que les Amibes ne jouent aucun rôle dans la pathogénie de cette affection. La question reste donc ouverte; elle est fort complexe, et nous nous bornerons, après en avoir indiqué les grands traits, à souhaiter de nouvelles recherches et à renvoyer le lecteur, pour les faciliter, à l'index bibliographique donné par Max Braun, dont l'excellent livre a si bien résumé tous les faits publiés jusqu'ici sur les Amibes de l'intestin (2).

Quoi qu'il en soit, il est bien certain que les noms composés donnés aux Amibes de l'intestin par Quincke et Roos, ne

(1) Ces expériences ont toujours été faites sur les Chats, qui contractent facilement une affection dysentérique dont les symptômes ont la plus grande analogie avec la dysenterie de l'Homme.

(2) Max Braun, *Die Thierischen Parasiten des Menschen*. Würzburg, 1895.

peuvent être maintenus. R. Blanchard (1) a bien établi une espèce (*Amœba intestinalis*) qui correspondrait aux observations de Sonsino et de Kartulis et qui est basée principalement sur la taille (55 à 70 μ au lieu de 30 attribués à l'*Amœba coli*), mais ces dimensions sont approximatives, comme l'indique la formule de Sonsino, parlant de l'Amibe observée au Caire, chez un enfant, dans un cas de diarrhée, « huit à dix fois le diamètre d'un globule rouge du sang » et certains auteurs donnant à l'Amibe de l'intestin un diamètre de 10 à 50 μ, il en résulte que les caractères tirés des dimensions sont insuffisants. Je ne sais jusqu'à quel point, d'ailleurs, on peut tenir compte des particularités fournies par les caractères des granules tenus en suspension dans le protoplasme, de la forme des pseudopodes, de la mobilité, etc., du parasite, de telle sorte que, sans nier aucunement qu'il ne puisse se trouver chez l'Homme plusieurs sortes d'Amibes, les unes indifférentes, les autres pathogènes, j'en suis à me demander quels sont les vrais caractères différentiels de ces animaux et à quels signes on peut les distinguer sûrement les uns des autres ; la question est également obscure quand on la considère au point de vue pathologique : il est vrai encore une fois que, en ce qui concerne ce dernier côté de la question, tout devient plus clair et très simple, si l'on range la dysenterie parmi les affections microbiennes.

. . . .

Les dimensions de l'*Amœba coli* varient de 8 à 40 μ et plus ; les pseudopodes sont toujours très peu nombreux (un ou deux), ils sont larges, arrondis à leur extrémité ; quand il ne s'en développe qu'un seul, et c'est le cas le plus habituel, il semble qu'on ait affaire à un être de forme ovale, plus ou moins allongé, sans pseudopodes ; le protoplasme contient

(1) Blanchard (R.), *Zool. méd.*, t. I, 1885, p. 15.

des granules fins et nombreux à côté de corps étrangers alimentaires, une ou plusieurs vacuoles, dont aucune n'est contractile et un noyau pâle, nucléolé.

Grassi et Calandruccio, et Quincke et Roos ont constaté que l'*Amœba coli* s'enkyste et se reproduit très vraisemblablement sous cette forme : les kystes, un peu plus petits que les individus dont ils proviennent, se trouvent facilement dans les selles, parce qu'ils sont incolores et brillants ; ils permettent de faire la diagnose de l'*Amœba coli* (1); ces kystes contiennent un certain nombre (3, 6, 9) de spores et sont susceptibles de communiquer des Amibes à l'Homme qui les ingère; c'est sans doute sous cette forme que l'animal arrive chez de nouveaux hôtes ; une fois développées dans l'intestin, les Amibes se multiplieraient abondamment par scissiparité, mais, bien que peu douteux, ce mode de multiplication n'a pas encore été constaté (2). Celli et Fiocca disent avoir observé facilement ce phénomène dans leurs cultures d'Amibes.

Kartulis aurait pu cultiver cette espèce (?) dans des infusions de paille fraîche (20 à 30 gr. pour 2 litres d'eau).

On ne sait par quelle voie ces Amibes viennent chez l'Homme; il n'est pas douteux que les kystes ne jouent un rôle important dans leur dispersion et l'eau, peut-être aussi l'air, est leur véhicule probable. Je ne pense pas qu'on puisse soutenir que l'Amibe intestinale vit en liberté sous la forme d'*Amœba princeps* ou d'*Amœba jelaginia* et il sera bien difficile, sans doute, de la reconnaître à l'état indépendant ; les Amibes, en effet, varient beaucoup, suivant l'instant où on

(1) Grassi (B.), *Morfologia e sistematica di alcuni protozoi parassiti* (Rendic. della R. Acad. dei Lincei, t. I, 1888, p. 12).

(2) Calandruccio a constaté sur des Amibes intestinales « inoffensives » cette propriété du kyste, de communiquer les Amibes à un nouvel hôte; Quincke et Roos ont infesté des Chats en leur faisant ingérer par la bouche des kystes d'Amibes « pathogènes », tandis que l'ingestion par la bouche des Amibes non enkystées ne donnait aucun résultat.

les considère, par la taille, les caractères du protoplasme, des pseudopodes, du noyau ; ces variations doivent surtout entrer en ligne de compte, lorsqu'il s'agit de comparer une forme libre à des individus parasites, et nulle spécification n'est peut-être plus délicate ; il faudra étudier ces animaux dans des cultures appropriées, suivre de très près leurs modifications, et cette étude est très difficile. Il est possible que les caractères du kyste donnent quelque jour la solution du problème ; encore, se peut-il que l'Amibe intestinale n'existe plus qu'à l'état parasitaire.

Au reste, nous sommes très porté à admettre, surtout après les faits établis par Zancarol, que les Amibes intestinales ne sont nullement pathogènes, mais que, vivant normalement dans l'intestin, elles trouvent, en diverses affections de cet appareil, un milieu qui favorise d'une manière intensive leur reproduction. Peut-être alors, quand elles sont extrêmement multipliées, déterminent-elles par leur présence une irritation plus grande et de cause mécanique.

Quoi qu'il en soit les Amibes de l'intestin semblent avoir une répartition géographique très étendue : on les a trouvées à Weimar, à Graz, à Prague, en Italie, en Sardaigne, à Kiew, à Athènes, au Caire, dans l'Inde, dans l'Amérique du Nord, au Texas, au Brésil, etc.

LÖSCH (F.). Massenhafte Entwickelung von Amœben im Dickdarm (Virchow's Arch., t. LXV, 1875, p. 196).

LAMBL. Aus den Franz-Josephs-Kinderspitale in Prag. Thl. I. Prag., 1860, p. 362.

LEWIS. Sixth ann. rep. san. Commiss. Govern. of India. Calcutta, 1870.

CUNNINGHAM (D.). Seventh. ann. rep. san. Com. Gov. India. Calcutta, 1870.

LEUCKART (R.). Die thier. Paras. d. Menschen: 2e éd., fasc. 1, 1879, p. 236.

GRASSI (B.). Dei protozoi parassiti e specialmente quelli che sono nell' uomo (Gazz. med. ital-lombard. 1879, No 45).

NORMAND. Note sur deux cas de colite parasitaire (Arch. méd. nav., t. XXXII, 1879, p. 211).

CUNNINGHAM (D.). On the development of certain microscopic. organisms occurring in the intestinal canal (Quart. journ. micr. sc. XXI, 1881, p. 234).

NOTHNAGEL. Zeitschr. f. klin. Med., t. III, 1881, p. 271, fig. (S'agit-il d'Amibes, d'autres Protozoaires ou d'autre chose encore?)

GRASSI (B.). Intorno ad alcuni protisti endoparassiti (Atti Soc. ital. sc. nat., t. XXIV, 1882).

KOCH (R.) und GAFFKY (G.). Bericht über die Thätigkeit der zur Erforschung der Cholera im Jahre 1883 nach Ægypten und Indien entsandten Commission (Arb. a. d. Kais. Gesundheitsamte, t. III, Berlin, 1887).

KARTULIS (S.). Ueber Riesenamœben (?) bei chronischer Darmentzündung der Ægypter (Virchow's Arch. XICX, 1885, p. 145). — Zur Ætiologie der Dysenterie in Ægypten (ib., t. CV, 1856). — Zur Ætiologie der Leberabscesse (C. f. B. u. P. II, 1887, p. 745). — Ueber tropische Leberabscesse und ihr Verhaltniss zur Dysenterie (Virchow's Arch., t. CXVIII, 1889, p. 97). — Einiges über die Pathogenese der Dysenterie-Amœben (C. f. B. u. P., t. IX, 1891, p. 365).

GRASSI (B.). Significato patolog. dei protozoi parassiti dell'uomo (Rend. R. Accad. dei Lincei, t. IV, 1888, p. 83).

KARTULIS (S.). Ueber weitere Verbreitungsgebiete der Dysenterie-Amœben (C. f. B. u. P., VII, 1890, p. 34).

MASSIUTIN. Ueber die Amœben als Parasiten des Dickdarms (Wratsch, 1889, N° 25 (en russe). Analysé in C. f. B. u. P., t. VI, 1889, p. 451).

OSLER (W.). Ueber die in Dysenterie und dysenterischem Leberabscess vorhandene Amœbe (Centralb. f. Backt. u. P., t. VII, 1890, p. 736).

STENGEL (A.). Acute dysentery and the Amœba coli (Philadelphia med. News, 1890; analyse in C. f. B. u. P., t, X, 1890); *id.* The Amœba coli (Univ. med. Mag. 1891).

COUNCILMAN (W. P.) et LAFLEUR (H. A.). Amœbic dysentery (The Johns Hopkins Hospital reports. 1891, II, p. 395. Analysé in Centralb. f. Backt. u. Parasitenk., XII, 1892, p. 524).

DOCK (G.). Observations on the Amœba coli (Daniel's Texas med. Journ. 1891. Anal. in C. f. B. u. P., t. X, 1891, p. 227).

LUTZ (A.). Zur Kentniss der Amœben, Enteritis und Hepatitis (C. f. B. u. P., t. X, 1891, p. 241).

CALANDRUCCIO. Animali parassiti dell'uomo in Sicilia (Atti dell' Accad. Giœnia (4). Catania, t. II, 1890).

FENOGLIO (J.). Entérocolite par Amœba coli (Arch. ital. de biol., t. XIV, 1890, p. 62).

CAHEN. Ueber Protozoën im kindlichen Stuhl (Deutsch. med. Wochenschrift, 1891, p. 854).

HLAVA (O.). Ueber die Dysenterie (Zeitsch. d. Bohm. Ærzte in Prag. 1887. Analyse in C. f. B. u. P. I, 1887, p. 537).

PFEIFFER (L.). Die Protozoën als Krankheitserreger. 2e édit. Iéna, 1891, p. 212.

NASSE. Ueb. einen Amœbenfund bei Leberabscessen u. Dysenterie (Deutsche med. Wochen., t. XVII, 1891, p. 881).

HAROLD (J.). Case of Dysentery with Amœba coli in the Stools (Brit. med. Journ., 1892, p. 1429).

EICHENBERG, Hepatic abscessa a Amœba coli (analyse in C. f. B. u. P., t. XI et XII).
HOWARD (W. T.). The Amœba coli; its importance in diagnosis and prognosis with the report of two cases (The med. News, 1892).
RHEIN, The Amœba coli (ibid., 1892).
MAGGIORA. Ein. mikrosc. u. Bakt., etc. (C. f. B. u. P., t. XI, 1892).
KOVACS (F.). Beobachtungen und Versuche über die sogenannte Amœben-Dysenterie (Zeitsch. f. Heilkunde, t. XIII, 1892, p. 509).
EPSTEIN (A.). Beob. üb. Monocercomonas hominis u. Amœba coli (Prag. med. Wochenschrift, 1893, Nos 38-40).
SCHUBERG (R.). Die parasitischen Amœben der menschlichen Darmes (Centralbl. f. Bakt. u. Parasitenkunde, t. XIII, 1893).
KRUSE (W.) et PASQUALE (Al.). Eine Expedition nach Ægyptien zum Studium der Dysenterie und der Leberabcesses (Deutsche med. Wochenschrift, 1893, p. 354 et 378).
ZANCAROL. Pathogénie des abcès du foie (Revue de chirurgie, t. XIII, 1893).
QUINCKE (H.). Ueb. Amœben-enteritis (Deutsche klin. Wochens., 1893, n. 44, p. 1089).
QUINCKE (H.) et ROOS (E.). Ueb. Amœben-enteritis (Berlin. klin. Wochenschrift, 1893, n. 45, p. 1089).
CASAGRANDI, ODDO (G. V.) e BARBAGALLO-RAPISARDI (P.). Sull Amœba coli, Ricerche biol. e cliniche (Boll. Accad. Gioenia. Catania, 27 Genn. 1895).

Amibes de l'intestin de l'Homme et du vagin
(d'après Celli et Fiocca).

Celli et Fiocca, dans une note préliminaire (1), exposent les faits suivants, dont nous devons tout de suite faire ressortir celui qui nous intéresse le plus : l'*Amœba coli* ne serait qu'une variété de l' « *Amœba lobosa* » et les auteurs auraient rencontré dans la dysenterie, en outre de l'*A. coli*, d'autres espèces d'Amibes, *A. spinosa*, *diaphana*, *reticularis*, dont quelques-unes ont été trouvées dans d'autres maladies humaines, comme le catarrhe intestinal, ou même dans les

(1) Celli (A.) et Fiocca (R.), *Beitr. z. Amœbenforschung, Zweite vorläufige Mittheilung. Ueb. die Klassif. der Amœben und einige gezüchtete Species* (Centralbl. f. Bakt. u. Parasitenkunde, t. XVI, 1894, p. 329). Celli et Fiocca, *Ueb. die Aetiologie der Dysenterie* (Centralbl. f. Bakt. u. Parasitenk., t. XVII, 1895, p. 309).

conditions normales, en liberté; on les trouverait aussi facilement dans le vagin.

Tout d'abord les auteurs établissent un certain nombre de variétés de l'« *Amœba lobosa* » qu'ils caractérisent par les pseudopodes toujours en formes de lobes (1).

1° *Amœba lobosa.*

Var. *a*, *guttula* (syn. de *Amœba guttula*, Dujardin). Libre dans l'eau. Intestin de l'Homme et des animaux. Elle mesurerait 2-4 μ dans son plus grand diamètre ; les kystes auraient 1 μ à 1 μ 5.

Var. *b*, *oblonga* (syn. de *A. oblonga*, Schm.). Dans le sol, la boue, l'eau potable; intestin de l'Homme et peut-être des animaux ; dimensions doubles de la précédente; kystes de 1 μ 5 à 2 μ.

Var. *c*, *undulans*, à l'état libre seulement; 6 à 12 μ.; c'est la plus grosse des Amibes cultivées par les auteurs.

Var. *d*, *coli* (syn. d'*Amœba coli*).

2° *Amœba spinosa*, n. sp.; 6 à 10 μ; pseudopodes pointus, donnant à l'animal un aspect irrégulièrement denticulé; dans le sol, les puits, les fontaines, les ruisseaux, les eaux minérales, les poussières; dans le vagin, dans l'intestin chez l'Homme sain et dans les cas de diarrhée et de dysenterie; dans l'intestin de quelques animaux.

3° *Amœba diaphana*, n. sp., 0 μ 5 à 2 μ; pseudopodes longs, très mobiles; dans la terre, intestin de dysentérique.

4° *Amœba vermicularis*, Weisse; 4 à 6 μ sur 1 μ de large; forme peu changeante, corps toujours allongé à la façon d'un petit Ver. Dans le sol, la boue, l'eau potable, les sécrétions vaginales des femmes saines et cancéreuses; dans l'intestin chez des dysentériques.

5° *Amœba reticularis*, n. sp.; 2 à 4 μ; pseudopodes filamenteux, en petit nombre, à l'aide desquels ces Amibes se réunissent entre elles en réseau; les pseudopodes étirés peuvent lui donner de 8 à 14 μ; le sol, marais, boue thermale (Ischia); intestin de l'Homme dans la dysenterie.

6° *Amœba arborescens*, n. sp. Boue de marais; n'a pas été trouvée chez l'Homme; dimensions, 5-10-12 μ.

(1) Nous ne transcrivons pas la longue description que donnent de ces « variétés » Celli et Fiocca et n'en donnons qu'un très court résumé; les différences qu'ils indiquent nous paraissent, au total, bien légères.

Ainsi, en résumé, et pour ce qui concerne le parasitisme, la première de ces « espèces » pourrait se trouver chez l'Homme sous plusieurs de ses « variétés » (*guttula, oblonga, coli*).

Les *Amœba spinosa, diaphana, vermicularis, reticularis* seraient des « espèces » connues à l'état libre et qui se rencontreraient dans l'intestin de l'Homme, *spinosa* et *vermicularis* ayant été, de plus, rencontrées dans le vagin.

Étant données les difficultés de la question, l'incertitude de l'observation et celle de la limite des espèces et des variétés, nous ne serions pas surpris si des doutes sérieux s'élevaient sur toutes ces déterminations. Au demeurant, il faut retenir, en ce qui nous concerne, que l'*Amœba coli*, au sens de tous les auteurs, est la forme rencontrée le plus habituellement chez l'Homme et qui nous intéresse davantage; les savants italiens l'ont trouvée, sans prouver, toutefois, qu'elle soit une variété d'une autre espèce libre.

Nous devons encore critiquer le travail des deux savants italiens à un autre point de vue : ainsi, il nous paraît que Celli et Fiocca ont des mots *espèce* et *variété* une conception différente de celle qui est admise par tous les zoologistes et une façon un peu fantaisiste de les désigner. Exemple : l'expression *Amœba lobosa* n'a pas été appliquée par Bütschli (*Bronn's, Klass. u. Ord. Thierreichs, Protozoa*, p. 176), à une espèce déterminée, mais il l'a employée pour désigner tout un groupe de ces animaux (une famille de Rhizopodes), qui comprend une dizaine de genres ; ce nom ne saurait donc désigner une espèce en particulier et doit être abandonné. — Notons encore une erreur manifeste à propos de l'*Amœba guttula* dont parlent nos deux auteurs : Dujardin (*Histoire naturelle des Zoophytes infusoires* (1841), p. 235), donne à son *Amœba guttula* une longueur de 30 à 50 μ ; il dit qu'elle est orbiculaire ou ovale, non lobée, qu'elle doit facilement échapper à la vue par la simplicité de sa forme et la lenteur de ses mouvements, d'où le nom très significatif qu'il lui donne. Pour Celli et Fiocca, l'*Amœba guttula*, Dujardin (sic), est au contraire très variable de forme, avec un contour irrégulier, ses mouvements sont vifs et elle émet des pseudopodes très mobiles; elle mesurerait de 2 à 4 μ dans son plus grand diamètre et 1 ou 2 dans l'autre sens. Il est évident que l'*Amœba* décrite par les savants italiens ne correspond nullement à l'*A. guttula* de Dujardin. Enfin, la forme d'Amibe que ces auteurs appellent *A. oblonga*, Schmarda, a 3 μ de long alors que l'espèce trouvée en Égypte et décrite sous ce nom mesure 90 μ de longueur (1).

Amibes parasites de l'Homme et d'espèce incertaine.

1° **Amœba urogenitalis**, Baelz, 1883 (sub. *Amœba vaginalis*, in R. Bl., *Zool. méd.*, et in Railliet, *Zool. méd. et agric.*, 2ᵉ éd., p. 148).

Baelz, de Tokio, a décrit sous ce nom une Amibe trouvée dans la vessie et le vagin d'une jeune fille de vingt-trois ans, atteinte de tuberculose des poumons et des organes génito-urinaires.

Entrée à l'hôpital la veille de sa mort, la patiente se plaignait de violentes douleurs dans la vessie, qui s'exagéraient lors de la miction. L'urine extraite avec une sonde était sanguinolente et contenait beaucoup de pus et de débris nécrosés de tissus, ainsi qu'un nombre incroyable d'Amibes, de forme arrondie, mesurant 50 μ de diamètre (un peu plus grosses, par conséquent, que l'*Amœba coli* de Lösch); elles étaient constituées par un protoplasme granuleux avec un gros noyau vésiculaire. On en retrouvait dans les sécrétions vaginales. L'auteur suppose qu'elles étaient arrivées dans le vagin par les lavages, avec de l'eau contaminée et que, de là, elles avaient pénétré dans la vessie. Pas d'autopsie (2).

(1) V. R. Moniez, Notules de par[illegible]tologie humaine : *Amibes de l'intestin de l'Homme et du vagin* (Rev. [illegible] du N. de la France, 1895).

(2) Baelz, *Ueb. einige neue Parasiten des Menschen* (Berlin. klin. Woch. 1883, p. 237).

S'agit-il là de l'*Amœba coli*, dont la présence a été constatée dans les abcès dysentériques du foie, et qui vivait dans les lésions de l'appareil génito-urinaire ? La chose est très possible ; de nouvelles recherches sont nécessaires.

Le cas de Baelz n'est pas unique dans la science ; Jürgens aurait trouvé également des Amibes dans la vessie d'un homme (1). Kartulis (2) en a vu qui mesuraient 12 à 20 μ, dans l'urine sanguinolente d'un malade de cinquante-huit ans, atteint d'une tumeur vésicale ; ces Amibes avaient des mouvements lents et émettaient de courts pseudopodes. Posner (3) dans un cas d'hématurie a rencontré trois jours après le début de la maladie, une grande quantité d'Amibes qu'il considère comme ayant déterminé la maladie; leur présence fut de courte durée et les accidents se reproduisirent à trois reprises ; la dernière fois, après une interruption de sept mois. D'une manière générale, ces animaux ressemblaient à l'*A. coli* et mesuraient 50 μ de longueur sur 28 de large ; ils se mouvaient lentement.

2° Quelques autres observations d'Amibes chez l'Homme doivent encore être relevées ; nous laissons de côté les cas douteux, comme celui de Grassi (4) qui indique une *Amœba dentalis* en 1879, que Perroncito retrouve deux fois ; plus tard, Grassi, revenant sur cette observation, se demanda s'il n'avait pas eu alors affaire à un simple corpuscule salivaire. Deux autres cas douteux sont ceux de Sternberg (5) (*Am. buc-*

(1) Jürgens, *Verh. d. Ver. f. innere Medicin in Berlin* (Berlin. klin. Woch., 1889).

(2) Kartulis, *Ueb. pathogene Protozoën beim Menschen* (Zeits. f. Hygiene u. Infectionskrankh., t. XIII, 1893, p. 2).

(3) Posner (C.), *Ueb. Amœben in Harn* (Berl. klin. Woch., t. XXX, 1893, p. 674).

(4) Grassi (B.), *Dei protozoi parassiti e specialmente quelli che sono nell' uomo* (Gaz. med. ital.-lomb., 1879, p. 445).

(5) Sternberg *in* Walter, Zeits. f. neuere Medicin, 1862 (en russe) ; cité d'après Max Braun.

calis, 1862) et de Gros (1) (*A. gingivalis*, 1849). Ces deux dernières ont été trouvées dans le tartre dentaire : Max Braun (2), à propos de ces observations, fait la remarque : « Ueber die beiden anderen... können wir kaum mehr sagen, als dass amœbenartige Organismen auch in der Mundhöhle des Menschen leben konnen; ob sie selbstandige Arten oder Entwickelungsstadien anderer, vielleicht auch pflanzlicher Organismen sind, ist unentschieden. »

Flexner (3) a aussi publié l'observation suivante que nous résumons :

Un habitant de la Virginie, soixante-deux ans, s'était fait extirper une nodosité qu'il portait sur la gencive, devant la canine inférieure droite ; il se développa en ce point un abcès avec gonflement du plancher de la bouche jusqu'à l'angle de la mâchoire et au cartilage cricoïde; une incision donna issue à environ 80 centimètres cubes de pus fétide, dans lequel se trouvaient des Amibes, à côté de Bactéries nombreuses et variées. Ces Amibes étaient plus volumineuses que les globules blancs du sang; elles présentaient des vacuoles et un protoplasme granuleux; on ne put affirmer la présence d'un noyau. Il est noté que le patient n'était pas dysentérique.

Enfin l'on doit à Kartulis (4) une observation analogue à la précédente faite sur un Arabe à Alexandrie (fig. 2).

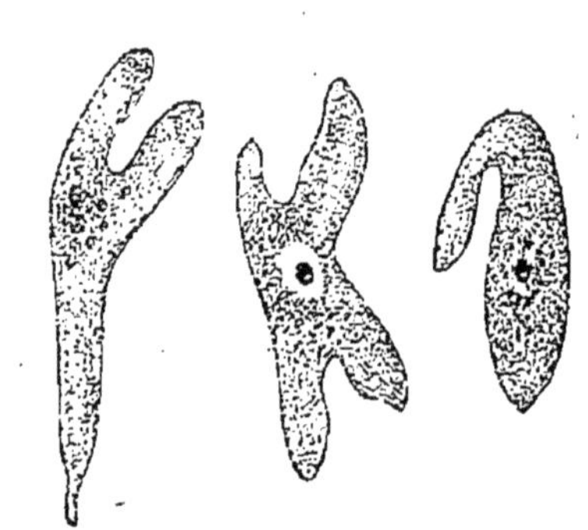

Fig. 2. — *Amœba* (observation de Kartulis).

Un homme de quarante-trois ans présente à la mâchoire inférieure

(1) Gros (G.), *Fragm. d'helminthologie et de physiologie microscopique* (Bull. Soc. imp. natur. Moscou, 1845, p. 555).

(2) Braun (M.), *Die thier. Paras. d. Menschen*, 2e éd., 1895, p. 44.

(3) Flexner, *Amœbæ in an abcess of the jaw* (Johns Hopkins hospital Bulletin, sept. 1892, analysé in Centralbl. f. Bakt. u. Parasitenk., 1893, t. XIV, p. 288, et in Max Braun, *loc. cit.*).

(4) Kartulis, *Ueb. pathogene Protozoën beim Menschen*, 2, *Amœben im Eiter eines submaxillar Abcesses u. im nekrotischen Knochengewebe* (Zeitsch. f. Hyg. u. Infectionkr., t. XIII, 1893, p. 9, 12 fig.).

(côté droit), une tumeur du volume d'une orange, qui émet par une fistule un pus épais; on songe à de l'actinomycose. Dans le pus et dans les fragments d'os qu'on extrait, on trouve, outre de nombreuses Bactéries de plusieurs espèces, des Amibes (fig. 2) mesurant 30 à 38 μ de diamètre, qui se meuvent plus rapidement que l'*Amœba coli*, au protoplasme grossièrement granuleux, retenant des globules de pus et de sang; les pseudopodes sont longs, en forme de doigt; d'ordinaire, on n'en voit qu'un à la fois, mais ils peuvent être au nombre de 2 à 3 : ils se forment rapidement. L'Amibe est-elle une espèce distincte? Kartulis note que le patient ne se souvenait pas avoir souffert de la dysenterie.

II. — SPOROZOAIRES.

Tous les Sporozoaires sont parasites, mais les animaux de cette classe parasites de l'Homme n'appartiennent qu'aux ordres des Coccidies, Sarcosporidies et Hæmosporidies; on n'en a pas trouvé jusqu'ici qui puissent être rapportés aux autres ordres des Grégarinides, Myxosporidies, Microsporidies.

Nous les étudierons sous deux chapitres distincts : 1° Les Sporozoaires du sang (Hæmosporozoaires); 2° Coccidies.

1° Sporozoaires du sang (Hæmosporozoaires).

On connaît dans le sang de l'Homme et des animaux supérieurs un certain nombre de Protozoaires très dégradés et qui semblent l'être d'autant plus que leurs hôtes sont d'organisation plus élevée; ces Protozoaires vivent aux dépens des globules rouges; leur histoire est pour nous fort importante, car, en ce qui concerne notre espèce, ces parasites sont la cause d'affections extrêmement répandues, les fièvres paludéennes.

On ne connaît les Protozoaires du sang que de date toute récente; la première espèce fut découverte par Ray-Lankester, en 1871, chez les Grenouilles, et revue par Bütschli en 1876. On n'avait guère apporté d'attention aux faits indiqués par ces auteurs lorsque, en 1880, Laveran fit à l'hôpital militaire de Constantine une découverte de premier ordre : il montra péremptoirement qu'un Protozoaire qu'il trouvait dans le sang de tous les malades atteints de paludisme, était la cause des fièvres intermittentes. Il fallut quelque temps, toutefois, pour que la curiosité des médecins et des naturalistes se fixât définitivement sur ce point, mais, depuis lors, des publications de plus en plus nombreuses, dont beaucoup sont dues à des médecins et dont la plupart n'ont servi d'ailleurs qu'à rendre le sujet obscur, ont fait voir combien l'attention des observateurs était vivement excitée par les questions du plus haut intérêt qui se rattachent à l'étude de ces êtres; bien entendu, d'interminables discussions et des hypothèses nombreuses, que nous n'exposerons même pas, se sont fait jour à leur sujet. Jusqu'aujourd'hui, on n'a trouvé dans le sang de l'Homme qu'une seule espèce de ces animaux qui doit porter le nom de *Hæmatophyllum malariæ* (1).

La position systématique des parasites du sang qui font le sujet de ce chapitre n'est pas encore complètement fixée : il est très vraisemblable que leur parasitisme dans des organes très différenciés d'animaux élevés en organisation, a dû, comme c'est le cas ordinaire, les dégrader beaucoup et réduire extrêmement leur structure et les particularités de leur reproduction. Si on ne considère que les « corps sphériques » qui représentent, pour nous, les individus adultes,

(1) L'Hématozoaire du paludisme a reçu des noms variés : *Oscillaria malariæ*, Laveran (le nom générique doit être rejeté, le parasite n'étant pas une Oscillaire; le nom spécifique doit être conservé, d'après les règles de la nomenclature); *Hæmatozoon* (*malariæ*) du même auteur (doit être abandonné comme préoccupé); *Hæmatophyllum malariæ*, Metschnikoff (1887). C'est ce dernier nom qui doit être maintenu, bien qu'impropre, de préférence aux appellations postérieurement données au parasite, comme *Hæmatomonas malariæ*, Osler; *Plamodium malariæ*, Marchiafava et Celli; *Hæmamœba malariæ*; *Laverania*, Grassi et Feletti; *Hæmamœba Laverani*, Labbé. Il est regrettable, toutefois, étant donnée l'importance de la découverte de Laveran, que le nom de cet auteur ne puisse rester attaché à ce parasite.

il est certain qu'ils sont bien voisins des Amibes, à côté desquelles les ont placés Grassi et Feletti (en considérant ce stade comme indépendant), mais le stade « en rosette » et surtout l'existence des « croissants », qui appartiennent indubitablement à la même espèce, montrent qu'il s'agit d'êtres morphologiquement plus élevés que les Rhizopodes et indiquent qu'ils se rapprochent des Coccidies. C'est sans doute à côté de ces dernières qu'il faudra les laisser.

Hæmatophyllum malariæ.

Nous ne pouvons certes mieux faire que d'emprunter à A. Laveran les détails suivants concernant cet animal, ils montreront combien le savant observateur en a poussé loin l'étude; nous les annoterons de quelques explications zoologiques qui soulageront la mémoire et permettront peut-être de mieux comprendre la biologie de ces petits êtres (1).

Le parasite du paludisme se présente sous des formes assez variées que l'on peut ramener aux quatre types suivants :

1° Corps sphériques; 2° flagella; 3° corps en croissant; 4° corps segmentés ou en rosace.

1° Les *corps sphériques* représentent la forme la plus commune, celle qu'on a le plus souvent l'occasion de rencontrer; ils sont souvent animés de mouvements amiboïdes qui les déforment plus ou moins, d'où le nom de corps amiboïdes, qui leur est donné par quelques auteurs (2).

Constitués par une substance hyaline, incolore, très transparente, ces éléments ont des dimensions variables; les plus petits ont à

(1) Voir Laveran et Blanchard, *Les Hématozoaires* (1895); le t. I est consacré aux *Protozoaires du sang*. Nous ne saurions trop recommander la lecture de cet excellent ouvrage qui résume parfaitement et d'une manière très claire et suggestive toutes nos connaissances sur l'intéressant chapitre des parasites du sang chez les Vertébrés. Qu'il nous soit permis d'ajouter que les parasites sont communs également dans le sang des Invertébrés et que nous en avons fait connaître, en particulier, une série de formes. V. R. Moniez. C. R. Acad. des sciences, 17 janv. 1886 et 9 mai 1887.

(2) Les corps sphériques nous paraissent représenter l'état ordinaire et adulte de l'espèce.

peine 1 μ; les plus gros ont un diamètre égal ou même supérieur à celui des hématies.

Les contours sont indiqués par une ligne très fine. Les plus petits de ces éléments ne renferment qu'un ou deux grains de pigment ou même n'en renferment pas du tout; ils se présentent alors sous l'aspect de petites taches claires sur les hématies, quelquefois sous la forme annulaire.

A mesure que ces éléments grossissent, le nombre des grains de pigment augmente; ces grains forment une couronne assez régulière ou bien ils sont disposés d'une façon irrégulière, et souvent ils sont animés d'un mouvement très vif (1).

Les corps sphériques sont tantôt libres dans le sérum (fig. 3, en *g*, *h*), tantôt accolés aux hématies (*c*, *d*. *e*); on trouve parfois deux, trois ou quatre de ces corps sur une même hématie.

Ces parasites vivent aux dépens des hématies qui pâlissent de plus en plus à mesure que les éléments parasitaires qui leur sont accolés augmentent de volume; il arrive un moment où l'hématie ne se distingue plus qu'à son contour; sa teinte caractéristique a disparu, sa transparence est la même que celle du parasite; bientôt l'hématie disparaît complètement.

Lorsqu'on examine attentivement un corps sphérique animé de mouvements amiboïdes, il arrive parfois qu'on voit ce corps se segmenter en trois ou quatre éléments semblables, mais de plus petit volume; ces éléments se séparent ou bien ils se confondent de nouveau en un seul élément. Des espèces de boules sarcodiques se forment aussi quelquefois sur les bords (2).

Les mouvements amiboïdes des corps sphériques coïncident souvent avec l'agitation des grains de pigment (3); ces déformations, qui se produisent avec une certaine lenteur, comme celles des Amibes, sont faciles à constater lorsqu'on laisse le même élément au milieu du champ du microscope.

Au bout d'un temps variable, mais qui dépasse rarement une demi-heure ou trois quarts d'heure, les mouvements amiboïdes s'arrêtent et les corps sphériques prennent leurs formes cadavéri-

(1) Ces granules sont sans doute de nature excrémentitielle.

(2) Ce sont là sans doute des phénomènes d'ordre pathologique.

(3) Ce mouvement, dit Laveran, n'a ni la constance ni la régularité du mouvement brownien, avec lequel il présente d'ailleurs une certaine analogie; il diminue ou augmente de rapidité, il s'arrête parfois pour recommencer ensuite, sans que les conditions physiques de la préparation se soient modifiées. Au premier abord, on est tenté de croire que les corpuscules pigmentés sont animés d'un mouvement propre; il paraît bien certain qu'il s'agit d'un mouvement communiqué.

ques; les contours sont plus ou moins irréguliers, le pigment s'amasse sur certains points.

L'existence d'un noyau est démontrée, mais ce noyau est très difficile à colorer. Sur les préparations colorées au bleu de méthylène, le noyau des corps sphériques apparaît comme une tache claire, arrondie (1).

2° *Flagella.* — Lorsqu'on examine avec soin une préparation de sang dans laquelle se trouvent à l'état libre des corps sphériques, il arrive assez souvent qu'on distingue sur les bords de ces éléments des filaments mobiles ou flagella, qui s'agitent avec une grande vivacité ; ces flagella (fig. 3, *p*, *n*, *o*) sont si fins, si transparents, que, malgré leur longueur de 21 à 28 μ, il est presque impossible de les voir quand ils sont au repos. Les flagella sortent des *corps sphériques;* on assiste quelquefois à cette excapsulation : il peut s'en trouver un, deux, trois ou quatre sur un corps sphérique ; les mouvements de chacun sont indépendants; les flagella peuvent être constatés immédiatement après la sortie du sang des vaisseaux, mais, en général, il est beaucoup plus facile de les observer au bout de 15 à 20 minutes. A un moment donné, les flagella se détachent, les corps d'où ils sont sortis se déforment alors et restent immobiles (2).

3° *Corps en croissant.* — Il s'agit d'éléments cylindriques, effilés à leurs extrémités et d'ordinaire recourbés en croissant (fig. 3, en *q*, *r*); la substance de ces corps est transparente, incolore, sauf vers la partie moyenne, où se trouvent des grains de pigment identiques à ceux des corps sphériques. La longueur de ces corps est en général un peu plus grande que le diamètre des hématies, soit 8 à 9 μ ; la largeur est de 2 μ. Une ligne très fine (fig. 3, en *q*, *r*), qui réunit fréquemment les extrémités du croissant, est considérée par la plupart des auteurs comme un reste de l'hématie dans laquelle s'est développé le parasite.

Lorsqu'on examine les corps en croissant dans le sang frais, on constate souvent qu'ils se transforment au bout de 15 à 20 minutes en corps ovalaires d'abord, puis sphériques, sur lesquels peuvent apparaître des flagella; cette transformation se produit avec une lenteur très grande, qui ne permet pas de les attribuer à des mouvements amiboïdes.

Les croissants représentent probablement une forme enkystée

(1) Nous avons toujours trouvé les mêmes caractères dans le noyau des Microsporidies que nous avons étudiées.

(2) Nous verrons plus loin les raisons qui nous feraient penser que les corps sphériques *à flagella* sont en train de se détruire ; cet état représenterait donc peut-être un stade pathologique, contrairement à l'opinion de Laveran.

de l'Hématozoaire qui se rencontrerait ainsi sous deux formes principales : forme amiboïde, libre dans le sang ou à l'état d'adhérence aux hématies, forme enkystée dans les hématies (1).

4° *Corps segmentés* (fig. 3, *i*, *j*). — Ils dérivent des corps sphériques; les grains pigmentés se rassemblent et forment un seul amas au centre; les bords présentent une dentelure régulière et la segmentation s'étend de la périphérie vers le centre (*i*, fig. 3); l'élément parasitaire se trouve bientôt partagé en segments réguliers (*j*, fig. 3) au nombre de 8 à 16; ces segments ont d'abord une forme allongée

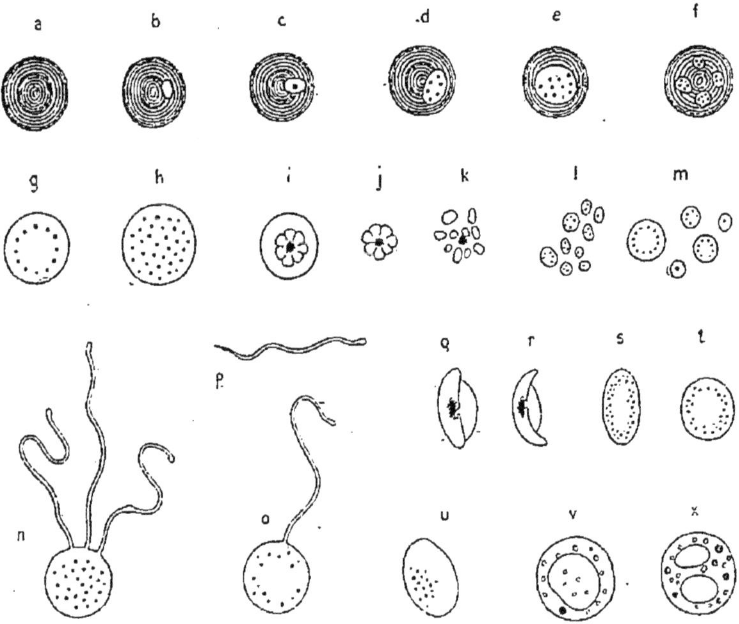

Fig. 3. — Hématozoaires du paludisme (Laveran).

ovalaire; ils se transforment bientôt en petits corps sphériques qui deviennent libres (*k*, fig. 3) (2).

Ces *corps segmentés* correspondent à la phase de reproduction des *corps sphériques* (Golgi), qui paraissent pouvoir se multiplier aussi par division simple et par bourgeonnement. Les corps segmentés font souvent défaut dans le sang palustre et ils ne sont pas parti-

(1) L'analogie avec les autres Coccidies nous ferait admettre que les corps en croissant représentent un mode particulier de reproduction. Mannaberg a montré qu'ils proviennent de la conjugaison de deux corps amiboïdes ; cette observation, si elle est confirmée, conduirait à admettre une sorte de reproduction sexuée (?).

(2) Il reste en fin de compte autour des petits organismes nouvellement formés une masse résiduale, de même nature sans doute que celle qu'on observe souvent dans la formation des spores chez les Coccidies

culiers à telle ou telle forme clinique; on les trouve dans la fièvre quotidienne aussi bien que dans la tierce et la quarte, cependant ils sont plus fréquents dans cette dernière forme.

Les organismes que nous venons de décrire, d'après Laveran, se rencontrent surtout en abondance dans le sang des paludiques, au moment des accès fébriles, c'est dans les organes dits hématopoiétiques qu'on en trouve le plus grand nombre ; ils disparaissent souvent dans l'intervalle des accès, surtout si le malade prend de la quinine ; nous avons dit que les corps sphériques sont ceux qu'on trouve le plus abondamment.

D'après Laveran, les diverses formes de l'*Hæmatophyllum malariæ* doivent être considérées comme les états successifs d'un même parasite polymorphe : les petits corps non pigmentés (fig. 3, *l*) représentant les jeunes corps sphériques, qui émettent plus tard des flagella destinés à devenir libres, et les corps en rosace étant une phase de reproduction ; la signification des corps en croissant reste douteuse, bien qu'il soit certain qu'ils appartiennent à la même espèce.

Contrairement à l'opinion de Laveran qui nous paraît pourtant indiscutable, plusieurs auteurs ont admis, au contraire, l'existence de deux, trois, ou même cinq espèces du parasite de l'impaludisme. Golgi et Pietro Canalis, par exemple, ont admis un Hématozoaire de la fièvre tierce, un autre de la fièvre quarte, un troisième des fièvres irrégulières. Grassi et Feletti admettent l'existence de cinq espèces, comme déterminant différentes formes de fièvres malariques.

1° *Hæmamœba malariæ* (fièvre quarte, simple ou triple).

2° *Hæmamœba vivax* (fièvre tierce, simple ou double).

3° *Hæmamœba præcox* (fièvres pernicieuses quotidiennes, fièvres continues ou subcontinues).

4° *Hæmamœba immaculata*. Cette variété, dépourvue de

pigment, ne se rencontrerait qu'à Rome et donnerait naissance à des accidents semblables à ceux que produit *H. præcox*.

5° *Laverania malariæ* (fièvres irrégulières, mais peut donner lieu à des fièvres qui gardent longtemps le type quotidien).

Malgré leur manière de voir, qui attribue un parasite spécial aux différents types de fièvres, Grassi et Feletti reconnaissent que ces différents Hématozoaires peuvent se trouver réunis chez les mêmes malades.

Il faut reconnaître que les observations cliniques confirment absolument les idées de Laveran et sont contraires à l'opinion soutenue par les savants italiens : l'impaludisme ne comprend pas plusieurs types morbides et il y a longtemps que la démonstration de son unité a été faite par des travaux du plus haut intérêt ; il est donc ainsi infiniment peu probable que plusieurs parasites contribuent à le manifester : si, dans certaines formes de ces affections extrêmement répandues, un stade ou un autre du développement de l'espèce, se rencontre plus abondamment, cela ne prouve nullement une autonomie spécifique ; sans doute on ignore jusqu'ici le mécanisme qui détermine cette prédominance, mais des phénomènes analogues sont tous les jours observés chez nombre d'autres êtres aussi simples en organisation et l'on sait seulement qu'ils peuvent être déterminés par de légères modifications du milieu ; or ce sont bien des milieux différents qui créent les différentes formes morbides de l'impaludisme, considérées autrefois comme des entités distinctes.

Au reste, les différentes formes sous lesquelles se présente le parasite se déduisent naturellement et facilement l'une de l'autre et il n'y a rien d'anormal dans la succession de ces formes, si on en retranche le stade à flagella qui semble bien être un état pathologique (1); de la sorte toutefois, l'expression de *polymorphe*, appliquée souvent à cet animal, n'aurait pas le sens que lui attribuent d'ordinaire les zoologistes, puisqu'il ne présente aucune forme qui ne s'observe naturellement dans tous les groupes voisins.

La question de savoir s'il existe des variétés dans l'espèce du *H. malariæ* est assez difficile à trancher pour l'instant; Golgi établit une variété qu'on observerait dans la fièvre quarte et une autre qu'on trouverait dans la fièvre tierce — variétés élevées au rang d'espèces par Grassi et Feletti — mais Laveran n'admet pas ces distinctions comme justifiées; les caractères différentiels donnés par Golgi nous paraissent bien légers et nous les considérerions bien plus volontiers, si ils étaient constants, comme des modifications dues au milieu spécial qui fait éclore une forme de fièvre plutôt qu'une autre, et non comme marquant un parasite particulier, dont l'action serait de faire éclater une forme déterminée de malaria : en d'autres termes ces formes pourraient être un résultat

(1) Nous avons vu que Laveran considère les *corps à flagella* comme une phase évolutive normale du parasite; cette manière de voir est adoptée par Danilewsky, Pfeiffer, Mannaberg; mais d'autres auteurs, comme Grassi et Feletti, Celli et San-Felice, Sacharo, Labbé, ne voient en eux qu'une forme de dégénérescence et j'adopterais volontiers, pour mon compte, l'opinion de ces derniers. Je ne vois pas quelle pourrait être la signification de ces corps qui n'existent pas chez les groupes voisins, mais je ne saurais, d'autre part, admettre, pour l'instant, l'opinion de Labbé qui, en les tenant pour des formes de dégénérescence, trouve cependant qu'elles ont une importance considérable au point de vue phylogénétique. La cause déterminante de ces déformations doit être cherchée, semble-t-il, dans des causes mécaniques, qui se produisent vite quand le sang est extravasé, mais qui pourraient, quoique plus rarement, se réaliser dans le sang encore enfermé dans les vaisseaux. J'ai observé des formations très analogues dans une production énigmatique que j'ai indiquée jadis chez différentes espèces de *Cypris* et que Fabre-Domergue m'a dit avoir retrouvée et étudiée depuis; il se produit dans ce corps des modifications considérables, que je considère aujourd'hui comme purement mécaniques, aussitôt qu'il est retiré du *Cypris* où on le trouve et qu'il arrive dans l'eau; j'ai même figuré des apparences de très longs tubes, qui se produisent dans ces conditions.

et non point une cause. Mais, comme nous venons de le dire, Laveran n'admet pas que les différences signalées se montrent régulièrement.

Au reste les très nombreux travaux qui ont paru sur les rapports du parasite avec la malaria, ont fort compliqué et même embrouillé la question, qui avait été si simplement exposée par Laveran, et il faudra sans doute longtemps pour que, beaucoup de choses étant élaguées dans les données contradictoires qui ont été publiées, on admette, en fin de compte et définitivement, les conclusions si claires et nettes du savant français, qui semblent être l'expression parfaite de la vérité (1).

La relation de cause à effet entre les Hématozoaires et les accidents paludiques, n'est pas seulement établie par le fait de leur présence constante dans le sang des malades atteints des fièvres de marais, tandis qu'on ne les rencontre jamais chez des sujets sains ou atteints de maladies étrangères au paludisme, elle l'est encore par les effets du traitement quinique, qui fait disparaître à la fois les parasites et les phénomènes malariques ; enfin, l'expérimentation a fait voir que l'on pouvait déterminer, chez un individu sain, l'apparition du paludisme, en lui injectant dans les vaisseaux du sang qui contient l'Hématozoaire : l'incubation dure de huit à dix jours. Ces inoculations ont même permis d'éta-

(1) Quel rapport y a-t-il entre les organismes de Laveran et les parasites indiqués par Remonchamps, *Étude sur une forme d'Amibe de fièvre intermittente à l'embouchure de l'Escaut* (Ann. Soc. méd., Gand, avril 1894)? Ceux-ci occuperaient exclusivement la partie centrale des globules rouges : à une période rapprochée de l'accès, les granulations se condenseraient au centre du parasite et celui-ci se diviserait ; il se formerait ainsi des corps amiboïdes, qui sortiraient bientôt du globule sanguin ; au stade de frisson, on ne verrait presque pas de parasites endoglobulaires, mais un grand nombre d'Amibes minuscules dans le plasma ; on les verrait pénétrer alors dans le globule rouge, et au stade de déclin la plupart des Amibes seraient logées dans les globules. La fièvre observée était du type tierce ; l'incubation aurait duré trois mois et vingt jours — ?

blir d'une façon expérimentale l'unité absolue du paludisme sous ses différentes manifestations, unité qui n'était plus à démontrer d'ailleurs, de par l'observation clinique, et on a constaté expérimentalement ce fait important, que le type fébrile acquis par l'inoculé pouvait être tout autre que celui du malade ayant fourni le sang.

Distribution géographique, virulence du parasite. — Les rapports de cause à effet entre l'*H. malariæ* et les phénomènes paludiques étant absolument démontrés, chercher la distribution géographique de l'*H. malariæ* revient à dresser la carte des fièvres intermittentes. On a constaté l'existence de la malaria dans tous les pays du monde : dans l'hémisphère austral, l'influence paludique ne se manifeste guère dans les deux mondes, au delà de 20° de latitude, dans l'hémisphère boréal, au contraire et notamment en Europe, cette influence atteint et même dépasse parfois le cercle polaire. De toutes les causes morbides spécifiques, le miasme palustre est celui qui, d'une façon générale, augmente le plus d'intensité et de nocuité dès qu'on se rapproche de l'équateur : aussi l'augmentation de fréquence des fièvres dites intermittentes, à mesure que des climats froids on descend vers les régions intertropicales, constitue-t-elle l'une des caractéristiques principales de la géographie médicale. Sans doute il est possible que la nocuité, plus grande avec l'élévation de température, soit due à une plus grande virulence du parasite lui-même, mais les causes nombreuses de débilitation organique qui, dans les contrées chaudes, frappent surtout les étrangers, doivent jouer le principal rôle dans la production des phénomènes et c'est sans doute pour une raison d'accoutumance, que les populations indigènes sont relativement réfractaires au paludisme. Mais l'histoire des affections palustres est trop touffue, trop compliquée, pour que nous ne nous bornions pas, dans un livre de la nature de celui-ci, à indiquer ces lignes générales, renvoyant pour les détails — fort intéressants d'ailleurs — aux traités spéciaux sur la question.

INFESTATION. — Comme on n'a pu jusqu'ici communiquer le parasite de la malaria de l'Homme aux animaux, on est conduit à admettre que c'est dans notre espèce seulement qu'il peut évoluer; il est certain que la malaria n'est pas contagieuse d'Homme à Homme, c'est donc seulement de source tellurique qu'elle peut être contractée.

On a cherché dans l'eau, dans le sol des pays à malaria, le Protozoaire pathogène, mais on ne l'a pas rencontré ; il est bien clair, d'ailleurs, qu'il ne peut vivre à l'état de liberté, sous l'une des formes qu'il revêt dans notre espèce et dans lesquelles il n'est nullement armé pour résister à la dessiccation — à moins qu'il ne jouisse de propriétés de reviviscence, ce qui n'a pas été recherché que je sache ; — dans ces conditions, il est très naturel qu'on ne l'ait pas trouvé ou, plus exactement, qu'on n'ait pu jusqu'ici le reconnaître. Il n'en est pas moins que le Protozoaire cause déterminante de l'impaludisme, est extrêmement commun en certains pays et même dans des pays déserts, ce qui enlève la possibilité d'émettre l'hypothèse que le parasite vit seulement dans l'Homme et qu'il est ramené dans le sol, d'où il provient, par les cadavres humains. De la sorte, il faut admettre que cet être nuisible vit, en abondance, dans la vase de certains marais, permanents ou temporaires, dans des conditions et sous une forme qu'on n'a pu établir jusqu'ici; un certain nombre d'autres parasites humains de rang très inférieur, sont d'ailleurs bien connus à l'état de liberté et ne se rencontrent chez l'Homme qu'accidentellement pour ainsi dire. Exemple ceux du Muguet, du Charbon.

Plusieurs auteurs ont considéré l'ingestion d'eau potable dans les pays palustres, comme une cause de malaria et il suffirait, a-t-on dit, de boire de l'eau bouillie ou, en tout cas, de l'eau provenant de localités non palustres, pour être épargné ; de nombreux faits ont été cités à l'appui de cette thèse qui est, cela n'est pas douteux, infiniment trop absolue; on s'est aussi demandé si les Moustiques ne pouvaient transporter les Hématozoaires de la malaria avec leur trompe, comme le fait est démontré pour les Hématozoaires de la *fièvre du Texas*, propagée par des Ixodes, mais, si commode que soit cette explication, elle n'a pas trouvé de preuve jusqu'ici.

Il semble bien que, pour l'immense majorité des cas, l'air soit l'agent de transport des miasmes paludiques (1); c'est d'une notion vulgaire que le poison malarique se trouve dans le sol et que le desséchement des marais, en mettant la vase à nu, fait de suite éclater les fièvres ; dans la zone tropicale, là où la malaria résulte des exhalaisons d'un sol aride, mais également riche en matières organiques et qui n'a rien de marécageux, les pluies sont dangereuses parce qu'elles favorisent singulièrement ces exhalaisons. A Rome, pour aller chercher moins loin la comparaison, les pluies d'été sont redoutables et l'extrême sécheresse du sol de la Campagne romaine le rend inoffensif ; chacune des premières pluies de la fin de l'été est suivie d'une recrudescence des fièvres. Dans tous ces cas on conçoit que, dès que le sol dans lequel il a pu se développer à la faveur de l'eau vient à se dessécher, le moindre courant d'air enlève et transporte le corps pathogène.

Hérédité du paludisme. — Il semble, d'après des témoignages nombreux, que le paludisme soit héréditaire dans les pays chauds où il est endémique et Laveran, en particulier, a cité plusieurs cas de fièvre intermittente chez des nouveau-nés dont les mères étaient atteintes d'impaludisme ; la lumière, pourtant, semble n'être pas encore faite sur ce point.

(1) C'est la croyance populaire en certains pays, comme le montre le mot de *mal'aria*.

Effets sur l'organisme. Accoutumance. Traitement. — Le parasite arrivé dans le sang y pullule bientôt et il manifeste sa présence par des symptômes bien connus : fièvre continue palustre, fièvre intermittente quotidienne, tierce ou quarte, accidents pernicieux, cachexie palustre.

L'anémie est le symptôme le plus constant de ces affections et parfois elle constitue même la seule manifestation de la maladie : la destruction rapide des globules, surtout lors des accès graves, suffit pour expliquer ce phénomène ; mais il n'y a pas à considérer que la disparition des globules détruits par l'Hématozoaire : les cadavres de ces petits êtres, qui se trouvent en nombre énorme dans l'organisme, y amassent évidemment des quantités de toxines qui déterminent sans aucun doute des accidents fébriles et sont probablement détruites lors de l'accès ; mais des parasites persistent, qui pullulent à nouveau, pour reproduire un peu plus tard les mêmes phénomènes, et on peut émettre l'hypothèse que la variété des types morbides est due aux différences de milieu et de réaction que présentent les différents individus, ce qui n'implique pas la négation d'une virulence plus ou moins grande, suivant les individus parasites.

Comme pour la plupart des autres maladies infectieuses, l'organisme finit par s'accoutumer dans une certaine mesure à l'empoisonnement par les Hématozoaires et « les individus affaiblis, anémiés à la suite de plusieurs atteintes de fièvre, ont en général des accès rares et légers, tandis que les individus forts et vigoureux, nouveaux venus dans les pays palustres, réagissent très fortement ; c'est surtout chez ces derniers malades qu'on observe les fièvres continues palustres ».

L'écorce du quinquina, employée directement ou sous la forme de son principal dérivé, le sulfate de quinine, est le remède héroïque contre les fièvres palustres et tous les autres agents thérapeutiques n'ont qu'une efficacité secondaire à côté de celui-là. Encore dans les cas graves, serait-il fort dangereux de les employer, parce que, pendant cette sorte de temporisation, on peut voir le patient périr des effets de la fièvre. Non seulement l'emploi de cette substance a fait énormément baisser la mortalité par le fléau tellurique, mais on peut l'utiliser aussi comme moyen préventif contre les attaques de la maladie. Toutefois, on ne saurait trop faire remarquer que le quinquina n'est un remède incomparable que contre le paludisme et il ne faut pas le tenir comme un antifébrile, également propre à traiter toutes les fièvres. C'est par une action nocive directe sur l'Hématozoaire que le quinquina agit et des expériences ont expliqué cette action : il suffit d'ajouter une parcelle d'écorce de quinquina à une infusion de foin, pour détruire les millions d'Infusoires qui s'y sont développés ; mais si l'action du quinquina est pour ainsi dire foudroyante pour les Protozoaires, elle est faible au contraire sur les Schizophytes ; or ceux-ci déterminent souvent des pyrexies. L'action sur les Protozoaires démontre d'ailleurs que le quinquina n'agit qu'indirectement sur la température de l'organisme, en supprimant la cause de son élévation dans ce cas particulier.

Le prix relativement élevé du quinquina a fait chercher des remèdes moins coûteux et il est bien certain que plusieurs médicaments à bon marché peuvent être employés avec succès contre la malaria, quand il s'agit des fièvres de nos climats, par exemple, dont l'intensité est infiniment moindre que celle des fièvres des pays chauds. C'est ainsi qu'on préconisait avant l'emploi des produits du quinquina, les écorces de frêne, de saule, le rhizome de la benoîte, etc., qui pourraient rendre de précieux services dans les contrées pauvres.

La bibliographie complète des Protozoaires du sang a été relevée dans les publications importantes de Laveran, *Du paludisme et de son Hématozoaire* (Paris, 1891), 300 p., 6 pl., où la question est traitée dans tous ses détails; de J. Mannaberg, *Die Malaria-Parasiten* (Vienne, 1893); de Labbé, *Recherches zoologiques et biologiques sur les parasites endoglobulaires du sang des Vertébrés* (1894); de Laveran et Blanchard, *Les Hématozaires*, I, *Protozoaires du sang*, par Laveran (1895).

2° Coccidies (1).

Les jeunes Coccidies vivent assez souvent, plusieurs ensemble, dans les cellules épithéliales ou dans leurs noyaux, chez l'Homme et les animaux ; on peut les rencontrer dans les organes les plus divers et elles se présentent, d'ordinaire, sous la forme de petits corps amiboïdes, arrondis, nucléés, au protoplasme granuleux, dépourvus de membrane : ils grossissent progressivement et, parvenus à leur taille, ces êtres s'entourent d'une enveloppe, formée généralement de deux membranes, transparentes et résistantes; chez certaines espèces, on peut constater l'existence d'une sorte de micropyle à l'un ou l'autre des pôles de la membrane.

Leur développement achevé, les Coccidies rompent les cellules dans lesquelles elles ont évolué et tombent, d'ordinaire, dans la cavité de l'organe que ces éléments tapissent. Comme cette cavité communique presque toujours directement ou indirectement avec l'extérieur, les Coccidies ont ainsi, d'habitude, la possibilité de quitter leur hôte et de se propager chez d'autres animaux ; seules les espèces qui vivent dans des tissus sans communication avec le dehors, comme par exemple dans les muscles ou dans le corps graisseux des Insectes, doivent attendre la mort de leur hôte avant de pouvoir pénétrer chez un hôte nouveau.

On n'a pas jusqu'ici constaté l'existence d'une conjugaison chez les Coccidies ; il n'en est pas moins que des spores se

(1) Les Coccidies ont été rencontrées chez les Mammifères, les Oiseaux, les Batraciens et les Poissons. On en a aussi trouvé chez quelques Mollusques, Arthropodes et Vers.

forment à l'intérieur des kystes que nous venons de décrire ; tantôt la sporulation se fait à l'intérieur de l'hôte et tantôt au dehors. On voit le protoplasme, qui remplit le kyste au début, se contracter en exprimant une grande partie des granules qu'il contient, puis se diviser en un certain nombres de corps auxquels on a donné le nom de *sporoblastes;* dans certains cas, ceux-ci se subdivisent de nouveau : de toutes façons, qu'ils soient produits au premier ou au second degré, les sporoblastes, à leur tour, se divisent en deux ou en un plus grand nombre de *corpuscules falciformes* (ou sporozoïtes), sortes de spores nucléées, allongées, courbées, disposées dans le *sporoblaste* à la façon des méridiens d'une sphère. Cette division en corpuscules falciformes, peut s'accompagner de la formation de nouvelles matières résiduales, semblables à celles qui ont été expulsées du protoplasme lors des premiers phénomènes de la formation des kystes ; ces matières résiduales, qui sont sans doute des matières excrémentitielles, ne sont pas utilisées par l'animal.

On sait que les corpuscules falciformes, une fois dégagés du kyste où ils se sont formés, rampent, grâce à des mouvements analogues à ceux des Vers, ou en se courbant en arc ; on admet que, apportés chez un hôte convenable, ils pénètrent dans les cellules épithéliales, où ils se transforment directement en jeunes Coccidies.

Il est possible que les corpuscules falciformes se divisent, une fois arrivés dans les cellules où ils doivent se développer, et l'exemple du *Coccidium bigeminum* semble probant à cet égard ; cette espèce se rencontre constamment par deux dans les cellules qu'elle habite ; il n'est guère admissible que le hasard détermine cette circonstance, de même que leur disposition parallèle dans la cellule-hôte, et l'on peut admettre que le sporozoïte s'est ici partagé en deux.

On a pu suivre le développement des kystes des Coccidies,

en les plaçant dans l'eau ou dans la terre humide, dans des bouillons de culture divers et même dans des solutions de différentes substances chimiques ; le développement marche plus vite en été et avec libre accès de l'air ; comme, par exemple, sous une mince couche d'eau ou dans du sable humide.

Plusieurs espèces de Coccidies ont été observées chez l'Homme ; ce sont :

1° **Coccidium oviforme** (1) (fig. 4 et 5).

Cette espèce, de forme ovoïde quand elle est enkystée,

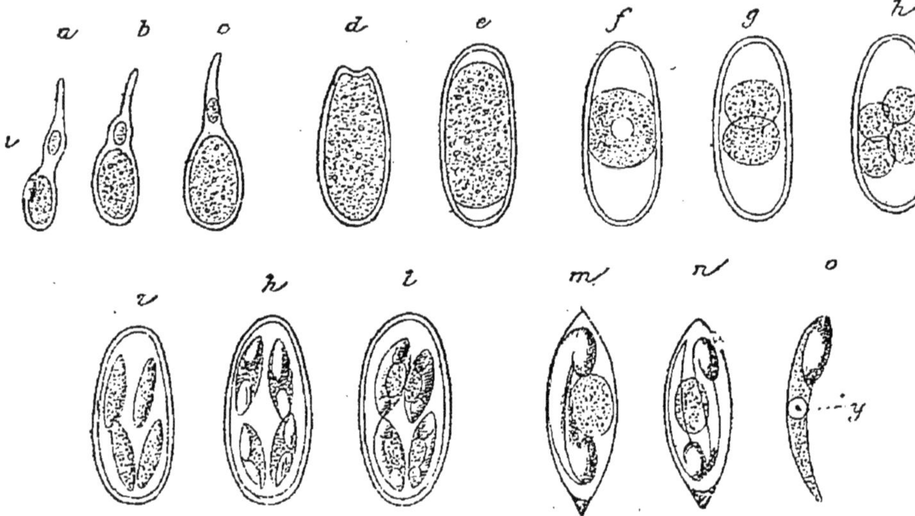

Fig. 4. — Évolution du *Coccidium oviforme* du foie du Lapin, d'après Balbiani. — *a*, *b*, *c*, jeunes Coccidies renfermées dans les cellules épithéliales des canalicules hépatiques. — *a*, noyau de la cellule épithéliale. — *d*, *e*, *f*, Coccidies adultes enkystées. — *g*, *h*, *i*, *k*, *l*, développement des spores. — *m*, spore mûre isolée, très grossie, montrant les deux corpuscules falciformes dans leur position naturelle, avec le noyau de reliquat. — *n*, spore comprimée, avec les deux corpuscules écartés l'un de l'autre. — *o*, un corpuscule falciforme isolé. — *y*, son noyau.

varie pour les dimensions entre 33 et 49 μ dans son plus grand diamètre et 15 à 28 μ dans son petit diamètre ; sa coque

(1) Ce nom a été donné par Leuckart en 1879 ; Rivolta avait employé l'année précédente, et pour désigner le même animal, le nom de *Psorospermium cuniculi ;* le nom de *Psorospermium* a été plus tard employé, mais à tort, par Hilgendorf pour désigner un parasite tout différent, trouvé chez l'Écrevisse.

est lisse, réfringente, assez épaisse; un protoplasme grossièrement granuleux la remplit d'abord; ce protoplasme se contracte bientôt en une sphère nucléée, mais l'évolution du kyste ne va pas plus loin tant que l'animal reste dans son premier milieu; elle reprend quand il arrive à l'extérieur, par exemple, avec les excréments de son hôte, dans des conditions convenables. Le protoplasme se partage alors en deux sphères et chacune de ces sphères se divise à son tour en deux autres; les quatre corps ainsi formés, correspondent à

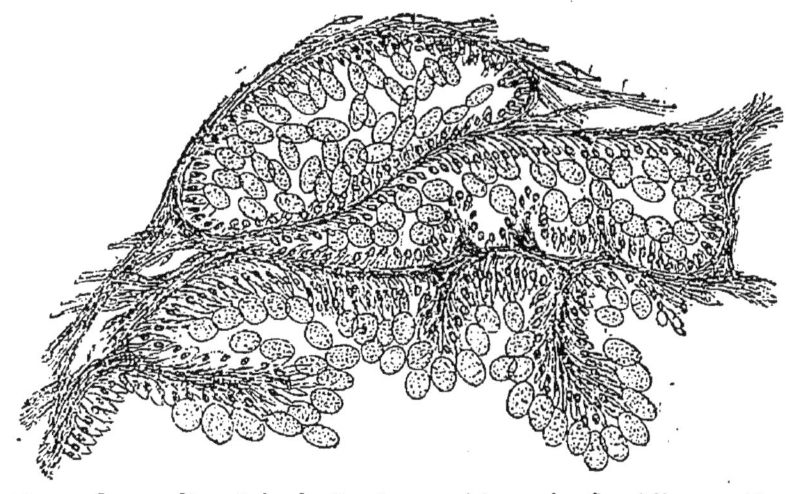

Fig. 5. — Coupe d'un foie de Lapin envahi par le *Coccidium oviforme*, d'après Balbiani. Les conduits biliaires sont dilatés par le parasite.

ce que nous avons appelé plus haut des *sporoblastes;* ils s'allongent, deviennent elliptiques et s'entourent d'une membrane; ces corps se transforment chacun en deux espèces de bâtonnets légèrement courbés (*corpuscules falciformes*), à côté desquels on remarque une masse résiduale.

Qu'en arrive-t-il des Coccidies à ce stade de développement? Il faut d'abord noter qu'elles peuvent, sous cette forme, se conserver pendant un temps considérable sans subir aucune modification; elles peuvent ainsi attendre des circonstances favorables pour parvenir chez un nouvel hôte. Il est probable que c'est principalement par les aliments qu'elles sont trans=

portées. Quoi qu'il en soit, Rieck (1) a montré par des expériences sur le Chien que, sous l'action du suc stomacal, la membrane du kyste qui contient les corpuscules falciformes est détruite et que ceux-ci se meuvent en se courbant. Il n'est pas douteux que les choses se passent de la même manière lorsque l'animal arrive chez un de ses hôtes normaux, absolument comme le même suc gastrique, en dissolvant leur coque, met en liberté de jeunes parasites beaucoup plus élevés en organisation que ceux-ci, Cestodes, Trématodes, etc. ; c'est sans doute par le canal cholédoque que les Coccidies gagnent le foie, car, comme le fait remarquer Max Braun, ce ne peut être par les vaisseaux sanguins qu'ils arrivent dans cet organe, puisque c'est constamment dans les canaux biliaires qu'on les trouve (2).

(1) Deutsche Zeits. f. Thiermed. u. vergl. Pathol., Band XIV, 1889, p. 58 (Cité par Max Braun).

(2) L'énorme quantité des Coccidies qu'on trouve parfois chez les Lapins, s'explique assez mal par une infection directe, dans laquelle chaque kyste avalé par l'animal, avec ses aliments, donnerait seulement naissance à huit nouvelles Coccidies; on ne se rend pas compte comment les aliments de ces animaux pourraient être si souvent souillés à un tel point, aussi a-t-on admis comme possible, un mode de multiplication non encore découvert, dont le point de départ serait le corpuscule falciforme et qui se passerait aussitôt l'arrivée de ce dernier dans son hôte. A la vérité R. et L. Pfeiffer ont bien annoncé qu'ils avaient trouvé ce mode de reproduction, qui satisferait à la difficulté que nous venons de dire, mais il ne paraît pas douteux que les auteurs ne se soient trompés quant à l'interprétation des faits qu'ils ont observés et aux conséquences qu'ils en ont tirées. Schneider, si compétent dans l'étude des Sporozoaires, est formel à cet égard; son opinion est basée d'ailleurs sur l'étude des propres préparations de Pfeiffer, et l'auteur allemand a reconnu l'exactitude de l'observation de Schneider (V. A. Schneider, *Le cycle évolutif des Coccidies et M. le Dr Pfeiffer*, Tablettes zoologiques, t. II, 1892. L. Pfeiffer, *Die Protozoen als Krankheitserreger*, 2e édit., 1892. R. Pfeiffer, *Die Coccidienkrankheit der Kaninchen*, 1892). Une explication bien plus simple de ces infestations à un degré considérable, et à laquelle on n'a pas songé, nous est fournie par les habitudes du Lapin : on sait, d'une part, que les Coccidies sont rejetées avec les excréments, et, d'autre part, que ces Rongeurs ont grand soin de prendre leurs crottes, lorsqu'elles sortent de l'anus, pour les avaler et leur faire subir une deuxième digestion. L'auto-infestation est ainsi réalisée aussi complètement qu'il est possible de l'imaginer, et sa répétition de chaque jour, explique les désordres que finissent par produire d'innombrables Coccidies. V. R. Moniez, *Notules de parasitologie* (Rev. biol. du N. de la France, 1895).

Les cas dans lesquels on a trouvé le *Coccidium oviforme* chez l'Homme ne sont pas jusqu'ici très nombreux.

Le plus ancien aurait été observé par Gubler (1) en 1858.

Il s'agit d'un homme de quarante-cinq ans, carrier, qui se plaint de troubles digestifs remontant à une époque qu'il ne peut préciser; l'appétit est très réduit, la digestion pénible; il accuse dans l'hypochondre droit une douleur obtuse que la pression exagère un peu; il offre une teinte cachectique, qu'il faut plutôt rapporter à l'anémie qu'à toute autre cause; le foie est hypertrophié; la palpation démontre l'existence, à droite, d'une large tumeur; malgré l'absence de *frémissement* hydatique, Gubler s'arrête à l'idée d'un kyste hydatique. A la suite d'une chute, l'état du malade devient très grave et la mort survient le lendemain. L'autopsie montre, sur le foie, une tumeur du volume d'une tête de fœtus de dix mois, globuleuse, et une vingtaine d'autres tumeurs plus petites, variant entre le volume d'un œuf et celui d'une noix. Toutes les tumeurs sont remplies d'une matière blanc grisâtre, nuancée de vert ou de jaune, dans laquelle on trouve à l'aide du microscope, outre des cellules épithéliales, des gouttelettes de graisse, du pus, etc., un nombre assez considérable de corps que l'auteur considère comme des œufs de Distomes; la détermination aurait été confirmée par Davaine, d'après l'auteur (2).

Leuckart ne tarda pas à affirmer qu'il s'agissait là de Coccidies. Le même auteur fit connaître deux autres observations de Coccidies chez l'Homme; dans la première (cas de Dressler), on trouva, à Prague, au bord inférieur du foie d'un cadavre humain, trois kystes du volume d'un grain de millet à celui d'un pois, qui contenaient des Coccidies (3); dans la seconde

(1) Gubler (A.), *Tumeurs du foie déterminées par des œufs d'Helminthe et comparables à des galles observées chez l'Homme* (Mém. Soc. de Biologie, 1858, et Gaz. méd. de Paris, 1858, p. 657).

(2) Davaine, *Traité des Entozoaires*, 1re édit., 1863, émet des doutes sur la nature de ces corps, qu'il déclare semblables à ceux qu'on trouve dans des conditions analogues chez le Lapin, mais il conclut que ce ne sont pas des Psorospermies; il les classe formellement parmi ces derniers animaux dans la 2e édition de son livre (1877).

(3) Comme le fait très justement remarquer R. Blanchard (*Zool. méd.*, t. I, p. 48), « à en juger par les dessins qu'en donne Leuckart, la Coccidie observée par Dressler était longue d'environ 20 μ, dimensions notable-

(cas de Sattler, de Vienne), les parasites furent trouvés dans un conduit biliaire dilaté ; le troisième cas (Perls) se rapporte à une ancienne préparation de la collection Sömmering, à l'Institut pathologique de Giessen : il s'agit de canaux biliaires présentant des ulcérations, dans lesquelles on trouva également des Coccidies (1).

Les détails zoologiques manquent au sujet d'une observation de W. Podwyssozki (2) qui aurait trouvé des Coccidies dans les cellules du foie de l'Homme et, plus habituellement, dans le noyau de ces cellules : l'auteur les aurait constatées dans quatre cas, sur des foies pathologiques appartenant à sa propre collection. S'agit-il bien de Coccidies ? L'auteur dénomme ce parasite *Karyophagus hominis*.

Max Braun cite encore un cas de coccidiose chez l'Homme qu'il a vérifié lui-même : il s'agit d'un homme d'une cinquantaine d'années qui souffrait de douleurs dans les jambes ; il avait des nausées, diarrhée, albuminerie, et entra à l'hôpital avec la fièvre ; le foie et la rate avaient augmenté de volume, la langue était couverte d'un enduit saburral brun, l'haleine était fétide. A l'autopsie, on trouva dans le foie, au voisinage de la surface, de nombreux foyers caséeux entourés d'une zone inflammatoire et qui contenaient des Coccidies (3).

Si nous laissons de côté le cas de Gubler, dont l'explication

ment inférieures à celles de la Coccidie du foie du Lapin ; il est donc possible qu'elle n'appartienne pas à la même espèce que cette dernière, toutefois, la question ne pourrait être tranchée que si on connaissait le nombre de spores qui prennent naissance à l'intérieur du kyste ».

(1) Leuckart (R.), *Die menschl. Parasiten u. die v. ihnen herrühr. Krankh.* 1re éd., 1863, p. 49 et 740. Id. *Ibid.*, 2e éd., Band I, 1879, p. 281.

(2) Podwyssozki (W.), *Ueb. die Bedeutung d. Coccidien in d. Pathol. d. Leber des Menschen* (Centralbl. f. Bakt. u. Parensitenkunde, Band VI, 1889, p. 41).

(3) Max Braun, *Die thier. Parasit. des Menschen*, 2e éd., p. 78, cite Silcock (A.), *Case of parasiticism by Psorospermia* (Transact. path. Soc. London, vol. XXI, 1890, p. 320).

n'est pas facile à donner, et dans lequel il est probable que les Coccidies se sont développées dans des formations pathologiques qu'elles n'ont pas déterminées, et celui de Silcock, qui ne s'explique guère mieux avec les données qu'on possède, on voit que la présence des parasites n'a pas causé de symptômes graves et n'a été révélée qu'à l'autopsie, d'où l'on peut sans doute conclure, que ces animaux ne déterminent pas de troubles graves dans l'organisme. Il est probable que ces parasites, peu communs chez l'Homme, arrivent dans notre espèce par l'intermédiaire du Lapin, qui souille l'eau potable ou les légumes mangés verts.

Mais, s'il en est ainsi chez l'Homme, heureusement, il n'en va pas de même chez les Lapins, qui semblent les hôtes de prédilection de la Coccidie oviforme, et il n'est pas sans intérêt de rappeler en quelques mots les phénomènes déterminés par le parasite chez ces Rongeurs.

La présence des Coccidies offre chez le Lapin, dit Railliet, les caractères généraux d'une anémie pernicieuse. A l'autopsie des sujets envahis, on trouve d'ordinaire les tissus pâles et décolorés, le sang pâle et aqueux. Le foie est plus ou moins hypertrophié et montre, çà et là, des nodules blanchâtres de la grosseur d'un grain de mil à celui d'une noisette, isolés ou disposés en traînées. L'ouverture de ces nodules donne issue à une masse crémeuse, contenant, avec divers produits de dégénérescence, de nombreuses Coccidies enkystées. Il est facile de reconnaître qu'ils représentent des conduits biliaires altérés et transformés. L'examen histologique y fait voir de nombreuses travées, revêtues d'un épithélium dont les cellules sont envahies par les parasites. Les lobules hépatiques voisins sont souvent atrophiés.

Les troubles résultant de ces altérations sont peu caractéristiques. Les animaux sont faibles, anémiques, présentent de la tympanite, de l'ascite (*gros ventre*), de la diarrhée et succombent au bout de deux ou trois mois dans le marasme et les convulsions.

La Coccidie oviforme ne s'observe pas seulement chez le Lapin domestique; elle se développe aussi dans le foie du

Lapin de garenne et donne lieu parfois à des épidémies assez sérieuses. Différents autres animaux peuvent souffrir de troubles graves, par suite du développement dans leurs organes de diverses espèces de ce groupe (1).

2° **Coccidium perforans** (fig. 6).

Cette espèce a été décrite pour la première fois en 1878 par Rivolta, sous le nom de *Cytospermium hominis*, et Leuc-

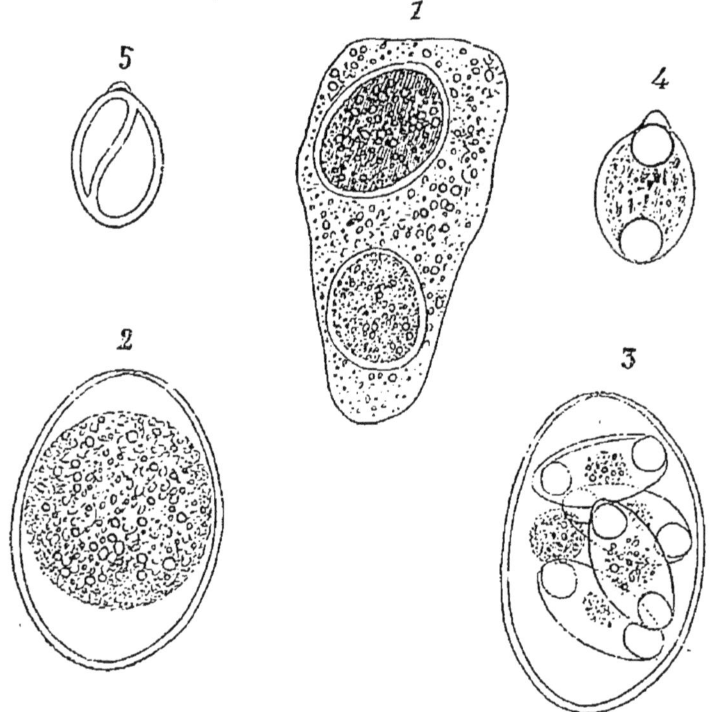

Fig. 6. — *Coccidium perforans* (d'après Railliet). — 1, cellule épithéliale altérée envahie par deux Coccidies. — 2, Coccidie libre recueillie dans l'intestin. — 3, Coccidie libre avec quatre spores et un reliquat de segmentation. — 4, une spore isolée. — 5, spore montrant les deux corpuscules falciformes.

kart l'a dénommée en 1879 *Coccidium perforans;* elle est beaucoup trop semblable à la précédente, pour qu'on puisse la classer dans un genre différent.

(1) Cf. A. Guillebeau, *De la présence des Coccidies oviformes dans la dysenterie hémorrhagique des bêtes bovines* (Schweizer Archiv, août 1894; analysé in Ann. de méd. vét., 1894, p. 621).

Le *Coccidium perforans* mesure 24 à 26 et même 35 μ de long sur 12 à 20 de large ; il se développe dans l'épithélium de l'intestin du Lapin et peut-être d'autres Mammifères ; on en connaît deux cas chez l'Homme et ils ont été observés à l'Institut pathologique de Berlin par Eimer : dans les deux cas, l'épithélium intestinal était en grande partie détruit et perforé par les parasites ; comme d'autres renseignements font défaut au sujet de ces Sporozoaires, c'est par analogie avec l'action qu'exerce sur l'intestin du Lapin le *Coccidium perforans*, qu'on les rapporte à cette espèce (1).

Railliet et Lucet (2) ont étudié ces animaux, après quelques autres observateurs, et ils ont complètement élucidé leur histoire ; le développement est le même que celui de la Coccidie oviforme ; les jeunes parasites habitent les cellules épithéliales de l'intestin et de ses glandes ; ils peuvent se trouver dans une seule cellule au nombre de cinq ou six ; les Coccidies quittent la cellule dans laquelle elles se sont développées et tombent dans l'intestin, d'où elles arrivent au dehors, pour évoluer et former des spores. Les lésions intestinales produites par ces animaux chez le Lapin, se traduisent d'abord par des taches blanchâtres, punctiformes, qui siègent le plus souvent sur l'intestin grêle. La muqueuse est enflammée et parfois ulcérée ; les taches correspondent à des amas de Coccidies, enkystées ou nues, occupant les cellules épithéliales des villosités intestinales et des glandes de Lieberkühn. Si la maladie a évolué lentement, on observe en outre les altérations dues à l'anémie.

Les symptômes de l'affection sont assez analogues à ceux de la coccidiose hépatique ; la mort ne survient parfois qu'au bout d'une assez longue période, par cachexie ; mais, dans le

(1) Eimer, *Die Ei oder Kugelförmigen Psorosp. d. Wirbelth.*, Würzburg, 1870, p. 16.

(2) V. Railliet, *Zool. méd. et agricole*, 2e édit., p. 139.

cas d'infestation étendue, elle arrive au bout de quelques jours, avant que le marasme ait eu le temps de s'accuser.

D'après les observations de Zurn, des Coccidies pourraient aussi déterminer une affection spéciale des muqueuses du nez, du pharynx et de l'oreille moyenne du Lapin domestique (*Coccidium perforans?*)

La présence d'autres espèces de Coccidies a été constatée dans l'épithélium de l'intestin d'un certain nombre d'espèces animales.

3° **Coccidium bigeminum**, Stiles (1891) (fig. 7).

Rivolta avait désigné cette Coccidie par l'épithète *Cytospermium villorum intestinalium canis* (1878).

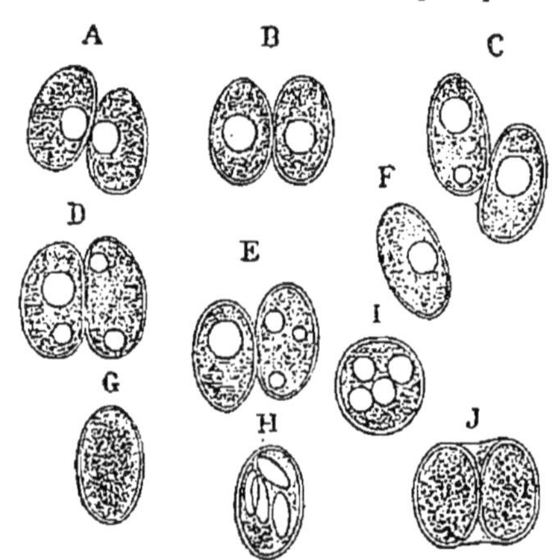

Fig. 7. — *Coccidium bigeminum* (d'après Railliet). — A, B, C, D, E, Coccidies géminées montrant la formation progressive des sporoblastes. — F, G, H, I, Coccidies isolées. — G, à protoplasme granuleux. — I, vue par l'un des pôles. — H, à 4 spores fusiformes et un reliquat de segmentation. — J, deux Coccidies dans une même enveloppe.

Cette espèce, à l'état enkysté, est de forme elliptique et ses dimensions seraient un peu variables, suivant les espèces animales qu'elle habite : la variété *canis* mesure 13 à 15 μ de long sur 7 à 10 de large ; la variété *cati*, 8 à 10 μ sur 7 à 9 ; la variété *putorii*, enfin, 8 à 12 μ de long sur 6 à 8 de large. Comme l'a montré Stiles (1), cette Coccidie enkystée se divise en deux parties égales — d'où le nom spécifique ; tout en restant accolées, chacune d'elles s'enkyste à son tour, pour former ensuite quatre spores.

(1) Stiles (Ch.-W.), *Notes on parasites*, n° 2 (The Journal of compar. med. and veterin. Archives, t. XIII, 1892, p. 517).

Le *Coccidium bigeminum* vit à l'intérieur des villosités intestinales et non pas dans l'épithélium, chez le Chat (Finck), le Chien (Virchow), le Putois (Railliet et Lucet). On s'accorde en outre pour rapporter à cette espèce l'observation de Coccidies chez l'Homme, faite à Berlin par Kjellberg et rapportée par Virchow (1) : les Coccidies se trouvaient à l'intérieur et vers la pointe des villosités intestinales et le savant allemand dit qu'elles sont identiques à celles qu'il a trouvées chez le Chien.

Railliet et Lucet ont aussi fait connaître un cas de coccidiose chez l'Homme qu'il faut sans doute rapporter au même parasite : « Les Coccidies, dit Railliet, mesuraient 15 μ sur 12 μ, ce qui tend à les rapprocher du *Coccidium bigeminum ;* elles étaient émises avec les excréments, par une femme et son enfant, tous deux atteints depuis longtemps de diarrhée chronique. » Enfin, Grassi, Rivolta, ont également observé des Coccidies dans les excréments humains, mais, comme le fait justement remarquer Railliet, on ne peut savoir si ces Coccidies viennent de l'intestin ou du foie et, partant, on ne peut déterminer l'espèce de ces parasites.

Coccidioses d'origine douteuse.

1° Dans plusieurs observations de coccidiose faites sur l'Homme, l'espèce des Coccidies n'a pu être déterminée exactement, la plupart des auteurs étant trop sobres de renseignements et se bornant à déclarer qu'elles sont identiques à la Coccidie oviforme.

Ainsi, Lindemann (2) a figuré des corps qu'il considère comme des Psorospermies, dans la tunique albuginée du rein d'un homme mort d'une néphrite, il aurait vu les corpuscules

(1) Virchow (R.), *Helminthologische Notizen*, 4, *Zur Kennt. d. Wurmknoten* (Archiv f. pathol. Anat. u. Phys. u. f. Medicin. Band XVIII, 1860, p. 527).

(2) Lindemann (Carl), *Die Gregarinen u. Psorospermien als Parasiten des Menschen* (Bull. Soc. imp. natural. Moscou, t. XXXVI, 1863, p. 425, et *Anhang*, ibid., p. 436).

falciformes; une seconde observation de Coccidies aurait été faite par le même auteur dans des kystes rénaux, où il aurait, de plus, trouvé une Grégarine monocystide complètement développée (?!), ces dernières ressembleraient à celles qu'il a trouvées sur les cheveux (v. p. 47).

Le même auteur aurait fait sur l'Homme deux autres observations de Coccidies dans le cœur; dans le premier cas, il s'agissait d'un certain nombre de tubercules, situés près de perforations des valvules semi-lunaires de l'aorte et de la valvule bicuspide; dans le deuxième cas, il aurait rencontré une petite colonie de Psorospermies sur les lobes de la valvule mitrale (1).

Les dessins de Lindemann sont si rudimentaires, qu'il est impossible, d'après leur aspect, de se prononcer sur ce qu'il a pu voir dans ses observations; néanmoins, la présence de Coccidies dans le rein ne serait pas bien surprenante, car Virchow en a trouvé dans cet organe chez la Chauve-Souris et, au dire de Railliet, Bland-Sutton, Targett, etc., auraient récemment rapporté des exemples authentiques de coccidioses des reins et des uretères.

2° Virchow (2) a trouvé à la surface du foie atrophique d'une vieille femme, une sorte de tumeur large de 9 à 11 millimètres, d'aspect tendineux, située dans une légère dépression, et qui paraissait rattachée à un tubercule enfoncé dans l'organe. La matière contenue dans cette production était friable et on y trouvait des œufs de parasites d'espèce indéterminée.

(1) Lindemann (*loc. cit.*, p. 427) dit que ces corps ont été vus pour la première fois par Robin chez la *Sciæna umbra*. Ch. Robin a décrit en effet, en divers recueils, parmi lesquels nous citerons seulement son *Hist. nat. des végétaux parasites qui croissent sur l'Homme*, etc. (Paris, 1853, p. 314), des corps qu'il appelle *Psorospermia Sciænæ umbræ* et que nous avons reconnu n'être autre chose que les œufs d'un *Nematobothrium*.

(2) Virchow (R.), *Helminthologische Notizen*, 4, *Z. Kennt. d. Wurmknoten* (Archiv f. pathol. Anat. u. Phys. u. für klinische Medicin, Band XVIII, 1860, p. 523, pl. 10).

Ces corps, d'après la description de Virchow, sont entourés de trois membranes différentes ; la plus externe est de forme générale ovale, assez épaisse, homogène, incolore, réfringente, semblable à une couche d'albumine ; elle mesure 81 μ dans son plus grand diamètre. En dedans de cette membrane se trouve « l'œuf proprement dit » qui mesure 55 μ de longueur, parfois nettement détaché de la première membrane ; il est limité par une enveloppe à double contour et, plus en dedans, se trouve une très fine membrane qui se plisse sous l'action de la glycérine. L' « œuf » est formé de sphérules granuleux.

Différents auteurs ont classé les parasites qui font le sujet de cette observation parmi les Coccidies, mais leur taille et leurs enveloppes multiples nous les font écarter de ce groupe et nous y verrions volontiers des œufs de Cestodes. Braun dit que l'identification de ces productions est douteuse, mais qu'il est possible que ce soient des Coccidies.

3° A. Severi a trouvé à l'autopsie d'un enfant mort né, le poumon énormément développé quoique atélectasique ; des coupes lui ont montré que les tissus étaient traversés d'éléments cellulaires tantôt isolés, tantôt groupés, que leur manière de se comporter avec les colorants, aussi bien que leurs caractères morphologiques lui ont fait considérer comme des Grégarines (monocysticidées) (?) (1).

4° *Coccidies des cheveux.* — Rappelons une observation de Lindemann (2) sur ce sujet : il observa, chez une jeune fille qui souffrait depuis longtemps d'un fort mal de tête, des granulations brunâtres, visibles à l'œil nu, se tenant surtout à

(1) Severi, *Gregarinosi polmonale in infante natomorto* (La Riforma med., 1892). — Je n'ai pas vu ce travail.

(2) Lindemann (C.), *Die Gregarinen u. Psorospermien als Paras. des Menschen* (Bull. Soc. imp. nat. Moscou, t. XLVI, 1863, et t. XXVIII, 1865, p. 282).

l'extrémité libre des cheveux, dans lesquelles il reconnut des amas de Psorospermies ; il aurait, au contraire, trouvé en quelques points des mêmes cheveux, des Grégarines bien développées, qu'il figure du reste ; peu de temps après cette première observation, Lindemann aurait observé quatre autres cas analogues; dans tous, il aurait constaté chez les patients un fort mal de tête. Pour le médecin russe, ces productions seraient très communes à Nijni-Novgorod, surtout sur les cheveux destinés à la confection des coiffures artificielles (1). Lindemann rapporte à son observation, celle faite par Lebert (2) sur des cheveux de teigneux : il s'agissait dans ce dernier cas « de corps brunâtres, granuleux à l'intérieur, peu transparents, offrant jusqu'à 1/6 de millimètre de diamètre, ronds, pyriformes ou irrégulièrement allongés, paraissant parfois comme implantés dans l'axe ». Lebert considérait ces corps comme de nature végétale. Pour Leuckart les conclusions de Lindermann sur ces granulations des cheveux sont erronées, comme l'histoire fantaisiste qu'il donne de leurs migrations; rien ne prouve qu'il s'agisse de Grégarines (3).

5° Nous classons ici une observation de coccidiose qui n'est pas sans intérêt pour le médecin, bien qu'il semble certain que, dans ce cas, les Coccidies n'aient pas de signification pathologique :

Podwyssozki a trouvé dans l'albumine d'œufs de Poule fraîchement pondus et sains en apparence, des Coccidies qui y vivent en formant des sortes de colonies : sur des œufs cuits dur, il observa de petites taches grises ou jaunâtres, qui tran-

(1) D'après Leuckart, Kock aurait aussi observé en Russie les prétendues Psorospermies des cheveux, mais il n'a jamais vu de formes mobiles parmi elles (Journal des russ. Kriegs-Departements, 1886, B. XCV).

(2) Lebert, *Physiologie pathol.*, t. II, *Mém. sur la Teigne*, 1845, p. 477.

(3) Faut-il rapporter à cette altération des cheveux, la curieuse affection décrite sous le nom de *piedra*? V. plus loin, *Parasites végétaux*.

chaient sur la couleur blanche de l'albumine ; au microscope il vit que ces taches étaient dues à des colonies, formées de quelques centaines de Coccidies ; il reconnut les kystes et les spores libres, avec les débris de leurs kystes. Pour l'auteur, ces animaux seraient très semblables à la Coccidie oviforme du Lapin et auraient, dans leurs différents stades, une grande ressemblance avec celles qu'il a trouvées dans les noyaux des cellules du foie de l'Homme et auxquelles il a donné le nom de *Karyophagus hominis* (V. p. 39). Podwyssozki n'est pourtant pas complètement affirmatif à cet égard, car il dit qu'il a entrepris des expériences, pour trancher définitivement la question de l'espèce de ces animaux. Comment les parasites arrivent-ils dans l'œuf? l'auteur ne peut répondre d'une manière affirmative, les Poules en question n'ayant pas été disséquées, et il examine deux hypothèses : 1° la localisation d'une coccidiose de l'oviducte, grâce à laquelle les Coccidies seraient entraînées avec la sécrétion de l'albumine ; 2° ou bien la pénétration dans l'oviducte des spores isolées provenant de l'intestin et enveloppées par la sécrétion albumineuse.

Podwyssozki a recherché la fréquence des Coccidies dans les œufs. Pour lui, il existe des « épidémies » isolées de Coccidiose chez les Poules et dans certaines localités, les œufs sont souvent infestés. Il y a aussi des localités où on ne trouve jamais de Coccidies dans ces produits. Ainsi, sur plusieurs centaines d'œufs achetés sur les marchés de Kiew, tantôt il ne trouva pas un seul cas de coccidiose et tantôt la proportion ne dépassait pas 2 p. 100 ; au contraire la proportion des œufs infestés était de 8 à 10 p. 100, en été, sur le marché de la petite ville de Fastow. Pour le savant russe, les Coccidies trouvent dans les œufs un excellent milieu nutritif et si l'on garde longtemps ces produits, les Coccidies arrivent à former d'énormes colonies et à produire une altération visible, qui empêche de les conserver jusqu'en hiver. L'auteur en conclut que, dans les localités où les œufs sont infestés l'été, on ne trouve plus l'hiver que des œufs de conserve sains et aussi que l'*on a bien plus de chances de s'infester de Coccidies en été qu'en hiver*. Il tire aussi les conclusions que l'on devine du fait que, sur les œufs crus, les Coccidies ne sont pas visibles, tandis qu'on les voit facilement sur les œufs durs, dans lesquels au reste, dit-il, une partie des Coccidies est tuée. Bien entendu le jaune ne peut être nuisible parce qu'on n'a jamais trouvé de parasites à son intérieur, etc. (!). Ces observations, dit l'auteur, en dehors de leur intérêt au point de vue de la biologie générale, ont de l'importance pour la pathologie, parce qu'elles montrent comment l'Homme s'infeste de Coccidies.

Nous ferons remarquer, tout d'abord, que la Coccidie étudiée par Podwyssozki mesure de 22 à 25 μ dans son plus grand diamètre, ce qui est notablement inférieur aux dimensions du *Coccidium oviforme* et concorde au contraire avec celles du *Coccidium tenellum*, bien connu dans l'intestin de la Poule et dont différents auteurs, en particulier Railliet et Lucet, ont étudié le développement ; il n'est pas surprenant que cette Coccidie puisse se trouver dans l'albumine de l'œuf et il est bien certain, d'autre part, que cette espèce ne fait courir aucun risque à l'Homme, même s'il l'avale vivante avec les œufs frais. Le fait n'en devait pas moins être signalé et interprété ici, en raison même de l'importance pathologique que le savant russe attache à sa découverte et parce qu'il croit cette espèce nuisible à l'Homme, en la confondant avec le *Coccidium oviforme* (1).

(1) Podwyssozki (W.-W.), jun., *Stud. üb. Coccidien. I, Ueb. das Vork. der Coccidien in Hühnereiern, im Zusammenhange mit der Frage über die Ætiologie der Psorospermosis* (Centralbl. für allg. Pathol. u. pathol. Anat., B. I, 1890, p. 153).

6° Nous devons à Künstler et Pitres (1), une observation jusqu'ici isolée sur des prétendues Coccidies trouvées dans le liquide de la cavité pleurale, chez un homme présentant depuis deux ans les symptômes d'une pleurésie sans réaction fébrile.

Nous résumons leur observation et reproduisons quelques-uns des dessins donnés par ces auteurs (fig. 8).

Homme de vingt-sept ans, employé à bord des paquebots qui font le service entre Bordeaux et le Sénégal ; la maladie a commencé par des malaises, de la gène respiratoire, de l'oppression au moindre exercice, de la toux ; au bout d'un mois il se fait examiner, on reconnaît l'existence d'un épanchement pleurétique gauche ; le malade, rebelle au traitement conseillé, continue son service ; deux ans après, les symptômes ayant persisté, mais sans aggravation notable, il consulte de nouveau un médecin, qui reconnaît l'existence d'un grand épanchement dans la cavité pleurale gauche. La thoracocenthèse est pratiquée, deux litres de pus sont retirés; il n'y a aucun accident ; le malade éprouve un grand bien-être et se remet en voyage trois semaines après; au moment du départ l'épanchement paraissait s'être reproduit en partie, mais l'état général était excellent.

Le pus extrait de la plèvre était blanc, opaque, épais, homogène, d'une consistance huileuse, sans la moindre odeur désagréable; il fut examiné dix-huit heures après l'extraction et l'on y trouva : 1° un nombre considérable de granulations libres, réfringentes, de 1 à 4 μ de diamètre ; 2° une grande quantité de leucocytes ; 3° quelques grandes cellules plates et quelques rares hématies ; 4° des corpuscules ovoïdes ou fusiformes, pâles, libres dans le liquide, ou renfermés, au nombre de 10-20 et plus, dans des kystes hyalins, nageant aussi librement dans le liquide purulent.

Ces corpuscules ont des formes variables : fréquemment fusiformes, ils sont d'autres fois allongés en boyau ; ils présentent souvent aussi des configurations diverses et plus ou moins irrégulières, probablement dues, disent les auteurs, à l'action des réactifs. Les dimensions de ces corps sont très variables : les plus petits ne dépassent pas 18 μ de longueur; les plus grands peuvent atteindre

(1) Künstler (J.) et Pitres (A.), *Sur une Psorospermie trouvée dans une humeur pleurétique* (Journal de micrographie, t. VIII, 1884, p. 469 et 520, pl. 12 et 13).

plus de 100 μ. Les petites formes se montrent souvent constituées de telle manière qu'elles paraissent être en voie de division. La

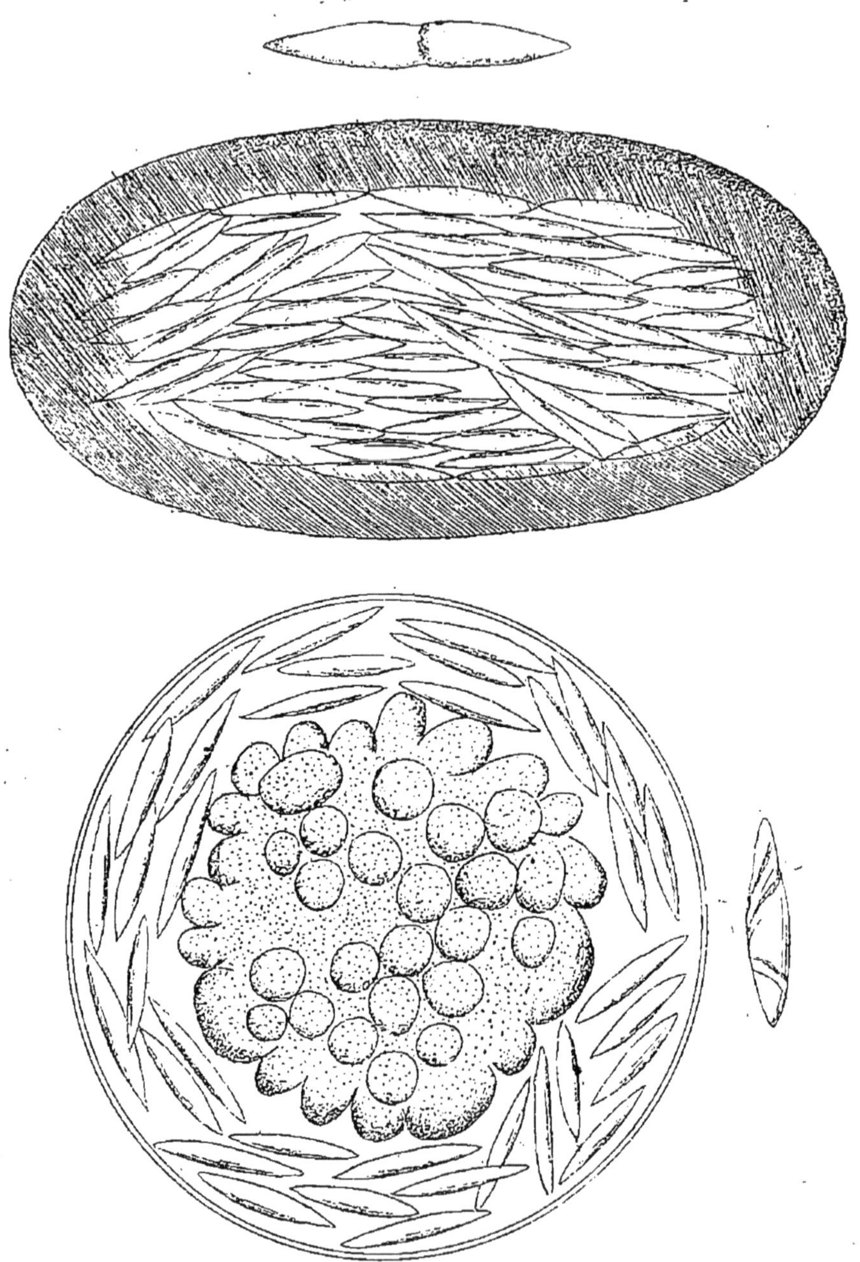

Fig. 8. — Coccidioses, d'après Künstler et Pitres.

multiplicité, la variété et la constance que présentent ces formations, semblent même bien démontrer que c'est là réellement un processus de division. Les unes se partagent en deux parties égales; chez d'autres, ces parties sont d'inégales dimensions et souvent cette division rappelle beaucoup un phénomène de bourgeonnement terminal ou latéral.

Ces corps parasitaires, continuent Künstler et Pitres, se montrent avec des dimensions fort différentes. Il en est de très gros, dépassant de beaucoup les dimensions des corpuscules ordinaires dont il a été question jusqu'ici. Ces grosses masses peuvent être allongées en boyau...

A mesure que l'accroissement de ces corps s'opère, il apparaît à leur intérieur des corps fusiformes analogues à ceux qui ont été décrits précédemment, de manière qu'à première vue, on pourrait prendre ces gros êtres pour des agglomérations des petits corps pâles, libres dans le liquide. Au début de leur formation, le nombre de ces petits corps est peu considérable. Mais, à mesure que le corps grossit, leur nombre augmente... l'on voit alors de grosses masses entourées d'une membrane cuticulaire, montrant toute leur périphérie garnie de corpuscules fusiformes et, à leur centre, un amas protoplasmique granuleux qui les remplit tout entières. Cette masse est mamelonnée... les mamelons ont un volume à peu près égal à celui des bâtonnets fusiformes... ce qui porte à penser que les corps falciformes sont dus à une transformation de ces mamelons... L'exposé qui précède, concluent les auteurs, semble montrer que nous avons eu affaire à une maladie parasitaire, due à un être du groupe des Sporozoaires et se rapprochant le plus des Coccidies.

L'observation de Künstler et Pitres reste jusqu'à ce jour tout à fait isolée et on n'a plus retrouvé de ces Coccidies dans le liquide pleurétique; au point de vue zoologique, le parasite vu par les savants de Bordeaux est difficile à classer, parce que son évolution est très différente de celle des Coccidies ordinaires, et déjà Max Braun fait suivre d'un point de doute le nom de *Coccidien* sous lequel il le classe, mais sans s'expliquer aucunement à ce sujet. Nous ferons remarquer que, si le développement de la prétendue Coccidie vue par les professeurs de Bordeaux est tout différent de celui des vraies Coccidies, il ressemble au contraire, entièrement, à celui des Échinorhynques et les dessins que nous reproduisons nous paraissent justifier pleinement notre manière de voir ; en dehors des stades identiques, pour la prétendue Coccidie et les Échinorhynques, il y a encore à considérer, pour corroborer notre opinion, ces inégalités de forme et de dimensions, citées par les auteurs, qui s'expliquent parfaitement si l'on admet qu'il s'agit bien d'Échinorhynques.

A quelle espèce rapporter ce cas? On a signalé la présence d'Échinorhynques chez l'Homme, mais ils se trouvaient alors dans le tube digestif ; s'agit-il d'un individu erratique, ou d'une espèce exotique, que le patient avait prise dans ses fréquents séjours au Sénégal ? De nouvelles observations pourront seules résoudre la question (1).

7° Des recherches du plus haut intérêt entreprises dans ces dernières années, ont fait admettre par de nombreux auteurs que des corps analogues aux Coccidies se trouvaient dans les tumeurs appelées épithéliomas et dans diverses lésions plus ou moins analogues. Par contre, d'autres observateurs de savoir et d'expérience non moins contestables, se refusent à admettre la manière de voir des premiers ; tous les jours les médecins publient sur ces questions controversées des mémoires pour ou contre, et le sujet est devenu fort complexe, très obscur. Il est bien difficile aujourd'hui de prendre parti, étant donnée la valeur des adversaires, et nous croyons sage d'attendre des résultats définitifs avant de classer ces affections parmi celles qui ressortissent à la parasitologie.

(1) La ressemblance des œufs d'Échinorhynques avec les corpuscules falciformes des Coccidies et la complication du développement de ces produits, ont induit en erreur plusieurs observateurs : ainsi j'ai indiqué à tort des Psorospermies chez l'*Echinorynchus proteus* et il est probable que Henneguy, qui a répété cette observation, a commis la même erreur. V. Moniez (R.), *Note sur des parasites des Helminthes* (Bull. scient. du Nord, 1879, p. 304, et Balbiani, *Leçons sur les Sporozoaires*, 1884, p. 26).

Sarcosporidies.

C'est Balbiani qui, le premier, a désigné sous le nom de Sarcosporidies et classé dans les Sporozoaires, les productions parasitaires qu'on trouve surtout dans les muscles des Vertébrés à sang chaud et qu'on appelait jusque-là *tubes de Miescher* ou *tubes de Rainey*. Les premiers de ces parasites qui furent connus, ont été trouvés chez les Souris par Miescher, en 1843; Rainey, en 1858, les retrouva chez le Cochon, où il les prit pour l'état jeune de Cysticerques. Leuckart, le premier, reconnut l'analogie de ces corps avec les Myxosporidies (1863). Depuis les observations de Rainey jusque dans ces derniers temps, de nombreux auteurs ont trouvé des Sarcosporidies chez les animaux les plus divers, le Cerf, le Chevreuil, le Veau, le Bœuf, le Buffle, le Mouton, le Cheval, le Chat, le Lapin, chez un Kangarou, une Otarie, plusieurs Oiseaux, etc. On a aussi, récemment, trouvé ces parasites chez l'Homme. Nous ne retiendrons de toutes ces publications que les plus importantes, celles de Balbiani, de Blanchard et de Bertram (1).

La forme des Sarcosporidies semble déterminée par les caractères des tissus dans lesquels elles se développent : elle est allongée, pour les espèces qui vivent au sein des muscles, ou bien courte, épaisse, pour les formes qui vivent dans le

(1) Balbiani, *Les Sporozoaires* (Journ. de Micrographie, t. VI, 1882) et *Leçons sur les Sporozoaires*, 1884. — Blanchard (R.), *Note sur les Sarcosporidies et sur un essai de classification de ces Sporozoaires* (Bull. Soc. zool. France, t. X, 1885) et *Traité de Zool. méd.*, t. I. — Bertram, *Beitr. z. Kennt d. Sarcosporidien* (Zool. Jahrbucher, Abtheil. f. Anat. u. Ontog. d. Thiere, B. V, 1892). — Dans ce travail Bertram parle, sous le titre de *Parasitische Schläuche in der Leibeshöhle von Rotatorien*, de parasites qu'il ne dénomme pas et qui, par leur genre de vie et leur développement, sont analogues à ceux que nous avons appelés *Botellus* (V. R. Moniez, *Sur des parasites nouveaux des Daphnies* (C. R. Acad. Sciences, 17 janvier 1886).

tissu conjonctif ; parfois, ces organismes sont si peu larges que la fibre musculaire dans laquelle ils se trouvent ne paraît pas ou n'est que peu gonflée ; il n'en est pas toujours ainsi et, souvent, la présence des parasites est nettement marquée.

Les dimensions des Sarcosporidies sont d'ordinaire importantes pour des Sporozoaires et peuvent atteindre plusieurs millimètres de longueur ou de diamètre : même, une espèce des Ruminants (*Balbiania gigantea*) peut atteindre le volume d'une noisette et un *Sarcocystis* du Chevreuil, d'après Manz, atteindrait deux pouces de longueur.

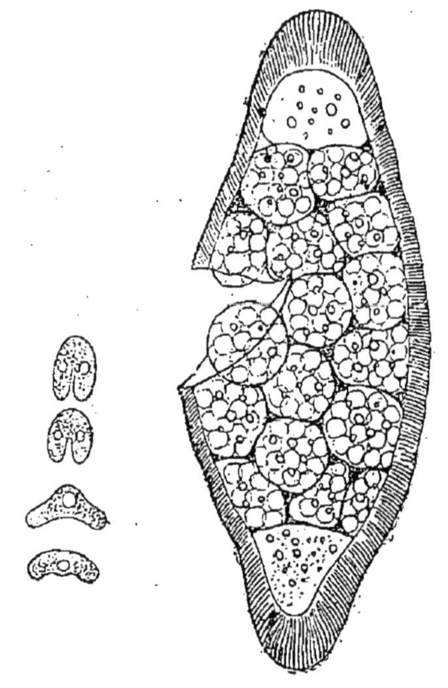

Fig. 9. — Tube psorospermique du diaphragme du Porc, d'après Manz. L'enveloppe s'est rompue. A droite, on voit quelques corpuscules falciformes isolés.

Les Sarcosporidies (fig. 9 et 10) sont formées à l'état adulte d'une membrane qui, dans certains cas, est striée transversalement et paraît ciliée à la périphérie : à l'intérieur se trouve une masse vraisemblablement de nature résiduale (1), au sein de laquelle on voit un nombre variable de sphères arrondies, ou polygonales par pression réciproque. Ces éléments, qui paraissent représenter les *sporoblastes* des Coccidies, dé-

(1) C'est probablement cette matière, qui constitue d'abord une masse résiduale relativement aux sporoblastes, qui formera plus tard le réseau signalé d'abord par R. Blanchard chez un *Balbiania* et retrouvé depuis chez les *Sarcocystis*. S'il en est bien ainsi, la signification de ce réseau n'est plus embarrassante. J'ai observé des réseaux très analogues, formés aux dépens d'œufs stériles autour des œufs de Cestodes du genre *Moniezia* et chez le *Tænia canina* (C. R. Acad. Sciences, 17 janvier 1886).

veloppent à leur intérieur de nombreux corpuscules d'abord arrondis, puis réniformes, qui correspondent aux corpuscules falciformes; ces corps sont nucléés et présentent aussi fréquemment deux taches claires (vacuoles ?). L'évolution des Sarcosporidies est ainsi terminée, il ne reste plus, pour les corpuscules falciformes, qu'à gagner un nouvel hôte. Les animaux envahis par les Sarcosporidies ne laissent géné-

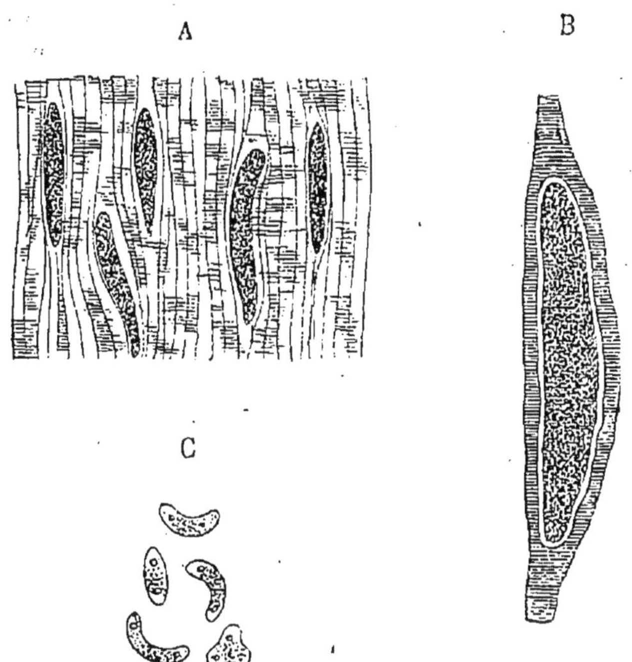

Fig. 10. — Psorospermies des muscles du Porc, d'après Leuckart. — A, grossies 40 fois. — B, fibre musculaire contenant un tube psorospermique, grossie 100 fois. — C, corpuscules falciformes isolés.

ralement percevoir, pendant la vie, aucun trouble qu'on puisse attribuer avec certitude à ces parasites. Les différentes statistiques montrent que leur fréquence est très variable suivant les localités.

Comment se fait l'infestation ? Étant donné le siège habituel des parasites, il est certain qu'il y a quelque difficulté à concevoir la chose *a priori;* les jeunes parasites ne peuvent arriver au dehors du vivant de leur hôte, puisqu'ils sont logés dans les tissus, et on ne peut faire intervenir une alternance que rien ne justifie, jusqu'ici, entre des hôtes dont l'un est mangé par l'autre, comme c'est le cas pour beaucoup de parasites ; du reste plusieurs observateurs ont vainement essayé de communiquer par ingestion les Sarcosporidies aux animaux ; il semble qu'il n'y ait d'autre hypothèse à faire que d'admettre que les jeunes Sarcosporidies deviennent libres, — si elles ne sont pas incrustées de calcaire auparavant — lors de la mort de leur hôte, et que la putréfaction du corps de ce dernier les place en liberté, dans les mêmes conditions que les corpuscules falciformes des Coccidies lorsqu'elles sont rejetées par l'intestin (1).

Le seul cas absolument net dans lequel on ait observé des Sarcosporidies chez l'Homme est relevé dans l'observation suivante de Baraban et Saint-Remy (2) (fig. 11) :

Miescheria (muris ?).

« En examinant des coupes d'une portion du larynx d'un supplicié, l'un de nous a trouvé dans les fibres musculaires de la corde vocale des tubes psorospermiques parfaitement caractérisés. La pièce avait été traitée par l'alcool et le carmin aluné et montée dans le collodion, toutes conditions plutôt favorables pour une étude de ce genre. Les kystes ont la forme de longs cylindres terminés en pointe à leurs extrémités (fig. 11, en *1*), ce qui ne peut naturellement se voir que sur des coupes bien sagittales, toutes les autres sections longitudinales, tangentielles ou un peu obliques montrant des extrémités arrondies. Ils sont constitués par une mince membrane anhiste, s'épaississant un peu aux extrémités, et une masse considérable de corps falciformes en forme de bâtonnets légèrement incurvés, pouvant atteindre 8 à 9 μ de longueur

(1) C'est à cette supposition que s'arrête aussi Blanchard (*Zool. méd.*, t. I, p. 66).

(2) Baraban (L.) et Saint-Remy (G.), *Le parasitisme des Sarcosporidies chez l'Homme* (Bibliographie anatomique, 1894 (fig.), et *Sur un cas de tubes psorospermiques observés chez l'Homme* (C. R. Soc. biol., 1894, p. 201).

(fig. 11, en 5); on constate sur les coupes fines que tous ces kystes sont au même stade : les corpuscules sont groupés en petits îlots polygonaux, correspondant aux spores qui leur ont donné naissance et séparés par un réseau chitineux de même nature que la membrane (fig. 11, en 4). Les dimensions des kystes varient forcément avec l'état de contraction ou de relâchement du tissu musculaire ambiant. Leur longueur ne peut être exactement mesurée que sur des coupes sagittales rarement obtenues; un de ces parasites, dans une fibre non contractée, mesurait $1^{mm},6$ de long sur 77 μ de large. Mais on en trouve qui offrent jusqu'à 150 μ et 168 μ de largeur. La fibre qui renferme le parasite lui forme une paroi musculaire striée atteignant parfois à peine 3 μ d'épaisseur ; son diamètre total est devenu plus du quadruple de celui des fibres voisines les plus grosses (fig. 11, en 2). La membrane propre du kyste est d'une extrême minceur dans presque toute son étendue; aux extrémités elle s'épaissit légèrement et paraît offrir alors une vague striation radiaire à un très fort grossissement. Il faut se garder de prendre pour la membrane même, sur les coupes transversales, un espace vide qui peut se présenter autour des extrémités du kyste, par suite du retrait de la couche musculaire, probablement sous l'influence combinée d'un état physiologique et de l'action du réactif fixateur. La figure 11, en 3, montre cette disposition.

« D'après ses caractères cette Sarcosporidie doit être rattachée au genre *Miescheria* de la classification de R. Blanchard; il est probable qu'elle est identique à celle qu'on rencontre assez fréquemment chez divers Mammifères domestiques (*M. muris*, R. Bl.). La pièce qui renfermait ces intéressants parasites était déjà fort ancienne, et il ne nous a donc pas été possible de les rechercher dans d'autres muscles où ils se localisent volontiers, comme ceux de l'œsophage et du cœur. Au point de vue clinique, ces microorganismes étaient trop peu nombreux pour avoir pu déterminer des lésions graves (on en comptait à peine une douzaine sur une coupe transversale de la corde vocale). On ne remarquait aucun processus inflammatoire et, d'après nos renseignements, la voix de leur hôte, plutôt douce, ne paraissait pas modifiée.

« Notre observation établit donc d'une façon certaine que des Sarcosporidies peuvent se développer chez l'Homme. Si l'on n'en rencontre pas plus souvent, cela doit tenir évidemment aux préparations culinaires que subissent nos aliments : tout porte à croire en effet que ces parasites pénètrent par la voie du tube digestif, car c'est dans les organes les plus voisins de l'œsophage qu'on les observe le plus fréquemment. On ne peut du reste que se féliciter de leur rareté dans notre espèce, puisqu'ils peuvent en-

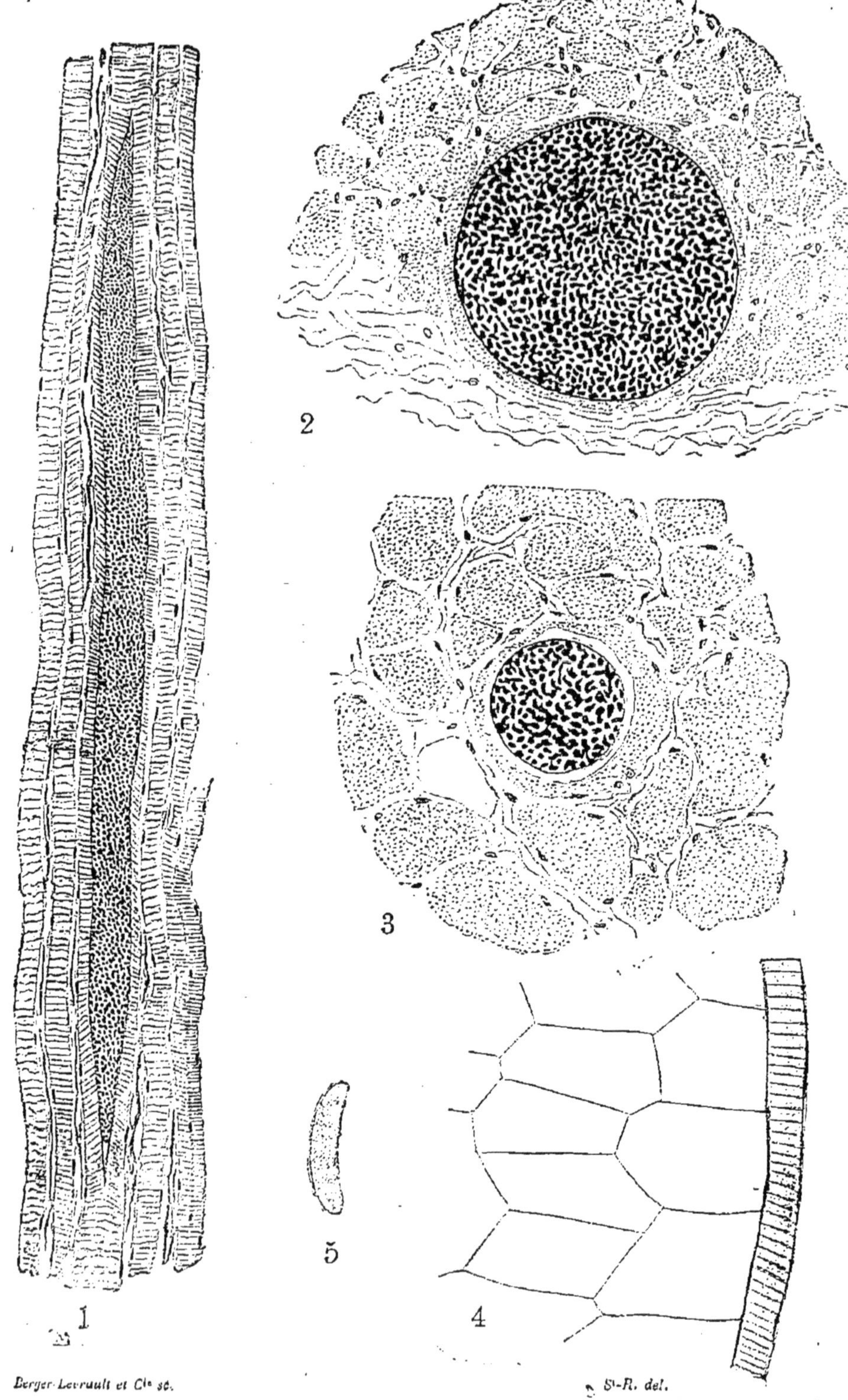

Fig. 11. — Sarcosporidie de l'Homme, d'après Baraban et Saint-Remy. — 1, Sarcosporidie sectionnée sagittalement. Gross. 77/1. — 2, Coupe transversale d'un kyste volumineux. Gross. 300/1. — 3, Coupe transversale d'un kyste vers son extrémité, montrant un espace libre entre la membrane propre et la substance musculaire. Gross. 300/1. — 4, Coupe longitudinale d'un kyste montrant le réseau chitineux qui sépare les corps falciformes en îlots polygonaux. Gross. 680/1. — 5, Un [illegible] Gross. 1600/1.

vahir les tissus au point de déterminer la mort de l'hôte et que, de plus, Pfeiffer a montré qu'ils développent une toxine capable de produire chez les Lapins la fièvre et le collapsus. »

Plusieurs observations douteuses peuvent être classées ici :

1° La première est celle de Lindemann : des « Grégarines » se seraient développées dans les valvules du cœur d'un homme, elles formaient des amas longs de 3 millimètres, larges de 1 mil. 5, et ayant l'aspect de noyaux brunâtres; ces productions avaient envahi le tissu conjonctif des valvules et déterminé, en empêchant leur fonctionnement, une hydropisie générale. Lindemann aurait retrouvé ces parasites dans le tissu même du muscle cardiaque. R. Blanchard considère comme très probable qu'il s'agit de Sarcosporidies du groupe des *Miescheria* (1).

2° Cas de Rosenberg (2) : dans le myocarde d'une femme de quarante ans, morte de pleurite et d'endocardite, se trouvait un kyste long de 5 millimètres, large de 2 millimètres, que l'auteur considère comme un *Sarcocystis* (*S. hominis*). Les dessins donnés par Rosenberg montrent des productions variées et même des *Levures* qu'il considère comme des formes d'involution du parasite (!). Le cas nous paraît fort douteux.

3° Cas de Kartulis (3). Observation faite à Alexandrie d'un Soudanais de trente-six ans, mort d'abcès multiples du foie et des muscles de la paroi abdominale. Rien dans la description

(1) Lindemann (K.), *Ueb. die hyg. Bedeut. d. Gregarinen* (Deutsche Zeitsch. f. Staatsarzneik., 1868), analysé in Beaunis, *Gaz. méd. de Paris*, 1870, p. 86.

(2) Rosenberg (B.), *Ein Befund. v. Psorospermien (Sarcosporidien) in Herzmuskel des Menschen* (Zeits. f. Hyg. u. Infectionskrankheiten, B. XI, 1892, pl. 17).

(3) Kartulis, *Ueb. pathogene Protozoen bei dem Menschen. I, Gregarinose (Sarcosporidia, Miescher'sche Schlaüche, Schlauchförmige Psorospermien) der menschlichen Leber, der Bauchmuskeln und des Darmes* (Zeits. f. Hyg. u. Infectionskrankheiten, B. XIII, 1893, 2 pl.).

donnée par l'auteur ne démontre qu'il s'agisse bien de Sarcosporidies et ses dessins, s'ils font voir qu'il n'est pas zoologiste, ne rappellent en rien ce que nous savons de ces parasites. Kartulis cite aussi, comme autre cas, une observation de Robert Koch dont nous n'avons pu vérifier le texte : « Vor mehreren Jahren hat Robert Koch diese Parasiten beim Menschen constatirt. In dem Bericht zur Erforschung der Cholera in Ægypten und Indien, herausgegeben von Gaffky, wird von zwei in Alexandrien secirten Fällen Erwähnung gethan, wo dieselben beobachtet wurden. Es waren, nach Koch's Schilderung, *Psorospermienschläuche*, langgestreckte, rundliche Körper enthaltende Gebilde in den Nieren... Sie lagen in den Glomerulis, meist in je einem Glomerulus nur ein Exemplar (p. 65). »

INFUSOIRES

Les Infusoires, ainsi appelés parce que certaines formes de ce groupe se développent en énorme quantité dans les infusions de matière organique, forment une dernière classe de Protozoaires relativement très élevée en organisation, si on la compare aux groupes précédents. On peut les caractériser par leur forme, d'ordinaire bilatérale et constante, par suite de la résistance de leur enveloppe; ils ne présentent pas de stade amiboïde proprement dit. Ces animaux sont munis de cils vibratiles ou de fouets (1), qui déterminent leurs mouvements et sur les caractères desquels on a établi leur classification. Nous faisons abstraction, bien entendu, des formes tentaculifères, dont aucune ne rentre dans notre sujet. Tous sont nucléés, ils ont une ou plusieurs vacuoles contrac-

(1) Quand ces appendices sont aussi longs ou plus longs que le corps ils sont peu nombreux et on les appelle *fouets* ; quand ils sont plus courts et existent en grand nombre, on les appelle des *cils*.

tiles; ils se reproduisent par scissiparité et par conjugaison.

On a trouvé, vivant en parasites chez l'Homme, des *Infusoires flagellés* et des *Infusoires ciliés ;* les deux groupes se distinguent nettement l'un de l'autre : les premiers sont dépourvus de cils vibratiles, mais toujours munis d'un ou de plusieurs flagellums animés d'un mouvement rapide et, parfois, d'une membrane ondulante; les seconds sont revêtus de cils vibratiles, qui couvrent tout ou partie du corps.

1° Infusoires flagellés.

Les formes parasites sont très nombreuses dans ce groupe, et on les rencontre aussi bien chez les animaux à sang froid que chez les animaux à sang chaud. On en trouve presque constamment dans les réservoirs digestifs des Herbivores, chez lesquels, au reste, on en a décrit des formes très curieuses. Les Flagellés sont peu nombreux chez l'Homme, et il est probable que plusieurs des formes indiquées dans notre espèce et basées sur des caractères insuffisamment observés devront être réunies en une seule.

Plagiomonas urinaria (*Plagiomonas*, Grassi, 1883).

Syn. *Cystomonas*, R. Bl., 1886.

Künstler a découvert cet Infusoire en 1883, dans de l'urine fraîchement émise par un malade atteint de pyélite chronique (1) et l'a appelé *Bodo urinarius :* cet animal était très agile et mesurait en moyenne 10 μ de longueur ; quelques-uns atteignaient 15 μ; le corps est pyriforme, allongé, il porte à la partie antérieure deux longs fouets et son extrémité postérieure se prolonge en un long filament (fig. 12).

(1) Künstler (J.), *Analyse microscopique des urines d'un malade atteint de pyélite chronique consécutive à une opération de taille* (Soc. d'anat. et de phys. de Bordeaux, 27 novembre 1883).

On ignore dans quelles conditions cet animal vit chez l'Homme, et quelle peut être son action, si tant est qu'il a une influence pathogène ; on ne l'a pas retrouvé depuis la première observation faite par Künstler (1).

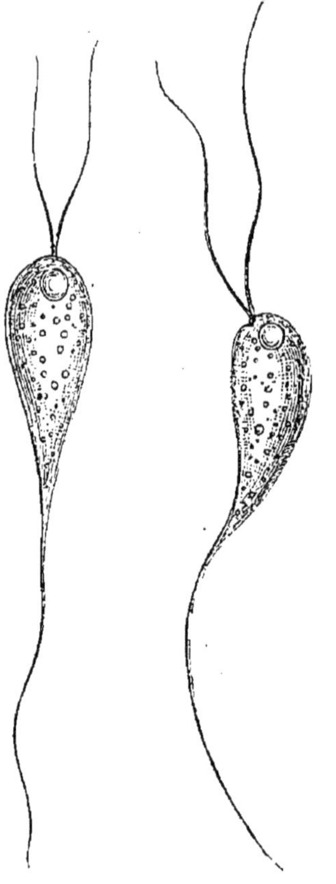

Fig. 12. — *Plagiomonas urinaria*, d'après Künstler.

Faut-il rapporter au cas observé par Künstler les deux observations suivantes encore plus douteuses ?

1° Salisbury (2) a trouvé en abondance dans l'urine et le mucus vaginal d'une jeune fille de seize ans, venue dix mois auparavant d'Allemagne à Philadelphie, un parasite qu'il a appelé *Trichomonas irregularis*, que Blanchard range ici et que Max Braun dit n'être peut-être que le *Trichomonas vaginalis*.

2° Le *Bodo urinarius* de Hassall (3) trouvé dans une urine albumineuse doit très vraisemblablement être retranché de la liste des parasites de l'Homme, car il a été trouvé dans de l'urine exposée à

(1) Künstler dit bien que l'urine observée était fraîchement émise, mais il ne s'ensuit pas que le Flagellé observé vivait dans la vessie et qu'il faut le compter parmi les parasites de l'Homme; nous sommes, au contraire, porté à croire qu'il s'agit tout simplement d'un Infusoire développé après l'émission de l'urine, d'autant que l'auteur dit y avoir vu « une foule d'autres êtres microscopiques » : le *Bacterium termo*, en extrême abondance; le *Vibrio rugula*, le *Spirillum volutans*, une foule de Bactéries ponctiformes, d'autres, en grand nombre, ressemblant au *Bacillus amylobacter*; les filaments d'un champignon inférieur. Ce sont bien là les caractères d'une urine altérée à l'air libre.

(2) Salisbury (D.-D), *On the parasitic forms developped in the epithel-cells of the urin. and genit. organs* (Amer. Journal of Med. sc., avril 1868).

(3) Hassall (A. Hill.), *General board of health*, London, 1895, p. 293, et Lancet (1859), vol. II, p. 503.

l'air pendant plusieurs jours; il a dû ne s'y développer qu'après la miction (1).

Trichomonas vaginalis (fig. 13).

Ce parasite a été découvert dans le mucus vaginal, par Donné en 1837; il a été revu depuis par différents auteurs,

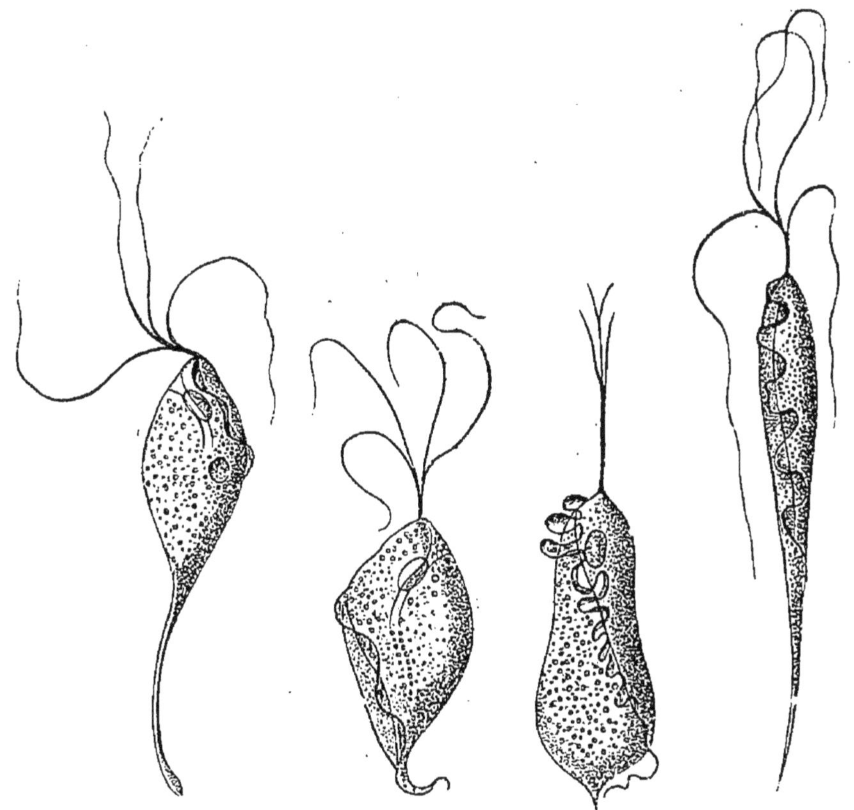

Fig. 13. — *Trichomonas vaginalis*, d'après Künstler.

et en particulier par Künstler, à qui on en doit une étude détaillée : sa forme est très changeante, comme on peut le voir par les quatre figures de notre dessin, mais il est d'ordinaire ovoïde ou fusiforme; il mesure de 15 à 25 μ, et ses dimensions ne dépassent pas habituellement 16 à 18 μ; on

(1) V. Barrois (Th.), *Quelques observations au sujet du Bodo urinarius* (Rev. biol. N. France, 1895); l'auteur pense que l'Infusoire étudié par Künstler est identique à celui de Hassall et que ce n'est pas un parasite humain.

voit à sa partie antérieure une sorte de rostre, à côté duquel sont insérés quatre flagellums qui ont la longueur ou dépassent de peu la longueur de l'animal; ils sont souvent rabattus le long du corps et difficiles à voir par conséquent; en arrière, le corps se prolonge par une sorte de pointe variable de forme; d'une extrémité à l'autre de l'animal s'étend, sur le côté, une membrane ondulante et plissée, qui joue un rôle important dans la locomotion; la bouche est située à la base des flagellums, elle se prolonge par une sorte d'œsophage; dans le voisinage se trouve le noyau; il n'existe pas de vacuole contractile.

Le *Trichomonas vaginalis* est un parasite très répandu; il ne se rencontre jamais dans le mucus vaginal sain et normal; on ne l'observe jamais à la vulve ni dans l'utérus qui, contrairement au vagin, sécrètent un mucus alcalin. On peut le rencontrer chez des femmes de tout âge, menstruées ou non, enceintes ou non, même chez des petites filles de six à sept ans, dès qu'il existe un catarrhe avec sécrétion acide du vagin; il pullule tellement dans le catarrhe virulent des organes génitaux, accompagné d'une sécrétion muco-purulente abondante à réaction fortement acide, que la dixième partie environ de la sécrétion se compose de ces parasites; quand la nature de ce produit change, comme lors de la menstruation, ces animaux disparaissent momentanément; les injections alcalines ou d'eau froide tuent les parasites, comme le font d'ailleurs nombre de substances médicamenteuses. L'aspect spumeux du mucus vaginal est un indice de la présence du *Trichomonas*.

On pensait jusqu'ici que le *Trichomonas vaginalis* se trouvait dans le vagin seulement lorsque, en 1894, Marchand observa, dans une urine de réaction acide, de couleur rouge sale, contenant beaucoup d'albumine et de pus, émise par un *homme*, un *Trichomonas* dont les caractères différentiels avec le *Tr. vaginalis* sont de si peu d'importance qu'il paraît impossible de ne pas les identifier : le *Trichomonas* de Marchand est, en effet, plus hyalin, son protoplasme est moins nettement vacuolaire, il est d'ordinaire moins volumineux, il peut prendre un aspect amiboïde plus accentué ; ce ne sont pas là des caractères spécifiques, chez des animaux de cette sorte surtout.

Pour Marchand, le parasite n'avait pas déterminé l'affection dont souffrait le malade, mais il avait trouvé dans une muqueuse altérée, un milieu favorable de développement ; on ne put déterminer de quelle partie de l'appareil urinaire il provenait ; le malade, après plusieurs semaines, émettait encore avec son urine un très grand nombre de *Trichomonades*.

La même année une deuxième observation de *Trichomonas vaginalis* dans l'urine d'un homme, fut faite à Tokio par Miura ; il put conclure de ses recherches que le parasite ne vivait pas dans la vessie ni dans les uretères, mais bien dans l'urèthre. Miura, en songeant à la façon dont le gonocoque se propage d'habitude dans l'espèce humaine, eut l'idée d'examiner à ce point de vue le vagin de la femme du patient : il se trouva qu'il contenait des *Trichomonas*, d'où la conclusion que c'est par le coït que ce parasite peut passer de la femme chez l'homme.

On ignore jusqu'ici comment se fait le développement de ce parasite, comment il parvient chez la femme, et même la question n'est pas tranchée, de savoir s'il est pour quelque chose dans les états morbides où il a été signalé ; il est probable que non (1).

Donné (A.). Recherches microscopiques sur la nature du mucus. Paris, 1837.

Scanzoni (F. W.). Beitr. z. Geburtskunde, t. II, 1855, p. 131.

(1) Grassi dit n'avoir jamais observé ce *Trichomonas* en Italie, bien que les affections dans lesquelles on l'a trouvé en France et en Allemagne ne soient pas plus rares en Italie que dans ces deux derniers pays.

SCANZONI et KÖLLIKER (A.). Quelques remarques sur le *Trichomonas vaginalis* (C. R. Acad. Sc. de Paris, t. XL, 1868, p. 1076).

HAUSSMANN (D.). Die Parasiten der weiblichen Geschlechtsorgane. Berlin, 1870.

HENNIG. Der Katarrh der inneren weiblichen Sexualorgane. Leipzig, 1870.

GASSER (J.-F.). Des parasites des organes génitaux de la femme. Thèse de Paris, 1874.

HAUSSMANN (D.). Parasites des organes sexuels femelles de l'Homme et de quelques animaux. Paris, in-8 de 198 pages, 1875.

KÜNSTLER (J.). Recherches sur les Infusoires parasites. Sur quinze protozoaires nouveaux (Comptes rendus de l'Acad. des sc., t. XCVII, 1883, p. 755).

BLOCHMANN (F.). Bemerkungen über einige Flagellaten (Zeitschrift für wiss. Zoologie, XL, 1884, p. 42).

KÜNSTLER (J.). Sur deux Infusoires parasites (Journal de micrographie, 1884).

KÜNSTLER (J.). *Trichonomas vaginalis* (Journal de micrographie, 1884).

GRASSI (B.). Significato patologico dei Protozoi parassiti dell'umo (Rev. Accad. dei Lincei, 1884).

MARCHAND (F.). Ueb. das Vork. v. Trichomonas im Harne eines Mannes, nebst Bemerk. üb. Trichomonas vaginalis (Centralbl. f. Bakt. u. Parasitenk., t. XV, 1894, p. 709).

MIURA (K.). Trichomonas vaginalis im frischgelassenen Urin eines Mannes, *ibid.*, t. XVI, 1894, p. 67 et MARCHAND, Bemerk. zu den vorsteh. Arbeit, *ibid.*, p. 74.

Trichomonas hominis (Davaine, 1854).

Syn. *C. intestinalis*, Lambl, 1875, et Marchand, 1875; *Trichomonas intestinalis*, Leuckart, 1879, *Monocercomonas hominis*, Grassi, 1882; *Cimænomonas hominis*, Grassi, 1888; *Trichomonas hominis*, Grassi, 1888.

Ce parasite est de même forme que le précédent, il est aussi extrêmement contractile, ce qui lui permet de changer facilement de forme et il se termine de même, en arrière, en pointe allongée; il mesure de 4 à 10 et même 15 μ de long, sur 2 à 3 de large; la partie antérieure du corps porte quatre fouets qui s'accolent facilement entre eux; la membrane ondulante est difficile à voir. Le noyau est arrondi, il existe plusieurs vacuoles, la vésicule contractile manque.

Cette espèce offre, en somme, une très grande ressemblance

avec la précédente, avec laquelle il faudra sans doute la réunir.

« Le *Trichomonas hominis*, dit Max Braun, a été souvent observé et semble n'être pas rare en certains pays; Davaine (1) le trouva le premier dans les déjections de cholériques et aussi d'un typhique (2); Cunningham (3) l'a vu aussi, souvent, dans le choléra, Tham (4) chez des malades atteints de catarrhe intestinal chronique, Marchand (5) chez un typhique, Zunker (6) l'a rencontré neuf fois dans des cas de diarrhée grave, une fois aussi il l'a trouvé dans la bouche (7); Grassi (8) l'a vu une centaine de fois, en Italie, chez des personnes qui présentaient de la diarrhée aiguë ou subaiguë; Lambl (9) chez un malade atteint d'Échinocoques, entre l'Échinocoque et la capsule qui l'enveloppait, etc. Récemment, Epstein (10) l'a observé dans l'espace de trois ans, 26 fois chez des enfants (15 garçons et 11 filles) qui souffraient de diarrhée, et Roos (11) a aussi rapporté des cas observés à Kiel. »

(1) Davaine, C. R. Soc. biol. Paris, 1854.

(2) Pour R. Blanchard (*Zool. med.*, t. I, p. 88), Leeuwenhœk aurait le premier trouvé cet animal dans ses propres matières fécales; Stein et d'autres voudraient, dans la description de l'auteur hollandais, reconnaître le *Balantidium coli*. Blanchard reproduit le passage du savant hollandais relatif à cette observation.

(3) Cunningham, *Unters. üb. d. Verh. microsc. Organismen zur Cholera in Indien* (Zeitsch. f. Biol., t. VIII, 1872, p. 251).

(4) Tham, *Tvänne fall af Cercomonas* (Upsala läkareفören. forhand., t. V., 1870, p. 69;).

(5) Marchand (F), *Ein Fall von Infusorien im Typhusstuhl* (Virchow's Archiv, t. LXIV, 1875, p. 293).

(6) Zunker, *Ueb. das Vork. v. Cercomonas intestinalis. im Digestionscanal des Menschen u. deren Bezieh. z. Diarrhœen* (Deuts. Zeitsch. f. pract. Med., 1878, p. 1).

(7) G. Rappin l'a également observé dans la bouche, sur lui-même et chez un typhique. *Contribution à l'étude des bactéries de la bouche à l'état normal et dans la fièvre typhoïde*. Thèse de Paris, 1881.

(8) Grassi, Gaz. méd. ital.-lomb., 1879, n° 45; Arch. ital. de biol., t. II, 1882, p. 401.

(9) *In* Rapport médical russe, 1875, n° 33 (en russe).

(10) Epstein, *Beobacht. üb. Monocercomonas hominis Grassi und Amœba coli Lœsch* (Prag. med. Wochensch., 1893).

(11) Roos, *Ueb. Infusoriendiarrhœ* (Deuts. Archiv f. klin. Med., t. LI, 1893, p. 505).

Enfin Schuberg (1) a noté dans les matières fécales de personnes traitées par les sels de Karlsbad, dans plusieurs cas, à côté de l'*Amœba coli*, des Flagellés qu'il considère comme de simples commensaux, et c'est sans doute aussi ici qu'il faut rapporter les Protozoaires décrits sous le nom de *Cercomonas coli hominis*, par Richard May (2), qui les trouvait à Munich, dans le côlon d'un malade atteint de carcinome de l'estomac; les dessins concordent tout à fait avec les caractères du *Trich. hominis* (3).

L'influence pathologique du *Trichomonas hominis* n'est pas déterminée et elle est fort douteuse, car on l'a trouvé chez des sujets sains; en tout cas, Grassi a fait ingérer à des Chiens des selles contenant des Trichomonades, sans déterminer chez eux aucune diarrhée; il est probable que ce parasite, comme les Amibes, peut vivre normalement dans l'intestin, mais qu'il s'y multiplie à l'excès lorsque, par suite de modifications morbides, le milieu leur devient plus favorable; c'est sans doute alors seulement que, par leur abondance, ils peuvent exaspérer les lésions existantes.

On ne sait rien sur la reproduction du *Trichomonas hominis*, ni sur la façon dont il arrive dans l'organisme; Roos a figuré à propos de cet animal des kystes ovoïdes, trop volumineux (14 à 17 μ de diamètre) pour pouvoir lui appartenir, dit Max Braun. Il est bien certain que trop de choses, au reste, que l'on peut confondre avec des kystes de Protozoaires. peuvent se rencontrer dans les déjections, pour qu'on puisse

(1) Schuberg, *Die parasitischen Amœben des menschlichen Darmes* (Centralbl. f. Bakt. u. Parasitenk., t. XIII, 1893).

(2) May, *Ueb. Cercomonas coli hominis* (Deutsche Archiv f. klin. Med., t. XLIX, 1892, p. 51); les dessins sont reproduits in *Thierische Parasiten* de Mosler et Peiper, 1894, p. 14, et par Roos (*loc. cit.*).

(3) On peut relever encore l'observation du suédois Ekekrantz dont je n'ai pas trouvé l'indication bibliographique et que je cite d'après Roos; il s'agit de deux observations de notre parasite.

conclure sur leur signification, sans en avoir observé le développement.

Roos (*loc. cit.*) dit avoir trouvé dans les selles d'un ictérique qui ne souffrait pas de diarrhée un « Infusorium » dont il rencontrait plusieurs individus dans chaque préparation. Il est long de 14 à 16 μ, large de 3 à 4 et se meut avec une grande rapidité; la partie antérieure renflée en massue, légèrement entaillée, porte un flagellum qui a le 1/3 de la longueur du corps; c'est dans cette portion que se trouve le noyau; le contenu du corps est homogène, transparent. Des recherches ultérieures sur le même malade ne firent plus rencontrer le parasite. Les renseignements donnés par Roos ne sont pas suffisants pour établir l'identité d'une espèce; il ne s'agit peut-être que du *Trichomonas hominis*.

Lamblia intestinalis (1).

Cet Infusoire est pyriforme, incolore, long en moyenne de 10 à 16 μ et large de 5 à 7 μ 5; la partie postérieure se prolonge en pointe; sur l'une des faces, et dans les deux cinquièmes antérieurs environ, on voit une dépression plus ou moins profonde, réniforme, dont le hile serait postérieur et qui, par ses bords contractiles, joue évidemment le rôle de ventouse. Le corps porte quatre paires de flagellums dirigés tous en arrière : trois paires sont insérées au pourtour de la ventouse, la quatrième paire prolonge l'extrémité postérieure

(1) Il faut remarquer, en ce qui concerne le genre *Lamblia*, que Grassi, en 1879, avait créé pour l'espèce qui en est le type, le genre *Dimorphus*, mais ce nom avait été utilisé en 1878, par Haller, pour une Hydrachnide; Grassi changea ensuite ce nom en *Megastoma*, également préoccupé (deux Mollusques ont été ainsi dénommés par Blainville et Megerle, un Oiseau a reçu ce nom en 1837, un Poisson en 1850). R. Blanchard a finalement remplacé ces appellations, qui ne pouvaient être maintenues, par le nom définitif de *Lamblia*. En somme, le *Lamblia intestinalis* a comme synonymes : *Cercomonas intestinalis*. Lambl, 1859; *Hexamita duodenalis*, Davaine, 1875; *Dimorphus muris*, Grassi, 1879; *Megastoma entericum*, Grassi, 1881; *Megastoma intestinale*, R. Bl., 1866.

du corps. La cuticule est très délicate, le protoplasme est finement granuleux; il contient deux noyaux rapprochés, unis par un tractus et placés à la hauteur de la ventouse (fig. 14). Les kystes sont ovales et mesurent 9 à 12 μ sur 7 à 10 de large; ils sont transparents, un peu verdâtres; quelquefois on peut y voir le jeune parasite, indiqué seulement sous l'apparence d'un corps virguliforme.

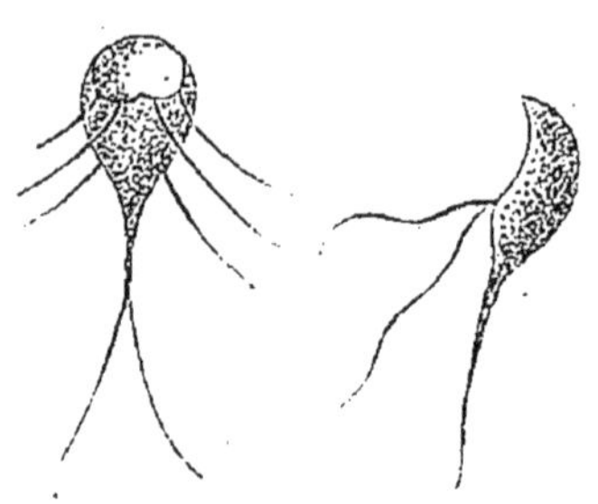

Fig. 14. — *Lamblia intestinalis.*

Le *Lamblia* semble avoir été vu, pour la première fois, en 1859, par Lambl, comme l'a reconnu R. Blanchard, dans le mucus intestinal d'un enfant malade (1); depuis il a été surtout étudié par Grassi, chez des individus atteints de diarrhée chronique ou subaiguë; le même auteur l'a trouvé en Italie dans l'intestin de divers Rongeurs (*Mus musculus, rattus, decumanus, sylvestris, Arvicola arvalis* (2), chez le Chat domestique (où il est rare), le Chien, le Mouton et le Lapin; il l'a retrouvé à Heidelberg chez les *Mus decumanus, Arvicola arvalis* et *A. amphibius.* C'est donc un parasite vulgaire. Chez tous ces animaux il habite de préférence le duodénum et le jéjunum; il est rare dans l'iléon et est presque introuvable dans le gros intestin, où on ne le rencontre qu'à l'état kystique; il s'applique volontiers sur les cellules épithéliales à

(1) C'est encore, pensons-nous, au Mégastome qu'il faut rapporter, dit R. Blanchard, les « Monades » observées à Calcutta par Cunningham dans un grand nombre de cas de choléra ou de diarrhée simple et caractérisées ainsi : « ... L'autre Monade possède un corps aplati en spatule, convexe d'un côté, concave de l'autre et étiré en un appendice délicat et filiforme, au voisinage duquel se voient sur la face concave quelques petits cils à rapides vibrations. Cette espèce n'est pas aussi fréquente que les Cercomonades ordinaires, mais parfois elle est très abondante. » (*Zool. méd.*, t. I, p. 91.)

(2) Il est difficile, dit Grassi, de trouver un Campagnol qui n'en renferme une immense quantité, mais je n'ai jamais observé d'altération de l'intestin.

l'aide de sa ventouse; il ne semble pas que l'hôte soit incommodé de sa présence.

Le *Lamblia* a été découvert chez l'Homme par Lambl, avons-nous dit, et Grassi l'a retrouvé en Italie chez des individus atteints de diarrhée : sur 50 cas, le savant italien, dont nous résumerons les observations, l'a vu trois fois sur des paysans de Rovellasca, et dans chaque selle se trouvaient des millions de ces parasites :

Il serait audacieux, dit-il, de vouloir faire dériver la diarrhée des parasites. Comme je l'ai montré, les Mégastomes peuvent exister dans l'intestin grêle des Rats et des Chats, tout en n'existant pas dans le gros intestin ni dans les excréments. Il me semble très probable (pour ne pas dire sûr) que le même phénomène se répète chez l'Homme et que les Mégastomes peuplent les évacuations dès que le patient est en proie à la diarrhée provoquée par une affection de la partie de l'intestin où demeurent les parasites.

Dans deux cas, après avoir administré plusieurs fois de la magnésie calcinée, je ne vis plus un seul de ces parasites dans les déjections et les malades se trouvèrent sensiblement mieux, mais faut-il attribuer cette amélioration à la disparition des parasites ou à la diète sévère imposée aux patients ou bien encore au cours régulier de la maladie? Le troisième patient ne se soumit à aucun traitement; ses déjections contiennent encore aujourd'hui une certaine quantité de *Lamblia* et la maladie continue. Dans ces trois cas, les excréments étaient acides et presque liquides... L'examen microscopique m'a fait voir, outre les *Lamblia*, quelques Amibes, de nombreux corpuscules elliptiques (de signification indéterminée) et les Bactéries inévitables... Je ne doute pas que la diarrhée avec de nombreux Mégastomes n'indique une affection de la partie supérieure de l'intestin grêle, habitation ordinaire des Mégastomes. L'immense quantité que l'on en peut trouver plusieurs jours de suite dans les selles, signifie peut-être que la lésion de l'intestin est une circonstance favorable à la multiplication de ce parasite.

J'ai avalé un grand nombre de Mégastomes et je ne les ai pas retrouvés dans mes déjections, même après avoir pris un purgatif. Il est possible que les germes de ces parasites arrivent chez l'Homme par le moyen des matières fécales des Rats; en effet, l'on ne s'étonnera pas de ma supposition quand l'on saura que nos paysans tiennent généralement leur pain dans les greniers, où il n'est pas rare que les Rats les salissent de leurs fèces.

Le *Lamblia intestinalis* a été observé plusieurs fois en Allemagne par Schuberg, par Moritz et Hölzl, surtout chez des enfants, par Roos, à Kiel, par V. Jackson.

Nous avons vu plus haut l'opinion de Grassi sur la nocivité du *Lamblia intestinalis;* les observations de Moritz et Hölzl montrent nettement que, dans notre espèce, cet animal est un innocent commensal : ces observateurs l'ont trouvé chez les personnes saines comme chez les malades, chez les adultes et chez les enfants, dans 18 cas; sur 30 cadavres, 8 leur ont offert des parasites dans le duodénum, 11 étaient morts de tuberculose et, parmi eux, 6 avaient des *Lamblia.* D'après Braun, E. Müller aurait trouvé le même parasite chez un supplicié dont l'intestin ne présentait aucune altération.

Au total, il semble donc que le *Lamblia* soit un parasite fréquent de notre espèce, et comme le fait justement remarquer Max Braun, si on ne l'a pas plus souvent observé, c'est que les fèces normales, qui ne contiennent d'ailleurs que les kystes de cette espèce, ne sont que bien rarement examinées.

LAMBL (W.). Mikrosc. Unters. d. Darm-Excrete (Prager Vierteljahr. f. prakt. Heilk, t. LXI, 1859, p. 51. Aus. d. Franz-Josef Kinderspitale in Prag. Prague, 1860).

CUNNINGHAM (D.). Untersuch. üb. das Verhalt. mikrosc. Organ. z. Cholera in Indien (Zeits. f. Biologie, t. VIII, 1872, p. 251).

GRASSI. Di un nuovo parass. dell' Uomo, Megastoma entericum (Gazz. degli ospitali, t. II, 1881).

MÜLLER (E.). Cercomonas intestinalis i jejunum frän manniska (Nord. med. Archiv, t. XXI, 1887, p. 1; analysé in Centralbl. f. Bakt., etc., t. VIII, 1880, p. 592).

GRASSI (B.). Sur quelques Prostites endoparasites appartenant aux classes des Flagellata, Lobosa, Sporozoa et Ciliata (Archiv. ital. de Biol., t. II, 1882, et III, 1883).

PERRONCITO (E.). Ueb. die Einkapselung d. Megastoma intestinale (Centralbl. f. Bakt. u. Parasitenk., t. II, 1887, p. 738).

JAKSCH (V.), Ueb. das Vork. v. thierischen Parasiten in den Fäces d. Kinder (Wien. klin. Woch., 1888).

GRASSI et SCHEWIAKOFF. Beitr. z. Kennt. d. Megastoma entericum (Zeits. f. Wiss. Zool. t. XLVI, 1888, p. 42).

MORITZ. Ueb. ein Entozoen des Menschen (Münch. med. Wochensch., 1891, p. 52).
MORITZ (Fr.) et HÖLZL. Ueb. Häufigkeit u. Bedeut. d. Vork. d. Megastoma entericum im Darmcanal des Menschen (Münch. med. Wochensch., t. XXXIX, 1892, analysé in Centralbl. f. Bakt., etc., t. XIV, 1893, p. 85.
Roos (E.). Ueb. Infusoriendiarrhœ (Deuts. Arch. f. klin. Med. t., LI, 1893, p. 505).

Flagellés d'espèce douteuse.

1° *Espèces trouvées dans la gangrène du poumon et la pleurite.* — Kanneberg (1), en 1878, a observé 6 cas de gangrène pulmonaire à l'hôpital de la Charité à Berlin ; il a trouvé dans les crachats des malades deux sortes de Flagellés, l'un déterminé comme *Monas lens*, Erhenb., le second plus volumineux, *Cercomonas* sp. Comme on ne trouva pas ces petits êtres dans la cavité buccale, on conclut qu'ils provenaient du poumon. Le même auteur a publié une deuxième observation (2), dans laquelle il s'agit encore de gangrène pulmonaire et dans laquelle, jusqu'à la mort du patient, on vit des Cercomonades dans les crachats ; à l'autopsie les parasites furent trouvés dans le poumon.

Streng (3) a récemment publié 3 cas de Flagellés dans la gangrène du poumon ; dans d'autres cas de la même affection, ces animaux faisaient défaut ; il aurait réussi à cultiver les parasites.

Litten (4) aurait trouvé des Monades vivantes dans l'exsudat pleural d'un malade, et enfin Roos (5) aurait rencontré, à Kiel, des Cercomonades dans l'exsudat d'une pleurite

(1) Kanneberg, *Ueb. Infusorien im Sputum* (Virchow's Archiv, t. LXXV, 1879, p. 471).
(2) Kanneberg, *Ueb. die Infusorien in den Sputis bei Lungengangrän* (Zeits. f. klin. Med. t. I, 1880, p. 228).
(3) Streng (W.), *Infusorien im Sputum bei Lungengangrän* (Fortsch. d. Med., t. X, 1892, p. 757.
(4) Litten, *Ueb. Hydropneumothorax u. das Auftreten v. Cercomonaden im lebend. Lungengewebe* (Verh. d. Congr. f. inn. Med., 1886, p. 417).
(5) Roos (E.), *Ueb. Infusoriendiarrhœ* (Deuts. Arch. f. klin. Med., t. LI, 1893, p. 516.

putride, consécutive à l'ouverture d'une petite caverne pulmonaire ; on trouvait en même temps des leucocytes et des quantités de Coccus et de Bacilles.

Toutes ces observations sont insuffisantes pour permettre de préciser quelles espèces sont en cause ; il paraît ressortir des faits que ces parasites n'ont pas d'influence pathogénique.

2° Faut-il, pour mémoire, rappeler ici que Steinberg a trouvé dans la cavité buccale chez l'Homme, dans le tartre dentaire, une série de Flagellés sur la détermination desquels Braun émet les plus grands doutes ?

3° Nothnagel (1) a décrit, après l'observation d'un très grand nombre de déjections, dans des maladies diverses, un parasite qu'il est impossible de déterminer d'après les renseignements qu'il fournit : ce peut être une Amibe ou encore un Infusoire dont on n'aurait pas vu les cils ; en même temps l'auteur trouvait des sortes de kystes ovales. Paraissent sans importance pathogénique.

4° Peut-on ranger ici l'observation de Grimm, *Ueb. ein. Leberabscess und einen Lungenabscess mit Protozoen* (Langenbeck's Archiv f. Chir., t. XLVIII ; analyse in C. f. B. u. P., t. XVI, p. 534) ?

2° **Infusoires ciliés.**

Une seule espèce de ce groupe a été trouvée chez l'Homme, elle appartient à l'ordre des Holotriches, caractérisé par les cils locomoteurs très fins qui recouvrent tout le corps.

Balantidium coli Malmsten (2) (fig. 15, et 16).

C'est un grand Protozoaire de forme ovale, qui mesure de 70 à 100 μ de long sur 50 à 70 μ de large ; le proto-

(1) Zeitsch. f. klin. Medicin, t. III, 1881, p. 271.

(2) Synonymie : *Paramæcium coli*, Malmsten, 1857 ; *Plagiotoma coli*, Claparède et Lachmann, 1858 ; *Leucophrys coli*, Stein, 1860 ; *Holophrya coli*, Leuckart, 1863.

plasme est finement granuleux, le noyau elliptique, légèrement incurvé ; il existe d'habitude deux vacuoles contractiles ; l'enveloppe du corps est transparente, marquée de stries régulières qui vont de la bouche à l'extrémité opposée du corps. L'ouverture buccale marque l'extrémité antérieure, elle est située un peu sur le côté, munie d'une série de cils robustes, qui servent à la préhension des aliments, elle se

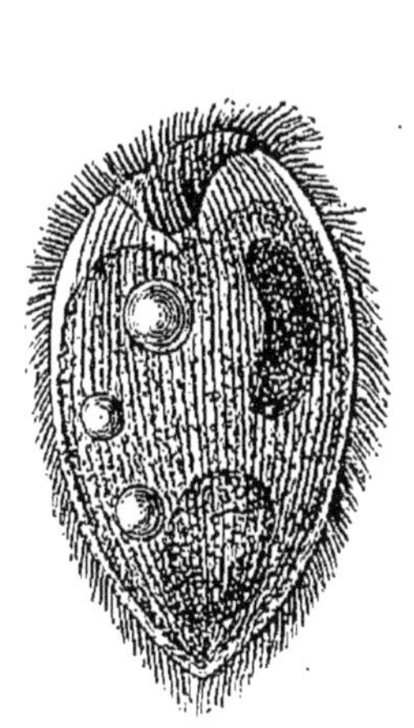

Fig. 15. — *Balantidium coli.*

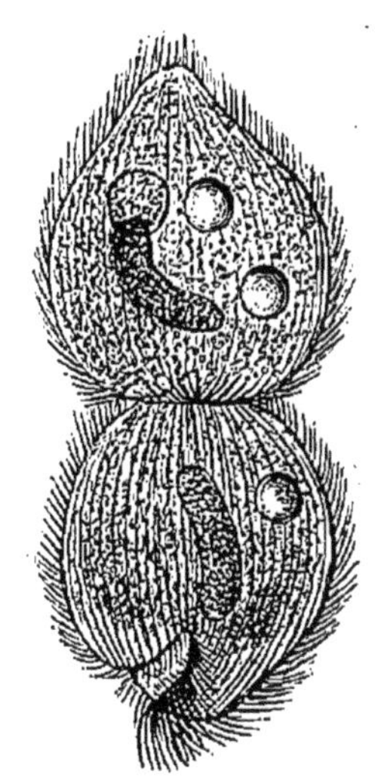

Fig. 16. — *Balantidium coli* (en voie de division).

prolonge par un court œsophage ; l'anus est au pôle postérieur et ne se distingue qu'au moment de l'émission des excréments. Cette espèce habite le gros intestin de l'Homme et du Cochon.

En 1856, le professeur Malmsten, de Stockholm, fut appelé à donner ses soins à un homme de 38 ans qui, deux ans auparavant, avait survécu à une violente attaque de choléra, mais qui se plaignait depuis de troubles digestifs constants, s'accompagnant tantôt de constipation, tantôt de diarrhée. L'examen du rectum permit de constater, à un pouce environ au-dessus de l'anus, l'existence d'une petite plaie produisant un pus sanguinolent, dans lequel nageaient des Infusoires en grande quantité. L'ulcération guérit bientôt, mais les douleurs persistèrent, et on continua de rencontrer les parasites dans le mucus intestinal.

Le professeur Sven Lovén, chargé de l'examen du parasite, le rapporta avec doute au groupe des Holotriches et lui donna le nom de *Paramæcium coli*.

Peu de temps après, ce même parasite fut retrouvé par Malmsten en grande masse chez une femme qui, depuis plusieurs années, souffrait d'une colite chronique et qu'épuisaient des selles sanguinolentes et purulentes. A l'autopsie, on trouva dans la partie antérieure du gros intestin un nombre considérable de petit abcès gangreneux. A partir de l'S iliaque, l'intestin était rempli de pus fétide. Dans cette région, les parasites étaient rares, mais ils pullulaient sur toute la portion saine de la muqueuse du gros intestin, c'est-à-dire dans le cæcum et l'appendice iléo-cæcal. On n'en trouvait pas trace dans l'intestin grêle ni dans l'estomac.

Bientôt, d'autres cas furent observés en Suède et en Finlande, à Dorpat et à Pétersbourg, et toujours chez des individus atteints de diarrhées chroniques (1) et, plus d'une fois, on constata des lésions analogues à celles qui viennent d'être rapportées. Jusque-là, on aurait pu croire le parasite cantonné dans les pays du nord de l'Europe, mais Treille observa le *Balantidium coli* au cours d'une campagne, faite en 1874, en Cochinchine et en Chine ; il le trouva sur un certain nombre d'officiers et d'hommes d'équipage de l'aviso le *Volta*, atteints de dysenterie aiguë ; Graziadei et Perroncito le rencontrèrent en Italie, où il est fort rare, d'après Grassi, qui l'a observé une seule fois à Pavie. Le *Balantidium coli* a été trouvé aussi en Allemagne (Nieden, Mitter, Ortmann ; il serait possible que dans les deux derniers cas, les parasites eussent été pris au Brésil). Au total il y aurait aujourd'hui 36 cas connus, dont beaucoup en Suède : 15 à Upsal, 2 à Dorpat, 1 à Fribourg-en-Brisgau, 1 à Turin, 1 à Pavie, 1 aux îles de la Sonde

(1) Tous ces cas sont analysés avec beaucoup de soin *in* R. Blanchard, *Zool. méd.*, t. I, p. 108.

(Stockvis), 6 en Cochinchine, 2 à Kiel, 2 à Stockholm, 5 à Pétersbourg.

Dès 1863, Leuckart avait montré que le *Balantidium coli* se rencontre constamment et en grande abondance dans le gros intestin du Porc en Saxe ; on a retrouvé cet animal dans les mêmes conditions, mais avec une fréquence variable dans les différentes parties de l'Allemagne, en Suède, en Russie, en France : à Alfort, Railliet dit l'avoir trouvé sur tous les Porcs examinés ; Neumann l'a vu aussi à Toulouse. Grassi dit qu'en Italie on le trouve dans le côlon du Porc, et que « è volgare oltri ogni credere »..... C'est en partant de ce fait qu'on admit volontiers que le Cochon transmettait le parasite à l'Homme et l'infestation grâce aux kystes rejetés par l'animal. Mais Calandruccio et Grassi ont essayé sans succès de se donner des *Balantidium*, en avalant des kystes provenant du Cochon, de sorte qu'ils ont pu émettre l'idée qu'il y avait une différence spécifique entre les parasites de ces deux hôtes ; au reste, le *Balantidium coli* de l'Homme paraît être toujours plus petit que celui du Porc (60-70 μ).

Pour cet animal comme pour tous les précédents, la question se pose de savoir s'il est vraiment pathogène ; à la vérité, on ne l'a pas encore trouvé chez l'Homme sain, mais les recherches de cette nature ne se font pas bien souvent sur l'Homme sain ; d'autre part, on l'a observé dans les affections intestinales les plus diverses, surtout celles du côlon. Il importe de rappeler au reste que, chez le Porc, il vit dans un intestin tout à fait sain. Ces différentes raisons semblent permettre de conclure que ce parasite n'a aucun effet pathogène, que c'est un parasite non nuisible, qui, sans doute, ne trouve de conditions favorables pour se développer chez l'Homme, que lors des altérations de l'intestin. C'est par les kystes vraisemblablement, qu'il pénètre dans notre organisme, à la faveur des aliments ou des boissons. — Les substances acides tuant le *Balantidium*, on emploie avec succès contre eux, entre autres médications, des lavements avec acide tannique + acide acétique.

Malmsten. Infusorien als Intestinalthiere bei Menschen (Archiv für pathol. Anatomie, t. XII, 1857, p. 302).

Stieda. Ueb. das Vork. v. Paramæcium coli beim Menschen (Virchow's Archiv, t. XXXVI, 1863, p. 285).

Wising (P.-J.). Till kännedomen om Balantidium coli hos människan (Nordiskk med. arkiv, t. III, 1871, n° 3).

Petersson (O.-V.). Nya fall af Balantidium coli (Upsala läkareförenings förhandlingar, t. VIII, 1873, p. 251-266).

Treille (G.). Note sur le Paramecium coli observé dans la dysenterie de Cochinchine (Archives de méd. navale, t. XXIV, 1875, p. 129).

Henschen. Fem. nya fall af Balantidium coli (Upsala läkaref. forhandl., t. X, 1875, p. 120).

Graziadei. Il Paramæcium coli umano in Italia (Archivio per le scienze mediche, t. IV, 1880, n° 21.

Perroncito. L'anemia dei contadini, fornaciai e minatori in rapporto coll'attuale epidemia negli operai del Gottardo (Annali della R. accademia d'agricoltura di Torino, t. XXII, 1880, p. 228).

Raptchevsky (I.-F.). Un cas de catarrhe chronique du gros intestin, avec présence du Balantidium coli (Vratch, n° 31, 1880). — Id., De l'emploi de l'acide salicylique contre le Balantidium coli (Meditsinsky vietsnik, nos 23, 23, 25, 1882).

Nieden (P.). Zur Balantidium coli bei einem Falle v. Carcinoma recti (Centralbl. f. klin. Med., 1881).

Grassi (B.). Significato patologico dei Protozoi parassiti dell'Uomo, 1888, p. 86.

Mitter (J.). Beitr. z. Kennt. d. Balantidium coli (Inaug.-Dissert. Kiel, 1891 (résumé de tous les cas connus).

Ortmann (K.). Ueb. Balantidium coli (Berl. klin. Wochensch., 1891, p. 814).

En outre les observations de Belfrage (1869), d'Ekeckrantz (1869), Wachsmuth (1865), Winblad (1870), Erdgren (1885), Pfeiffer.

VERS PARASITES

Après l'embranchement des Protozoaires, vient, en taxonomie, celui des Cœlentérés, parmi lequel il n'existe pas de parasite humain, puis celui des Vers, qui, au contraire, nous en fournit une riche série. Dans cet embranchement, si abondant en formes variées, nous aurons à considérer des parasites appartenant aux classes suivantes : Trématodes, Cestodes, Nématodes, Échinorhynques.

Il est difficile de donner pour les Vers une diagnose concise qui les embrasse tous ; il n'est guère de caractères, en effet, qui s'appliquent à tous indistinctement ; l'ensemble est peu homogène, disparate même, et les caractères que l'on peut tirer d'un groupe sont souvent exclus du groupe opposé : c'est que, en somme, on a fait rentrer dans cet embranchement tous les êtres qui ne trouvaient pas leur place dans les autres, et c'est la raison pour laquelle la conception nette qu'on a des autres divisions du règne animal, permet de n'être pas trop embarrassé quand il s'agit de celui-ci. En effet, tous les Invertébrés pluricellulaires qui ne sont pas des Arthropodes, des Mollusques, des Échinodermes ou des Cœlentérés, sont des Vers.

Il faut noter les rapports de structure qui existent entre les deux premiers groupes de Vers parasites que nous avons avons nommés, les Trématodes et les Cestodes, rapports assez intimes pour qu'on ait souvent affirmé que les seconds dérivent des premiers, dont ils représentent une simple association linéaire. On les rattache avec raison aux types libres des Turbellariés et Némertiens, et on les réunit très habituellement sous le nom commun de Plathelminthes, expression qui, dans les deux groupes, fait allusion à un de leurs caractères les plus constants, la forme aplatie de leur corps, en même temps qu'à leur genre de vie (1).

(1) Le mot *Helminthe*, fréquemment employé par les anciens naturalistes, manque de précision et ne caractérise pas une division taxonomique ; il est à peu près synonyme de *Entozoaire* et a souvent comme équivalent l'expression de Vers intestinaux, bien que nombre d'Helminthes n'habitent pas l'intestin. Ce nom s'applique en somme aux Vers

Les Vers de ce dernier groupe n'ont pas de cavité générale, ou elle est représentée seulement par des lacunes qui n'ont plus d'importance qu'au point de vue morphologique; les organes sont disposés au sein d'un tissu conjonctif auquel ils sont très étroitement unis et qui constitue une sorte de parenchyme ; il n'existe chez eux ni vaisseaux sanguins ni organes respiratoires, mais un système de vaisseaux aquifères très développé, dont le rôle n'est pas bien établi et qui, vraisemblablement, représente en partie les restes de la cavité générale. La règle est que ces animaux soient hermaphrodites, et leur développement comporte des métamorphoses parfois compliquées, liées à des migrations actives ou passives.

TRÉMATODES

C'est la première des deux classes que comprennent les Plathelminthes, celle que l'on considère comme ayant donné naissance à l'autre; elle est beaucoup moins dégradée au point de vue de l'organisation; ces animaux restent toujours isolés et, en d'autres termes, leur corps n'est jamais segmenté; ils ne forment jamais ces chaînes d'individus si habituelles chez les Cestodes.

Les Trématodes sont généralement de petits Vers longs au plus de quelques centimètres, qui rappellent la forme d'une feuille plus ou moins allongée, dont l'extrémité la plus étroite porte la bouche ; il est rare qu'ils soient arrondis.

parasites, sans distinction du groupe zoologique auquel ils appartiennent; c'est une appellation commode qui se donne donc à des êtres, différents entre eux, au point de vue de la classification, et rattachés seulement par le genre de vie, Cestodes, Trématodes, Acanthocéphales, Nématodes; on pourrait même comprendre sous ce chef des parasites qui ne sont pas des Vers, mais dont l'aspect est vermiforme et le genre de vie analogue à celui des vrais Helminthes, comme les Pentastomes. Différents auteurs ont compris sous ce nom, mais à tort, des formes qui mènent une vie libre, mais qui sont voisines d'autres formes parasites, comme beaucoup de Nématodes.

Les *ventouses*, dont l'ouverture, souvent étroite, peut donner l'idée d'un pertuis et a déterminé le nom de ces animaux, existent en nombre variable, mais leur disposition est caractéristique. Le plus souvent il en existe deux, l'une antérieure, qui comprend l'orifice buccal, l'autre située à la face ventrale et qui fonctionne seulement comme organe d'adhérence ; on peut rencontrer chez ces Vers des types qui présentent un nombre plus grand de ventouses diversement disposées, mais, jusqu'ici, aucun d'eux n'a été trouvé chez l'Homme, et comme ils ne rentrent pas dans notre sujet, nous n'avons pas à insister sur ces particularités.

Les *téguments* chez ces animaux sont mous, homogènes et forment une couche de tissu appelée *cuticule*, de nature chitineuse et dont le mode de formation est identique à celui des Cestodes ; ils peuvent porter diverses sortes d'appendices. Sous-jacente à la cuticule est un système de muscles longitudinaux, circulaires, transverses et dorso-ventraux. Les muscles longitudinaux et circulaires forment deux enveloppes concentriques limitant une sorte de parenchyme constitué par un tissu de nature conjonctive, qui relie les viscères entre eux et avec la périphérie, présentant ainsi la plus grande analogie avec ce qui se passe chez les Cestodes. Le *système nerveux* a parfois une disposition compliquée : il est d'ordinaire symétrique, formé de deux ganglions sus-œsophagiens reliés par une commissure et parfois rattachés à un ganglion sous-œsophagien, de manière à former un collier complet ; de cette portion centrale, se détachent des cordons nerveux qui se rendent aux différents organes ou dans des cellules ganglionnaires. Les *organes des sens* sont très rudimentaires ou nuls chez l'adulte, ceux des larves sont un peu plus développés.

Le *tube digestif* commence par une bouche terminale, suivie d'ordinaire de deux renflements musculeux plus ou moins développés et que l'on distingue par les noms de pharynx et d'œsophage; l'œsophage est suivi d'un intestin plus ou moins long, en règle très générale bifurqué, à branches le plus souvent simples et qui toujours se terminent en cul-de-sac.

Ce que l'on nomme *appareil excréteur*, qui représente peut-être la cavité primitive du corps, est un système très développé et assez compliqué. Il est d'ordinaire symétriquement disposé et formé de deux gros troncs principaux, sur lesquels viennent aboutir de fins canaux anastomosés entre eux, qui naîtraient d'entonnoirs ciliés, répandus par tout le parenchyme; les deux canaux principaux viennent aboutir à l'extrémité postérieure du corps, dans une large vésicule contractile, qui s'ouvre à l'extérieur par un pore terminal.

Presque tous les Trématodes sont hermaphrodites, et chez un très petit nombre de genres (*Bilharzia*, *Köllikeria*), les sexes sont séparés, en même temps qu'ils présentent un dimorphisme net. Les *organes mâles* sont formés de deux *testicules* s'ouvrant en deux canaux déférents, qui se réunissent plus ou moins tôt pour déboucher au *pore génital;* la portion terminale de cet appareil peut former une poche musculeuse, la *poche péniale* ou poche du cirrhe. Le point d'insertion du pore génital varie suivant les genres. Les *organes femelles* sont formés d'un *ovaire* impair et de *glandes vitellogènes*, placées symétriquement de chaque côté du corps. Ces deux sortes de glandes débouchent dans un canal commun, l'*oviducte*, qui se continue par l'*utérus*, tube sinueux dans lequel s'amassent les œufs et qui va déboucher à côté des organes mâles, au pore génital. Au point où le canal excréteur de l'ovaire et celui des vitellogènes se réunissent, on trouve, dans la plupart des cas, un canal qui va s'ouvrir à la partie dorsale du corps de l'animal et qui a gardé le nom du savant qui l'a découvert (canal de Laurer); les uns y voient un organe d'accouplement, d'autres un orifice destiné à assurer l'évacuation du trop-plein de l'utérus. Un faisceau de glandes unicellulaires (*glandes coquillères*), vient s'ouvrir au point de réunion de l'oviducte, du vitelloducte et du canal de Laurer.

Les Trématodes qui vivent chez l'Homme, appartiennent exclusivement au groupe des Digenèses, c'est-à-dire qu'ils présentent tous des migrations et des métamorphoses et que, entre l'embryon et l'adulte, une génération asexuée vient s'intercaler, qui naît aux dépens de la larve, sporocyste ou rédie. Ces parasites de l'Homme appartiennent à plusieurs familles, les Amphistomides, les Distomides et les Monostomides. La seconde de ces divisions est de beaucoup la plus nombreuse en espèces qui nous intéressent.

Il faut noter que, si la plupart des Trématodes qui vivent dans notre espèce s'y trouvent à l'état sexué, quelques-uns s'y rencontrent, qui n'ont pas acquis leur maturité sexuelle et qu'on peut considérer comme erratiques.

Développement. — L'évolution des Trématodes est aujourd'hui bien connue dans ses grandes lignes, grâce aux travaux de Steenstrup, Van Beneden, de Filippi, Moulinié, Wagener, Ercolani, etc., bien que de nombreux points de détail soient restés jusqu'ici dans l'ombre et que nos connaissances au sujet de certaines espèces, soient tout à fait rudimentaires ou nulles. C'est en quelque sorte un développement théorique que nous allons donner au sujet de ces animaux, quitte à revenir sur les cas particuliers, quand cela sera nécessaire, à propos des différentes espèces dont nous aurons à parler.

Les œufs des Trématodes du groupe des Distomiens sont généralement pondus à un degré de développement peu avancé ; ils sont formés d'une coque, munie d'habitude d'un clapet et comprennent, à côté de la cellule œuf proprement dite, une abondante réserve nutritive ; ces œufs arrivent à l'extérieur, soit avec les déjections de l'hôte, lorsqu'ils habitent le tube digestif ou les glandes annexes, soit par l'urine;

quand ils se tiennent dans l'appareil urinaire, ou encore avec les expectorations, s'ils vivent dans l'appareil respiratoire. Le milieu convenable pour ces œufs, celui dans lequel ils se développent généralement, est l'eau ; il faut donc qu'ils arrivent dans ce milieu, sous peine d'être détruits.

L'œuf se segmente tantôt dans l'utérus, tantôt au dehors, et forme bientôt un embryon, qui s'échappe par l'espèce de couvercle qui s'ouvre à l'un des pôles de l'œuf, si celui-ci est arrivé dans l'eau. L'embryon, auquel on donne maintenant le nom de *miracidium*, a laissé dans l'œuf la membrane qui s'était formée autour de lui et il se présente sous forme d'un corps cilié, nageant avec rapidité, qui a la plus grande ressemblance extérieure avec un Infusoire et dont l'organisation est généralement très rudimentaire. Le développement ultérieur du *miracidium* varie suivant les différents types : chez les Distomiens, qui comprennent la plupart des Trématodes parasites de l'Homme, on peut l'établir schématiquement ainsi : la jeune larve, après avoir nagé plus ou moins de temps dans l'eau, pénètre d'une façon active, rarement passive, dans le corps d'un animal aquatique qui est exclusivement pour ce que l'on sache, jusqu'ici du moins, un Gastéropode ou, moins souvent, un Bivalve ; il y perd son revêtement cilié et s'y transforme en une sorte de sac germinatif plus ou moins organisé, auquel, pour la commodité du langage, on a donné le nom de *sporocyste*, mais que l'on appelle *rédie* quand il est plus différencié et possède une bouche et un tube digestif; à l'intérieur de cette nouvelle larve, se forment directement, ou par l'intermédiaire d'une deuxième génération de sporocystes ou de rédies, de nouveaux organismes, les *cercaires*. Celles-ci présentent une organisation analogue à celle de l'adulte, à la différence près des organes génitaux qui ne sont pas développés; elles sont caractérisées par un appendice caudal parfois très long, qui joue le rôle de rame. C'est la cercaire qui va enfin, en perdant ce dernier appendice et en complétant ou en développant de nouveaux organes, se transformer en un Distome adulte, par lequel le cycle que nous venons de décrire recommencera. Pour cela, la Cercaire s'échappe du sac germinatif où elle est née, quitte son hôte et gagne le milieu aquatique pour chercher son hôte définitif, dans lequel elle pénètre par une nouvelle migration active.

D'importantes modifications peuvent être apportées à ce schéma, et, pour n'en citer qu'une, disons que certaines cercaires peuvent s'enkyster sur des plantes aquatiques, sur des corps inorganiques, etc. ; dans ces cas, il est vraisemblable que la migration est passive. Au reste, le nombre des formes de Trématodes dont l'évolution est bien connue est encore fort restreint, et nous constaterons, pour ce qui concerne les parasites de l'Homme, que nos connaissances sont bien courtes à ce sujet.

En somme, les Trématodes parasites de l'Homme rentrent pour la plupart dans l'ancien genre *Distomum ;* deux espèces font exception, les *Amphistomum hominis* et le *Schistosomum* (*Bilharzia*) *hæmatobium*. Nous donnons, à propos de chacun de ces trois genres, une diagnose suffisante pour qu'on puisse les distinguer entre eux.

Voici la liste des espèces de Trématodes trouvées jusqu'ici chez l'Homme :

Amphistomum hominis.
Fasciola hepatica.
Distomum Buski.
Distomum Rathouisi.
Distomum lanceolatum.
Distomum conjunctum.
Distomum sinense.
Distomum felineum.
Distomum heterophyes.
Distomum Westermanni.
Distomum oculi humani?.
Monostomum lentis?.
Tetrastomum renale?.
Schistosomum hæmatobium.

Genre **Amphistomum.**

Le genre *Amphistomum* forme le type d'une petite famille de Trématodes, qui comprend un nombre restreint de genres et qu'on peut caractériser par leur corps bref, déprimé, leur ventouse antérieure, terminale, rudimentaire, au fond de laquelle s'ouvre la bouche ; leur ventouse postérieure, qui, au lieu de se trouver, comme chez les Distomes, au milieu du corps ou plus en avant, est terminale ou subterminale, mais large ; leur pore génital ventral est situé derrière la bouche. Ces animaux vivent d'ordinaire dans l'appareil digestif, principalement chez les Mammifères (*Amphistomum*).

Amphistomum hominis (fig. 17 et 18).

Cet animal a été décrit en 1876 pour la première fois par Lewis et Mac-Connel (1) ; il n'a été jusqu'ici que très rarement observé : on l'a vu deux fois, mais en grande quantité, chez un habitant de l'Assam et chez un Hindou, tous deux morts du choléra ; dans les deux cas, ils se trouvaient fixés par leur ventouse postérieure sur la muqueuse du cæcum et du côlon, où se voyaient de nombreuses petites taches rouges, semblables à des piqûres de sangsues ; Giles l'a retrouvé également en Asie.

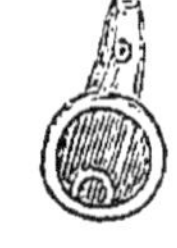
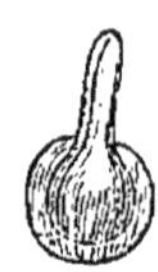

Fig. 17. — *Amphistoma hominis*, vu par la face ventrale et par la face dorsale, d'après Lewis et Mac-Connell.

Le parasite vivant est de couleur rouge, long de 5 à 8 millimètres et large de 3 à 4, avec une large ventouse terminale dont le diamètre dépasse de beaucoup la largeur du corps et au bord postérieur de laquelle est encore disposée une petite

(1) Lewis (T.-R.) et Mac-Connell, *A new parasite affecting Man*, Proceed. asiat. Soc. of Bengal, for 1876, p. 182 ; v. aussi Leuckart, *Die Parasit. des Menschen.*, 2e éd., fasc. 5, 1894, p. 450.

ventouse accessoire. La partie antérieure et étroite du corps est terminée par la ventouse buccale, elliptique, transversale, et cette portion porte le pore génital vers son milieu : c'est à peu près à ce point que le tube digestif se bifurque ; on a reconnu aussi chez cet animal les deux testicules, lobés, le

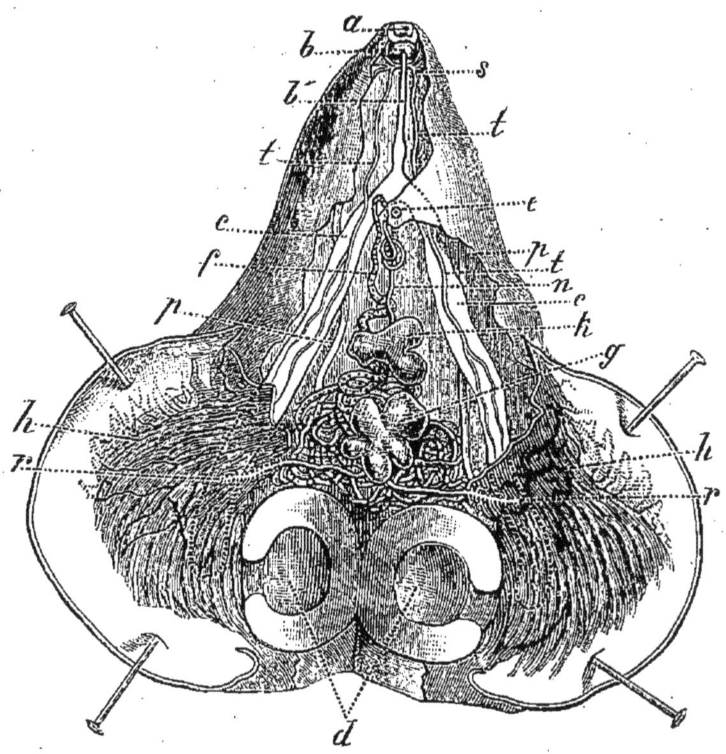

Fig. 18. — *Amphistomum hominis*, d'après Lewis et Mac-Connell. Section longitudinale grossie 12 fois. — *a*, ventouse buccale. — *b*, pharynx. — *b'*, œsophage. — *c*, cæcum intestinal. — *d*, ventouse postérieure. — *e*, pore génital. — *f*, vagin. — *g*, ovaire. — *h*, vitellogène vu par transparence à travers la peau. — *k*, testicule. — *n*, canal déférent. — *p*, canal excréteur. — *r*, vitelloducte. — *s*, ganglion œsophagien. — *t*, nerf.

canal déférent, très contourné, l'utérus et les vitellogènes, qui sont situés latéralement ; de même, on a vu en partie le système nerveux et l'appareil vasculaire, mais les renseignements précis manquent sur tous ces points. Les œufs sont de forme ovoïde, operculés au pôle étroit ; ils mesurent en moyenne 150 μ sur 72.

Max Braun émet le doute que ce remarquable animal soit un parasite accidentel de l'Homme et qu'il fasse son hôte normal d'un Mammifère quelconque de l'Inde. Il semble, toutefois, qu'il s'agisse bien ici d'un parasite normal de notre espèce, car, en dehors des deux observations dont nous venons de parler, et qui seules sont venues à la connaissance de ce savant helminthologiste, Leuckart cite un autre observateur de l'*Amphistomum hominis*, Giles, qui l'aurait trouvé dans l'intestin de l'Homme, en Assam ; Leuckart ajoute que Giles n'en a jamais trouvé plus de 12 exemplaires chez un même individu (1).

Groupe des Distomum (Retzius, 1786).

Les espèces du groupe qui constitue l'ancien genre *Distomum* sont très nombreuses (plus de 200), aussi a-t-on jugé utile de le subdiviser en un certain nombre de genres ou de sous-genres comme on l'a fait à juste raison pour les Ténias ; à la vérité, le petit nombre des formes qui vivent chez l'Homme nous permet de ne pas trop tenir compte de ces nécessités de la taxonomie. Les *Distomum* sont hermaphrodites ; ils ont une ventouse antérieure, dans le fond de laquelle s'ouvre la bouche et une seconde ventouse, située vers l'extrémité antérieure du corps. La position des orifices génitaux est variable dans ce genre, si nous lui laissons sa compréhension ancienne, mais les auteurs qui se sont occupés des Distomes dans ces derniers temps, ont attaché une grande importance à la situation de ces orifices relativement aux ventouses et établi de nouvelles coupes génériques, en partie sur les particularités qu'elle peut présenter. C'est ainsi qu'on a appelé *Cephalogonimus* des Distomes dont les orifices génitaux sont situés en avant de la ventouse buccale, *Meso-*

(1) Giles, *Report of an investigation into the causes of the diseases Kala-Azar and Beri-Beri.* Shillong (Assam), 1890, p. 125. Cité par Leuckart.

gonimus d'autres espèces dans lesquelles ces ouvertures sont entre les deux ventouses, *Urogonimus* les formes dans lesquelles elles sont placées en arrière de la ventouse postérieure ; d'autres caractères ont été aussi utilisés dans le même but, tels que l'armature de la tête, le mode de ramification du tube digestif, la rétractilité de l'extrémité postérieure du corps, etc. Nous décrirons les Distomes, parasites de l'Homme, sous leur ancien vocable, en indiquant seulement le nom nouveau qu'ils ont reçu dans le démembrement de l'ancien genre *Distomum*, exception faite pour la *Fasciola hepatica*.

Fasciola hepatica L. 1758 (fig. 19 à 23) (1).

A l'exemple de Cobbold et, pour citer des auteurs récents, de Thomas et de R. Blanchard, nous reprenons pour cette espèce l'ancien nom linnéen de *Fasciola* qui devra, tout au moins, ainsi que le propose Stiles, servir à désigner les Distomes du type de *Fasciola hepatica ;* les caractères de ce type, toutefois, restent à fixer définitivement. Si l'on s'en tient à la diagnose proposée par Stiles, il n'y a jusqu'ici dans le genre *Fasciola*, comme parasite humain, que la *Fasciola hepatica* (2).

Le corps de cette espèce (fig. 19) est aplati, foliacé, d'une teinte générale brun pâle, long en moyenne de 20 à 30 milli-

(1) Syn. : *Distomum hepaticum*, 1786 ; Retzius, *Fasciola humana*, Gmelin, 1789 ; *D. caviæ*, Sonsino, 1890 ; *Cladocœlium hepaticum*, Stossisch, 1892 ; Vulg. *Douve du foie*. C'est par la très grande analogie de sa forme extérieure avec celle des feuilles *radicales* de la Renonculacée aquatique qui porte le nom de *Douve* (*Ranunculus flammula*), que ce Ver a reçu le nom vulgaire de *Douve*. On croyait aussi, autrefois, que l'Helminthe résultait de la transformation des feuilles de cette plante broutées par le Mouton ; il n'est pas douteux que la Douve ne s'enkyste souvent sur cette Renoncule, extrêmement commune dans notre pays ; en d'autres contrées, d'autres végétaux qui croissent aussi dans les marais ont la réputation, chez les bergers, de déterminer la cachexie aqueuse.

(2) Wardell Stiles (Ch.), *La grande Douve américaine* (*Fasciola magna*) (Bull. Soc. Zool. France, 22 mai 1894).

mètres, sur une largeur de 8 à 13 millimètres ; il est de forme ovale oblongue, élargi en avant, puis rétréci brusquement en une sorte d'appendice, qui porte à son extrémité la ventouse terminale, petite, arrondie ; la ventouse ventrale est située à 3 ou 4 millimètres en arrière de la première et elle est un peu plus grande ; le pore génital est situé un peu en avant d'elle ; les téguments, spécialement ceux du dos, portent des piquants nombreux, dirigés en arrière. La coloration du corps, sur le côté, est brunâtre, et le champ médian est d'habitude jaunâtre ; quand l'intestin est rempli, on le voit par transparence. L'œsophage est court, le pharynx mobile, très rapproché de la ventouse buccale ; les deux branches du tube digestif, qui s'étendent jusqu'à l'extrémité du corps, présentent, principalement sur les côtés, de larges culs-de-sac qui sont eux-mêmes ramifiés. Les deux testicules sont très ramifiés et occupent la partie moyenne du corps, où ils transparent sous forme d'une marque blanchâtre ; l'ovaire est une glande tubuleuse, ramifiée, située à droite du corps, en avant des testicules, rarement médiane ; les vitellogènes sont très développés sur les côtés de la région postérieure et à l'extrémité du corps ; ils sont marqués à l'extérieur par leur coloration brune qui transpare et ils forment de nombreux petits culs-de-sac qui vont s'ouvrir de chaque côté, dans un tube collecteur longitudinal ; deux tubes collecteurs transversaux réunissent les tubes longitudinaux et se déversent dans un réservoir vitellin. La nature réfringente du contenu de ces derniers organes permet souvent de les découvrir à l'œil nu ; le canal de Laurer existe, l'utérus décrit de nombreuses circonvolutions et ne tarde pas à se dilater par l'accumulation

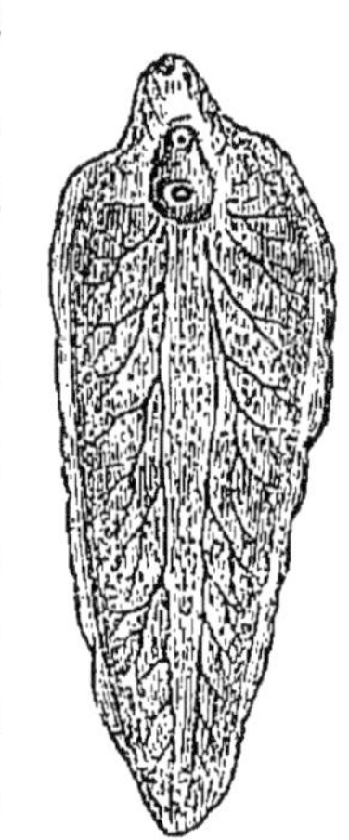

Fig. 19. — *Fasciola hepatica*, de grandeur naturelle, vue par la face ventrale.

des œufs : il apparaît à l'œil nu, sous l'aspect de taches brun rougeâtre, disposées en arrière de la ventouse postérieure; la région terminale de cet organe forme le vagin, qui aboutit au cloaque génital. Les œufs sont ovales, operculés, longs de 130 à 140 μ, larges de 70 à 90 μ; ils sont pondus avant tout commencement de segmentation. Ces œufs sont extrêmement abondants, comme c'est la règle générale pour tous les parasites, et Thomas les évalue pour chaque Douve à plusieurs centaines de mille.

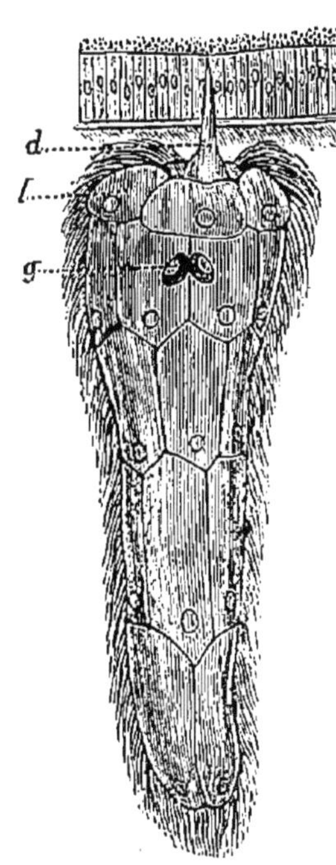

Fig. 20. — Embryon du *Dist. hepaticum* en train de perforer les tissus du Mollusque, d'après Thomas. — *l*, cellules en épaulettes de la première rangée. — *d*, appareil perforateur. — *g*, organe des sens.

La Douve du foie, à l'état adulte, se rencontre surtout dans les canaux biliaires du Mouton; mais on peut l'observer aussi chez un certain nombre d'autres mammifères, le Bœuf, le Buffle, le Nilgau, la Chèvre, le Chameau, le Lama, le Cheval, l'Ane, le Cochon, le Lapin domestique, le Lapin de garenne, le Lièvre, le Cobaye, etc. On l'a trouvé chez l'Homme à différentes reprises et, de temps à autre, on en signale de nouveaux cas.

Évolution. — L'œuf évolue lentement, dès qu'il est arrivé à l'extérieur et qu'il se trouve dans des conditions d'humidité et de température convenables : il faut, d'après Thomas, deux à trois semaines, quand la température ambiante est optima (de 23° à 36°), pour que l'embryon ait achevé son développement. Le jeune animal s'échappe de sa coque à la faveur de l'opercule et se met immédiatement à nager dans l'eau, non sans marquer sa vive sensibilité à la lumière : il présente assez bien l'aspect d'un Infusoire, par les cils vibratiles qui recouvrent son corps ; il est de forme allongée, plus large en avant, avec une papille terminale destinée à jouer le rôle d'appareil perforateur. Vers la partie antérieure, se trouve un organe des sens formé d'une tache pigmentaire, qui représente à peu près un X et est formée de deux croissants accolés au-dessus de leur partie médiane ; la concavité des croissants est occupée par une sorte de cristallin réfringent. Cet embryon est long d'environ 130 μ et large de 27 μ à la partie antérieure (fig. 20).

Si le jeune animal ne rencontre pas l'hôte qui lui convient, il ne tarde pas à périr et Thomas fixe pour cela un délai d'environ huit heures, bien que, quelquefois, ce temps puisse être dépassé notablement : l'animal ralentit progressivement ses mouvements, se déforme, et alors, comme désespéré, dit le savant anglais, on le voit s'efforcer de pénétrer dans n'importe quel corps, même quelquefois dans la propre coquille d'où il est issu (1).

Quand le jeune embryon a rencontré l'hôte convenable, un Mollusque du genre *Lymnæa*, dans l'espèce, il enfonce dans les tissus du Mollusque son appareil perforateur et, grâce à cet organe, il pénètre à l'intérieur de son hôte et se fixe d'ordinaire dans la chambre pulmonaire ou à son voisinage.

On a ignoré longtemps quel était l'hôte intermédiaire de la Douve du foie, malgré les nombreuses suppositions faites à cet égard ; nous ne rapporterons à ce sujet que les faits historiques les plus importants. En 1873, Willemoës-Suhm (2) attira l'attention sur ce fait qu'aux îles Féroé, où la maladie

(1) Thomas dit avoir pu conserver le jeune animal vivant, pendant trois jours, dans une solution faiblement alcaline de peptones.

(2) Willemoës-Suhm (R. v.), *Helminth. Notizen*, 3, *Bau u. Embryologie d. Trematoden* (Zeits. f. wiss. Zool., t. XXIII, 1873, p. 332).

causée par la Douve est fréquente chez les Moutons, la faune malacologique est limitée à huit espèces seulement, à savoir : *Arion ater* et *cinctus*, *Limax agrestis* et *marginatus*, *Vitrina pellucida*, *Hyalina alliaria*, *Limnæa pereger* et *truncatula*; il émit l'idée que *Limax agrestis*, le plus commun de ces Mollusques, pouvait être l'hôte cherché. Von Linstow (1) soupçonna le *Planorbis vortex*. Weinland (2), ayant trouvé dans la *Limnæa truncatala* des Cercaires à tégument épineux (cette dernière particularité étant un des caractères du Distome hépatique) et ayant remarqué que ces Cercaires perdaient leur queue et rampaient sur les objets à leur portée, à l'aide de leurs ventouses, il pensa que les larves de la Douve du foie pouvaient s'enkyster sur les plantes et être ingérées dans cet état par les Moutons pour se transformer en Distome.

Cette observation de Weinland mit Leuckart (3) sur la voie qui devait le conduire à la démonstration expérimentale des migrations de la Douve du foie, démonstration qu'il donna concurremment avec Thomas (4) ; ces deux savants firent voir que la *Limnæa truncatula* (fig. 21 en A), petit Gastéropode assez commun dans les eaux douces de presque toute l'Europe et qui aime à se tenir sur les plantes hors de l'eau (5),

(1) V. Linstow, *Beobach. an neuen u. bekannt. Helminthen* (Arch. f. Naturg., 1875, t. 1, p. 183).

(2) Weinland (F.), *Zur Entwick. des Leberegels* (*Distoma hepaticum*) (Jahresh. d. Vereins f. vaterl. Naturk. Württenb. t. XXXIX, 1883, p. 89).

(3) Leuckart (R.), *Zur Entw. des Leberegels* (Arch. f. Naturg., 1882, t. I p. 80,).

(4) Thomas (A.-P.), *The life history of the Liver-Fluke* (*Fasciola hepatica*) (Quart. Journ. of microsc. Science, 1883). L'historique de la découverte de l'hôte intermédiaire de la Douve est longuement discutée dans ce travail fort intéressant et vraiment remarquable, auquel, surtout, nous avons emprunté les détails relatifs à l'évolution de ce parasite.

(5) Cet animal (fig. 21 en A), a une coquille spirale assez pointue, mince, luisante, à spire aiguë, formée de cinq à six tours convexes, dont le dernier un peu renflé, forme à lui seul les deux tiers de la hauteur de la coquille; l'ouverture est grande, ovale, et atteint la moitié de la hauteur, ses bords se réfléchissent en dehors ; la hauteur est de 6 à 10 millimètres,

se laisse infester à tous les âges par le Distome hépatique et se prête à son évolution jusqu'au stade Cercaire. Leuckart avait bien fait développer ces mêmes embryons chez de très jeunes individus d'un Gastéropode voisin, le *L. peregra* (fig. 21 en B), mais les Rédies développées mouraient au bout de quelques semaines ; les tentatives d'infestation faites sur d'autres Mollusques n'ont pas abouti (1).

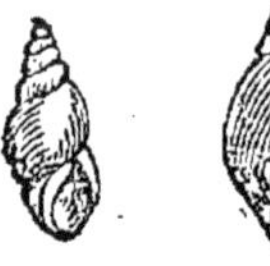

Fig. 21. — A, *Limnæa truncatula*. — B, *Limnæa peregra*.

Quoi qu'il en soit, l'embryon va subir une première métamorphose dans le Gastéropode, la *Limnæa*, qu'il a choisi : il perd ses organes de locomotion et devient un sporocyste inactif : il ne conserve pas sa forme conique et devient elliptique, les deux croissants qui donnent une forme d'X à l'organe des sens, se séparent, mais persistent néanmoins, de même que la papille céphalique ; l'animal n'a plus maintenant que 70 µ de longueur, mais il va s'accroître désormais régulièrement et, quand sa taille aura dépassé 150 µ, il ces-

le diamètre 3 à 5 millimètres. L'espèce est cosmopolite, en dehors de l'Europe on l'a trouvée en Asie et en Afrique. On ne l'a pas encore signalée en Australie, ni en Amérique, ni aux îles Shetland, non plus en quelques parties de l'Asie, où pourtant, la Douve est répandue, mais on peut admettre que le *Limnæa truncatula* n'est pas le seul hôte qui puisse héberger la Douve, et, dans ces contrées, le parasite vit sans doute dans une autre espèce qui n'a pas encore été reconnue. Thomas a montré que cette Lymnée est très résistante à la sécheresse et il a pu en conserver certains individus plus de six semaines à sec; il en a tenu, qui étaient infestés de jeunes Douves, pendant plus de onze semaines, sur du gazon humide. *Limnæa truncatula* Müller est synonyme de *L. minuta* Draparnauld.

(1) Lutz, dans un intéressant mémoire sur la Douve, qu'il a observée aux îles Hawaï, conclut que « au moins sous les climats tropiques, la *Lym. peregra* est un hôte intermédiaire très apte à héberger la *Dist. hepaticum* qui y développe ses cercaires. Mais une annotation à ce travail, faite par Leuckart, dit que, malgré sa ressemblance frappante avec la *L. peregra* (var. *curta*), Böttcher a déterminé le Mollusque envoyé par Lutz, comme étant non pas la *L. peregra*, mais la *L. cahuensis* Souleyet. Lutz a infesté des Cochons d'Inde avec les cercaires qu'il a extraites de ces Mollusques. V. A. Lutz, *Zur Lebensgeschichte des Distoma hepaticum* (Centralb. f. Bakt. u. Paras., t. XI, 1892, p. 783).

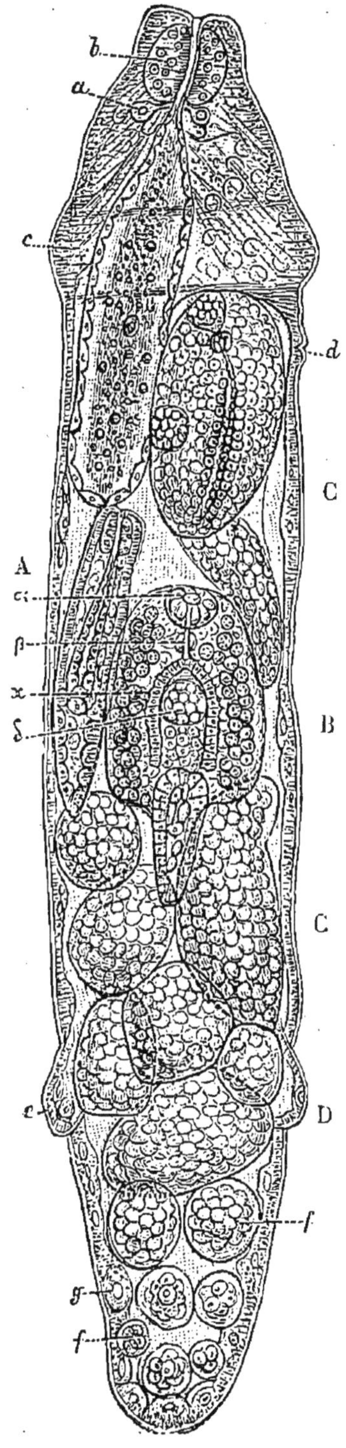

sera d'être elliptique, pour prendre une forme plus allongée. En même temps, des modifications importantes se sont passées au sein des éléments cellulaires qui remplissent le corps du sporocyste sans former aucun organe. Il est bien difficile de voir comment les choses débutent, mais, quand le sporocyste a atteint environ 200 μ de longueur, on peut toujours reconnaître que ces cellules se sont groupées en plusieurs amas d'aspect mûriforme, bien distincts les uns des autres et dont chacun finit par donner naissance à un corps analogue au sporocyste-mère, mais qui en diffère suffisamment, toutefois, pour qu'on lui ait donné un nom différent, celui de *Rédie* (fig 22). Quand le sporocyste a acquis toute sa taille 500 à 700 μ, il contient d'ordinaire cinq à huit Rédies à divers degrés de développement. Quand les Rédies ont atteint

Fig. 22. — Rédie adulte contenant une Rédie-fille, une Cercaire approchant de sa maturité, deux autres Cercaires plus jeunes et des germes de toutes dimensions, d'après Thomas. — *a*, cellules glandulaires. — *b*, pharynx. — *c*, collier. — *d*, orifice d'éclosion. — *e*, appendices postérieurs représentant des membres rudimentaires. — *f*, germes à divers états de développement. — *g*, cellule germinative. — Les lettres grecques se rapportent à la Cercaire. — α, ventouse buccale. — β, œsophage. — κ, cæcum intestinal. — δ, rudiments de la ventouse ventrale.

une certaine taille (260 μ de longueur environ), elles déchirent le sac que forme le sporocyste qui leur a donné naissance et s'en vont, à travers les tissus de leur hôte, chercher un organe approprié à leur développement, de préférence le foie.

Elles pourront acquérir dans ce dernier organe une longueur de 1300 à 1600 μ : la Rédie a alors une forme allongée, cylindrique, avec deux courts appendices latéraux vers l'extrémité du corps, elle est pourvue d'une bouche, d'un pharynx puissant et d'un intestin simple, terminé en cul-de-sac : l'existence de ce tube digestif est caractéristique des Rédies et permet de les distinguer des simples Sporocystes.

Ce n'est pas encore la Rédie qui se transformera en un Distome définitif : la Rédie constitue un deuxième stade transitoire qui, à l'instar du premier, va donner naissance à une nouvelle série de larves : la plupart du temps, c'est aux dépens des cellules qui tapissent le corps de la Rédie que se forment ces dernières : certaines de ces cellules, très volumineuses, se segmentent et forment une Morula qui se transforme en une nouvelle Rédie, ou donne directement naissance à une Cercaire ; on peut trouver, dans une Rédie-mère, ces nouveaux germes à tous les stades de développement et il s'en forme encore de nouveaux quand les premiers, tout à fait développés, ont quitté leur mère.

On peut se demander quelles sont les causes qui déterminent à l'intérieur de la Rédie-mère, tantôt la formation de Rédies-filles et tantôt la formation de Cercaires ; les observations de Thomas, que nous venons de résumer, si suivies qu'elles soient, n'ont pas permis à l'auteur de résoudre cette question, mais il a pu se convaincre que la saison est une des principales causes déterminantes du phénomène : les Rédies qui produisent des Rédies n'ont été trouvées que pendant les temps chauds; pendant les mois froids, les Cercaires sont toujours produites directement.

Chaque Rédie produit en moyenne 15 à 20 Cercaires, qui se dégagent successivement de la Rédie-mère, sortent de leur hôte et finissent par arriver dans l'eau, où elles nagent avec agilité, en contractant leur corps en tous sens.

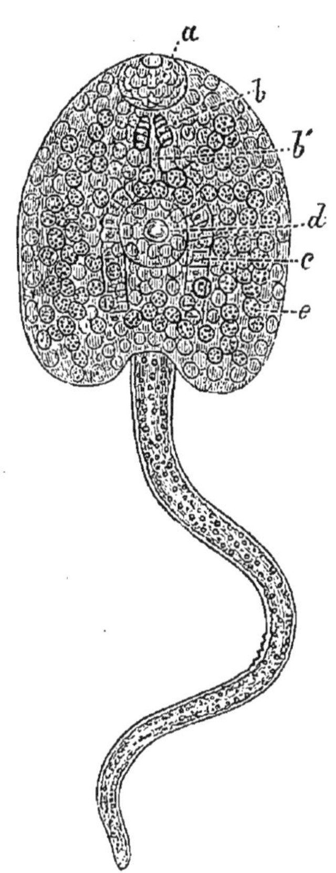

Fig. 23. — Cercaire libre, d'après Thomas. — *a*, ventouse buccale. — *b*, pharynx. — *b'*, œsophage. — *c*, cæcum intestinal. — *d*, ventouse ventrale. — *e*, cellules cystogènes.

La Cercaire de la Douve du foie (fig. 23), lorsqu'elle est au repos, présente un corps aplati, ovalaire, long de 280 μ à 300 μ sur 230 de large; sa queue est grêle, très contractile et plus de deux fois plus longue que le corps. Il existe une ventouse orale et une autre ventrale, toutes deux de même dimension (60 μ); la bouche est suivie d'un bulbe pharyngien et d'un œsophage bifurqué. On peut voir les principaux vaisseaux latéraux et la vésicule contractile qui termine en arrière le système aquifère. La partie antérieure du corps est revêtue de très fines épines. Des amas de cellules, qui constituent évidemment les rudiments des organes qui font encore défaut au jeune animal, se voient en différents points du corps.

La vie libre de la Cercaire ne paraît pas être de longue durée, car, en arrivant au contact des parois de l'aquarium dans lequel elles sont nées, ou des plantes qui le garnissent, la Cercaire s'enkyste aussitôt; elle prend une forme arrondie, sécrète tout autour d'elle une matière muqueuse, qui durcit bientôt et forme le kyste ; la queue s'est quelquefois détachée avant le commencement de l'enkystement, mais, d'ordinaire, elle reste en connexion avec le corps pendant toute la durée du phénomène, continuant à être agitée de mouvements énergiques, jusqu'à ce qu'une contraction plus forte la détache complètement. La formation du kyste est très rapide et, en quelques minutes, une couche épaisse est sécrétée autour du corps de l'animal et commence à durcir. Le kyste est d'un blanc de neige, mais le corps du jeune animal qu'il enserre est tout à fait transparent.

Qu'en advient-il de ce kyste? Quoi qu'on en ait dit, il est fort peu vraisemblable que la Cercaire soit sortie de son hôte alors qu'il se trouvait hors de l'eau et qu'elle ait pu s'enkyster dans l'herbe : la Cercaire sortie de son hôte ne peut vivre hors de l'eau sous cette forme ; il ne nous paraît pas douteux, au contraire, que la Cercaire attende, pour quitter la Lymnée, que celle-ci se trouve dans l'eau, et c'est sur une plante ou un corps submergé qu'elle va s'enkyster. Que le ruminant arrache l'herbe qui se trouve sous l'eau, pour s'en nourrir, ou que le niveau de l'eau baisse, mettant ainsi les plantes plus à la portée de l'hôte définitif de la Douve, c'est toujours de la même façon que se fait l'infestation : il faut remarquer que les années pluvieuses sont celles où l'on trouve le plus de Douves, c'est parce qu'alors les ruisseaux et marais débordent plus facilement, entraînant les Cercaires, qui peuvent parfois se retrouver enkystées assez loin de l'amas d'eau dans lequel ont vécu les Limnées, leurs hôtes provisoires.

Un autre mode d'infestation est très possible, d'ailleurs, et l'on peut se demander si les Cercaires, transportées directement dans l'intestin par l'eau de boisson, ou avec le corps de leur hôte, avalé avec les plantes sur lesquelles il se trouve, ne peuvent pas évoluer sans passer par leur période d'enkystement,

De toute façon, le kyste, parvenu dans l'estomac, se dissout et met le Ver en liberté ; il pénètre probablement dans le foie par le canal cholédoque. Il semble probable qu'il s'écoule six semaines entre l'instant où la jeune Douve pénètre dans son hôte définitif et celui où elle commence à pondre des œufs.

Pathologie. — La Douve du foie vit dans les canaux biliaires et elle peut pénétrer dans ceux d'entre eux qui n'ont qu'un très petit calibre, en s'enroulant sur elle-même en forme de cornet, la face ventrale devenant externe : une fois engagée dans un canal étroit, elle ne peut revenir en arrière, à cause des piquants qui revêtent ses téguments et qui ne sont pas susceptibles d'être rebroussés. Ces animaux irritent, par leur présence, les canaux qui finissent par subir l'infiltration calcaire et ils s'opposent, en agissant comme le feraient des bouchons, au passage de la bile ; s'ils sont nombreux, ils peuvent ainsi troubler considérablement le fonctionnement de l'organe. Les Douves agissent encore sur l'organisme par des sortes de saignées répétées, car ces animaux se nourrissent de sang (1). L'affection que les Distomes déterminent chez le Mouton est une sorte d'anémie pernicieuse, appelée d'ordinaire et vulgairement *cachexie aqueuse*, *pourriture*, ou encore, comme on dit aujourd'hui, *distomatose*.

C'est une affection fréquente dans les localités humides ;

(1) On a longtemps admis que la Douve du foie se nourrissait de bile, et on a formellement nié que le sang entrât dans son alimentation ; pour d'autres auteurs, au contraire, le parasite se nourrirait de sang. Une observation de Railliet a démontré ce qu'il en était de ces données contradictoires. Dans le foie d'un Mouton, injecté par la carotide avec une masse colorante bleue, il a trouvé plus de la moitié des Distomes avec le tube digestif injecté de cette même matière, alors que la moindre trace de la masse colorante ne s'observait pas dans les canaux biliaires du Mouton injecté. Pour le savant vétérinaire, les Douves étaient occupées à sucer les petits vaisseaux, lorsque l'injection a été poussée, et elles ont ingéré la masse colorée lorsque celle-ci est arrivée à leur niveau. R. Blanchard, partant de cette observation, a expliqué ainsi comment les Douves pouvaient vivre quelquefois dans le sang chez l'Homme et les animaux. V. A. Railliet, *Une expérience propre à établir le mode d'alimentation du Distome hépatique* (Bull. Soc. Zool. France, t. XV, 1890, p. 88).

mais, le plus souvent, elle se manifeste par épizooties qui surviennent surtout à la suite des inondations et dont un certain nombre ont été constatées en France (1). Dans les îles Britanniques, la perte annuelle est estimée, du fait des Douves, à un million de Moutons (Thomas). La proportion est à peu près la même pour l'Europe centrale, d'après Leuckart.

La distomatose, en tant que maladie spéciale, dit Railliet à qui nous empruntons la description qui va suivre de la maladie, n'existe guère que chez les ruminants domestiques; elle est d'ailleurs plus rare chez le Bœuf et chez la Chèvre que chez le Mouton; les jeunes animaux sont plus fréquemment envahis que les adultes. Les symptômes de la maladie sont peu saisissables au début. Les animaux sont moins vifs; leurs muqueuses sont pâles; il existe cependant une tendance marquée à l'engraissement. Puis l'appétit diminue; une soif intense et fréquente se manifeste; la rumination devient irrégulière, les animaux s'affaiblissent; la peau et les muqueuses se montrent d'un blanc mat légèrement jaunâtre; l'embonpoint n'est plus que factice et tient à l'infiltration séreuse du tissu conjonctif sous-cutané : si l'on écarte les paupières en les pressant légèrement entre le pouce et l'index, on voit apparaître un bourrelet blanc jaunâtre, en saillie sur leur bord (œil gras). — Au bout d'un temps variable, l'amaigrissement s'accuse ; les muqueuses sont d'une pâleur extrême, les animaux mangent à peine. Les œdèmes se localisent et s'accentuent dans les parties déclives, ils se dissipent par la marche et se reproduisent pendant le repos; on remarque surtout celui qui siège dans l'espace intermaxillaire (*bouteille*) : il disparaît à la bergerie et se reforme au pâturage, souvent il survient de l'ascite.

La marche du mal est assez variable; cependant, si l'infestation a eu lieu, comme c'est le cas ordinaire, à la fin de l'été ou en automne, on voit les troubles s'accuser au commencement de l'hiver, la période d'amaigrissement ne survenant guère que vers le mois de janvier. La durée moyenne est de deux à six mois. La terminaison la plus fréquente est la mort; il est rare d'observer une réelle guérison lorsque le mal est un peu avancé.

A l'autopsie, on trouve des lésions plus ou moins accusées, suivant la période à laquelle les animaux ont été sacrifiés. En thèse

(1) Voir l'indication de ces épizooties in Neumann, *Traité des maladies parasitaires non microbiennes des animaux domestiques*, 2e éd., p. 507.

générale, on note une diminution de la masse totale du sang, de la proportion des globules rouges et de celle de l'albumine. — Au début il existe encore de la graisse; la viande est demeurée assez ferme, mais les tissus sont froids et imprégnés de liquide. — Plus tard, l'infiltration est excessive; il ne reste qu'un peu de graisse presque fluide; les muscles sont lavés, mous, friables : des épanchements abondants se montrent dans les séreuses.

On a parfois cependant signalé une *cachexie sèche* : les tissus sont pâles, blanchâtres, mais non infiltrés; il s'agit probablement d'animaux qui ont passé la dernière période de leur existence dans des localités très sèches.

Outre ces altérations générales, il existe des lésions localisées au foie. Au début, on peut observer une inflammation intense de cet organe; plus tard, les lésions prennent un caractère chronique, et se traduisent surtout par une cirrhose plus ou moins accusée. Souvent même, les parois des canaux biliaires, fortement épaissies, subissent l'infiltration calcaire.

Le nombre des Distomes qu'on trouve dans ces canaux est ordinairement de quelques dizaines; parfois il s'élève à 600 ou 800. Dupuy en a même compté plus de 1000 dans le foie d'un seul Mouton. Il faut d'ailleurs remarquer qu'au *D. hepaticum* se trouve fréquemment associé le *D. lanceolatum*.

En ce qui concerne le *traitement* proprement dit, on a proposé, sans grand succès, l'emploi d'une foule de substances. Nous signalerons seulement l'usage qui semble assez rationnel du chlorure de sodium et de divers sels de fer. Mais il faut s'attacher surtout au choix d'un régime fortifiant.

La Douve du foie chez l'Homme.

La Douve du foie est rarement observée chez l'Homme, encore faut-il compter environ 23 cas authentiques, dans lesquels cet animal a été observé dans notre espèce et dans cet organe. Nous verrons qu'on l'a aussi trouvée en d'autres parties du corps.

Nous ne pouvons mieux faire que de donner le résumé de ces observations, qui ont été reproduites *in extenso* par R. Blanchard (*Traité de zool. méd.*, t. I (1889), p. 589); cet auteur a complété avec le plus grand soin et rectifié la liste donnée longtemps auparavant par Davaine.

1° Tout d'abord mentionnons que plusieurs auteurs anciens ont relaté l'existence de Douves chez l'Homme, sans toutefois rapporter d'observations positives à ce sujet.

Il en est ainsi de P. Borel, de Malpighi, de Bidloo. La première observation positive est due à Pallas, qui trouva des Douves, à Berlin, dans le foie d'une femme.

2° Puis vient celle de Fortassin (1804) qui en vit deux « dans les pores biliaires » du foie d'un homme.

3° *Cas de Brera* (1811). — Il n'est pas démontré qu'il ne s'agisse du *Dist. lanceolatum*, autre espèce qu'on trouve parfois chez l'Homme, les données fournies sont trop vagues pour permettre de conclure : « Un individu scorbutique et hydropique, présentait un foie assez dur et volumineux, couvert de cysticerques à la surface et rempli de fascioles qui se trouvaient principalement dans les acini biliaires. » Ces fascioles, ajoute plus loin Brera, sont plus grosses que celles qui ont été figurées par Jördens et que Buchholz a trouvées à Weimar.

4° *Cas de Franck* (1821). — Hôpital de Milan. Une femme réduite au dernier degré du marasme; pouls fréquent, abdomen météorisé, diarrhée depuis dix mois, accompagnée d'une douleur à la région hépatique, parfois si vive que la malade l'exprimait par des contorsions et une anxiété violente; pas d'ictère; mort dans les convulsions; on remarqua que le conduit hépatique avait le volume d'une plume à écrire de médiocre grosseur; il présentait de plus, à sa naissance, une poche au milieu de laquelle étaient cinq Vers roulés en peloton, tous vivants, de couleur vert jaunâtre, de la grosseur d'une paille plate, de la longueur d'un Ver à soie.

La description des Vers est bien insuffisante, mais on ne peut guère y reconnaître que la Douve du foie.

5° *Cas de Mehlis* (1825). — Considéré par Küchenmeister et par Leuckart comme apocryphe, admis à juste titre par Blanchard, comme particulièrement intéressant, à cause de la similitude qu'il présente avec le cas de Prunac relaté plus loin.

Une femme de 31 ans vomit à plusieurs reprises, au printemps de 1821, du sang coagulé renfermant des Douves vivantes. L'administration d'un purgatif n'amène l'évacuation d'aucun parasite ; la malade se porte mieux. Deux semaines plus tard, elle rend par l'anus un assez grand nombre de Vers (*satis multos illorum vermium*) enveloppés dans une masse muqueuse et non mélangés aux matières fécales. Dans le courant de l'année suivante, la malade présente divers phénomènes nerveux : jaunisse et dyspnée fréquente, toux sèche, tuméfaction de l'abdomen, douleur et tension des hypocondres, grande lassitude dans les membres; de temps à autre, vomissements muqueux ou sanguinolents, après quoi une amélioration notable s'établit; l'état général est d'ailleurs bon, l'appétit est conservé. En juin 1823, tous ces symptômes s'aggravent considérablement ; la malade finit par vomir des matières bilieuses contenant plusieurs *Distoma hepaticum.* Quelques jours plus tard, les vomissements reviennent : ils renferment encore des Douves hépatiques, soit entières, soit à l'état de débris, et jusqu'à cinquante *D. lanceolatum;* aucun Ver dans les selles. Depuis lors, la malade va mieux, mais son foie ne semble pas être encore totalement débarrassé de ces parasites.

6° *Cas de Partridge* (1852). — Un Distome que Owen ne put différencier du Dist. hépatique est trouvé dans la vésicule biliaire d'un individu mort à l'hôpital de Middlesex; la coloration parfaitement blanche de la bile avait attiré l'attention sur son contenu. La vésicule et le canal cystique étaient parfaitement sains.

7° *Cas de Kratter* (1858). — Diesing rapporte, d'après le dire de Jos. Kratter, médecin de district dans la basse Dalmatie, que la Douve y est très commune chez l'Homme : « *In incolarum ad Narentam ductibus hepaticis, in Dalmatia frequentissime.* »

8° *Cas de Lambl* (1859). — Un Italien, 21 ans, meurt de pleurésie purulente à l'hôpital militaire de Prague. On trouve une Douve dans l'un des canaux biliaires du grand lobe du foie.

9° *Cas de Biermer* (1863). — Un individu originaire du canton de Berne, 43 ans, depuis trois ans soldat à Sumatra, entre en janvier 1863 à la clinique médicale de Berne et y meurt quarante-trois jours après.

En juin 1862 ictère et phénomènes fébriles. En août départ pour l'Europe : amélioration, mais l'ictère persiste et les matières fécales sont décolorées; signes de périhépatite ; amaigrissement considérable pendant la traversée. A l'entrée à l'hôpital, le foie n'est pas hypertrophié; au bout de quelques jours, douleurs très vives dans la région hépatique, puis crachats sanguinolents, symptômes thoraciques; toux et vomissements consécutifs, infiltration du poumon droit. Au bout d'une quinzaine de jours, frissons, puis selles sanguinolentes, abcès diffus de la région parotidienne gauche. Apparaissent ensuite céphalalgie, fièvre intense (40°2) qui tombe bientôt; huit jours avant la mort, symptômes d'un nouveau genre, très vive douleur dans le côté droit, suffusion sanguine au-dessous de l'aisselle ; puis délire, température à 35°; collapsus.

A l'autopsie foie de volume à peu près normal. Vers la moitié du trajet du canal cholédoque, on trouve une Douve de taille moyenne, qui remplit tout le canal mais sans le dilater. Le canal cystique est perméable, mais le canal hépatique est totalement oblitéré sur une longueur de 5 mill. au point où il se bifurque. En amont de cette oblitération, les canaux biliaires sont extrêmement dilatés et présentent un grand nombre de dilatations ampullaires. Biermer considère tous les symptômes que nous venons de décrire sommairement, ainsi que les lésions trouvées à l'autopsie, comme uniquement dus à la présence du parasite (communiqué à Leuckart).

10° *Cas de Wiss* (1868). — Femme de 33 ans, morte d'une intoxication; le Dr Carl Bock, de Breslau, trouve dans le canal cholédoque un peu élargi, mais d'ailleurs absolument sain, une Douve enroulée sur elle-même dans le sens de la longueur. La malade n'avait jamais eu d'ictère ni de douleurs hépatiques. Par son absolue bénignité, ce cas se range donc à côté de ceux de Partridge et de Lambl.

11° *Cas de Klebs* (1869). — Cas observé à Berlin par Virchow, à l'époque où Klebs était son assistant. Deux Douves furent trouvées sur un typhique dans les canaux biliaires; ceux-ci ne présentaient pas trace de dilatation ni d'aucune autre lésion.

12° *Cas de Murchison* (1877). — Un homme de 39 ans, ayant joui jusqu'alors d'une excellente santé, devient gravement ictérique; inappétence, abattement; pas de douleurs ni de vomissements; selles peu colorées, urine foncée. Le 8 mai 1874, foie un peu gros. Le 13 octobre 1874, l'ictère est, depuis quelques semaines, plus intense; les selles sont très claires, l'urine très foncée; l'appétit est bon, le malade est bien disposé; pas de douleur dans la région du foie. Le 3 février 1876, amélioration notable : les forces et l'appétit augmentent; les selles ont la couleur et la consistance normales. Le malade reste en cet état et continue à vaquer à ses occupations jusqu'en août 1876. Alors se développe une ascite, qui augmente lentement et s'accompagne de douleur intense dans la région hépatique et d'émaciation rapide. Les selles sont claires et muqueuses, l'urine chargée de bile. Une ponction amène l'évacuation de près de 9 litres de liquide séreux, jaune. Un grand soulagement s'ensuit, mais le malade continue à maigrir et meurt le 26 janvier 1877.

A l'autopsie, on trouve les canaux cholédoque et cystique complètement oblitérés par la rétraction cicatricielle du tissu fibreux dans la scissure porte. Vésicule biliaire considérablement distendue, pleine d'un liquide incolore, floconneux. Les canaux biliaires sont modérément distendus : l'un d'eux contient une Douve.

13° *Cas de Prunac* (1879). — Femme de 31 ans; depuis trois ans, se plaint de troubles digestifs : éprouve souvent de vives douleurs à l'épigastre et de l'endolorissement dans les hypochondres, spécialement à droite. Digestions lentes, laborieuses. En 1876, hématémèse abondante qui se reproduit à cinq reprises différentes et à intervalles plus ou moins éloignés. Vomit du sang presque toutes les semaines depuis six mois. Elle s'administre 30 grammes d'huile de ricin, qui amènent l'expulsion de quatre Lombrics par les garde-robes. Depuis deux mois, mélæna en même temps que syncopes fréquentes, presque continuelles ; elle en a éprouvé autrefois, mais plus éloignées ; actuellement, elles sont d'une excessive fréquence.

Cette femme est sujette à une toux sèche accompagnée d'oppression. Rien à l'auscultation du cœur et de la poitrine. Pâleur considérable des téguments. Aménorrhée, amaigrissement et perte de l'appétit. Constipation opiniâtre ; selles noirâtres, constituées par du sang coagulé. A plusieurs reprises, tremblements violents dans les membres ; durant ces crises, intégrité de l'intelligence, mais aphonie complète, modifications sensibles du caractère de la malade, qui devient apathique et indifférente.

La diète lactée, le nitrate d'argent à l'intérieur, les alcalins furent concurremment employés ; cette médication resta sans résultat. Pour faire cesser la constipation, nous eûmes recours au sel de Seignette (30 gr.). Peu d'instants après survinrent des convulsions générales avec perte de connaissance et consécutivement l'expulsion, par le vomissement, de deux Distomes mélangés avec du sang coagulé, en même temps que des selles sanguinolentes noirâtres, dans lesquelles la malade découvrit un amas de Distomes pelotonnés (une trentaine environ), vivants et animés de mouvements parfaitement perceptibles.

Le lendemain, nouvelle purgation qui amena l'expulsion de fragments de Ténia (25 à 30 centim.). Nous prescrivons, le soir, 8 grammes d'extrait éthéré de Fougère mâle, puis 30 grammes de sel de Seignette. Le Ténia est expulsé avec la tête, en même temps qu'un nouvel amas de Distomes (une vingtaine environ). Les troubles digestifs diminuent alors notablement, mais l'inappétence et la constipation persistent. Les règles, supprimées depuis sept mois, se rétablissent : l'état général s'améliore. Une nouvelle purgation provoque des selles diarrhéiques non sanguinolentes et ne renfermant plus ni Distomes ni anneaux de Ténia.

Le mois suivant, nouvelle hématémèse ; la diarrhée persiste. On constate par intervalles du sang dans les garde-robes ; la région du foie est toujours douloureuse. Les jours suivants, expulsion par les vomissements de trois Distomes mélangés de sang rutilant. . .

Les Vers rendus par la malade qui fait l'objet de cette curieuse observation furent remis au prof. Martins, de Montpellier, qui reconnut en eux des *Dist. hepaticum*. Au bout de cinq ans la malade continuait à se bien porter.

14° *Cas de Wilson* (1879). — Une jeune fille, 16 ans, évacue, par l'anus, une Douve que l'on retrouve sur la chemise au moment de la laver. Après enquête minutieuse Wilson ne doute pas que le Ver ait bien été rendu par l'anus : la patiente se plaignait à cette même époque de douleurs internes et de troubles gastriques.

15° *Cas de Humble et Lush* (1881). — Un laboureur, 52 ans, souffre depuis deux mois de vomissements incoercibles et de douleurs à la partie supérieure de l'abdomen ; l'état général rappelle celui des malades atteints de cancer de l'estomac ou de cancer du foie, mais le diagnostic n'est pas net ; mort près de cinq mois après. Autopsie. Le foie pèse 3 livres et présente une coloration rouge grisâtre, les canaux biliaires, considérablement épaissis et dilatés, renferment environ vingt-six Douves adultes.

16° *Cas de Roth* (1881) rapporté par Zäslein ; on trouve un jeune *Dist. hepaticum*, dans le canal cholédoque d'un homme de 24 ans ; sa présence n'avait occasionné aucun trouble.

17° *Perroncito* (1881) trouve des œufs de Douve dans les selles d'un ouvrier employé au percement du Saint-Gothard.

18° *Cas de Boström* (1883). — Un individu, 65 ans, présente sans cause appréciable de l'inappétence, douleurs à l'épigastre, sécheresse de la bouche, puis de l'ictère et faiblesse généralisée ; il entre à la clinique d'Erlangen et meurt au bout d'une quinzaine de jours après le début de la maladie. A son entrée, on constate de l'hypertrophie du foie et de la rate, la vésicule biliaire très dilatée, soulève la peau et elle augmente encore de volume les jours suivants. Une pneumonie amène la mort. A l'autopsie on trouve un rétrécissement cicatriciel du canal hépatique et de ses branches, avec induration conjonctive des tissus voisins, ce canal renferme une Douve ; canaux biliaires très dilatés, canal cystique oblitéré, hydropisie de la vésicule biliaire. Pneumonie du lobe inférieur gauche, induration des sommets ; emphysème et œdème pulmonaire. Hypertrophie du ventricule droit du cœur.

19° à 21° *Cas d'Allen*. — Pendant les cinq dernières années, dit cet auteur, j'ai trouvé trois fois des Douves dans les canaux du foie de l'Homme. Dans un cas, il y en avait sept ; dans chacun des autres cas, une seulement. L'espèce était le Distome hépatique ordinaire. Il y avait, dans chaque cas, un abcès du foie.

22° *Cas de Sagarra* (1890). — C'est le premier cas cité en Espagne. Paysan, 42 ans, souffre depuis quatre mois d'anasarque, soif, inappétence, constipation, avec débâcle intestinale tous les cinq ou six jours. Après ingestion d'huile de ricin, il évacue quatre Distomes adultes. L'état va cependant s'aggravant et la mort survient au bout de dix-huit mois, avec des symptômes d'œdème pulmonaire. Pas d'autopsie. Un des parasites est envoyé à Sagarra qui détermine le *Dist. hepaticum*.

23° *Cas de R. Blanchard.* — L'auteur a trouvé au Museo Ferdinando à Trieste, en septembre 1890, un Ver adulte de cette espèce étiqueté « *Distoma hepaticum ex hepate humano. Russia* ». Pas d'autre renseignement. Blanchard fait remarquer que le cas auquel il se rapporte n'est pas de date ancienne, puisque le parasite est coloré par le carmin et que l'emploi de ce colorant a été introduit en anatomie en l'année 1858.

Dans tous les cas qui précèdent, il semble que la Douve vivait dans les voies biliaires ; on possède un certain nombre de faits, qui montrent que des individus erratiques peuvent pénétrer en divers autres points du corps.

1° Dans le sang.

24° La plus ancienne observation est due à Jean Bauhin et elle est rapportée par Bonet ; plusieurs Vers ont été trouvés dans les branches de la veine porte, la brève description qui en est donnée permet de les rapporter au *Dist. hépatique*.

25° Treutler a décrit sous le nom de *Hexathyridium venarum*, un Ver qu'il aurait extrait de la veine tibiale antérieure, ouverte spontanément chez un jeune homme, pendant que celui-ci se baignait à la rivière. Les figures données par l'auteur représentent un animal long de 7 mill., large de 1 mill., pourvu de deux cæcums intestinaux ramifiés, portant une ventouse vers le quart antérieur. On a pensé qu'il s'agissait ici de quelque Planaire ou Hirudinée qui aurait pénétré accidentellement dans la plaie ouverte ; Davaine admet que l'*Hexathyridium venarum* n'est autre chose que le *Dist. lanceolatum* ou le *Dist. hépatique* jeune ; Blanchard n'hésite pas à y reconnaître de jeunes *Fasciola hepatica* (1).

(1) Faut-il rapporter au même animal les deux observations de Delle Chiaje, faites sur des malades atteints d'hémoptysie et dans lesquels on a trouvé des Vers ressemblant assez à de « petites Sangsues » et qu'il a appelés *Polystoma sanguineum* ou *P. venarum ?* En voici la diagnose : « Polystoma : corpus teretiusculum vel depressum. Pori 6 antici, ventralis et posticus solitarii, *P. venarum*, corpore depresso, lanceolato, poris anticis 6 intra labium. Habitat in venoso sytemate hominis et in ejusdem pulmonali parenchymate. » — Que faut-il penser aussi de l'« *Hexathyridium pinguicola* » trouvé par Treutler dans une petite tumeur adipeuse entourant l'ovaire d'une femme de vingt-six ans, morte à la suite d'un accouchement laborieux ? Personne ne l'a revu. Davaine a au reste relevé dans son *Traité des Entozoaires*, un certain nombre d'obser-

26° Un cas plus remarquable est rapporté par Duval, professeur d'anatomie à l'École de médecine de Rennes. En disséquant le système veineux abdominal chez un homme âgé d'environ 49 ans, mort de maladie indéterminée, mais qui, de son vivant, ne s'était jamais plaint de rien de particulier, Duval trouva cinq à six *Distoma hepaticum* de grande taille. Ces Helminthes étaient contenus dans le tronc de la veine porte, dans le sinus et les divisions sous-hépatiques de ce vaisseau et dans les branches de la veine situées à l'intérieur du foie.

L'observation est tout à fait authentique, dit Blanchard : les cinq Distomes sont conservés au Musée de l'École de médecine de Rennes; nous les y avons vus et nous avons pu nous assurer qu'il s'agit de Vers adultes, appartenant bien réellement à l'espèce indiquée.

27° D'après Vidal une observation analogue aurait été faite en 1845, à l'hôpital militaire de Constantine. En faisant l'autopsie d'un Maltais de 43 ans, mort de pleuro-pneumonie, on trouva, dans le sang veineux, un Ver vivant, long de 22 mill., large de 15 mill., aussitôt après le cou, qui était très court, et large seulement de 4 mill. à l'extrémité caudale. L'auteur ne doute pas qu'il ne s'agisse là d'une Douve hépatique.

2° Dans des tumeurs sous-cutanées.

28° *Cas de Giesker*. — Une femme présente à la plante du pied une tuméfaction incolore et sans fluctuation. La tumeur ouverte laisse échapper du sang coagulé. Pansement. Au bout de huit jours en comprimant la tumeur on fait sortir de la plaie deux jeunes Distomes hépatiques.

29° *Cas de Penn Harris*. — Une tumeur du volume d'une orange se développe chez un enfant de 25 mois, à la partie supérieure de l'occiput. L'abcès s'ouvre spontanément et rend une grande quantité de pus : il continue à suppurer pendant trois semaines; un jour après avoir enlevé le cataplasme et abstergé le pus, on aperçut sur la serviette destinée à cet usage, six Distomes qui ne donnaient aucun signe de vie.

30° *Cas de Fox*. — Observation analogue à la précédente. Une tumeur de la grosseur d'une petite noix se développe derrière l'oreille d'un marin âgé de 38 ans; la tumeur s'ouvre spontanément,

vations d'« Hématozoaires fictifs; la liste pourrait en être facilement allongée. Ceux que nous venons de citer sont beaucoup trop insuffisamment décrits, pour que l'on puisse en tenir grand compte. »

rend un liquide sanguinolent ; la plaie se guérit, le pus se reforme ; Fox ouvre l'abcès, fait un pansement avec de la charpie sèche. Le lendemain en examinant la plaie il « crut voir quelque chose se mouvoir et, l'ayant extrait, reconnut un Distome ».

31° *Cas de Dionis des Carrières.* — Un homme de 35 ans porte dans la région hypochondriaque droite une tumeur du volume d'un œuf de Pigeon, très dure, non fluctuante, très douloureuse. Au bout de quelques mois la peau avait encore partout sa coloration normale, mais, au centre, on voyait un petit point bleuâtre de la grosseur d'une tête d'épingle et formé par une pellicule mince et transparente. En pressant à droite et à gauche de ce point une goutte de sérosité jaillit et aussitôt après s'échappe un Distome hépatique très vivace, ayant à peine 1 cent. de long. Des pressions plus fortes ne firent plus rien sortir. En quelques jours la tumeur s'affaissa et depuis ce temps le malade n'a plus rien ressenti (1).

3° Dans le poumon.

32° *Cas de Gouvéa.* — Il s'agit dans cette observation d'un officier de marine d'une excellente santé habituelle, qui fut pris subitement de forts frissons et d'une fièvre dont la température initiale fut de 39°,6 ; quatre jours après il ressentit un point de côté à la base du poumon gauche, suivi d'un accès de toux et d'une hémoptysie peu considérable. A partir de ce moment les quintes de toux et les hémoptysies se succédèrent et le malade, considéré comme tuberculeux, fut évacué de Rio-de-Janeiro où il se trouvait en rade, sur la France. A part le point très circonscrit à la base du poumon gauche, où l'on entendait des râles humides à grosses bulles, tout l'appareil respiratoire était en parfait état, comme aussi les autres organes de l'économie. Dans un accès de toux matinale, 18 jours après le début de l'affection, le malade, en regardant le sang craché, vit au fond du vase, *gigoter*, selon son expression, une espèce de Sangsue jaunâtre. M. de Gouvéa n'eut pas de peine à reconnaître un énorme Distome mesurant 2 centimètres et demi de longueur, qu'il détermina pour le Distome hépatique, malgré sa provenance pulmonaire : il différait toutefois des individus types de cette espèce, par sa forme effilée et la saillie de sa ventouse

(1) Jabez Hogg, *Embryo of parasitic Entozoa from a human tooth* (Journ. of. micros. and nat. science, t. I, 1888, p. 170), a aussi rapporté la prétendue observation de « jeunes Cercaires » sortant des dents d'une femme qui souffrait de maux de dents et de névralgies faciales, quand elle aspirait la fumée de graines de jusquiame placées sur des braises chaudes (!!!).

ventrale. Toutefois, Leuckart, à l'examen duquel le Ver fut soumis, ne put y trouver de différences avec le *Dist. hepaticum*.

Au point de vue de l'origine de l'infection, l'auteur s'appuie sur le développement très avancé de ce parasite pour démontrer que l'infection n'a pu se produire pendant le court séjour du malade au Brésil (trois mois à peine), mais plus probablement dans l'Amérique du Nord ou aux Antilles, ce qui concorde avec les observations des naturalistes brésiliens qui n'ont jamais rencontré le *D. hepaticum* à Rio ni dans les États de Minas Geraës ou de Sao Paulo.

Ce n'est pas seulement chez l'Homme qu'on peut trouver des Distomes *erratiques*, c'est-à-dire vivant en dehors des canaux biliaires ; on en trouve parfois chez le Mouton qui, lors de leur arrivée, sans doute, ont pénétré à travers le parenchyme du foie et sont tombés dans le péritoine ; une observation que nous avons faite jadis, semble montrer que les choses se passent bien ainsi : nous avons trouvé un jour, sur un Lapin de garenne, une Douve, dans une sorte de kyste à la surface du foie : elle était devenue difforme, mais la persistance des ventouses et les caractères des œufs ne laissaient pas de doute sur la détermination. On en a trouvé aussi en différentes parties de l'appareil vasculaire ; on en a vu assez souvent enkystées dans le poumon chez plusieurs Ruminants, chez le Cochon et elles seraient assez communes dans ce viscère chez le Bœuf (1), dans le tissu conjonctif, dans la rate. Dans tous ces cas elles sont enkystées. Railliet dit aussi les avoir vues quelquefois produire des œufs dans ces conditions.

(1) Pilavios a récemment publié une intéressante observation faite à Athènes sur un Bœuf dont le foie et le poumon présentaient des nodules tuberculeux, ressemblant à s'y méprendre à ceux de la tuberculose et dont la grosseur pouvait atteindre celle d'une noisette ; les uns étaient en suppuration, les autres étaient caséifiés ou calcifiés ; l'examen le plus minutieux n'a pas montré le Bacille de Koch, l'inoculation n'a eu que des résultats négatifs. Par contre, on trouva dans les lésions du foie et du poumon des amas considérables d'œufs du Distome hépatique. Pilavios, *Pseudotuberculose provoquée par la présence du Dist. hépatique dans le foie et le poumon chez un Bœuf* (Recueil vétérinaire, juin 1894).

Enfin on en a vu enkystées dans les muscles du Bœuf et dans l'épaisseur de la paroi utérine du Mouton. Il n'y a rien d'impossible à ce qu'on les retrouve dans ces diverses conditions chez l'Homme.

Bibliographie des cas de Fasciola hepatica chez l'Homme.

BAUHIN, cité par BONET (Th.), Sepulchretum sive anatomia practica. Genève, 1677, t. II, p. 1510.

MALPIGHI, Opera posthuma, 1697, p. 83.

BIDLOO (G.), Obs. de animalculis in ovino aliorumque animantium hepate detectis. Delft, 1698.

BIDLOO et BOREL (P.), cités par D. Le Clerc, Hist. nat. et medica latorum Lombricorum. Genevæ, 1715, p. 119 et 283.

PALLAS (P.-S.), Dissertatio de infestis viventibus intra viventia. Lugd. Bat.. 1760. Voir p. 5 et 28.

TREUTLER (Fr.-A.), Observationes pathologico-anatomicæ auctarium ad helminthologiam humani corporis continentes. Lipsiæ, 1793.

FORTASSIN (L.), Considérations sur l'histoire naturelle et médicale des Vers du corps de l'Homme (Thèse de Paris, an XII, 1804, p. 19).

BRERA (V.-L.), Mem. fisico-med. sopra i princip. vermi del corp. umano (Mém. prim., 1811, p. 58).

FRANCK (P.), Traité de médecine pratique. Paris, 1823, V, p. 351.

DUVAL, Note sur un cas de Distome hépatique (Gaz. méd., t. X, 1842, p. 769).

FOX (Ch.) et PENN HARRIS (J.), cités par Edw. Lankester dans l'édition anglaise de Küchenmeister, I, appendice B, p. 434. Londres, 1857.

DIESING (C.-M.), Revision der Myzhelminthen (Sitzungsber. der k. k. Akad. der Wiss. in Wien, t. XXXII, 1858, p. 331).

LAMBL (W.), Mikroskopische Untersuchungen der Darm-Excrete (Prager Vierteljahrsschrift, t. LXI, 1859, p. 49).

BIERMER (A.), Distomum hepaticum beim Menschen (Schweizerische Zeitschrift für Heilkunde, 1863, p. 381).

FLORANCE (Al.-An.), De la distomatose chez l'Homme et les animaux (Thèse de Strasbourg, 1866).

WYSS (O.), Ein Fall von Distomum hepaticum beim Menschen (Archiv der Heilkunde, t. IX, 1868, p. 172).

KLEBS (E.), Handbuch der pathologischen Anatomie. Berlin, 1869, I, p. 520.

VITAL (A.), Les Entozoaires à l'hôpital militaire de Constantine (Gazette méd., 4, t. III, 1874, p. 274).

DIONIS DES CARRIÈRES, cité par Davaine, Traité des Entozoaires, 2e éd., p. 386. Paris, 1877.

MURCHISON (C.), Clinical lectures on diseases of the liver. London, 2e ed., 1877, p. 634. — Leçons cliniques sur les maladies du foie. Paris, 1878, p. 637.

PRUNAC (A.). De la Douve ou Distome hépatique chez l'Homme (Gazette des hôpitaux, t. LI, 1878, p. 1147). — ID., Note sur la grande Douve du foie (Distoma hepaticum). Montpellier et Paris, in-8° de 14 p., 1884.

WILSON (A.), On the occurrence of the common Fluke (Fasciola hepatica) in the human subject (Edinburgh med. Journal, t. XXV, 1879, p. 413).

HUMBLE (Wm.-Edw.) and VAWDREY LUSH (Wm.), A case of Distoma hepaticum (liver-fluke) in man (British. med. Journal, t. II, 1881, p. 75).

PERRONCITO (Ed.), L'anemia dei contadini, fornaciai e minatori in rapporto coll' attuale epidemia negli operai del Gottardo (Annali della R. Accad. d'agricoltura di Torino, t. XXIII, 1881).

ALLEN (H.-B.), Fluke in the human liver (The Austral. med. Journal, 2, t. III, 1881, p. 257).

BÖSTRÖM (Eug.), Ueber Distoma hepaticum beim Menschen (Deutsches Archiv f. klin. Medicin., t. XXXIII, 1883, p. 557).

SHIBAZABURO KITAZATO. Chiuga Iji Shinpo. Tokio, n° 99, 10 mai 1884 (en japonais). Ne s'agit-il pas du *Dist. sinense ?*

SAGARRA (V.). Un caso de Distoma hepatico en el hombre (Rev. de medica y cirurgia prácticas, t. XIV, 1890, p. 505).

BLANCHARD (R.), Notes sur quelques parasites de l'Homme, 1, Dist. hepaticum (C. R. Soc. biol., 1891, 18 juillet).

DE GOUVÉA, La Distomatose pulmonaire par la Douve du foie. — Contribution à l'étude des hémoptysies parasitaires (Thèse de Paris, 1895).

Il est impossible, d'après les observations que nous venons de relater, de dresser le tableau exact des phénomènes morbides que peut déterminer la présence, dans notre espèce, de la *Fasciola hepatica;* comme on ne trouve jamais ces animaux chez l'Homme en très grande quantité, ils ne produisent rien d'analogue à la cachexie aqueuse du Mouton et les symptômes qu'ils déterminent sont d'un tout autre ordre. Dans la plupart des cas signalés, la présence du parasite n'a pas été reconnue pendant la vie et, dans un petit nombre seulement, les accidents dont ils semblent avoir été la cause ont été graves ou mortels. C'est parce qu'on ne peut dresser le tableau clinique de cette sorte de distomatose que nous avons reproduit les observations qui s'y rapportent, comme documents et en attendant qu'on soit fixé sur ce sujet. Quoi qu'il en soit, il paraît évident qu'il faut en dégager le fait que la Douve du foie *peut* déterminer *parfois* des accidents graves chez l'Homme.

On peut se demander comment l'Homme s'infeste avec la Douve hépatique ; il ne paraît pas douteux que ce ne soit avec les légumes crus, les salades, en mangeant, par exemple avec le Cresson, de petites Limnées qui peuvent très bien échapper à l'attention, ou en avalant les jeunes larves enkystées sur cette plante ; l'eau des fossés avec laquelle les maraîchers arrosent les salades, peut très bien aussi amener dans celles-ci quelque Cercaire qui s'enkyste à la faveur de l'eau qui séjourne quelque temps, dans les plis ou à l'aisselle des feuilles de ces plantes.

Si, par hasard, le diagnostic de la distomatose était porté par suite de la découverte des œufs de la Douve dans les déjections, il n'y aurait qu'à faire le traitement des symptômes en attendant la destruction du parasite ; celui-ci ne semble guère pouvoir vivre au delà d'une année. Bien entendu, il faudrait soustraire le malade aux causes, bien aisées à reconnaître, qui déterminent l'affection.

Distomum Buski, Edw. Lankester, 1857.

Syn. de *Dist. crassum*, Busk, 1859 (nec. v. Siebold, 1836, dont le *D. crassum* est parasite d'*Hirundo urbica*).

Cette espèce de très grande taille, est longue de 40 à 85 millimètres, sur 14 à 20 millimètres de large (1), elle est remarquable par son épaisseur qui est uniforme ; le corps est de forme oblongue, obtus aux extrémités, plus étroit en avant ; les téguments sont lisses, dépourvus de spicules ; les deux ventouses ne sont distantes l'une de l'autre que de 3 millimètres et les ouvertures génitales sont situées au-dessus et contre la ventouse ventrale ; le tube digestif se bifurque au-dessus de la ventouse ventrale et

(1) Les 12 spécimens de cette espèce examinés par Cobbold, approchent de 3 pouces de longueur (76 mill.) ; le plus petit individu ne mesure pas tout à fait 1 pouce de long.

descend jusque vers l'extrémité du corps, sans présenter de ramifications. Les organes génitaux ont été très imparfaitement décrits, mais ils ne semblent pas présenter de caractères particuliers; notons le développement important que semblent avoir les vitellogènes. Les œufs mesurent en moyenne 125 μ sur 75 μ de large.

Cette espèce n'a été jusqu'ici rencontrée que chez l'Homme et on l'y a vue 6 fois. Elle fut découverte par Busk, en 1843, dans le duodénum d'un lascar qui mourut au Seamen's Hospital; Lankester le nomma, sans le décrire, en 1857 et Weinland adopta ce nom l'année suivante. L'animal ne fut décrit qu'en 1859, par Cobbold, qui devait souvent revenir sur ce sujet, sous le nom de *Dist. crassum*, accepté par Busk. Cobbold a résumé dans ses *Parasites* de nombreux détails historiques sur ce Distome et a publié d'intéressantes observations sur sa présence chez l'Homme (1).

Budd a rapporté le premier cas dans lequel ce parasite a été observé (2); sur les 14 Vers récoltés, 9 ont été perdus; 2 exemplaires existent au King's College, un autre au Musée du Middlesex Hospital, un quatrième, le mieux conservé et le plus petit de tous, au dire de Cobbold, est au Muséum du Royal College of Surgeons; le cinquième a été donné par Cobbold à Leuckart.

Leuckart rapporte au *Dist. Buski* deux observations faites à Canton par le Dr Kerr; la première concerne une enfant de un an, née de parents anglais, qui rendit en une fois, par l'intestin, 9 Distomes; la seconde est relative à un jeune Chinois de quinze ans, habitant Canton, qui vomit un Ver que Kerr fit parvenir au professeur Leidy. Celui-ci le considéra comme un *Dist. hepaticum;* les données fournies par

(1) Cobbold (T. Sp.), *Parasites : a Treatise on the Entozoa of man and animals*, 1879, p. 20.
(2) Budd (G.), *On diseases of the liver*. London, 2e éd., 1852.

Leidy sur les caractères de l'animal en question, firent conjecturer par Leuckart qu'il s'agissait bien du *D. Buski* (1).

CAS DE COBBOLD, 1873-1878. — Un missionnaire et sa femme font en Chine un séjour de quatre ans. Ils demeurent quelque temps dans la province de Ningpo. En novembre 1872, ils quittent Ningpo et s'avancent jusqu'à 130 milles dans l'intérieur du pays. En septembre 1873, le missionnaire est atteint d'une diarrhée qui persiste jusqu'à ce qu'il évacue quelques parasites, à la suite d'une diète lactée; quelques mois plus tard, sa femme elle-même est prise de diarrhée. Chez tous les deux, les selles sont décolorées et d'autres symptômes encore font croire à une affection du foie ; indigestions; filets de sang dans les selles, mais pas de dysenterie.

En 1874, ces deux malades reviennent à Londres. Ils consultent Cobbold, auquel ils apportent deux Douves conservées dans l'alcool. Cobbold reconnaît des *Distoma Buski* et insiste pour qu'on lui procure des individus frais : quelques jours après, on lui en apportait 7, dont 3 étaient mutilés. Cobbold put ainsi examiner 9 exemplaires, dont le plus grand mesurait à peine 5 centimètres de longueur; sa largeur maximum était de 1cm,4. Le plus petit, déposé dans le musée de l'Université d'Oxford, avait moins de 2cm5. Aucun de ces Vers n'approchait des dimensions que Busk assigne à quelques-uns de ceux qu'il a examinés, mais Busk, à qui Cobbold soumit les parasites, les reconnut pour le *Dist. Buski*.

En février 1875, Cobbold revoit le missionnaire et sa femme : les symptômes de la présence du Distome sont tous revenus : la langue est chargée, il y a frissons, nausées, céphalalgie, la diarrhée existe. Toutefois, les médications les

(1) Leidy (J.), *On Distoma hepaticum* (Proceed. of the Acad. of. nat. sc. of Philadelphia, 1873, p. 364), et Leuckart, *Die menschl. Parasiten*, Band II, p. 870.

plus variées sont incapables d'expulser le moindre parasite. Le missionnaire retourne alors en Chine.

Il revient en Europe au printemps de 1878 : il avait récemment ressenti les attaques du parasite, ainsi que sa femme. Bien plus, un de ses enfants, une fillette, est elle-même atteinte de l'Helminthe en question et en rend quelques exemplaires par l'anus.

Depuis ces observations, le *D. Buski* aurait été retrouvé en Assam par Giles (1). — On en est réduit à des suppositions pour tout ce qui concerne l'histoire de cette espèce (2).

Distomum Rathouisi, J. Poirier (3).

Cette espèce a le corps blanchâtre, teinté de brun sur les bords, long de 25 millimètres, large de 16, ovale oblong, obtus, plus large en arrière et arrondi. En avant il se prolonge en une sorte de cou conique, court, 3 millimètres, très large; à la base 5 millimètres. Peau nue, sans trace de piquants, ventouse antérieure très petite, son orifice n'ayant pas plus d'un demi-millimètre de diamètre; ventouse ventrale grande, à orifice circulaire de 2 millimètres de diamètre; distance des deux ventouses, 2 millimètres. Orifices génitaux immédiatement au-dessus de la ventouse ventrale; œufs ovoïdes, longs de 150 μ et larges de 80.

Un individu de cette espèce fut remis à J. Poirier par le R. P. Rathouis; il avait été rendu par une Chinoise de 35 ans, à la mission de Zi-ka-wei. « Comme cette femme souf-

(1) Giles (V.), *Report of on investigation into the causes of the diseases Kala-Azar and Beri-Beri*. Shillong (Assam), 1890, p. 125. (Cité par Leuckart, *Paras. des Menschen*, t. I, 5e fasc., 1894, p. 452, en note.)

(2) Smith (Q.-C.), The Distomum crassum (Nashville Journal med. and surg. 2, t. XXVIII, 1881, p. 14). Cité par R. Blanchard. Je n'ai pas vu ce travail.

(3) Poirier (J.), *Note sur une nouvelle espèce de Distome parasite de l'Homme, le Dist. Rathouisi* (Archiv. de zool. expér. et générale, 2e s., t. V, 1887, p. 203, pl. 15).

frait depuis longtemps de douleurs hépatiques, rebelles à tous les remèdes, il est plus que probable que le Distome habitait les canaux biliaires. Par sa forme générale et par son habitat, dit Poirier, ce Distome pourrait être pris à première vue pour un *D. hepaticum*. Mais la grandeur de sa ventouse médiane, la largeur de son cou, l'en distinguent nettement et cette séparation des deux espèces est encore confirmée par plusieurs caractères anatomiques. » — Au cours de l'étude qu'il fait de cet animal, l'auteur, en dehors des caractères précités, montre, et nous relevons comme fait important au point de vue taxonomique, que le tube digestif n'est pas ramifié, mais que ses deux branches restent simples et d'un assez faible diamètre, sur toute leur étendue.

Plusieurs auteurs tiennent comme vraisemblable que le *D. Rathouisi* n'est autre que le *D. Buski;* d'après les descriptions données et d'après le dessin de Cobbold pour *D. Buski*, il y a pourtant des différences qui permettent de considérer, provisoirement du moins, les deux espèces comme distinctes : sans parler de la très grande taille du *D. Buski* (4 à 7 centimètres, au lieu 2 cent 1/2 pour *D. Rathouisi*), et de l'absence de cou dans la première espèce, le *D. Rathouisi* est proportionnellement beaucoup plus large, la ventouse postérieure est plus grande et semble beaucoup plus épaisse, les œufs ont des dimensions un peu plus fortes.

On ne possède sur le *Dist. Rathouisi* que l'unique observation que nous venons de résumer et on ne sait rien non plus sur l'histoire de cette espèce.

Distomum (Dicrocœlium) lanceolatum, Rud. (fig. 24).

Cette espèce est beaucoup plus petite que le *Dist. hepaticum*, mesurant 8 à 10 millimètres de long, sur 1 millimètre 1/2 à 2 millimètres 1/2 de large. Le corps est aplati, lancéolé, lisse, atténué aux deux extrémités, surtout en avant; il est à demi transparent, taché en brun par les œufs, qui se laissent voir à travers les téguments. La ventouse buccale est petite, la ventrale est un peu plus grande. Ces deux organes sont éloignés l'un de l'autre d'une distance qui est environ le 1/5 de la longueur du corps; le pharynx est situé tout contre la ventouse buccale, l'œsophage est court ; les deux branches de l'intestin sont simples et n'atteignent pas l'extrémité du corps ; les vitellogènes sont peu développés. Les œufs, dans cette espèce, ont la coque épaisse, ils sont de teinte brune ou fauve et mesurent de 38 à 45 μ de long, sur 22 à 30 μ de large (fig. 24, A).

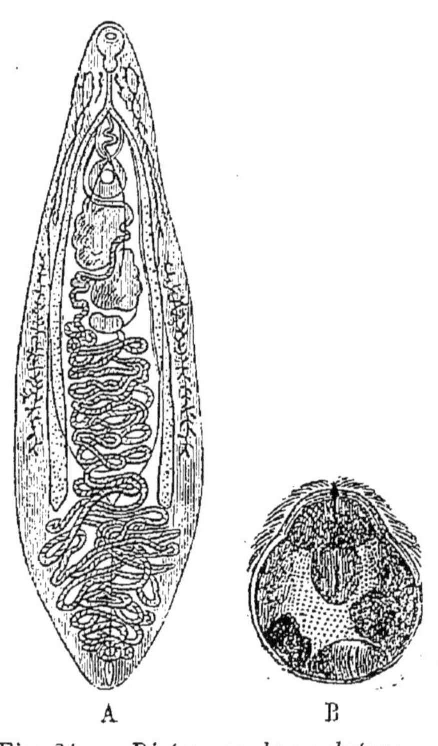

Fig. 24. — *Distomum lanceolatum*. — A, vu par la face dorsale. — B, embryon (d'après Leuckart).

La Douve lancéolée vit dans les conduits biliaires des Herbivores ou des Omnivores (Mouton, Ane, Bœuf, Chèvre, Cerf, Lièvre, Lapin, Cochon, jamais chez le Chat); on l'a vue quelquefois chez l'Homme ; elle accompagne souvent le *Dist. hepaticum*, mais elle n'est pas si répandue. D'après Leuckart, on l'observe plus fréquemment dans le sud de l'Europe que dans le nord. Cependant on le signale comme prédominant sur son congénère en Thuringe et à Berne; il manquerait en Angleterre, mais se rencontre dans tout le reste de l'Europe, en Algérie, en Sibérie, au Turkestan, dans l'Amérique du Nord. Comme le fait le *Dist. hepaticum*, le *Dist. lanceolatum* finit par quitter spontanément son hôte : du foie il arrive dans l'intestin et est rejeté d'ordinaire par l'anus.

On ne connaît pas bien encore le développement de cette espèce ; les œufs, sur le point d'être pondus, contiennent un embryon, cilié seulement dans le tiers antérieur du corps (fig. 24, B). On ne sait guère rien sur les migrations de ce Distome ; on peut rappeler, cependant, que l'embryon a la faculté de rester des mois entiers dans l'eau, sans éclore, mais qu'il n'en va pas de même quand il arrive dans l'intestin d'un Mollusque (*Arion*, *Limax*) ; d'après Leuckart ces derniers animaux mangent volontiers les Douves lancéolées qu'on met à leur portée, et l'on peut voir les jeunes larves des Douves, nageant dans le mucus intestinal de ces Gastéropodes ; mais tout s'arrête là, et les embryons meurent au bout de quelques heures ; malgré de nombreuses recherches faites aussi sur d'autres espèces de Mollusques, jeunes ou adultes, l'illustre helminthologiste n'a pu trouver l'hôte intermédiaire de ce parasite.

Le *Dist. lanceolatum* n'a été observé qu'un petit nombre de fois chez l'Homme.

1° La première observation, fort incomplète, est due à Buchholz (1790) et a été rapportée par Jördens (1) ; une grande quantité de Vers furent trouvés dans la vésicule biliaire d'un forçat, mort de fièvre putride. Ces Vers, conservés dans la collection de Sömmering à Weimar, ont été examinés par Leuckart qui les a reconnus pour le *Dist. lanceolatum*.

2° Cas de Chabert (1810), publié par Rudolphi (2). Des Vers sont rendus en quantité par une jeune fille après ingestion d'huile empyreumatique. Rudolphi, à qui Chabert les envoie,

(1) Jördens (J.-H.), *Entomologie und Helminthologie des menschlichen Körpers*, 1802, p. 64, et pl. VII, fig. 13 et 14.

(2) Chabert, cité par Rudolphi, *Entozoorum sive vermium toria naturalis*. Paris, 3 vol. in-8°, 1810, p. 326, 11.

les détermine pour de jeunes Douves hépatiques, mais cet auteur, à la vérité, considérait le *Dist. lanceolatum* comme l'état jeune du *Dist. hepaticum.*

3° Cas de Mehlis (1825), considéré par Kuchenmeister et par Leuckart comme apocryphe ; admis par R. Blanchard. Nous avons relaté l'observation de Mehlis à propos du *Dist. lanceolatum.* Rappelons qu'après des symptômes qui éveillaient l'idée d'une affection du foie, la malade vomit, avec des Douves hépatiques, une cinquantaine de *Dist. lanceolatum* (1).

4° Cas de Kirchner (1863), rapporté par Leuckart (2). Cette observation est fort intéressante : il s'agit d'une jeune fille de Kaplitz (Bohême), âgée de quatorze ans, qui, depuis cinq ans, gardait des brebis et se désaltérait, chaque jour, avec l'eau des mares ou des fossés de la lande dans laquelle elle faisait paître le troupeau; elle mangeait à l'occasion du Cresson qui croissait là en abondance. Depuis assez longtemps déjà, la fillette était maladive : l'abdomen se tuméfiait, les jambes maigrissaient, les forces disparaissaient. Elle dut prendre le lit six mois avant sa mort. Le Dr Kirchner, qui la vit pour la première fois trois jours seulement avant son décès, lui trouva les pieds œdémateux, et le foie fortement hypertrophié. L'enfant prétendait y avoir ressenti de vives douleurs depuis plusieurs années. A l'autopsie, on trouva dans le foie, qui pesait 11 livres, huit calculs biliaires, et dans la vésicule du fiel, qui était très contractée et presque vide de bile, 47 *Distomum lanceolatum* complètement développés. On ne put déterminer si les deux lésions étaient en rapport l'une avec l'autre ou indépendantes, de même que rien ne permettait d'affirmer que l'état anormal du foie fût déterminé par les parasites.

(1) Mehlis (E.), *Observ. anat. de Distomate hepatico et lanceolato*, 1825, p. 6.
(2) Leuckart (R.), *Die menschl. Parasiten*, Band I, p. 580.

5° Perroncito (1) a trouvé fréquemment des œufs de *Dist. lanceolatum* dans les selles d'ouvriers employés au percement du Saint-Gothard.

6° Cas de Schiess-Bey (2). Zschokke dit à ce sujet que le Dr Rutimeyer a rapporté d'un voyage en Égypte, 12 exemplaires bien développés de *Dist. lanceolatum*, qu'il tenait du Dr Schiess-Bey, médecin de l'hôpital arabe d'Alexandrie ; ils avaient été trouvés dans une autopsie. Les Vers ont été déposés dans la collection de l'Université de Bâle. Aucun autre détail n'est donné.

7° Aschoff (3) a observé le *Dist. lanceolatum* en 1892 à Strasbourg, chez un jeune homme de quinze ans, amené à l'hôpital avec le diagnostic de pérityphlite, opéré et mort le lendemain ; il n'y avait pas de Distomes dans la vésicule biliaire ; aucun parasite, ni des œufs de parasite, ne furent trouvés dans l'intestin ; un seul Distome fut rencontré dans les canaux biliaires, le foie ne présentait aucune lésion (4).

Au total, la présence de cette espèce chez l'Homme ne comporte aucune indication particulière en ce qui concerne les symptômes, la prophylaxie, le traitement.

Distomum (Dicrocœlium) conjunctum, Cobbold, 1859.

Cette petite espèce a été découverte par Cobbold dans les conduits biliaires d'un Renard américain (*Canis fulvus*)

(1) Perroncito (E.), *L'anemia dei contadini, fornaciai e minatori in rapporto coll' attuale epidemia negli operai del Gottardo* (Ann. d. R. Accad. d'agricolt. di Torino, t. XXIII, 1881).

(2) Zschokke (F.), *Seltene Parasiten des Menschen* (Centralbl. f. Bakt. u. Parasitenk., Band XII, 1892, p. 497).

(3) Aschoff (L.), *Ein Fall von Dist. lanceolatum in der menschl. Leber* (Virchow's Archiv, Band CXXX, 1892, p. 493).

(4) « Nur in der Umgebung des grossen Gallenganges ist an einer Stelle eine dichtere Kernanhäufung zu sehen, die schon als ein abnormer Reichthum des Bindegewebes an Leucocythen gedeutet werden muss. Sicherlich sind die Entzündungserscheinungen sehr schwach » (*loc. cit.*, p. 496).

mort dans la ménagerie de la Société zoologique de Londres ; elle fut retrouvée en 1872, par Lewis, chez un Chien paria, dans l'Inde. Mac-Connell montra en 1874 que cette espèce peut vivre aussi dans notre espèce ; mais Stiles et Hassall (1) ont récemment élevé les doutes les plus sérieux sur l'identité du *Dist. conjunctum* du Renard américain, avec l'espèce trouvée chez l'Homme par Mac-Connell. Ces auteurs rangent d'ailleurs le parasite du Renard américain dans le même sous-genre (*Dicrocœlium*) que le *Dist. felineum*. Nous avions émis déjà des doutes à ce sujet et nous nous étions demandé (2) si l'animal vu par Mac-Connell était bien différent du *Dist. sinense*. Sans nous étendre davantage à ce sujet, nous ferons remarquer que toutes les questions relatives à cette espèce sont complètement à résoudre, ce qui ne se pourra faire que par un nouvel examen.

On donne de ce Distome la diagnose suivante (Mac-Connell) :

Corps long de 9 à 12 millimètres, large de 2 millimètres et demi, lancéolé, plus obtus en arrière, couvert sur toute sa surface de petites épines (3). La ventouse buccale est un peu plus grande que la ventouse postérieure. Les cæcums intestinaux s'étendent jusque vers l'extrémité postérieure du corps ; les deux testicules sont globuleux, un peu lobés, situés à peu de distance en arrière de l'ovaire. Les vitellogènes s'étendent sur les côtés, entre la ventouse ventrale et les testicules ; l'utérus est très sinueux. Les ouvertures génitales sont immédiatement en avant de la ventouse ventrale. Les œufs, de forme ovoïde, sont longs de 34 µ et larges de 19.

(1) Stiles (W.) et Hassall (A.), *Notes on Parasites, 21, A new species of fluke (Distoma [Dicrocœlium]) complexum found in cats in the United States, with bibliographies and diagnoses of allied forms* (Veterinarian Mag., june 1894).

(2) Moniez (R.), *Les Parasites de l'Homme*, 1889, p. 65.

(3) Ces épines étaient disparues dans les exemplaires que Cobbold a eus en sa possession.

Nous résumerons maintenant les deux observations faites sur l'Homme et qu'on a rapportées à cette espèce : la première publiée dans *The Lancet*, avec figures, a été transcrite par Cobbold (*Parasites*, p. 30).

1° *Cas de Mac-Connell* (1876). — Un coolie mahométan, 24 ans, habitant Calcutta, entre à l'hôpital du Medical College, en décembre 1875 ; il souffre depuis deux mois d'une fièvre d'abord intermittente et maintenant continue ; le malade est très émacié, la compression du foie et de la rate est très douloureuse ; cette dernière est hypertrophiée ; mort au bout de treize jours après collapsus. Autopsie treize heures après la mort.

Le foie est de volume à peu près normal : sa substance est résistante, mais d'une teinte foncée anormale. Les canaux biliaires sont épaissis, dilatés et remplis de Distomes : la première incision en laisse échapper environ une douzaine et on en trouve à peu près deux fois autant, dans les canaux d'une partie du lobe droit ; le foie entier n'en contenait probablement pas moins d'une centaine. Tous ces parasites étaient morts. La vésicule biliaire ne contient ni Douves, ni œufs ; le canal cystique n'est pas obstrué : la bile coule normalement dans l'intestin. La présence des Distomes semble avoir occasionné un catarrhe de la muqueuse des canaux biliaires, en même temps que l'épaississement et la dilatation de ces canaux. Pas d'ictère. Le tissu hépatique est sain, hormis une légère infiltration graisseuse des lobules. Le côlon transverse et le côlon descendant présentent de nombreuses ulcérations pigmentées ; dans le rectum se voient d'autres ulcérations, de formation plus récente ; le tissu sous-muqueux est partout épaissi.

Mac-Connell mentionne qu'il a observé ce cas unique de distomatose sur plus de 500 autopsies.

2° *Cas Mac-Connell* (1878). — Batelier mahométan, 24 ans, entre au même hôpital le 23 janvier 1878, pour une dysenterie qui dure depuis environ deux mois ; le malade est amaigri et anémique. Les selles, d'abord rares, sont devenues abondantes, séreuses et souvent involontaires. Le foie et la rate ne sont pas hypertrophiés ; pas de douleur à la région hépatique. Le malade meurt le 20 février, toute médication ayant été inefficace.

L'autopsie est faite dix-huit heures après la mort. La totalité du gros intestin, mais surtout l'S iliaque, est pigmentée, couverte d'un nombre immense de petits ulcères. Le foie est petit; sa capsule est épaissie; à la section il est foncé et grisâtre. Les canaux biliaires sont dilatés, remplis d'une bile jaune et épaisse et renferment de nombreuses Douves, plus d'une douzaine de ces animaux sont obtenus par pression et dissection; on en rencontre deux autres dans la vésicule biliaire, mais aucune dans l'intestin. Tous ces parasites sont morts.

Les Douves observées dans ces deux cas, d'après la description et les dessins qui en ont été donnés, comparés à ceux que Cobbold a laissés du *Dist. conjunctum* trouvé chez le *Canis fulvus*, font ressortir un certain nombre de différences, qui ont été relevées par Stiles et Hassall (*loc. cit.*) (1); au reste Mac-Connell lui-même, dans ses deux observations, insiste déjà sur ce fait que les Distomes qu'il a rencontrés sont plus grands que ceux trouvés par Cobbold chez le Renard américain.

Distomum sinense, Cobbold (2) (*Dicrocœlium sinense*) (fig. 25).

Ce parasite fut découvert en septembre 1874, à Calcutta, par Mac-Connell, dans le cadavre d'un Chinois qui avait succombé à une affection hépatique; il le reconnut comme d'espèce nouvelle et le décrivit assez soigneusement. Quelques mois plus tard, le même parasite fut trouvé à l'île Maurice, par Mac-Gregor, chez un coolie chinois. L'animal ne fut pas dénommé par les deux médecins anglais, mais Cobbold, qui reçut des échantillons récoltés dans les deux observations, reconnut qu'il s'agissait d'une même espèce, à laquelle il donna, en 1875, le nom de *D. sinense*.

(1) Mac-Connell (J.-F.-P.), *On the Dist. conjunctum as a human Entozoon* (The Lancet, vol. I, 1876, p. 343, figure reproduite par R. Blanchard. *Zoolog. méd.*); Id., *Dist. conjunctum*, ibid., vol. I, 1878, p. 476; Stiles et Hassal, *loc. cit.;* Cobbold, *Parasites*, 1879, p. 30.

(2) Syn. de *Dist. sinense*, Cobbold, 1875 : *D. spathulatum*, Leuck., 1876, nec Rudolphi, 1819; *D. hepatis endemicum* seu *perniciosum*, Baelz, 1883; *D. innocuum*, Baelz, 1883; *D. japonicum*, Bld (R.), 1886; *D. endemicum*, Isao Ijima, 1886.

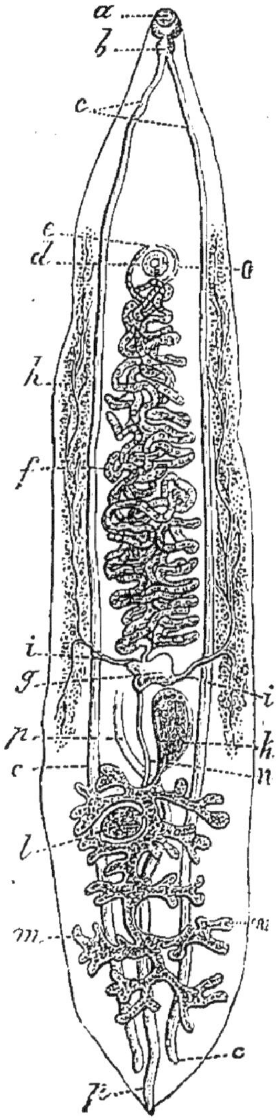

Fig. 25. — *Distomum sinense* grossi environ 6 fois, d'après Mac-Connell. — *a*, ventouse buccale ; *b*, pharynx ; *c*, cæcum intestinal ; *d*, ventouse postérieure ; *e*, vulve ; *f*, utérus ; *g*, ovaire ; *h*, vitellogène ; *i*, vitelloducte ; *k*, glande coquillère (?) ; *l*, réservoir spermatique (?) ; *m*, testicule ; *n*, canal déférent ; *o*, terminaison du canal déférent ; *p*, appareil excréteur.

Mac-Gregor observa ensuite de nouveaux cas à l'île Maurice, toujours chez des Chinois, et Mac-Connell fit un peu plus tard une nouvelle observation de distomatose sur un homme de la même race.

C'est de cette époque que datent les importantes observations de Baelz sur le même parasite au Japon : Baelz ignorait les travaux de ses devanciers sur la question, aussi crut-il avoir affaire à une espèce et même à deux espèces nouvelles. W. Taylor et ensuite Isao Ijima ont montré l'identité des Distomes décrits par Cobbold, avec ceux qui ont été trouvés par Baelz, et Baelz a d'ailleurs plus tard reconnu son erreur primitive.

Le *Dist. sinense* (fig. 25) est long de 10 à 13 et même à 18 et 20 millimètres ; il est aplati, ovale oblong, atténué en avant, plus large en arrière, un peu pointu à l'extrémité ; il est de couleur rougeâtre, presque complètement transparent quand il est vivant ; les téguments sont lisses. La ventouse buccale est plus développée que la ventouse ventrale, laquelle est située vers le quart antérieur du corps ; l'œsophage est court, les deux branches de l'intestin atteignent l'extrémité postérieure du corps, sans présenter de diverticulums. Les testicules sont placés l'un derrière l'autre, dans le quart postérieur du corps ; ils sont très développés, formés de 4 à 6 culs-de-sac peu ramifiés. Les canaux déférents se réunissent sur la ligne médiane, en un large conduit qui va s'ouvrir en même temps que l'utérus, dans un cloaque étroit, contre la ventouse ventrale ; il n'existe ni pénis, ni poche péniale. L'ovaire est trilobé, situé en avant d'un ample réservoir séminal qui occupe la région médiane du corps, en avant des testicules ; l'utérus est très sinueux, très long, ramassé et s'étend jusqu'à la ventouse ventrale. Les vitellogènes, relativement peu développés, sont situés en dehors des branches intestinales, ils s'étendent de la ventouse ventrale à la région moyenne du corps. Les œufs ont de 28 à 30 μ de longueur sur 16 à 17 μ de large (1) et, par coloration de leur coque, ils arrivent à être presque noirs. Le développement de l'embryon se fait dans l'utérus ; l'embryon est cilié dans toute son étendue.

Pathologie. — Nous allons reprendre en détail les principales observations faites sur l'Homme et ayant trait à ce parasite, que nous avons résumées plus haut en quelques lignes.

1° *Cas de Mac-Connell* (1874). — Un charpentier chinois est apporté moribond à l'hôpital ; l'ami qui l'accompagnait peut seulement dire aux médecins que le patient souffrait de fièvre continue depuis une quinzaine de jours ; l'insensibilité est profonde, les pupilles sont normales ; la dyspnée est considérable, l'abdomen est dur, distendu, il y a un léger tympanisme ; la peau est froide, le pouls presque insensible ; la mort arrive au bout de quelques heures. L'autopsie est faite cinq heures et demie après ; le corps est bien nourri, la conjonctive a la teinte ictérique,.... le foie est gros, tendu, rouge pourpre à la surface, plus pâle à l'intérieur... les canaux biliaires sont larges, distendus par une bile épaisse ; la section de l'organe les montre plus ou moins obstrués par un grand nombre de parasites, dont aucun n'est vivant. La vésicule biliaire est pleine de bile, mais ne renferme ni œufs ni Douves.

(1) 23 à 30 μ de long sur 13 à 16 de large, d'après R. Blanchard.

Le tissu du foie infiltré de pigment noir, qui semble être plutôt d'origine biliaire que d'origine hématique, est en voie de dégénérescence granulo-graisseuse, mais la cause immédiate de la mort semble due à des accidents de cholémie, déterminés par l'obstruction des canaux biliaires. Mac-Connell pense que la découverte de *Distomum sinense* est de nature à éclairer la pathogénie encore obscure de certaines hypertrophies du foie, avec ou sans ictère, qu'il est fréquent d'observer dans la région indo-chinoise, et il attribue à l'alimentation déplorable du Chinois l'origine de ces parasites.

2° *Cas de Mac-Gregor* (1874-1877).— En 1877, Mac-Gregor, médecin de la colonie de Fiji, fit connaître huit cas nouveaux, observés par lui à l'hôpital civil de Port-Louis, île Maurice : tous se rapportaient à des Chinois et trois avaient été mortels. Les malades présentaient une forme spéciale de paralysie réflexe à marche rapide, avec peu de fièvre, accompagnée d'atrophie musculaire : les jambes et les bras étaient ordinairement le siège de cette paralysie, mais la face, la langue et les sphincters restaient indemnes; les extenseurs semblaient être beaucoup plus atteints que les fléchisseurs, et à cet égard comme à plusieurs autres, la maladie avait quelque ressemblance avec les paralysies saturnines. La mort survenait d'habitude par œdème pulmonaire consécutif au manque d'action des muscles respiratoires. Mac-Gregor considère la paralysie comme liée à la présence du parasite, dont on trouvait dans tous les cas un grand nombre d'individus dans les voies biliaires.

3° *Cas de Mac-Connell* (1878).— Affoo, Chinois de 45 ans, cuisinier à bord d'un des paquebots faisant le service entre Calcutta et Hong-Kong, entre à l'hôpital le 2 janvier 1878. On peut seulement savoir que, un mois avant son entrée à l'hôpital, il a été pris d'une sorte de fièvre intermittente; pendant les dix derniers jours, œdème des jambes avec gêne de la respiration. L'auscultation révèle une dilatation du cœur droit et une insuffisance aortique et mitrale. Le foie n'est pas notablement hypertrophié, mais la pression exercée dans la région hépatique s'accompagne de douleur; la rate est normale; il n'y a trace d'aucune paralysie. La mort arrive le 5 janvier, sans fièvre, pendant une syncope ; le malade était devenu subitement inconscient, douze heures auparavant, à la suite d'une évacuation intestinale non provoquée.

A l'autopsie, le diagnostic de la lésion cardiaque se vérifie ; quelques îlots de pneumonie lobulaire; muqueuses stomacale et intestinale fortement congestionnées par places. Le foie est petit; sa capsule est épaissie, sa surface est granuleuse. Il résiste à l'incision et présente la teinte muscade. On trouve plusieurs Douves dans les canaux biliaires ; on n'en rencontre ni dans la vésicule biliaire ni dans l'intestin. Mac-Connell ne pense pas qu'il y ait la moindre relation entre la présence de ces parasites dans le foie et une forme quelconque de paralysie; pour lui, il n'y a pas de signes auxquels on puisse reconnaître la présence de ces Douves dans le foie pendant la vie.

Mais les observations faites au Japon par Baelz et par une série de médecins japonais, allaient bientôt élargir nos connaissances sur le *Dist. sinense* et préciser son influence pathologique. Celle-ci était restée bien vague, après les indications que nous venons d'analyser et dont l'intérêt devient pour ainsi dire historique seulement, tant il est faible, à côté des documents que nous allons maintenant analyser :

La première en date de ces publications, d'après I. Ijima, est due à Kiyono, Nakahama, Suga et Yamagata, de l'hôpital d'Okayama et élèves de Baelz. Elle fut écrite en japonais sous le titre *Observations sur les Distomes du poumon et du foie :* c'est une série d'observations sur de nombreux cas de distomatose, avec une courte description anatomique du Distome du foie.

La seconde est due à Baelz; cet auteur, comme nous l'avons vu, décrit deux espèces de Distomes du foie : le premier qu'il appelle *D. hepatis endemicum* s. *perniciosum*, parce qu'il a une influence pathogénique grande; le deuxième qu'il nomme *D. hepatis innocuum*, parce qu'il l'a trouvé en grand nombre dans le foie d'un phthisique qui n'avait pourtant éprouvé aucun trouble hépatique pendant sa vie : il rapporte ce dernier au *D. sinense* de Cobbold. — Nous avons vu qu'il s'agit au total d'une seule et même espèce, de sorte que nous pouvons relater, comme appartenant au *Dist. sinense*, ce que Baelz rapporte du *D. endemicum* s. *perniciosum*, la prétendue deuxième espèce n'étant le sujet que d'une seule observation.

Ce Distome, dit Baelz, est endémique dans deux régions bien

circonscrites du centre du Japon ; il constitue une vraie calamité, tant il est fréquent et nuisible. Il est vraisemblable que d'autres régions du Japon sont infestées de même. L'une de ces régions, comprise dans la province d'Okayama, est limitée à quelques petits villages bâtis sur un sol insalubre, fangeux, gagné sur la mer depuis moins d'un siècle, et transformé en rizières; celles-ci sont protégées par des digues, et sont au-dessous du niveau à marée haute. Les habitants de ces villages, dépourvus d'eau courante et de bons puits, boivent une eau souvent depuis longtemps stagnante, trouble et d'une incroyable saleté : aussi, et ceci est important pour l'étiologie, sont-ils envahis par le parasite dans la proportion de plus de 20 p. 100, sans distinction d'âge ni de sexe. Déjà à 1 ou 2 kilomètres dans les terres, là où l'eau de boisson est meilleure, la distomatose est à peu près inconnue; aussi peut-on admettre de ces faits que c'est par l'eau souillée que se fait l'infestation (1).

La seconde région où se rencontre le parasite est éloignée de la précédente de 70 kilomètres et en est séparée par un territoire absolument indemne. Là, l'affection est encore mieux localisée; elle ne frappe que Katayama, petit village de 200 âmes. Tous les villages environnants sont indemnes du parasite.

D'après les recherches faites à Okayama et à Katayama, à l'instigation de Baelz, on peut déterminer l'affection produite par les Distomes du foie, par l'examen microscopique des fèces, qui contiennent les œufs du parasite. La maladie présente les symptômes suivants : Il se développe de la boulimie avec sensation de pression et douleur à l'épigastre; le foie s'hypertrophie et l'augmentation de son volume peut quelquefois se reconnaître à la simple vue; quelquefois l'hypertrophie est limitée au lobe gauche et même il arrive qu'elle fasse presque complètement défaut; l'ictère manque ou est à peine appréciable; la pression exercée sur l'organe est plus ou moins douloureuse. La rate est notablement augmentée de volume. L'état général et la nutrition peuvent rester en bon état pendant des années, et on

(1) Taylor note que, en deux ans, et dans le seul hôpital d'Okayama, on a constaté plus de 200 cas de distomatose.

a vu des ouvriers continuer à se livrer aux travaux des champs, bien que leur infestation remontât à plus de 6 ans. Mais, tôt ou tard, malgré une alimentation abondante, la nutrition s'altère, il survient de la diarrhée difficile à arrêter, quelquefois sanguinolente, l'ascite apparaît, avec l'œdème des jambes, la cachexie, l'affaiblissement progressif et enfin la mort.

A l'autopsie, faite deux fois à Okayama, on trouve le foie hypertrophié, mais de couleur normale. Dans la paroi de la vésicule biliaire et des canaux biliaires se voient des diverticules kystiques ou des cavités, dont les dimensions varient de celle d'une noisette à celle d'une noix ; ils renferment des centaines de Distomes. Ces cavités communiquent avec les canaux biliaires largement dilatés, en sorte qu'on peut trouver quelques Vers libres dans les canaux biliaires, et même dans le duodénum. Le tissu hépatique est atrophié au voisinage des kystes et des canaux biliaires. La rate a augmenté de volume ; il y a du catarrhe gastro-intestinal.

A côté de ces constatations d'ordre pathologique sur l'action des Distomes dont nous parlons, il faut citer une observation de Baelz, faite dans le même travail et qui tranche assez sur les précédentes, au point que l'auteur donne au Distome qu'il a observé le nom de *innocuum :*

On trouve une cinquantaine de Distomes dans le foie d'un phthisique qui, pendant la vie, n'a présenté de troubles hépatiques d'aucune sorte. Les canaux biliaires sont dilatés, leur paroi épaissie ; ils sont remplis d'une matière jaunâtre, muqueuse, qui contient, en outre de cellules épithéliales, de nombreux œufs de Distome ; pas d'hypertrophie. Six mois après, on retrouve le même Helminthe chez un individu mort d'une maladie de cœur (1).

(1) Baelz ne donne aucun renseignement sur l'état du foie dans cette deuxième observation, de sorte que l'on ne peut savoir si la maladie du

Wallace Taylor, d'Osaka, à peu près à la même époque, publia aussi un mémoire sur les Distomes de l'Homme, dans lequel il traite de l'espèce dont nous nous occupons ; nous pouvons extraire de ce travail quelques faits intéressants au point de vue pathologique :

Un des premiers symptômes de la maladie, dit-il, est l'accroissement de volume du foie, précédé, accompagné ou suivi de diarrhée. La diarrhée est d'abord irrégulière et intermittente ; elle devient ensuite plus fréquente et les accès durent plus longtemps, jusqu'à ce que, après une période de deux à cinq ans, il n'y ait plus guère d'intervalles entre eux ; les selles, qui peuvent ou non être sanglantes, peuvent être au nombre de douze par jour. Le foie continue à augmenter de volume, quoique par intervalles il semble diminuer temporairement. Il peut exister une douleur plus ou moins constante dans la région hépatique. L'ictère, parfois intermittent, est un symptôme fréquent ; la température peut rester normale. Après un certain temps l'anasarque apparaît ; il peut à plusieurs reprises apparaître et disparaître. Le patient, fatigué par la diarrhée, devient faible, anémique, émacié, mais l'appétit est conservé. De la sorte les victimes de cette maladie peuvent en arriver à un état désespéré et recouvrer ensuite l'apparence de la santé ; ces alternatives se reproduisent jusqu'à ce que le patient meure après des années de maladie.

Dans un autre travail, Taylor dit que les femmes sont plus souvent attaquées par les Distomes que les hommes, et les enfants plus que les adultes (: : 2 : 1), il cite un certain nombre de localités nouvelles, où la présence des Distomes a été constatée. Il note en outre que plusieurs cas de la maladie ont été aussi observés chez l'Homme en Chine (1).

Isao Ijima fit connaître, entre autres faits intéressants, la

cœur n'était pas consécutive à une affection hépatique ; la première observation, d'ailleurs, montre que le Distome n'a pas été aussi *inoffensif* que le dit Baelz pour ce qui concerne le foie, et l'on peut admettre, sans doute, que l'état général du malade l'a emporté, avant que les lésions du foie aient pu atteindre tout leur développement.

(1) Les premières observations dues à Mac-Connell et à Mac-Gregor se rapportaient à des Chinois. Biggs a trouvé un grand nombre d'exemplaires du même Distome à l'hôpital de la Charité, à New-York.

présence chez le Chat du *Dist. sinense :* sur trois Chats pris à Tokio et autopsiés, il put compter dans l'un, 600 Distomes (les canaux biliaires et la vésicule étaient très dilatés), dans un autre Chat, un seul individu fut rencontré (aucune altération), le troisième était indemne de parasites (1). Il fait connaître de nouvelles localités dans lesquelles la distomatose de l'Homme a été constatée et en particulier la ville même de Tokio, et confirme différentes observations de Baelz (2); il étudie aussi l'anatomie du parasite.

Depuis la publication de ces documents fondamentaux, le *Distomum sinense* a été assez souvent rencontré, et si son histoire ne s'est pas éclairée de faits importants, du moins l'aire de sa distribution géographique en Orient s'est-elle étendue : on l'aurait trouvé à Formose et en Corée. Vallot et Caraës l'ont trouvé au Tonkin sur des Annamites (3) provenant des hautes régions du pays.

R. Blanchard a aussi fait connaître trois cas nouveaux observés à Hanoï, dont deux par le Dr Treille, et dans lesquels un nombre considérable de Distomes a été observé (4).

(1) Railliet a pu voir, à l'Exposition universelle de Paris, en 1889, des échantillons de Distomes du foie du Chat, envoyés du Japon sous le nom de *D. endemicum*. Taylor avait déjà signalé chez le Chat un Distome qui déterminait chez cet animal une maladie plus grave et évoluant plus rapidement que chez l'Homme, mais rien ne prouve qu'il ne s'agissait pas d'une des autres espèces du même sous-genre, qui vivent chez le Chat. Janson indique aussi le *Dist. sinense* comme fréquent dans les conduits biliaires du Chat au Japon (V. Janson, sub. *Dist. heterophyes*, bibliographie, n° 3).

(2) Pour Ijima, le chiffre donné par Baelz pour Okayama, de plus de 20 p. 100 de malades sur l'ensemble de la population, serait exagéré et devrait être ramené à environ 10 p. 100.

(3) Dans tous ces cas il s'agit de la distomatose chez les Asiatiques. Grall (*Arch. méd. nav.*, 1867) a mentionné le cas d'un Européen atteint par les Distomes après un court séjour au Tonkin ; il s'agit d'un légionnaire atteint d'un phlegmon du flanc droit, dont le pus contenait des Distomes. L'observation est ainsi doublement intéressante.

(4) Le musée de la Faculté de médecine de Lille doit à R. Blanchard de nombreux individus du *Dist. sinense*, provenant de ces derniers cas.

Billet l'a aussi vu en grand nombre chez un Annamite à Coabang.

Moty dit l'avoir observé sept fois sur quinze Annamites et fait la remarque que toutes les provinces du Tonkin semblent également atteintes par cet Entozoaire, car les localités dont ses malades étaient originaires, se trouvaient très éloignées les unes des autres et réparties également dans tout le pays (1).

Ces différentes observations ont fourni au sujet des phénomènes pathologiques déterminés par ces Distomes, des données qui précisent et étendent celles que nous avons transcrites plus haut, à propos des cas observés dans l'Inde et au Japon. D'une manière générale, on peut considérer comme établi que les altérations du foie sont en rapport avec le nombre des parasites, que rien ne révèle leur présence, s'ils sont en petit nombre, et les altérations de l'organe sont alors insignifiantes ; au contraire, si les parasites sont très nombreux, les lésions des canaux biliaires et consécutivement du parenchyme hépatique peuvent être considérables et déterminer des accidents graves ou mortels, ces derniers pouvant ne se produire que de longues années après le début de l'infestation. Comme pour le Dist. hépatique, le *Dist. sinense* peut se rencontrer parfois en dehors du foie et Grall a produit l'observation d'un malade porteur d'un phlegmon dont le pus contenait des Distomes.

On ne sait encore rien de certain sur la façon dont le *Dist. sinense* vient chez l'Homme ou les animaux, et l'on ne peut, jusqu'ici, que faire des hypothèses à ce sujet ; il est probable que l'eau joue un rôle important dans sa migration, mais est-ce parce que l'animal est ingurgité à la période où il vit libre dans l'eau, ou bien parce qu'il va

(1) Pfihl aurait vu ce Distome au Bengale.

attendre une migration passive en se logeant dans quelque Mollusque avalé avec l'eau par mégarde, ou parce qu'il s'enkyste sur les plantes aquatiques ou sur les légumes arrosés avec les eaux croupissantes dont nous avons parlé ? Y a-t-il quelque rapport entre l'infestation et la coutume qu'ont les Japonais, d'arroser leurs cultures avec les engrais humains, ou de laver tous leurs ustensiles, même ceux qui servent à épandre les vidanges, dans l'eau des fossés qu'ils boivent ensuite? On n'en sait rien encore. Mentionnons, pour mémoire, l'hypothèse faite par Mac-Gregor, que le Trépang si recherché de ces peuples serait l'hôte intermédiaire. Mais le Trépang se mange après dessiccation, et ce n'est guère en tout cas que sous cette forme que le peuvent prendre les habitants éloignés de la mer. En tout cas il faut remarquer avec R. Blanchard que les Chinois doivent transporter cet animal partout où ils ont coutume d'émigrer, et peut-être l'émigration des individus de race jaune favorisera-t-elle la dissémination du parasite hors de ses contrées d'origine.

Mac-Connell (J.-F.-P.), Remarks on the anat. and patholog. relations of a new species of liver Fluke (The Lancet, t. II, 1875, p. 271, fig.).

Id., Distoma sinense (M'Connelli) (Ibid., t. I, 1878, p. 406).

Mac-Gregor, A new form of parasitic disease associated with the presence of a new species of liver parasite (Glasgow med. Journal, 1877, analysé in The Lancet, I, 1877, p. 775).

Kiyono, Nakahama, Suga et Yamagata (en japonais), janvier 1883, cité d'après Ijima.

Nakahama Toichiro, Journal de méd. de Tokio, 1883 (en japonais).

Baelz (E.), Ueb. einige neue Parasiten des Menschen (Berl. klin. Wochenschrift, t. XX, 1883, p. 234).

Taylor (W.), Distomata hominis, 2. Distomata hepatica (China imper. marit. Customs Medical Rep., n° 27, 1884, p. 44).

Id., Further note on *Distoma hepaticum* (Ibid., n° 28, p. 58, avec une carte montrant la répartition des parasites).

Rémy (Ch.), Notes médicales sur le Japon (Arch. génér. de médecine, 7e s., t. I, 1883, p. 513, compilation de Baelz; aucun fait nouveau).

Pfihl, Arch. de méd. navale, t. LII, 1884, p. 156, cité par R. Blanchard.

Isao Ijima, Notes on *Distoma endemicum* (Journ. Sc. coll. Imp. univ., Tokio, t. I, 1886, p. 47, pl. 7).

GRALL, Deux observat. de Douve chez l'Homme (Arch. méd. nav., t. XLVIII, 1887).

CARAES (S.-M.), Des Distomes du foie chez l'Homme en Extrême Orient (Thèse de Bordeaux, 1888).

VALLOT, Notes de pathologie exotique (Arch. de méd. nav., t. LII, 1889, p. 383, et Ibid., décembre 1887).

SONSINO (P.), Studi e notizie elmintologiche (Soc. Toscana di sc. naturali, julio 1889).

LEUCKART (R.), Die Parasiten des Menschen, 2e éd., fasc. IV, 1889, p. 386 (Dist. spathulatum).

BIGGS (H.-M.), The *Distoma sinense*, a rare form of liver Fluke, with report of a case in which it was found (Americ. Journ. of med. sciences, 2, 1890, p. 30).

RAILLIET (A.), Les parasites des animaux domestiques au Japon (Le Naturaliste, t. XII, 1890, p. 142).

BLANCHARD (R.), Notes sur quelques Vers parasites de l'Homme, 2. *Distoma sinense* (C. R. Soc. biol., 9e série, t. III, 1891, p. 604).

STILES (W.), Notes on Parasites, 21, A new species of Fluke (*Dist.* [*Dicrocœlium*] *complexum*) found in Cats in the United States, with bibliographies and diagnoses of allied forms (Veterinarian Magazine, june 1894).

MOTY, Lésions anatomiques produites par le *Dist. sinense* (C. R. Soc. biol., 1893, p. 224).

BILLET (A.), Sur le *Distoma sinense* (C. R. Soc. biol., 1893, p. 506).

Distomum felineum, Rivolta, 1885 (*Dicrocœlium felineum*).

Cette espèce (fig. 26) fut d'abord observée par Gurlt dans le foie d'un Chat et rapportée par lui, mais à tort, au *Distomum conus* de Creplin, tandis que Siebold, qui trouvait le même animal à Danzig chez un Chat (1836) et Van Tright (1885), qui le trouvait chez un Chien, le déterminaient *Dist. lanceolatum.* C'est seulement beaucoup plus tard (1884) que, retrouvé par Rivolta en Italie, dans le foie du Chien et du Chat domestiques, cet animal reçut le nom qu'il porte aujourd'hui ; il a été, au reste, plusieurs fois confondu, depuis cette époque, avec d'autres espèces, jusqu'à ce que, retrouvé enfin par Max Braun chez le Chat, à Kœnigsberg, il fut définitivement fixé dans ses caractères et sa synonymie (1).

(1) En outre du Chien et du Chat, il faut citer encore comme hôte du *Dist. felineum*, le Glouton (*Gulo borealis*). Braun a fait ressortir la proche

Il y a peu de temps, Winogradoff retrouva cette espèce dans le foie de l'Homme à Tomsk, en Sibérie, et fit à son sujet d'intéressantes observations, publiées en langue russe et que nous résumons plus loin, d'après Max Braun qui les a fait connaître ; il la crut d'espèce nouvelle et la décrivit sous le nom de *Dist. sibiricum* n. sp. (fig. 27). Comme l'animal vu par Winogradoff concorde tout à fait, pour ses caractères, avec le *Dist. felineum* que j'ai observé, dit Max Braun, et que d'ailleurs le *Dist. sibiricum* vit à Tomsk chez les Chats et les Chiens, je n'hésite pas à le considérer comme identique au *Dist. felineum*.

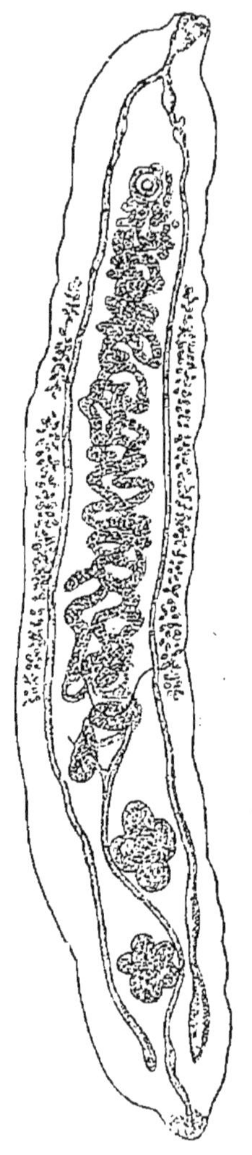

Fig. 26. — *Distomum felineum* provenant du foie d'un Chat, d'après Max Braun.

L'animal vivant est de couleur rougeâtre, presque entièrement transparent, aplati, pointu en avant, élargi en arrière ; suivant l'état de contraction, il mesure de 8 à 18 mill. de long. et 1 mill. 1/2 à 2 mill. 1/2 et plus de largeur ; il n'est pas rare qu'on puisse constater l'existence d'une espèce d'encoche, marquant le cou, située à la hauteur de la ventouse ventrale ; la peau ne porte point d'aiguillons, les deux ventouses sont à peu près égales en dimensions, 0,23 à 0,28 mill. ; le pharynx est appliqué tout contre la ventouse buccale et est très court, de même que l'œsophage ; les deux branches du tube digestif ne présentent pas de ramifications et s'étendent jusque près de l'extrémité du corps. Le pore aquifère est terminal, la vésicule aquifère a ici la forme d'un tube contourné en S ; elle reçoit les deux tubes laté-

parenté qui existe entre cette espèce, les *Dist. sinense*, *conjunctum* et *truncatum*, et quelques autres parasites du foie des Mammifères et des Oiseaux ; ils forment ensemble un groupe nettement délimité ; Stiles et Hassall ont réuni ces espèces dans le sous-genre *Dicrocœlium*.

raux un peu en avant des testicules. Les deux testicules sont situés dans le quart postérieur du corps, l'antérieur est toujours à quatre lobes, le postérieur en a cinq ; l'ovaire est arrondi et médian; un peu en arrière se trouve le *receptaculum seminis ;* les vitellogènes forment 7 à 8 groupes de glandes disposés dans la région médiane du corps, en dehors des branches du tube digestif; l'utérus décrit de nombreuses circonvolutions entre l'ovaire et la ventouse ventrale et s'ouvre contre et en avant de cette dernière; près de l'extrémité de l'utérus, se voient les circonvolutions terminales du vaisseau déférent; la poche péniale et le pénis manquent. Les œufs sont ovales, operculés au pôle étroit; leur longueur est de 26 à 30 μ, leur largeur de 11 à 15 μ.

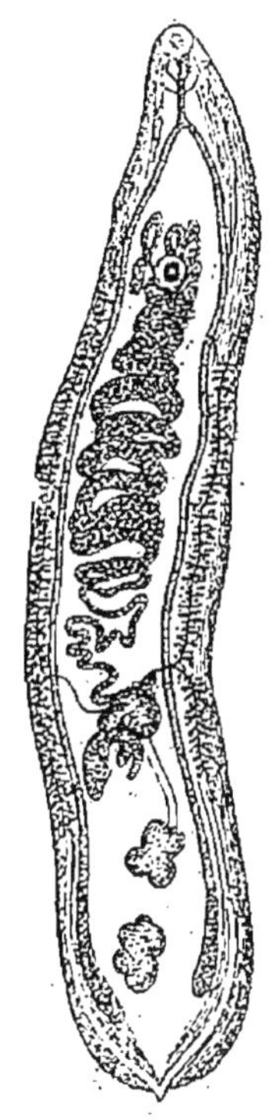

Fig. 27. — *Distomum sibiricum* du foie de l'Homme, d'après Winogradoff (pour la comparaison avec le *Dist. felineum*, fig. 26, du foie du Chat).

D'après Winogradoff, ce Distome ressemble beaucoup par sa forme générale au *Dist. lanceolatum*, mais s'en distingue, à première vue, par la disposition des organes génitaux, situés en arrière des circonvolutions utérines, dans la portion postérieure du corps; ce serait un des parasites les plus fréquents de l'Homme à Tomsk et il aurait été rencontré 8 fois sur 124 autopsies, soit dans une proportion de 6,45 p. 100, tandis que le *Tænia saginata* ne s'y trouvait que dans la proportion de 3,20 p. 100, l'Échinocoque 2,4 p. 100, l'*Ascaris lumbricoides* 1,6 p. 100 et l'Oxyure 0,8 p. 100 des autopsies. Un neuvième cas a été observé également à Tomsk en dehors de cette statistique.

Dans aucun de ces neuf cas la mort n'a été directement déterminée par les parasites, les patients ayant été toujours emportés par une maladie intercurrente, mais on a toujours constaté des altérations plus ou moins profondes du foie : dilatation des conduits biliaires, inflammation et épaississement des parois, atrophie de la substance de l'organe, avec formation d'un tissu de granulations; une fois même, il existait une quantité de petits abcès; l'ictère a été relevé cinq fois, de même qu'une diminution du volume de la glande; l'ascite existait trois fois et, en deux cas de maladie récente, le foie était augmenté de volume. Le nombre des Distomes, dans toutes ces observations, variait de quelques-uns à plusieurs centaines; tous les cas observés l'ont été chez des hommes; on ne trouva pas de ces parasites chez 24 femmes autopsiées.

Il n'est pas douteux que les modifications que nous venons de signaler n'aient été produites directement dans le foie, par le fait des Distomes; même chez les Chats, on en constate de semblables, qui concordent toujours avec la présence de ces parasites.

On sait peu de choses sur le développement du *Dist. felineum :* les œufs, dans l'utérus, renferment déjà un embryon cilié que M. Braun n'a pu faire éclore dans l'eau, mais qui put éclore dans l'intestin de *Lymnæa stagnalis;* seulement, les embryons ne se sont pas transformés en sporocystes dans cet animal. Winogradoff, toutefois. rapporte qu'il a obtenu l'éclosion des embryons, après les avoir maintenus dans l'eau à 37° pendant un mois ; le même auteur aurait observé des embryons libres dans le liquide de la vésicule biliaire d'un cadavre.

Il faut remarquer maintenant, que, en outre du *Dist. felineum,* on peut trouver, dans les conduits biliaires du Chat, deux autres Distomes, *Dist. truncatum,* Rud. (= *Dist. conus,* Crepl.) et *D. albidum,* Braun. Or, Winogradoff rapporte que dans l'un des neuf cas de distomatose qu'il a observés, il a trouvé un petit Distome complètement revêtu d'aiguillons, et il émet la supposition qu'il s'agit peut-être d'un jeune *Dist.*

felineum. Mais, d'après les observations de Braun, les petits exemplaires de cette dernière espèce n'ont pas d'aiguillons, tandis qu'on observe ces productions chez les *Dist. truncatum* et *albidum;* il faudrait donc conclure que le petit Distome à aiguillons du foie de l'Homme serait soit *Dist. truncatum*, soit *Dist. albidum*, et comme, en outre, les aiguillons sont plus difficiles à voir dans ce dernier et tombent facilement de la partie postérieure du corps, que *Dist. albidum* est aussi plus gros que *Dist. truncatum*, il se peut que le *Dist. truncatum* ait été trouvé aussi chez l'Homme par Winogradoff. S'il en est bien ainsi, continue M. Braun, on peut tirer de là une importante indication sur la façon dont ces Distomes du foie viennent chez l'Homme : le *Dist. truncatum*, en effet, ne se trouve pas seulement chez le Chat, le Chien, le Renard et le Glouton, mais aussi chez deux espèces de Phoques (Otto, Rudolphi, Creplin) qui, sûrement, tirent leurs parasites de leurs aliments, consistant en Poissons ; or, les autres hôtes du *Dist. truncatum* mangent également du Poisson; les Chats, on le sait, recherchent même ce genre de nourriture. Ce serait donc avec un ou des Poissons d'espèce à déterminer que l'Homme s'infesterait.

Comme le fait remarquer Max Braun, il est possible que l'on retrouve le *Dist. felineum* chez l'Homme ou dans d'autres contrées, maintenant que l'attention des médecins est attirée sur ce parasite; on ne conçoit pas, en effet, comment il pourrait ne se trouver que chez le Chat ou le Chien dans certains pays et pas chez l'Homme. Or ce parasite n'est pas rare : ainsi à Kœnigsberg, Braun l'a trouvé 27 fois sur 34 Chats domestiques — presque tous des mâles — qu'il a observés (environ 80 p. 100) ; Van Tright l'a observé en Hollande chez le Chien, Neumann et Railliet l'ont vu à Toulouse et à Alfort chez le Chat, Sonsino l'a récolté abondamment chez le Chat en Italie et Ward chez le Chat et chez un jeune Coyotte (*Canis latrans*) aux États-Unis. Le *Dist. truncatum* a aussi été rencontré dans les mêmes pays. Il ne serait donc pas surprenant qu'on le retrouvât chez l'Homme dans ces diverses contrées et peut-être même a-t-il déjà été vu et confondu avec le *Dist. lanceolatum.*

V. à propos de *Dist. felineum* et des espèces voisines :

SONSINO (P.), Studii e notizie elmintologiche, Dist. conus e forme affini (Soc. Toscana di Sc. naturali, luglio 1889).

WINOGRADOFF (K.), Ein neues Distomum an der menschl. Leber (Nachr. d. kais. Tomskchen Univ., t. IV (1891), 1892, p. 116).

ID., Ein zweiter Fall v. Dist. sibiricum (Ibid., p. 131).

ID., Ueb. Würmer, welche im menschl. Körper parasitiren (Ibid., t. V (1892), 1893).

BRAUN (M.), Die Leberdistomen der Hauskatze u. verwandte Arten (Centralbl. f. Bakt. u. Parasitenk., t. XIV, 1893, p. 381, — avec un index bibliographique complet).

ID., Ueb. ein für den Menschen neues Distomum (Ibid., t. XV, 1894, p. 602).

ID., Die thierischen Parasiten des Menschen, 2e édit., 1895.

STILES (W.) et HASSALL (Alb.), Notes on Parasites, 21, A new species of Fluke (Distoma [Dicrocœlium] complexum) found in Cats in the United States, with bibliographies and diagnoses of allied forms (Veterinarian Magazine, june 1894).

WARD (H. B.), Helminthologische Notizen, 2, Distoma felineum in den Vereinigten-Staaten (Centralbl. f. Bak. u. Parasitenk., t. XVII (1895), p. 304).

ID., On the Dist. felineum in Un. States a. on the value of measurements in specific determinations among the Distomes (Veterinary Magaz., 1895).

Distomum heterophyes, v. Sieb. (fig. 28).

Ce parasite est de très petite taille et mesure de 1 à 1 millimètre et demi de longueur sur 700 μ de large (1) ; il est déprimé, convexe en dessus, plan en dessous, de forme ovale allongée, élargi en arrière, de couleur rougeâtre ; les téguments de la moitié antérieure du corps por-

(1) D'après Loos, l'animal, non contracté, mesure 2 millimètres de long et sa plus grande largeur, atteinte entre le premier et le deuxième tiers du corps, est de 1 millimètre. La forme varie suivant l'état de contraction : la partie antérieure est toujours beaucoup plus mobile, peut s'étendre en forme de cou et atteindre une longueur près de deux fois plus grande que celle de la partie postérieure du corps.

tent de nombreux aiguillons dirigés en arrière; la ventouse ventrale est environ trois fois plus volumineuse que la ventouse buccale, elle est située dans la région moyenne du corps; l'œsophage est assez long, le pharynx petit, les branches de l'intestin s'étendent jusqu'à l'extrémité du corps; les testicules sont sphériques, situés presque à l'extrémité postérieure; l'ovaire est situé plus en avant; l'utérus se développe en de nombreuses circonvolutions dans la moitié postérieure du corps; les vitellogènes sont peu développés, situés dans le tiers postérieur et occupent les côtés. Les orifices génitaux sont situés tout contre et en arrière de la ventouse ventrale, dans une dépression qui est entourée d'une paroi musculaire très épaisse, simulant une ventouse, sur laquelle on remarque environ 70 bâtonnets courbés, de nature chitineuse : cette formation est tout à fait remarquable et caractéristique (1). Les œufs sont rouge brun, ils donnent sa coloration au corps de l'animal, leur coque est épaisse et ils mesurent 26 μ de long sur 15 de large.

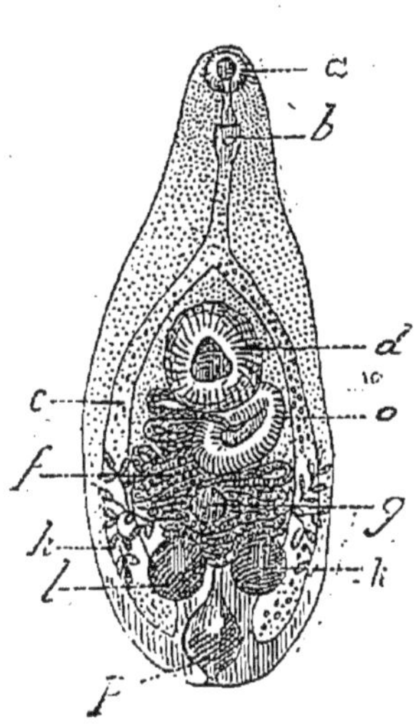

Fig. 28. — *Distomum heterophyes* d'après Bilharz. — *a*, ventouse buccale; *b*, pharynx; *c*, cæcum intestinal; *d*, ventouse ventrale; *f*, utérus; *g*, germigène; *h*, vitellogène; *k*, testicule gauche; *l*, testicule droit; *o*, bourrelet circulaire entourant les orifices sexuels; *p*, appareil excréteur.

Le *Dist. heterophyes* a été découvert en 1851 par Bilharz, au Caire, dans l'intestin grêle d'un enfant; il s'y trouvait par centaines; un second cas fut observé peu de temps après, par le même observateur; les parasites se montraient comme autant de petits points rouges sur la muqueuse. Les exemplaires ré-

(1) D'après Loos, le bourrelet musculeux génital peut se rétracter complètement dans le corps, par l'action d'un groupe de fibres musculaires.

coltés dans ces observations ont servi aux études de Cobbold et à celles de Leuckart.

R. Blanchard a fait connaître une troisième observation de cet animal chez l'Homme, due à Walter Innes, du Caire; on ne sait encore rien sur les circonstances dans lesquelles elle a été faite.

Loos, pendant un séjour de huit mois en Égypte, a eu deux fois l'occasion de trouver ce Distome en grande abondance, à Alexandrie (1), ce qui lui a permis d'en faire une étude complète; nous ne relèverons dans son travail que les faits intéressant notre sujet : le parasite se trouve principalement dans le tiers médian de l'intestin grêle; parmi ces Vers, les uns se meuvent librement dans la matière intestinale, d'autres se trouvent attachés aux parois et le reste se cache dans les plis de la muqueuse. Malgré le grand nombre d'individus, le parasite ne semble pas nuisible pour son hôte. Le Ver se nourrit de la matière contenue dans l'intestin et on n'a jamais trouvé dans son appareil digestif, ni globules sanguins, ni cellules épithéliales (2).

(1) Loos rapporte que, pendant un séjour de deux mois qu'il fit au Caire, le *Dist. heterophyes* fut aussi trouvé dans cette ville.

(2) Par les particularités remarquables que présente l'orifice génital, ce Distome se tient assez isolé des autres espèces; à la vérité, Cobbold a bien fait la supposition que le *Dist. constrictum*, sommairement décrit par Leared (*), présentait une particularité analogue, mais nous ne pouvons que nous ranger à l'opinion contraire de Leuckart. Ce dernier auteur fait un rapprochement, à ce point de vue, entre mon *Dist. ingens* et le *Dist. heterophyes*, en me faisant dire que le cloaque génital présente chez le *Dist. ingens* une structure tout à fait analogue à celle d'une ventouse; il y a là une erreur et je n'ai rien écrit de semblable : j'ai, au contraire, insisté sur ce fait que l'orifice génital chez ce Distome est caché dans les plis de la peau (**).

Il y a toutefois une espèce très semblable au *Dist. heterophyes*, à cet égard, comme à plusieurs autres, d'ailleurs; c'est le *Dist. fraternum*, trouvé par Loos dans l'intestin du Pélican (*Pelecanus onocrotalus*); l'espèce est également très petite, notablement plus petite que *D. heterophyes*

(*) Leared (A.), *Descript. of a new parasite found in the heart of the edible Turtle* (Quart. Journ. of microscop. science, t. II, 1862, p. 168).

(**) Cf. R. Moniez, *Descript. des Dist. ingens nov. sp. et remarq. sur quelq. points de l'anat. et de l'histologie comparée des Trématodes* (Bull. Soc. zool. France, t. XI, 1886), et Leuckart, *Die Parasit. des Menschen*, 2e édit., p. 403, en note.

On ne sait rien sur les mœurs de cet animal et on ignore comment il vient chez l'Homme.

Siebold (V.), Ein Beitr. z. Helminthographia humana (Zeits. f. Wiss. Zool., t. IV, 1853, p. 53, pl. 5).

Cobbold (T.-S.), Parasites, a treatise on the Entozoa of man and animals, 1879, p. 34.

Leuckart (R.), Die Parasiten des Menschen, 2e édit., fasc. 4, 1889.

Blanchard (R.), Note préliminaire sur le Dist. heterophyes, parasite de l'Homme en Égypte (C. R. Soc. biol., 9, t. XIII, 1891, p. 791). Notes sur quelques Vers parasites de l'Homme, 3, Sur la classification des Distomes (Ibid., t. III, 1891, p. 609).

Janson, Die Krankheiten der Hausthiere in Japan (Arch. f. wiss. u. prakt. Thierheilkunde, t. XIX, 1893, p. 241-276; analysé par M. Braun in Centralbl. f. Bakt. u. Parasitenk., t. XV, 1894, p. 394).

Loos (A.), Ueb. den Bau v. Distomum heterophyes, v. Sieb., u. Dist. fraternum n. sp., Kassel, 1894, 59 p., 2 pl. (avec un résumé en français).

Distomum Westermanni, Kerbert, 1878 ([*Mesogonimus*] *Westermanni*).

Ce sont les œufs de cet intéressant parasite qui furent trouvés d'abord par Baelz, en 1878, dans les crachats d'un Japonais qui souffrait d'une certaine forme d'hémoptysie fréquente au Japon, mais Baelz méconnut la nature de ces productions, qu'il prit pour des spores de Grégarines (*Gregarina pulmonalis* s. *fusca*). Le Dr Ringer découvrit le Distome auquel appartenaient ces œufs, dans les bronches d'un habitant de Formose, atteint également d'hémoptysie. Manson retrouva le même animal chez l'Homme à Amoy, et il en envoya des échantillons à Cobbold, qui l'appela *Dist. Ringeri* (1880). Baelz rencontra alors aussi ce Distome dans les poumons de l'Homme et lui donna le nom de *Dist. pulmonale* (1883). Le parasite fut ensuite étudié par divers auteurs, notamment par Leuckart, qui s'aperçut de son identité avec

(au plus 500 μ de long sur 300 de large). On pourrait réunir ces deux espèces dans un même genre qui, selon la remarque de Blanchard, devrait être différent du genre *Mesogonimus*. Peut-être faudra-t-il y joindre mon *Dist. flagellatum* du Gymnote. V. R. Moniez, *Notes sur les Helminthes*, X, *Dist. flagellatum* (Rev biol. du N. de la France, t. IV, 1891).

un Distome décrit, sous le nom de *Dist. Westermanni*, en 1878, par Kerbert, qui le trouvait dans les poumons d'un Tigre de ménagerie, à Amsterdam. C'est donc incontestablement sous ce dernier vocable, qu'il faut classer le parasite dont nous parlons.

Cet animal est de contour général ovale; il est long de 8 à 10 millimètres, large de 4 à 6, de couleur brun rougeâtre, quand il est vivant, gris sur l'animal conservé; le corps n'est pas aplati, comme c'est l'ordinaire chez les Trématodes, mais il est assez épais pour que la section transverse en soit ronde; les deux ventouses, d'égales dimensions, mesurent 75 μ, la ventouse buccale est presque terminale, la ventrale est située un peu en avant du milieu du corps; la cuticule porte des épines écailleuses; le pore génital est situé immédiatement en arrière de la ventouse ventrale; l'œsophage est très court, les deux branches de l'intestin courent sur les côtés, jusqu'à l'extrémité postérieure du corps. Le pénis et la poche péniale sont absents, le canal déférent est droit; les testicules sont tubuleux, ramifiés, disposés dans la partie postérieure du corps; les ovaires sont situés un peu en arrière de la ventouse ventrale; l'utérus est ramifié, court et ramassé; les vitellogènes s'étendent jusqu'aux deux extrémités du corps; il existe un canal de Laurer. Les œufs, munis d'un clapet, mesurent de 80 μ à 100 μ de long sur 50 μ de large; leur coquille est mince; ils sont de couleur jaune. Les embryons ne se développent qu'après être sortis de leur hôte, on ne connaît ni leurs migrations, ni leurs métamorphoses; on sait seulement qu'ils offrent une certaine résistance à la dessiccation, qu'ils se développent dans l'eau. L'embryon, d'après Nakahama, se forme quand on le maintient, pendant 26 à 28 jours, à une température de 26° à 34°: la jeune larve est couverte de longs cils vibratiles et nage dans l'eau à la façon d'un Infusoire.

Pathologie. — Ce Distome cause, dans l'Asie orientale, particulièrement au Japon, une maladie chronique, fréquente, essentiellement caractérisée par des hémoptysies, qui, en général, ne sont pas dangereuses. Le parasite vit dans le poumon, et on en trouve un ou deux individus dans des cavernes, en communication avec les petites bronches, et qui peuvent atteindre le volume d'une noisette : ces cavernes renferment une sorte de mucus coloré par le sang, dans lequel l'animal pond ses œufs; ceux-ci arrivent à l'extérieur avec des crachats, qui ont l'aspect de ceux des pneumoniques, et leur présence caractérise, d'une manière absolue, l'affection parasitaire (1). C'est par la destruction du tissu pulmonaire, lors de la formation des cavernes, que les hémorrhagies se produisent, et il peut arriver, quelquefois, que de gros vaisseaux se rompent et déterminent des hémoptysies abondantes (2).

« La maladie, dit Leuckart, est répandue par tout le Japon, mais elle est plus fréquente en certaines régions qu'en d'autres. Dans la province de Shinano, d'après ce que m'écrit Baelz, il existe un village dans lequel presque tous les habitants sont porteurs de Distomes du poumon ; dans une même famille, le père, la mère, le fils, le gendre et le domestique présentaient à qui mieux mieux l'hémoptysie parasitaire, bien que tous parussent en bonne santé. Comme, d'ordinaire, toute incommodité fait défaut dans cette affection, peu de patients réclament l'aide du médecin (3). Déjà, en 1883, trois années à

(1) Leuckart dit tenir de Baelz, que le nombre des œufs de ce Distome rejetés journellement par un individu qui depuis treize ans souffrait d'hémoptysie parasitaire, s'élevait au moins à 12000.

(2) D'après Baelz, les crachats expulsés dans cette affection contiennent régulièrement d'innombrables « cristaux de Charcot », grands et petits ; le fait est intéressant, car les patients ne présentent jamais aucun des phénomènes de l'asthme, maladie que l'on a cru pendant un temps être en rapport avec la présence de ces cristaux (Leuckart).

(3) Yamagiva et Inovi, de Tokio, rapportent, cependant, que le parasite, très répandu dans certains villages des montagnes du Japon, y est re-

peine après que la vraie nature de la maladie fût reconnue, Baelz en notait plus de cent cas observés dans toutes les parties du pays : les étudiants, les assistants, crachaient des œufs de Distomes, bien qu'ils parussent en parfaite santé. La maladie est fréquente dans les provinces d'Okayama et de Kumamoto, qui sont toutes deux des régions montagneuses. »

A Formose, d'après Manson, l'affection produite par les Distomes est répandue dans le Nord, comme dans le Centre et le Sud. « Certains médecins, dit-il, disent que 20 à 30 p. 100 des personnes y ont des hémoptysies ; d'autres abaissent cette proportion à 15 p. 100 ; il est possible qu'il y ait là quelque exagération, mais, en tout cas, cela montre que la maladie est très répandue. » L'idée que le continent asiatique était exempt du parasite, basée surtout sur le fait constaté par Manson, qu'on ne le trouve pas aux environs d'Amoy, n'a pu être maintenue, depuis que Baelz a constaté l'existence de Distomes chez un prince de la famille royale de Corée ; ce malade lui avait été envoyé comme phthisique, et depuis huit ans, crachait du sang ; il avait eu deux fortes hémoptysies peu de temps auparavant. — D'ailleurs, l'existence du Distome pulmonaire chez le Tigre, permet de conclure à une large répartition du parasite.

Au tableau que nous venons de faire des lésions habituelles, produites par le *Dist. Westermanni*, il convient d'ajouter que le parasite peut se rencontrer ailleurs que dans le poumon, et que, dans un certain nombre de cas, ses œufs, jouant le rôle d'embolies, peuvent produire des phénomènes de grande gravité.

C'est ainsi que, d'après Yamagiva, on a pu observer deux cas de cirrhose hépatique avec ascite, dans lesquels on a

douté à ce point que les habitants des autres villages s'interdisent toute relation avec les localités contaminées.

trouvé les œufs du Distome pulmonaire dans le tissu interstitiel du foie.

Mais ce sont encore là des lésions directes, produites au siège du parasite ; il en peut survenir d'autres, par un mécanisme tout différent, comme le montrent les exemples suivents, dus à des médecins japonais et que nous reproduisons pour le grand intérêt qu'elles présentent :

Otani a publié l'observation (1) d'un homme de 26 ans, cordonnier, faible de constitution, sans tare héréditaire, qui, en 1885, souffrit de troubles digestifs ; il toussait un peu ; au printemps de l'année suivante, il eut tout à coup de la fièvre et des frissons, douleurs au côté droit du thorax, violents accès de toux ; au bout d'une semaine environ il remarqua que ses crachats étaient colorés en rouge brun. Après dix jours, il se trouva beaucoup mieux, bien que ses crachats fussent toujours sanguinolents, qu'il eût des sueurs nocturnes avec élévation de température et autres symptômes de phthisie. En mai 1887 éclatèrent des attaques d'épilepsie : c'est au cours de l'une d'elles qu'il fut admis, en septembre, à l'hôpital ; on apprit de l'entourage que, depuis la veille au soir, il avait souvent présenté des symptômes épileptiformes. Le malade fut sans ou presque sans connaissance pendant huit jours et mourut dans le collapsus ; on constata des œufs de Distome dans ses crachats.

A l'autopsie on trouve les lobes antérieur et postérieur du côté droit du cerveau, occupés chacun par une tumeur plus grosse qu'un œuf de poule, formée de kystes dont le volume oscille entre celui d'un œuf de pigeon et celui d'un grain de riz, la plupart communiquent entre eux et sont remplis d'un liquide jaunâtre ou brunâtre, épais, contenant des cristaux de Charcot, des cristaux d'hématoïdine et beaucoup d'œufs identiques à ceux que crachent les malades atteints de distomatose pulmonaire ; dans l'un des kystes on trouve un Distome long de 8 mill., large de 5 mill. ; un Ver semblable est rencontré dans les tissus voisins qui paraissent sains.

Otani trouva aussi des Distomes dans le poumon et des lésions semblables à celles du poumon dans le péritoine et dans le foie. L'auteur conclut, que les Distomes peuvent produire une tumeur

(1) Rapportée d'après Yamagiva.

kystique dans le cerveau et déterminer des accidents épileptiformes.

Otani a publié, de plus, en 1888, deux cas semblables, mais sans autopsie; il y avait distomatose pulmonaire et attaques épileptiformes.

Yamagiva a publié une observation analogue :

Un homme de 29 ans, de la province d'Awomori (N.-E. du Japon), sans hérédité, non syphilitique, n'ayant jamais reçu de coups à la tête. Il a une première attaque d'épilepsie en mars 1887, à la suite d'une pluie qui avait complètement mouillé ses vêtements... Les attaques reviennent depuis jusqu'à trois fois par jour, mais il a les apparences de bonne santé dans les intervalles de répit. Vers la fin de l'année 1887, apparaît de la paresthésie à l'extrémité inférieure gauche et à la face; on diagnostique le bériberi (Kakke); il vient à la clinique de Baelz et sort amélioré au bout de neuf mois; il n'avait plus eu d'accès depuis trente jours. Rentre à l'hôpital, de nouveau, six semaines plus tard, 25 février 1888, avec de nombreux symptômes d'ordre réflexe. Il a 24 attaques le 27 mars, 87 le lendemain, 104 le surlendemain, l'inconscience survient le 31, les attaques se suivent à de courts intervalles ; mort le 2 avril. L'autopsie ne présente ni kystes ni abcès de l'encéphale, mais la pie-mère est intimement unie à la surface de l'hémisphère droit dans la région postéro-latérale, et, en ces points, on trouve des lésions histologiques variées; on constate que les vaisseaux des sillons sont très élargis, épaissis, très ramifiés ; leurs rameaux sont en partie oblitérés ; si on suit ces derniers vers la couche profonde de la substance grise, on les voit se jeter dans un foyer de forme irrégulière, où se trouvent de nombreux œufs que l'auteur tient pour ceux du Distome du poumon ; souvent ces œufs obstruent la lumière des petits vaisseaux; ces œufs sont quelquefois incrustés de calcaire, d'autres fois ils sont vides.

L'auteur compare son observation à celle d'Otani que nous venons de rapporter ; il suppose que les œufs ne se sont pas développés sur place, mais sont venus par embolie du poumon ; en effet on trouve les mêmes œufs dans ce viscère, mais on n'y rencontre pas de Distomes (1).

(1) Avec R. Blanchard, nous rattachons ici comme très vraisemblablement produit par le même Distome, le cas rapporté par Miura, d'un homme de vingt-six ans atteint de bériberi, qui présentait, lors de l'autopsie, à la surface de divers organes, mésentère, péritoine, foie,

En septembre 1889, Yamagiva et Inovi ont encore publié un cas d'épilepsie jacksonienne produite par des œufs de Distomes; enfin, Yamagiva a fait connaître, en 1892, un dernier cas de la même forme de distomatose.

Dans tous ces cas, il est bien évident que les œufs du parasite, ou quelque Distome même, à l'état jeune, ont été entraînés par le sang dans la région cérébrale. Il n'y a en cela rien que d'ordinaire et on a observé, au reste, dans toutes les espèces de parasites, des individus erratiques.

Il faut ajouter, en terminant, que le *Distomum Westermanni* n'a pas été trouvé seulement chez l'Homme et chez le Tigre. Il doit se développer aussi chez le Chien, du moins Railliet a-t-il trouvé, parmi les échantillons de parasites envoyés par le Japon à l'Exposition universelle de Paris, en 1889, des Distomes de cette espèce, indiqués comme provenant des bronches du Chien (1). Ward, d'autre part, a fait l'intéressante découverte du même animal en Amérique, et il l'a rencontré enkysté dans le poumon d'un Chat (2). La déter-

diaphragme, etc., un grand nombre de nodules ressemblant presque complètement aux productions appelées « tubercules fibreux » par Virchow; ces corps étaient durs comme du sable, gros comme un grain de mil ou de chénevis : à leur intérieur se trouvaient un grand nombre d'œufs que Miura attribue au *Dist. hepaticum*. Yamagiva admet d'ailleurs aussi l'existence de ces kystes abdominaux dans la distomatose due au *Dist. Westermanni*.

(1) Ward vient de le trouver dans le poumon d'un Chien de berger dans l'Ohio (1895).

(2) Le Chat en question provenait de Ann Arbor (Michigan); dans les petits fragments de son foie qui avaient été conservés, Ward trouva 12 Distomes dans l'épaisseur des tissus et non à la surface de l'organe. Tout ce qu'on put savoir c'est que le Chat était vagabond. Peut-être, fait remarquer Ward, cet animal avait-il été apporté par un Chinois en Amérique et était-il, en arrivant, porteur de Distomes; peut-être aussi parmi les nombreux Chinois qui viennent en Amérique, s'en est-il trouvé atteints d'hémoptysie parasitaire, et ayant semé aux États-Unis des embryons qui ont pu trouver un hôte intermédiaire convenable. Dans ce cas, le Distome pourrait s'être acclimaté. Peut-être, enfin, le parasite est-il indigène. On ne peut jusqu'ici que faire des suppositions à cet égard, mais ce cas isolé ne permet pas d'affirmer l'indigénat de ce Distome du poumon aux États-Unis.

mination de Ward a été vérifiée par Stiles. La distribution géographique de ce très curieux animal est donc beaucoup plus étendue qu'on ne le supposait jusqu'ici.

BAELZ (E.), Ueber parasitäre Hämoptoë (Gregarinosis pulmonum) (Centralblatt f. d. med. Wissenschaften, 1880, pp. 721-2).

ID., Ueb. einige neue Parasiten des Menschen (Berlin. klin. Wochenschrift, 1883).

ID., Note sur quelques Vers parasites de l'Homme, nº 3 (Comp. rend. Soc. Biol., 1891, p. 604-15).

CHÉDAN, Le Dist. Ringeri et l'hémoptysie parasitaire (Arch. méd. nav., t. XLV, 1886, p. 241, — extrait de MANSON).

COBBOLD, Journ. Quekett Micr. Club, vol. VI, 1881, pp. 139-40, pl. X, fig. 1-3.

KERBERT, Zur Kenntniss der Trematoden (Zool. Anzeiger, 1878, p. 271).

ID., Beitrag zur Kenntniss der Trematoden (Arch. f. micr. Anat., Band XIX, 1881, p. 529-78, 2 pl.).

KIYONO, SUGA and YAMAGATA, Tokio medicinische Zeitschrift, nºs 261, 262, 263.

LEUCKART (R.), Die Parasiten des Menschen, 2e éd., B. I, p. 404-40, fig. 181-190.

MANSON (P.), Distoma Ringeri : China Imp. Maritime Customs, Medical Report, vol. XX, 1880 *a*, p. 10 à 12, avec 9 fig. ; aussi in Medical Times and Gazette, vol. II, 1881, p. 8 et 9.

ID., Journ. of the Quekett Micros. Club, vol. VI, 1880, p. 138 à 139.

ID., Distoma Ringeri and parasitical hæmoptysis : China Imp. Mar. Customs, Med. Report, nº 22, 1882, p. 55 à 62, avec 25 fig. ; et in Med. Times and Gazette, 1882, vol. II, p. 42 à 45.

ID., The Filaria sanguinis hominis and certain new forms of parasitic disease in India, China and warm countries. London, p. 134 à 138, p. 138 à 156 (réimpression de mémoires précédents).

MIURA (M.), Fibrose Tuberkel, verursacht durch Parasiteneier (Virchow's Archiv, Band CXVI, 1889, p. 310).

NAKAHAMA, Tokio med Zeitsch., nºs 283, 355, 356.

NAKBAMA TOICHIRO, Sur les Distomes du poumon et du rein (Chiugai Shinpo, Tokio, 25 février 1883, — en japonais).

OTANI, Zeitsch. d. med. Gesellsch. in Tokio, Band I, 1887. — Ibid., Band II, 1888, nºs 1 et 6.

RAILLIET (A.), Les Parasites des animaux domestiques au Japon (Le Naturaliste, t. XII, 1890, p. 142).

SONSINO (P.), Della emottisi da Distoma endemica in Giappone e in Formosa in confronto colla ematuria da Bilharzia endemica in Egitto et in altre contrade affricane (Lo Sperimentale, t. LIV, 1884, p. 17 à 21).

STILES (W.), Notes on parasites, 26, Distoma (Mesogonimus) Westermanni. Discovery of a parasite of man, new to the United States (Bull. of the J. Hopkins Hospital, vol. V, 1894, p. 57, 1 pl.).

TAYLOR (Wall.), Distomata hominis, 1, Distoma pulmonale vel. Ringeri, China imper. marit. customs; Med. Rep. n° 27 (1884), p. 46.

WARD (H.-B.), Ueber das Vorkommen von Distoma Westermanni in den Vereinigten Staaten (Centralbl. f. Bakter. u. Parasit., t. XV, 1894, 362-4).

ID., On the Presence of Dist. Westermanni in the United States (Veterinary Magazine, mai 1894, suivi de Supplementary note par Dr C.-W. Stiles.

ID. Helminthologische Notizen : I. Ein Zweiter Fall des Vorkommens v. Distoma Westermanni in den Vereinigten Staaten. Centralbl. f. Bakt. u. Parasitenk., Band XVII (1895), p. 304.

ID. The asiatic lung-distome in the United States (Medical News, 1895).

WEBER (M.), Distoma Westermanni nit de long van een tijger (Tijdschr. d. Nederl. Dierk. vereen. D. 3, afl. 2, p. 83).

YAMAGIWA et INOVI, Zeitsch. d. med. Gesellsch. in Tokio, Band III, 1889, n° 18.

ID., Zeitsch. cit., B. IV, 1890, nos 18, 20, 22.

ID., Zeitsch. cit., B. V, 1891, n° 2.

YAMAGIWA (K.), Ueber die Lungendistomen-Krankheit in Japan (Arch. f. path. Anat. u. Physiol., B. CXXVII, 1892, p. 446 à 56).

ID., Beitr. z. Ætiologie der Jackson'schen Epilepsie (Virchow's Archiv, B. CXIX, 1890, 447).

Distomes d'espèce douteuse.

1° **Distomum oculi-humani**, Ammon, 1833 ; = *Dist. ophthalmobium*, Dies., 1850 ; 2° **Monostomum lentis**; 3° **Tetrastomum renale**.

1° **Distomum oculi-humani.** Gescheidt a donné la description d'un Distome incomplètement développé, trouvé par Ammon dans la capsule du cristallin, chez un enfant de neuf mois, atteint de cataracte congénitale (avec épanchement partiel dans la capsule); quatre exemplaires de cet animal se trouvaient logés entre le cristallin et sa capsule. Ils étaient de couleur blanche et mesuraient de 1/2 à 1 millimètre de long, sur une largeur trois fois moindre; la ventouse antérieure était d'un tiers plus petite que la postérieure, elle était demi-circulaire, avec des bords à peine saillants et des fibres rayonnantes ; le pharynx, court et étroit, se prolongeait bientôt par un œsophage de largeur à peu près égale, qui se bifurquait un peu au-dessus de la ventouse postérieure; les deux branches de l'intestin se dirigeaient en arrière jusqu'au point où, « recouvertes par les ovaires », elles devenaient invisibles.

Pour Leuckart, si compétent dans la matière, il n'est pas impossible qu'il s'agisse ici de jeunes Distomes du foie, non sexués et erratiques, et il est difficile de ne pas se rendre aux considérations que fait valoir le savant allemand pour justifier sa manière de voir (1).

2° Est-ce à cette espèce qu'il faut rapporter l'animal appelé par Nordmann **Monostomum lentis**? Il s'agit encore ici d'un parasite vraisemblablement erratique, rencontré une fois seulement et à l'état asexué; huit exemplaires étaient logés dans les couches superficielles du cristallin, chez une vieille femme qui présentait une cataracte en voie de formation; ils mesuraient 0^{mm},21 de longueur (2). « Il est possible, dit Leuckart, qu'il s'agisse ici du parasite indiqué un peu plus tard sous le nom de *Dist. oculi humani*, bien qu'il soit difficile d'admettre qu'un observateur aussi habile que Nordmann n'ait pas vu la ventouse ventrale, qui existe certainement chez ce dernier Distome. — Mais l'observation de Nordmann est trop sommaire pour qu'on puisse en tirer une conclusion (3).

(1) Gescheidt, *Die Entozoen des Auges* (Zeits. f. Ophthalmologie, t. III, 1833, p. 405); v. Ammon, *Klin. Darstellung d. Krankheit. d. menschl. Auges*, 1838, t. I, pl. 12, f. 24 et 25, t. III, pl. 14, fig. 19 et 20; Leuckart, *Die Parasiten des Menschen*, t. 1, fasc. 4 et 5.

(2) Voici le texte de Nordmann : « Im Verlauf des Monats Mai wurde von dem Hrn. Prof. Jüngken hieselbst an zwei älteren erblindeten Frauen die Extraction der Linsen vorgenommen, wobei ich zugegen war.... Der zweite Fall..... bot dat erste Beispiel von Vorkommen mikroscopischer Saugwürmer im Menschenauge dar, indem in der Linsensubstanz acht Stuck *Monostomen* sich befanden. Die Thierchen lagen in den oberen Schichten der Linsensubstanz, waren 1/10 Linie lang und bewegten sich, obschon langsam, nachdem sie in warmes Wasser gelegt worden waren. Die Untersuchung geschah unmittelbar nach der Operation. Bemerkenswerth ist, dass in beiden Fällen die Linsen noch nicht völlig verdunkelt, die Cataracta im Entstehen begriffen und die Linsensubstanz noch weich waren ». A. v. Nordmann, *Mikrogr. Beitr. z. Naturg. d. Wirbell. Thiere*, fasc. 2, 1832, p. IX).

(3) On a indiqué deux Monostomes comme vivant dans l'œil des Ver-

3° **Tetrastomum renale.** — Delle-Chiaje a indiqué sous ce nom un animal trouvé à Naples, en 1826, par Lucarelli et qui aurait été rendu en grand nombre, avec les urines, par une Sicilienne qui souffrait d'une affection des reins; l'autopsie pratiquée sans retard, ne laissa découvrir aucun parasite dans le rein. Ces vers étaient longs de 5 millimètres, larges de 2, de couleur rouge, de forme ovale allongée, aplatis; ils portaient, en outre des deux ouvertures terminales (bouche et anus, d'après Delle-Chiaje), quatre ventouses, disposées par paires à une extrémité, qu'il appelle antérieure; une large ouverture, située à la partie antérieure, est considérée par l'auteur comme l'orifice génital.

Il est impossible de se prononcer, d'après ces données, sur la nature de cet animal; on ne peut le rapporter à aucun des parasites ordinaires de l'Homme; peut-être le cas est-il apocryphe.

Genre **Schistosomum**, plus connu sous le nom de **Bilharzia**.

Ce genre ne comprend jusqu'ici que deux espèces, le *Schist. hæmatobium* de l'Homme et le *Schist. bovis* du Bœuf et du Mouton; il se distingue essentiellement, parmi les Distomides, par la séparation des sexes : la femelle, qui a le corps grêle et allongé, se tient dans une sorte de tube que lui forme

têbrés; le premier (*Monost. constrictum*, Diesing), aurait été trouvé dans la chambre antérieure de l'œil du *Cyprinus brama;* ce serait, pour Leuckart, un jeune *Holostomum;* le second a été décrit par Numan (*Monost. Setteni*), et trouvé dans la chambre antérieure de l'œil d'un Cheval; mais Blanchard et Railliet ont montré que, dans ce dernier cas, il ne s'agissait pas d'un Trématode, mais bien d'une larve de Diptère, d'un Œstride; V. Numan (A.), *Over Wormen. voork. in de oogen v. sommige Dieren en d. Mensch.*, etc. (Tijds. voor nat. geschiedenis en phys., t. VII, 1840, p. 338, pl. 10), traduit par Verheyen (S.), *Mém. sur les Entoz. de l'œil chez l'Homme et les animaux* (Journ. vétér. et agric. de Belgique, t. I, 1842, 1 pl.; Blanchard (R.) et Railliet, *Sur le prétendu Monostomum Setteni*, Numan (Bull. Soc. zool. France, séance du 13 janvier 1891).

le corps du mâle, en repliant ses côtés vers la face ventrale de telle façon que les deux bords viennent chevaucher l'un sur l'autre ; une autre particularité remarquable est fournie par le tube digestif dont les deux branches se réunissent en arrière, dans le quart postérieur du corps, en un tronc unique qui se termine en cul-de-sac ; les ouvertures génitales sont situées contre la ventouse ventrale et en arrière d'elle. Ces animaux vivent exclusivement dans les vaisseaux sanguins de quelques Mammifères.

Schistosomum hæmatobium Weinl. (1), 1858.

Ce parasite a été découvert chez l'Homme, en 1851 par Bilharz, alors professeur à l'École de médecine du Caire, dans le sang de la veine porte et dans les veines des autres viscères abdominaux ; il a été souvent retrouvé depuis et a été le sujet de très nombreux travaux.

Il est possible que ce parasite se trouve exclusivement dans l'espèce humaine ; peut-être, toutefois, faut-il lui rapporter une espèce de taille un peu plus grande, trouvée par Cobbold dans le sang de la veine porte d'un *Mangabey* (*Cercopithecus fuliginosus*), mort au Jardin zoologique de Londres et auquel le savant anglais a donné le nom de *Bilharzia magna*.

Le *mâle* de cette espèce est mou, de couleur blanche, long de 10 à 15 millimètres et sa largeur est d'environ un millimètre ; l'extrémité antérieure du corps est aplatie sur une longueur de 0^{mm},6 et porte les deux ventouses, qui ont à peu

(1) Syn. : *Distomum hæmatobium*, Bilharz, 1852 ; *Gynecophorus hæmatobius*, Diesing, 1858 ; *Bilharzia magna*, Cobbold, 1859 ; *Bilharzia hæmatobia*, Cobbold, 1860 ; *Thecosoma hæmatobium*, Moq.-Tandon, 1860 ; *Distoma capense*, Harley, 1864. — D'après la synonymie établie par R. Blanchard (*in* Laveran et Blanchard, *les Hématozoaires*, t. II, *les Vers du Sang*), c'est le nom de *Schistosomum* qui doit avoir la priorité sur celui de *Bilharzia*, bien que celui-ci soit adopté actuellement par tous les zoologistes.

près la même dimension (260 μ de diamètre environ); le corps s'élargit en arrière de la ventouse postérieure et forme, en se repliant du côté ventral de façon que les deux bords opposés se touchent, le canal cylindrique ouvert aux deux extrémités dans lequel sera logée la femelle ; quand la femelle fécondée grossit par suite du développement des œufs, les lèvres du canal s'écartent l'une de l'autre, mais jamais assez pour qu'elle puisse tomber.

Les téguments, principalement sur le dos et dans le canal gynécophore, portent de nombreux et petits tubercules. Les deux branches du tube digestif se réunissent, en arrière et sur une assez longue étendue, en un tube unique, sur le trajet duquel les deux branches se séparent de nouveau çà et là sur une courte distance. Tout contre la ventouse ventrale et en arrière, on voit 5 ou 6 testicules de forme sphérique, qui se rendent dans un court canal déférent. Il n'existe ni pénis ni poche péniale; le pore excréteur est à l'extrémité du corps. Le mâle est beaucoup plus répandu que la femelle; d'après Lortet et Vialleton, on pourrait faire jusqu'à vingt autopsies de sujets renfermant des Vers mâles, avant de rencontrer un cas dans lequel on trouve aussi des femelles ; lorsqu'on trouve des femelles, elles sont d'habitude accouplées avec un mâle.

La *femelle* est filiforme, blanche, ou encore rougeâtre ou rouge brun, suivant l'état de réplétion de l'intestin ; ses téguments sont revêtus de fines épines dirigées en avant ; sa forme rappelle celle d'un Nématode ; elle mesure 15 à 20 mill. de longueur et est beaucoup plus étroite que le mâle ; elle devient plus épaisse en arrière où elle atteint 280 μ de diamètre, au lieu de 70 μ pour la partie la plus étroite. Ses ventouses, moins développées que celles du mâle, sont un peu saillantes et de diamètre à peu près égal ; le tube digestif se comporte à peu près comme celui du mâle; l'ovaire est allongé, faiblement lobé, situé dans l'angle qui forment les deux branches de l'intestin au point où elles se réunissent en arrière; les vitellogènes commencent dans la région postérieure du corps et se montrent sur les côtés avec leurs petits culs-de-sac pyriformes, ils s'étendent jusqu'à l'ovaire. Au point de réunion du vitelloducte et de l'oviducte s'ouvrent de nombreuses glandes unicellulaires (glandes coquillières) et l'utérus commence ; celui-ci est court, sinueux, et il se dirige d'arrière en avant, pour aller s'ouvrir derrière la ventouse ventrale. Le canal de Laurer n'existe pas dans cette espèce. Les œufs sont de forme ovale, non operculés, et ils portent à l'un des pôles un appendice spiniforme, qui d'ailleurs est quelquefois latéral et parfois même à peine indiqué ; ils mesurent de 135 à 160 μ sur 55 à 66 μ (1).

Les deux individus, mâle et femelle, sont accolés d'ordinaire ventre à ventre, et alors leurs orifices génitaux se correspondent; les deux extrémités de la femelle pendent en dehors du canal que lui forme le corps du mâle en se repliant par les côtés, mais l'extrémité postérieure est ainsi libre sur une portion beaucoup étendue que l'extrémité antérieure, et, au total, plus de la moitié du corps de la femelle est pendante en dehors du canal qui abrite le reste ; parfois la portion voisine des ventouses reste seule incluse dans le canal gynécophore.

On peut se demander si l'union du mâle et de la femelle

(1) On conçoit que les formes différentes revêtues par les œufs suivant la disposition de l'aiguillon, ne soient pas sans influence sur la façon dont ils se comportent dans les vaisseaux et sur les points où ils finissent par s'arrêter, quand ils sont lancés dans le torrent circulatoire. Peut-être, toutefois, a-t-on donné à cet éperon une importance trop considérable. On a prétendu que, dans l'intestin, tous les œufs ont une épine latérale et que, dans la vessie, au contraire, ils étaient pourvus d'une épine terminale, mais l'opinion contraire a pu être soutenue. Il n'en est pas moins que l'éperon doit jouer un rôle dans la rupture des petits vaisseaux et la déchirure des organes, où s'accumulent les œufs de *Bilharzia*.

est de longue durée, ou si elle se borne seulement au temps nécessaire pour la fécondation ; la question n'est pas tranchée, mais il est très vraisemblable que la jonction des deux individus n'est pas limitée à la durée de l'acte de la génération et dure longtemps, les mâles, beaucoup plus nombreux dans cette espèce, ne se désaisissant pas facilement de la femelle lorsqu'une fois ils l'ont trouvée.

Le parasite se nourrit de sang ; on en retrouve les globules en grand nombre dans son tube digestif.

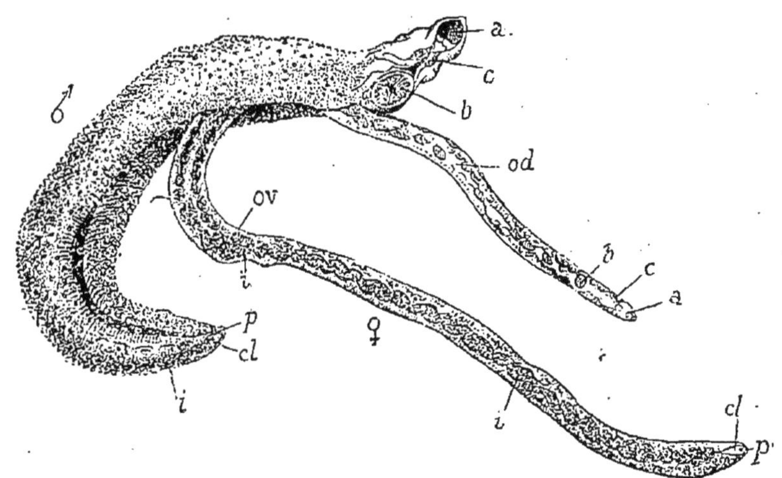

Fig. 29. — Deux individus de *Schistosomum hæmatobium* en copulation, d'après Fritsch. — *a*, ventouse buccale. — *b*, ventouse ventrale. — *c*, pharynx. — *cl*, cloaque. — *i*, intestin. — *od*, oviducte contenant une douzaine d'œufs. — *ov*, ovaire. — *p*, pore excréteur.

Le développement de l'embryon ne commence qu'après la ponte, mais il est fréquemment achevé avant que l'œuf ait été expulsé par l'hôte du parasite avec l'urine ; tant que celle-ci reste chaude, on peut constater ses mouvements lents à l'intérieur de la coque ; le jeune animal est cilié de toute part : arrivé dans l'eau il se déplace vivement, à la façon d'un Infusoire, à l'aide des cils qui le hérissent ; d'après Railliet, l'extrémité antérieure du corps se termine par une sorte de rostre inerme, tout à fait comparable à l'appareil perforateur qui s'observe dans l'embryon du *Dist. hepaticum*. De chaque côté du rostre partent deux canaux qui aboutissent chacun, en arrière, dans une poche arrondie très finement granuleuse, dont le centre offre un espace plus clair; entre ces canaux on aperçoit un espace granuleux qui correspond à un tube digestif rudimentaire, se terminant en cul-de-sac à sa partie postérieure; en arrière de deux étranglements peu marqués que présente le corps, on distingue une paire d'entonnoirs flagellés. Enfin, dans la région postérieure du corps, on observe un amas de cellules nucléées (cellules germinatives?) (1).

De nombreux observateurs ont recherché ce que devenait l'embryon de *Bilharzia* après sa mise en liberté, à commencer par Cobbold qui essaya inutilement d'en infester différents Mollusques et Crustacés d'eau douce (2), des larves de Diptères, etc., mais toutes ces tentatives restèrent infructueuses. Les tentatives faites par Harley, Mantey, Hatsch (3), pour infester directement le Chien et le Lapin ne réussirent pas davantage; Sonsino reprit ces expériences avec le plus grand soin et une louable patience, sur différents Insectes, sur des

(1) Cobbold, Chatin, Sonsino, Cahier, Railliet, Brock, Loos, Lortet, etc., ont étudié avec soin l'embryon de la *Bilharzia*, mais, pour plus d'un fait, leurs observations ne concordent pas; des phénomènes évidemment pathologiques ont même été décrits avec soin par plusieurs observateurs, mais il n'entre pas dans notre sujet de serrer de plus près cette question et nous renvoyons le lecteur pour les travaux de ces savants, à notre index bibliographique. Tout récemment Lortet et Vialleton ont longuement étudié cet embryon et poussé loin nos connaissances à son sujet.

(2) « Lymnées, Planorbes, Paludines et autres Mollusques, *Gammarus*, Entomostracés, Épinoches, Gardon, Goujon, Carpe. »

(3) Grassi conclut de ses recherches sur la *Bilharzia crassa* du Mouton, que le développement de ces animaux se fait sans métamorphoses et sans hôte intermédiaire, par transport direct de l'embryon chez son hôte; sans nier absolument la possibilité du fait, Leuckart le tient comme invraisemblable, *a priori*.

On ne peut être d'un autre avis, si l'on raisonne par analogie, mais le raisonnement ne tient pas contre les faits et, en ce qui concerne la *Bilharzia* parasite de l'Homme, voici encore que Loos, dans son dernier travail, 1894, admet que l'infestation ne se fait pas par l'intermédiaire d'un animal inférieur et cet auteur est porté à croire que l'embryon arrive directement chez son hôte définitif, où il se transforme en sporocyste.

Crustacés, sur des Gastéropodes d'eau douce, mais ses recherches, en définitive, ne purent aboutir et la question reste encore aujourd'hui entière, malgré la fréquence du parasite (1).

Infestation. — Mais que la *Bilharzia* arrive dans notre espèce directement, sous sa forme embryonnaire primitive, ou avec des caractères qui rappellent les sporocystes, ou encore sous la forme d'une cercaire qu'on ne connaît pas encore, qu'elle infeste notre espèce par l'intermédiaire de l'une des innombrables espèces animales qui habitent les eaux douces, ou qu'elle nous arrive, enkystée sur des légumes à la suite d'arrosages ou par la voie d'inondations, il n'en est pas moins certain que l'eau lui sert de véhicule et qu'on se mettrait à l'abri de ses atteintes en n'usant que d'eau filtrée et de légumes cuits ; toutefois, l'extrême fréquence du parasite permet d'admettre que c'est plutôt par l'eau prise en boisson qu'a lieu l'infestation ; aussi peut-on résumer avec Blanchard toutes les mesures prophylactiques par cette simple formule : Usage exclusif et rigoureux d'eau filtrée ou bouillie.

Lortet et Vialleton ont fait le tableau saisissant de la malpropreté des eaux potables employées par les gens du peuple en Égypte et cette description dépasse tout ce que l'on peut imaginer. Aucune race, aucun sexe, aucun âge ne possède l'immunité contre la bilharziose. Si certaines catégories sociales semblent surtout atteintes, cela tient au genre de vie et à l'indifférence pour les précautions hygiéniques. On a pu dire les femmes moins souvent atteintes que les hommes, mais Sonsino a fait remarquer avec raison qu'il y a probablement là une erreur, due à ce que, en Égypte, les femmes se présentent rarement dans les hôpitaux.

(1) Il en a été de même des expériences très nombreuses, longtemps poursuivies de Loos et aussi de Lortet et Vialleton qui n'ont pu davantage le voir s'enkyster sur diverses plantes aquatiques, que se développer en différents animaux Vertébrés ou Invertébrés, en particulier chez un *Cercopithecus* (Macaque).

La saison semble avoir une certaine influence sur la fréquence du parasite; l'infection serait plus commune de juin en août que d'octobre en janvier. Le fait est possible et correspond sans doute à une période de développement de l'embryon de la *Bilharzia;* Lortet et Vialleton, qui ont pu suivre journellement, pendant plusieurs années, un malade atteint de bilharziose, ont constaté que les œufs ont toujours été rendus en nombre infiniment plus considérable au printemps que pendant les autres saisons; « nous n'avons pas trouvé d'explication à ce fait, disent-ils : au Caire, en décembre et janvier, qui sont les mois où la température est la plus basse, nous avons pu constater ce fait vraiment remarquable, c'est que les malades atteints de bilharziose et soignés à l'hôpital Kasr-el-Aïn ne rendaient que des œufs en très petit nombre, tandis que l'autopsie de ces malheureux montrait une vessie dont la muqueuse était pénétrée par des milliards d'œufs ».

C'est dans les veines de la région abdominale (veine porte, veines de la rate (1), de l'intestin, de la vessie, etc.), qu'on trouve le parasite développé. Comment peut-il arriver dans tous ces points? L'infestation, cela semble bien certain, ne se fait pas par les téguments ou par l'urèthre, comme le croient les indigènes du Cap et comme l'admettent Allen et quelques autres, et l'on ne peut songer à une autre voie d'introduction que celle du tube digestif (2). On peut donc supposer, pour cet animal comme pour d'autres Distomes, que la larve arrive dans le foie par le canal cholédoque et que, de ce viscère

(1) On ne trouverait jamais de *Bilharzia* accouplés dans la veine splénique, mais uniquement des mâles.

(2) Notons cependant que, au cours des recherches suivies qu'il a faites sur la *Bilharzia* en Égypte, Loos est arrivé à se convaincre que la *Bilharzia* pénétrait chez l'Homme par la peau. On s'infesterait donc en prenant des bains dans une eau contaminée par le parasite. Quant à la question de savoir si c'est par l'urèthre que pénètre la *Bilharzia*, comme le veulent Harley et Allen, Loos n'a rien pu trouver à cet égard.

elle pénètre dans les terminaisons de la veine porte, pour remonter le cours de ce système de vaisseaux, où rien ne s'oppose à son passage, et par lequel elle peut gagner les veines rectales, pour passer de là dans le système veineux de la rate et de la vessie.

PATHOLOGIE. — La *Bilharzia* prend son complet développement dans tous ces vaisseaux abdominaux et c'est là qu'elle pond, mais le torrent circulatoire peut facilement transporter les œufs dans les capillaires de différents organes, tels que le foie, le poumon ; ils peuvent ainsi s'accumuler dans les petits vaisseaux qui avoisinent le point où ils ont été pondus, aussi en trouve-t-on souvent des amas dans les parois de la vessie et de l'intestin, etc., où ils jouent le rôle de corps étrangers, déterminant des symptômes variables, suivant le point où ils s'arrêtent. Etant donné, de plus, que le corps de l'adulte lui-même est tout hérissé d'aiguillons, comme celui de la Douve du foie, on conçoit aussi que cet animal, relativement inoffensif dans les gros vaisseaux, puisse être arrêté dans les vaisseaux plus étroits dans lesquels il s'est introduit, sans qu'il lui soit possible de se dégager, d'où une autre cause d'obstruction de ces organes.

On s'explique que ces deux causes d'oblitération des veines (par des amas d'œufs ou par le corps des adultes), puissent déterminer des désordres graves là où elles se produisent : les plus sérieux ont leur siège dans les voies urinaires ou au gros intestin. Sous l'influence de ces corps étrangers, les parois de la vessie s'enflamment, s'épaississent, elles peuvent présenter des excroissances d'un centimètre de diamètre, qui contiennent des œufs de Distomes et peuvent atteindre 2 centimètres d'épaisseur, par hypertrophie de la couche musculaire; la cavité de l'organe peut ainsi diminuer considérablement, en même temps que son élasticité et la paroi s'infiltre d'œufs, par suite de la rupture des petits vaisseaux qui la traversent et qui en sont remplis ; on voit apparaître aussi des ulcérations étendues qui forment du pus en abondance. Même, il n'est pas rare d'observer une sorte de croûte, formée par les œufs et les sels de l'urine, sous l'épithélium de la muqueuse et sur les excroissances de sa surface ; c'est par milliards qu'on y peut observer les œufs qui forment cette infiltration, et les lésions des vaisseaux déterminent une hématurie persistante, continue, qui est souvent le symptôme initial de la maladie (*hématurie d'Egypte*), bien qu'on ait parfois constaté que les œufs du Distome peuvent passer dans la vessie sans que l'urine présente la moindre trace de sang. Au début l'hématurie ne se produit d'abord qu'au commencement de la miction, mais elle ne tarde pas à être plus abondante.

Une cystite qui devient chronique, est naturellement apparue de bonne heure et l'urèthre est souvent aussi le siège d'une inflammation de même nature ; la lithiase vésicale est une conséquence fréquente et forcée de la présence du parasite et, de fait, il n'est guère de pays où la pierre soit plus fréquente qu'en Égypte, terre classique de la bilharziose; d'après Colloridi, l'existence de la pierre a coïncidé 80 fois sur 100 avec la bilharziose, à l'hôpital prussien d'Alexandrie. Plus d'une fois, on a du reste constaté que le point de départ du calcul était un amas des œufs de ce Distome. En relation avec les lésions que nous venons de dire, on observe quelquefois, dans la bilharziose, des fistules urinaires ouvertes dans le rectum ou au périnée. On peut trouver aussi des œufs dans l'épaisseur de la prostate, qui est toujours alors plus ou moins hypertrophiée. Il n'est pas rare d'en rencontrer dans l'épaisseur des parois des vésicules séminales, de telle sorte qu'ils sont émis avec le sperme.

Les uretères peuvent aussi être atteints par la maladie et ils le sont généralement d'une façon d'autant plus intense que la vessie est elle-même fortement attaquée ; leur paroi s'épaissit par le même mécanisme, sur une plus ou moins grande étendue, ou en plusieurs points et, par suite, leur lumière s'étrécit, déterminant une dilatation, parfois considérable, du canal au-dessus du point rétréci, les lésions des uretères présentant la plus grande analogie avec celles de la vessie. Consécutivement à cet état de choses les bassinets et les reins eux-mêmes peuvent se prendre, ceux-ci peuvent s'atrophier et l'on connaît des cas dans lesquels, après destruction complète de leur appareil glandulaire, les reins étaient transformés en une sorte de sac de la grosseur du poing, contenant un liquide trouble. Plus habituellement, il se produit du côté des reins des phénomènes qui rappellent une néphrite plus ou moins intense ; ces phénomènes sont la conséquence des troubles dans le fonctionnement de la vessie, car les œufs qu'on trouve çà et là dans le parenchyme rénal, y sont d'ordinaire en petite quantité et ne peuvent guère avoir une influence directe sur l'état local.

Chevreau et de Chazal ont montré que la *Bilharzia* pouvait déterminer chez la femme des lésions également caractéristiques : le vagin devient le siège d'une inflammation chronique et laisse écouler un liquide sanguinolent et fétide ; il est douloureux au toucher et présente des tumeurs de volume variable, analogues à celles qu'on voit dans la vessie et qui, comme celles-ci, sont très vasculaires et contiennent des masses d'œufs et même des *Bilharzia* adultes ; on peut y voir au reste, et d'une manière générale, les mêmes lésions que dans la vessie.

Ce sont encore des lésions analogues que l'on observe au tube digestif, moins souvent atteint que la vessie dans la bilharziose : de prime abord les symptômes rappellent ceux des hémorrhoïdes : hémorrhagies, principalement à la fin de la défécation, faible douleur et léger ténesme ; à ce moment, comme plus tard, quand tous ces phénomènes s'accentuent, la recherche des œufs de *Bilharzia* dans les fèces est le seul moyen de fixer le diagnostic. Quand les phénomènes sont bien développés, leur ressemblance avec ceux de la dysenterie, endémique aussi en Égypte, est telle, que Bilharz put admettre pendant quelque temps que la dysenterie était un symptôme de la présence des vers et qu'il y avait, entre la dysenterie tropique ou celle d'Égypte et la *Bilharzia*, les mêmes rapports qu'entre la gale et le *Sarcoptes scabiei !*

Dans le foie, il peut arriver que la *Bilharzia* gagne de petits vaisseaux et détermine de la cirrhose et des calculs biliaires ; on a aussi trouvé des œufs de *Bilharzia* dans les poumons (1), et ils y déterminent quelquefois des lésions qui, à première vue, font songer à de la tuberculose miliaire ; enfin, on a également vu les mêmes œufs dans les ganglions mésentériques. En revanche, on ne les a pas encore trouvés dans certains organes tels que la rate, le pancréas et l'estomac.

Tous ces faits montrent que la bilharziose est une des plus sérieuses, si elle n'est pas la plus grave, des maladies endémiques dues aux parasites, non seulement par sa fréquence et sa large répartition, mais par sa physionomie clinique. Elle ne manque guère jamais, dit Leuckart, de retentir sur tout l'organisme quand la maladie a duré longtemps et a pris un caractère grave : le patient s'affaiblit, perd l'appétit, maigrit. Plus tard apparaissent les phénomènes urémiques et la cachexie qui conduisent à la mort, si quelqu'une des nombreuses complications qui peuvent survenir

(1) « Nous avons pu autopsier au Caire plusieurs sujets dont les poumons, atteints de tuberculose vraie, étaient cependant en outre farcis de milliards d'œufs de *Bilharzia*. La bilharziose pulmonaire est certainement beaucoup plus fréquente qu'on ne l'a cru jusqu'aujourd'hui » (Lortet et Vialleton).

par le fait de l'état de l'appareil urinaire, du tube digestif ou des poumons, ne vient abréger le dénouement.

Bien entendu, la gravité de l'affection dépend surtout du nombre des parasites, qui peut être très variable, et tous les cas sont loin d'être mortels; le plus souvent même, l'affection est assez bénigne et se réduit à une cystite chronique légère, présentant des exacerbations au cours desquelles le patient émet à la fin de la miction un peu de sang mêlé à du mucus filant; la maladie peut durer des années sans aggravation. On connaît des cas dans lesquels la maladie a duré 6, 8 et 10 ans, avant que l'état général devînt grave, et encore s'écoulait-il alors des années avant les accidents ultimes : on a observé de ces cas chez des personnes qui, la maladie une fois déclarée, s'étaient abstenues de l'usage d'eau non filtrée et qui, vraisemblablement, n'avaient plus été exposées à une nouvelle infestation. La question est de savoir si les mêmes individus qui ont déterminé la maladie, en son commencement, vivaient encore dans ces cas, à la fin.

La chose ne paraît pas impossible d'après le témoignage de différents auteurs ; ainsi, pour Sonsino, qui d'ailleurs n'en donne pas la preuve, la durée de la vie de la *Bilharzia* chez l'Homme est de deux à trois années ; Norman Moore a vu la *maladie* persister chez deux soldats revenus d'Afrique en Angleterre depuis une quinzaine d'années, Cahier et Moty ont observé des urines bilharziennes chez un soldat qui avait contracté la bilharziose à Gabès, mais avait quitté la Tunisie depuis près de dix ans. A la vérité, Leuckart émet l'idée que, la maladie ayant atteint un certain degré d'intensité, alors que toute infection nouvelle cesse, elle continue à évoluer même quand les parasites sont morts, par suite peut-être de la présence dans les tissus des œufs pondus en dernier lieu par la *Bilharzia*, mais la manière de voir du célèbre helminthologiste ne peut être admise et il faut bien considérer notre Distome comme pouvant vivre au moins dix ans, puisque Moty, dans l'observation que nous venons de citer, a pu observer des embryons vivants, émis journellement par le malade (1).

Mais pour Lortet et Vialleton une pareille longévité paraît difficile à croire ; « on pourrait admettre aussi, disent-ils, pour expliquer le phénomène si bizarre et si important, au point de vue pratique, de la persistance prolongée de la bilharziose, que les femelles meurent au bout d'un très petit nombre d'années, mais que la masse des œufs accumulés dans la vessie, les vésicules séminales, les uretères, le rectum, mettent un temps très prolongé pour se vider de leur contenu. Si cette explication était admise, on n'en serait pas moins étonné de la longue durée de la vie de l'embryon renfermé dans sa coquille, si nous ne savions par les expériences de Davaine que les embryons d'autres parasites, les *Ascaris*, peuvent conserver leur vitalité pendant cinq ou six ans au moins » (2).

Répartition géographique. — Nous avons dit que la bilharziose avait été d'abord et qu'elle est surtout observée en Égypte : « Griesinger trouvait la *Bilharzia* 117 fois sur 363 autopsies ; Sonsino 13 fois sur 31 autopsies de sujets arabes ; et cet auteur dit que, à l'école de Tautah, plus d'un tiers des 300 élèves souffrent d'hématurie. R. Koch a trouvé le parasite 9 fois sur 10 indigènes observés. Ces chiffres suffisent à montrer que la bilharziose est extrêmement répandue en Égypte, mais aussi que le parasite reste très fréquemment à peu près inoffensif, sans doute parce que le patient n'a été soumis qu'accidentellement et pen-

(1) Le malade, vu d'abord par Brault et observé ensuite longuement par Lortet et Vialleton, rendait chaque jour des milliers d'œufs vivants de *Bilharzia*, bien qu'il fut rentré en France depuis plus de trois ans, le début des hématuries remontait à plus de huit ans.

(2) Looss (1894) estime que le parasite vit au plus un an ; il se base sur ce fait que, pendant tout l'hiver (d'octobre à mars), il n'a pu trouver un seul individu sexué et que tous ceux qu'il a vus étaient des jeunes.

dant un temps fort court aux causes d'infestation..... L'hématurie est surtout fréquente dans les villages et chez les individus de la classe pauvre, qui ne font jamais usage d'eau filtrée ; elle est plus rare chez les femmes.... Quant à la provenance du parasite, Belleli accuse formellement l'eau du Nil et note qu'il est à peu près inconnu dans les villes qui reçoivent de l'eau filtrée ».

La bilharziose s'observe dans toute l'Égypte, notamment dans le delta du Nil.

Le même parasite a été rencontré dans toute l'Afrique australe jusqu'au Cap, à la côte comme à l'intérieur des terres. A Massouah les troupes italiennes en ont été sérieusement atteintes en 1888 (1), à Zanzibar, à Natal, etc., on a constaté sa présence soit directement, soit par les symptômes fournis par les caractères des urines, comme aux environs du lac Nyassa et du Zambèze, au Soudan et dans les pays voisins de la partie S.-E. du Sahara (2). La maladie, d'après le Dr Fisch s'observerait aussi chez les indigènes de la côte de l'Or (Eyles) ; on l'a signalée en divers points de la côte d'Arabie et à la Mecque (3).

De même le parasite existe à l'O. en Tunisie et dans les parties de l'Algérie voisines de cette contrée. On l'a trouvé à l'île Maurice, à Nossi-Bé et peut-être à la Réunion et à Madagascar.

Diagnostic. — La présence de l'œuf dans les urines ou les fèces est pathognomonique.

(1) Ce n'est pas sans raison que Grassi et Rovelli expriment la crainte que les soldats, retour d'Afrique, n'acclimatent la *Bilharzia* en Italie, d'autant que son congénère *Bilharzia crassa*, se trouve dans la proportion d'environ 75 p. 100 chez les moutons des environs de Catane. V. Grassi et Rovelli, *La Bilharzia in Sicilia* (Accad. dei Lincei, 17 juin 1888).

(2) Blanchard (R.), a résumé avec beaucoup de soin toutes les données relatives à la dispersion géographique de la *Bilharzia*. In Laveran et Blanchard, *Les Hématozoaires*, t. II, 1895.

(3) Hatch en 1887 a étudié 13 cas de bilharziose à Bombay, et il déclare l'infection fréquente chez les musulmans qui ont été à la Mecque.

TRAITEMENT. — Il ne faut pas considérer, avons-nous vu, la bilharziose comme une maladie toujours mortelle ; elle n'est pas non plus incurable. Dans les cas de moyenne intensité, qui sont les plus fréquents, on peut, par un traitement approprié, apporter au malade une amélioration notable.

Diverses médications ont été proposées, mais les résultats n'ont pas toujours été des plus satisfaisants. « Fouquet semble avoir obtenu des succès remarquables par l'emploi des anthelminthiques, administrés avec persistance et à doses peu élevées. Il emploie les capsules d'extrait éthéré de Fougère mâle qui se trouvent dans le commerce; il donne d'abord une capsule par jour, puis deux et, chez les individus vigoureux, on peut porter la dose à trois capsules par jour. On continue ainsi jusqu'à ce que la guérison paraisse acquise ; à partir de ce moment, on donne encore pendant un mois une seule capsule par jour, afin d'éviter plus sûrement le retour de tout accident... A ce traitement général, il est avantageux d'adjoindre, au moins dans les cas les plus graves, un traitement local, consistant en injections intra-vésicales d'une solution de bichlorure de mercure à $\frac{1}{5000}$. Ces injections, répétées chaque matin, sont facilement supportées par le malade ; elles sont très efficaces, et dès le troisième ou quatrième jour, la cystite diminue considérablement. On fait avec un égal succès des injections au nitrate d'argent, à l'acide phénique ou à l'acide borique. Ces mêmes substances rendent encore de grands services pour le traitement local des phénomènes intestinaux; on les administre sous forme de lavements. Napier aurait obtenu de bons résultats en traitant ses malades par le salicylate de soude, à la dose de 40 grains au moment de se coucher; Chevreau et de Chazal préconisent les injections intra-vésicales d'extrait éthéré de Fougère mâle.

Dans certains cas, l'intervention chirurgicale peut devenir nécessaire. Quand l'hématurie et la cystite sont très graves, Mackie n'hésite pas à pratiquer la cystotomie ; le plus souvent, l'hématurie cesse instantanément et les lavages intra-vésicaux amènent une amélioration qui est presque équivalente à la guérison. L'ablation des tumeurs rectales se fait avec l'écraseur ou par toute autre méthode ; le traitement des fistules urinaires se fait par les procédés habituels. » (R. Blanchard.)

Bulletin médical, t. II, 1888, p. 918; t. IV, 1890, p. 281.

Allen (J.-F.), Parasitic hæmaturia, or bloody urine (Th. Practitioner, t. XL, 1888, p. 310).

Id., Remarks on Bilharzia (The Lancet, t. II, 1882, p. 51).

Id., Bilharzia hæmatobia (Ibidem, t. I, 1883, p. 660).

Belelli (V.), Les œufs de Bilharzia hæmatobia dans les poumons (Union méd. d'Égypte, t. I, nos 22-23, 1884-1885).

Id., Du rôle des parasites dans le développement de certaines tumeurs, etc. (Progrès médical (2), t. II, 1885, p. 54); La Bilh. hæmatobia (Gaz. degli ospitali, VII, 1886).

Bilharz (Th.), Distomum hæmatobium und sein Werhältniss zu gewissen pathologischen Veränderungen der menschlichen Harnorgane (Wiener med. Wochenschrift, t. VI, 1856, p. 49 et 65).

Blanchard (R.), Notes d'helminthologie (Association française pour l'avancement des sciences, congrès d'Oran, t. I, 1888, p. 193).

Id., Hématozoaires (Dict. encycl. des sc. méd., 1887).

Id., Notes sur quelques Vers parasites de l'Homme : 4, La bilharziose existe-t-elle à Cuba? 5, La bilharziose existe-t-elle à Marseille ou en Tunisie ? (C. R. Soc. biol., 18 juillet 1891).

Id., *in* Laveran et Blanchard, Les Hématozoaires de l'Homme et des animaux, t. II, 1895.

Booth (D.-S.), Bilharzia hæmatobia (West med. Reporter, t. IV, 1882, p. 81).

Bowlby, Bilharzia (The Lancet, t. I, 1889, p. 786).

Brault (J.), Présentation d'un cas de Bilharziose contractée en Tunisie et observée à Lyon en juin 1891 (Lyon médical, t. LVIII, p. 449, 2 août 1891, et Gaz. hebdom. de méd. et de chirurg., 1891, p. 382, — observation reprise et étendue in Lortet et Vialleton, *loc. cit.*, p. 7).

Id., Bilharzia Hæmatobia en Tunisie (Ibid., p. 409).

Brock (G.-S.), Anatomy and Physiology of the Bilharzia ovum (The Lancet, t. II, 1893, p. 622).

Id., On the Bilharzia hæmatobia (Journal of pathology and bacteriology, t. II, 1893, p. 52).

Cahier, Note sur les œufs et l'embryon de Bilharzia hæmatobia (Comptes rendus de la Société de Biologie, 1892, p. 570).

Cantani (A.), Distomum hæmatobium (Bolett. delle Cliniche, t. III, 1886, p. 73).

Chaker (M.), Étude sur l'Hématurie d'Égypte causée par la Bilharzia hæmatobia (Thèse de Paris, 1890, p. 72).

Chatin (J.), Sur l'embryon cilié de la Bilharzie (Comptes rendus de l'Acad. des sciences, t. XCI, 1880, p. 554).

Id., Observations sur le développement et l'organisation du proscolex de la Bilharzia hæmatobia (Annales des sc. nat. (6), t. XI, 1881. Bibliothèque de l'École des Hautes Études, t. XXIV, 1881).

Id., Sur les œufs de la Bilharzie (Comptes rendus de la Soc. de biologie, 1884, p. 364).

Chevreau (P.), et de Chazal (E. L.), Étude sur la Bilharzia hæmatobia à l'île Maurice (Bulletin de la Société médicale de l'île Maurice, 4 juin 1890. Maurice, p. 44).

COBBOLD (T.-Sp.), Parasites, a treatise on the Entozoa of man and animals, 1879, p. 38 (avec la bibliographie des nombreuses notes de cet auteur sur le même sujet).

COLLORIDI (G.), La Bilharzia hæmatobia dell'uomo ed i fenomeni morbosi cagionati da essa (Giornale internaz, di. sc. med., t. XIII, 1891, p. 851).

CROCKER (H.-R.), A case of hæmaturia from Bilharzia hæmatobia (Trans. clinical Soc. of London, 1882-1883, p. 25).

DAMASCHINO, Des altérations produites par le Distoma hæmatobium dans le gros intestin et dans les voies urinaires (Mém. de la Soc. méd. des hôp. (2), XIX, 1882, p. 150; Union méd. (3), XXXIV, 1882, p. 949).

DAVIES (A.), A case of endemic hæmaturia from the cape of Good Hope (Saint Bartholomew's hospital Report, XX, p. 181, 1884).

EYLES (C.-H.), Bilharzia hæmatobium in West Africa (The Lancet, t. II, 1887, p. 659).

FOUQUET (D.), Note sur le traitement des accidents produits chez l'Homme par la présence dans l'organisme de la Bilharzia hæmatobia (France médicale, t. I, 1885, p. 677 et 693. Observations résumées in MOH. CHAKER, *loc. cit.*).

FRITSCH (G.), Zur Anatomie der Bilharzia hæmatobia COBB (Arch. f. mikr. Anat. t. XXXI, 1888, p. 192, pl. 11 et 12, et Zoolog. Anz., t. VIII, 1885, p. 407).

GAUTRELET (E.), Observation d'un cas de Bilharzia hæmatobia (Union médicale, t. XL, 1885, p. 577).

GRIESINGER, Klin. u. Anat. Beobacht. üb. die Krankh. v. Egypten (Arch. f. phys. Heilk., 1856 et 1866; Gesammelte Abhandl. 1872).

GUILLEMARD (F.-H.-H.), On the endemic hæmaturia of hot climates, etc. (London, 1882, p. 67).

ID., Bilharzia hæmatobia (The Lancet, 1883, t. I, p. 151).

HARLEY (J.), On the Hæmaturia of the Cape of Good Hope, produced by a Distoma (Lancet, 1864; et Medico-chirurg. Trans. 1865).

ID., On the endemic Hæmaturia of the south eastern coast of Africa (Med. chirurg. Transact., t. LIV, 1871).

ID., A second communication on the endemic hæmaturia of the cape of Good Hope and natal (Med. chir. Trans., LII, 1869, p. 379).

ID., A third communication on the endemic hæmaturia of the south-eastern coast of Africa, with remarks on the tropical medication of the bladder (Ibidem, LIV, 1871, p. 47).

HARRISON (Rég.), Specimens of Bilharzia affecting the urinary organs (The Lancet, t. II, 1889, p. 163).

HARTLEY (E.-B.), Bilharzia hæmatobia (Ibidem, t. II, 1887, p. 214).

HATCH (W.-K.), Case of Bilharzia hæmatobia (Brit. med. Journal. 1878, p. 875).

JACSCH (V.), Klin. Diagnostik, 3e éd., p. 122.

KARTULIS (S.), Ueb. das Vork. d. Eier d. Dist. hæmatobium in d. Unterleibsorganen (Virchow's Archiv, t. XCIX, 1885, p. 139, et The Lancet, t. II, 1885, p. 364).

LEUCKART, Die Paras. des Menschen, 2e éd., 1894, fasc. 5.

LOOS (A.), Beobacht. üb. die Eier u. Embryonen v. Bilharzia, in LEUC-

KART, Die Parasiten des Menschen, 2e édit., 1894, fasc. 5, p. 521-527.
ID., Bemerk z. Lebensgesch. d. Bilharzia hæmatobia im Anschlusse an G. S. Brock's Arbeit üb. demselb. Gegenstand (Centralb. f. Bakt. u. Parasitek. t. XVI, 1894).
LORTET et VIALLETON, Étude sur la Bilharzia hæmatobia et la Bilharziose (Ann. de l'Univ. de Lyon, t. IX, 1894).
LYLE (V.), On the endemic hæmaturia of the south-east coast of Africa. (Proceed. R. med. and chir. Soc., (2), I, 1882-1883, p. 9. Med. chir. Trans., LVI, 1883, p. 113).
MANTEY (O.), Distomum hæmatobium. Die durch dasselbe hervorgernfenen Krankheiten und deren Behandlung (Inaug. Diss. Berlin, 1880).
MOTY, Note sur les urines bilharziennes (Comptes rendus de la Soc. de biol., 1893, p. 51).
NAPIER (O.), Bilharzia hæmatobia (Glascow med. Journal. t. XXVIII, 1887, p. 460, résumée in MOH CHAKER, *loc. cit.*).
NITZE, Hématurie provoquée par le Distoma hæmatobium (Soc. méd. de Berlin, 28 janvier 1891, analysé in Semaine méd., t. XI, 1891, p. 40).
NUNN (J.-A.), The Bilharzia hæmatobia (Veterinary journal, t. XXVII, 1888, p. 407).
RAILLIET (A.), Observation sur l'embryon du Gynecophorus hæmatobius. BILHARZ, Bull. de la Soc. zool. de France, t. XVII, 1892, p. 161.
RATHELOT (G.), Contribution à l'étude de la Bilharzia hæmatobia (Thèse de Paris, 1892).
Th. v. SIEBOLD, Ein Beitr. z. Helminthographia umana, aus Briefl. Mittheilh d. Dr Bilharz (Zeits. f. wiss. zool. t. IV, 1853, p. 53).
RUAULT (A.), Lésions causées par la présence des œufs et des embryons de Bilharzia hæmatobia dans la vessie, la prostate, le rectum, les ganglions mésentériques, le rein et le foie (Progrès médical (2), t. II, 1885, p. 56).
SONSINO (P.), Ricerche sullo sviluppo della Bilharzia hæmatobia (Giornale della reale Accad. di med. di Torino, t. XXXII, 1884, p. 380).
ID., Ricerche intorno alla Bilharzia hæmatobia in relazione colla ematuria endemica dell' Egitto, e nota intorno ad un Nematoideo trovato nel sangue umano (Rendiconto della R. Accad. delle science fis. e mat., 1874).
ID., Della Bilharzia hæmatobia e delle alterazioni anatomo-patologiche che induce nell' organismo umano, loro importanza come fattori della morbidità e mortalità in Egitto, con cenno sopra una larva di Insetto parassita dell' Uomo (L'Imparziale, t. XI, 1875, p. 738; t. XVI, 1876, p. 3 e 33).
ID., La Bilharzia hæmatobia et son rôle pathologique en Égypte (Archives gén. de méd. (6), t. XXVII, 1876, p. 652).
ID., Sugli ematozoi come contributo alla fauna entozoica egiziana (Cairo, 1887).
ID., The treatment of Bilharzia disease (British med. journal, t. I, 1885, p. 1197).
ID., Svilwppo, ciclo vitale e ospite intermedio della Bilharzia hæmatobia (Processi verbali della Soc. toscana di sc. nat., 1893).

Id., Aggiunta alla precedente nota sullo sviluppo della Bilharzia hæmatobia (Ibid., 21 gennaio, 1894).

Id., Discovery of the life history of Bilharzia hæmatobia. Cobbold, The Lancet, t. II, 1893, p. 621.

Thurn, Wiener medic. Blätter, 1882, p. 1257.

Villeneuve (H.), Note sur un cas de Bilharzia hæmatobia (Marseille médical, p. 321, 30 juin 1891).

Id., Bilharzia hæmatobia en Tunisie (Gazette hebdom. de méd. et de chir., 1891, p. 398).

Id., Bilharziose en Tunisie (Ibid., 1891, p. 421).

Id., La Bilharziose en Tunisie (Association franç. pour l'avanc. des sc., 1891, p. 556).

Id., La Bilharziose en Tunisie (Marseille médical, 1892, p. 153).

Wortabeh, Beobachtung über das Vorkommen der Bilharzia hæmatobia (Virchow's Archiv, t. LXXXI, 1880, p. 578).

Zancarol (G.), A specimen of Bilharzia hæmatobia with ova in the tissues of the bladder and large intestine (Transactions of the pathol. Society of London, t. XXXIII, 1881-1882, p. 410).

Id., Des altérations occasionnées par le Distoma hæmatobium dans les voies urinaires et dans le gros intestin (Mém. de la Soc. méd. des hôpitaux (2), t. XIX, 1882, p. 144).

Id., Contribution à l'étude du Distoma hæmatobium (Bull. de la Soc. méd. des hôp. (3), t. I, 1884, p. 306).

Zuckerlandl, Ueb. die Wander. d. Dist. hæmatobium aus der Pfortader in die Blase. Eine anat. Notiz aus dem Nachlasse d. H. Dr H. Sachs-Bey (Wiener med. Blätter, t. III, 1880, p. 1253).

CESTODES

Les Cestodes sont des animaux bien connus de tous, par quelques-unes de leurs formes les plus élevées, parasites de l'Homme ou des animaux domestiques et qui reçoivent vulgairement le nom de *Vers solitaires*, terme impropre puisque, dans aucune espèce de ce groupe, les individus ne se rencontrent nécessairement à l'état isolé.

Ces vers sont constamment parasites du tube digestif à l'état adulte et ils ne se peuvent nourrir qu'en absorbant par endosmose les matières assimilables renfermées dans l'intestin de leur hôte. On ne les trouve à l'état parfait, à un très petit nombre d'exceptions près, que chez les Vertébrés; leur corps dans l'immense majorité des cas est toujours segmenté et leurs anneaux de forme aplatie, rubanés, de couleur blanche, sont toujours apparents, à un petit nombre d'exceptions près; ils sont constamment dépourvus de tube digestif et munis d'un appareil aquifère; une de leurs extrémités porte, en règle très générale, un appareil de fixation formé de ventouses et de crochets. Nous avons démontré, il y a longtemps, que cet appareil de fixation qui reçoit le nom de « tête » n'est en réalité que l'extrémité postérieure du corps (1).

Les Cestodes sont des animaux d'organisation très simplifiée. Nous avons montré que leurs organes se forment aux dépens d'un même tissu d'aspect conjonctif, formé de cellules pluripolaires anastomosées et dont les prolongements déterminent une sorte de réseau de mailles serrées. Ces éléments en augmentant de volume et en se tassant les uns contre les autres, forment les organes, conduits génitaux, tubes vasculaires; ils forment aussi les tissus, système nerveux, ovaires, testicules, cellules musculeuses; l'incrustation de certaines de ces cellules primitives donne naissance aux corpuscules calcaires, une sorte de gélification détermine la formation de la cuticule. Mais tous ces organes et tissus restent en parfaite connexion entre eux par les prolongements des cellules qui les forment et constituent un tout homogène et sans doute homologue (2).

Les anneaux de Ténia présentent entre eux une telle similitude, qu'on est parti de là pour soutenir l'idée que chacun d'eux présentait une individualité distincte et que l'ensemble correspondait à une colonie; la seule différence, en effet, con-

(1) V. R. Moniez, *Essai monographique sur les Cysticerques*, 1880.
(2) R. Moniez, *Essai monographique sur les Cysticerques*, 1880, et *Mémoires sur les Cestodes*, 1881. J'ai développé les mêmes idées et démontré les mêmes faits en différentes autres publications.

siste dans le degré de développement; les derniers anneaux seuls, les plus volumineux, sont mûrs, en ce sens que les embryons qu'ils contiennent sont complètement développés, mais il arrive souvent, en étudiant successivement des anneaux de plus en plus jeunes, que l'on puisse suivre pas à pas le développement de ces embryons jusqu'à l'ovule et même, en se rapprochant de la tête, on peut assister progressivement à la formation des organes.

On connaît donc la structure de l'ensemble en étudiant un seul anneau; c'est cette étude que nous allons faire en peu de mots.

Les *téguments* des Cestodes présentent à l'extérieur une cuticule formée aux dépens de la couche sous-jacente, à laquelle elle se rattache intimement et qui est elle-même composée de grosses cellules contractiles. Ces derniers éléments sont en connexion avec des séries de fibres dites *musculaires*, bien qu'elles n'aient aucun des caractères des muscles que l'on considère d'habitude chez les Invertébrés. Ces pseudo-muscles sont de deux ordres, les uns sont situés vers la périphérie et formés de nombreux groupes longitudinaux diversement distribués suivant les espèces : ces muscles longitudinaux sont disposés suivant deux plans le plus souvent semblables, l'un inférieur et l'autre supérieur, qui tendent à se réunir sur les côtés en perdant de leur épaisseur. Le deuxième groupe musculaire est formé de fibres disposées circulairement. C'est dans la partie centrale du corps, limitée par les fibres circulaires, que se développent tous les organes.

Le *système nerveux* est formé de deux cordons longitudinaux qui courent tout le long de la chaîne et sont d'ordinaire situés très près des bords latéraux du corps ; ils ne communiquent entre eux qu'au niveau de la *tête ;* ces cordons sont généralement formés d'un tissu réticulaire très serré, dans lequel on trouve un plus ou moins grand nombre de grosses cellules; l'état de régression dans lequel se trouvent ces organes marque combien leur fonctionnement est rudimentaire.

Les appareils que l'on est convenu d'appeler *vaisseaux aquifères* et qui, pour nous, sont les vestiges de la cavité du corps, sont représentés suivant les types par un, deux, ou un plus grand nombre de canaux, étendus à travers toute la colonie et dont l'un, au moins, envoie souvent une branche transversale au vaisseau symétrique; dans chaque anneau, ces gros troncs, dans les espèces que nous avons à étudier sont situés en dedans et à côté des cordons nerveux; des ramifications étroites et de disposition variable, partent aussi des vaisseaux longitudinaux et traversent le parenchyme; pour Fraipont, de petits entonnoirs ciliés qui se trouvent à la périphérie du parenchyme, sont l'origine de fins canalicules dont les gros troncs longitudinaux forment les collecteurs.

Les *organes reproducteurs* occupent, à la maturité, toute la zone limitée par les muscles circulaires et la dépassent même en beaucoup de cas; ils ont essentiellement l'organisation suivante :

Les *organes mâles* se développent les premiers, de telle sorte que les jeunes anneaux ne contiennent que des spermatozoïdes : ils sont formés de testicules nombreux, diversement disposés et les spermatozoïdes se rendent, en se frayant un passage à travers les tissus, dans un canal déférent qui aboutit à un organe musculeux, la poche péniale en dehors de laquelle il peut saillir en s'évaginant, formant ainsi le *pénis*.

Les *organes femelles* sont formés d'un ou de plusieurs ovaires, dont les produits tombent dans une sorte de large pavillon, que nous considérons comme le véritable organe segmentaire des Cestodes.

Le pavillon conduit les œufs dans l'utérus, long tube ramifié qui occupera bientôt la plus grande partie de l'organe, mais, sur le trajet, il reçoit le tube qui prolonge le vagin et par lequel arrivent les spermatozoïdes; ce dernier

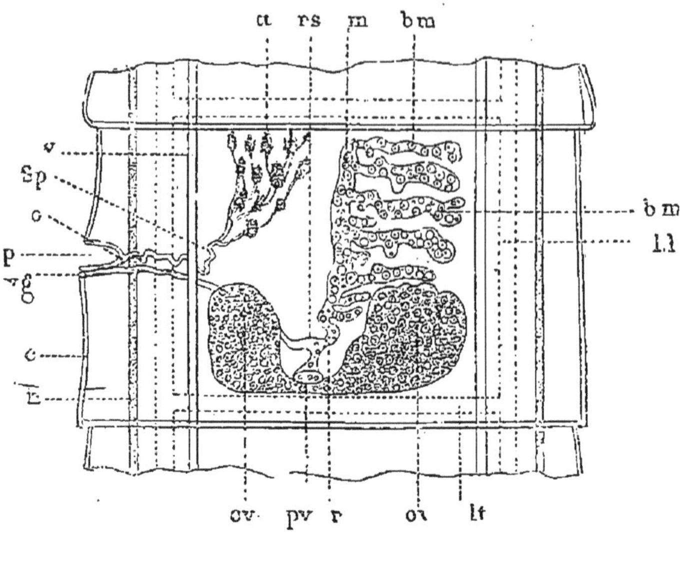

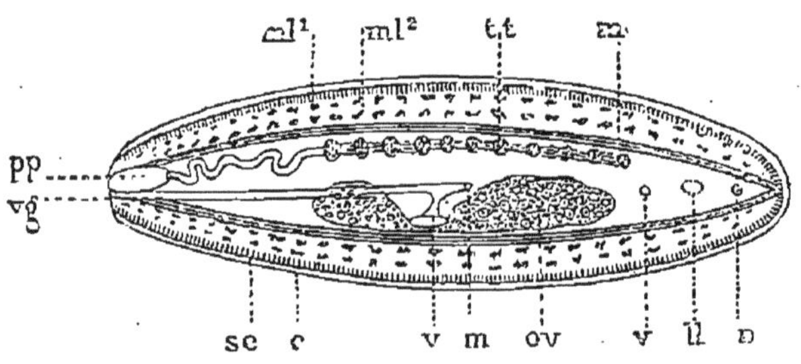

Fig. 30. — Schéma de l'organisation d'un anneau de Ténia du type *Tænia serrata*, qui comprend les *T. solium* et *T. saginata*. — A, coupe horizontale. La moitié gauche de la coupe est prise au voisinage de la face dorsale, pour montrer la disposition des follicules testiculaires ; la moitié droite au niveau de la face ventrale, pour montrer les ramifications de la matrice. — B, coupe verticale. — *c*, cuticule. — *sc*, couche sous-cuticulaire. — ml^1 et ml^2, faisceaux musculaires longitudinaux. — *mc*, fibres musculaires, dites circulaires. — *n*, cordon nerveux. — *ll*, lacune longitudinale. — *lt*, lacune transversale. — *vs*, vaisseaux. — *tt*, follicules testiculaires. — *sp*, spermiducte. — *pp*, poche péniale. — *o*, orifice du spermiducte. — *ov*, ovaires (pour simplifier la figure, le 3e ovaire n'a pas été représenté). — *pv*, pavillon. — *r*, point de rencontre des spermatozoïdes et des œufs. — *rs*, réservoir séminal. — *vg*, orifice du vagin. — *m*, corps de la matrice. — *bm*, ses branches latérales (d'après R. Moniez).

organe s'ouvre au *pore génital*, contre la poche péniale.

Beaucoup d'espèces sont pourvues de *glandes vitellogènes*

qui ont la même fonction de nutrition, quant à la cellule-œuf, que chez les Trématodes. Les œufs s'échappent au dehors par la lésion qui résulte de la chute des anneaux mûrs : ils sont chassés par les contractions musculaires, grâce à l'extrême tension qu'a progressivement déterminée leur développement. Toutefois, chez certains types, l'utérus communique au dehors par un orifice propre, qui assure une ponte régulière, indépendante de toute solution accidentelle de continuité : nous en verrons un exemple à propos du Bothriocéphale.

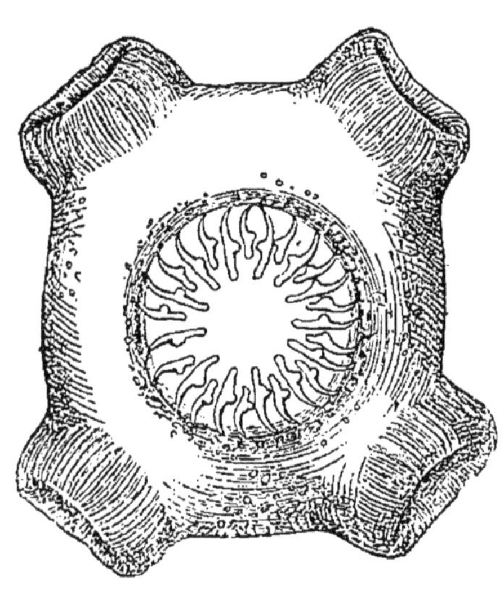

Fig. 31. — *Tænia solium*, tête, vue de dessus pour montrer les ventouses et les deux séries de crochets.

L'*appareil de fixation* constitue la portion du corps vulgairement appelée la tête; ses caractères sont extrêmement variables, si on considère l'ensemble de Cestodes et il joue pour cette raison, un rôle important en taxonomie, mais nous n'avons à l'étudier que dans le petit nombre de formes qui vivent dans notre espèce, ce qui nous permet de réduire ses caractères en un petit nombre de types. Le rôle de première importance qu'il est appelé à jouer en retenant le parasite, dont la chaîne, longue d'ordinaire, offre une grande surface à l'action des contractions intestinales, explique pourquoi l'appareil nerveux y possède un véritable centre et pourquoi l'appareil vasculaire y est très développé. Ses organes essentiels sont des *ventouses*, au nombre de quatre et disposées symétriquement par rapport à l'axe dans toutes les espèces de Ténia (fig. 31) : ce sont des organes très mobiles, formés de couches musculaires épaisses, dont l'action permet une adhérence si énergique à la muqueuse, que l'on brise la chaîne plutôt que de la détacher sur l'animal vivant; les ventouses sont remplacées chez les Bothriocéphales par deux fentes très profondes, l'une dorsale, l'autre ventrale, qui jouent d'ailleurs le même rôle et d'une façon d'autant plus énergique que cette fente peut décrire une sorte de spire (fig. 46). En outre de ces ventouses, il existe la plupart du temps chez les Ténias, à la partie terminale de la « tête », une puissante armature formée de *crochets* recourbés, disposés de manière à pénétrer profondément dans les tissus : chez les espèces connues jusqu'ici chez l'Homme et qui sont pourvues de crochets, ces organes sont toujours disposés la pointe tournée vers la périphérie, de manière à former deux couronnes concentriques, ou bien ils sont insérés autour d'une sorte de rostre en plusieurs séries. Ces crochets sont mus par des muscles puissants; ils peuvent se dresser pour pénétrer dans les tissus de l'hôte, qu'ils percent grâce à la traction exercée par les ventouses : quand les muscles se relâchent, les crochets retombent, en s'engageant latéralement dans les muqueuses. Les Bothriocéphales sont dépourvus de crochets. La structure des appareils musculaires qui mettent les crochets en mouvement est très complexe et nous l'avons soigneusement étudiée chez une espèce très commune chez le Chien (1).

La partie de la chaîne des Cestodes qui suit immédiatement la « tête » est formée d'éléments jeunes, en voie d'active prolifération : on n'y distingue point d'organes et, sur une longueur variable suivant les espèces, elle ne porte point d'anneaux apparents : cette portion du corps est très improprement appelée le *cou*. Les anneaux suivants développent

(1) R. Moniez, *Essai monographique sur les Cysticerques*, p. 128.

progressivement les produits et appareils mâles, puis les produits femelles. Vers l'extrémité de la chaîne la partie mâle est entrée en régression et les œufs occupent entièrement l'anneau; c'est même l'extrême distension qu'ils font subir aux segments par suite de leur développement, qui détermine la rupture de ce que l'on est convenu d'appeler les anneaux mûrs.

Le mode de fécondation des Cestodes a été souvent discuté; on a dit, mais la preuve n'est pas faite, que chaque anneau pouvait se féconder lui-même; l'analogie avec ce qui se passe pour les autres animaux hermaphrodites, rend la chose peu probable; au contraire, on a vu souvent la fécondation se faire entre les anneaux d'une même chaîne, chez les espèces dont la chaîne est longue et aussi entre des anneaux appartenant à des individus différents.

Le *développement de l'œuf* à la suite de la fécondation se fait avec une grande rapidité; nous avons longuement étudié, ailleurs (1), le développement de l'embryon sur un certain nombre de types très différents les uns des autres et il ne rentre pas dans notre cadre de revenir sur ce sujet; disons seulement que, dans les anneaux mûrs, on trouve les embryons complètement développés; c'est donc à tort qu'on les appelle souvent des œufs; on leur donne en zoologie le nom d'*oncosphères*. Ces embryons sont de forme généralement arrondie, mais les membranes ovariennes qui les contiennent peuvent avoir acquis la forme polyédrique par pression réciproque. Sous l'enveloppe primitive de l'œuf, qui est très distendue, se trouvent parfois des membranes ou des amas de nature résiduale qui accompagnent l'œuf, tant que cette enveloppe n'est pas rompue et dont il est bon de connaître l'aspect (v. les fig. 36). On reconnaît facilement à côté

(1) R. Moniez, *Mémoires sur les Cestodes*. Paris, 1881; V. *Embryogénie*, p. 11 à 57; 114 figures.

de ces produits l'embryon lui-même, extrêmement petit, puisqu'il ne mesure guère souvent plus d'une trentaine de millièmes de millimètre de diamètre; il porte à sa partie antérieure six crochets, parfois difficiles à voir, de forme caractéristique, analogue à celle des crochets de la tête de l'adulte, disposés par paires : l'une d'elles est antérieure, les deux autres latérales. Chez certaines espèces, comme les deux principaux Ténias parasites de l'Homme, l'embryon est entouré d'une coque très résistante, formée de bâtonnets serrés les uns contre les autres ; chez d'autres espèces, la coque est remplacée par une mince membrane. Quand, par suite de la rupture des anneaux, chez les espèces qui n'ont pas d'orifice de ponte, les embryons tombés dans l'intestin de l'hôte sont rejetés avec les excréments, ou lorsque, accidentellement, une série d'anneaux de la partie postérieure de la chaîne, se détachent tout d'une pièce et sont rejetés de la même façon, si les anneaux ne se sont pas à peu près complètement vidés avant de sortir du corps de leur hôte, les mouvements de reptation, auxquels ils se livrent quand ils sont dehors, font vite expulser ce qu'ils contiennent encore d'embryons.

Les embryons des Ténias présentent, selon la nature de leur coque, une résistance très inégale aux causes de destruction; sans insister sur ce sujet et pour nous en tenir aux deux espèces principales de l'Homme, il faut reconnaître qu'ils sont très favorisés à ce sujet et la coque épaisse qui les enveloppe, leur permet de résister très longtemps à la dessiccation, en attendant l'hôte provisoire dans lequel ils commenceront leur développement. Les embryons des Bothriocéphales se comportent d'une autre façon, parce que, ainsi que nous le verrons plus loin, ils sont organisés pour vivre dans l'eau.

Qu'en advient-il de ces embryons ? la plupart sont perdus et finissent par se détruire. Il est indispensable, en effet, pour que ces animaux se développent, qu'ils arrivent dans l'estomac d'un animal d'*espèce déterminée*, où leur coque est dissoute et où ils sont ainsi mis en liberté ; ils sont fatalement digérés, s'ils arrivent chez un autre animal.

Prenons comme exemple, l'un des Ténias les plus communs chez le Chien, le *Tænia serrata;* c'est celui qu'il est le plus facile de se procurer et sur lequel on peut, le plus commodément, faire des expériences (1) : les embryons, rejetés de l'intestin du Chien, doivent tomber sur l'herbe pour évoluer : ils sont fatalement perdus quand ils tombent ailleurs, car c'est avec l'herbe seulement, qu'ils peuvent arriver dans l'estomac du Lapin ou du Lièvre. C'est chez ces animaux seulement, en effet, que l'embryon peut se développer. Il faut donc le hasard pour que les embryons tombent sur l'herbe et un autre hasard pour que cette herbe, sur laquelle ils se trouvent, arrive dans l'estomac du Lapin avant qu'ils soient détruits. Ceci montre, pour le dire en passant, combien il est nécessaire que tous ces parasites soient prolifiques, pour que leur espèce ne disparaisse pas, car il existe des conditions aussi précises pour le développement de la plupart des autres formes.

Arrivé donc dans l'estomac du Lapin avec les aliments, la coque de l'embryon est attaquée par le suc gastrique qui seul peut la dissoudre et le jeune animal, mis en liberté, passe dans l'intestin. Il n'y séjourne pas : grâce aux six crochets dont nous avons parlé, il perfore les villosités intestinales et gagne les vaisseaux sanguins qui s'y trouvent et qu'il sait discerner ; il pénètre à leur intérieur et se laisse emporter dans le système de la veine-porte.

On sait que le sang de la veine-porte, venant de l'intestin,

(1) Tous les Cestodes à très peu d'exceptions près, présentent des phénomènes de migration analogues à ceux que nous montre le *T. serrata* du Chien et ces migrations se font toujours chez des animaux d'espèce bien déterminée.

se rend d'abord dans le foie : l'embryon du Cestode s'arrête d'abord dans cet organe, au sein duquel il va subir d'importantes transformations : il augmente énormément de volume, s'allonge proportionnellement beaucoup et se creuse d'une cavité à son intérieur. En même temps que se passent ces changements, et pour ne donner que les principaux traits de la métamorphose, on voit apparaître, au point du corps de la larve directement opposé à celui où se trouvaient les six crochets de l'embryon sous sa forme primitive, un épaississement des tissus qui s'organise pour former la tête du futur Ténia, tel que nous l'avons décrite plus haut : au fur et à mesure que cette tête s'organise, elle s'enfonce, comme pour s'y mettre à l'abri, dans la cavité qui s'est formée dans la larve, en arrière d'elle (fig. 32 et 33). Quand ces phénomènes sont accomplis, l'animal prend le nom de *cysticerque*, nom donné autrefois, quand on pensait que les cysticerques étaient des animaux d'espèces distinctes.

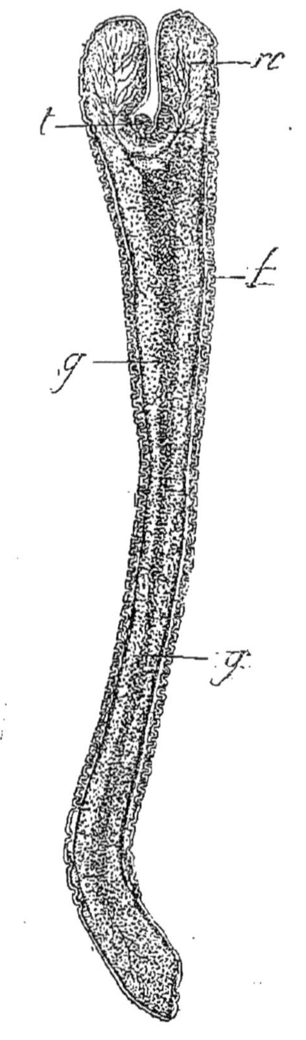

Fig. 32. — *Cysticercus pisiformis*, larve âgée d'environ un mois, d'après Moniez. — *f*, fibres longitudinales courant à la base des papilles. — *g*, partie centrale, finement grenue, suivant laquelle se fera la déchirure des tissus. — *re*, *receptaculum capitis*. — *t*, bourgeon céphalique.

Un cysticerque, en somme, est formé d'une grosse vésicule remplie par un liquide d'aspect aqueux, dans laquelle s'est abritée la tête du Ténia nouvellement formé, ou pour mieux dire, le jeune

Ténia — la vésicule représente la partie de l'ancien embryon,

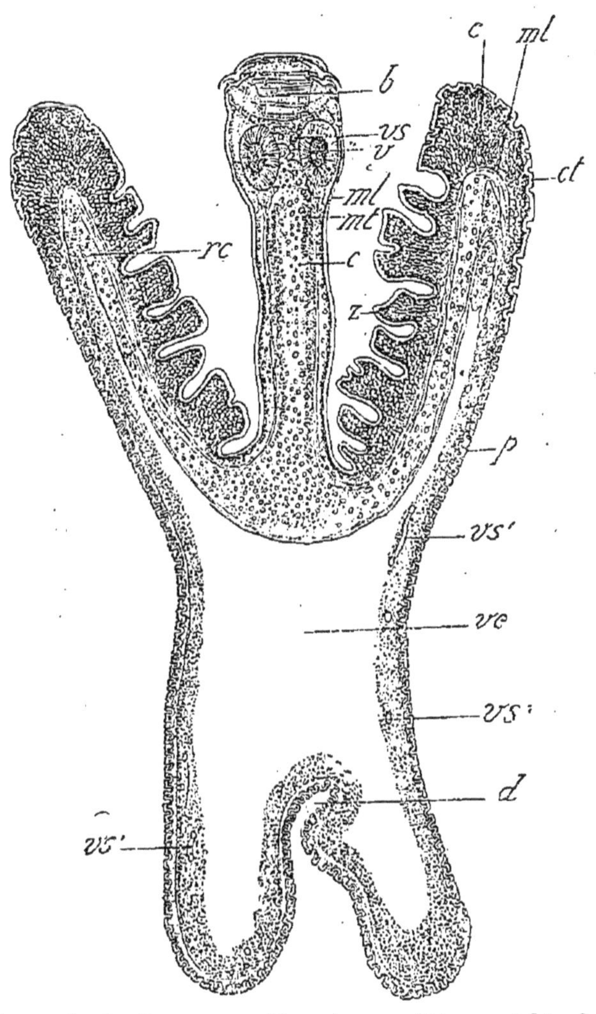

Fig. 33. — Coupe du *Cysticercus pysiformis* complètement développé, d'après R. Moniez. — La tête est évaginée et suivie d'une longue portion qui passera presque entière à l'état adulte. — *d*, dépression constante à la partie postérieure du cysticerque, due à l'atrophie d'une partie du corps à un stade antérieur. — *vs*, coupe des vaisseaux dans la vésicule. — *vs'*, coupe des vaisseaux au moment où ils s'anastomosent. — *vsc*, vésicules. — *p*, papilles. — *ct*, cuticule. — *sc*, couche sous-cuticulaire. — *cc*, corpuscules calcaires. — *ml*, fibres musculaires longitudinales. — *mt*, fibres musculaires transversales. — *v*, ventouses. — *bb*, bulbe céphalique. Grossissement : 15 diamètres.

qui sera détruite quand le cysticerque arrivera à son tour à destination (1).

(1) Chez certaines espèces de Ténias il se forme, aux dépens de l'on-

Toutes ces transformations, dans le cas qui nous occupe, ne se sont pas faites sur place : au fur et mesure qu'il se développait, le parasite quittait le parenchyme du foie, se dirigeant vers la périphérie, chassé peut-être par l'élasticité de l'organe. Il reste quelque temps à la surface du viscère, dans un espèce de tube conjonctif formé par l'organe lui-même et l'on voit à ce moment la surface du foie du Lapin comme marbrée par les tubes plus ou moins serrés, qui renferment les jeunes parasites. Enfin le cysticerque se détache du foie et tombe dans la cavité péritonéale. Il se fixe alors contre l'estomac, l'intestin ou les organes génitaux internes et est vite enveloppé d'un kyste résistant que lui forme l'organisme de son hôte. Le cysticerque du Lapin, complètement développé, est d'ordinaire arrondi et son volume est celui d'un pois de moyenne grosseur.

Les cysticerques sont extrêmement fréquents chez les Lapins domestiques.

Il n'est pas besoin d'insister maintenant pour que l'on se rende compte de la manière dont les cysticerques arrivent chez le Chien : les entrailles du Lapin, impropres à l'alimentation, sont jetées sur les fumiers et elles ont grand'chance d'être dévorées par les Chiens qui introduisent en même temps les cysticerques dans leur estomac. La vésicule de ces larves est digérée, de même que les rudiments d'anneaux qui se sont développés, et la tête seule persiste : elle s'attache solidement dans la muqueuse intestinale et, en moins de deux mois, le jeune Ténia a pris les caractères

cosphère primitive, non pas une tête unique, ou, pour parler avec plus d'exactitude, un unique jeune Ténia, mais bien plusieurs têtes, toutes formées d'une même façon. C'est ce que l'on appelle un *Cænure*, qu'on peut définir un cysticerque polycéphale; d'autres modifications dont nous n'avons pas à nous occuper peuvent découler de ce type. La forme larvaire des Cestodes à laquelle on a donné le nom d'*échinocoque*, est d'organisation toute différente et nous en parlerons à propos du *Tænia echinococcus*.

de l'animal parfait dont la longueur peut atteindre 1m 70 (1).

Les données que nous venons d'exposer pour l'un des Ténias du Chien, s'appliquent exactement à trois espèces de Ténias, parasites ordinaires de l'Homme, les *T. solium*, *saginata* et *echinococcus*, et le Bothriocéphale ne s'écarte qu'en apparence de ce type d'évolution ; il y a quelques variantes pour d'autres formes assez rares dans notre espèce et nous apprendrons à connaître un type, rangé de date récente parmi les parasites humains et qui a un mode différent de développement ; enfin, pour plusieurs des formes dont nous devons nous occuper, le développement n'est pas encore connu.

Nous nous occuperons d'abord des Téniadés qui vivent chez l'homme ; ce sont :

Tænia solium, *T. saginata*, *T. nana*, *T. diminuta*, *T. madagascariensis*, *T. cucumerina*, parasites à l'état parfait.

Tænia solium, *T. echinococcus*, parasites à l'état larvaire (2).

(1) C'est un fait bien remarquable que cette destruction, dans l'hôte définitif, des rudiments d'anneaux formés derrière la tête pendant le stade cysticerque. Le phénomène est encore plus marqué pour le *Cysticercus fasciolaris*, assez commun dans le foie des Rats et des Souris ; ce cysticerque développe non plus quelques anneaux rudimentaires, mais une série très nombreuse d'anneaux, pouvant former une longueur totale de 6 centimètres ou plus. Aussitôt l'ingestion par le Chat, le corps du *Cysticercus fasciolaris* avec sa vésicule, est entièrement digéré et il ne persiste que la tête et le cou, cette dernière partie étant en voie active de prolifération. Ce fait curieux est à comparer avec ce qui se passe chez les Ligules, Cestodes qui acquièrent tout leur développement, aux organes sexuels près, chez leur premier hôte ; en peu de jours, elles acquièrent la maturité sexuelle, sans aucune destruction de leurs tissus ; quelque chose d'analogue se voit pour la larve du Bothriocéphale d'après les observations rapportées par Braun.

(2) Les ouvrages de Davaine et de Blanchard, pour ne citer que deux traités généraux, donnent la relation de nombreuses observations médicales des principaux Cestodes qui vivent chez l'Homme (*T. solium*, *saginata*, *echinococcus*, *Bothriocephalus latus* et la bibliographie de cescas) ; étant donné le nombre énorme de documents de ce genre que possède la science, nous ne pouvons songer à les relever ici, et nous nous bornerons à tracer plus loin les caractères généraux des troubles que ces parasites peuvent déterminer dans notre espèce. Nous ferons de même, au reste, pour un certain nombre d'autres parasites humains. En

Genre Tænia.

L'ancien genre Ténia est devenu le type d'une famille caractérisée par les quatre ventouses dont la tête est munie dans toutes les espèces, et par les anneaux nettement séparés. Les helminthologistes d'aujourd'hui ont partagé en des genres déjà nombreux, cet ensemble qui renfermait quantité de formes des plus disparates et l'on ne peut compter encore celles qui seront définitivement laissées sous l'ancien vocable; dès maintenant, on peut toutefois y ranger les espèces assez nombreuses que nous avons étudiées jadis sous la dénomination de « espèces du type du *T. serrata* » (*T. solium*, *saginata*, *serrata*, *marginata*, *Krabbei*, *felispardi*, etc.); ils présentent en effet, entre eux, la plus grande analogie, tant au point de vue de la structure de l'adulte, que pour les caractères embryogéniques et les métamorphoses. Ce sont toutes espèces dont l'appareil de fixation est muni de nombreux crochets (1), dont le pore génital est latéral et qui sont dépourvues de glandes vitellogènes. Ils ont un cysticerque. Deux espèces parasites de l'Homme rentrent dans ce genre, ce sont les *T. solium* et *saginata*. D'autres formes qui vivent aussi dans notre espèce et qui rentrent dans l'ancien genre *Tænia* (s. lat.) ont été placées dans les nouveaux genres *Dipylidium*, *Hymenolepis*.

ce qui concerne les Cestodes en particulier, nous renverrons pour les indications bibliographiques au travail de Ch. Huber : *Bibliographie der Klinischen Helminthologie, fas. 3 et 4 : Die Darmcestoden des Menschen* (*Geschichte und Litteratur der Tænie und Bothriocephalen*, Munich 1892). Cet index contient un très grand nombre de titres.

(1) Le *Tænia saginata* seul est dépourvu de ces organes, mais par tous ses autres caractères il ressemble aux espèces avec lesquelles nous venons de le placer comme nous l'avons montré il y a longtemps.

T. solium, Rud. (1).

Cet animal (fig. 34 et fig. 42 en A) est vulgairement appelé dans notre pays *T. armé*, à cause de la double couronne de crochets qu'il porte sur la tête, et en opposition avec l'espèce suivante (*T. saginata*) qui est dépourvue de ces organes.

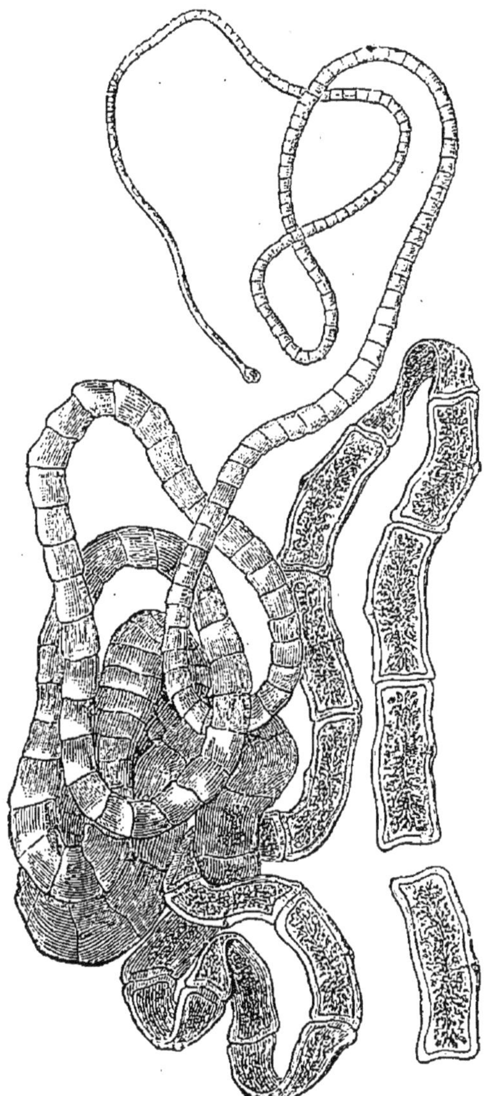

Fig. 34. — *Tænia solium.*

La longueur moyenne de la chaîne qu'il forme est de 2 à 3 mètres environ, mais elle peut surpasser cette mesure. La tête (fig. 31) est arrondie, obscurément tétragone, son diamètre varie, suivant l'état de contraction, de 0,6 à 1 millimètre de diamètre. Au sommet de cet organe et entre les quatre ventouses, fait

(1) Syn. : *Tænia cucurbitina* Pallas, 1781 ; *T. pellucida* Göze, 1782 ; *T. vulgaris* Werner, 1782 ; *T. dentata* Gmelin, 1790 ; *Halysis solium* Zeder, 1800 ; *T. armata* Brera, 1802 ; *T. (Cystotænia) solium* Leuckart, 1862. Les auteurs anciens ont longtemps confondu cette espèce avec la suivante, on trouvera dans la *Zoologie médicale* de R. Blanchard, une étude très complète des questions de synonymie relatives à ces deux formes animales.

saillie un court mamelon qui porte une double couronne formée de 22 à 32 crochets, le plus souvent 24 à 26 (fig. 35); les plus longs de ces crochets, qui alternent régulièrement avec les plus courts, mesurent 160 à 180 μ, les petits crochets 110 à 140 μ, les ventouses ont un diamètre de 4 à 500 μ et leur forme est hémisphérique. Le cou est assez long et grêle (5 à 10 millimètres). Les anneaux,

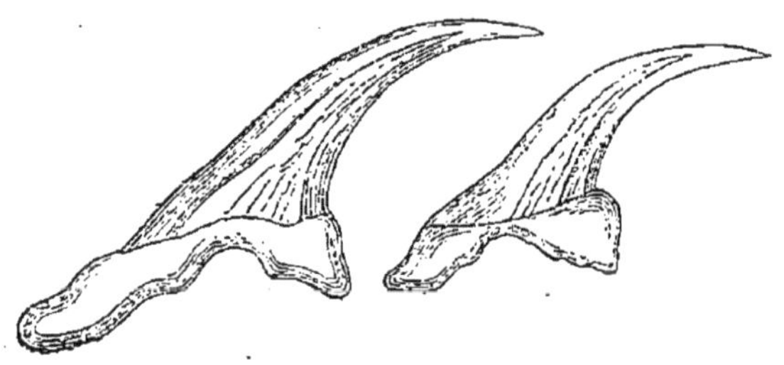

Fig. 35. — Grand et petit crochets de *Tænia solium*, grossis 280 fois, d'après Leuckart.

dont le nombre peut s'élever à 800 ou 900, augmentent progressivement en dimensions, à mesure que leurs organes se développent; d'abord plus larges que longs, c'est seulement à une distance de 1 mètre environ en arrière de la tête, qu'ils sont devenus carrés et présentent des appareils sexuels bien développés. Les anneaux mûrs, situés à l'extrémité de la chaîne, mesurent 10 à 12 millimètres de long, sur 5 ou 6 de large. Les papilles génitales sont situées au bord des anneaux, un peu en arrière de la partie médiane; elles alternent régulièrement d'un anneau à l'autre. L'utérus développé est représenté par un canal médian disposé longitudinalement et duquel se détachent de 7 à 10 branches épaisses, à ramifications dendritiques. Cet organe est très apparent à l'œil nu, quand il est bourré d'œufs. Ceux-ci (fig. 36), de forme ovale, ont une membrane mince qui enclôt, en outre de l'embryon, des corps de nature résiduale, dont la forme et la disposition sont variables. L'emb yon, qui mesure 20 μ environ de diamètre, est enfermé dans une coque épaisse, striée radialement, jaunâtre, de forme sphérique et dont le diamètre varie de 31 à 36 μ (1).

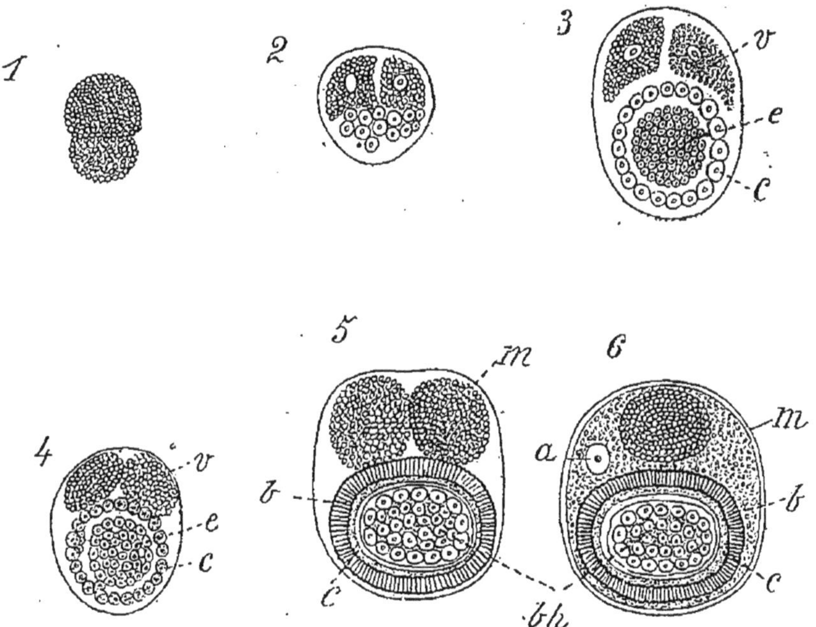

Fig. 36. — Embryogénie du *Tænia solium*, d'après R. Moniez. — 1, Premier stade observé : l'ovule fécondé s'est partagé en deux éléments de caractère un peu différent, qui restent soudés. — 2, L'évolution de l'œuf est avancée, on voit les deux grosses masses vitellines et un certain nombre de cellules blastodermiques, aux dépens desquelles va se former l'embryon. — 3 et 4, Le développement de l'embryon est presque achevé ; les masses vitellines *v*, se voient ici sous une forme qu'elles revêtent fréquemment ; l'amas de cellules blastodermiques *e*, qui formera l'embryon a délaminé sa couche périphérique *c* aux dépens de laquelle se forme la coque. — 5, L'embryon est complètement développé ; une partie de la couche blastodermique délaminée a formé la coque. — 6, Aspect un peu différent de l'œuf, que l'on observe fréquemment ; une des masses vitellines s'est désagrégée et a rempli la membrane vitelline *m*.

Le *Tænia solium*, à l'état d'adulte, habite exclusivement l'intestin de l'Homme ; d'ordinaire, la tête est insérée dans

(1) Il faut insister auprès des praticiens non versés dans les études d'histoire naturelle sur les aspects très différents que peut présenter l'« œuf » des Ténias, extrait des anneaux mûrs, suivant que l'embryon reste ou non, aux hasards de la préparation, enfermé dans les membranes de l'œuf et que dans le premier cas, les masses résiduales se fusionnent

le tiers antérieur de l'intestin grêle, et le corps s'étend plus ou moins en arrière, selon que la chaîne se replie plus ou moins sur elle-même.

Comme pour l'espèce suivante, on ne trouve le plus souvent qu'un seul individu du *T. solium* dans un même hôte, d'où le nom de *Ver solitaire* qu'on leur donne vulgairement, mais cette règle n'a rien d'absolu et les cas ne sont plus à compter, dans lesquels on a trouvé plusieurs de ces vers dans le même intestin : on a même pu les trouver réunis en grand nombre. On a vu les deux espèces chez le même hôte, on les a aussi rencontrées en compagnie du Bothriocéphale.

C'est par l'intermédiaire du Porc que ce Ténia vient chez l'Homme, et il y a plus de quarante ans que le fait, entrevu auparavant par plusieurs savants, a été démontré expérimentalement par P.-J. v. Beneden, Küchenmeister, Leuckart ; voici comment les choses se passent :

Supposons un homme porteur d'un Ténia armé ; il rejettera les embryons du parasite avec ses excréments, et ceux-ci, à la campagne, par exemple, pourront tomber sur un fumier ou en tout autre endroit dans lequel errent les Porcs : les habitudes repoussantes de ces animaux expliquent comment ils pourront ingérer ces embryons, ou les anneaux entiers de Ténia tombés avec les matières fécales. La coque qui les protège sera alors dissoute dans l'estomac et les jeunes parasites mis en liberté ; or, ce que nous avons décrit pour le Ténia ordinaire du Chien se reproduit ici : les embryons percent les parois de l'intestin ou de l'estomac, gagnent les petits vaisseaux de ces organes et sont emportés par le torrent sanguin dans le foie, que la plupart d'en-

ou restent distinctes, ou viennent même parfois former une couche complète autour de l'embryon ; il peut encore arriver que la membrane vitelline (*m*, fig. 36) se rompe et l'embryon tombe alors de l'œuf, dépouillé des masses vitellines.

tre eux ne font que traverser : par l'intermédiaire des vaisseaux, ils pourront aller échouer dans tous les points du corps. Là où chacun d'eux s'arrête, se forme un kyste dans lequel l'embryon se transforme en un *Cysticerque* très analogue à celui que nous avons décrit pour le *Tænia serrata* (p. 182). Le cysticerque du Cochon (*Cysticercus cellulosæ* des anciens auteurs) a la forme d'une vésicule elliptique, il mesure de 6 à 12 millimètres de long sur 5 à 10 de large (1); il est assez translucide; sa teinte claire tranche sur celle des tissus dans lesquels il est inséré ; il présente, sur le milieu de sa longueur, quand on le regarde à l'œil nu, une tache blanche formée par la tête invaginée (fig. 37). La structure microscopique de ce cysticerque est des plus remarquables et la partie qui loge la tête est extrêmement plissée et diversement contournée (fig. 38). Celle-ci n'occupe, d'ailleurs, qu'une très faible partie du corps du cysticerque, le reste est occupé par un liquide sur lequel nous aurons occasion de revenir.

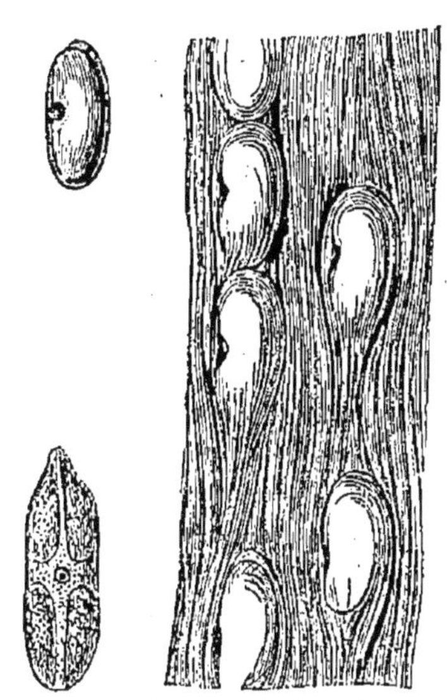

Fig. 37. — Ladrerie du Porc. Sur le côté deux Cysticerques isolés.

Si on presse les cysticerques avec le doigt, ces kystes, en raison du liquide qui les distend, donnent la sensation de vésicules élastiques.

On admet que le cysticerque du *T. solium* acquiert son complet développement en trois mois environ; on n'est pas fixé sur sa longévité, mais l'on sait qu'il finit par s'encroûter

(1) D'après Neumann, le cysticerque du Cochon pourrait atteindre 20 mill. de long.

de matières calcaires, perd son liquide et se transforme finalement en un nodule résistant, si des circonstances favorables ne lui permettent pas de gagner son hôte définitif.

Ladrerie du cochon. — On donne ce nom de *ladrerie* à une maladie fréquente chez le Cochon domestique et caractérisée, chez cet animal, par le développement de cysticerques dans le tissu conjonctif intermusculaire. Les cysticerques peuvent se trouver par tout le système musculaire, mais ils sont surtout répandus dans les muscles de la langue, du cou et des épaules; leur nombre dans un muscle donné peut varier extrêmement : de quelques-uns seulement dans certaines pièces et difficiles à trouver, par conséquent, ils peuvent être tellement abondants qu'ils représentent ensemble plus de la moitié du morceau ; entre les deux extrêmes on trouve tous les degrés.

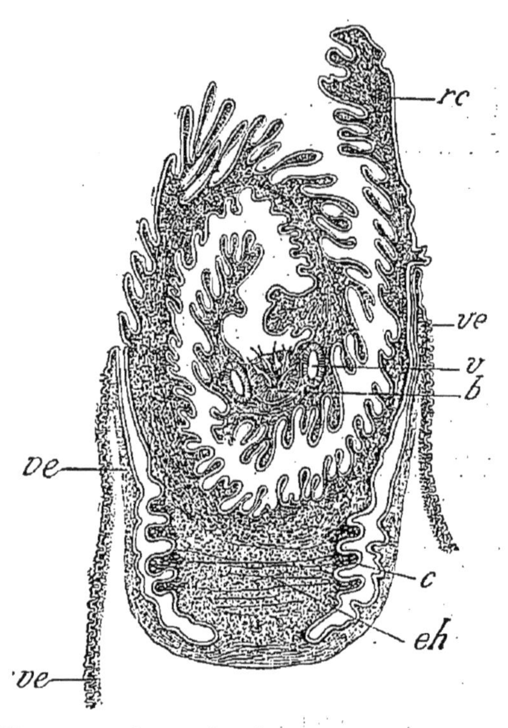

Fig. 38. — Coupe du *Cysticercus cellulosæ*, d'après R. Moniez. — *eh*, tissus appartenant à l'embryon hexacanthe. — *b*, bulbe céphalique. — *c*, corpuscules calcaires. — *rc*, receptaculum capitis. — *ve*, vésicule.

L'observation a montré que dans presque tous les cas où un Porc est atteint de ladrerie, on trouve des cysticerques visibles à la face inférieure de la langue, sur ses bords et le long de son frein. C'est là un fait important, puisqu'il est accessible à l'examen pendant la vie de l'animal et, dans la pratique, il peut servir à diagnostiquer la maladie du Porc, bien que ce caractère puisse faire défaut chez un Porc ladre, soit naturellement, soit lorsque les intéressés ont fait disparaître les vésicules du cysticerque, en les crevant avec une épingle. La pratique du *langueyage* (V. plus loin) a donc une très réelle importance et peut seule, dans la plupart des cas, faire reconnaître avec certitude la ladrerie du Porc vivant.

C'est que, en effet, la symptomatologie de la ladrerie varie extrêmement suivant le nombre de cysticerques qui infestent le Porc ladre et les points où ils sont développés ; leur action sur l'organisme est celle de corps étrangers qui, suivant les organes envahis, peuvent ne manifester leur présence par aucun symptôme, ou donner lieu à des accidents graves. C'est la raison pour laquelle on peut trouver, parmi les Porcs ladres, des individus qui ont l'aspect de la plus florissante santé, tandis que d'autres, reliés aux premiers par tous les intermédiaires, ont l'aspect absolument cachectique ; c'est la raison aussi des différences sensibles que l'on peut trouver dans la symptomatologie de la ladrerie, telle qu'elle est donnée par les différents auteurs, suivant les cas qu'ils ont étudiés.

Aucun signe extérieur ne décèle la présence de la ladrerie lorsque les cysticerques sont peu nombreux, mais, lorsque les tissus du Porc sont envahis par un nombre considérable de ces parasites, l'animal est faible, triste, indifférent à tout, insensible aux coups ; les yeux sont ternes, les muqueuses pâles ou congestionnées, les soies s'arrachent facilement ; plus tard les animaux tombent dans la prostration, s'infiltrent, les troubles digestifs se développent, l'animal semble paralysé du train postérieur et finit par mourir ; l'affection suit au reste une marche très lente. Parmi les symptômes locaux souvent signalés dans la ladrerie, signalons l'enrouement de la voix, coexistant presque toujours avec une toux éteinte, qui se produit par quintes et s'accompagne d'un essoufflement facile. Mentionnons aussi la sensibilité exagérée du groin qui amène le Porc à ne plus fouiller. Jusqu'à ce jour on n'a trouvé aucun remède à la ladrerie et on comprend, en effet, que l'art soit impuissant à supprimer les parasites dans les innombrables points où ils ont pu se loger. Il est probable que la ladrerie du Cochon est connue de lointaine antiquité et peut-être même les rapports du cysticerque de cet animal avec l'un des Ténias de l'homme n'avaient-ils pas échappé à des observateurs sagaces. C'est peut-être l'une des raisons pour lesquelles Moïse interdit à son peuple l'usage de la viande du Cochon, ce en quoi il fut plus tard imité par Mahomet.

Langueyage. — Nous venons de dire que dans la plupart des cas de ladrerie chez le Cochon, les cysticerques se développent en certains points de la bouche et que leur présence était le signe le meilleur et le plus constant que l'on possède, pour reconnaître la maladie chez l'animal vivant. Pour découvrir la ladrerie, il faut donc recourir à une exploration de la bouche désignée depuis fort longtemps sous le nom de *langueyage*. Au moyen âge et jusque vers le commencement de notre siècle, cette opération était exclusivement pratiquée par des hommes spéciaux, officiers du roi, qu'on appelait *jurés langueyeurs*. Aujourd'hui le langueyage est libre et facultatif, mais son exercice constitue toujours une profession spéciale, en raison de l'habitude et de l'adresse qu'il exige. Certaines villes ont même un langueyeur assermenté et payé par elles, pour examiner les porcs conduits sur les marchés. Pour faire cet examen, dit Trasbot, on saisit le Porc par le membre antérieur gauche et, par un coup de genou donné dans le flanc droit, on le renverse à terre, où on le maintient en posant le genou gauche sur le cou. Aussitôt après, le langueyeur écarte les mâchoires avec un bâton d'un mètre de long environ, qu'il appuie fortement à terre par l'extrémité passée dans la bouche du patient et dont l'autre bout est fixé sous son aisselle droite. Ayant les deux mains libres, il tire la langue hors de la bouche et l'examine par la vue et le toucher en passant la pulpe des doigts sur les côtés et la face inférieure de cet organe. Ce procédé est simple, rapide et conséquemment pratique. Pourtant il est loin d'être sans inconvénient. D'abord, il contusionne fortement et fatigue l'animal. Si celui-ci doit être conservé, il mange mal après l'opération, peut souffrir pendant plusieurs jours et maigrir dans une certaine mesure. Le véritable défaut du procédé est d'exiger une très grande habitude sans laquelle l'explorateur peut non seulement blesser l'animal, mais encore et surtout se faire blesser lui-même, quand il veut saisir la langue et l'examiner. Aussi les vétérinaires appelés à pratiquer le langueyage doivent-ils se servir d'aides pour coucher et maintenir le sujet, employer un pas-d'âne pour écarter les mâchoires et tirer la langue à l'aide d'une pince. De cette façon, ils opéreront en toute sécurité.

Nous avons dit que les cysticerques, dans cette maladie du Cochon, se trouvaient habituellement, mais non constamment, autour de la langue. Un examen négatif de cet organe ne constitue donc qu'une présomption de santé chez l'animal observé ; on peut, dans ce cas, compléter l'examen en cherchant les cysticerques sur les conjonctives, dans les plis de l'anus, mais d'après ce que nous avons dit à l'article précité, on ne peut jamais affirmer d'une manière absolue que l'animal est exempt de tout cysticerque. Nous avons aussi mentionné dans la pratique du langueyage une cause d'incertitude, sur laquelle nous devons revenir : l'on sait que l'on peut faire disparaître le cysticerque par une simple piqûre de la vésicule, ou par une incision qui permet de l'enlever. Cette petite opération s'appelle l'*épinglage* ; un examen attentif pourra permettre, dans certaines circonstances, d'apercevoir sur les muqueuses buccale, conjonctive et anale, de petites plaies résultant de cette extirpation des helminthes. Ces lésions superficielles, bien qu'elles n'aient rien de caractéristique dans leur forme et puissent être confondues avec des érosions produites par les dents, doivent néanmoins faire soupçonner l'animal qui en présente. Après leur réparation, les cicatrices qui leur succèdent sont encore visibles pendant quelque temps, mais, peu à peu, elles s'effacent et alors aucun signe extérieur ne peut faire reconnaître l'infestation parasitaire. Aussi le diagnostic en est-il parfois impossible, ce qui explique pourquoi certains animaux, dont l'état maladif n'avait pas même été soupçonné, sont reconnus ladres après la mort.

Quoi qu'il en soit, quand l'Homme mange de la viande de Cochon ladre, il s'expose à s'infester avec les cysticerques qu'elle contient et à gagner le Ténia armé, à moins, bien entendu, que la viande n'ait été, au préalable, parfaitement cuite. Introduit dans l'organisme humain, la vésicule du cysticerque est digérée, avec la portion de chaîne dont le développement était commencé : la tête, ou plutôt le jeune animal, se fixe solidement et, grâce à une nourriture abondante, il a vite fait d'atteindre toute sa taille; il émet alors ses embryons et le cycle que nous avons décrit recommence.

Le développement du cysticerque en un Ténia adulte demande environ trois mois; on ne sait pas d'une façon certaine quelle peut être la durée de la vie de l'animal : il est à peu près démontré qu'elle peut se prolonger pendant plusieurs années; on a même parlé de périodes beaucoup plus longues (35 ans — ?) Pendant tout ce temps, l'animal détache assez régulièrement de nombreux anneaux et il s'en produit constamment de nouveaux.

Distribution géographique. — La répartition du *T. solium* est naturellement identique à celle du Porc, son hôte intermédiaire normal. Sa fréquence correspond donc à celle de la ladrerie du Porc et elle est d'autant plus grande dans un pays donné, qu'on y mange une plus grande quantité de Cochon cru ou mal cuit. Il ferait défaut dans la zone torride, où l'élevage du Cochon ne réussit pas, et il manque chez les populations juives, musulmanes et autres, qui ne font point usage de la chair du Porc; il serait très rare (Stiles) dans l'Amérique du Nord.

Le *Tænia solium*, a-t-on dit, est maintenant devenu plus rare, en Europe surtout; d'après Leuckart, il resterait plus fréquent que le *T. saginata*, son congénère, en différentes parties de l'Allemagne et en quelques autres pays du Nord; cela pourrait être dû à des changements survenus dans les habitudes culinaires, pour ce qui concerne la cuisson de la viande de Porc, et à la consommation plus grande de la viande de Bœuf, remplaçant celle du Cochon dans beaucoup de cas, et se répandant de plus en plus dans les campagnes. La surveillance exercée dans les marchés et aux abattoirs, sur les Porcs ladres contribuerait aussi à cette diminution (1). On a publié de nombreuses statistiques à cet égard, mais on conçoit qu'elles ne peuvent guère avoir rien d'absolu (2).

PROPHYLAXIE. — Ce que nous avons dit à propos des conditions dans lesquelles le Ténia armé se développe chez l'Homme, nous dispenserait presque d'insister sur ce sujet. Il est bien certain qu'on est à l'abri de toute infestation en ne mangeant la chair du Cochon que lorsqu'elle est bien cuite; l'expérience a en effet montré que le cysticerque est tué par une température de 47 à 48°; il est prudent de la dépasser; encore faut-il qu'elle soit au moins atteinte dans toutes les parties de la viande lors de la cuisson : il faut que la chair soit devenue blanche, pour que l'on ait la garantie

(1) Voir sur ce sujet les pages 211 à 213, où la question est traitée à propos du *Tænia saginata*.

(2) C'est ainsi qu'après avoir longtemps cherché en vain des *Tænia solium*, à Lille, nous avons pu en observer de temps à autre au cours de ces dernières années et, depuis quelques mois, nous l'avons rencontré *six* fois, sur une vingtaine de cas.

de la mort du cysticerque; une viande rôtie, si cuite soit elle à la périphérie, peut n'être qu'échaudée au centre et contenir des cysticerques encore vivants; il en est de même pour les viandes que l'on fait bouillir, si les parties centrales n'ont pas atteint une température suffisante. A plus forte raison l'on conçoit que si la viande de Porc n'a pas été cuite, mais simplement fumée ou salée, et mangée peu de temps après (1), elle puisse devenir une cause d'infestation.

Ladrerie chez l'Homme. — Le cysticerque du *T. solium*, qui détermine la ladrerie du Cochon, peut se développer et rendre ladres d'autres espèces animales, Sanglier, Chevreuil, Ours brun, etc.; il peut aussi se développer chez l'Homme, et ces cas, sans être très fréquents, ne sont point pourtant absolument rares; son identité dans notre espèce, a été démontrée par plusieurs expériences. Suivant le point où il se développe, sa présence peut passer inaperçue ou donner lieu à des accidents graves. Chez l'Homme, comme chez le Porc, ces cysticerques se logent de préférence dans le tissu conjonctif des muscles striés; mais on en voit aussi dans le poumon, le foie, le pancréas, etc. Il semble que les embryons s'arrêtent plus volontiers dans le cerveau ou dans l'œil, chez notre espèce, car on en trouve souvent en ces points, alors qu'il n'en existe pas dans les autres parties du corps, les reins, le tissu conjonctif sous-cutané, etc.; ils sont fort rares sous la muqueuse linguale. On ne trouve parfois qu'un très petit nombre de cysticerques dans le même individu, il est arrivé qu'on a pu en compter plus de 2,000.

Les cysticerques conservent généralement dans notre espèce les caractères qu'ils revêtent chez le Porc, mais il faut signaler la forme extraordinaire qu'ils présentent parfois lorsqu'ils sont logés dans le cerveau, dans les espaces

(1) On a trouvé des cysticerques encore vivants dans la chair, 29 jours après la mort du Cochon.

sous-arachnoïdiens (1) : la vésicule, au lieu de rester arrondie, peut devenir très irrégulièrement lobée (fig. 39), avec des étranglements et des dilatations inégales, en relation sans doute avec l'existence des brides vasculaires ou conjonctives qui traversent les espaces sous-arachnoïdiens ; on a décrit plusieurs formes de ces *Cysticercus racemosus*, qui peuvent,

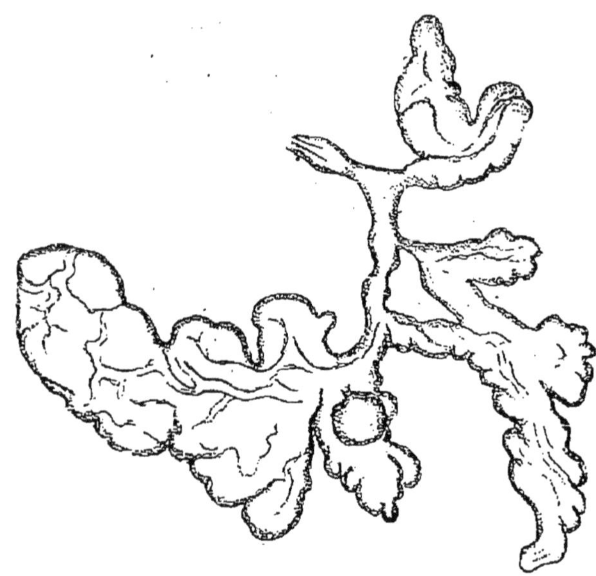

Fig. 39. — Fragment d'un *Cysticercus racemosus*, d'après Zenker (grandeur naturelle).

par suite du développement, anormalement hydropique, de la vésicule, atteindre 15 et même, dit-on, 25 centimètres de longueur : la tête est, dit-on encore, difficile à trouver dans ces cas et elle demeurerait incomplète (2).

(1) Cette monstruosité a été trouvée aussi dans les parois du cœur (Firket); elle n'avait pas déterminé de troubles dans les fonctions de l'organe.

(2) Il importe d'attirer l'attention sur la ladrerie de l'Homme au point de vue biologique : nous constatons ici que le *T. solium* peut vivre chez un même hôte, aussi bien à l'état larvaire qu'à l'état parfait, contrairement à la règle générale qui veut que ces deux états, pour les parasites, se passent chez des hôtes différents. Nous verrons plus loin qu'il ne s'agit pas là cependant d'un fait isolé, et que quelques espèces dont nous parlerons plus loin, comme le *T. murina* ou comme la Trichine, avec une variante, montrent des phénomènes analogues. Le cysticerque du *T. solium* présente d'ailleurs une faculté spéciale d'adaptation, car de même que la Trichine, quoique à un degré moindre, on l'a trouvé, nous l'avons dit, chez des animaux très différents les uns des autres.

Les cysticerques n'ont pas d'action propre sur l'économie; ils n'agissent jamais qu'à la façon de corps étrangers, aussi conçoit-on que, suivant leur siège et leur nombre, ils puissent donner lieu aux symptômes les plus variés. La pathologie est fort riche en observations de ce genre et nous ne pouvons songer à en donner le résumé ni même l'indication bibliographique. (V. p. ces indications, p. 186 note 2 et l'article *Tænia* de l'*Index Catalogue of the Surg. Gen. office U. S. tring*, 1893.)

Étant donnée la gravité des accidents que peut déterminer la ladrerie humaine, il est intéressant de savoir comment ce cysticerque peut pénétrer dans notre organisme et nous avons proposé deux explications à ce sujet; c'est tantôt l'une et tantôt l'autre qui est applicable aux différents cas. La condition indispensable est que l'embryon arrive dans l'estomac, car c'est là seulement que sa coque peut être dissoute. A la vérité, les cas doivent être rares, dans lesquels un Homme avale un ou plusieurs anneaux de Ténias, introduisant ainsi une multitude de ces embryons dans l'organisme; aussi est-ce plutôt d'une autre manière que se fait l'infestation : par régurgitation dans l'estomac des matières, contenues dans l'intestin grêle, qui peuvent entraîner des embryons, devenus libres dans l'intestin, ou même des anneaux entiers. Sous l'action du suc gastrique, la coque de l'œuf est alors dissoute, comme elle le serait dans l'estomac du Cochon et les phénomènes consécutifs se passent comme chez ce dernier animal, aboutissant à l'infestation plus ou moins généralisée; on a, du reste, constaté plus de 30 cas, dans lesquels la ladrerie coïncidait avec la présence de Ténias dans l'intestin du malade, mais il n'en est pas toujours ainsi et c'est pourquoi il faut rechercher un deuxième mode d'infestation (1).

Une seconde explication, qui semble surtout applicable

(1) On possède plusieurs observations de malades qui ont rendu des Ténias entiers par la bouche.

aux cas dans lesquels il ne se développe qu'un petit nombre de cysticerques, est la suivante : il est fréquent, pour les maraîchers, d'arroser les légumes avec l'engrais humain : les embryons du *T. solium* peuvent arriver ainsi sur les salades et autres végétaux que l'on mange sans les faire cuire. A la vérité, ces légumes sont lavés au préalable, mais cette précaution est illusoire, quand il s'agit d'êtres aussi petits que les embryons de Ténias, qui peuvent être si facilement retenus dans les plis des feuilles. Il n'est guère douteux que ce ne soit là un mode relativement fréquent d'infestation.

Anomalies. — Chez le *Tænia solium* et le *Cysticercus cellulosæ* (v. plus loin).

Pathologie. — Les troubles locaux ou réflexes déterminés par le *T. solium* sont exactement ceux que nous décrirons plus loin pour le *T. saginata* (p. 213) ; mais il n'en est pas moins vrai que cette espèce est beaucoup plus dangereuse que le T. inerme, par le fait que sa présence peut déterminer, suivant le mécanisme exposé plus haut, l'apparition de cysticerques dans l'organisme, ce qui n'arrive pas, ou bien rarement pour le *T. saginata*. Il importe donc, une fois sa présence reconnue, de se débarrasser au plus vite de ce parasite : on s'exposerait à contracter la ladrerie en agissant autrement. L'inspection des anneaux rendus par le malade fixe vite le médecin sur l'espèce à laquelle il a affaire ; nous donnerons plus loin, p. 203, les caractères qui permettent de distinguer les deux espèces d'après ces fragments.

Tænia saginata Göze (1).

Cet animal a une longueur moyenne de 3 à 8 mètres, mais il pourrait atteindre, dit-on, des dimensions plus considéra-

(1) Syn. de *Tænia saginata* Göze, 1782 ; *T. solium* L., 1767 (pro parte) ; *T. cucurbitina* Pallas, 1781 (pro parte) ; *T. inermis* Brera, 1802 ; Moq.-Tandon, 1860 ; *T. dentata* Nicolai, 1830 ; *T. lata* Pruner, 1847 ; *Bothriocephalus tropicus* Schmidtmüller, 1847 ; *T. mediocanellata* Küchen-

bles et l'on a même parlé de l'invraisemblable longueur de 74 mètres ! La tête est de forme presque cubique, large de 1mm,50 à 2 millimètres, ses ventouses sont larges de 800 μ, souvent pigmentées de noir ; le rostre et les crochets font défaut, mais, à leur place, on voit une dépression, souvent pigmentée. Cette dépression et l'appareil auquel elle correspond (voir fig. 40) représentent morphologiquement le rostre. Le cou est assez long, il a à peu près la moitié de la largeur de la tête (fig. 41) ; la chaîne comprend plus d'un millier d'anneaux qui vont en augmentant lentement de longueur, de telle sorte qu'ils restent sur une grande étendue de la chaîne plus larges que longs ; les anneaux mûrs, ceux qui sont sur le point de se détacher, ont exactement la forme des graines de la Courge et mesurent 16 à 20 millimètres de long, sur 5 à 7 de large. Les

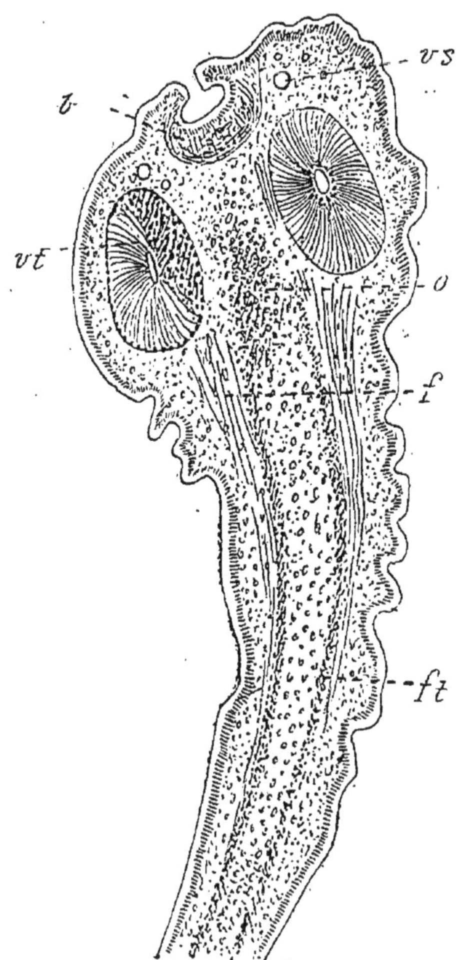

Fig. 40. — *Tænia saginata*. Coupe longitudinale de la tête, d'après R. Moniez. — *b*, bulbe, présentant la même disposition musculaire que dans le Ténia armé. — *vs*, vaisseau circulaire sur lequel débouchent les troncs longitudinaux. — *vt*, ventouses. — *o*, zone de prolifération. — *f*, muscles longitudinaux. — *ft*, fibres dites circulaires.

meister, 1855 ; *Tæniarhynchus mediocanellatus* Weinland, 1858 ; *T. tropica* Moq.-Tand. 1860 ; *T. (Cystotænia) mediocanellata* Leuckart, 1863.

papilles génitales alternent irrégulièrement sur les anneaux et sont situées sur le bord, un peu en arrière de la partie médiane. L'utérus présente un tronc médian qui s'étend dans presque toute la longueur de l'anneau et qui émet, de chaque côté, 20 à 35 branches latérales très ramifiées. Les embryons sont généralement ovoïdes, longs de 30 à 40 μ, larges de 20 à 33 μ, presque toujours entourés encore de leur membrane vitelline; la coque est épaisse, striée radialement, plus transparente que celle de l'embryon du *T. solium*.

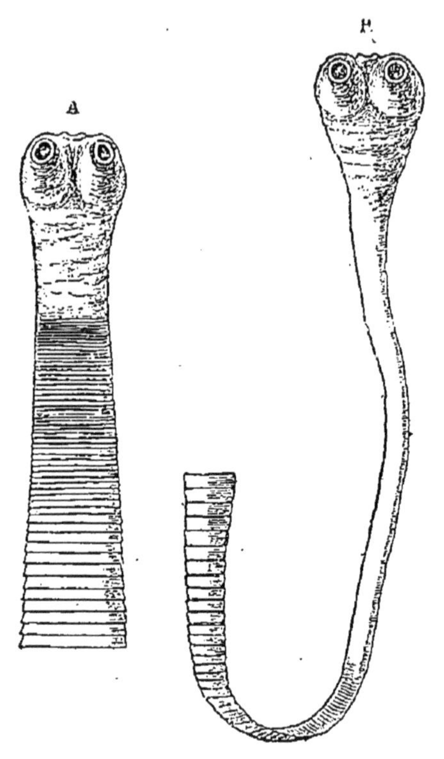

Fig. 41. — Portion antérieure de *T. saginata*. — A, à l'état de contraction. — B, à l'état d'extension.

Ce Ténia n'a été trouvé jusqu'ici que dans l'intestin grêle de l'Homme. Nous avons dit que par tous les caractères, tirés de sa structure anatomique, de son développement embryonnaire et larvaire, cet animal était très voisin du *T. saginata;* l'absence des crochets n'a qu'une importance secondaire et si ces organes ne sont plus développés, du moins le rostre qui les porte dans son congénère, est resté très nettement indiqué ici (v. fig. 40 en *b*). En dehors des caractères tirés de l'absence de crochets, on distinguera toujours facilement et à première vue le *T. saginata* du *T. solium*, aux dimensions de ses anneaux, plus longs, plus larges, plus épais, mais surtout au nombre des branches de l'utérus: 20 à 35 chez le *T. saginata*, 6 à 13 chez le *T. solium;* ces ramifications sont, en règle générale, très marquées par transparence et de couleur jaunâtre ; une légère compression les fait ressortir davantage (fig. 42). La grande mobilité des anneaux du *T. saginata* qui rampent en changeant de forme, permet aussi de les distinguer de ceux du *T. solium ;* on peut encore ajouter pour renseigner les médecins, que les anneaux du *T. saginata* se détachent volontiers un à un et sortent librement, par l'anus, de sorte que le patient peut les trouver dans son linge et presque régulièrement, tandis que les anneaux du *T. solium* se détachent assez souvent par fragments de chaîne et qu'ils ne sont presque jamais expulsés qu'avec les fèces.

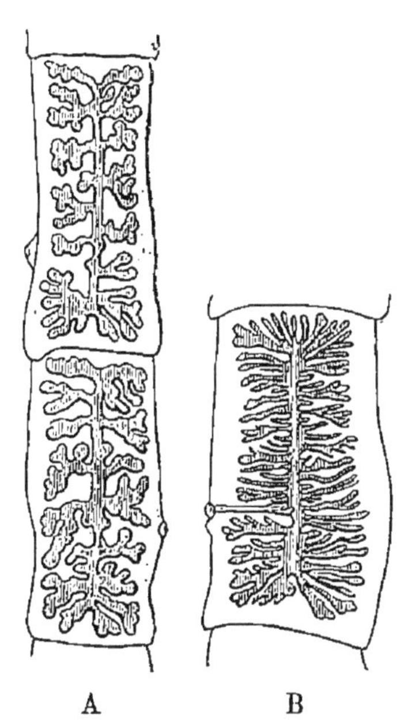

Fig. 42. — A, Anneaux mûrs de *T. solium*. — B, Anneau mûr du *T. saginata*.

C'est par l'intermédiaire du Bœuf que l'Homme contracte ce parasite et c'est parce que la viande de cet animal est entrée de plus en plus dans l'alimentation que la fréquence du parasite semble avoir augmenté. L'usage de la viande saignante et surtout de la viande crue, si souvent prescrite, et à juste titre, par les praticiens, est le point de départ de l'infestation. Le Bœuf prend les embryons avec l'herbe des prairies, fréquemment arrosée avec les engrais humains, et ils se transforment chez lui en cysticerques. Ces faits ont été prouvés par les expériences les plus concluantes souvent renouvelées ; ces cysticerques administrés à l'Homme se sont transformés en *T. saginata ;* les embryons de *T. saginata* pris sur l'Homme et administrés au Bœuf ont déterminé chez cet animal l'apparition d'une ladrerie, avec cysticerques identiques à ceux qu'on trouve chez lui à l'état spontané.

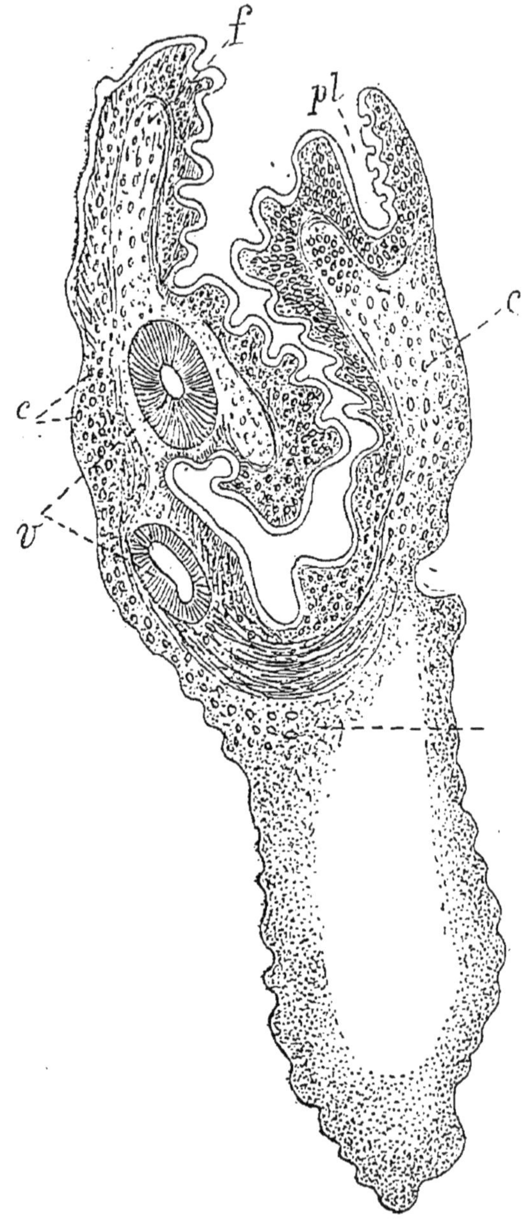

Fig. 43. — Coupe du cysticerque du *T. saginata*, d'après R. Moniez. — *c*, corpuscules calcaires. — *cp*, marque la tête. — *v*, ventouses. — *pl*, pli qui s'est montré régulièrement sur 6 ou 7 individus examinés.

Le cysticerque du Bœuf que nous figurons en coupe (fig. 43) n'a été rencontré que chez le Bœuf et la Girafe ;

jamais encore chez l'Homme (1) ; c'est dans le tissu conjonctif, surtout dans celui qui est situé à l'intérieur ou à la périphérie des muscles striés, qu'il se loge le plus volontiers ; cet animal est sensiblement plus petit que le cysticerque du Cochon ; il est long de 5 à 8 millimètres sur 3 à 4 millimètres au plus de largeur ; en un point de la vésicule, on voit une tache blanc jaunâtre, qui correspond à la tête ; ce cysticerque met de trois à six mois pour se développer (2) ; la durée de sa vie paraît courte ; au bout d'un certain temps, plus souvent et plus vite que chez le Porc, les cysticerques du Bœuf éprouvent la transformation caséeuse, puis l'infiltration calcaire ; ainsi Saint-Cyr, dans une de ses expériences d'infestation, par injection d'œufs de *Tænia saginata*, n'a trouvé, au bout de 224 jours, que des cysticerques morts et la plupart dans un état de calcification avancée. « Cette dégénérescence fréquente, dit Neumann (3), donne parfois à la viande ladrique une certaine ressemblance avec la tuberculose. Guillebeau a surpris, à ses débuts, le processus inflammatoire qui tend à réduire la durée de la vie du cysticerque. »

Ces larves échappent facilement à l'attention en raison de leur volume, souvent très petit, et de leur dissémination dans les tissus ; leur recherche doit donc être très attentive.

(1) Du moins la démonstration de son existence possible dans notre espèce n'a-t-elle pas été faite rigoureusement. Heller, Arndt et Bitot ont rapporté au Ténia inerme des Cysticerques sans crochets qu'ils ont signalés dans le cerveau, mais leur détermination est surtout basée sur l'absence de rostre et de crochets, qui peuvent manquer chez des *Cyst. cellulosæ* anormaux. Le cas de Dubreuilh concerne un cysticerque du *Tænia solium* ; il était muni de ses crochets, comme j'ai pu m'en assurer, grâce à l'envoi qu'a bien voulu me faire M. de Nabias. — V. Arndt, *Zeits. f. Psychiatrie*, t. XXIV ; Heller, A., *Invasionskrankheit*, Ziemssen's Handbuch, t. III (1874), p. 333, 2e éd. 1876, p. 360 ; Nabias et Dubreuilh, *Bull. Soc. anat. et phys.* Bordeaux, 1889, et *Journ. de méd. de Bordeaux*, 1889 ; Bitot et Sabrazès, *Gaz. méd. de Paris*, 1890.

(2) Deux mois et demi dans une expérience récente faite par le prof. Laboulbène.

(3) V. Neumann, *Traité des maladies parasitaires des animaux domestiques*, 2e éd., 1892.

Laboulbène a constaté de plus, fait important au point de vue de la recherche, qu'elles perdent rapidement leur aspect vésiculeux, s'affaissent et se dissimulent, en quelque sorte, lorsqu'elles sont directement exposées à l'air sans l'interposition d'une couche aponévrotique ; elles peuvent alors n'être plus marquées que par une tache blanchâtre d'un demi à 1 millimètre. Mais il suffit d'humecter la vésicule flétrie pour qu'elle redevienne apparente (1).

On peut s'étonner de ce fait que, un très grand nombre de personnes s'exposant *tous les jours* à gagner le *T. inerme* par l'usage de la viande crue ou insuffisamment cuite, cette espèce ne soit pas encore plus commune qu'elle ne l'est en réalité. C'est que les cas dans lesquels on a rencontré le cysticerque du Bœuf, en Europe du moins, sont très rares. On a voulu conclure de ce fait, rapproché de quelques autres, aussi mal interprétés, que le parasite pouvait prendre sa forme parfaite sans passer par la phase cysticerque et que la viande du Bœuf n'en était pas nécessairement le véhicule : c'est là une erreur basée sur une fausse intelligence des faits. La rareté du cysticerque, loin de prouver qu'il n'est pas nécessaire dans l'évolution du Ténia, explique, au contraire, pourquoi l'animal parfait n'est pas beaucoup plus fréquent qu'il ne l'est, et il est illogique de conclure qu'il n'existe pas nécessairement, parce qu'on ne l'aurait trouvé qu'exceptionnellement en Europe. Si les vétérinaires ne l'ont pas trouvé dans les abattoirs, il faut bien dire que l'examen qu'ils peuvent faire des viandes, à ce point de vue, y est presque illusoire ; autant il serait facile, en effet, de trouver le parasite sur un Bœuf vraiment ladre, c'est-à-dire farci de cysticer-

(1) Laboulbène (A.), *Observations sur les cysticerques du T. saginata ou inermis humain, dans les muscles du Veau et du Bœuf* (Bull. Acad. méd. (6), t. XXIV, 1890, p. 7 et 88).

ques, autant il est difficile que la recherche soit fructueuse quand ces larves sont en très petit nombre, et rien ne garantit qu'il ne s'en trouve parfois quelques-unes, au milieu des quartiers de viande qui sortent des abattoirs : or, c'est précisément par celles-là que le consommateur s'infeste. On ne savait pas, au reste, jusque dans ces derniers temps quels étaient les points d'élection du cysticerque chez le Bœuf et il n'est pas douteux qu'on ne le rencontre désormais fréquemment.

Encore faut-il ici distinguer : si le cysticerque du *T. inerme* a été rarement rencontré en Europe, on l'a trouvé du moins à Boulogne-sur-Seine (Bascou), à Berne, à Zurich, à Francfort, à Stuttgart, à Berlin (1), en Hongrie, à Carrare, en Alsace d'après Railliet, à Pétersbourg et on l'a signalé (1888) à Stockholm, dans un Bœuf provenant de l'île de Gottland. Il est au reste des pays, au contraire, où de nombreuses observations (2) ont montré que ce cysticerque est très fréquent et très abondant chez ses hôtes (Algérie,

(1) Hertwig, directeur de la ferme municipale de Berlin, a fait à ce sujet une observation fort importante : il a constaté que le cysticerque du Bœuf se tient volontiers dans les muscles de la région massétérine et en particulier dans les ptérygoïdiens externes et internes (le cœur vient ensuite, mais beaucoup plus loin par ordre de fréquence) et à partir de cette remarque, il a pu trouver fréquemment le parasite ; voici la statistique à ce sujet :

	Nombre d'animaux observés.	Animaux contenant des cysticerques.	Proportion.
1888-89.................	141.814	113	1 : 1255
1889-90.................	154.218	390	1 : 395
1890-91.................	124.593	263	1 : 474
1891-92.................	136.368	252	1 : 541
1892-93.................	142.874	214	1 : 672

On ne peut donc plus parler, d'après cela, de l'extrême rareté de ce cysticerque. Morot a confirmé l'exactitude de l'observation d'Hertwig pour les Bœufs africains.

(2) V. à ce sujet Cobbold, *Parasites*, p. 61 ; Davaine, *Traité des Entozoaires*, et Blanchard, *Zool. méd.*, t. I, qui ont relevé beaucoup de ces observations, comme au reste un très grand nombre d'autres ayant trait à ces animaux. V. aussi Béranger-Féraud, *Leçons cliniq. sur les Ténias de l'Homme*, 2e édit., 1894.

Tunisie, Abyssinie, Inde, etc.). De telle sorte qu'il y a lieu de s'étonner que l'on ait pu dire que le cysticerque en question se développait seulement dans des conditions expérimentales. Au reste je ne sache pas qu'il reste des helminthologistes pour soutenir cette manière de voir (1).

Le *Tænia saginata*, comme le *T. solium*, du reste, s'observe surtout chez les adultes, mais on le rencontre aussi, assez souvent, chez des enfants et chez des vieillards. Il est particulièrement digne d'intérêt de constater sa présence chez des enfants nouveau-nés, ou chez des enfants qui ne mangent pas encore de viande et qui, par conséquent, semblent devoir échapper aux causes habituelles d'infestation. D'après R. Blanchard, Müller (de Tübingen) en 1830, fit rendre à un enfant de cinq jours un Ténia long d'un pied et demi. En 1871, Armor vit au Long-Island Hospital, à

(1) D'ordinaire, les cysticerques qu'on trouve naturellement dans le Bœuf dans nos pays, sont en très petit nombre, et cette particularité est en opposition avec ce que l'on observe chez le Cochon, dont les tissus sont souvent farcis de cysticerques : il ne faut voir là autre chose qu'une différence dans les habitudes de ces deux animaux; c'est en fouillant les excréments humains qui peuvent contenir des anneaux entiers de Ténia et, par conséquent, d'énormes quantités d'embryons, que le Porc s'infeste, aussi est-ce dans les pays où ces animaux peuvent vaguer en demi-liberté, que la ladrerie intense est fréquente, alors qu'elle est règle générale plus rare et moins développée, quand ces animaux sont retenus à la ferme. Le Bœuf ne peut guère s'infester dans nos pays, qu'avec les embryons peu nombreux qui se trouvent arrêtés sur les brins d'herbe lors de l'épandage de l'engrais humain, au sein duquel les anneaux sont détruits et les embryons isolés. Dans les pays chauds, le cysticerque du Bœuf peut, au contraire, être très abondant chez ses hôtes, comme nous l'avons-nous dit. Cette fréquence semble être en relation avec le mode d'élevage des bestiaux, beaucoup moins bien soignés qu'en Europe et qui peuvent souvent rencontrer, dans l'herbe dont ils se nourrissent, des déjections humaines récentes avec des anneaux entiers, ou des fragments de chaîne de Ténias; ces circonstances doivent se produire rarement dans nos pays. Au reste, nous pensons que la principale raison de la grande rareté du cysticerque du Bœuf en Europe, doit être cherchée dans la pratique de l'*engraissement :* ce parasite, nous le savons, ne vit pas au delà de quelques mois, si donc le Bœuf est retenu à l'étable pendant ce temps, à l'abri qu'il est, par son genre d'alimentation, des causes nouvelles d'infestation, il est fatal que les cysticerques qu'il pouvait héberger, ne se retrouvent plus à l'abattoir.

Brooklyn, N.-Y., un enfant de trois jours rendre par l'anus des anneaux mûrs de Ténia. Il n'est pas possible de révoquer en doute ces observations, surtout la dernière, qui a été relevée au jour le jour, pendant un mois et demi et qui présente toutes les garanties de sincérité désirables. Les faits auxquels elles se rapportent n'en sont pas moins paradoxaux et difficilement explicables dans l'état actuel de nos connaissances (1).

On s'explique mieux la présence de Ténias chez des enfants âgés de quelques mois et Blanchard en relève un certain nombre d'observations; le fait en tout cas est rare et les statistiques montrent que le Ténia est surtout fréquent à l'âge moyen de la vie. Les statistiques sont contradictoires, quant à la plus ou moins grande fréquence du Ténia suivant le sexe, de telle sorte qu'on peut admettre que le sexe ne détermine aucune prédisposition.

Le Ténia inerme est absolument cosmopolite. Comme sa larve a besoin du Bœuf pour vivre, sa répartition géographique est naturellement celle de ce dernier animal; on le trouve donc dans tous les pays du monde; notons seulement qu'il semble rare aux États-Unis (2).

Une question fort intéressante, qui a trait à la fois aux *T. solium* et *saginata*, est celle de la fréquence relative de ces deux espèces. On dit couramment et nous avons admis jadis cette opinion que le *T. saginata* est moins anciennement

(1) Il n'est guère possible d'admettre que l'infestation puisse se faire de la mère à l'enfant. On comprendrait seulement, que, la mère devenant ladre, l'enfant qu'elle porte puisse l'être en même temps. C'est sans doute pour cela qu'en certains pays, en Auvergne notamment, les éleveurs croient fermement à l'hérédité de la ladrerie; il faut comprendre que la chose est possible seulement, quand l'infestation se produit chez une truie gravide.

(2) Il est très commun cependant au Texas (Herff, F., *Rep. of paras. Entozoa encountered in general pract., in Texas, during over 40 years*, Texas med. Journ., t. IX, 1894, p. 613).

connu que le *T. solium*, et que celui-ci était autrefois beaucoup plus commun qu'il ne l'est aujourd'hui : R. Blanchard a fait voir qu'il y a là une erreur, due à ce que l'on rapportait autrefois au *T. solium* toutes les observations du « Ver solitaire », attendu qu'on ne soupçonnait pas l'existence d'une autre espèce : Blanchard a montré comment il fallait interpréter les choses et nous ne pouvons mieux faire que reproduire ses conclusions à ce sujet (1).

1° Le *Tænia saginata* est répandu dans l'Europe occidentale depuis une époque très ancienne. Divers auteurs l'ont décrit ou figuré d'une façon parfaitement reconnaissable dès le début du XVIIe siècle. En France, Sanches l'observe à Toulouse en 1636, Andry à Paris en 1700, Montblanc à Montpellier en 1804. En Angleterre, Tyson l'observe à Londres en 1683. En Hollande, de Heide le rencontre en 1686. En Italie, Vallisneri l'observe à Padoue en 1710, delle Chiaje à Naples en 1833. En Suisse, Bonnet le voit à Genève en 1750. En Allemagne, il est vu par Werner et Göze en 1782, par Fulda en 1835 ; Seeger le voit dans le Wurtemberg en 1852 et Küchenmeister en Saxe en 1853. En Autriche, il est observé à Vienne par Bremser en 1819, par Wawruch en 1844, par Diesing en 1850. Enfin, Gomez le rencontre en Portugal, et même au Brésil, avant 1822.

2° La grande majorité des anciennes études sur les Ténias humains ont été faites sur le *Tænia saginata*. On en doit conclure que cette espèce a toujours été bien plus fréquente que le *Tænia solium*.

3° L'année 1860 n'est sûrement pas la date de son introduction en France, contrairement à l'opinion émise par M. Bérenger-Féraud.

4° Sa plus grande fréquence en France et dans l'Europe occidentale avant l'année 1860, est d'ailleurs démontrée par l'examen d'anciennes collections helminthologiques, appartenant à divers Musées.

5° Si le *Tænia saginata* est mentionné pour la première fois en 1860 dans les statistiques des hôpitaux de la marine, cela tient uniquement à ce que, en cette année, il a été décrit pour la pre-

(1) V. R. Blanchard, *Zool. méd.*, 1889, t. I, et *Notices sur les parasites de l'Homme*, 1re série ; 1 *De l'existence et de la prédominance ancienne du Tænia saginata dans l'Europe occidentale* (Mém. Soc. biol., 1892).

mière fois dans un livre français et présenté en quelque sorte au public médical.

6° Son augmentation de fréquence d'année en année, signalée par divers observateurs modernes, ne semble pas contestable. Elle s'explique d'ailleurs très aisément.

7° D'une façon absolue, les cas de *Tænia saginata* augmentent, parce que l'usage de la viande de Bœuf saignante ou insuffisamment cuite s'est beaucoup répandu dans ces derniers temps.

8° D'une façon relative, les cas de *Tænia saginata* augmentent, en même temps que les cas de *T. solium* diminuent, par suite du contrôle sévère auquel est soumise la viande de Porc dans les abattoirs et les marchés.

9° Divers travaux anciens, notamment ceux d'Andry, démontrent la grande fréquence, absolue et relative, du *Tænia saginata* à Paris, voilà deux siècles. Actuellement, on y observe encore 21 *Tænia solium* pour 1000 *Tænia saginata* : ces chiffres ne sont vraisemblablement pas très différents de ceux qu'on eût obtenus au temps d'Andry.

10° Pour expliquer la fréquence actuelle de ce Ténia, il n'est donc pas besoin d'admettre, avec M. Bérenger-Féraud, une introduction de Bœufs ladres par nos frontières du Sud et du Nord-Est : il suffit d'admettre la continuité de l'ancien état de choses.

Les faits établis par Blanchard sont probants et il faut en conclure que le *Tænia saginata* était fort commun autrefois et généralement plus répandu en Europe que son congénère (1); on conçoit pourtant que, dans certaines contrées où la consommation de la viande de Porc est, ou était, plus habituelle que celle de la viande du Bœuf, la prédominance a dû être en faveur du *T. solium*. Il est intéressant à ce sujet de donner une statistique de Krabbe, qui constate que, en Danemark au moins, le *T. solium* après avoir été le plus fréquent il y a 25 ans a cédé le pas au *T. saginata ;* cette statistique porte sur 300 observations de Cestodes chez l'Homme dont un tiers a été observé avant 1869, le second après cette année jusqu'en 1880 et le troisième tiers de 1880 à 1887.

(1) Stiles est arrivé pour l'Amérique du Nord aux mêmes conclusions que Blanchard.

	T. saginata.	*T. solium.*	*T. cucumerina.*	*Bothriocep. latus*
Avant 1869.......	37	53	1	9
De 1869 à 1880...	67	19	4	11
De 1880 à 1887...	86	5	4	5

Krabbe (1) donne une explication aussi intéressante que rationnelle de ces faits :

« La raison de la fréquence infiniment plus grande du *T. saginata* après 1869, dit-il, tandis que l'opposé constituait la règle avant cette date, doit naturellement être cherchée dans la terreur des Trichines qui a régné depuis 1865, et qui a eu pour résultat une extrême prudence dans la consommation de la viande de Porc cru. En revanche, cela n'a pas été le cas pour ce qui concerne le Bœuf cru et il est en outre moins connu, que cette viande peut aussi contenir des cysticerques. Il faut ajouter à cela que la viande de Bœuf crue, raclée, a été fréquemment recommandée dans ces derniers temps par les médecins, comme remède diététique pour les enfants et les personnes faibles. »

Krabbe conclut d'ailleurs que « il n'y a pas de doute que le *T. solium* soit devenu plus rare qu'autrefois, tandis qu'il est moins sûr que le *T. saginata* soit devenu plus fréquent ».

Pathologie, Diagnostic. — Les symptômes déterminés par la présence du *T. saginata* dans le tube digestif ne sont pas particuliers à ce parasite : on les observe également avec les autres espèces de Cestodes, quand elles sont de grande taille, et avec les petites espèces, quand les individus sont réunis en grand nombre ; nous n'aurons donc plus à revenir sur ce sujet, quand nous en aurons esquissé les traits principaux à l'occasion du *T. saginata*.

Le peu d'uniformité des troubles dus aux Cestodes chez les

(1) Krabbe (H.), *Om Forekomsten af Bändelorme hos Mennesket i Danmark*, Nordisk Medicinskt Arkiv, t. XII, 1880 (avec un résumé en français), et 300 *Tidfälde af Bändelorm hos Mennesket Iagttagne i Danmark*, ibid., t. XIX, 1887

divers individus et les différences considérables dans l'intensité des phénomènes, sont cause que certains médecins, suivant le hasard de leurs observations, exagèrent l'influence de ces animaux sur l'organisme, tandis que d'autres, et bien à tort, la contestent absolument. Laboulbène est dans l'exacte note lorsqu'il affirme que la présence dans l'intestin, tant du *Tænia solium* que du *Tænia saginata*, n'est annoncée souvent par aucun dérangement de la santé. « Quant aux malades, dit-il, qui éprouvent diverses douleurs ou des symptômes nerveux variés et qui rapportent tous leurs maux aux Ténias, ainsi qu'aux autres Vers intestinaux, le nombre en est très considérable, mais il s'en faut que ces symptômes soient bien définis. On a considérablement exagéré, à mon avis et d'après ce que j'ai vu, les accidents causés par les Ténias. Je suis loin de les nier; ils sont parfois très extraordinaires et très importants, mais ils sont moins fréquents et généralement moins redoutables qu'on ne l'a dit (1). » Quoi qu'il en soit des exagérations à ce sujet, il est hors de doute, en effet, que la présence des Cestodes peut être inoffensive, elle peut être aussi la cause de deux ordres de troubles, les uns purement locaux, les autres d'origine nerveuse, et, d'une façon générale, les trois grandes espèces de Cestodes qui vivent chez l'Homme, T. armé, T. inerme et Botriocéphale, donnent lieu aux mêmes symptômes.

Les phénomènes locaux consistent en sensations douloureuses variées dans l'estomac et dans le tube intestinal, sensations qui se produisent en général vers l'heure des repas, pour disparaître de nouveau ensuite : tout peut se borner là, et ce sont, quand ils existent, les symptômes les plus habituels.

Il n'est pas rare d'observer soit un appétit exagéré, soit une inappétence absolue; il peut y avoir des vomissements, de la

(1) Laboulbène, art. *Tænia*, Dict. encycl. de sc. méd.

diarrhée, de la constipation alternant ou non, et si certaines personnes conservent toutes les apparences de la santé, d'autres en arrivent à une extrême anémie.

Les symptômes de cause nerveuse, quelquefois nuls, peuvent, dans d'autres cas, être très accentués : on peut observer des vertiges, des bourdonnements d'oreille, des troubles de la vue, qui peuvent aller jusqu'à la cécité momentanée, du blépharospasme ; il est maintenant indiscutable que la présence des Cestodes détermine parfois des accidents choréiques ou épileptiformes, des phénomènes qui rappellent les manifestations les plus variées de l'hystérie, etc. Dans ces cas, les accidents disparaissent aussitôt après l'expulsion des Vers.

Il faut ranger parmi les symptômes de cause nerveuse, le fait de la démangeaison au nez ou autour de la bouche et à l'anus, qui s'observe si fréquemment. Le prurit à l'anus manque, dit-on, dans les cas où le parasite est un Botriocéphale (?).

On a aussi montré que la présence des Vers intestinaux pouvait déterminer l'avortement (1).

L'examen des selles fait bien découvrir les anneaux du parasite, s'il existe, et permet de fixer ainsi le diagnostic ; contrairement à ce qui se passe pour le Botriocéphale, les œufs sont assez rares dans les déjections ; l'explication est facile : ce dernier a des orifices de ponte et émet ses œufs régulièrement, les Ténias ne peuvent émettre des œufs que par la solution de continuité de l'extrémité de l'anneau qui termine la chaîne, de telle sorte que le nombre en est relativement restreint dans les fèces.

Prophylaxie. — La viande de Bœuf ne peut donner le Ténia que si elle est incomplètement cuite ; comme nous l'avons fait remarquer pour le *T. solium*, il faut se rappeler que les parties

(1) Voy. plus loin *Anémie pernicieuse*, p. 264.

périphériques d'un morceau de viande peuvent être bien cuites, alors que la partie centrale est portée à une chaleur insuffisante pour tuer le parasite ; il faut que le centre soit porté à 50 ou 60° pour être assainie. « Quant à la viande crue employée dans un but thérapeutique, elle ne peut nuire par des cysticerques inaperçus ou méconnus, si elle est pulpée avec soin et passée à travers les mailles d'un très fin tamis » (Laboulbène).

TRAITEMENT. — V. p. 277.

Tænia echinococcus (1).

Cette espèce (fig. 44), une des plus petites connues, ne mesure pas plus de 2 millimètres et demi à 5 millimètres de long (2) ; la tête n'a pas un tiers de millimètre de largeur ; elle porte un rostre saillant sur lequel sont insérés de 28 à 50 crochets formant une double couronne ; la forme et les dimensions de ces organes varient comme leur nombre (fig. 45). Le cou est court, le nombre des anneaux est de 3 à 4 ; le dernier mesure environ 2 millimètres de long sur un peu plus d'un demi-millimètre de large. L'utérus est formé d'un tronc médian avec des branches latérales courtes, peu ramifiées. Les œufs, presque sphériques, mesurent de 30 à 36 μ, leur coquille contraste avec celle des œufs des deux espèces précédentes, elle est peu résistante.

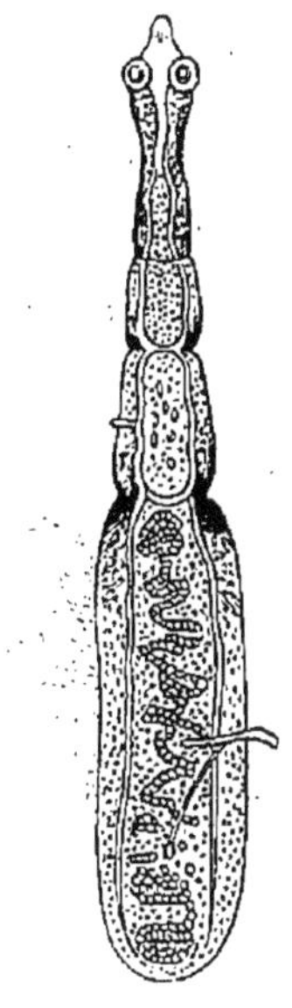

Fig. 44. — *Tænia echinococcus*.

(1) Syn. *T. nana*, v. Bened. 1861 (nec v. Sieb., 1853); *Echinococcifer echinococcus* Weinl., 1861.

(2) Deffke donne comme dimensions fréquentes 8 et 9 millimètres. V. Lendenfeld, *Tænia echinococcus in Australien* (Zool. Jahrb., t. I, 1886), dit que les Ténias échinocoques observés chez le Dingo, étaient de plus grande taille et avaient souvent 10 mill. de long., que certains individus atteignaient même 30 mill. S'agit-il bien de la même espèce ?

Cet animal se trouve, d'ordinaire en grand nombre, dans l'intestin grêle du Chien, aussi chez le Chacal et le Loup.

La larve, à laquelle les auteurs anciens ont donné une riche synonymie, avant que l'on connût ses rapports avec le Ténia, reçoit d'habitude les noms de *Échinocoque* (*Echinococcus polymorphus*) et d'*Hydatide;* elle se développe en différents organes, particulièrement dans le foie et le poumon, chez le Mouton, le Bœuf, le Porc, plus rarement chez des Carnassiers (Chien, Chats, Ours, Panthère, etc.), chez des Rongeurs (Lapin), chez

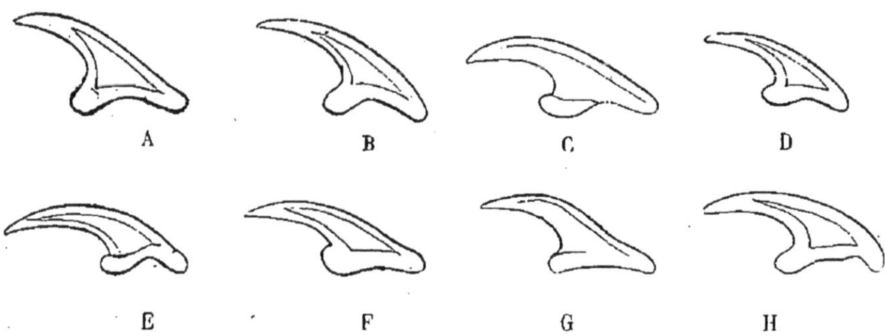

Fig. 45. — AD, crochets d'une tête de Ténia provenant d'un kyste hydatique en Islande. — E, H, crochets d'une tête de Ténia, provenant d'un kyste hydatique sur l'Homme à Copenhague. Grossis 900 fois, d'après Krabbe.

le Cheval, l'Ane, le Zèbre, le Chameau, le Dromadaire, la Girafe, l'Élan, le Kangarou, etc. Les Échinocoques trouvées chez les différents Oiseaux sont à n'en pas douter d'espèce différente ; on ne sait, pour ainsi dire, rien à leur sujet.

Le Ténia échinocoque était regardé par les anciens helminthologistes comme la forme jeune d'autres espèces (*T. serrata*, *T. cucumerina*). C'est seulement en 1860, que Van Beneden le reconnut pour une espèce distincte et quelques années plus tard, v. Siebold le développa en faisant ingérer à des Chiens des Échinocoques du Mouton ; de nombreux observateurs vinrent bientôt confirmer le fait avancé à son sujet par ces deux naturalistes pour ce qui concerne les Échinocoques des différents animaux domestiques et même de l'Homme.

Cet animal échappe souvent à un examen superficiel dans l'intestin du Chien (1) par suite de ses dimensions exiguës; il doit être plus répandu qu'on ne pense, si on en juge par la fréquence des Échinocoques dans les animaux domestiques. En Islande on le rencontre d'après Krabbe sur 28 p. 100 des Chiens et à Copenhague dans la proportion de 0,4 p. 100; à Zurich, la proportion est de 3,9 p. 100; à Berlin 1 p. 100; à Lyon 7,1 p. 100; à Lille je l'ai rencontré 5 fois sur une cinquantaine de Chiens. Il est aussi très commun en Australie chez le Dingo (80 p. 100) et le Chien domestique (43 p. 100). La forme larvaire du T. échinocoque, l'*Échinocoque* proprement dite ou *Hydatide* (2), n'est pas rare en France ni dans les autres contrées d'Europe où elle est très inégalement répandue, tant chez les animaux que chez l'Homme; chez ce dernier elles ne sont pas rares en Europe, sauf en Danemark et en Norvège; elles sont très répandues dans le Mecklembourg (3). Mais c'est l'Islande qui est la patrie classique des Échinocoques; les statistiques pour ce pays semblent ne pas concorder entre elles, ce qui montre que l'intensité de la maladie varie suivant les localités : ainsi Finsen en a constaté chez 1/43 des individus, mais Hjatelin dit que un habitant sur 10 est atteint de kyste hydatique. Sans multiplier les citations on peut conclure à l'extrême fréquence du parasite en Islande.

(1) Nous avons déjà signalé le danger que courent les physiologistes en étudiant sans précautions l'intestin du Chien : on peut très facilement retenir des œufs de Ténia sur les doigts, sous les ongles, etc., et s'infester d'Échinocoques.

(2) Il est préférable d'employer, dans le langage médical surtout, cette seconde expression, pour éviter toute confusion entre la larve et l'animal parfait. Le mot *hydatide* était employé autrefois pour désigner toutes les tumeurs enkystées contenant un liquide aqueux et transparent; on l'applique aujourd'hui à la vésicule tout entière de l'Échinocoque.

(3) Statistique en Allemagne dans les autopsies : à Berlin, 0,7 p. 100; à Kiel, 0,19 p. 100; à Breslau, 0,75 p. 100; à Dresde, 1,2 p. 100; à Göttingen, 0,4 p. 100; à Rostock, 2,43 p. 100; à Greifswald, 1,5 p. 100; à Bâle, Berne et Zurich, 0,14 p. 100; Vienne, 0,001 p. 100. — A Rouen on a trouvé 3 p. 100. Ces chiffres n'ont rien d'absolu d'ailleurs et d'autres statistiques ont parfois donné des résultats très différents (Ex. : Breslau, 0,004 p. 100; Vienne, 0,24 p. 100; Mecklembourg, 0,01 p. 100; Greifswald, 0,75 p. 100).

Le fait n'a rien de surprenant, si l'on songe qu'il y a dans ce pays 33 Chiens, 38 Bœufs et 488 Moutons pour 100 habitants et que, pendant les longs mois d'hiver, hommes et bêtes vivent dans les mêmes cabanes, sans le moindre souci des règles de l'hygiène. Les viscères des Ruminants sont livrés aux Chiens, qui contractent ainsi le Ténia échinocoque et deviennent à leur tour une source d'infestation (1).

Les kystes hydatiques sont aussi très communs en Australie, surtout aux environs de Victoria, et même, d'après v. Lendenfeld, ils ne seraient nulle part aussi communs que dans ce pays ; ils sont très rares aux États-Unis, si tant est qu'on les trouve dans cette contrée.

En règle générale, l'évolution des embryons du Ténia échinocoque se fait de la façon suivante : rejetés par le Chien, ils sont avalés, avec l'herbe sur laquelle ils sont tombés, par les Ruminants, dans les viscères desquels ils vont subir leur première modification. La coque de l'embryon une fois dissoute, le petit animal, mis en liberté, s'engage dans l'appareil circulatoire et est emporté en un point quelconque de l'organisme de son hôte, poumon, foie, etc.

Des phénomènes tout différents de ceux que nous avons décrits à propos du cysticerque du Lapin (2) se passent dans

(1) La mortalité par le fait des hydatides a pu atteindre dans ce pays un chiffre tel, que le gouvernement dut, par des règlements sévères, restreindre considérablement le nombre des Chiens et contraindre les propriétaires à détruire les parties des animaux infestées par les parasites. V. Krabbe, *Notes explicatives sur les mesures préventives prises en Islande pour combattre le développement de la maladie causée par les Échinocoques* (Copenhague, 1876). Ces sages mesures toutefois sont restées absolument lettre morte. Une loi récente (22 mai 1890), cherche à atteindre la maladie des Échinocoques, toujours aussi répandue, par une taxe sur tous les Chiens. Krabbe (H.), *Die Blasenwurmleiden in Island und die gegen dieselben getroffenen Maasregeln* (Zeits. f. Thermedicin u. vergl. Pathologie, t. XVII, p. 157).

(2) Une différence radicale semble séparer la forme larvaire du Ténia échinocoque, l'Hydatide, de celle des Ténias à cysticerques et cœnures : non seulement l'orientation de la tête du futur Ténia est différente, mais il y a une succession de générations asexuées, aux dépens d'un embryon pri-

cet embryon, aussitôt qu'il a gagné le point où il doit se développer : il commence par augmenter de volume, se creuse d'une cavité centrale, qui s'agrandit au fur et à mesure que l'embryon grossit lui-même. Le développement est très lent, car, au bout d'un mois, le jeune animal, enfermé dans un kyste conjonctif qu'a formé son hôte, n'a guère plus de 350μ de diamètre ; c'est seulement à deux mois, alors qu'il a doublé de volume, que la cavité centrale est bien marquée ; à 5 mois l'hydatide a un diamètre moyen de 15 à 20 millimètres et commence à présenter à son intérieur des têtes de Ténias. L'augmentation de volume va continuer, en même temps que l'hydatide est le siège d'une production intense de jeunes individus, représentés, comme dans les cysticerques, par une tête suivie du cou.

Nous avons très longuement étudié ailleurs (1) la structure et le développement de l'hydatide, nous résumerons les faits principaux de l'histoire de ces remarquables productions (V. fig. 46).

L'Hydatide se présente comme une vésicule de volume très variable, qui peut atteindre, au maximum, les dimensions de la tête d'un enfant : le volume moyen, chez les animaux, est celui d'une noix ; on a cité chez l'Homme des dimensions beaucoup plus importantes ; c'est une sorte de sphère creuse, dont les parois sont peu épaisses, relativement au volume de l'Hydatide, mais très épaisses, si on les compare à celles que présentent les Cœnures ou les Cysticerques. Ces parois sont

mitif. Nous rappellerons l'explication que nous avons donnée autrefois du phénomène : l'hydatide, pour nous, correspond à un phénomène de condensation embryogénique par lequel l'embryon acquiert sur place, non la valeur d'une simple larve, mais celle d'un animal parfait qui, ne pouvant se reproduire sexuellement, engendre par voie asexuée : la rédie, le sporocyste, l'hydatide, ont la valeur morphologique d'un anneau de Ténia, ce qui explique dans le cas de l'Échinocoque, l'orientation de la tête qui bourgeonne à l'intérieur ; chaque tête semble correspondre à un embryon dont le développement est raccourci.

(1) R. Moniez, *Essai monograph. sur les Cysticerques*, 1880, p. 83.

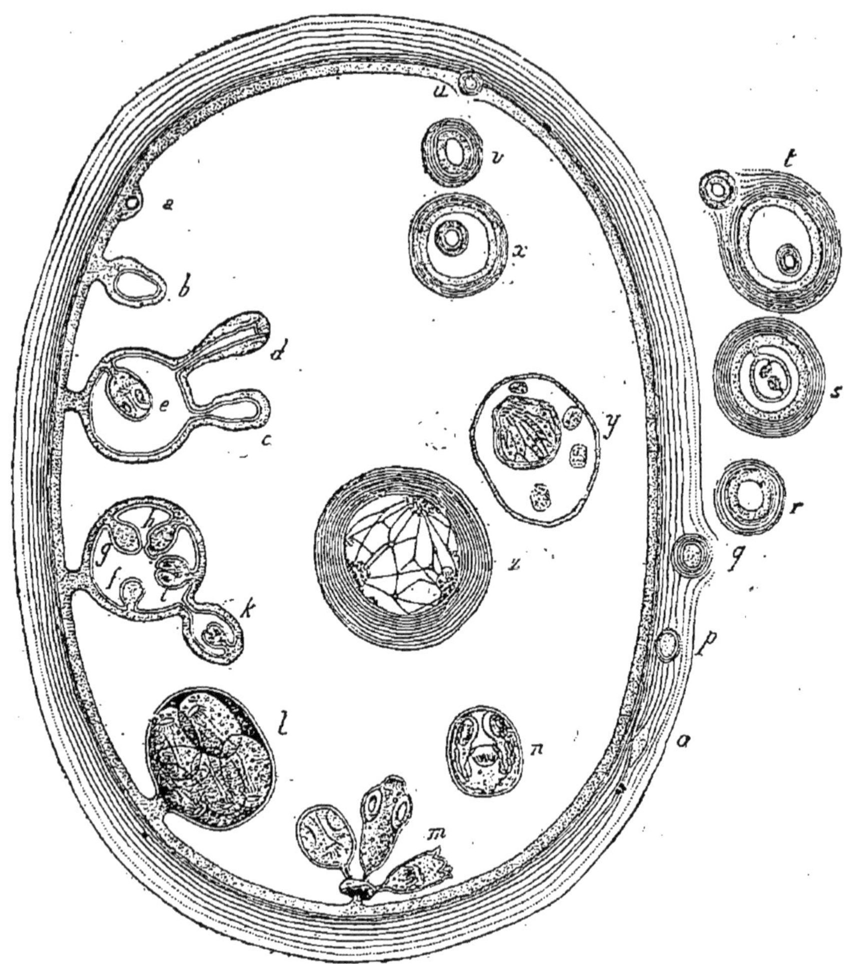

Fig. 46. — Figure théorique, d'après R. Blanchard, représentant les divers modes de multiplication de l'Échinocoque. — *a*, *b*, développement de la vésicule proligère à la surface et aux dépens de la membrane germinale. — *c*, *d*, *e*, développement des têtes de Ténia, d'après Leuckart. — *f*, *g*, *h*, *i*, *k*, développement des têtes de Ténia, d'après Moniez. — *l*, vésicule proligère complètement développée et remplie de têtes de Ténia. — *m*, vésicule proligère dont la paroi s'est rompue ; on n'en retrouve plus qu'un fragment, sur lequel s'attachent trois têtes, à différents degrés d'invagination. — *n*, tête mise en liberté par la rupture de la vésicule proligère, invaginée en elle-même et parcourue par des vaisseaux. — *o*, *p*, *q*, *r*, mode de formation des vésicules secondaires exogènes. — *s*, vésicule exogène, à l'intérieur de laquelle se voit une vésicule proligère fertile. — *t*, vésicule exogène ayant produit deux vésicules petites-filles, l'une exogène, l'autre endogène. — *u*, *v*, *x*, mode de formation des vésicules secondaires endogènes, d'après Kuhn et Davaine. — *y*, *z*, mode de formation des vésicules secondaires endogènes, d'après Naunyn et Leuckart : *y*, aux dépens d'une tête de Ténia ; *z*, aux dépens d'une vésicule proligère.

formées de deux sortes de tissus, une couche cuticulaire périphérique, formée d'un plus ou moins grand nombre de lamelles superposées et qui peuvent s'exfolier facilement; elle va toujours en augmentant d'épaisseur, et elle se forme de la façon que nous avons décrite pour la cuticule des Cestodes, aux dépens de la couche interne, qui reçoit le nom de *membrane germinale*. Celle-ci est un tissu d'aspect conjonctif, de même nature que les tissus ordinaires des Ténias, et elle prolifère très activement : c'est elle qui donne naissance à toutes les têtes de Ténias que l'Hydatide renferme en grand nombre : en des points très rapprochés les uns des autres, et par toute la surface de la membrane germinale, apparaissent des sortes de protubérances (*vésicules proligères* des auteurs) qui, tout en grandissant rapidement, se creusent d'une cavité, à l'intérieur de laquelle se montrent bientôt de nombreuses têtes de Ténias : des milliers de larves peuvent se former par ce procédé dans une Hydatide, chacune pouvant donner naissance à un animal parfait, dans des circonstances favorables. Les *vésicules proligères* se pincent à leur base et finissent par n'être plus rattachées à la membrane germinale que par une sorte de pédicule. — La vésicule proligère est semblable à l'Hydatide mère, à la différence qu'elle ne présente pas de couches cuticulaires à la périphérie; d'après ce mode de formation, et contrairement à ce qui se passe pour les Cysticerques et pour les Cœnures, la tête des jeunes larves est tournée vers l'intérieur et ne peut se dévaginer à l'extérieur.

L'Hydatide peut encore se multiplier par un autre procédé : des vésicules, un peu différentes des précédentes par leurs caractères extérieurs, apparaissent dans l'épaisseur de la membrane élastique qui forme la partie périphérique de l'Hydatide, — laquelle membrane d'ailleurs, comme nous l'avons montré dans nos études sur les Échinocoques (*loc. cit.*), s'est formée par cuticularisation de la membrane germinale, cuticularisation qui, sans doute, reste incomplète en ces points. — Ces productions (*vésicules secondaires*) ont tous les caractères de l'Hydatide mère : cuticule à l'extérieur, membrane germinale à l'intérieur, celle-ci bourgeonnant des larves ; au cours de leur développement, elles rompent la membrane au sein de laquelle elles se sont formées et *tombent à l'intérieur* de l'Hydatide, qu'elles peuvent finir par remplir (*vésicules endogènes*); ou bien, elles rompent, vers l'extérieur, la cuticule de l'Hydatide mère et sont *chassées en dehors*. Ces formations *exogènes*, surtout observées chez les Ruminants et chez le Porc, sont rares chez l'Homme, sauf dans l'épiploon et dans les os ; le plus souvent on a affaire dans notre espèce à la formation endogène. Les vésicules exogènes peuvent être nombreuses au voisinage de l'Hydatide qui leur a donné naissance (*kyste exogène*) ; elles recommencent le même cycle (1). Il arrive parfois que ces vésicules secondaires restent stériles, en d'autres termes, qu'elles ne forment pas de têtes de Ténias à leur intérieur et l'on a alors les *acéphalocystes*, simples monstruosités, qui ne sont pas particulières à l'Homme, comme on l'avait cru tout d'abord, mais qu'on rencontre aussi chez les animaux (2).

La forme extérieure des Hydatides dépend de la nature de l'organe dans lequel elles se sont développées : elles sont régulièrement arrondies, à cuticule épaisse, quand elles vivent à la périphérie du foie, par exemple, ou bien leur forme est très irrégulière, leur cuticule mince, comme lorsqu'elles sont dans le poumon : dans ce viscère la résistance des bronches

(1) Nous verrons plus loin qu'il serait possible que les *vésicules secondaires* ou les *vésicules proligères* tombées dans la cavité du corps par rupture de l'hydatide mère, soient le point de départ de nouvelles hydatides (V. p. 232).

(2) Nous avons observé une Hydatide humaine, dépourvue de toute vésicule endogène, mais néanmoins fertile.

les force à s'allonger et à prendre les configurations les plus variables. Quelle que soit leur forme extérieure, leur structure ne subit pas de modification.

De toute façon et quel que soit leur mode de développement, les Hydatides doivent arriver dans l'estomac de l'un des Carnassiers que nous avons nommés, pour que les milliers de jeunes Ténias qu'elles contiennent puissent évoluer.

INFESTATION ET PROPHYLAXIE. — C'est, normalement, dans le poumon ou dans le foie des Bœufs et des Moutons, que l'on observe ces parasites, avons-nous dit : la plupart du temps, on en trouve plusieurs sur le même organe et même, parfois, ils y existent en grand nombre. C'est de ces organes qu'ils arrivent bien facilement dans l'intestin du Chien, où les larves acquièrent leur développement sexuel : les viscères ou les portions de viscères qui contiennent des Hydatides, sont volontiers jetés dans les abattoirs où les Chiens des bouchers ou des fermiers peuvent en faire trop facilement leur proie. Plus tard, les œufs du Ténia seront rejetés par le Chien sur l'herbe dont le Ruminant fait sa nourriture et ils l'infesteront ainsi.

Il ne faudrait pas croire, maintenant, que les Chiens seulement qui circulent dans les abattoirs ou autour des boucheries, peuvent prendre le Ténia échinocoque : étant donné, comme on va le voir, l'intérêt de la question pour l'Homme, il importe d'insister sur ce fait, qu'une Hydatide peut être dissimulée dans l'épaisseur d'un morceau de foie ou de toute viande de bel aspect, apporté dans nos cuisines ; or, on est trop porté à donner au Chien de la maison, les débris que l'on rejette avant d'utiliser la viande, ou les morceaux défectueux, et c'est encore aux Chiens qu'ils arrivent, d'ailleurs, si on les jette dans la rue. D'autre part, on prend quelquefois, pour la nourriture des Chiens, des morceaux de poumon ou toute autre viande de qualité inférieure, qui peut aussi receler des Échinocoques. . Les Chiens de ferme et les Chiens de bouchers ne sont donc pas les seuls chez lesquels on puisse trouver le Ténia échinocoque et on peut aussi rencontrer, moins souvent à la vérité, ce dangereux parasite, chez les Chiens de garde ou d'agrément, qui ne sortent pas de l'habitation, comme chez ceux qui errent par les rues (1).

Or, l'Homme aussi, avons-nous dit, peut être l'hôte des hydatides, qui viennent s'égarer chez lui, — s'égarer, car elles perdent ainsi toute chance d'arriver dans l'estomac du Chien, — et ces hydatides déterminent dans notre espèce une des affections parasitaires les plus redoutables : toujours le Chien en est le point de départ. Voici comment les choses se passent; la familiarité du Chien avec son maître est la cause de tout le mal :

Étant donnée l'énorme quantité de Ténias échinocoques qui habitent parfois l'intestin du Chien, on comprend qu'il en sorte des anneaux mûrs et des embryons libres, à chaque fois que l'animal laisse aller ses déjections; la plupart tombent à terre, mais quelques-uns peuvent rester au pourtour de l'anus ou sur les poils des régions voisines. Or, le Chien, se nettoyant avec la langue, peut en conserver entre les papilles de cet organe ou sur le museau ; le même résultat peut être atteint, au reste, quand les Chiens se flairent les uns les autres. Qu'arrive-t-il ensuite? le Chien va lécher son maître sur les mains, au visage même, s'il le peut, et les anneaux ou les embryons peuvent ainsi, d'aventure, arriver dans le tube digestif de ce dernier. Il faut aussi prendre garde à un autre mode d'infestation, plus fréquent peut-être que le premier, je veux parler de l'habitude détestable que l'on a dans

(1) J'ai vu un jour, à Lille, les enfants d'un charcutier jouant à la balle, en pleine rue, avec les hydatides bien élastiques, telles qu'on les voit à la périphérie du foie chez le Cochon ; un Chien suivait attentivement le jeu des enfants, avalant avidement les hydatides, aussitôt que l'une d'elles tombait à terre ; avec quelle facilité ces enfants ont-ils pu s'infester un peu plus tard par l'intermédiaire de leur Chien !

certaines maisons de faire lécher les plats par les Chiens ou de leur donner leur nourriture dans des ustensiles qui servent ensuite aux préparations culinaires : il est, en effet, bien facile qu'un de ces minuscules embryons reste accroché dans une fêlure ou contre une aspérité du vase, qu'il ne soit pas enlevé par le lavage et soit avalé au repas suivant! — Il en est ainsi, surtout, quand on emploie la vaisselle en bois, comme on le fait dans les contrées très pauvres.

PATHOLOGIE. — Nous avons dit que, de toutes les affections parasitaires, les maladies déterminées chez l'Homme par la présence des hydatides pouvaient être les plus redoutables : on s'en rendra facilement compte, en se rappelant que ces animaux peuvent se développer en tous les points du corps. On en a vu, en effet, dans les os, les muscles, tous les viscères, jusque dans le cerveau. Les Hydatides sont généralement moins nombreuses chez l'Homme que chez les animaux; les organes, dans notre espèce, contiennent rarement plus de 2 ou 3 de ces kystes, tandis que le foie ou le poumon des Ruminants peuvent en contenir des centaines. Naturellement, les symptômes, comme la gravité des lésions, varient avec le point affecté.

Il est plus fréquent d'observer les hydatides dans le foie : un nombre plus ou moins grand de ces vésicules (le plus souvent deux ou trois, rarement jusqu'à douze) se développent dans cet organe et peuvent en troubler le fonctionnement de deux manières; ils en détruisent et en refoulent la substance, au fur et à mesure que leurs dimensions s'accroissent, empêchant ainsi le fonctionnement d'îlots plus ou moins étendus de la glande et le libre cours de la bile, d'où répercussion sur le sang et les fonctions digestives ; d'autre part, par le fait même de l'arrêt de la circulation dans une certaine étendue du foie, il se produit une gêne de plus en plus grande dans la circulation du système de la veine-porte ; le sang s'y amasse, transsude dans la cavité de l'abdomen et détermine l'hydropisie de cette partie du corps; c'est le point de départ d'une affection du cœur à laquelle le malade succombera la plupart du temps.

Les kystes du poumon viennent, par ordre de fréquence, après ceux du foie; tous les auteurs ont été frappés de leur fréquence plus grande dans le poumon droit; presque toujours ils sont situés vers la base et à la périphérie, d'où entre autres troubles, quand ils arrivent à être développés, des phénomènes de dyspnée, de pleurésie sèche ou purulente, qui peuvent être très graves; ils peuvent déterminer l'ulcération et le sectionnement des bronches, d'où ils finissent le plus souvent par être évacués par des vomiques (1). Ces kystes peuvent se calcifier et donner naissance à des kystes du poumon (2).

Après les kystes du poumon viennent par ordre de fréquence comme siège de l'Échinocoque chez l'Homme, le rein, la rate, les muscles, le cerveau, les organes génitaux, le bassin, le cœur, les vaisseaux, les os, etc.

Échinocoques multiloculaires. — Notons une forme encore mal connue des Hydatides développées dans le foie (*Échinocoque multiloculaire*), qui simule tous les symptômes d'un cancer (*cancer colloïde alvéolaire*); — il paraît que, presque toujours, les hydatides développées dans les os présentent les mêmes particularités: les vésicules sont fort petites et

(1) Il n'est pas rare de voir ainsi les hydatides être expulsées par des orifices naturels (urèthre, pour des kystes rénaux, anus ou bouche), il peut arriver aussi qu'elles déterminent une perforation spontanée de la paroi abdominale.

(2) On a voulu expliquer la fréquence des Échinocoques dans le poumon en disant que les embryons du ver, quand les excréments des Chiens sont desséchés, pouvaient être entraînés dans l'air et s'introduire directement dans le poumon avec l'air inspiré, mais nous ne saurions admettre cette manière de voir; le suc gastrique peut seul dissoudre la coque et mettre l'embryon en liberté. V. Behr, *Des Kystes hydat. du poumon*, Thèse de Paris, 1895.

innombrables, avec ou sans têtes. A première vue ces échinocoques ont l'aspect de petites masses molles, gélatineuses, transparentes, souvent aplaties et plissées (1), fixées dans un tissu généralement très résistant, formé d'éléments conjonctifs qui se propagent en traînées dans les tissus voisins : on peut énucléer ces échinocoques et il reste un stroma formant des sortes d'alvéoles aux contours plus ou moins irréguliers, aux dimensions variables ; l'hydatide-mère, gênée sans doute dans son développement par la nature des tissus (2), reste très petite ; elle produit d'autres hydatides par voie *exogène* (v. p. 223) et celles-ci, toujours pour la même raison, sans doute, continuent à se reproduire de la même façon ; il en résulte un véritable semis de petites hydatides serrées les unes contre les autres, qui déterminent la nécrose des tissus qui les enserrent. La tumeur formée par l'*échinocoque multiloculaire* peut atteindre et dépasser le volume de la tête d'un homme. C'est une affection grave, laissée à elle-même, elle amène la mort du patient ; elle est fort rare, et on en a observé un très petit nombre de cas chez les animaux domestiques, beaucoup plus rarement que chez l'Homme (3). Plusieurs auteurs considéraient cette forme d'Échinocoque comme spécifiquement différente de l'Échinocoque ordinaire, mais l'expérimentation a montré qu'il n'en est rien et l'Échinocoque alvéolaire, donnée au Chien, a repro-

(1) Naunyn cite le cas où une échinocoque se vide par accident, se plisse, soude ses plis et continue à proliférer à l'intérieur de ces plis qui forment alors des loges séparées (*Entwick de Echinococcus*, Archiv. f. Anat. Phys. u. wiss., medecin., 1862). Ce phénomène est à rapprocher des plissements que l'on observe souvent dans les échinocoques dites multiloculaires.

(2) A noter que cette hypothèse, commode pour les kystes multiloculaires des os, et qui vient naturellement à l'esprit, ne semble plus applicable à ceux du foie, jusqu'à ce qu'on ait expliqué la nature du stroma alvéolaire qui enserre les hydatides.

(3) La question des hydatides multiloculaires a été fort bien étudiée sous tous ses aspects par M. Gangolphe, *Maladies infectieuses et parasitaires des os*. Paris, 1894, p. 622 à 687.

duit le *T. echinococcus* dans l'intestin de cet animal (1). Une particularité curieuse de ces formations est leur tendance à s'ulcérer à la périphérie, les vieilles tumeurs ressemblant à de vieux abcès.

Il est à remarquer que la plupart des cas connus d'Échinocoques multiloculaires ont été observés en Allemagne, surtout dans l'Allemagne du Sud et en Suisse. On n'a pu expliquer jusqu'ici cette singularité (2).

Diagnostic, Traitement. — Le traitement des hydatides, quand il est possible, ne peut être que chirurgical, car les procédés thérapeutiques n'ont guère de valeur : il importe d'abord de fixer le diagnostic ; si nous prenons le cas le plus fréquent, c'est-à-dire celui dans lequel le parasite se loge dans le foie et à la partie antérieure de cet organe, il n'est pas rare que l'on puisse, par la percussion, se convaincre de

(1) Pourtant, d'après Mangold, *Ueb. den multiloculären Echinococcus u. seine Tænie* (Berl. klin. Woch., 1892, p. 21 et 50), des Ténias produits chez le Chien par des Échinocoques multiloculaires et utilisés pour infester un Cochon de trois mois, donnèrent, à l'autopsie, faite quatre mois après, deux groupes d'Échinocoques multiloculaires. Si le fait est constant — ce que l'expérience ne tardera sans doute pas à montrer — il indiquerait peut-être que cette forme d'hydatide est produite par une espèce particulière. Il ne faut pas oublier que la spécification des Cestodes est parfois très difficile, et que plus d'une espèce ne pourrait être distinguée des formes affines, par les seuls caractères tirés de l'adulte : dans ce cas d'autres caractères, comme ceux tirés de la larve, doivent venir en aide à la détermination. Dans le cas particulier du T. échinocoque, le nombre et la forme des crochets, les dimensions des embryons, la longueur du corps, sont variables et ce sont précisément ces caractères qui sont le plus souvent utilisés ; une étude anatomique serrée trancherait peut-être la question. Tout ceci pour conclure que, s'il est probable qu'une seule espèce produise les deux formes d'Hydatides, la chose n'est pas encore complètement démontrée, les caractères différentiels des deux espèces supposées de Ténia échinocoque, tels du moins qu'ils sont donnés par Mangold, étant insuffisants pour justifier leur séparation.

(2) Mégnin a publié un cas de multiplication exogène de l'Hydatide dans les muscles de la jambe d'un Cheval, qui est fort intéressant, en ce qu'il semble montrer un terme de passage entre les Hydatides ordinaires, lorsqu'elles se reproduisent par voie exogène, et les Hydatides multiloculaires (P. Mégnin, *Sur une nouvelle forme de Ver vésiculaire*, Journ. de l'Anat. et de la Phys., 1880, pl. 9 et 10).

sa présence, grâce à ce que l'on appelle le *frémissement hydatique*, phénomène produit par l'élasticité de la membrane épaisse qui enveloppe le parasite (1). La ponction, par laquelle on va chercher le liquide contenu dans l'hydatide, vient facilement confirmer le diagnostic : ce liquide, en effet, est caractéristique, grâce à sa limpidité, à la faible quantité d'albumine incoagulable qu'il contient, et aussi à la quantité relativement forte de chlorure de sodium qu'il tient en solution. Si on laisse évaporer, en effet, une goutte de liquide hydatique, on voit se former, à sa place, des cristaux de sel (2). On peut souvent aussi trouver, à l'aide du microscope, les crochets provenant de la tête des larves formées dans l'hydatide (3).

La ponction des kystes n'est pas seulement employée pour fixer le diagnostic : c'est parfois un moyen de traitement et qui réussit souvent, en dehors de toute autre intervention chirurgicale. On fait suivre la ponction d'une injection de liquide antiseptique (4). Il faut savoir que, fréquemment, à la suite de la ponction hydatique, il se développe chez les malades un véritable urticaire, lequel, par un fait curieux, se reproduit rarement si l'on fait au malade une deuxième ponction. Finsen, qui a le premier indiqué ce phénomène, le

(1) On provoque le *frémissement hydatique*, comparable à la sensation que fait éprouver un corps en vibration, en embrassant d'une main le kyste aussi exactement que possible, et en frappant, avec l'autre main, un coup sec sur la tumeur. Ce signe est, suivant les cas, plus ou moins prononcé.

(2) La même observation peut se faire sur le liquide des cysticerques.

(3) Le liquide de l'hydatide contient 15 p. 1000 de sels inorganiques, dont moitié pour le chlorure de sodium ; on y a trouvé du sucre, de l'inosite, de la leucine, de la tyrosine, de l'acide succinique combiné à la chaux, de l'albumine qui ne se coagule pas à la chaleur, etc.

(4) L'injection du liquide antiseptique semble nécessaire pour détruire la membrane germinale. Mesnard, de Bordeaux, a obtenu, depuis plusieurs années, paraît-il, de rapides et durables guérisons de l'Échinocoque en introduisant dans le liquide du kyste une petite quantité d'une substance toxique, le sublimé corrosif : les larves sont tuées, de même que la membrane germinale et le tout entre en dégénérescence; la poche se sclérose, se rétracte, s'infiltre de sels calcaires et le kyste, ainsi transformé, disparaît complètement et devient inoffensif.

considérait comme caractéristique de l'Échinocoque. L'urticaire hydatique est accompagné ou non d'une gêne respiratoire qui peut atteindre un haut degré et même amener une mort rapide (dans les vingt-quatre heures), de telle sorte qu'il faut s'entourer de précautions pour pratiquer la ponction. Il faut dire aussi que l'injection de liquide antiseptique (au sublimé ou à l'acide phénique) a pu donner lieu à des accidents mortels. Ces complications graves de la ponction et le danger qu'elle fait courir de généraliser les hydatides dans l'abdomen (v. p. 232), ne sont pas rares, de telle sorte que l'incision, faite dans les conditions convenables, semble être certainement la meilleure méthode de traitement.

Des expériences récentes ont donné la démonstration du fait généralement admis jusqu'alors, que c'est la résorption du liquide hydatique épanché dans le péritoine, ou même dans d'autres tissus, lors de la ponction, qui détermine les phénomènes d'urtication et de dyspnée dont nous venons de parler; les mêmes expériences ont aussi montré que les différents sujets sont inégalement impressionnés par la liquide hydatique injecté dans les tissus (1).

Ces accidents montrent le danger des ponctions faites dans le but de reconnaître l'existence des kystes hydatiques et les précautions dont il faut s'entourer lorsqu'on doit les pratiquer : l'immobilité absolue du malade, aidée des opiacés, est la condition *sine qua non* de la réussite de l'opération ; elle doit être maintenue pendant vingt-quatre heures.

Il est intéressant de rechercher quelle peut être la cause des accidents que nous venons d'indiquer sommairement, et qui parfois suivent la ponction. Nous laisserons de côté les phénomènes d'empoisonnement que détermine quelquefois

(1) On a récemment parlé (Achard) d'accidents analogues, survenant chez les opérateurs à la suite d'une autopsie de kyste hydatique.

l'emploi des antiseptiques. Il est démontré que le liquide hydatique contient, du moins à certains moments, des proportions variables d'une leucomaïne dont Mourson et Schlagdenhaufen ont démontré l'existence et c'est, à n'en pas douter, à ce principe toxique, qu'il faut attribuer les phénomènes d'urtication et les accidents plus ou moins graves, parfois mortels, qui dans certains cas suivent la ponction. Notons que l'existence de leucomaïne dans le liquide des Échinocoques ne constitue pas un fait isolé et que Mourson et Schlagdenhaufen, dans un travail du plus haut intérêt, ont montré que le liquide contenu dans la vésicule des cysticerques renferme aussi une proportion relativement forte de leucomaïne et possède des propriétés vénéneuses très accusées : injecté dans la cavité péritonéale d'un Lapin, par exemple, l'animal ne tarde pas à mourir avec une altération profonde du sang. La leucomaïne ne serait pas en quantité constante dans les Hydatides et varierait avec l'activité nutritive du parasite ; elle serait moins abondante pendant les périodes de repos de l'Échinocoque, ce qui expliquerait pourquoi les phénomènes toxiques sont tantôt nuls et tantôt plus ou moins marqués.

Hydatides généralisées dans le péritoine après opération. — Il y a longtemps qu'on a émis la supposition, basée sur des observations cliniques, que lors de la rupture des hydatides et du déversement de leur contenu dans la cavité du péritoine, il pouvait se reproduire des kystes hydatiques nouveaux ; plusieurs observateurs dans ces derniers temps, se sont faits l'écho de cette opinion : on a vu, longtemps après la ponction et la guérison d'un kyste diagnostiqué unique, l'opération n'ayant donné lieu à aucun phénomène réactionnel appréciable (après une période de temps comprise entre quinze mois et plusieurs années), des kystes multiples apparaître dans le péritoine, à la surface de tous les viscères, à tel point qu'on a pu parler d'une *granulie hydatique péritonéale*. D'après les observations connues, il semble difficile de douter qu'il n'en puisse être ainsi et le semis des hydatides, par suite de l'épanchement de leur liquide dans le péritoine, constitue donc un accident possible de la ponction. Mais le nombre relativement restreint des cas publiés jusqu'ici, semble permettre de conclure que cette complication possible et très grave « ne constitue pas un empêchement catégorique à ce mode de traitement, qui paraît avoir fait ses preuves et donner des résultats durables, tout en diminuant considérablement les risques courus par l'opéré » (Létienne) (1).

La durée de la vie des Hydatides n'a pu être fixée jusqu'ici d'une manière précise ; en tout cas, elle peut être fort longue et durer plusieurs années ; même, d'après certains auteurs, elle pourrait se prolonger pendant de longues années. Laissée à elle-même, l'Hydatide peut finir par s'incruster de calcaire et par périr.

Tænia nana (2) (fig. 47).

C'est un petit Ténia, long de 15 à 20 millimètres (3), large

(1) V. les observations qui ont trait à cette question *in* Létienne (A.), *Sur la migration de l'embryon exacanthe dans les organes. Sur le semis des hydatides après la ponction d'un kyste* (Médecine moderne, t. V, 1894, p. 369). — L'auteur admet que les « vésicules-filles » et « les têtes même issues de la membrane proligère » peuvent former de nouveaux kystes dans le péritoine, que dans les cas de véritable rupture, la première hypothèse peut évidemment se réaliser, la brèche pariétale étant assez vaste pour leur laisser passage et, que, après une ponction faite avec un aspirateur de fin calibre, le liquide chargé des « capitules » semble seul pouvoir être incriminé. Nous pensons qu'il est impossible, de par leur structure et quoi qu'on en ait dit, que les têtes de Ténias puissent donner naissance à des hydatides, et qu'il faut incriminer les vésicules proligères, qui peuvent passer par de très fins pertuis ; elles se transforment facilement en hydatides en se cuticularisant à la périphérie.

(2) Syn. : *Tænia nana*, v. Sieb. 1852, nec v. Beneden, 1867 ; *T. ægyptiaca*, Bilh., 1852 ; *Diplocanthus nanus*, Weinl., 1858 ; *T. (Hymenolepis) nana* Lckt, 1863 ; *Hymenolepis nana*, R. Bld, 1891. Ce dernier auteur a publié sur les *Hymenolepis* un fort intéressant travail qui résume tout ce que l'on sait sur ces parasites. V. R. Blanchard, *Hist. zool. et méd. des Téniadés du genre Hymenolepis*, Paris, 1891.

(3) Le plus long des Ténias de cette espèce observés par Mertens, à Cologne, mesurait 3 cent. 25.

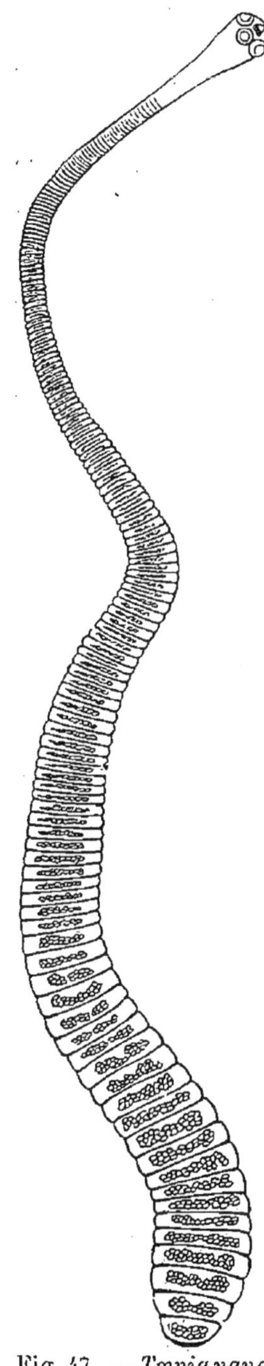

Fig. 47. — *Tænia nana*, grossi 18 fois, d'après Leuckart.

d'un demi-millimètre à $0^{mm},70$; il porte sur la tête une couronne de 24 à 28 ou même 30 très petits crochets, longs seulement de 14 à 18 μ ; les ventouses sont sphériques, larges de 100 à 128 μ et profondément excavées ; le cou est assez long, les anneaux sont très courts, au nombre de 150 environ ; il existe un pore génital par anneau et tous les pores génitaux sont situés du même côté, du côté gauche. Les œufs sont enveloppés de trois membranes anhistes, transparentes, leur diamètre est de 30 à 37 μ de large, mais il peut s'élever à 50 ; l'embryon lui-même mesure de 16 à 19 μ.

Le *Tænia nana* fut découvert au Caire, en mai 1851, par Bilharz, qui, lors de l'autopsie d'un enfant mort de méningite, en rencontra un nombre considérable d'individus. Depuis cette époque, il n'avait été question de cet animal dans aucune relation authentique, lorsque, en 1886, R. Blanchard fit connaître un second cas, observé en Serbie : une jeune enfant avait rejeté environ 250 animaux de cette espèce, dont quelques exemplaires furent très exactement étudiés alors par le professeur de Paris (1).

En 1887, Grassi, qui a tant fait dans ces derniers temps pour l'helminthologie humaine, et à qui l'on doit, sur ces

(1) Voir aussi Leuckart, *Die Paras. des Menschen*, t. I, fasc. 3, 1886, p. 995.

questions, des publications du plus haut intérêt, fit connaître ses observations sur le même parasite : à la grande surprise des naturalistes, on apprit que le *T. nana* était, en Sicile, le plus commun des Cestodes (1), et qu'il avait été trouvé à plusieurs reprises en Lombardie; d'après le professeur de Catane, le nombre de ces parasites dans un même hôte est très variable : on en peut trouver de 40 à 50 ou de 4 à 5,000 (2).

Grassi affirma de plus que le *T. nana* de l'Homme est identique au *T. murina* du Surmulot, ou qu'il constitue, tout au plus, une simple variété de cette espèce, qu'on observe chez tous les Rats des abattoirs de Catane.

Constatant ainsi la grande fréquence du parasite, tant chez l'Homme que chez le Rat, le savant italien en chercha le cysticerque chez un très grand nombre d'Arthropodes et chez d'autres animaux : les résultats furent négatifs; il essaya alors, mais sans plus de succès, d'infester directement ces mêmes animaux avec des œufs des *T. nana* et *murina.*

Grassi en vint à supposer que le développement du parasite pouvait être direct et se faire sans passer par une phase cysticerque : il institua des expériences dans cet ordre d'idées, en infestant de jeunes Rats blancs avec des anneaux de *T. murina.*

Le résultat fut convaincant : les jeunes Rats prirent bien vite le parasite.

Le naturaliste italien nous fait connaître à ce propos des résultats fort curieux : les embryons du *T. murina* se développent dans la muqueuse digestive (*in der Schleimhaut und in der Basis der Zotten*) et ils commencent par former un

(1) On a estimé à 10 p. 100 le nombre des jeunes garçons qui en sont atteints.

(2) Le même auteur attira à cette époque l'attention sur un cas observé en Angleterre : il émit l'idée que les œufs de Ténia trouvés en 1856, par Ransom, dans les excréments d'un enfant, à Nottingham, appartenaient au *Tænia nana.*

organisme qui n'est autre chose qu'un véritable cysticerque, analogue à celui du *T. cucumerina* (1).

Ce fait important montre, toutefois, que le développement du *T. murina* n'est pas direct, au sens propre du mot, mais qu'il y a intercalation d'un stade cysticerque entre l'embryon et l'animal parfait ; seulement, le cysticerque et le Ténia se développent dans le même hôte, ce qui constitue un fait jusqu'ici sans précédent.

Or, on trouve quelquefois dans le Ver de farine (*Tenebrio molitor*) un petit cysticerque fort curieux, découvert par Stein près de Berlin, revu ensuite par nous à Lille et dont Grassi trouva deux exemplaires à Catane ; ce cysticerque semble fort rare (2). Küchenmeister avait déjà supposé qu'il n'était autre chose que la forme larvaire du *T. murina* du Rat, et cette opinion avait été combattue par Leuckart. — Grassi reprit l'idée de Küchenmeister à propos du cysticerque du Ver de farine. Il admit, en somme, que le développement du Ténia du Rat pouvait se faire directement, par l'apport des œufs dans l'intestin de l'hôte définitif, ou, dans d'autres circonstances à préciser, par voie indirecte et avec l'intercalation d'un cysticerque développé chez un hôte intermédiaire. Grassi chercha même à généraliser ces résultats en se basant sur des expériences qu'il institua sur le *T. cucumerina* du Chien, dont le cysticerque est bien connu, mais qui, d'après lui, peut aussi se propager directement et sans hôte intermédiaire.

Mais l'on ne peut admettre, comme nous l'avons montré (3),

(1) Voir en particulier l'important travail de Grassi, *Ricerche embriologiche sui Cestodi*, Catania, 1892, 4°, 108 p., 4 pl.

(2) Nous avons longuement étudié cette espèce, dont nous avions trouvé d'abord un unique exemplaire à Lille, dans notre *Essai monographique sur les Cysticerques*, p. 75 ; depuis cette époque nous l'avons plusieurs fois retrouvée à Lille, nous l'avons vue aussi sur des Ténébrions venant d'Ostende et sur un animal de cette espèce pris à Gérardmer.

(3) Moniez (R.), *Sur le Tænia nana, parasite de l'Homme, et sur son Cys-*

que le cysticerque du Ver de farine appartienne bien au *T. murina*, non plus, d'ailleurs, que le *T. murina* soit identique au *T. nana*.

Le cysticerque du Ver de farine possède une couronne de trente crochets longs de 12 millièmes de millimètre, tandis que les *T. nana* et *murina* présentent vingt-quatre crochets longs de 15 à 18 millièmes de millimètre (1). Par le nombre des crochets et leurs dimensions, au contraire, ce cysticerque concorde avec le *T. microstoma* de la Souris; cette opinion, émise d'abord par le Dr Villot, est soutenue par von Linstow, dont tout le monde connaît la compétence dans les questions d'helminthologie, et nous ne pouvons que l'appuyer, après un examen attentif de la tête du cysticerque et de celle de l'animal parfait (2); au reste Grassi essaya en vain d'infester la larve du Ténébrion avec des œufs du *T. nana*; l'expérience, répétée maintes fois et dans des conditions variées, ne réussit point. De même une expérience dans laquelle une personne avala deux kystes du cysticerque du Ténébrion, ne donna aucun résultat.

Pour ce qui concerne la non-identité des *T. nana* et *murina*, nous avons fait voir, dans le travail que nous venons de citer, qu'il existe entre ces deux animaux des différences importantes, comme par exemple celle que l'on peut tirer des dimensions du corps : le *T. nana* mesure de 15 à 20 millimètres de longueur (3), alors que, d'après Grassi lui-même,

ticerque supposé, Cysticercus tenebrionis (C. R. Acad. des Sciences, janvier 1888).

(1) Notons que Grassi n'a jamais trouvé de *T. nana* avec moins de 27 crochets alors que tous les exemplaires examinés par Leuckart et R. Blanchard n'en offraient que 24; sur 8 exemplaires qui sont en ma possession et qui proviennent du cas de Belgrade, 7 ont 24 crochets au plus, le huitième en présente 30, mais dans tous les cas les dimensions des crochets sont conservées.

(2) Grassi, *loc. cit.*, dit avoir obtenu récemment le *T. microstoma*, en faisant ingérer à des Souris, des cysticerques du Ténébrion; ce qui démontre, dit-il, l'hypothèse de Moniez.

(3) Voir toutefois la note 3, p. 238.

le *T. murina* atteint de 30 à 40 millimètres, soit une longueur double ; fait beaucoup plus important, l'embryon du *T. nana* a 18 millièmes de millimètre en diamètre et est de forme arrondie, tandis que l'embryon du *T. murina* est de forme ovale et son plus grand diamètre (tubercules exclus), dépasse 27 millièmes de millimètre, sur un petit diamètre de 21 ; deux forts tubercules saillants, à peine indiqués chez l'embryon du premier, s'observent aux deux extrémités du grand axe de la membrane qui protège l'embryon chez le second (1).

Les expériences tentées par Grassi au sujet des *T. nana* et *murina*, malgré les conclusions de l'auteur, ne nous paraissent pas confirmer ses idées sur les rapports de ces deux espèces. Il est démontré sans doute que le *Tænia murina* se développe chez les Rats sans hôte intermédiaire ; mais il est encore douteux que cette espèce donne un Ténia qui vive chez l'Homme : sur six personnes mises en expérience et qui avalèrent des anneaux du *Tænia murina*, une seule aurait été infestée ; or, une seule expérience est fort insuffisante, surtout quand elle est faite dans un pays où le *Tænia nana* est très commun, — comme le fait d'ailleurs remarquer Grassi lui-même. Il eût été plus concluant de réussir à infester les Rats avec les anneaux du *T. nana;* mais cette expérience n'a pas donné jusqu'ici de résultats probants (2).

Quoi qu'il en soit, il importe de remarquer que le *Tænia murina* décrit pour la première fois par Dujardin, qui le trou-

(1) « Riguardo alle dimensioni in generale ed alla forma dell' embrione, se si esaminano uova fresche, non si rileva mai la menoma differenza tra quelle di *T. nana* e quelle di *T. murina* » (Grassi, *loc. cit.*).

(2) Un fait bien remarquable et sur lequel s'appuie aussi le savant professeur de Catane, pour considérer le *T. murina* comme identique au *T. nana*, c'est que les autres Helminthes du Rat se développent aussi chez l'Homme, comme le *T. leptocephala*, fréquent chez ce Rongeur et dont Grassi a démontré l'existence dans notre espèce, l'*Echinorhynchus moniliformis*, que le même savant a trouvé chez l'Homme et qui, paraît-il, n'est pas rare en Sicile chez le Rat.

vait à Rennes chez plusieurs Rongeurs, signalé comme très commun à Catane et à Heidelberg, a été rencontré par von Linstow à Göttingen, par R. Blanchard à Paris, et est aussi très fréquent à Lille, toutes localités, sauf Catane, où l'on n'a pas, jusqu'ici du moins, signalé le *T. nana ;* il n'est pas douteux qu'on ne retrouve partout le *T. murina* quand on voudra se donner la peine de le chercher.

En outre des cas indiqués plus haut (Bilharz en Égypte, Ranson en Angleterre), le Ténia *nana* fut retrouvé au Caire, en 1885, dans l'intestin d'une jeune Nubienne par W. Innès. L'année suivante, Blanchard et, presque en même temps, Leuckart annoncèrent sa présence en Europe, en relatant le cas de Belgrade, dans lequel une fillette de sept ans rejeta en plusieurs fois 250 de ces animaux. En 1886 Grassi obtint des *T. nana*, par un traitement approprié, de deux jeunes Siciliens qui en rendirent chacun plusieurs milliers : plusieurs années auparavant, cet auteur avait signalé dans les selles d'une fillette, à Milan, des œufs d'un Cestode indéterminé, qui n'était autre que celui-ci. Puis les observations du parasite se multiplièrent en Italie (Comini, Visconti et Segri, Grassi et Calandruccio, Perroncito et Airoldi, Senna, Sonsino), où on le trouve en Lombardie, en Piémont, en Toscane, en Sicile. Grassi l'observe aussi chez un enfant qui habitait Marseille depuis plusieurs années. Zograff le trouve en Russie, Mertens en Allemagne. Enfin Spooner l'a trouvé en Amérique et O. Wernicke et Blanchard dans la République Argentine (1), et, tout récemment, Lutz a fait connaître

(1) Nous renvoyons pour l'index bibliographique concernant cette espèce au mémoire de Blanchard (R.), *Hist. zool. et méd. des Téniadés du genre Hymenolepis*, 1891 ; il suffit, pour le compléter, de citer les notes de Zograff, *Congrès intern. de Zool.*, 2e session, à Moscou, 1892, 2e p., 1893, p. 13-27 ; Mertens, *Ueb. Tænia nana* (Berl. klin. Woch., 1892, p. 1099 et 1134), et Lutz (A.), *Beobacht üb. die als T. nana u. flavo-punctata bekannt. Bandwürmer des Menschen* (Centrabl. f. Bakt. u. Parasitenk., t. XVI, 1894, p. 61).

qu'il avait trouvé cette espèce au Brésil, à Sao-Paulo, chez deux petites filles, l'une de quatre ans, l'autre de deux ans et demi ; dans l'un de ces cas l'on fit évacuer plus de 2 000 de ces petits Vers. — De telle sorte que l'aire de dispersion d'une espèce considérée jusque dans ces derniers temps comme fort rare chez l'Homme et ne se trouvant qu'en Égypte, s'est montrée extrêmement étendue.

De toutes façons et étant donnée la grande analogie qui existe entre les *T. nana* et *murina*, il est probable que le développement du premier est très analogue à celui du second et qu'il se passe également sans hôte intermédiaire ; l'infestation se ferait donc directement par les œufs ou plutôt, — pour expliquer le grand nombre de ces parasites que l'on trouve d'habitude chez un même hôte, — par les anneaux qui peuvent arriver dans l'eau potable, ou sur les légumes ; il est encore possible et il est même probable, vu l'absence d'hôte intermédiaire, qu'une auto-infestation se produise souvent, par régurgitation d'anneaux dans l'estomac, dont les sucs mettraient les embryons en liberté, comme nous en avons expliqué le mécanisme à propos de la ladrerie humaine.

PATHOLOGIE. — V. p. 213.

Tænia diminuta, Rud. (1819) (*Hymenolepis diminuta*) (1).

Cette espèce, proche parente de la précédente, mesure de 20 à 40 et même 60 centimètres de longueur, pour une largeur maxima de 3mm,5 ; le maximum de hauteur pour les anneaux est de 0mm,75 ; la chaîne est formée de 800 à 1 000 an-

(1) Syn. : *T. leptocephala*, Crepl., 1825 ; *T. flavo-punctata*, Weinl., 1858 ; *T. varesina*, Parona, 1884, et *T. minima*, Grassi, 1886 ; *Hymenolepis diminuta*, R. Bl., 1891. L'anatomie de cette espèce a été soigneusement étudiée par Zschokke, *Rech. sur la struct. anat. et histol. des Cestodes*, Genève 1888, in-4° ; p. 63.

neaux et plus. La tête, selon son état de contraction, est large de $0^{mm},2$ à $0^{mm},5$; elle présente à son sommet un petit rostre inerme qui peut s'invaginer ; le cou est court. Les pores sexuels sont fort petits et tous situés du même côté du corps ; c'est par anomalie qu'on voit parfois une série d'anneaux avec leur pore génital du côté opposé. Les testicules sont au nombre de 2 à 4 par anneau ; il existe deux ovaires latéraux et une glande « albumineuse » impaire. L'œuf est arrondi ou ovale ; il mesure de 60-70 et même 86 μ ; sa membrane externe est épaisse ; l'interne présente d'habitude deux mamelons situés aux pôles. L'embryon hexacanthe est elliptique et mesure 36 μ sur 28 ; ses crochets sont longs de 11 μ.

Le *T. diminuta* n'est pas rare dans l'intestin des Rats et Souris (*Mus decumanus*, *rattus*, *musculus*, *alexandrinus*). On l'a trouvé quelquefois dans l'intestin de l'Homme, comme nous le verrons plus loin.

C'est à Grassi et Rovelli, qu'est due l'intéressante découverte des migrations de ce Ver ; ils ont trouvé sa larve dans la cavité du corps de la Teigne des farines (*Asopia farinalis*), aussi bien quand elle est à l'état de Chenille qu'à celui de Papillon ; ce serait son hôte habituel ; ils l'ont aussi rencontrée chez une sorte de Perce-oreilles commune à Catane dans les maisons, la *Forficula annulipes*, et chez deux Coléoptères de la famille des Ténébrionides (*Akis spinosa*, espèce lucifuge qu'on ne rencontre pas chez nous et *Scaurus striatus*, répandu dans le Midi de la France). Les cysticerques en question donnés à des Rats blancs ont reproduit le *T. diminuta*.

T. diminuta chez l'Homme. — Weinland a fait connaître en 1861 un Cestode qui lui fut envoyé du Musée de Boston et qui avait été rendu longtemps auparavant par un enfant de dix-neuf mois, sevré depuis six mois (trois exemplaires) ;

il le reconnut pour une espèce nouvelle et le dénomma *flavo-punctata*, à cause d'une tache jaunâtre que portaient latéralement les anneaux. L'échantillon observé par Weinland et étudié par Leuckart, était incomplet pour la partie antérieure. En 1884, Leidy publia une seconde observation de la même espèce ; plusieurs fragments incomplets, provenant de trois Vers, avaient été rendus par une enfant de trois ans, née à Philadelphie et y habitant. La même année, Parona fit rendre à une enfant des environs de Varèse, âgée de deux ans, quatre Vers longs de 6 à 20 centimètres pourvus d'une tête sans crochets et qu'il rapporta avec doute au *T. flavo-punctata*. Grassi, qui étudiait les Ténias du Rat, reconnut, un peu plus tard, la grande analogie du Ver observé par Parona, avec le *T. diminuta* du Rat ; enfin, il observa lui-même cette espèce à Catane, chez une fillette de douze ans. Grassi fit la démonstration expérimentale des rapports du cysticerque qui vit dans les Insectes dénommés plus haut, avec le *Tænia diminuta*, en faisant ingérer à deux hommes, des cysticerques pris chez l'*Akis spinosa:* l'un des patients ne fut pas infesté, mais le second présentait dans ses selles, au bout de quinze jours, les œufs du *T. diminuta*, et un médicament approprié lui faisait rendre, quelque temps après, de nombreux Ténias de cette espèce. On peut donc admettre, avec Grassi, l'identité du Ver observé chez l'Homme et chez les Rats.

Aux observations de *T. diminuta* chez l'Homme, que nous venons de rapporter, il faut encore mentionner le fait de Railliet, qui a trouvé dans la collection helminthologique d'Alfort deux exemplaires d'un Ténia provenant de l'Homme et qu'il a pu, avec Zschokke, identifier au *T. diminuta;* ces exemplaires, dit-il, ont dû être recueillis par Chabert, vers 1810, de sorte que le cas auquel ils se rapportent est certainement le plus ancien de tous ceux qui ont été publiés jusqu'à présent (1).

Enfin, Lutz a tout récemment fait connaître que cette espèce avait été trouvée chez un enfant, au Brésil, à Sao-Paulo.

Le *T. diminuta*, d'après ces données, a donc été observé chez l'Homme en Amérique (Weinland, Leidy, Lutz), en Italie (Parona, Grassi), en France (Railliet) ; toujours, jusqu'ici, il a été vu chez des enfants et il se trouvait constamment en petit nombre ; il faut remarquer que cette espèce est au contraire commune chez le Rat, d'où l'on peut conclure, semble-t-il, qu'il est seulement un parasite accidentel de notre espèce ; il est difficile d'émettre autre chose que des suppositions sur la manière dont cet animal pénètre dans notre organisme, peut-être faut-il attirer l'attention sur ce fait qu'il n'est pas rare de trouver dans le pain des débris d'Insectes qui vivent dans la farine.

Et du reste l'*Asopia farinalis*, de même que la *Forficula annulipes*, sont des animaux qui vivent communément dans les maisons et dont les corps ou les débris peuvent, d'aventure, être ingurgités avec les matières alimentaires sur lesquelles elles tombent.

WEINLAND (D.-F.), Beschreib. zweier neuer Tænioiden aus dem Menschen. Iéna, 1861, et An Essay on the Tapeworms of man, Cambridge, 1858.

LEIDY (J.), Occurrence of a rare human Tapeworm (T. flavo-punctata) (Amer. Journ. of med. sc., 2, t. LXXXVIII, 1884, p. 110, et A rare human Tapeworm (T. flavo-punctata ?) (Proceed of the Acad. of. nat. sc. Philadelphia, 1884, p. 137).

LEUCKART (R.), Die Par. des Menschen, etc., 2e édit.

PARONA (C.), Di un caso di T. flavo-punctata (?) riscontrata in una bam-

(1) Railliet (A.), Un cas très ancien de *Tænia* (*Hymenolepis diminuta*) chez l'Homme (C. R. Soc. biol., 9, t. IV, 1892, p. 894), et Zschokke (E.), *Seltene Parasiten des Menschen* (Ctrbl. f. Bakt. u. Parasitenk., t. XII, 1892, p. 497).

bina di Varese (Giorn. d. R. Accad. di med. di Torino, t. XXXII, 1884, p. 99).

GRASSI (B.), Bestimmung d. vier v. Dr Parona in einem kleinen Mädchen aus Varese (Lombardei) gefundenen Tænien (T. flavo-punctata, Parona) (Centralbl. f. Bakt. u. Parasitenk., t. II, 1887, p. 282).

ID., Tænia flavo-punctata, Weinl., leptocephala, Crepl., diminuta, Rud. (Atti d. R. Accad. d. Sc. di Torino, t. XXIII, 1888).

GRASSI et ROVELLI, Ciclo evolutivo d. T. leptocephala, 1 p., Catania, 28 febbraio 1888.

ID., Int. allo sviluppo dei Cestodi (R. Accad. dei Lincei, 4, t. IV, 1888, p. 700).

RAILLIET, Un cas très ancien de Tænia (Hymenolepis diminuta) chez l'Homme (C. R. Soc. biol. (9), t. IV, 1892, p. 894).

ZSCHOKKE (E.), Seltene Parasiten des Menschen (Ctrbl. f. Bakt. u. Parasitenk., t. XII, 1892, p. 497).

LUTZ (A.), Beobacht. üb. die als T. nana u. flavo-punctata bekannten Bandwürmer des Menschen (Ctrbl. f. Bakt. u. Parasitenk., t. XVI, 1894, p. 61).

Tænia madagascariensis (*Davainea*, R. Bl.).

Ce Ver peut atteindre une longueur d'environ 25 centimètres et être formé de 650 à 700 anneaux (1); sa tête est munie de quatre grosses ventouses revêtues d'innombrables aiguillons, avec un rostre épais, muni d'une double couronne de crochets au nombre de 90 environ et qui ont la forme caractéristique du genre. Les premiers anneaux sont courts et larges, les suivants sont carrés; les anneaux mûrs sont longs de 2 millimètres et larges de $1^{mm},4$. Les 100 derniers anneaux prennent à peu près la moitié de la longueur de la chaîne et ne contiennent plus que des œufs. Les pores génitaux sont tous situés du même côté du corps. L'embryon est long de 8 μ : d'après Leuckart, il est entouré de deux membranes transparentes, dont l'externe porte à chaque pôle un prolongement pointu. Les œufs sont amassés, dans les anneaux mûrs, par groupes de trois à quatre cents, enveloppés d'un tissu épais et serré, et réunis entre eux par une sorte de ciment granuleux.

(1) 900 dans l'observation de Lutz.

Ce Cestode a été découvert en 1869 et dénommé par Davaine, qui ne put en observer que des échantillons incomplets et dépourvus de tête, récoltés à Mayotte, l'une des Comores, par le Dr Grenet, sur deux enfants créoles, l'un âgé de dix-huit mois, habitant Mayotte depuis cinq mois, l'autre de deux ans, dans l'île depuis deux mois seulement. Chevreau et Chazal l'ont retrouvé, à quatre reprises, à l'île Maurice, également chez des enfants en bas âge; les exemplaires obtenus dans ce cas étaient également incomplets, Blanchard les a étudiés. Enfin, une dernière observation a été publiée par Leuckart: le parasite fut recueilli à Bangkok, chez un enfant de trois ans, fils d'un capitaine danois qui naviguait dans les eaux asiatiques.

Dans les deux cas observés par Grenet, on avait observé des convulsions avec menace de suffocation; sur les quatre cas observés par Chevreau on n'a noté aucun symptôme particulier chez trois des enfants; le quatrième, une fillette, était sujette à des accès de toux spasmodique, avait les pupilles légèrement dilatées et montrait de l'inappétence. Leuckart rapporte que dans l'observation qu'il a publiée l'enfant présentait depuis quelque temps différents phénomènes nerveux et des troubles digestifs. Dans tous ces cas les remèdes ordinaires ont fait expulser le parasite.

On ignore absolument comment ce parasite arrive chez l'Homme, s'il s'y trouve régulièrement et s'il n'est pas normalement l'hôte d'un animal quelconque; les congénères de cette espèce vivent exclusivement chez des Oiseaux.

Pathologie. — On a souvent dit que la gravité des accidents causés par les Helminthes est souvent en proportion inverse de la taille de ceux-ci, cela est vrai pour les petites espèces de Ténia qu'héberge l'Homme, mais c'est bien entendu à condition que ces petits parasites se trouvent en très grand nombre dans un même hôte, sinon leur présence passe inaperçue. Les symptômes qu'ils déterminent ne sont d'ailleurs pas d'une nature différente de ceux produits par les grandes espèces de Cestodes, mais on conçoit que l'intensité de ces phénomènes puisse être plus grande, rien que par le fait du nombre considérable d'individus qui blessent plus ou moins l'intestin pour s'y fixer. Même pour ces petites espèces, les troubles peuvent persister des mois et des années, c'est-à-dire pendant tout le temps qu'ils séjournent dans le tube digestif, la durée de leur vie paraissant être presque aussi longue que celle de l'existence des grandes espèces.

L'helminthiase reconnue ou supposée par l'ensemble des symptômes révélés par le patient, il sera en tout cas bien facile de fixer l'espèce du parasite en examinant les fèces de son hôte, dans lesquelles on ne peut manquer de trouver les œufs; ces produits étant caractéristiques des différentes formes, comme l'on s'en convaincra, si l'on veut bien se reporter à ce que nous avons dit de chacune d'elles.

Traitement. — N'offre rien de spécial (V. p. 276).

Prophylaxie. — Les hypothèses que nous avons émises sur la façon dont plusieurs de ces petits Vers peuvent arriver dans notre espèce, montrent ce que l'on peut penser de leur prophylaxie.

Grenet et Davaine, Note sur une nouvelle espèce de Tænia recueillie à Mayotte (Mém. Soc. biol., 5, t. 1, 1869, p. 233, et Archives de méd. nav., t. XIII, févr. 1870, fig.).

Chevreau (P.), Le T. madagascariensis (Bull. de la Soc. méd. de l'île Maurice, 1891).

Blanchard (R.), Note sur quelques Vers parasites de l'Homme, 3, Présence du Tænia madagascariensis à l'île Maurice (C. R. Soc. biol., 1891), et Notices helminthologiques, 2ᵉ série, Davainea madagascariensis (Mém. Soc. zool. France, t. IV, 1891, p. 24).

Leuckart (R.), Ueb. Tænia madagascariensis (Verhandl. d. Deuts. zool. Gesells. 1 Jahresversamml., 1891, p. 68).

Tænia canina (1).

Ce Ténia (fig. 48) est long de 15 à 35 centimètres en moyenne et large de 1 millimètre et demi à 3 millimètres ; la tête est petite, elle est pourvue d'un rostre rétractile, armé de trois ou quatre séries de crochets, dont la forme rappelle celle des aiguillons du rosier et dont les dimensions décroissantes sont, pour la première série, de 15 μ et, pour la seconde, de 6 μ ; les ventouses sont assez grandes, un peu elliptiques ; le cou est très court ; les anneaux mûrs ont exactement la forme des graines du melon ; ils sont souvent teintés de rougeâtre, longs de 6 à 7 millimètres, larges de 2 à 3 millimètres. Chaque anneau porte deux pores génitaux, l'un au bord droit, l'autre au bord gauche, et ces pores correspondent à des organes sexuels, également doubles pour chaque anneau. Les œufs sont groupés par 15 à 25, au sein d'une matière granuleuse ; aucune paroi ne circonscrit la masse qu'ils forment ; ils mesurent de 43 à 50 μ ; l'embryon hexacanthe est de forme sphérique, avec un diamètre de 32 à 36 μ ; sa coque est mince, d'aspect chitineux.

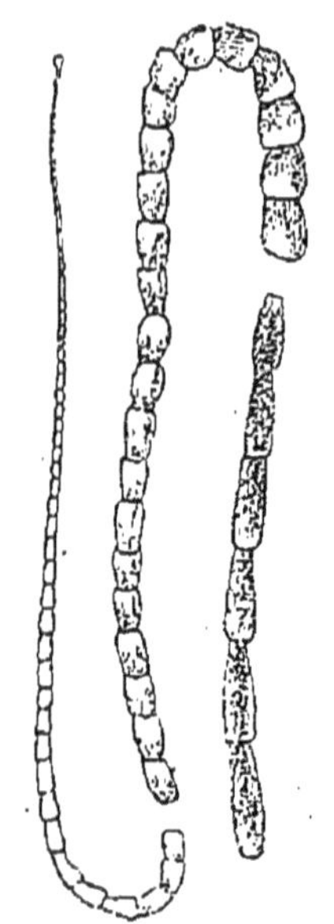

Fig. 48. — *Tænia canina* (grandeur naturelle).

Cette espèce est très commune et souvent fort abondante

(1) Syn. : *T. canina*, L., 1758, nec Batsch, 1786 ; *T. moniliformis*, Pallas, 1781 ; *T. cucumerina*, Bloch, 1782 ; *T. elliptica*, Batsch, 1786. C'est Leuckart qui, en 1863, a créé le genre très justifié de *Dipylidium* (*D. caninum*), pour cette espèce ; les *Dipylidium* constituent un genre naturel, qui ne renferme qu'un petit nombre de formes ; Riehm, en 1881, a appliqué à tort ce même nom à des Ténias du groupe des Inermes, observés chez le Lièvre et qui rentrent dans le genre *Moniezia* de Blanchard (*Ctenotænia* de Railliet). Le genre *Dipylidium* vient d'être le sujet d'une intéressante monographie. Cf. Vincenzo Diamare, *Il genere Dipylidium*, in-4°, 31 p., 2 pl.

chez le Chien, surtout chez les jeunes individus ; elle est également fréquente chez le Chat, où elle n'atteint d'ordinaire que des dimensions un peu moindres (1) ; on l'a aussi rencontrée chez le *Felis maniculata* et parfois, mais fort rarement, chez l'Homme.

L'hôte intermédiaire du *Tænia cucumerina* a été trouvé parmi les parasites de la peau du Chien ; on a observé d'abord le cysticerque dans une sorte de Pou du Chien, peu commun, le *Trichodectes canis*, mais Grassi et Rovelli et Sonsino ont montré que l'hôte principal de cette larve (fig. 49) est la Puce du Chien (*Pulex serraticeps*) ; la Puce de l'Homme (*P. irritans*), peut aussi héberger cet animal. C'est donc en se léchant et en avalant ces parasites que le Chien s'infeste, et c'est vraisemblablement en se nourrissant des embryons qui peuvent se trouver dans les parcelles d'excréments qui peuvent souiller le corps du Chien, ou tomber de l'intestin dans la niche, que les Puces s'infestent elles-mêmes.

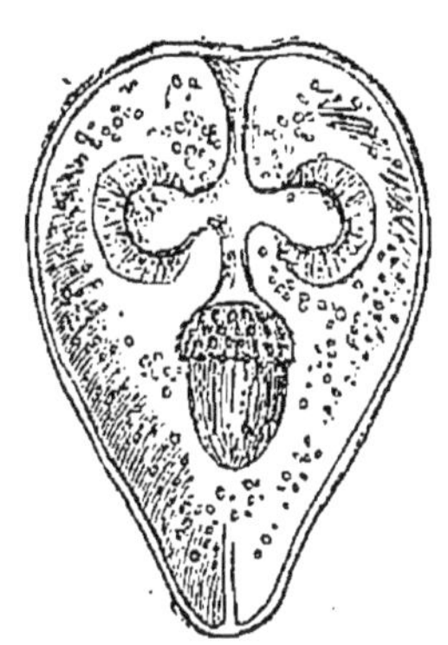

Fig. 49. — Cysticerque du *Tænia canina*, grossi 6 fois, d'après Leuckart.

On a assez rarement observé cette espèce chez l'Homme, avons-nous dit ; la première citation, sans aucun détail à l'appui, du reste, remonte au temps de Linné et elle est faite par un de ses élèves (2). Un cas authentique est celui que rapporte Leuckart : le Musée de Halle renferme un flacon de *T. cucumerina* dont l'étiquette est écrite de la main de H. Meckel et qui ont été rendus, dans la clinique de Blasius, par un enfant de treize ans. Leuckart a vérifié la détermina-

(1) On a fait de la variété de ce Ténia qui vit chez le Chat, une espèce distincte, sous le nom de *T. elliptica*.

(2) Eschricht dit aussi avoir reçu de Saint-Thomas, des Antilles, un *T. cucumerina* rendu par un esclave nègre.

tion, mais n'a pu obtenir de renseignements sur la maladie de l'enfant. Saltzmann, à Esslingen, a trouvé le parasite, qui fut déterminé avec l'aide de Weinland. A. Schmidt, de Francfort, fit connaître à Leuckart un autre cas de *T. cucumerina* trouvé chez un enfant de treize semaines seulement. En outre de ces observations, Leuckart eut connaissance de six autres cas, toujours chez des enfants de neuf mois à trois ans. D'après Krabbe, ce Ver aurait été trouvé chez des enfants âgés de moins d'un an en Danemark, à neuf reprises, et Friis l'a vu deux fois dans les mêmes conditions. D'après Cobbold on l'aurait vu chez l'Homme, en Écosse. D'après Leuckart, Schoch-Bolley, de Zurich, l'aurait aussi observé. Brandt l'a trouvé deux fois en Russie; Krüger l'a également rencontré dans le même pays. Enfin Blanchard a cité un dernier cas, le premier qu'on ait observé en France. Cette dernière observation présente un intérêt particulier, en ce qu'elle est jusqu'à présent la seule qui se rapporte à un adulte. La personne qui en fait l'objet avait l'habitude de faire coucher son Chien au pied de son lit et souvent même le laissait entrer dans le lit; le Ver était long de 40 centimètres environ.

Ce sont les enfants, avons-nous vu, qui hébergent le *T. canina*. « La raison de ce fait, dit Railliet, est évidemment la promiscuité dans laquelle vivent si volontiers les enfants et les Chiens : il suffit, en effet, qu'une puce infestée de cysticerques vienne s'engluer dans les aliments d'un enfant, pour que celui-ci soit exposé à contracter le Ténia. »

On n'a jusqu'à présent rattaché à la présence de ce Ver dans l'intestin de l'Homme, aucun symptôme particulier.

Dubois (God.), Tænia. Linnaei Amœnitates academicae. Holmiae, 1751. — Voir t. II, p. 59.

Salzmann, Ueber das Vorkommen der Tænia cucumerina im Menschen (Jahreshefte des Vereins für vaterländ. Naturkunde in Württemberg, XVII, p. 102, 1861, et Froriep's Notizen, 1861, t III).

LEUCKART, Die Parasiten des Menschen.

KRABBE, Om Forekomsten af Bändelorme hos Mennesket i Danmark (Nord. Med. Arkiv. t. XII), et 300 Tilfälde af Bändelorm hos Mennesket iagttagne i Danmark (Ibid., t. XIX, 1887).

BRANDT (Ed.), Zwei Fälle v. Tænia cucumerina beim Menschen (Zool. Anz., 1888, p. 481).

KRÜGER, St-Petersb. med. Wochens., 1887.

BLANCHARD (R.), Traité de Zool. méd., t. I, p. 481.

Espèces de Ténias comptées à tort parmi les parasites de l'Homme.

T. serrata.

C'est le Ténia le plus fréquemment rencontré chez le Chien. A. Vital (1) dit l'avoir trouvé chez un indigène en Algérie, mais sa description rudimentaire ne vise aucun des caractères du *T. serrata:* cet animal est « long de 1 mètre et large de 6 millimètres, a les anneaux assemblés l'un sur l'autre à la façon des dents d'une scie ; son rostre est garni de crochets ; un seul mamelon latéral par anneau ». — Il s'agit sans doute d'un *Tænia solium;* — l'auteur ajoute, que ce même « *T. serrata* » a été revu à Constantine ; la détermination aurait été faite par Cauvet. Ni Cauvet et encore moins Vital ne peuvent faire autorité pour cette détermination, qui est très vraisemblablement erronée. J'ai autrefois, d'ailleurs, donné des cysticerques du *T. serrata* à deux personnes de bonne volonté chez lesquelles aucun Ténia ne s'est développé (2).

Tænia marginata.

Cette espèce est commune à l'état adulte chez le Chien et c'est le plus grand des Cestodes qu'on trouve chez cet animal ;

(1) Vital (A.), *Les Entozoaires à l'hôpital militaire de Constantine* (Gaz. méd. de Paris, 1874).

(2) La même expérience a été tentée, avec un égal insuccès, sur les mêmes personnes, avec les cysticerques du *T. crassicollis*, qu'on a indiqué comme pouvant peut-être se trouver chez l'Homme, et avec le cysticerque du *Tænia Krabbei*, du Renne.

elle a été aussi trouvée chez le Loup. Son cysticerque, qui avait reçu autrefois le nom de *Cyst. tenuicollis*, vit dans le péritoine et, plus rarement, dans la plèvre ou le péricarde de divers animaux, Singes, Écureuils, Ruminants, Porcins; on l'observe très communément, en particulier, chez nos Ruminants domestiques, où il attire l'attention par le volume considérable que prend sa vésicule: les dimensions de ce cysticerque oscillent ordinairement, en effet, entre celles d'un œuf de Pigeon et celles d'un œuf de poule, mais peuvent être beaucoup plus considérables; on en a vu qui mesuraient 16 centimètres de diamètre.

Malgré le développement exagéré de la vésicule de ce cysticerque, les dimensions de la larve qu'elle renferme sont tout à fait ordinaires: la tête ne mesure que 1 millimètre de diamètre; le rostre porte de 30 à 44 crochets (ordinairement 36 ou 38), disposés en une double couronne, dont les grands mesurent 180 à 220 μ et ont le manche un peu plus long que la lame; les petits crochets sont longs de 110 à 160 μ, leur manche est plus court que la lame; le cou est assez long, presque aussi large que la tête.

Le *Cysticercus tenuicollis* aurait été trouvé chez l'Homme; si nous laissons de côté les affirmations d'anciens auteurs, qui sont insuffisamment prouvées, ou même controuvées, nous aurons cependant encore à discuter le cas de Hodges, qui l'aurait trouvé en Amérique, dans une tumeur du muscle pectoral, au bord de l'aisselle d'un fermier âgé de quarante-neuf ans. Le professeur Wyman, qui étudia ce parasite, donne à la vésicule, qui était de forme sphérique, un diamètre de 19 millimètres; d'après ses calculs les crochets, disloqués dans la préparation, devaient être au nombre de 32, et ils étaient plus petits que ceux du *Cyst. tenuicollis* des Ruminants. — Si donc la forme de la vésicule la fait rapporter à ce dernier cysticerque, le nombre moindre des crochets et leur plus petite taille font songer au *Cyst. cellulosæ*, qui d'ailleurs, d'après Neumann, peut atteindre quelquefois 20 millimètres de long. Mais l'objection que l'on pourrait élever contre l'assimilation du cysticerque de Hodges au *Cyst. tenuicollis*, tirée de sa petite taille et de ce qu'il n'a pas été trouvé dans les séreuses, tombe devant ce fait, que ce dernier a été trouvé aussi dans les muscles d'animaux de boucherie, où il n'atteint presque jamais les dimensions qu'il a dans la cavité du corps (1). Il n'en est pas moins que des doutes sérieux subsistent à propos de l'identification du cas de Hodges, par suite du manque de renseignements précis sur le cysticerque qu'il a observé.

Les Bothriocéphales.

Une autre forme de Cestodes que l'on peut observer chez l'Homme est celle des Botriocéphales, type d'une petite famille: ce genre renferme des formes très disparates, réparties dans les différentes classes des Vertébrés, et il serait à souhaiter qu'il fût bientôt démembré comme l'a été le genre Ténia; deux espèces doivent être rangées parmi nos parasites : ce sont les *Bothriocephalus latus* et *cordatus* que l'on trouve dans l'intestin à l'état parfait. On a aussi rencontré une fois chez l'Homme, mais à l'état larvaire seulement, une troisième

(1) Cobbold a trouvé dans la chair du Mouton, en Angleterre, un cysticerque plus petit que celui du Porc, qu'il a appelé *Cyst. ovis* et qu'il soupçonnait donner naissance chez l'Homme à un Ténia (*T. tenella*, Cobb.) beaucoup plus grêle que le *T. solium*. Mais Chatin a démontré que les prétendus *T. tenella* de Cobbold n'étaient que des *T. solium* de petite taille et que les prétendus *Cyst. ovis* étaient des *Cyst. tenuicollis* peu développés. A plusieurs reprises, Chatin ingéra de ces cysticerques vivants, répondant autant que possible à la diagnose de Cobbold, et jamais il ne constata le moindre indice de la présence d'un Ténia. Administrés au contraire à des Chiens, ils donnèrent lieu au développement du *T. marginata*. Parona, qui a trouvé chez un Mouflon de Sardaigne un grand nombre de cysticerques de cette espèce, a aussi montré que leur taille était très variable et souvent inférieure à un diamètre de 2 centimètres.

forme, à laquelle R. Blanchard a donné le nom de *Bothriocephalus Mansoni;* enfin tout récemment, on a fait connaître un autre Bothriocéphalien, parasite de notre espèce, le *Krabbea grandis.*

Les *Bothriocephalus latus* et *cordatus* dont nous parlerons tout d'abord, sont des formes très voisines l'une de l'autre : elles se distinguent à première vue des Ténias, dont nous

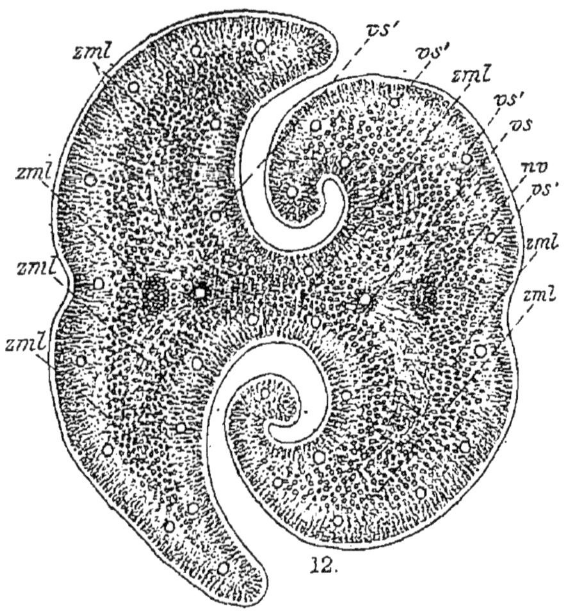

Fig. 50. — Coupe verticale passant par le milieu de la tête du *Bothriocephalus latus*, d'après R. Moniez. — *nv*, cordons nerveux ; *vs*, troncs vasculaires longitudinaux ; *vs'*, vaisseaux sous-cuticulaires ; *zml*, fibres musculaires longitudinales. Les deux profondes incisions jouent le rôle de ventouses.

venons de faire l'histoire, par l'absence des couronnes de crochets et des quatre ventouses de la tête. Deux dépressions profondes situées l'une à la face ventrale, l'autre à la face dorsale de ce dernier organe, peuvent, grâce à un système particulier de muscles, jouer le rôle de ventouse (fig. 50 et 51). La forme des anneaux peut aussi fournir des caractères importants quand il ne s'agit, bien entendu, que de comparer entre eux les parasites de l'Homme : quand les Bothriocéphales ont atteint toute leur taille, les derniers anneaux de la chaîne sont beaucoup plus larges que longs; on sait que la disposition contraire s'observe pour les deux Ténias ordinaires de l'Homme. Ajoutons que, dans ce genre, il existe une ouverture particulière qui met l'utérus en communication avec l'extérieur et assure la ponte : cette ouverture est toujours située au côté ventral de l'anneau; les orifices pénial et vaginal sont situés tantôt à la face ventrale également, tantôt sur l'un des bords ou encore à la face dorsale. Les œufs sont pourvus d'un clapet par lequel s'échappe l'embryon; suivant les espèces ils sont pondus après ou avant le développement de l'embryon hexacanthe; comme la plupart des parasites, ces animaux ont des métamorphoses et on connaît chez eux un état correspondant à celui de cysticerque (1).

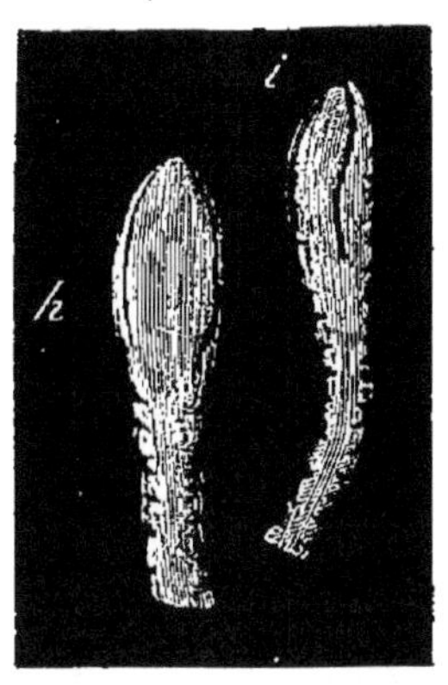

Fig. 51. — *i*, *h*, tête de Bothriocéphale de l'Homme grossié 6 fois et vue des deux aspects.

Bothriocephalus latus (2) (fig. 52).

Cette espèce vit ordinairement dans l'intestin grêle de l'Homme, elle a été trouvée aussi chez le Chien; il est possible que cet animal ait été rencontré chez le Chat dans l'intestin duquel, au reste, il se développe expérimentalement; on l'aurait trouvé chez un Renard (Bertolus et Chauveau).

(1) C'est une larve, homologue du cysticerque, mais qui est dépourvue de la vésicule dans laquelle s'abrite le jeune Ténia; elle a le corps plein, allongé comme le Ténia arrivé depuis peu de temps dans l'intestin de son hôte définitif. M. Braun a donné à cette forme larvaire le nom de *pléro-cercoïde :* on peut la considérer comme due à un développement régulier de l'embryon hexacanthe.

(2) Syn. *Tænia prima*, Plater, 1603 ; *Ténia à épine*, Andry, 1700 ; *T. vulgaris*, L., 1748 ; *T. lata*, L., 1748 ; *Halysis lata*, Zeder, 1803 ; *Dibothrium latum*, Dies., 1850 ; *Bothriocephalus latus*, Bremser, 1819 ; *Bothriocephalus balticus*, Küchenm., 1885 ; *Bothriocephalus latissimus*, Bugnion, 1886.

Le Bothriocéphale large est, avec le *Krabbea grandis*, espèce exotique, le plus long des Cestodes qui vivent à nos dépens; il mesure d'ordinaire de 6 à 10 mètres de long, mais on dit en avoir trouvé qui atteignaient 15 et 16 mètres et même d'une longueur plus grande encore; il y a sans doute là quelque exagération ; les anneaux qui constituent la longue chaîne formée par cet animal, sont au nombre de 3 à 4000 et plus. La tête, qui varie de forme et de longueur suivant son état de contraction, est longue de 2 millimètres environ sur 1 millimètre et parcourue dans presque toute son étendue par deux fentes profondes, qui jouent le rôle de ventouses; les dimensions du cou varient comme celles de la tête et pour la même raison; tous les anneaux sont beaucoup plus larges que longs, sauf dans le tiers postérieur où, par suite de la ponte, ils deviennent progressivement plus longs et moins larges, prenant presque l'aspect des anneaux des deux grands Ténias de l'Homme. Chez les Bothriocéphales âgés, les derniers anneaux peuvent se montrer ridés et flétris, vides d'œufs. Les anneaux les plus développés de la chaîne atteignent 10 à 12 et même près de 20 millimètres de large, sur une longueur de 2 à 4 millimètres. Notre dessin (fig. 52) représente différents

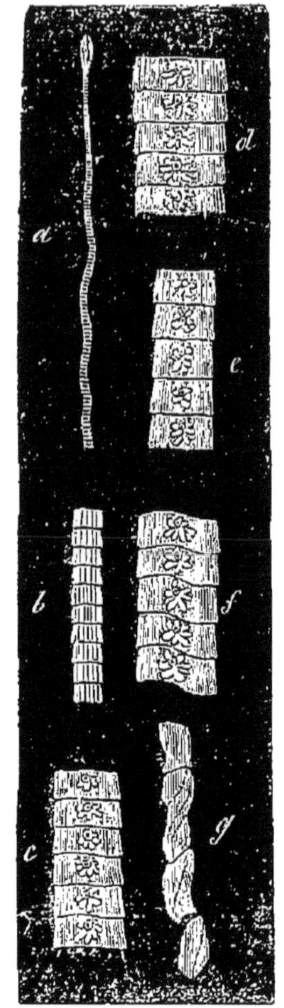

Fig. 52. — *Bothriocephalus latus* de grandeur naturelle; fragments pris de distance en distance sur la chaîne. — *a*, tête et cou. — *d*, anneaux moyens, avec glandes génitales bien développées. — *f*, *e*, anneaux chez lesquels la ponte est plus ou moins avancée. — *g*, derniers anneaux ratatinés après la ponte.

fragments du Ver dans lesquels la forme des anneaux varie suivant leur degré de développement.

Nous avons longuement étudié la structure de cet animal dans notre livre sur les Cestodes et nous y renvoyons pour les détails, voulant nous borner ici à de simples indications sur l'anatomie; disons seulement qu'il n'existe qu'un seul grand vaisseau dans la partie médiane du corps, en dedans du cordon nerveux, mais, que des tubes nombreux sont disposés dans la zone sous-cuticulaire (fig. 50 et 53).

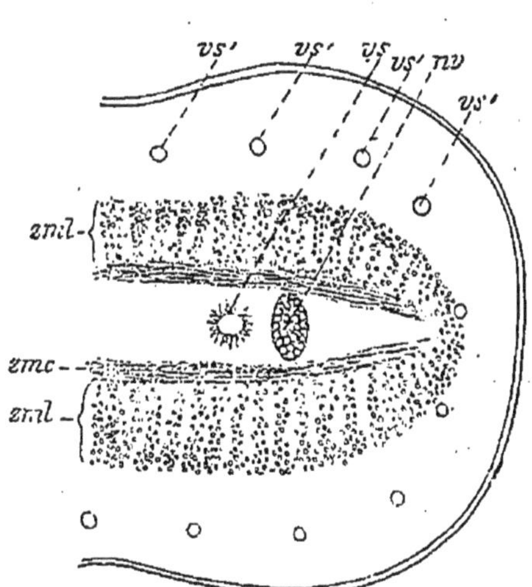

Fig. 53. — Coupe transversale d'un anneau jeune de *Bothriocephalus latus*, d'après Moniez; la figure ne représente qu'une moitié de la coupe. — *nv*, cordon nerveux; *vs*, vaisseau de la zone centrale; *vs'*, vaisseaux sous-cuticulaires; *zmc*, muscles circulaires; *zml*, muscles longitudinaux.

Les organes génitaux sont situés sur la ligne médiane du corps; notre dessin montre les sortes de rosettes, visibles sur l'animal frais, principalement sur les plus larges anneaux, rosettes formées par des circonvolutions de l'utérus, qui vient déboucher à la face ventrale; tout à côté et en avant, au sommet d'une petite papille, s'ouvrent aussi le vagin et la poche péniale. Les testicules sont nombreux, situés à la face dorsale; la poche péniale est volumineuse, il existe des glandes vitellogènes nombreuses, dont les deux grands Ténias de l'Homme n'offrent pas trace; elles sont situées dans toute l'étendue des faces ventrale et dorsale, en dehors de la couche musculaire circulaire; l'utérus s'étend derrière, en avant, en décrivant de larges circonvolutions qui dessinent la rosette dont nous avons parlé. Les œufs (fig. 54) sont de couleur brunâtre, de forme elliptique, ils mesurent de 68 à 71 μ suivant leur grand axe et 44 à 45 μ de large ; ils renferment une cellule-œuf, d'ordinaire en segmentation lors de la ponte et entourée de nombreuses sphères vitellines (1).

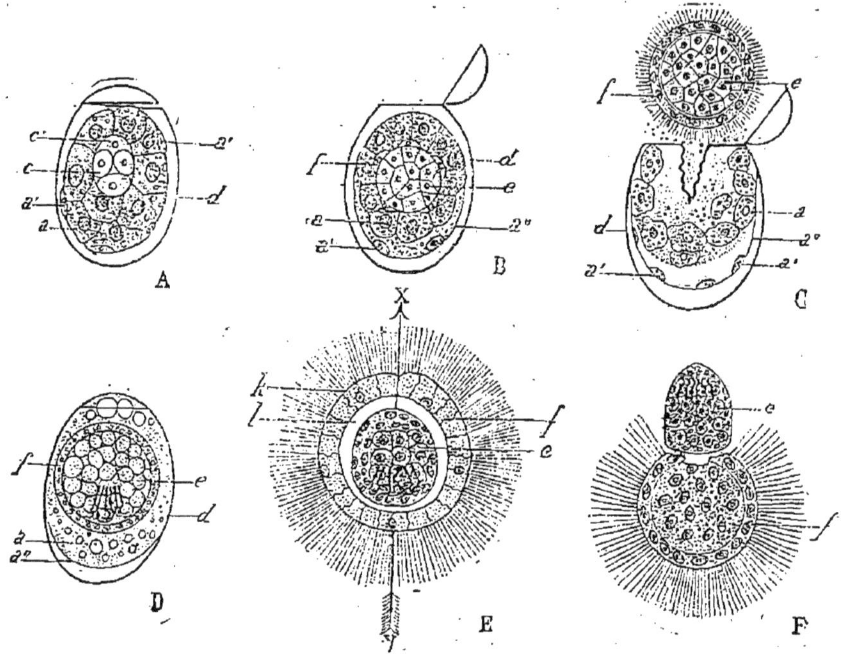

Fig. 54. — Développement de *Bothriocephalus latus*, d'après Schauinsland. — *a*, vitellus. — *a'*, cellules périphériques donnant naissance au chorion *a''*. — *c*, cellules endodermiques. — *c'*, cellule ectodermique. — *d*, membrane vitelline ou coque de l'œuf. — *e*, endoderme, embryon proprement dit. — *f*, ectoderme, manteau de l'embryon. — *k*, lamelle externe du manteau. — *l*, lamelle interne du manteau. — XY, direction suivant laquelle la larve libre progresse.

Nous donnons, figures 55 et 56, deux dessins schématiques qui marquent les rapports des différents organes chez le Bothriocéphale large.

Ce n'est pas seulement par sa structure, que nous venons d'indiquer sommairement, que le Bothriocéphale diffère des Ténias ; il en est de même pour son mode de reproduction :

(1) Nous empruntons à Schauinsland les dessins ci-dessus qui montrent le développement du *Bothr. latus*.

il n'est pas vivipare comme le sont ces derniers qui, on se le rappelle, mettent au monde des embryons munis de 6 crochets et prêts à se transformer en Cysticerques : le Bothriocéphale pond de véritables œufs, qui ne peuvent se développer et éclore que dans l'eau. L'embryon qui sort de ces œufs, après un lent développement, présente bien les 6 crochets, organes caractéristiques de tous les embryons de Cestodes, mais il offre, de plus, une enveloppe pourvue de très longs

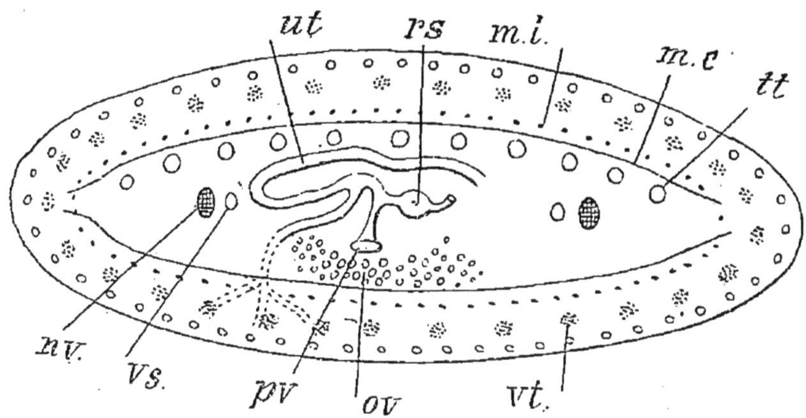

Fig. 55. — *Bothriocephalus latus*, coupe schématique, transversale, d'après R. Moniez. — *ml*, muscles longitudinaux; *mc*, muscles circulaires; *ut*, circonvolutions de l'utérus; *rs*, receptaculum seminis; *tt*, testicules; *nv*, cordons nerveux; *vs*, vaisseau longitudinal; *vt*, vitellogène; *ov*, ovaire; *pv*, pavillon; vaisseaux sous-cuticulaires.

cils vibratiles qui lui permettent de nager rapidement. Cette membrane se retrouve bien, à la vérité, dans l'œuf des Ténias, mais sous une forme différente, elle n'est plus d'aucune utilité au jeune animal et elle est dissoute dans l'estomac de l'hôte définitif. L'embryon va, en effet, vivre quelque temps, plusieurs jours, en liberté dans l'eau, jusqu'à ce qu'il soit avalé par l'animal chez lequel il doit subir sa première phase larvaire et s'organiser en une sorte de cysticerque.

Malgré les nombreuses recherches auxquelles le développement du Bothriocéphale a donné lieu, on n'est pas encore définitivement fixé sur la manière dont les choses se passent :

il est démontré, jusqu'ici, que le Bothriocéphale se trouve à l'état asexué chez différents Poissons et que c'est avec la chair de ces animaux qu'il arrive dans l'intestin de l'Homme, mais, comme on n'a pu encore faire développer ces larves en faisant ingérer des embryons de Bothriocéphales aux Poissons en question, on peut se demander si l'embryon ne pénètre pas tout d'abord chez certains animaux aquatiques, Vers ou Crustacés, dont se nourrissent ces Poissons, s'il ne s'enkyste pas à la façon des Trématodes, ou s'il ne vit pas quelque temps à l'état de liberté, dans la vase, après avoir dépouillé son enveloppe ciliée (1).

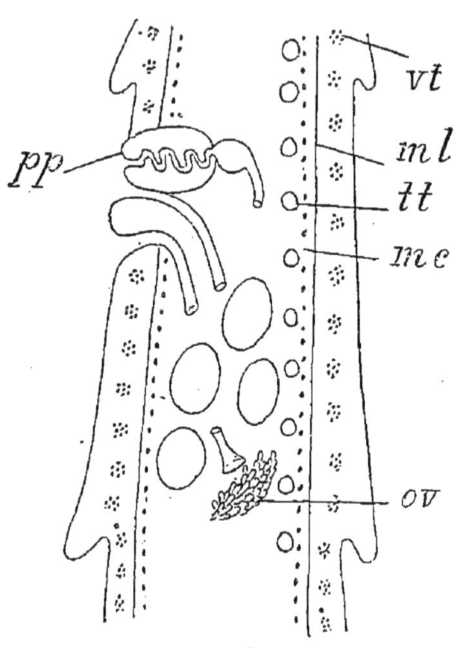

Fig. 56. — *Bothriocephalus latus*, coupe schématique longitudinale, d'après Moniez. — *pp*, poche péniale, sous laquelle se trouvent l'orifice du vagin et plus bas l'orifice pour la ponte ; *ov*, ovaire, contre lequel s'appuie le pavillon ; *vt*, vitellogène ; *ml*, muscles longitudinaux ; *tt*, testicules ; *mc*, muscles circulaires ; les grands cercles marquent les circonvolutions utérines.

Quoi qu'il en soit c'est Max Braun qui, en 1883, a reconnu le premier la véritable nature des larves indiquées déjà chez plusieurs Salmonides et qu'il rencontrait sur les marchés de Dorpat, dans les muscles et les différents viscères de la Lotte et du Brochet; il fit voir, par des expériences faites sur

(1) Un fait très intéressant sur lequel Braun insiste avec raison, c'est qu'il n'a jamais trouvé de larves de Bothriocéphale au-dessous de la taille que nous avons indiquée et qu'il n'a pas rencontré de forme intermédiaire entre l'embryon et cette larve, d'où la supposition que le Poisson ne s'infeste pas directement par la larve ciliée.

l'Homme, le Chien et le Chat, que ces larves appartenaient bien au Bothriocéphale large. Ces observations furent faites sur des Poissons provenant des lacs Peipus, Wirzjärn, Embach, Burtnek et du golfe de Finlande. Les larves du Bothriocéphale (fig. 57) sont longues de 10 à 30 millimètres, leur tête, déjà munie de ses deux ventouses, est toujours invaginée tant qu'elle reste dans le corps de leur hôte, et leurs mouvements sont alors obscurs ; au contraire, ils se meuvent agilement quand on les place dans un milieu convenable, légèrement chauffé ; ces larves ne sont pas enkystées dans leur hôte, leur corps ne présente aucune cavité. Elles constituent donc une forme larvaire très simple, comparable à celle des Ligules, mais beaucoup moins développée. Ces larves sont extrêmement fréquentes dans les Brochets du marché de Dorpat, ville dans laquelle, au reste, le Bothriocéphale est très répandu (Braun les a trouvées 79 fois sur 80), et leur nombre dans le même hôte est très variable (10 à 50). On les trouve encore vivantes sur les Poissons légèrement fumés et salés, ainsi que dans les Poissons congelés, même dans le produit appelé *caviar de Brochet*, fait des œufs de ce Poisson, additionnés d'un peu de sel et que l'on mange tout à fait cru (1).

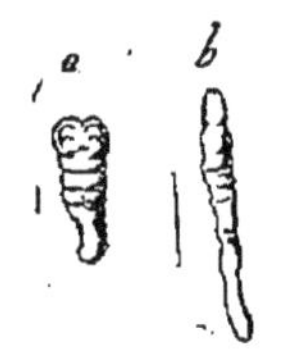

Fig. 57. — Larve de Bothriocéphale des muscles du Brochet. — A, à l'état de rétraction ; B, à l'état d'extension d'après Braun.

(1) Les expériences de M. Braun ont permis de constater quelques faits intéressants : un mois après l'ingestion des larves, les Bothriocéphales avaient atteint chez l'Homme une longueur de $2^m,50$ à $4^m,50$ environ et étaient formés de 1000 à 1300 anneaux, ce qui marque une rapidité d'accroissement très considérable, 8 cent. 6 à 8 cent. 9 par jour. Les chiffres donnés au même sujet par Zschokke sont assez analogues, 5 cent. 2, 6 cent. 3 et 8 cent. 2 ; dans les expériences de Parona les œufs ont été trouvés parmi les fèces humaines, 24 jours après l'ingestion des larves, et la longueur des Vers variait de 140 à 290 centimètres. Il faut noter aussi que les Bothriocéphales développés chez le Chat, sont plus courts que ceux qui se développent pendant un même laps de temps chez l'Homme, ils possèdent moins d'anneaux, leur tête est plus petite, l'extré-

Les expériences de M. Braun furent répétées et confirmées par E. Parona, qui retrouvait les larves du Bothriocéphale dans les Brochets et les Perches de différents lacs italiens et du lac de Genève et dans la *Fera* (*Coregonus fera*) (1) de ce dernier lac, puis par Zschokke qui les découvrait dans la Truite, l'Ombre-Chevalier (*Salmo salvelinus*), l'Ombre de rivière (*Thymallus vulgaris*) ; il en fut de même pour Grassi, Ferrara et Rovelli.

Il va de soi que tous ces Poissons s'infestent eux-mêmes, directement ou indirectement, en cherchant leurs aliments dans les eaux des lacs ou des rivières, souillées par des excréments humains.

Distribution géographique. — La distribution géographique du Bothriocéphale large en Europe présente des particularités curieuses ; on ne le rencontre pas un peu partout, comme les deux Ténias ordinaires de l'Homme ; au contraire, cette espèce est généralement cantonnée autour de certains lacs, au bord de certaines mers comme la Baltique. Sa patrie classique est la Suisse française, la région des lacs de Genève, de Neuchâtel, de Morat, de Bienne. Il était, dit-on, jadis très commun à Genève, mais il est probable que les statistiques anciennes confondaient cet animal avec le *T. saginata* et que pas plus de 1/10 des habitants n'étaient infestés. Depuis trente ans, le Bothriocéphale a considérablement di-

mité antérieure est large et épaissie, tandis que le reste de la chaîne est étroit et mince, avec des anneaux qui, pour la plupart, sont très allongés. Ceux que l'on trouve normalement chez le Chien sont également moins longs et moins épais que chez l'Homme ; la tête atteint seulement le tiers des dimensions ordinaires, les anneaux sont plus petits et plus aplatis. L'expérience a montré qu'il s'agit cependant dans tous les cas d'une même espèce, modifiée seulement par le milieu.

(1) A Genève, l'opinion populaire attribuait à la Féra, la cause de l'infestation par le Bothriocéphale ; Parona a trouvé la larve du Bothriocéphale dans les Féras du Léman ; Bertolus, qui avait observé, il y a longtemps, ces larves dans les Truites du lac de Genève, avait soupçonné leur véritable nature, ce qui n'enlève rien, du reste, au mérite de la découverte de Braun.

minué de fréquence, si bien, m'a dit C. Vogt, qu'il deviendrait une rareté dans ce pays. Il est certain que de tout temps il a été beaucoup moins commun au fur et à mesure qu'on s'éloignait des lacs, qu'il devenait très rare à quatre ou cinq lieues de là et que, plus loin, comme dans les départements français limitrophes, on n'en observait plus que des cas isolés. Il est également rare aux bords des lacs de Lucerne, de Zurich, de Constance et se rencontre quelquefois près des grands lacs de l'Italie.

Le deuxième foyer important est constitué par les bords de la Baltique, particulièrement ceux du golfe de Bothnie; la Finlande et la Suède sont particulièrement hantées par ce parasite et, dans la province de Norrboten (Suède) la moitié de la population serait atteinte (1); à Haparanda, paraît-il, il n'est pas un toit qui n'abrite quelque porteur de Bothriocéphale. Il est très commun à Dorpat. La fréquence est déjà bien moindre à Pétersbourg, à Riga, et la diminution est notable pour Moscou et la Pologne; il est commun dans la Prusse orientale et surtout chez les habitants de la côte, mais il n'est pas rare dans l'intérieur du pays et à Königsberg; il est moins commun dans la Poméranie, très rare en Danemark, etc.

Ajoutons que depuis une quinzaine d'années, le Bothriocéphale a fait son apparition dans la Haute Bavière, à Munich, et différentes particularités feraient croire que le centre d'infestation est le lac de Starnberg. — Les déjections de voyageurs auront sans doute souillé le lac dont les Poissons arrivent sur le marché de Munich.

Le Bothriocéphale a été signalé aussi quelquefois en

(1) Dans le Norrland, la larve du Bothriocéphale vit dans les *Coregonus lavaretus* et *albula*, qui sont souvent mangés tout à fait crus. Il est probable qu'une ou plusieurs espèces marines hébergent le Bothriocéphale dans la Baltique, ce qui expliquerait pourquoi les habitants de la côte surtout sont infestés.

Belgique et en Hollande, en France, amené sans doute par des Poissons infestés ; fait très curieux et qui a été démontré par Blanchard, le Bothriocéphale était commun à Paris au commencement du XVIIIe siècle, alors qu'on ne l'observe plus aujourd'hui que sur des individus venant des régions où le parasite est encore répandu (1).

En dehors des pays d'Europe, on a retrouvé cet animal en des points fort éloignés les uns des autres :

Au Japon, le Bothriocéphale large serait le plus commun des Parasites de l'Homme et du Chien (2) ; récemment on l'a trouvé à Madagascar, chez un Chien. Il serait commun dans le Turkestan d'après Fedchenko. Leidy l'a observé une fois chez l'Homme aux environs de Philadelphie.

Durée de la vie du parasite, prophylaxie. — Comme c'est le cas pour les grands Ténias de l'Homme, le Bothriocéphale peut vivre fort longtemps dans l'intestin, beaucoup plus longtemps qu'on ne s'y attend pour un Invertébré, plusieurs années, et même, semble-t-il, 12, 15 et même 20 ans ; on peut également rencontrer réunis dans le même hôte un bon nombre d'individus et on a pu le trouver en même temps que les Ténias ordinaires. La prophylaxie est toute indiquée par ce que nous savons de la manière de vivre de ce parasite : étant donné que la larve mène d'abord dans l'eau une vie indépendante, avant d'être avalée par l'hôte chez lequel elle passe son état larvaire, il est clair que, pour empêcher la multiplication du parasite, il suffirait d'empêcher les déjec-

(1) Ijima a trouvé au Japon la larve du Bothriocéphale large chez l'*Onchorhynchus Perryi*, Poisson de la même famille que les Saumons et que l'on mange cru avec une sauce piquante.

(2) Citons à ce propos un passage curieux de Dujardin : « J'en ai vu un à Rennes, dit cet auteur, rendu par un soldat originaire du Midi de la France et un autre, rendu par un habitant de Saint-Malo ; d'ailleurs, le nombre de ces Helminthes conservés par des médecins, prouve suffisamment qu'il est moins rare que le *Tænia solium*. » (*Hist. nat. des Helminthes*, p. 612.)

tions humaines qui contiennent les œufs du Bothriocéphale d'arriver dans l'eau, et c'est en prenant cette précaution qu'on est arrivé à voir l'infestation diminuer à Genève. De plus les larves vivant dans différents Poissons, on s'en met à l'abri en ne mangeant que bien cuits les Poissons et parties de ces animaux connus pour héberger le parasite (1).

Traitement. — L'examen des fèces permet d'assurer le diagnostic par les caractères des œufs. Bien qu'on ait soutenu l'opinion contraire, il semble que le Bothriocéphale est au moins aussi facile à expulser que les grands Ténias ordinaires de l'Homme ; on ne lui oppose aucun traitement particulier (V. p. 276).

Pathologie. — Les symptômes généraux que détermine la présence du Bothriocéphale chez l'Homme ne sont pas différents de ceux que produisent les Cestodes et nous renvoyons le lecteur à ce que nous avons dit à ce sujet. Pourtant, nous dirons ici quelques mots d'une affection particulière, que l'on a attribuée tout spécialement à ce Ver et dont il convient de préciser les conditions, nous voulons parler de l'*anémie pernicieuse*.

Anémie pernicieuse. — Une modalité spéciale des troubles que peut déterminer dans l'organisme humain la présence des grands Cestodes est l'ensemble symptomatique, qui peut être déterminé d'ailleurs par des causes bien différentes, souvent étudié dans ces dernières années, surtout en Russie, sous le nom d'*anémie pernicieuse secondaire*, pour la distinguer de l'anémie pernicieuse « essentielle ».

Pour le rappeler en quelques mots, l'anémie pernicieuse, qui peut exister à tout âge et qu'il ne faut pas confondre non plus avec une anémie simple, est une affection bien

(1) D'après Schauinsland, les entrailles de la Lotte, et surtout les appendices pyloriques, légèrement séchées, sont employées comme médicament contre les troubles de l'estomac dans le Kurische-Nehrung.

distincte et bien plus grave que la chlorose. Les malades ont une teinte cireuse blanc mat, bien différente de l'aspect verdâtre des chlorotiques. De bonne heure se manifestent des hémorragies diverses, épistaxis, hématémèse, melæna, purpura, etc. Ils ont de l'œdème du visage, de l'albuminurie, des vomissements, de la diarrhée. L'affaiblissement est très rapide et le pronostic, très grave, aboutit ordinairement à la mort par cachexie aiguë. L'examen du sang fournit des données caractéristiques : une piqûre donne issue à un sang clair, jaune ambré, qui n'est même pas coloré en rose ; c'est que le nombre des globules rouges est extraordinairement diminué : au lieu des 4 millions et demi par millimètre cube, de l'état normal, il tombe au-dessous de cinq cent mille, alors que, dans la chlorose, ce nombre ne descend pas à moins de deux millions et demi. Même, dans un cas terminé par la guérison, Quincke n'en nota que 143 000. Les globules sanguins qui subsistent sont également altérés dans leur volume et dans leur forme ; ils conservent cependant à peu près leur richesse en hémoglobine.

Plusieurs auteurs ont voulu faire jouer un rôle capital dans l'étiologie de l'anémie pernicieuse aux parasites intestinaux. On a même prétendu que le *Tænia saginata*, les Oxyures, les Ascarides, pouvaient provoquer ces accidents et qu'on les faisait disparaître au moyen d'un ténifuge. Cette assertion n'est vraie qu'en certains cas et ne concerne, semble-t-il, que le Bothriocéphale (1) et un Ver nématode dont nous parlerons plus loin, l'*Ankylostome*. Il est bien certain, cependant, qu'on ne voit pas, *a priori*, pourquoi il n'en pourraît être de même pour les autres parasites. Quoi qu'il en soit, il y a déjà quelques années que plusieurs médecins

(1) Encore faut-il noter expressément que, dans l'immense majorité des cas, la présence du Bothriocéphale ne détermine nullement ce genre d'anémie.

distingués ont attiré l'attention sur les relations entre l'*anémie pernicieuse* et la présence du Bothriocéphale dans l'intestin, et d'assez nombreux mémoires ont été récemment publiés sur cette question. Citons entre autres à ce sujet, un travail du Dr Rüneberg qui exerce la médecine à Helsingfors, c'est-à-dire dans un district où le parasite est fréquent. Sur 18 cas d'anémie grave, il put constater 12 fois la présence du Ver, et l'on ne peut dire que l'anémie avait simplement procuré un terrain favorable au Bothriocéphale, car l'amélioration fut très rapide et très grande après l'administration des anthelminthiques. Rüneberg fait remarquer que l'anémie pernicieuse est précisément commune dans tous les pays où le Bothriocéphale est fréquent, même en Suisse. Reyher, de Dorpat, a publié treize observations d'anémie pernicieuse due au Bothriocéphale, dans lesquelles la guérison a suivi rapidement l'élimination du parasite. Botkine a cité plusieurs cas analogues et Baelz en a aussi observé au Japon. Schapiro, à propos de cas observés à Pétersbourg, a émis l'idée que la maladie était produite par une substance vénéneuse formée par les échanges organiques du parasite et qui, résorbée par le sang, produisait la destruction des globules rouges ; pour Schiperovitsch, les Helminthes agiraient en absorbant les sucs nutritifs du contenu du tube digestif, produiraient la dépression réflexe du système nerveux et rendraient ainsi l'organisme moins résistant dans sa lutte avec les facteurs nocifs (1). Dans l'observation de Natanson, sur trois cas d'anémie pernicieuse avec Bothriocéphale large, l'un fut suivi de guérison après l'expulsion du parasite, les deux autres se sont terminés par la mort, bien que les parasites eussent été expulsés.

(1) On a aussi émis l'opinion que l'anémie pernicieuse serait due à une irritation de la muqueuse intestinale déterminée par les Helminthes et agissant par action réflexe sur le système nerveux.

Rüneberg, Ueb. Bothriocephalus latus u. perniciöse Anämie (Tagebl. d. 59 Vers. d. Nat. u. Aerzte. Berlin, 1886, p. 147).

Reyher (H.), Beitr. z. Ætiol. u. Heilbark. der pernic. Anämie (Deuts. Arch. f. klin. Med., t. XXXIX, 1886, p. 30 à 75).

Reyher, The Lancet, 1887, p. 234.

Botkine (P.), De l'anémie pernicieuse (Archives slaves de biologie, t. I, 1886, p. 139).

Schapiro (H.), Heilung der Biermer'schen perniciösen Anämie durch Abtreibung von Bothriocephalus latus (L'auteur analyse avec soin et discute les diverses données antérieures sur la question) (Zeits. f. klin. Med., t. XIII, 1889).

Podwissotzky, Jahrb. f. Kinderkeilk., t. XXIX, 1889, p. 223.

Railliet, L'anémie pernicieuse d'origine parasitaire (Rev. génér. des sc. pures et appliquées, t. I, 1890, p. 294).

Schiperovitsch, Soc. méd. de Saint-Pétersbourg, analysé in Méd. mod., janvier 1895, p. 22.

Nantanson, Communicat. au Congrès des médecins russes, session 1893-94.

Schaumann, Z. Kennt. d. sog. Bothriocephalus-Anämie. Berlin, 1894.

Askanasy, in Zeits. f. klin. Med., 1895 (Analyse in Méd. mod., 1895, p. 338), etc.

Bothriocephalus cristatus (fig. 58).

Ce Ver, dont l'histoire est extrêmement incomplète, n'a été vu jusqu'ici que par Davaine dont nous reproduisons la description. Les caractères de la tête sont si inattendus, diffèrent tellement de ce qui existe dans l'espèce précédente et ils s'expliquent si peu, que nous sommes porté à y voir une monstruosité ou une déformation de *Bothriocephalus latus*, à moins qu'il ne s'agisse seulement d'individus altérés dans leur conservation. Seul l'examen histologique de la tête et peut-être des tissus, permettra de trancher la question ; il est à regretter qu'il n'ait pas été fait, soit pour l'échantillon conservé à la Faculté de Paris, soit pour ceux conservés en d'autres musées et que l'on a rapprochés de l'individu observé par Davaine, comme nous le verrons plus loin.

Davaine a observé deux fois cet animal et en a vu deux individus seulement : le premier avait été évacué par un enfant de cinq ans, né et élevé à Paris. Il se composait de plusieurs fragments dont l'un portait la tête; le second spécimen, long de 92 centimètres, n'avait pas de tête; il avait été expulsé spontanément par un habitant de la Haute-Saône, âgé d'environ quarante ans.

« Le *B. cristatus*, dit Davaine, constitue un long ruban épais et raide; il est gris roussâtre, opaque, finement et très élégamment strié en travers avec un sillon longitudinal médian visible sur les deux faces et constitué surtout par la dépression des pores génitaux. Sur la face ventrale, ce sillon est limité par deux lisérés étroits, blanchâtres, formés par la saillie du champ médian des anneaux.

« La tête est très remarquable et diffère beaucoup de celle de *B. latus*. Elle est aplatie, ovale-lancéolée, pointue en avant et a la forme d'une graine de Lin dont le bout obtus se continuerait avec le cou. Elle est longue de 3 millimètres, large de 1 millimètre, épaisse de 0mm,6. L'extrémité libre et pointue présente sur chacune de ses faces planes une crête longitudinale saillante et longue de 1 millimètre. Cette double crête constitue un véritable rostre, qui est raide et couvert de papilles saillantes, disposées en séries; les autres parties de la tête sont dépourvues de semblables papilles. Chacune de ces crêtes se continue en arrière par deux prolongements ou *cuisses*, qui s'écartent de la ligne médiane et laissent entre elles une sorte de *calamus scriptorius*. Il n'existe aucune apparence de ventouse (1), à moins qu'on n'en trouve l'indice dans un sillon de la ligne médiane qui semble séparer en deux lèvres longitudinales le limbe de chacune des crêtes, comme on le voit d'une manière très marquée chez *B. cordatus*. Le reste de la tête offre des rides transversales. Le tissu en est serré, compact et renferme une grande quantité de corpuscules calcaires, disposés en quatre traînées longitudinales, *c*, *d*, se prolongeant jusque dans le cou. Les deux traînées latérales *c*, sont remarquables par le grand nombre de corpuscules calcaires qui les constituent.

« Le cou continue la tête sans délimitation bien appréciable; il s'amincit jusqu'à 2 millimètres en arrière de celle-ci. Il ne mesure alors que 0mm,5 dans le sens transversal. Il s'élargit ensuite insensiblement; à 15 centimètres de la tête, il est large d'un milli-

(1) Une coupe transversale eût pu décider de l'existence de deux lèvres longitudinales formant chaque crête et interposant entre elles une ventouse qui, quoi qu'il en fût, eût été très rudimentaire. Je n'ai pas cru devoir sacrifier, pour cet examen, un spécimen qui est probablement unique aujourd'hui.

mètre ; de 15 à 20 centimètres, il s'élargit brusquement et acquiert une largeur de 4 millimètres.

« Le corps du Ver continue de s'élargir régulièrement jusqu'à la distance de 90 centimètres en arrière de la tête : il atteint en ce point sa plus grande largeur, qui est de 9 millimètres. Il décroît ensuite lentement et insensiblement; à l'extrémité postérieure, les anneaux ne sont plus larges que de 3 millimètres.

« La longueur totale du Ver ne dépasse probablement pas 3 mètres.

« Les anneaux sont remarquables par leur peu de longueur. A 2 millimètres de la tête, ils sont déjà bien distincts : il sont alors longs de $0^{mm},085$. Leur longueur est de $0^{mm},4$ à 10 centimètres de la tête ; elle est de 1 millimètre à 60 centimètres, de $1^{mm},15$ à 90 centimètres, où les anneaux ont atteint leur plus grande largeur, de $1^{mm},42$ à $1^{m},90$, qui est l'extrémité du premier segment. Leur plus grande longueur se trouve à l'extrémité postérieure du second segment, où elle est de $2^{mm},5$ alors que leur largeur n'est plus que de 3 millimètres.

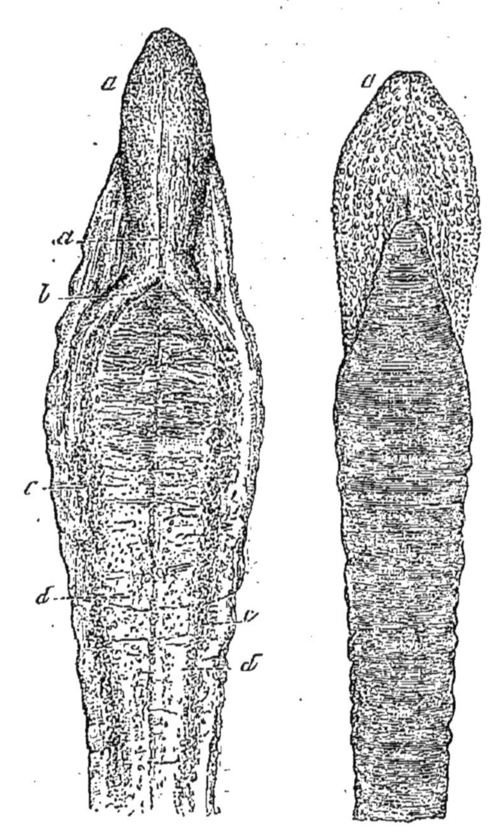

Fig. 58. — *Bothriocephalus cristatus*, d'après Davaine. — Tête, vue de face et de profil. — *a*, crête médiane. — *b*, son prolongement en arrière. — *c*, traînée externe de corpuscules calcaires. — *d*, traînée interne.

« Les anneaux sont encore remarquables par la saillie de leur bord postérieur, qui embrasse l'anneau suivant comme une manchette. Ce rebord a jusqu'à $0^{mm},2$ de saillie. La série des bords postérieurs donne au Ver une apparence fortement striée sur les faces et dentelée en scie sur les côtés.

« L'épaisseur et l'opacité des anneaux ne permettent pas de distinguer la structure des organes génitaux. Ceux-ci, par la saillie du champ médian, semblent exister déjà à 15 ou 20 centimètres en arrière de la tête. Sur un anneau situé à 1^{m},90, le sinus génital, situé sur la ligne médiane de la face ventrale, se voit à 0^{mm},25 du bord antérieur de l'anneau. Il est entouré de plusieurs cercles de papilles cutanées fortement saillantes, arrondies, quelquefois bifurquées au sommet et mesurant jusqu'à 0^{mm},5 de largeur et 0^{mm},4 de hauteur. Ces papilles occupent une zone ovalaire dirigée transversalement et mesurant environ 1 millimètre dans son plus grand diamètre. L'orifice du fond de l'utérus se voit à 0^{mm},3 en arrière du précédent, sur le bord de la zone des papilles.

« Les sinuosités de l'utérus ne sont distinctes que sur les derniers anneaux, en partie vides et flétris. La rosette, qui n'a que 2 millimètres de large, paraît plus étroite et plus longue relativement que chez *B. latus*.

« Les corpuscules calcaires sont nombreux, surtout dans le cou ; ils ont jusqu'à 20 μ de diamètre.

« Les œufs ne diffèrent point sensiblement de ceux de *B. latus*. Assez variables dans leurs dimensions, ils mesurent environ 75 μ sur 55 μ. On voit assez ordinairement à l'un des pôles, et quelquefois aux deux, un épaississement de la coque en forme de bouton. »

Ce Bothriocéphale, ajoute Davaine, a été observé plusieurs fois sans doute, mais il aura été confondu avec le *B. latus*, quoiqu'il en diffère beaucoup par l'aspect général. Une figure qui le rappelle de la manière la plus exacte a été donnée de ce Ver en 1776 dans un mémoire anonyme. Ce Bothriocéphale avait été expulsé par un homme de trente ans qui habitait la ville de Kempten en Bavière; le Bothriocéphale est rare dans ce pays.

Cobbold pense que plusieurs Bothriocéphales de l'Homme, conservés à Londres dans le muséum du *Westminster Hospital medical College*, peuvent être rapportés au *B. cristatus*.

ANONYME, Beschreib. des Bandwurm, nebst den Mitteln wider denselben, besonders desjenigen, welcher auf Befehl Sr jetzt regierenden Konigl. Maj. in Frankreich ohnlängsts-bekannt worden, Kaempten, 2e éd., 1776.

DAVAINE, Traité des Entozoaires, 2e éd., 1877, p. 928.

COBBOLD, Tapeworms, 3e éd., 1875, p. 21.

Bothriocephalus cordatus.

Ce parasite mesure au plus $1^m,15$ et comprend alors 600 anneaux; sa tête est large, aplatie, creusée de deux profondes ventouses, situées comme chez le Bothriocéphale large, aux faces dorsale et ventrale, elle a à peu près la forme d'un cœur de carte à jouer, elle mesure environ 2 millimètres en longueur et en largeur; le cou est nul et les premiers anneaux s'accroissent rapidement en largeur : à environ 3 centimètres de la tête, ils ont déjà atteint leur maturité sexuelle; 3 centimètres plus loin ils atteignent leur plus grande largeur, qui peut s'élever à 1 centimètre; le nombre des anneaux qui ne contiennent pas encore d'œufs mûrs est tout au plus d'une cinquantaine; les anneaux mûrs ont une longueur moyenne de 3 à 4 millimètres, mais cette dimension peut varier beaucoup avec l'état de contraction de l'animal. Les derniers anneaux ont en général une forme carrée et mesurent dans les deux sens 5 à 6 millimètres; l'espèce de rosette que dessinent les circonvolutions utérines est plus longue, plus étroite et présente un plus grand nombre de branches latérales (6 à 8 par côté) que chez le Bothriocéphale large; les œufs sont ellipsoïdes, longs de 75 à 80 μ, larges de 50 μ.

L'animal ayant un orifice de ponte, ne détache pas ses anneaux isolément.

Le *B. cordatus* n'a été rencontré jusqu'ici qu'au Groenland; il a été observé une seule fois, dans la partie nord de ce pays, à Godhavn, par Olrik; un seul exemplaire, long de 26 centimètres, fut rendu par une femme en 1860; mais différents observateurs l'ont retrouvé dans le même pays chez le Chien, chez une espèce de Phoque (*Phoca barbata*), chez le Morse (*Trichecus rosmarus*).

On ne peut que faire des suppositions au sujet des migrations et métamorphoses de cet animal; il est probable que sa larve vit chez des Poissons marins; il est possible qu'il ne soit chez l'Homme qu'un hôte accidentel.

LEUCKART (R.), Die Parasiten des Menschen, 2e éd.
BRAUN (M.), Berichtig. betreff. das Vork. v. Bothriocephalus cordatus in Dorpat (Zool. Anz., t. V, 1882, p. 46).
KRABBE, Rech. helminthol. en Danemark et en Islande, 1866, p. 33.

Bothriocephalus Mansoni (1).

Les observations de ce parasite de l'Homme sont jusqu'ici très peu nombreuses: Manson le découvrit en 1882, à Amoy, à l'autopsie d'un Chinois, atteint d'éléphantiasis scrotal et mort de dysenterie: une douzaine de Cestodes vivants se trouvaient sous le péritoine, au voisinage de la fosse iliaque, derrière les reins; un autre individu était libre dans la cavité pleurale droite. Leuckart fit connaître un second cas observé à l'hôpital de Kioto, chez un Japonais de 28 ans, qui avait longtemps souffert d'hématurie, était ensuite devenu syphilitique et avait présenté, entre autres symptômes, une hypertropie du testicule gauche, accompagnée de dysurie et de douleurs vésico-urétrales. Un seul fragment de Ver fut évacué par le canal de l'urètre; le malade échappa ensuite à l'observation.

Enfin, quelques années après, Ijima et Murata firent connaître huit nouveaux cas observés encore au Japon; ils purent avoir les Vers, recueillis dans 7 de ces cas; dans trois de ces observations le Ver fut expulsé par l'urètre, dans trois autres il fut extrait de la conjonctive; dans une autre observation il fut trouvé dans le tissu conjonctif sous-cutané de la cuisse où il avait produit un abcès; le dernier cas fut observé sur le cadavre, dans le tissu conjonctif de la région inguinale gauche. Plus récemment Sonsino crut le retrouver dans un Ver

(1) Syn. *Ligula Mansoni*, Cobbold, 1883; *Bothriocephalus liguloides*, Leuck., 1886; *Bothriocephalus Mansoni*, R. Bl., 1886.

récolté par W. Innes, au Caire, dans le tissu cellulaire sous-cutané d'un Chacal (1).

Dans toutes les observations précitées, le parasite se trouvait à l'état asexué; les individus observés vivants mesuraient de 30 à 35 centimètres de long, sur une largeur de 3 millimètres et plus, et une épaisseur de $0^{mm},4$. Le corps est aplati, plus large en avant qu'en arrière, la partie antérieure

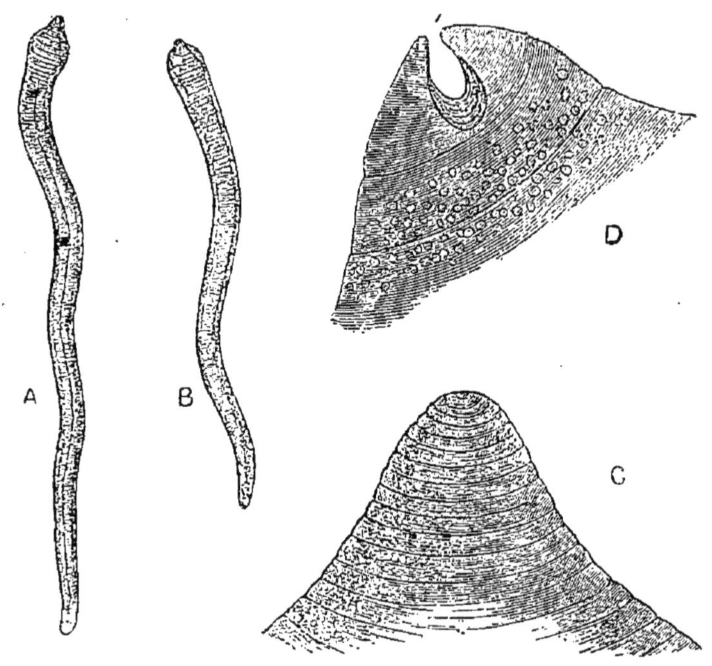

Fig. 59. — Larves de *Bothriocephalus Mansoni*, d'après Cobbold. — A, individu un peu grossi, vu par la face ventrale. — B, individu un peu grossi, vu par la face dorsale. — C, papille céphalique grossie 15 fois. — D, extrémité de la papille, montrant la fossette et les corpuscules calcaires.

est d'ordinaire un peu épaissie et porte une sorte de rostre, la tête proprement dite munie de deux ventouses peu developpées et situées aux faces dorsale et ventrale; les téguments, marqués de plis irréguliers, ne sont point partagés en anneaux; les recherches qu'a faites Leuckart sur la structure

(1) Ijima et Murata ont observé une larve analogue chez *Inuus speciosus* et chez *Mustela itatsi*.

de ces parasites ne lui ont fait voir aucune trace d'organisation sexuelle. — On ignore comment ce parasite vient chez l'Homme, qui semble être pour lui un hôte accidentel, et on ne sait pas davantage où cette larve vit normalement, ni ce qu'elle devient. Leuckart a émis l'opinion plausible que le *B. Mansoni* vit dans le tissu conjonctif, au travers duquel il erre, de telle façon qu'il peut passer accidentellement dans des cavités comme l'appareil urinaire, la plèvre, par exemple, ou encore sortir à la faveur d'abcès formés dans la peau.

Manson (P.), Case of lymph scrotum, associated with Filariæ and other parasites (The Lancet, 1882, t. II, p. 616).

Cobbold (T.-Sp.), Descript. of Ligula Mansoni, a new human Cestode (Journ. of the Linn. Soc. of London, Zool., t. XVII, 1883, p. 78).

Leuckart (R.), Demonstr. einig. selt. menschl. Entozoen, Tagebl. 57. Versamml. deutsch. Naturforsch., Magdeburg, 1884, p. 321, et Die Paras. des Menschen, 2e éd.

Ijima (J.) et Murata (K.), Some new cases of the occurrence of Bothr. liguloides (Journ. of the Coll. of Science, Imp. Univ. Japan, t. II, 1888, p. 149).

Sonsino (P.), Studi e notizie elmintologiche (Soc. Toscana di sc. natur., 1889).

Krabbea grandis R. Bl. (1).

Deux naturalistes japonais, Ijima et Kurimoto, ont récemment décrit, mais sans le dénommer, un Bothriocéphalien de très grande taille, d'espèce très distincte, découvert par eux chez l'Homme, au Japon, et à propos duquel Blanchard a créé le genre *Krabbea*, devant les caractères très particuliers que présente cet animal; par ses organes génitaux, doubles sur chaque anneau, il correspond, chez les Bothriocéphaliens, aux genres *Dipylidium*, *Ctenotænia* et *Moniezia* chez les Téniadés; la même disposition s'observe au reste chez quelques

(1) Ijima (J.) et Kurimoto (T.), *On a new human Tape-worm* (*Bothriocephalus* sp.) (Journ. of the Coll. of science, Imp. Univ. Japan, t. VI, 1894, p. 371, pl. 18; Blanchard (R.), *Notes sur les parasites de l'Homme* (3e s.), 4, *Sur le Krabbea grandis et remarques sur la classification des Bothriocéphalinés* (Soc. biol., 1894)

autres Bothriocéphaliens, qui tous vivent chez les Phoques, et que les savants japonais rapprochent de cette espèce. Il sera bien intéressant de retrouver cet animal et de le soumettre à une étude anatomique complète.

Le *Krabbea grandis*, tel qu'il a été rendu dans l'unique observation que nous venons de dire et que nous rapportons plus loin, mesurait 10 mètres de longueur : sa largeur maxima est de 25 millimètres et sa portion terminale était plus étroite et macérée ; à l'extrémité antérieure la largeur était de 1^{mm},5, mais la tête manquait, de sorte que l'on ne sait rien des particularités de cet organe, ni de la portion qui la suit immédiatement.

Un des caractères les plus saillants de ce Cestode est l'extrême brièveté des anneaux, de telle sorte qu'ils donnent presque à l'œil nu l'apparence de rides transverses ; dans les régions moyenne et postérieure, les échantillons, réduits par l'alcool à une largeur de 14 à 16 millimètres, n'ont pas plus de 0^{mm},45 de long. L'appareil génital est double pour chaque anneau, comme nous l'avons dit et situé à droite et à gauche ; chaque appareil s'ouvre à l'extérieur, à la face ventrale, dans un sillon qui, de chaque côté, court tout le long du corps, en un point qui correspond au tiers de la largeur de l'anneau, de sorte qu'une largeur à peu près égale à la distance qui sépare l'orifice génital du bord latéral, s'observe entre les deux séries droite et gauche, des orifices génitaux ; la disposition relative de la poche péniale, du vagin et de l'utérus est comme chez le Bothriocéphale large ; chaque utérus semble formé de deux paires de lobes seulement (il existe un plus grand nombre de circonvolutions chez les autres Bothriocéphales de l'Homme), visibles nettement quand on comprime et éclaircit la préparation. Enfin les œufs, dont la coque est brune, assez épaisse, munie d'un clapet, sont de forme ovale et mesurent 63 μ de long sur 48 à 50 de large. Il semble qu'ils n'évoluent pas dans l'anneau où ils ont pris naissance, Ijima et Kurimoto font la remarque qu'ils n'ont pas trouvé de corpuscules calcaires chez ce parasite.

Le *Krabbea grandis* n'est connu que par un unique exemplaire, obtenu à la suite de l'administration d'une dose d'extrait éthéré de Fougère mâle, à l'hôpital des *Takashima Coal Mines* près Nagasaki, par le médecin de cet hôpital, S. Nakamura, a qui l'on doit l'observation du patient; nous la reproduisons, en faisant remarquer que le cortège symptomatique n'offre rien qui ne puisse s'observer dans les cas habituels de parasitisme des Cestodes ordinaires de l'Homme.

« Homme de 28 ans, né à Taira-Mura, village sur l'Ariake-Sea, près la ville de Shimabara, province d'Hizen, a quitté ce village à 14 ans, pour venir à Nagasaki, dont il habita les environs et autres localités du littoral de la province de Hizen ; souffrait depuis cinq ans de temps à autre d'éblouissements et de coliques, le traitement médical avait pu seulement atténuer ces dernières; l'anémie s'était progressivement développée; en octobre 1892, il évacua un fragment de Cestode long d'un pied environ; les coliques revinrent violentes à cette époque et il entra à l'hôpital

« A ce moment, le malade, de constitution moyenne, fatigué, présente de la cyanose de la face; le pouls est faible et fréquent (120 puls.) ; les battements cardiaques sont un peu accélérés, la langue est saburrale, la région gastrique donne fréquemment des douleurs spasmodiques s'irradiant vers le dos et qui disparaissent graduellement ou tout d'un coup, suivies d'une sensation de pression sur l'intestin. La compression de l'épigastre calme la douleur ; celle-ci se montre quelquefois aussi dans la région pelvienne ; diarrhée ou constipation pendant plusieurs jours. — Le traitement anthelminthique amène l'expulsion du parasite et dès le lendemain on constate la disparition de tous les symptômes dont le malade souffrait depuis si longtemps. »

Traitement des Vers cestodes chez l'Homme.

« La matière médicale, dit Laboulbène, est encombrée d'anthelminthiques et de tænicides, ce qui prouve que beaucoup de médicaments agissent contre les Vers, mais peuvent aussi échouer. On réussit avec un grand nombre, mais les meilleurs ne réussissent pas constamment et toujours. »

« Les substances employées contre le Tænia sont d'autant meilleures et plus actives qu'elles agissent à la fois sur le Ver et sur l'intestin, en d'autres termes, qu'elles sont anthelminthiques et purgatives. Le tour de main pour débarrasser le malade est d'expulser le Ver bien complet et avec sa tête. Or, les recherches cliniques m'ont fait voir que le Tænia, s'il n'est pas suffisamment engourdi par l'anthelminthique, s'il a encore la force de se fixer par ses ventouses, se rompt plutôt que de lâcher prise. La première observation de ce genre que j'ai pu faire et que j'ai montrée à Davaine avait eu pour sujet un Tænia rendu spontanément par un homme en état d'ivresse. Le Ver très vivant se fixait par ses ventouses sur un de ses anneaux, et si fortement que le cou s'est finalement rompu sous la traction entre les mains de Davaine, la tête restant fixée. Sur des Tænias engourdis par un médicament et venant d'être rendus, placés dans l'eau à 38 degrés, ayant repris des forces, j'ai pu répéter l'expérience, et montrer à Potain, Chauffard, Dieulafoy, Duguet, Audhoui, et aux personnes suivant les visites de l'hôpital Necker ou de la Charité, le Tænia se fixant par ses ventouses sur l'un de ses anneaux, et si fortement que souvent la traction le brisait dans un endroit fragile tel que le cou, plutôt que de faire cesser l'adhérence. Souvent, au contraire, l'adhésion était légère, l'animal étant affaibli. J'ai conclu de l'ensemble des faits que j'ai vus qu'il faut, pour réussir dans l'expulsion d'un Tænia, l'engourdir de manière à l'empêcher de se fixer trop fortement sur les parois de l'intestin, et puis, pendant qu'il est affaibli, le faire sortir, l'évacuer du tube digestif. En d'autres termes, je formule ainsi le précepte thérapeutique relatif au Tænia : Engourdir le Ver et l'expulser comme un corps étranger.

« J'arrive donc à répéter que le meilleur tænicide est celui qui frappera le Tænia et qui sera purgatif. Il y a plus, si le tænicide après avoir agi ne purge pas, le Ver reprenant son activité, ses forces, se fixera de nouveau, et alors le cou se rompra, la tête restant fixée dans l'intestin, puis, les anneaux succédant aux anneaux, le Ver se reformera dans un espace de deux à trois mois et les cucurbitains reparaîtront. Le signe de l'expulsion complète du Tænia est la constatation de la tête dans les garde-robes. L'anthelminthique le meilleur est celui qui permet d'expulser le Tænia en bloc et complet (1). »

(1) Laboulbène, *Dict. encyclop. des sciences médicales*, art. TÆNIA.

On ne peut certes mieux dire et plus exactement sur la question des anthelmintiques et c'est au médecin de savoir s'inspirer, suivant les circonstances, de ces judicieuses observations, tout en ne négligeant jamais les conditions de régime recommandées plus loin et qui sont importantes, quoique non indispensables, pour assurer la réussite du traitement.

Comme notre intention n'est pas de faire ici l'histoire résumée des substances ténifuges, en rappelant la nombreuse série des substances, dont le plus grand nombre inutile, classées sous ce chef, nous nous bornerons à dire quelques mots de celles dont l'effet ténicide est absolument certain et que l'on se procure facilement.

Le premier de ces ténicides, celui que nous proclamerions volontiers le meilleur de tous, est le rhizome de la Fougère mâle (*Polystichum filix-mas*), plante cosmopolite, très ancien remède, bien plus actif à l'état frais et qui agit encore plus sûrement sous forme d'extrait éthéré. On peut dire que ce remède, qui a encore l'avantage d'être facile à trouver et de ne pas coûter cher, réussit toujours, quand on l'emploie avec certaines précautions : du moins ne l'avons-nous jamais vu échouer entre nos mains. Il est tout aussi avantageux de l'employer contre les petites espèces de Ténias de l'Homme que contre les trois grandes espèces vulgairement connues. Voici comment on peut procéder, une fois que l'on a constaté le rejet d'anneaux de Ténias par le patient :

Le régime du malade, la veille, doit consister en laitage, œufs et pain. Le matin il prend la potion suivante :

Ext. éthéré de Fougère mâle........	6 à 8	grammes.
Sp. d'éther..........................	30	—
Pot. gommeuse......................	120	—

A prendre en deux fois à 10 minutes d'intervalle.

Aussitôt, ou très peu de temps après, il doit ingurgiter

une purge faite de sel anglais ou d'un produit similaire, sauf indications spéciales ; il va à la selle sur un vase contenant de l'eau tiède, précaution nécessaire pour empêcher le parasite de se briser et permettre d'en rechercher facilement la tête, qui seule marque que le but est atteint. On peut aussi, suivant que l'a conseillé Laboulbène, faire prendre au malade la moitié de sa purge avant de lui donner le ténicide et l'autre moitié de la purge ensuite.

L'emploi de l'extrait éthéré de Fougère mâle qui, dans l'immense majorité des cas, ne donne lieu à aucun trouble appréciable, a donné quelquefois lieu à des accidents qu'il est bon de noter, non pour diminuer la confiance que l'on doit avoir en ce remède, mais pour mieux préciser la manière dont on doit l'employer : on a donc parfois observé, en employant cette drogue à fortes doses thérapeutiques, des symptômes de gastro-entérite aiguë, salivation, vomissements, diarrhée, anorexie et des troubles cérébraux et médullaires, perte de conscience, état comateux, interrompu de temps en temps par des mouvements anormaux de manège, paralysie de la rétine, dilatation de la pupille, excitation primitive du cœur et de l'appareil respiratoire et paralysie finale : ces phénomènes se déclarent une demi-heure à une heure après l'ingestion de fortes doses et peuvent durer jusque trois jours et plus. Ces accidents graves sont quelquefois suivis de mort. Les véritables intoxications sont pourtant rares ; ce que l'on observe plus souvent, après l'administration de la Fougère mâle, c'est l'apparition d'un ictère plus ou moins intense et d'une durée variable. On a cherché à expliquer ces accidents de diverses façons, ainsi on a incriminé la préparation elle-même qui peut manquer d'homogénéité suivant les différents pays ou le mode de préparation. Il n'est pas douteux que plusieurs espèces voisines croissant dans les mêmes localités, ne puissent être récoltées pour celle-ci, par des personnes inexpérimentées et livrées au pharmacien qui, par un traitement uniforme, peut ainsi obtenir des produits différents ou en différentes proportions (1), — encore cette explication semble-t-elle jusqu'ici insuffisante, puisqu'on a pu voir des doses de 5 à 10 grammes être parfaitement supportées, alors que chez d'autres sujets l'ingestion de 1 gramme d'extrait éthéré donnait lieu à des phénomènes toxiques. On a aussi invoqué la paresse des mouvements péristaltiques de l'intestin, ou, chez certains individus, un milieu chimique particulier de cet appareil favorisant l'absorption de la drogue, d'où empoisonnement, comme cela se passe pour bien d'autres substances. Les modifications qu'a pu subir un extrait mal conservé peuvent être aussi considérables et d'effet inattendu. On semble être d'accord, aujourd'hui, pour admettre que le produit toxique est un acide filicique, qui se trouve dans l'extrait éthéré à la dose de 6 à 9 p. 100 ; or ce produit, d'après les travaux de M. Ruelle, est très soluble dans l'huile ; on a tiré de là une indication précieuse sur la cause des accidents en question : quand on fait suivre l'ingestion du ténifuge, par celle de l'huile de Ricin comme purgatif, le résultat est d'augmenter la puissance toxique de la Fougère mâle, en amenant la dissolution dans l'intestin de l'acide filicique amorphe qui, sans cela, serait demeuré en partie sous sa forme inactive. La conclusion au point de vue pratique, d'après Lépine, est qu'il ne faut pas dépasser une dose de 5 à 10 grammes d'extrait et qu'il faut chercher autant que possible à éviter la résorption du principe toxique. On ne prescrira donc pas une diète prolongée, car elle favorise la résorption, et on fera suivre l'ingestion du ténicide,

(1) Il y a longtemps que Timbal-Lagrave a appelé l'attention sur une fraude qui se pratique dans le commerce de la droguerie et qui consiste à vendre comme rhizomes de la Fougère mâle, ceux des *Aspidium aculeatum* et *angulare*, *Athyrium filix-fœmina* et de quelques autres *Polystichum*.

à bref délai, par l'administration d'un purgatif, choisi de préférence en dehors des purgatifs huileux (1).

Le *Kousso*, inflorescence d'une Rosacée (*Hagenia abyssinica*), a été fort vanté, fort employé, et est aujourd'hui presque délaissé, à juste titre, puisque nous possédons en Europe des produits naturels de même effet et au moins aussi sûrs. Les inconvénients de ce remède, des plus usités en Abyssinie, sont d'abord la forme sous laquelle on l'administre : infusion de 20 à 25 grammes dans une tasse d'eau ; on ingurgite drogue et liquide ; l'odeur est repoussante, de telle manière que le malade vomit souvent le médicament ; il est d'ailleurs coûteux et souvent infidèle. « Le Kousso, dit Laboulbène, constitue dans son pays un tænicide excellent, il agit sur le Ver et il purge assez vite. J'ai eu sur ce tænicide de précieux renseignements fournis par Hirtz : ce savant avait eu entre les mains un petit baril de fleurs de Kousso, rapporté d'Abyssinie par Schimper. Pendant l'administration du premier tiers du baril, tous les malades atteints du Tænia étaient débarrassés du Ver entier ; l'action de l'infusion était remarquablement sûre. Dès qu'on employa le

(1) Grawitz (*Berlin. klin. Wochenschr.*, 24 décembre 1894), a récemment étudié neuf cas d'ictère consécutifs à l'absorption de l'extrait éthéré de Fougère mâle (*combiné avec l'huile de Ricin*); il a examiné systématiquement le sang de ses malades et a constaté que cette substance provoque une diminution manifeste du nombre des hématies, et comme le sérum ne contient pas pour cela d'hémoglobine dissoute, l'auteur a conclu que la destruction des hématies s'accomplit dans le foie; en d'autres termes l'extrait éthéré de Fougère mâle exercerait une action spéciale sur le foie. Ce qui viendrait à l'appui de cette hypothèse, c'est que dans les cas observés par Grawitz, quatre alcooliques avec cirrhose du foie au début, virent s'exagérer les symptômes de cirrhose, après l'administration de la Fougère mâle et ce remède provoqua chez l'un d'eux l'apparition de l'ascite. On peut conclure de ces faits qu'il faut être réservé dans l'administration de l'extrait de Fougère mâle chez les malades dont les antécédents permettent de conclure à une lésion du foie, particulièrement chez les alcooliques ou des sujets qui ont récemment supporté une maladie infectieuse. On peut y voir aussi une confirmation de ce que nous disons plus haut sur le danger qu'il y a d'employer l'extrait de Fougère mâle en même temps que l'huile de Ricin.

second tiers, les fragments du Ver étaient expulsés, mais sans la tête; enfin le dernier tiers du même Kousso avait encore moins d'action. Il résulte de ces faits que la partie active du Kousso est très altérable. »

Il ne semble pas qu'on soit absolument fixé sur le principe actif du Kousso et d'aucuns ont pu même soutenir que son action était purement mécanique et qu'il agissait à la façon des akènes des Rosiers, grâce aux poils qui hérissent son inflorescence : ces organes blessant ou irritant le Ver qui se détache instinctivement pour y échapper, et est entraîné grâce à l'effet purgatif de la drogue.

Le Grenadier (*Punica granatum*) fournit aussi un remède actif par ses racines et l'écorce de la tige fraîches, mais ce remède est désagréable à prendre et fait éprouver au malade, au bout de peu de temps, des phénomènes nerveux, des vertiges en particulier, et des nausées ; on ne l'emploie plus guère depuis que Tanret a isolé les alcaloïdes qu'il contient, auxquels il a donné le nom de *pelletiérine*. La pelletiérine est une substance très toxique, qu'il faut manier avec quelque précaution et qu'il est prudent de ne pas employer chez les enfants ; on peut l'associer avec le tanin pour se rapprocher de ce qui se trouve dans l'écorce du Grenadier (1). La dose est de 30 et même 40 centigrammes, dans une solution contenant 50 centigrammes de tanin, prise dans l'espace d'une demi-heure ; au bout de trois quarts d'heure on fait prendre 50 grammes d'huile de Ricin ou autre purgatif. Régime la veille comme pour l'emploi de la Fougère mâle.

Les remèdes précédents étant d'une action sûre contre

(1) Le tanin en formant une combinaison difficilement soluble avec la pelletiérine, empêche en outre la drogue de se dissoudre dans l'estomac et restreint les phénomènes nerveux qui ainsi ne se produisent plus, dit-on, que chez les sujets particulièrement sensibles à son action ; on supprime le tanin quand on administre le remède en capsules.

les Ténias, il est bien superflu de nous occuper des autres qui sont incertains ou moins certains dans leurs effets : tels sont, pour n'en citer que quelques-uns, la graine de Courge, le Kamala, le calomel, le chloroforme, etc., etc., etc. ; il en est de même pour les remèdes spéciaux, plus ou moins en vogue, suivant les époques, sous le nom de leurs auteurs et qui ne sont que des mélanges de plusieurs ténifuges, auxquels on ajoute souvent le purgatif indispensable. Certaines de ces formules, récemment publiées, n'ont pas tenu compte, dans leur composition, des résultats auxquels on semble arrivé dans l'étude des accidents déterminés quelquefois par l'emploi de la Fougère mâle.

Anomalies des Ténias et Bothriocéphales parasites de l'Homme (1).

Les Ténias et Bothriocéphales se présentent parfois sous des aspects tératologiques qui peuvent dérouter le médecin non initié aux études zoologiques, aussi croyons-nous utile d'entrer dans quelques détails à ce sujet.

Coloration. — Le *Tænia saginata* est normalement de couleur blanche, mais, d'ordinaire, il a la tête pigmentée de noir ; on conçoit qu'il puisse arriver que cette coloration s'exagère et que les anneaux se teignent aussi d'une coloration plus ou moins foncée. On a signalé un certain nombre de fois des Ténias colorés, mais il n'est pas démontré que leur coloration était due à un pigment de même nature que celui de la tête. Au contraire on peut conclure de différentes observations qu'il s'agis-

(1) Nous renvoyons pour la bibliographie de cette question au travail de Blanchard (R.), *Sur quelques Cestodes monstrueux* (Progrès médical (2), t. XX, 1894, 31 p., 10 figures ; V. aussi Moniez (R.), *Sur la bifurcation accidentelle que peut présenter la chaine des Cestodes et sur des anneaux dits surnuméraires* (Rev. biol. du N. de la France, t. III, 1890) ; Barrois (Th.), *Sur un nouveau cas de Ténia trièdre de l'espèce T. saginata*, ibid., t. V, 1893 ; Leuckart, *Die Parasiten des Menschen*, 2e éd.

sait d'une véritable teinture de la cuticule par des produits biliaires ou autres (1).

Anomalies de la tête. — La plus curieuse anomalie de la tête, du moins quant à la façon dont elle se produit, est celle qui consiste dans l'absence de ventouses; elle a été observée chez le *Tænia nana* et Grassi a pu suivre sa formation : c'est une sorte d'autotomie plutôt qu'un cas tératologique. Grassi a vu sous ses yeux, les ventouses s'allonger comme des bras, tellement qu'elles n'étaient plus attachées à la tête que par un étroit pédicule, et se rompre une fois fixées, sans laisser trace appréciable de la solution de continuité. C'est ainsi qu'on peut voir parfois, sur des animaux ouverts aussitôt la mort, des Cestodes bien vivants, dépourvus de tête; la destruction de cet organe est bien, au reste, la seule façon dont les Cestodes peuvent mourir, en ce sens qu'ils sont fatalement rejetés, au bout de peu de temps, du tube digestif de leur hôte, bien que leurs anneaux restent vivants tant qu'ils y peuvent séjourner.

D'autres anomalies de la tête peuvent consister dans la persistance à l'état adulte de caractères embryonnaires : les crochets, par exemple, sont primitivement disposés sur 3 ou 4 rangées, chez des formes qui ne présentent plus tard que deux couronnes; c'est à une anomalie de ce genre que nous rapportons les cysticerques décrits sous le nom de *C.*

(1) J'ai eu en ma possession des *T. mamillana* de teinte jaunâtre, lors de la récolte, qui sont devenus de couleur ardoisée dans l'alcool, après être restés quelques jours exposés à la lumière ; des échantillons de même provenance placés par hasard à l'obscurité ont conservé leur teinte naturelle et ne l'ont même pas perdue, quand, après un mois, je les ai placés au soleil. La cuticule était seule colorée dans cette observation. Des substances médicamenteuses peuvent venir colorer les parasites, comme dans l'observation d'Oelkers, où la coloration était due à un composé mercuriel, qui avait envahi les différents tissus du parasite, sans nuire d'ailleurs à sa vitalité. L'hôte était un syphilitique, soumis aux frictions d'onguent mercuriel (*Ueb. das Vork. v. Quecksilber in den Bandwürmern eines mit Quecksilber behandelten Syphilitikers*, Centr. f. Bakt. u. Paras., t. VII (1890), p. 209.

acanthotrias (v. p. 290); ou bien le nombre des ventouses est plus élevé que d'ordinaire et l'on peut compter six de ces organes au lieu de quatre; il semble que l'on ait toujours affaire dans ce cas à ces monstres doubles dont nous parlons plus loin (p. 285). J'ai signalé aussi dans ma *Monographie des Cysticerques* (p. 104) une monstruosité résultant de la soudure de deux scolex dans une Échinocoque : l'individu unique résultant de cette jonction était de très grande taille et présentait deux doubles couronnes de crochets, presque contiguës, au sommet de la tête; il n'existait pourtant que quatre ventouses. Une autre malformation que l'on peut rattacher à la précédente consistait en ce que, d'un scolex bien développé, mais qui présentait seulement une vingtaine de crochets, se détachait, au centre de la couronne formée par ces crochets, à la place du bulbe céphalique, un second scolex très bien développé aussi, formé sans doute par bourgeonnement du premier.

Cestodes triquètres. — On a observé, chez un certain nombre d'espèces de Ténias et en particulier chez *T. saginata*, des monstres doubles pourvus de six ventouses à la tête et dans lesquels les deux individus sont soudés perpendiculairement l'un à l'autre, de manière à donner l'aspect d'un Ténia ordinaire, sur l'une des faces duquel serait inséré, dans toute sa longueur, le corps *plus ou moins développé, parfois très réduit*, d'un deuxième individu, qui forme ainsi une sorte de crête tout le long du premier (1).

La fusion des deux individus peut être tellement intime que tous les orifices génitaux se trouvent sur les anneaux qui forment la crête, et c'est le cas le plus fréquent; ou bien les pores génitaux sont irrégulièrement alternes sur le bord de chacune des trois lames formées par la fusion des deux Ténias

(1) Un individu de ce genre a été décrit par Cobbold sous le nom de *T. lophosoma*.

(cas de Vaillant, de Küchel). La malformation dont nous parlons peut au reste se compliquer par l'intercalation d'*anneaux surnuméraires* (v. p. 286); ces anneaux surnuméraires se rencontrant sur presque tous les individus chez le *T. saginata*, il n'y a pas lieu de s'étonner que celui des deux individus tératologiquement réunis, qui a conservé tous ses caractères extérieurs d'individualité, ait, comme d'habitude, quelques anneaux surnuméraires, pourvus aussi, comme d'ordinaire, de leur orifice génital propre, puisque ces anneaux surnuméraires ne font pas partie de la monstruosité. L'on s'accorde pour voir dans les Cestodes triquètres le produit de ces embryons également doubles, en ce sens qu'ils sont beaucoup plus volumineux que les autres et pourvus de douze crochets ou plus, qu'il n'est pas absolument rare de rencontrer au milieu des embryons normaux (1); on a signalé d'ailleurs le cas d'un *Cysticercus pisiformis* muni de six ventouses et de quarante-quatre crochets, qui se rattache vraisemblablement aux Ténias triquètres (2).

Cette monstruosité pourrait s'observer chez le Bothriocéphale large: d'après Railliet, Pittard a signalé, sur un exemplaire conservé à Londres, une disposition qui rappelle celle des Ténias trièdres. Notons que v. Linstow a observé des *Both. tectus* très nettement triquètres, chez lesquels les orifices génitaux n'étaient pas modifiés dans leur situation : la crête, dit l'auteur, contenait des testicules et des glandes vitellines. (*Helminthen v. Süd-Georgien*, Jahrb. d. Hamburg. wiss. Anstalts, 1892.)

Anneaux surnuméraires ou intercalaires. — C'est une mons-

(1) Dans le cas très remarquable de Küchel, la plupart des embryons portaient plus de six crochets : sur dix œufs pris au hasard, un seul présentait six crochets, sept en avaient huit, les deux derniers en avaient dix. Je ne sache pas qu'une autre observation de même nature ait été faite sur les Ténias triquètres.

(2) Voy. Railliet, *Traité de Zool. médicale et agricole*, 2e éd., p. 227.

truosité des plus fréquentes chez les Cestodes, on l'observe souvent chez les Ténias de l'Homme et chez les Bothriocéphales : on voit un anneau triangulaire s'enfoncer plus ou moins profondément, à la façon d'un coin, entre deux autres anneaux de la série normale; les organes contenus dans ces anneaux surnuméraires sont incomplètement développés. Nous rattachons cette monstruosité à la suivante que l'on peut considérer comme son exagération.

Bifurcation de la chaîne. — Dans la bifurcation, on voit deux chaînes, formées d'*anneaux entiers*, se détacher d'un anneau commun. Tantôt (cas de Creplin, de Moniez, de Linton), la branche surnuméraire est insérée du côté de la tête et sa partie libre est dirigée en arrière, du côté des anneaux mûrs ; tantôt (cas de Monticelli), la disposition est inverse, la branche surnuméraire est insérée du côté des anneaux mûrs et dirigée du côté de la tête (1).

La bifurcation vraie de la chaîne des Cestodes semble constituer un phénomène rare. Il n'avait été observé jusqu'ici que chez les *T. multiformis* (Creplin) et *marginata* (Moniez), le *Bothriocephalus microcephalus* (Monticelli), et le *Rhynchobothrium bisulcatum* (Linton); Leuckart a signalé un cas de *T. saginata* dans lequel un anneau surnuméraire portait une sorte de branche latérale formée de deux anneaux, et Ahlborn a signalé un cas de *T. saginata* portant deux chaînes accessoires (2).

(1) On a quelquefois qualifié de bifurcation une disposition semblable en apparence et observée en particulier chez le Bothriocéphale large, mais qui est due à ce que, une file d'anneaux s'étant trouvée fenestrée et les fenestrations étant entrées en communication, il s'est produit une longue solution de continuité affectant une série d'anneaux : l'un des côtés, détaché accidentellement, a pu simuler une branche dirigée en avant ou en arrière, mais cette branche n'est formée que d'une file de portions d'anneaux. Il ne s'agit ici, bien entendu, que d'une fausse bifurcation.

(2) Ahlborn (Fr.), *Ein verzweigte Bandwurm* (*T. saginata*) (Verhdl. naturw. Ver. Hamburg (3), 1893, p. 37, 2 fig.). De l'un des anneaux se

Monticelli a retrouvé la même déformation chez les *T. digonopora*, *crassicollis* et *tauricollis*, Stossich sur le *Solenophorus megalocephalus* (1).

Nous avons étudié ailleurs ce genre de monstruosité, auquel nous avons rattaché la production des anneaux surnuméraires et avons cherché à expliquer leur mode de formation : pour nous le point départ de la monstruosité doit être cherché dans une lésion de la zone génératrice qui suit immédiatement la tête et qui correspond au cou : une simple déchirure, déterminée en ce point par un corps étranger, selon qu'elle sera dirigée en avant ou en arrière, déterminera, par l'évolution naturelle de l'animal, le développement d'une chaîne accessoire dirigée aussi en avant ou en arrière et, selon que l'entaille sera plus ou moins profonde, nous aurons une chaîne accessoire formée d'un plus ou moins grand nombre d'anneaux (bifurcation de la chaîne) ou réduite à un seul anneau, *anneau surnuméraire*, autrement dit *à division incomplète* (2).

Nous avons rattaché à quelques autres exemples bien connus chez diverses formes d'organisation inférieure, les phénomènes tératologiques indiqués dans ce paragraphe (3).

Anneaux à pores génitaux multiples, sans pores génitaux. —

détachait une chaîne latérale formée de six anneaux, longue au total de 20 mill. et très étroite; on voyait une deuxième branche accessoire formée seulement de deux anneaux, quelques segments plus loin. D'après Railliet, *Zool. méd.*, 2e éd., p. 237, le « Dr Pauli a vu naître, chez le *T. saginata*, d'un anneau mûr, une petite chaîne formée de deux anneaux étroits et allongés ».

(1) Deux observations de Cestodes bifurqués qui ont échappé aux auteurs, sont celles de Diesing qui figure un *Bothr. hians*, du *Phocus monachus* (*Zwanzigarten v. Cephalocotyleen*, 1856, pl. 2), et de Davaine, qui dit avoir observé un cas semblable à celui de Creplin chez le *Bot. proboscideus* (Dict. encycl. sc. méd., art. Cestodes).

(2) V. Moniez (R.), *Sur la bifurcation accidentelle que peut présenter la chaîne des Cestodes et sur les anneaux dits surnuméraires* (Rev. biol. N. France, t. III, 1890).

(3) Nous recevons pendant la correction de ces épreuves un mémoire de R. Blanchard, *Sur un Tænia saginata* bifurqué (Mém. Soc. Zool. France, 1895), qui ajoute un nouveau cas à ceux que nous venons de relever.

On a plusieurs fois signalé des anneaux de Ténias sur lesquels les orifices génitaux paraissaient faire défaut et cette anomalie, rare chez le *T. saginata*, est au contraire fréquente chez d'autres espèces, telles que l'*Hymenolepis diminuta*. De même on a vu des anneaux, normaux dans leur contour, mais pourvus de deux tubercules génitaux situés sur chacun des bords : ces anneaux rappellent ainsi en apparence un caractère important des espèces des genres *Moniezia* et *Ctenotenia*. Mais Blanchard a montré que, dans ce cas, deux appareils génitaux sont situés l'un devant l'autre et non l'un à droite et l'autre à gauche : « Dans certains cas, dit-il en outre, il y a une véritable inversion de l'appareil reproducteur contenu dans la moitié antérieure, les germigènes étant tournés en avant et l'utérus étant dirigé en arrière, et cette disposition peut être la règle quand les deux pores sexuels s'ouvrent en face l'un de l'autre. » Leuckart avait déjà cité pour le *T. cœnurus* une inversion analogue des organes sexuels.

On a vu également, chez le Bothriocéphale large, deux pores génitaux situés côte à côte, ou encore placés l'un au-dessus de l'autre dans le même anneau, et on a cité chez la même espèce, la disjonction des appareils mâle et femelle, le premier venant s'ouvrir à la marge de l'anneau (Koch). Cette dernière disposition rappelle celle qui est normale pour plusieurs types de Bothriocéphaliens et dans laquelle l'orifice de ponte est ventral tandis que les orifices pénial et vaginal sont situés sur le côté (*Abothrium*, *Blanchardella*).

Indivision des anneaux (coalescence ?). — Une autre anomalie qu'on observe parfois chez les Cestodes et qui n'est pas absolument rare chez les deux grands Ténias de l'Homme, consiste en l'absence de démarcation entre les différents anneaux ; certains Cestodes inférieurs sont normalement inarticulés dans toute leur longueur, ici la monstruosité frappe une série plus ou moins longue ou plusieurs séries d'anneaux d'un même individu et l'individualité des anneaux n'est plus marquée extérieurement que par les pores génitaux. C'est l'état que Colin a dénommé *T. fusa* ou *continua*. On ignore à quelles modifications anatomiques correspond cette indivision ou cette coalescence des anneaux.

Perforation des anneaux. — Toutes les espèces de Ténias, comme les Bothriocéphales, peuvent se trouver avec des anneaux perforés par le milieu, de façon à représenter un cadre à bords plus ou moins épais, et on a donné de cette particularité plusieurs explications dont aucune jusqu'ici n'est bien satisfaisante ; il faut peut-être la rattacher à une simple lésion fonctionnelle de la zone génératrice. Chez le Bothriocéphale, en raison de la brièveté des anneaux, les perforations restent rarement isolées les unes des autres ; elles s'étendent en longueur suivant l'axe du Ver et réunissent plusieurs anneaux en une fente unique. L'un des montants de ces fenêtres peut se rompre et donner ainsi l'apparence d'une bifurcation ; on a dès longtemps figuré de tels aspects de fausse bifurcation chez le Bothriocéphale large.

Anneaux disposés en scie. — Dans ce cas, tel du moins qu'il a été observé chez le *T. saginata*, les anneaux, au lieu d'être unis entre eux dans toute leur largeur, sont rattachés par un très petit tractus médian ; pour Blanchard, il s'agirait là d'une perforation des anneaux qui, au lieu d'être intercalaire, se ferait par le côté ; nous émettrions volontiers l'idée qu'il y a dans ce cas une rupture des fibres longitudinales et que les anneaux ne tiennent plus entre eux que par les ramifications des muscles circulaires ; quoi qu'il en soit de ces explications, une étude histologique permettra à l'occasion de trancher facilement la question.

Principales anomalies chez les cysticerques. — *Cysticercus acanthotrias.* — Le Dr Weinland, de Francfort, a décrit sous ce nom, en 1861, des cysticerques dont la taille et les caractères extérieurs sont ceux du *C. cellulosæ*, trouvés à Richmond, en Virginie, chez une femme de race blanche morte phtisique, et qui sont conservés au musée de Boston et au musée de Cambridge (Mass.). Les douze à quinze parasites de Boston se trouvaient, dit le Catalogue du Musée, dans le tissu cellulaire des muscles et sous la peau, un autre individu était libre au voisinage de l'apophyse *crista-galli*. La caractéristique de ce cysticerque réside dans ses crochets qui, d'après Weinland, sont distribués en trois séries de quatorze chacune. Les deux premières séries n'offrent rien de particulier, les crochets de la troisième série peuvent se définir ainsi, d'après l'examen des dessins de Weinland : ils ont la forme générale des crochets des Ténias du groupe auquel appartient le *Cysticercus cellulosæ*, à cela près qu'ils n'ont pas de manche. Tous les individus observés présentaient les mêmes particularités. Les autres caractères étaient ceux du *Cysticercus cellulosæ* (1).

Leuckart, qui put examiner un cysticerque de cette espèce, rapporté par Weinland, confirme la description que nous venons d'analyser ; il a cependant trouvé 48 crochets au lieu de 42 ; le manche des crochets des deux grandes séries lui parut proportionnellement plus long que chez le *Tænia solium :* il vit que le rostre était pigmenté de noir (2).

Pour Leuckart, ce cysticerque est une espèce indépendante, car, outre leur nombre et leur disposition, les crochets sont différents de ceux du *Cysticercus cellulosæ* par la grosseur et la forme. Ce qui paraît le plus concluant à Leuckart, c'est la constance de ces caractères chez tous les individus observés et il admet que le Ténia de cette espèce doit être voisin du *Tænia solium*.

(1) Weinland, *Beschreibung zweier neuer Tænioidem aus dem Menschen* (Nov. act. Nat. cur., 1861, t. XXVIII, p. 5).
(2) Leuckart (R.), *Die menschlichen Parasiten*, Band I, p. 310.

Mais Davaine, le premier, avait émis l'idée que ce cysticerque était probablement une monstruosité du *Cyst. cellulosæ*. « Il est intéressant, dit cet auteur, de rapprocher ce cysticerque aux trois couronnes de crochets, des embryons à douze crochets que j'ai observés et des strobiles prismatiques trouvés par plusieurs observateurs. On reconstituerait ainsi les phases diverses du développement d'un Ténia atteint de duplicité. » (Davaine, *Entozoaires*, p. XLII.)

Nous croyons que le rapprochement fait par Davaine n'est pas juste : pour nous le *Cysticercus acanthotrias*, avec ses trois couronnes de crochets, ne rappelle absolument en rien les monstres doubles qui ont été observés chez les Ténias. Nous trouvons au reste dans l'étude du développement des cysticerques l'explication de cette anomalie. On sait, en effet, que les crochets de la tête des Ténias apparaissent d'abord plus nombreux qu'ils ne seront plus tard, et ils sont primitivement disposés sur quatre ou cinq rangées, comme nous l'avons dit il y a déjà longtemps (1). Il y a vraisemblablement ici persistance d'un phénomène embryogénique : cette persistance pourrait caractériser une espèce, elle semble frapper ici accidentellement une série d'individus. Une particularité à laquelle Leuckart n'a pas attaché d'importance et qui nous paraît corroborer notre manière de voir, c'est que la troisième série de crochets n'alterne pas avec les autres, ce qui constitue un phénomène irrégulier, d'accord au reste avec ce qu'on voit au cours du développement. Dans l'espèce, le caractère tératologique de la troisième série de crochets est encore

(1) Nous avons montré pour le cysticerque du Lapin (cysticerque du *T. serrata*), que les crochets, dont la forme primitive est celle d'aiguillons faiblement courbés, n'ont d'abord pas de manche, qu'ils sont disposés sur trois ou quatre rangées, vaguement alternes, et que beaucoup de ces crochets, après avoir existé un certain temps à l'état rudimentaire, finissent par disparaître; le manche et la dent ne se développent que relativement tard (R. Moniez, *Monogr. des Cysticerques*, 1880, p. 38, et pour le Ténia échinocoque, p. 89).

confirmé par l'observation que nous avons faite sur le cysticerque du *T. marginata* de crochets anormaux dont la forme est très analogue aux crochets en question de *Cyst. acanthotrias* (R. Moniez, *loc. cit.*, pl. 3, fig. 5).

A quelle espèce faut-il rapporter le *Cyst. acanthotrias* étudié par Weinland et Leuckart? A part ce dernier auteur qui le tient pour espèce autonome, tous les zoologistes, mais sans se baser sur les faits embryogéniques, en ont fait une anomalie du *Cyst. cellulosæ;* pourtant, si l'aspect extérieur et les dimensions concordent avec ceux de cette dernière espèce, les caractères tirés du nombre, de la forme et des dimensions des crochets sont différents. Leurs dimensions et leur forme, semble-t-il, doivent surtout nous retenir: *acanthotrias* a les crochets plus grêles, à manche plus long que *cellulosæ*, leur taille est aussi plus grande, mais ces caractères conviennent au *Cyst. tenuicollis* du *T. marginata*, et quant à leur forme irrégulière, j'ai figuré (*loc. cit.*, pl. 3, fig. 5) des crochets anormaux de ce dernier cysticerque, qui présentent des particularités que l'on retrouve chez les *Cyst. acanthotrias*. Nous avons vu, d'autre part, que le Cysticerque du *T. marginata* pouvait, dans certains cas, par le peu de développement de sa vésicule, se rapprocher du *Cyst. cellulosæ*. On voit comme il devient difficile de se prononcer avec certitude sur l'identité du *Cyst. acanthotrias*, de Weinland et de Leuckart; le genre d'anomalie qu'il présente pouvant s'observer aussi bien chez le cysticerque du *T. marginata* que chez celui du *T. solium*.

Le cas relativement bien étudié de Weinland et de Leuckart ne constitue pas la seule observation faite chez l'Homme de cysticerques présentant trois couronnes de crochets.

Delore (1) a trouvé un cysticerque de la grosseur d'une

(1) Delore (X.), *Cysticercus acanthotrias observé chez une jeune fille* (C. R. Soc. des sciences méd. de Lyon, t. II, 1863, p. 203).

noisette, pourvu de trois couronnes de crochets, dans un kyste du biceps, chez une ouvrière à Lyon ; la forme, le nombre et les dimensions des crochets, étaient, d'après Bertolus, ceux des cysticerques de Weinland. Cobbold (1) a vu dans la collection de Dallinger un cysticerque pourvu de trois sortes de crochets, et qui avait été trouvé dans le cerveau d'un homme. Enfin Redon (2) ayant examiné avec soin près de cent cysticerques trouvés chez l'Homme, en vit un qui présentait quarante et un crochets disposés assez régulièrement sur trois rangs ; l'examen de ces crochets a été malheureusement négligé (3).

Cysticercus racemosus. — Nous avons parlé plus haut de cette monstruosité, p. 199.

Parasites des Cestodes. — C'est pour mémoire seulement que nous introduisons ici ce paragraphe à propos de Microsporidies (*Nosema helminthorum* Mz.), que nous avons trouvées en énorme quantité chez des Cestodes de Ruminants (*Moniezia expansa* et *denticulata*), et qu'on pourrait rencontrer chez des Cestodes de l'Homme (4) ; ces parasites s'observent dans les mailles des tissus ; ils pénètrent à l'intérieur des ovules, dont ils n'empêchent pas toujours l'évolution, et c'est ainsi qu'ils passent à de nouveaux hôtes ; on rencontre surtout les spores qui sont ovales et mesurent près de 5 μ de long sur une largeur moitié moindre. Ces spores ont tous les caractères optiques et chimiques du parasite de la pébrine. Chez le *T. bacillaris*, de la Taupe, j'ai parfois rencontré un *Saccharomyces* dans les tissus (5). Nul doute que les observations de

(1) Cobbold (T. Sp.), *On a rare and remark. parasite from the coll. of the Rev. W. Dallinger* (Rep. 40 meet. British Ass. for adv. of science, 1870-71).

(2) *Expériences sur le développement rubanaire des Cysticerques de l'Homme* (Ann. sc. nat., 6e s., 1877, t. VI).

(3) V. Max Braun, *HelminthＯlog. Notiz.*, 3, *Cyst. tenuicollis und C. acanthotrias beim Menschen* (Centralbl. f. Bakt. etc., t. XV, 1894, p. 409).

(4) La même espèce, ou une forme très voisine, a été vue chez l'*Ascaris mystax*.

(5) V. R. Moniez. *Notes sur des parasites des Helminthes* (Bull. scientif.

cette espèce se multiplieront, quand l'attention sera attirée sur ce point.

NÉMATODES

Les Nématodes constituent le groupe le plus important de la classe des Vers appelés Némathelminthes, qui comprend encore deux autres ordres, les Gordiacés et les Acanthocéphales. Les Nématodes sont fort importants au point de vue de la parasitologie humaine, les Gordiacés ne sont sans doute que des pseudo-parasites de notre espèce; il est possible qu'il en soit de même des Acanthocéphales.

Le groupe des Nématodes est absolument distinct de ceux des Trématodes et Cestodes. Les Vers parasites qui le composent sont toujours des animaux au corps cylindrique, parfois fort grêle et très allongé, non articulé, dont les divers organes ne se répètent jamais plusieurs fois à l'intérieur du corps, ce qui est en relation avec l'absence de métamérisation ; ils possèdent toujours un tube digestif et sont privés d'appendices locomoteurs.

Le *corps* de ces animaux est limité par une cuticule de nature chitineuse, transparente, élastique et résistante et dans laquelle on peut habituellement reconnaître plusieurs couches; cette cuticule peut porter, comme appendices, des tubercules, des épines ou des expansions aliformes ; elle est sécrétée par une couche épithéliale sous-jacente bien visible en général chez les individus jeunes ou dans les petites espèces. Tout contre la couche épithéliale, on trouve la couche musculaire, d'ordinaire puissante, formée de cellules à structure très particulière, dont la forme et la répartition varient suivant les types, ce qui a servi de point de départ à une classification très artificielle de ce groupe. La cavité

du départ. du Nord, 1879, p. 304), et *Observations pour la revision des Microsporidies* (C. R. Acad. des Sciences, 1887).

ménagée entre la paroi du corps et la paroi intestinale est restreinte ; elle est occupée par les organes génitaux et contient une petite quantité de lymphe.

Le *système nerveux*, qui n'est bien connu que chez les grandes espèces, est formé essentiellement par une sorte de collier entourant l'œsophage et d'où se détachent douze nerfs dont la moitié se rendent en avant et l'autre moitié en arrière, dans les différents organes et appareils ; la région anale possède aussi quelques centres ganglionnaires, en relation avec le développement d'organes spéciaux dans cette partie du corps. Des papilles tactiles, plus ou moins nombreuses et diversement disposées suivant les genres, constituent les seuls organes des sens des espèces parasites.

Le *tube digestif*, d'ordinaire complet, est pourvu de deux ouvertures ; l'orifice buccal est situé à l'extrémité antérieure du corps, souvent entouré de plusieurs bourrelets, d'aiguillons, de papilles ; il s'ouvre dans une bouche que vient tapisser un prolongement de la cuticule du corps et sur ce prolongement se dressent parfois des sortes de dents chitineuses. Au fond de la bouche naît un *œsophage*, muni de fibres musculaires rayonnantes, dilaté en forme de bulbe en arrière ; on peut trouver aussi des dents chitineuses en ce point. L'intestin moyen est un tube large et généralement droit qui se prolonge par un rectum étroit, d'ordinaire très court, lequel aboutit à l'anus. Ce dernier orifice s'ouvre soit à une petite distance de l'extrémité caudale, soit à cette extrémité même, mais toujours à la face ventrale. Chez un petit nombre de formes, l'intestin est en régression à l'âge adulte.

Appareil excréteur. — On connaît depuis longtemps, chez les Nématodes, deux canaux qui naissent en arrière du corps et courent, de chaque côté, dans la zone sous-cuticulaire, jusqu'à l'œsophage, où ils quittent cette zone, pour venir se terminer dans un pore ventral situé sur la ligne médiane.

A l'exception d'un petit nombre de formes, les sexes sont séparés chez les Nématodes.

Les *mâles* se reconnaissent, en général, à leur taille plus petite et à leur extrémité postérieure recourbée ; ils ne possèdent qu'un testicule, dont la forme est celle d'un tube plus ou moins long et à l'intérieur duquel les cellules mères se forment par un processus identique à celui suivant lequel se forment les ovules ; les spermatozoïdes atteignent leur complet développement après que l'accouplement les a portés dans l'utérus de la femelle ; ils sont dépourvus de membrane et présentent des mouvements amiboïdes. L'extrémité du testicule débouche dans un cloaque avec le tube digestif ; en rapport avec cet appareil, on trouve une ou deux pièces chitineuses de caractère variable, les spicules, munis de muscles spéciaux, qui peuvent faire saillie par le cloaque et servent lors de l'accouplement ; d'autres pièces accessoires peuvent jouer le même rôle.

L'*appareil femelle* se montre à l'extérieur par une vulve, d'ordinaire ventrale et située au milieu du corps, ou plus en avant, plus rarement en arrière ; elle conduit dans un court vagin, qui se prolonge en deux utérus plus ou moins longs, à l'extrémité desquels s'ouvrent deux longs et quelquefois très longs ovaires, filiformes, plus ou moins repliés à l'intérieur du corps ; il peut n'exister qu'un seul tube sexuel. Les ovules se forment par segmentation régulière d'une masse protoplasmique qui occupe le fond de l'ovaire ; ils restent un certain temps attachés par un pédicule, à l'espèce de cordon qui persiste après segmentation au centre de la masse protoplasmique.

Développement. — Les Nématodes pondent leurs œufs à un degré variable de développement, tantôt avant, tantôt après la segmentation, ou même quand l'embryon est complètement développé (ovoviviparité) ; un petit nombre de formes seulement sont vivipares. La forme de l'œuf, comme l'épaisseur de la coque, sont très variables suivant les espèces ; les petits naissent dans la terre humide, dans l'eau, ou dans certains organismes vivants, et ils se comportent très différemment, suivant les types auxquels ils appartiennent. Dans les cas les plus simples, comme chez les Nématodes libres, les jeunes, à part la taille, ont généralement les caractères de leurs parents et ils se transforment, directement et progressivement en adultes (1). Mais chez beaucoup de Nématodes parasites, la larve revêt des caractères transitoires et est souvent sujette à des migrations.

Il est des cas dans lesquels la larve du parasite arrive directement dans son hôte définitif, sous le couvert de l'œuf dans lequel elle est encore enfermée, ex. les *Trichocephalus* et *Ascaris* : les larves, développées dans l'œuf, ne le quittent qu'arrivées dans l'intestin de leur hôte définitif et se développent alors, directement, en individus sexués. En d'autres cas (*Dochmius*, *Sclerostomum*, *Strongylus*, etc.), les larves éclosent d'œufs pondus au dehors et elles vivent un certain temps en liberté, pour s'accroître et muer, jusqu'à ce qu'elles arrivent, grâce à un véhicule convenable, dans l'intestin de leur hôte définitif, pour y perdre les caractères larvaires et acquérir l'organisation de l'animal sexué.

Mais il arrive souvent que, comme cela se passe pour la plupart des larves de Cestodes et de Trématodes, les larves de Nématodes aient besoin d'un hôte intermédiaire pour évoluer ; comme nous aurons l'occasion de le montrer pour quelques espèces, les choses ne se passent pas ici d'une

(1) Nous avons montré que cette donnée n'est pas vraie d'une manière absolue, mais que des espèces de Nématodes libres peuvent présenter des métamorphoses et des migrations des plus curieuses. V. R. Moniez, *Sur la métamorphose et la migration d'un Nématoïde libre* (*Rhabditis oxyuris*) (C. R. Acad. des Sciences, 23 septembre 1889).

manière aussi uniforme que pour ces autres parasites et il faut, suivant les différents types, distinguer plusieurs modes de développement.

On a donné le nom d'*hétérogonie*, à un mode d'évolution de ces animaux, observé chez un petit nombre de formes qui présentent deux générations sexuées, bien différentes l'une de l'autre par leurs caractères, et qui alternent régulièrement, l'une vivant libre, l'autre étant parasite. Enfin et pour mieux montrer encore la diversité des formes du parasitisme chez les Nématodes, disons que certaines formes vivent aux dépens des végétaux.

On a subdivisé le groupe important des Nématodes en une dizaine de familles dont cinq comprennent des parasites de l'Homme, ce sont :

1° Les Anguillulidés ;

2° Les Filaridés ;

3° Les Trichotrachélidés ;

4° Les Strongylidés ;

5° Les Ascaridés.

Nous les caractériserons en quelques mots :

1° *Anguillulidés.* — La plupart des espèces vivent en liberté ; ce sont des formes de très petite taille, aux téguments lisses, chez lesquelles l'œsophage est pourvu d'un double renflement ; la bouche de beaucoup d'entre elles possède un aiguillon chitineux ou des dents ; les mâles ont deux spicules égaux, quelquefois une expansion cuticulaire en forme de cloche s'observe à leur extrémité postérieure ; l'extrémité du corps est pointue chez la femelle, et la vulve est située au milieu du corps. Les espèces qui intéressent la parasitologie humaine appartiennent aux genres *Rhabditis*, *Strongyloides* (*Gnathostoma*).

2° *Filaridés.* — Toutes les Filaires sont parasites et elles habitent surtout les cavités séreuses et le tissu conjonctif de la peau ; leur corps est très long, filiforme ; les caractères de l'ouverture buccale sont variables, mais l'œsophage est constamment grêle, jamais renflé en bulbe ; le mâle porte un spicule ou deux spicules inégaux ; il est d'ordinaire beaucoup plus petit que la femelle ; la vulve est située d'ordinaire dans la moitié antérieure du corps ; beaucoup de ces Vers sont ovovivipares. Les seuls Filaridés parasites de l'Homme appartiennent au genre *Filaria*.

3° *Trichotrachélidés.* — Ces Vers ont le corps très allongé ; leur partie antérieure, longue et mince, loge l'œsophage, et la partie postérieure, renflée, contient l'intestin et l'appareil génital. La bouche est arrondie et nue ; les spicules manquent chez le mâle ou il n'en existe qu'un seul ; les femelles n'ont qu'un seul ovaire, la vulve est située à la jonction de la partie étroite avec la partie large du corps. Ces animaux sont ovipares (*Trichocephalus*) ou ovovivipares (*Trichina*). Ils sont parasites des Vertébrés et vivent dans l'intestin. L'Homme héberge un *Trichocephalus* et une espèce du genre *Trichina*.

4° *Strongylidés.* — Les Strongylidés forment une famille très riche en espèces ; ils ont le corps de forme cylindroïde, rarement filiforme ; la bouche, munie de six papilles et parfois d'une armature chitineuse qui la maintient béante, peut être située dans l'axe du corps, à la face ventrale ou au côté dorsal ; les mâles possèdent une bourse caudale et un ou deux spicules ; la situation de la vulve est variable ; ces animaux sont ovipares ou ovovivipares. Les genres qui comprennent des espèces parasites de l'Homme sont les *Strongylus* et *Uncinaria* ou *Ankylostomum*.

5° *Ascaridés.* — Le corps est cylindroïde, relativement épais ; la bouche est munie de trois papilles, l'une dorsale, les deux autres ventrales ; l'œsophage est long, musculeux, renflé en bulbe en arrière ; les mâles possèdent un ou deux spicules ; les femelles ont un ovaire double, elles sont ovipares. Tous les Ascaridés vivent dans l'intestin. Les genres *Ascaris* et *Oxyuris* renferment des parasites humains.

Anguillulidés.

Rhabditis Niellyi (R. Bl., 1885) (1).

Les *Rhabditis* sont de très petites espèces caractérisées par les deux renflements que porte leur œsophage ; les mâles présentent deux courts spicules, accompagnés de pièces accessoires.

Le *Rhabditis Niellyi* n'est connu jusqu'ici qu'à l'état larvaire ; les individus observés étaient longs de 333 μ, larges de 13 μ ; le corps était atténué en avant, effilé en arrière, finement strié en travers ; le seul organe interne reconnu fut le tube digestif dont le deuxième bulbe pharyngien présentait une armature dentaire ; l'anus s'ouvrait à peu de distance de l'extrémité postérieure.

Ces larves furent trouvées en 1882 par Nielly (2) à Brest, chez un candidat mousse âgé de quatorze ans, qui présentait sur la peau une éruption qu'il assimile entièrement au craw-craw (3), développée depuis cinq ou six semaines et

(1) Syn. : *Anguillula leptodera*, Nielly ; *Leptodera Niellyi*, R. Bl.

(2) Nielly, *Un cas de dermatose parasitaire observé pour la première fois en France* (Arch. méd. nav., t. XXXVII, 1882, p. 337 ; id., *Papulose filarienne*, ibid., t. XXXVII, p. 488. Voy. aussi *Bull. Acad. méd.*, 2e s., t. XI, 1882, p. 395 et 581).

(3) Le *craw-craw* est une affection cutanée observée pour la première fois par J. O' Neill, sur des noirs de la Côte de l'Or (*On the presence of a Filaria in craw-craw*, The Lancet, 1875, t. I, p. 265) ; elle est caractérisée par une éruption vésiculo-pustuleuse qui porte le malade à se gratter ; elle serait très contagieuse. O' Neill ne l'avait observée que sur des noirs à la Côte de l'Or. Des observations analogues ont été faites depuis au Brésil, par Silva Araujo, sur un blanc, et R. Blanchard (*Hæmatozoaires*, t. II, *Vers du sang*, p. 167), rapporte, d'après P. S. de Magalhães, que des embryons de Nématode, qui furent rapportés à *Filaria sanguinis hominis*, ont été observés à Rio-de-Janeiro, sur un enfant noir affecté

siégeant principalement aux membres. La présence de papules fut révélée par des démangeaisons assez légères, du reste. On trouvait un ou plusieurs Rhabditis dans le liquide de chaque papule. Le malade était né aux environs de Brest et n'avait jamais quitté le pays ; on a noté qu'il buvait fréquemment l'eau des ruisseaux.

Le sang du malade, examiné au microscope au début de l'affection, présentait les petits Nématodes, mais on ne les y retrouva pas plus tard ; les parasites n'existaient ni dans les fèces, ni dans les urines, ni dans les crachats. Bien qu'on n'ait pu savoir par quelle voie l'infestation s'était faite, on peut admettre que les Rhabditis, arrivés dans l'intestin à l'état d'œufs et par l'intermédiaire des boissons, ont, une fois éclos, gagné le torrent circulatoire, d'où ils sont arrivés à la peau ; c'est du moins ce que l'on peut conclure de la constatation de leur présence dans le sang. Étant donnée l'unique observation, il est peu probable qu'il s'agisse là d'un parasite indigène ; on peut admettre, non sans vraisemblance, que le malade a été contagionné, directement ou indirectement, par un matelot venant d'Afrique, d'où il avait rapporté l'affection parasitaire en question.

On a observé plusieurs fois des éruptions pustuleuses causées par des larves de Nématodes chez le Chien, le Renard, le Cheval (V. à ce sujet Railliet, *Zool. méd. et agric.*, 2e éd., p. 552).

d'une dermatose analogue à celle du craw-craw. Pour Manson, le craw-craw n'est autre chose que la dermatose caractéristique de l'affection appelée *maladie du sommeil*, ou *nélavan*, endémique sur la côte occidentale d'Afrique. Nous reviendrons plus loin sur cette dernière maladie; peut-être ne s'agit-il, dans la dermatose produite par le *Rh. Niellyi*, que d'une manifestation de la Filaire du sang à rapprocher des cas d'éléphantiasis observés aussi en Bretagne?? Il est impossible de se prononcer définitivement sur un sujet aussi obscur et en l'absence de documents moins vagues.

Rhabditis pellio, Schneider, 1866 (*Rhabd. genitalis*, Scheiber, 1880).

Scheiber a décrit sous le nom de *Rh. genitalis* un Nématode qu'il trouvait à Stuhlweissenburg (Hongrie), dans l'urine contenant de l'albumine, du pus et du sang, d'une femme hongroise atteinte de pyélo-néphrite, de pneumonie et de catarrhe intestinal aigu ; le mâle était long de $0^{mm},8$ à $1^{mm}05$, la femelle de $0^{mm},9$ à $1^{mm},3$; la partie postérieure du corps du mâle portait une bourse soutenue de chaque côté par sept à dix côtes ; les spicules étaient longs de $0^{mm},027$ à $0^{mm},033$, jamais tout à fait semblables ; l'extrémité postérieure de la femelle était longue et pointue, la vulve située un peu en arrière de la partie médiane ; l'ovaire était impair, les œufs, de forme ovale, mesuraient $0^{mm},06$ sur $0^{mm},035$. Scheiber s'assura que les Nématodes, qu'il put trouver pendant toute la maladie, vivaient dans le vagin, d'où ils arrivaient dans l'urine à tous les degrés de développement ; des soins de propreté les firent disparaître.

D'après Œrley, il convient de rapporter le prétendu *Rh. genitalis* de Scheiber au *Rhabd. pellio*, espèce qui vit communément à l'état de liberté, dans la terre humide et les substances en putréfaction. Scheiber avait noté que les cuisses et aussi les draps du lit de la patiente étaient salis de boue ; or, comme le fait remarquer Œrley, les paysans hongrois emploient volontiers des sortes de cataplasmes de terre détrempée ; il est vraisemblable que ces topiques appliqués au voisinage de la vulve y ont amené les Rhabditis, qui ont pullulé dans le vagin. Œrley a montré d'autre part que les *Rhabditis* introduits dans le vagin de la Souris s'y multiplient.

Il n'est donc guère douteux qu'il ne s'agisse ici d'un cas

de parasitisme accidentel. C'est sans doute la même espèce, ou une forme voisine, qui a été vue dans les observations de Baginsky et de Peiper et Westphal.

SCHEIBER (S.-H.). Ein Fall von microscopisch kleinen Rundwürmern — Rhabditis genitalis — im Urin einer Kranken (Virchow's Archiv, t. LXXXII, p. 161, 1880). — ID., Egy nöbeteg vizele èben talált fonábfergek (Rhabditis genitalis) egy eseteröl (Orvosi hetilap, t. XXV, pp. 259, 283, 306, 353. Budapest, 1881).

ŒRLEY (L.). Die Rhabditiden und ihre medinische Bedeutung. Berlin, 1886, p. 68.

BAGINSKY (A.). Hæmoglobinurie mit Auftreten v. Rhabditiden in Urin (Deutsche med. Wochenschr., 1887, p. 604).

PEIPER et WESTPHAL. Ueb. das Vorkommen v. Rhabditiden im Harne bei Hæmaturie (Centralbl. f. klin. Med., t. IX, 1888, p. 145).

Rhabditis terricola, Duj., 1845 (1).

Cette espèce est très commune en Europe dans la terre riche en humus; le mâle mesure $1^{mm},3$ de long; la femelle 2 millimètres et plus; la bouche porte six lèvres, le bulbe antérieur de l'œsophage est fusiforme, le postérieur est globuleux; chez le mâle, la queue, effilée, dépasse généralement un peu l'extrémité de la bourse; l'extrémité du corps de la femelle est tantôt régulièrement amincie, tantôt brusquement arrondie et munie d'une queue très fine; la vulve est située vers le milieu du corps, les œufs ont 60 μ de long sur 40 de large, ils éclosent dans le corps de la mère. Cet animal n'a jamais été trouvé à l'état de parasitisme et si nous le citons, c'est que, rencontré une fois, dans un cadavre humain, il a été incriminé, bien à tort, comme ayant donné lieu à une épidémie considérée comme de la trichinose. Voici les faits brièvement rappelés: ils montreront de quelles précautions il faut s'entourer dans les expertises, et comme il serait bon de ne recourir, dans certains cas, qu'aux lumières de personnes qualifiées pour ce genre de recherches:

(1) Syn.: *Pelodera teres*, Schneider, 1866; *Pelod. setigera*, Bastian, 1879; *Rhabditis Cornwalli*, Cobbold, 1879.

A la fin de l'année 1879, éclata à bord du vaisseau-école *Cornwall* une maladie épidémique dont furent atteints quarante-trois cadets ; l'un d'eux mourut. Les symptômes ne différaient pas notablement de ceux de la trichinose. Au bout de deux mois, on fit l'exhumation du cadavre : Power et Corry furent chargés d'en faire l'autopsie et procédèrent à l'examen microscopique des muscles. La première préparation, prélevée dans les muscles de l'abdomen, leur montra un Nématode vivant et agile ; d'autres Vers semblables furent rencontrés encore dans la plupart des muscles examinés, mais surtout dans le diaphragme. Ils étaient très nombreux, sans pourtant que les muscles en fussent littéralement farcis, aucun d'eux n'était enkysté, tous étaient morts, sauf celui de la première préparation.

Comme les symptômes de la maladie ne s'étaient pas montrés sensiblement différents de ceux que l'on observe dans l'infestation par les Trichines, on conclut que l'épidémie du *Cornwall* était la trichinose. L'opinion publique s'émut et la question fut portée devant le Parlement. Cependant, Bastian et Cobbold ne tardèrent pas à démontrer qu'il s'agissait là, non de Trichines, mais de *Rhabditis*. Par la suite, Œrley prouva que le Ver en question n'était autre que *Rh. terricola*. Ce Nématode n'étant jamais parasite, n'avait donc pu passer dans le corps du cadet de marine qu'après l'inhumation ; cette manière de voir est plus rationnelle que celle de Bastian qui estimait que l'infestation s'était produite par l'intermédiaire des aliments ou des boissons.

BASTIAN (H.-Ch.). On some Nematoids, found in the body of a boy who died from an epidemic disease on Board the reformatory School ship « Cornwall » (Ninth annual Report of the local government Board 1879-1880. Supplement Report of medical Officers, p. 68, 1879).

POWELL (W.-H.). Report to the local government board on an outbreak of fever that proved to be trichinosis on board the reformatory school ship « Cornwall ». Ibidem, 15 march 1880.

COBBOLD. Sanitary record, 1880, p. 407 and 449. Journal of the Quekett microscopical Club, 1880, p. 148 (The Times, 3 may 1880). — Trichinosis on Board the « Cornwall » training-ship (British med. Journal, I, 1880, p. 497). — The trichinosis scare (Med. Press and Circular, p. 289, 1880). — Trichinose and trichinosis (The Lancet, I, 1880, p. 733). — Cornwall outbreak (New-York med. Record, 1880, p. 600).

ŒRLEY (L.). Die Rhabditiden u. ihre medic. Bedeutung c. Die Cornwall'sche Epidemia, p. 69.

Strongyloïdes intestinalis (1) (vulg. *Anguillule intestinale*).

En examinant au microscope les selles de soldats renvoyés de Cochinchine, en 1876, pour cause de dysenterie grave, le Dr Normand découvrit un petit Nématode qui fut étudié par le professeur Bavay et déterminé par ce savant *Anguillula stercoralis;* un peu plus tard, à l'autopsie d'un homme mort de cette même *diarrhée de Cochinchine*, Normand trouva dans l'intestin, à côté des Anguillules stercorales, une deuxième forme de Nématode qui fut étudiée également par Bavay et décrite sous le nom de *Anguillula intestinalis;* plusieurs autres autopsies permirent de retrouver ce dernier Ver en grande abondance, principalement dans le duodénum.

L'*Anguillule stercorale* (fig. 60) est connue sous ses deux sexes; elle a le corps cylindrique, lisse, atténué aux extrémités; la bouche possède quatre lèvres peu distinctes; l'œsophage offre deux bulbes séparés par une portion rétrécie, le bulbe postérieur muni d'une armature chitineuse en forme d'Y, constituée par trois dents chitineuses. L'anus est à la base de la queue, au côté droit du corps. Le mâle est long de $0^{mm},7$, épais de 35 μ, sa queue est courte, recourbée en crochet; il porte deux spicules longs de 38 μ; la femelle est longue de 1 mill., large de 50 μ, sa queue est en longue pointe grêle; la vulve est située un peu en arrière du milieu du corps et du côté droit; elle donne accès dans un utérus double; les œufs, dont la coque est délicate, sont longs de 70 μ, large de 45; ils éclosent dans l'utérus; chaque femelle donne naissance à trente ou quarante petits.

L'*Anguillule intestinale* (fig. 61). On ne connaît que la femelle, malgré le nombre immense d'individus observés : elle est longue de $2^{mm},2$, large de 34 μ; le corps, un peu atténué en avant, est terminé en arrière par une queue conique dont l'extrémité est arrondie; le tégument est finement strié en travers; la bouche porte trois lèvres peu développées; l'œsophage cylindrique, occupe environ

(1) Syn. : *Anguillula intestinalis* et *stercoralis*, Bavay, 1877; *Leptodera intestinalis* et *stercoralis*, Cobbold; *Pseudorhabditis stercoralis*, Perroncito, 1881; *Rhabdonema strongyloides*, Leuckart, 1883; *Strongyloides intestinalis*, Grassi, 1883; *Rhabdonema intestinale*, Blanchard, 1886.

le quart de la longueur du corps et se continue sans transition avec

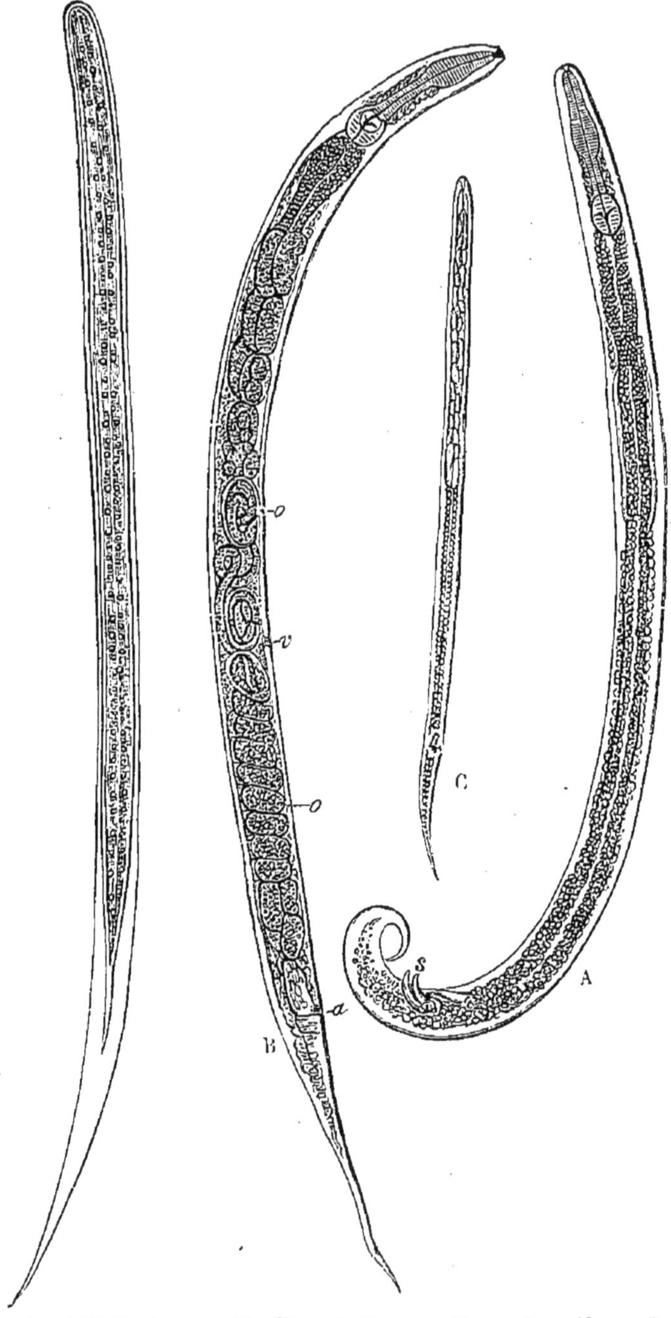

Fig. 60.— *Anguillule stercoralis*, d'après Perroncito.— A, mâle.— B, femelle — C, larve strongyloïde devant se transformer en Anguillule intestinale. — *a*, anus. — *o*, utérus rempli d'œufs. — *s*, spicules. — *v*, vulve; la fig. de gauche représente une larve strongyloïde enkystée dans la peau de sa mue.

l'intestin dont il ne se distingue guère que par la teinte. L'anus est situé près de la base de la queue, la vulve au tiers postérieur du corps ; l'utérus contient toujours, chez l'adulte, de 5 à 9 œufs d'un jaune verdâtre, ellipsoïdes, isolés les uns des autres, longs de 50 à 58 μ., larges de 30 à 34 μ.

Les œufs sont déjà segmentés lors de la ponte ; ils se développent rapidement, les embryons sont éclos lorsqu'ils sont rejetés avec les excréments.

Leuckart considère cette femelle comme hermaphrodite, d'autres auteurs pensent qu'elle se reproduit par parthénogenèse.

Les deux formes que nous venons de décrire sommairement furent considérées comme caractéristiques de la diarrhée de Cochinchine et on les tenait comme absolument distinctes l'une de l'autre, lorsque, en 1882, Leuckart établit qu'elles représentaient, en réalité, deux phases de l'évolution d'une seule et même espèce, dont l'une (*A. intestinalis* de Bavay) vit en parasite dans l'intestin (1), tandis que ses petits, arrivés à l'extérieur avec les fèces, y deviennent sexués et se reproduisent sous la forme de l'*A. stercoralis*. Les observations de Leuckart furent confirmées ou étendues par de nombreux auteurs, et voici quel est l'état actuel de nos connaissances sur ce sujet :

La génération parasite de l'espèce, l'Anguillule intestinale, que sa ressemblance avec certains Strongles a fait dénommer *strongyloïdes*, pond ses œufs dans l'intestin et les jeunes se développent très vite ; ceux-ci sont bientôt rejetés avec les selles, qui peuvent en contenir un nombre si considérable, qu'on a évalué à un million et plus, la quantité de ces embryons rejetés à chaque fois. Ils avaient, à l'éclosion, 200 à 240 μ de long sur 12 de large, arrivés dans les selles, ils mesurent déjà 450 à 600 μ. de long, sur 16 à 20 μ. de large ;

(1) L'intestin de l'Homme *vivant* ne paraît héberger que cette forme avec les embryons qui en sont issus ; c'est seulement dans les autopsies qu'on rencontre les deux formes de l'espèce, par suite sans doute de l'évolution, comme dans une culture, des embryons de l'Anguillule intestinlae.

ils se distinguent de leur mère par la forme de l'œsophage qui rappelle les larves de *Rhabditis;* si la matière qui les con-

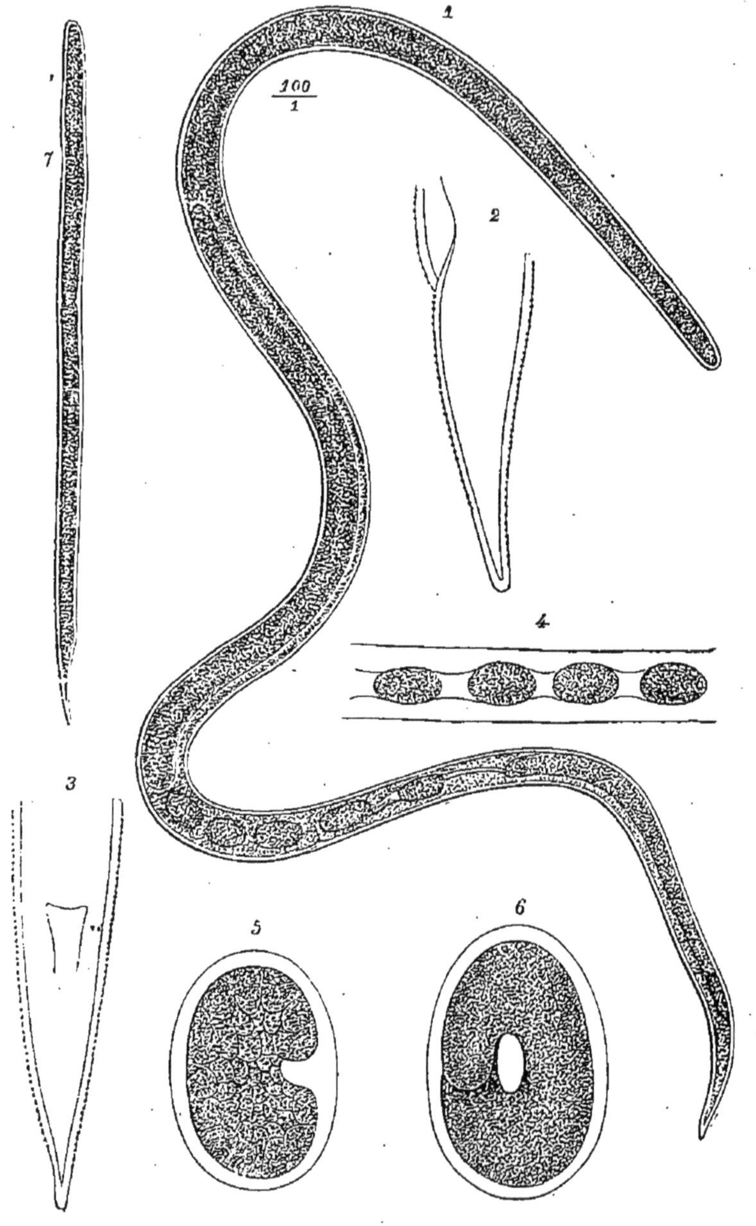

Fig. 61. — *Anguillula intestinalis*, d'après Bavay. — 1, femelle adulte, grossie 100 fois. — 2, queue vue de profil. — 3, queue vue par la face ventrale. — 4, tronçon du corps avec des œufs. — 5, œuf contenant un embryon en voie de formation. — 6, le même plus développé. — 7, larve strongyloïde provenant de l'Anguillule stercorale et se transformant en Anguillule intestinale. (Archives de médecine navale.)

tient est maintenue dans l'étuve à une température de 22 à 35°, ils acquièrent la maturité sexuée en 15 ou 18 heures, après avoir subi une mue; ils sont complètement développés et s'accouplent au bout de 30 heures (1); ils peuvent pondre vingt-quatre heures après.

Les femelles de cette génération libre, qui correspond aux Anguillules dénommées *A. stercoralis* par Bavay, pondent de 30 à 40 œufs, qui se développent rapidement, au point qu'il peut y avoir parfois ovoviviparité ; les jeunes larves ont une longueur moyenne de 220 μ; elles ont, comme leurs parents immédiats, un aspect qui rappelle les *Rhabditis* par les caractères de leur œsophage; quand elles ont atteint environ 150 μ, elles subissent une mue, à la suite de laquelle elles cessent d'être rhabditiformes et prennent la forme strongyloïde de la génération parasite (de leur grand'mère, en d'autres termes) : la queue s'est raccourcie et montre à l'extrémité deux petites saillies latérales, la bouche offre quatre prolongements labiaux, l'œsophage est presque cylindrique et a perdu son armature dentaire ; il leur a fallu 30 à 36 heures pour parvenir à cet état. Au bout de 8 jours, on ne trouve plus la forme libre (A. stercorale) dans la culture, et tous les petits se sont transformés en larves strongyloïdes; si ces larves sont transportées dans l'intestin, elles continuent leur évolution et prennent tous les caractères de l'A. intestinale femelle, et le cycle recommence. Si ces larves n'arrivent pas dans le milieu convenable elles se détruisent bientôt.

Les faits que nous venons d'exposer, quoique paraissant représenter l'évolution normale de l'espèce, peuvent présenter une importante variation, cette évolution peut être abrégée : dès 1878 en effet, Grassi avait annoncé que les larves

(1) Abandonnées à la température ambiante, les larves muent et sous leur tégument primitif, qui les protège à la façon d'un kyste, elles attendent les conditions favorables pour poursuivre leur évolution (Fig. 61 en 7).

rhabditiformes nées de l'Anguillule intestinale, peuvent donner directement naissance à des larves strongyloïdes, sans qu'il leur soit nécessaire de passer par la phase sexuée et libre (Ang. stercorale), et ce fait a été confirmé par différents auteurs. Il semble que ces phénomènes soient en relation avec la température extérieure ou avec d'autres facteurs encore inconnus (1).

Quoi qu'il en soit de ces deux modes parallèles du développement, l'infestation de l'Homme peut se faire directement par les petits de la forme normalement parasite (2), ou par l'intermédiaire des jeunes provenant de l'Ang. stercorale. On est tenté de faire jouer un rôle important, dans l'infestation par ces parasites, à l'eau dans laquelle arriveraient les larves, mais on cite comme objection à cette hypothèse, le fait classique du Dr Normand, qui, en Cochinchine, s'est astreint à ne boire que de l'eau amenée d'Europe et a cependant été atteint par la diarrhée parasitaire; il nous paraît difficile de rejeter complètement cette source d'infestation, mais on peut en imaginer d'autres, et admettre que les Anguillules arrivent dans notre espèce par l'intermédiaire des légumes crus, salades, etc., que les maraîchers chinois arrosent avec de l'engrais humain.

De toutes façons les deux modes d'infestation que nous venons d'invoquer ne rendent pas compte du nombre prodigieux d'Anguillules que peut héberger l'intestin d'un malade, alors même qu'il est soustrait à toute cause de contagion nouvelle depuis longtemps. Ainsi, on a cité le cas de

(1) Un fait curieux à noter, c'est que, quand une même culture renferme beaucoup de larves filariformes et peu d'Anguillules stercorales, celles-ci sont toujours des mâles ; au contraire, quand la culture renferme surtout des Anguillules stercorales, celles-ci présentent à peine un mâle contre sept à huit femelles.

(2) Grassi et Segré pensent que la transmission du parasite à l'Homme se fait habituellement par les larves filariformes développées directement.

malades qui rendaient encore des quantités énormes d'Anguillules, un an et demi après leur retour des pays à dysenterie (cas de Leuckart). Les Anguillules ne peuvent vivre aussi longtemps et il est impossible que le patient ait pu les avaler en pareille quantité. Il n'est donc pas douteux, pour nous, que le parasite ait la faculté de se reproduire dans l'intestin, et l'intéressante découverte de Grassi, relatée plus haut, que la phase libre n'est pas indispensable au cycle évolutif du parasite et que, dans certaines conditions, la larve strongyloïde peut être produite directement par l'Anguillule intestinale, nous paraît corroborer notre manière de voir et expliquer la prodigieuse multiplication du parasite, en l'absence de toute cause nouvelle d'infestation. Les premiers observateurs, au reste, croyaient *à priori* à cette multiplication de l'Anguillule dans l'intestin (1).

La répartition géographique du *Strongyloïdes intestinalis* est extrêmement étendue; on le trouve non seulement en Cochinchine, mais dans toute la zone torride asiatique et jusque dans l'archipel Indien; on a constaté sa présence chez un soldat venant de la Martinique (Chauvin) et plusieurs observateurs l'ont signalé au Brésil (2). Elle a été trouvée à Pavie par Grassi et les frères Parona, chez des malades atteints de cachexie palustre, et Perroncito l'a vu chez des malades atteints d'anémie pernicieuse et employés au percement du mont Saint-Gothard.

Signification pathologique. — On avait cru tout d'abord que l'Anguillule intestinale était la cause de l'affection dysentérique dans laquelle on l'observe souvent et l'action spécifique

(1) Chez une espèce voisine qui vit chez le Lapin, le Mouton, le Putois, etc. (*Strongyloïdes longus*), le mode de reproduction habituel est la descendance directe, sans intercalation d'une phase analogue à celle de l'A. stercorale; le développement indirect est même douteux.

(2) Dans l'observation de Leuckart, les Anguillules furent trouvées dans les selles d'un malade qui avait longtemps séjourné au Mexique et au pays d'Axim (sud de l'Afrique).

de ces Nématodes fut admise pendant plusieurs années, mais des observations répétées montrèrent bientôt que l'Anguillule est fort rare dans l'intestin pendant la période d'invasion de la maladie, qu'elle manque presque constamment chez les malades atteints de diarrhée franchement bilieuse, tandis qu'on la trouve, quelquefois en abondance, dans les selles molles ou moulées des convalescents, que, d'autre part, elle fait souvent défaut chez des individus atteints à un haut degré de la *diarrhée de Cochinchine* et qu'on peut la trouver chez des personnes en bonne santé (1). Il fallut ainsi enlever à ce parasite tout rôle pathogénique. Mais s'il est aujourd'hui parfaitement acquis que l'Anguillule ne détermine pas la dysenterie, en Cochinchine ou ailleurs, et si elle ne se met à pulluler dans l'intestin qu'à la faveur des lésions déterminées par la maladie, il ne semble pas douteux que sa multiplication en masse dans l'organisme, ne contribue à aggraver l'affection par l'action irritante que détermine sa présence sur la muqueuse intestinale et sur les lésions qu'elle présente dans la dysenterie de Cochinchine. Dounon, au reste, a noté dans la muqueuse intestinale un travail inflammatoire et des lésions épithéliales qu'il n'hésite pas à attribuer à la présence de l'Anguillule. Golgi et Monti ont également observé des altérations épithéliales qu'ils attribuent à l'action du parasite, et Sonsino tire des faits qu'il a observés en Italie, la conclusion que l'Anguillule, lorsqu'elle se multiplie à l'excès chez l'Homme, peut entraîner une entérite intense, suivie d'une anémie capable de mettre la vie en danger.

Prophylaxie; traitement. — Ce que nous avons dit plus haut de la façon probable dont l'Anguillule s'introduit chez l'Homme, montre assez ce que doivent être les mesures prophylactiques ; il faut s'abstenir de manger des légumes verts

(1) D'après Normand, bien peu d'Européens qui vivent en Cochinchine n'hébergent pas l'Anguillule, bien qu'ils ne souffrent pas de diarrhée.

et ne faire usage que de boisssons sérieusement filtrées ou bouillies ; naturellement la désinfection des selles des malades porteurs d'Anguillules s'impose. L'immunité relative des indigènes de Cochinchine contre les Anguillules et la diarrhée endémique, s'explique en partie par les mesures hygiéniques auxquelles ils s'astreignent relativement à leurs boissons ; il paraît qu'ils font dissoudre dans l'eau qu'ils veulent boire, quand ils n'emploient pas l'eau bouillie, une faible quantité d'alun qui suffirait à la désinfecter (1).

L'extrait éthéré de Fougère mâle s'est montré actif contre les Anguillules qu'il tue rapidement ; les autres anthelminthiques essayés (Kousso, Kamala) sont sans action. On a aussi recommandé la diète lactée prolongée.

Quétand. De la diarrhée de Cochinchine (Arch. méd. nav., t. XXII, 1875, p. 197-214).

Wehenkel. Diarrhée de Cochinchine occasionnée par l'Anguillule stercorale (Ann. méd. vét. Bruxelles, t. XXV, 1876, p. 699-700).

Normand (A.). Sur la maladie dite diarrhée de Cochinchine (Comptes rendus de l'Acad. des sciences, t. LXXXIII, 1876, p. 316). — Id. Mémoire sur la diarrhée dite de Cochinchine (Archives de méd. navale, XXVII, 1877, p. 35 et 102). — Id. Du rôle étiologique de l'Anguillule dans la diarrhée de Cochinchine. Ibidem, t. XXX, 1878, p. 214).

Bavay. Sur l'Anguillule stercorale (Comptes rendus de l'Acad. des sciences, t. LXXXIII, 1876, p. 694). — Id. Sur l'Anguillule intestinale (Anguillula intestinalis), nouveau Ver nématoïde, trouvé par le Dr Normand chez les malades atteints de diarrhée de Cochinchine. Ibidem, t. LXXXIV, 1887, p. 266 (Archives de méd. navale, t. XXVIII, 1877, p. 64).

Dounon. Étude sur l'anatomie pathologique de la dysenterie chronique de Cochinchine (Archives de physiologie, t. IX, 1877, p. 774).

Laveran. Note relative au Nématoïde de la dysenterie de Cochinchine (Gazette hebdom. et de chir., 1877, p. 42 et 116).

(1) « Les Tonkinois pratiquent l'alunage de l'eau potable depuis les temps les plus reculés. Leur manière d'opérer est fort ingénieuse. Dans un bambou creux, ils percent une ouverture entre les deux derniers nœuds inférieurs et introduisent par là, dans la tige creuse, quelques cristaux d'alun. L'eau est ensuite vivement agitée à l'aide du bambou ; la précipitation des matières organiques se fait rapidement. Dès qu'il s'est formé au centre de la surface une légère pellicule à mousse persistante, le bambou est enlevé. Par le repos, l'eau devient d'une transparence parfaite et ne renferme jamais que des traces infinitésimales d'alun libre. » H. Rey, *Le Tonkin* (Arch. de méd. nav., t. XLVIII, p. 147).

LIBERMANN. Observation de diarrhée de Cochinchine, suivie de quelques réflexions (Bull. de la Soc. méd. des hôpitaux (2), XIV, 1877, p. 68. Gazette des hôpitaux, 1877, p. 237. Union médicale (3), t. XXIII, 1877, p. 737).

ROUX (A.-P.). De l'Anguillule stercorale et de son rôle dans l'étiologie de la diarrhée de Cochinchine (Thèse de Paris, 1877).

CHAUVIN. L'Anguillule stercorale dans la dysenterie des Antilles (Archives de méd. nav., t. XXIX, 1878, p. 154).

CHASTANG (E.). Diarrhée dite de Cochinchine. Quelques notes sur son origine parasitaire et son traitement par la chlorodyne. Ibidem, t. XXX, 1878, p. 29.

BURGK (C.-L. V. der). Over de zoogenaamde diarrhée de Cochinchine (Geneesk. Tijd. v. Nederl. Indië, t. IX, 1880, p. 160-176).

GRASSI (B.). L'Anguillula intestinalis (Gazetta med. ital. Lombardia, nº 48, 1878). — ID. Sovra l'Anguillula intestinale (Rendiconti del Istituto lombardo di scienze e lettere (2), t. XII, 1879, p. 228). — ID. Anchilostomi e Anguillula (Gazzetta degli ospitali, 1882, p. 41. — ID. Un' ultima parola al prof. Perroncito (Gazzette med. ital. Lombardia, 1883, nº 26). — ID. Un ultimissima parola al prof. Perroncito. Ibidem, 1883, nº 39.

GRASSI (B.) et PARONA (C.). Intorno all' Anguillula intestinalis, parassita dell' uomo. Atti della Soc. ital. di sc. nat., t. XXI, 1879. — ID. Sovra l'Anguillula intestinale (dell' uomo) e sovra embrioni probabilmente d'Anguillula intestinale (Archivio per le scienze mediche, t. III, 1879, p. 10).

BRETON (J.). Note sur les parasites de la dysenterie et de la diarrhée dite de Cochinchine (Archives de méd. navale, t. XXXI, 1879, p. 441).

BOZZOLO et PAGLIANI. L'anemia al traforo del Gottardo (Giornale della Soc. ital. d'igiene, III, 1880, p. 72).

RIBEIRO DA LUZ (Alfr.-C.). Investigaçoes helminthologicas com applicaçao a pathologia brasileira. — I. Nota sobre a diarrhea endemica dos paizes quentes e sua origem parasitaria a Anguillula stercoral no Brazil. Rio de Janeiro, 1888 (Analysé dans Archives de méd. navale, t. XXXIV, 1880, p. 462).

PERRONCITO (Ed.). L'Anemia dei Contadini, fornaciai e minatori in rapporto col l'attuale epidemia negli operai del Gottardo (Ann. de R. Accad. di Agricolt. di Torino). — Extrait in Arch. ital. biol., t. II, fasc. 3, *sub* l'Anémie des mineurs au point de vue parasitologique. — ID. Communicaz. prevent. sopra studii elmint. rel. alla malattia del Gottardo, l'Observatore (Gaz. d. cliniche di Torino, 1880).

PERRONCITO (Ed.). Sullo sviluppo della cosi detta Anguillula stercoralis Bavay, Pseudorhabditis stercoralis mihi (Archivio per le scienze mediche, t. V, 1881). — ID. Observations sur le développement de l'Anguillula stercoralis Bavay, Pseudorhabditis stercoralis mihi, hors de l'organisme humain (Journal de l'anatomie, XVII, 1881, p. 499). — ID. Intorno ad una questione parassitologica. Risposta al Dr B. Grassi (Gazzetta med. ital. Lombardia, 1883, p. 379).

LEUCKART (R.). Ueber die Lebensgeschichte der sog. Anguillula stercoralis und deren Beziehungen zu der sog. Ang. intestinalis (Berichte der math. phys. Classe der k. sächs. Gesellschaft der Wissenschaften, 1883, p. 85-107).

SEIFERT. Ueber Anguillula stercoralis und Cochinchina-diarrhæ (Sitzungsber. der phys. med. Gesellschaft in Würzurg, 1883, p. 22-34). — ID. Ueber ein Entozoon (Verhandlungen des Congresses für innere Medicin, t. II, 1883, p. 837).

FOL (H.). L'Anguillule intestinale (Revue médicale de la Suisse romande, 1883, t. III, p. 578-582).

GOLGI (C.) et MONTI (A.). Intorno ad una questione elmintologica (Rendiconti del r. Istituto lombardo di sc. e lettere, t. XVII, 1884, p. 285. Gazzetta degli ospitali, 1884, t. V, p. 218). — ID. Note sur une question helminthologique (Archives ital. de biologie, 1884, t. V, p. 395). ID. Sulla storia naturale e sul significato clinico-patologico delle cosi dette Anguillule stercorali e intestinali (Archivio per le science med., 1886, t. X, p. 93).

GRASSI (G.), et CALANDRUCCIO (S.). L'Anguillola (Rhabdonema) (Gazzetta med. ital. Lombardia (8), t. VI, 1884, p. 492).

LUTZ (Ad.), Ueber eine Rhabdonemaart des Schweines, sowie über den Befund der Rhabdonema strongyloïdes (Anguillula intestinalis und stercoralis) beim Menschen in Brasilien (Centralblatt für klin. Med., 1885, p. 385).

RADETSKI (J.-J.). Cas d'Anguillula stercoralis (Rouss. Med. t. IV, 1886, p. 190 en russe).

GRASSI (B.) e SEGRÉ (R.). Nuove osservazioni sull' eterogenia del Rhabdonema (Anguillula) intestinale (Atti della r. Accad. dei Lincei. Rendiconti (4), t. III, 1887, p. 100).

BLANCHARD (R.). Zool. méd., t. II, 83.

SONSINO. Tre casi di malattia de Rhabd. intestinale e Rhabdonemiasi (Supplem. della Rev. gener. ital. di clin. med., 1891).

CALMETTE (A.). Étude expérim. de la dysenterie ou entéro-colite endémique d'Extrême Orient (Arch. de méd. nav. et colonial, t. LX, 1893).

Filaridés.

D'assez nombreuses Filaires ont été comptées parmi les parasites humains mais deux seulement, *Fil. medinensis* et *Fil. sanguinis hominis*, vivent normalement dans notre espèce. Les autres formes, toutes insuffisamment connues, sont erratiques vraisemblablement ou d'espèce douteuse.

Filaria medinensis (1) (fig. 62, 63 et 64).

La femelle de cette espèce est bien connue à l'état adulte : elle mesure de 50 à 80 centimètres de long environ, sur un diamètre uniforme de 0mm,5 à 2 millimètres (fig. 62) ; elle est de couleur blanche ou jaunâtre ; la partie antérieure est arrondie, elle se termine par l'*écusson céphalique*, épaississement cuticulaire de forme ovale qui présente sur ses bords six papilles équidistantes, et est percé, au centre, par l'orifice buccal ; celui-ci, de forme triangulaire, porte deux lèvres ; l'extrémité postérieure est terminée par une pointe aiguë, longue de plus d'un millimètre. L'intestin présente d'intéressantes particularités, qui ont été élucidées par Fedschenko : bien développé chez les jeunes individus, il s'atrophie chez les adultes, par suite de l'extrême développement que prend l'utérus : il est vide et réduit à un tube ne communiquant plus avec la bouche, affaissé à sa partie antérieure ; il disparaît peu à peu, sans aboutir à un anus ; un court pharynx et un œsophage de structure assez complexe persistent chez l'adulte. La plus grande étendue du corps est occupée par un long utérus, toujours rempli de jeunes larves de Filaires. La vulve et le vagin sont disparus. Le corps de la femelle adulte, semble donc n'être plus qu'une sorte de gaine, destinée à loger les

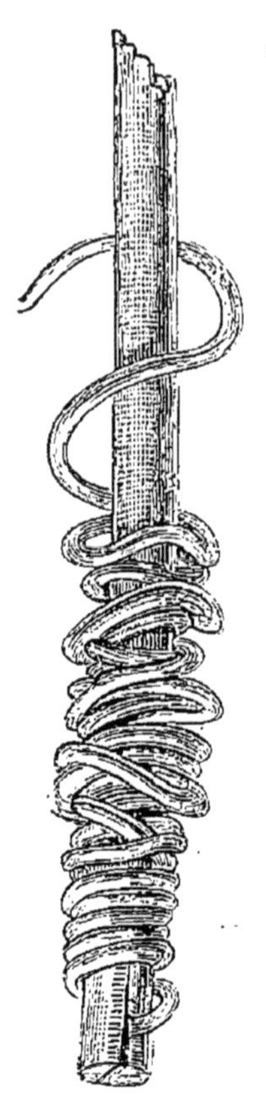

Fig. 62. — Filaire de Médine enroulée autour d'un bâton, d'après Fedschenko.

(1) Syn. : *Vena medinensis*, Velsch, 1674 ; *Dracunculus Persarum*, Kämpfer, 1694 ; *Gordius medinensis*, Linné, 1767 ; *Filaria dracunculus*, Bremser, 1819 ; *Filaria æthiopica*, Valenciennes, 1856 ; *Dracuncuus medinensis*, Cobbold, 1864 ; — vulg. *Dragonneau*.

myriades d'embryons auxquels elle a donné naissance.

L'Homme n'est pas le seul hôte de la Filaire de Médine, qu'on a aussi trouvée chez le Bœuf, le Cheval, le Chien, chez le Guépard, le Chacal, le Chat sauvage.

Le mâle de cette espèce, inconnu jusque dans ces derniers temps (1), paraît enfin avoir été trouvé par H. Charles : sur deux Filaires femelles extraites d'un cadavre humain à Lahore, était fixé, par son extrémité postérieure à environ 14 centimètres de l'extrémité céphalique, un individu plus petit, long d'à peu près 4 centimètres, que l'auteur croit être un mâle. Si cette observation fort incomplète était confirmée, il faudrait admettre que le mâle suit la femelle dans les tissus, s'accouple et se détruit ensuite, en même temps que le vagin de celle-ci s'atrophie (2).

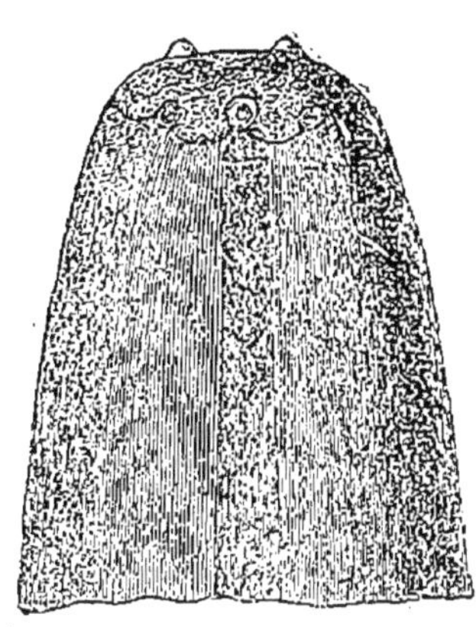

Fig. 63. — Filaire de Médine. Extrémité antérieure vue par la face latérale, d'après Leuckart.

L'histoire de l'évolution de la Filaire de Médine est en partie connue, grâce aux belles recherches du voyageur russe Fedschenko. Comme le corps de la femelle adulte est dépourvu de tout orifice de ponte, c'est seulement

(1) Notons toutefois qu'en Perse, d'après Polak, on distinguerait un petit Ver, qui serait le mâle, et un grand Ver, qui serait la femelle. On trouve parfois, pelotonnés à côté d'un grand Ver, jusqu'à vingt petits Vers et plus, longs de 7 à 10 centimètres, comme Clot-Bey en cite un cas : Polak se demande si ces petits individus ne seraient pas les mâles. Owen a décrit et figuré comme le mâle, un Ver à extrémité postérieure renflée et munie d'un seul spicule.

(2) Tout récemment, Neumann a fait connaître une Filaire très voisine de la *F. medinensis* et dont le mâle a été trouvé libre dans le tissu conjonctif, au voisinage d'une femelle jeune et non encore pelotonnée, et il conclut de ses observations que la durée de la vie, dans ce sexe, limitée à peu près par l'acte de l'accouplement, est extrêmement courte. Neumann (G.), *Sur une Filaire* (*F. dahomensis*) *n. sp. du Python de Natal, voisine de la Filaire de Médine* (Bull. Soc. Zool. France, 1895).

à la suite de la destruction de celle-ci que les embryons peuvent être mis en liberté. Les embryons sont longs de 500 à

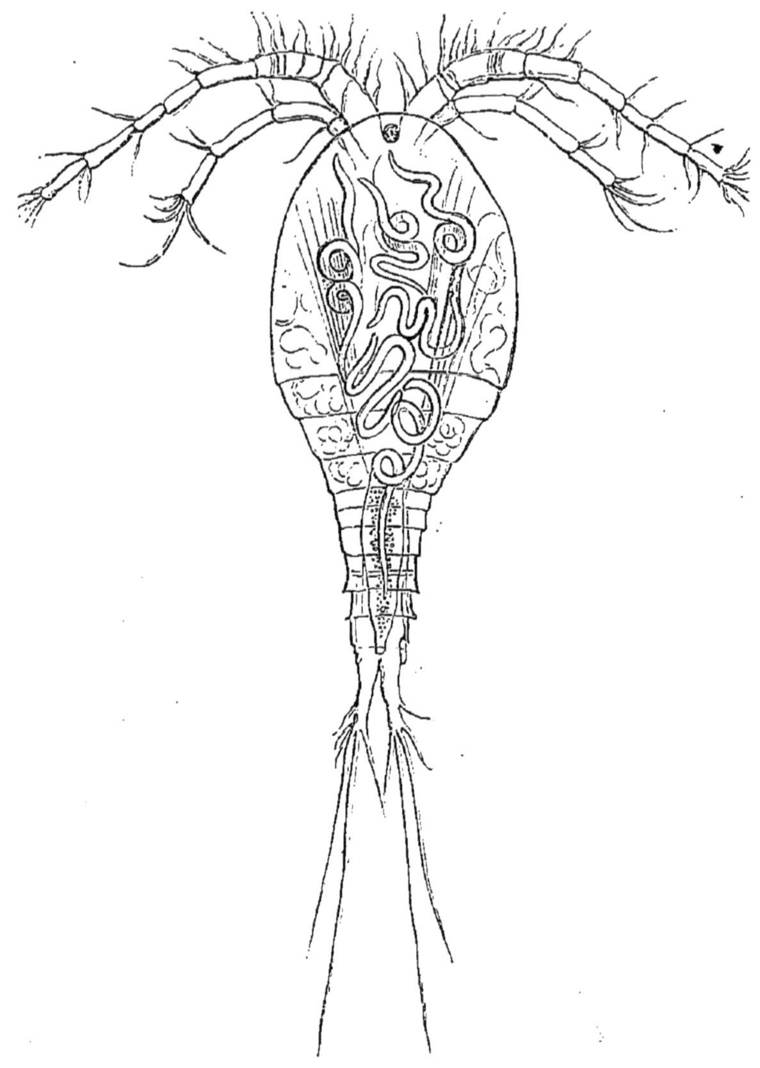

Fig. 64. — Embryons contenus dans la cavité générale du Cyclope, d'après Fedschenko.

750 μ et larges de 15 à 25 μ ; ils sont cylindriques et terminés par une longue queue, leur tube digestif est complet ; leurs caractères les rapprochent complètement de ceux du Cucullan, de la Perche, qui évoluent chez les Cyclopes ; ils peuvent

vivre plusieurs jours dans l'eau et on les a conservés vivants pendant quinze à vingt jours, dans la terre humide ; ils peuvent de plus résister à la dessiccation dans une certaine mesure, du moins les a-t-on vus reprendre leurs mouvements, après une dessiccation de vingt-quatre heures.

Fedschenko fit des expériences d'infestation avec ces larves sur des animaux aquatiques (Cyclopes, larves d'Insectes, Rotifères, etc.) ; il réussit avec les Cyclopes : il constata que

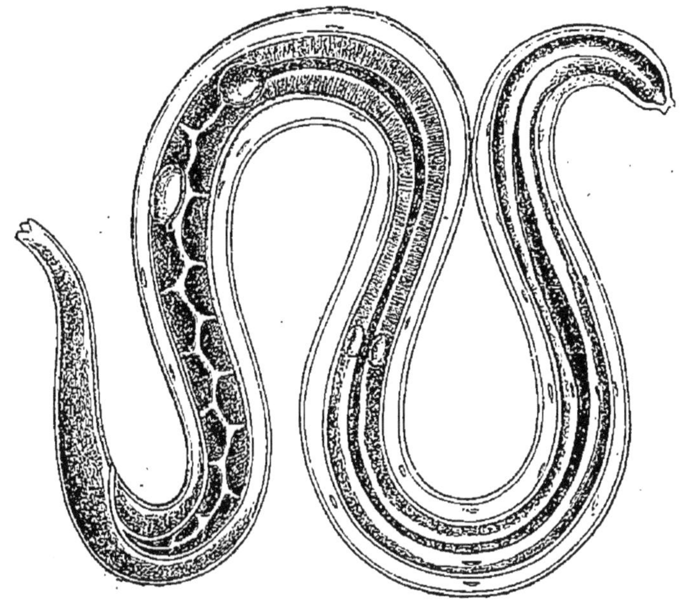

Fig. 65. — Larve de Filaire, d'après Fedschenko.

les individus qui arrivent dans le tube digestif sont digérés, mais que ceux qui pénètrent par effraction dans l'interstice des anneaux de l'abdomen et arrivent ainsi directement dans la cavité générale du corps, se développent dans ce nouveau milieu (fig. 64). Au bout d'une douzaine de jours, ils subissent une mue à la suite de laquelle ils ont changé de forme : leur cuticule n'est plus striée, leur longueur est réduite à $0^{mm},50$, la queue, qui se délimite mal du corps, est terminée par trois pointes ; on a pu les observer pendant un mois à l'intérieur des Cyclopes ; pendant ce temps, ils n'avaient fait qu'augmenter de volume et avaient atteint 1 millimètre de long.

La suite du développement des jeunes Filaires n'est pas connue : Fedschenko essaya d'infester de jeunes Chats et de jeunes Chiens, avec ses Cyclopes, mais ses expériences ne réussirent point, de telle sorte qu'on ne peut jusqu'ici que faire des suppositions, sur la manière dont les jeunes parasites arrivent chez leur hôte définitif ; l'infestation se fait-elle en avalant les Cyclopes, Crustacés de très petite taille, extrêmement communs dans toutes les eaux douces et qui échappent facilement à la vue, ou bien les jeunes larves quittent-elles le corps de leur hôte provisoire, pour vivre libres dans l'eau, y prendre la forme sexuée et finalement s'accoupler pour arriver directement et sans intermédiaire chez l'Homme ou les animaux? C'est ce à quoi on ne peut répondre jusqu'ici avec certitude : la première hypothèse est plus vraisemblable, si la découverte du mâle dans l'hôte définitif a bien été faite, comme le veut Charles (1).

De toutes façons, il n'est pas douteux que l'eau soit le véhicule de la Filaire ; c'est avec la boisson qu'elle pénètre dans l'organisme et personne ne soutient plus guère l'opi-

(1) Il serait encore possible et c'est une opinion qui trouve des partisans, que les larves arrivées dans l'intestin de leur hôte définitif, y acquièrent la maturité sexuelle, s'accouplent, les mâles étant ensuite évacués et les femelles émigrant à travers les tissus, ou à la faveur des vaisseaux, jusqu'à ce qu'elles rencontrent le point favorable au développement de leurs œufs. La femelle pourrait aussi être hermaphrodite, les organes mâles disparaissant très tôt, devant le développement des ovules fécondés. Enfin, et c'est encore une autre hypothèse que l'on aurait pu envisager, il serait possible que les Cyclopes ne soient pas les hôtes intermédiaires *normaux* de la Filaire, et que les jeunes embryons n'y puissent subir qu'une partie de leur développement, alors que leur évolution serait complète dans un autre hôte aquatique. Des faits analogues sont connus pour d'autres formes parasites et nous en avons cité un, en particulier, pour le *Dist. hepaticum*.

nion, émise autrefois par quelques auteurs, que ce parasite pénètre par les téguments, quand l'Homme se baigne par exemple.

Pathologie. — C'est la femelle qui est connue, chez l'Homme et les animaux supérieurs : on ignore, avons-nous dit, comment elle pénètre dans l'organisme, on ne sait pas davantage comment elle s'y comporte, jusqu'au moment où sa présence est révélée par les symptômes qu'elle détermine à la peau. Le plus souvent, c'est aux membres inférieurs et surtout dans la région de la cheville que le parasite va se loger, mais on peut l'observer dans tous les points du corps, tronc, organes génitaux, périnée, etc. ; il paraît qu'on ne l'a pas encore observé sur le cuir chevelu (1). Le plus souvent, il n'existe à la fois qu'une seule Filaire chez le même hôte, mais il n'est pas bien rare d'en rencontrer plusieurs, et divers médecins en auraient vu jusque quarante et cinquante.

La Filaire peut se rencontrer chez tous les individus, sans distinction d'âge, de sexe ni de race. « Toutes proportions gardées, elle est moins fréquente chez les Européens que chez les indigènes, chez les officiers que chez les soldats, chez les femmes que chez les hommes, chez les enfants que chez les adultes, mais cette différence

(1) *Statistique de Mac Gregor* (172 cas).

Au pied	124 fois.
A la jambe	33 —
A la cuisse	11 —
Au scrotum	2 —
A la main	2 —

Statistique de Trucy (146 cas).

Pied et malléoles	68 fois.
Jambe	47 —
Cuisse	12 —
Tronc	9 —
Scrotum	6 —
Membre supérieur	4 —

Statistique de Burguière (251 cas).

Membre inférieur	225 fois.
Tronc et membre supérieur	26 —

Statistique de Aitken (930 cas).

Membre inférieur, 98,5 p. 100 des cas.

tient uniquement au genre de vie et aux habitudes sociales. »

Une fois arrivée dans le tissu cellulaire intermusculaire et sous-cutané de la région qu'elle doit habiter, la Filaire y achève son développement (1). Il y aurait d'abord en ce point une légère sensation de prurit, puis il se forme progressivement une tumeur arrondie ou oblongue, à surface inégale, de consistance moyenne, donnant quelquefois au toucher la sensation d'un cordon enroulé; cette tumeur est susceptible de variations d'un jour à l'autre, suivant que l'animal se déplace vers les interstices musculaires ou s'étale davantage vers la périphérie. Au début, la tumeur est très généralement indolore, peu à peu elle devient douloureuse, en s'abcédant. L'abcès s'ouvre à l'extérieur par un ou plusieurs orifices, apparus d'abord sous forme de petites phlyctènes qui s'ouvrent spontanément vingt-quatre heures environ après s'être formées et laissent échapper un pus plus ou moins séreux, plus ou moins abondant. Au fond de la plaie se voit la Filaire, pelotonnée sur elle-même ou plus enfoncée entre les muscles et ne montrant guère que son extrémité. L'expulsion du Ver a quelquefois lieu spontanément, mais, la plupart du temps, il est nécessaire d'en effectuer l'extraction. Dans les deux cas, tout se passe d'ordinaire sans complications.

La Filaire n'est donc pas dangereuse par elle-même pour l'Homme; c'est indirectement qu'elle peut donner lieu à des phénomènes graves : il faut, en effet, compter avec les accidents redoutables, qui, dans les pays tropicaux, viennent si souvent compliquer les plaies : suppuration intense et profonde, décollements, gangrène, phénomènes nerveux, etc. Il va de soi que le cas est d'autant plus sérieux que le

(1) Il semble résulter de différentes observations, que la Filaire mettrait de 8 à 10 mois pour se développer dans l'organisme humain.

malade héberge un plus grand nombre de parasites : l'amputation peut devenir nécessaire et trop souvent la mort arrive par infection septique.

Traitement. — Les indigènes pratiquent de temps immémorial l'extraction de la Filaire, par une méthode très simple : elle consiste à tirer l'Helminthe un peu en dehors de la plaie, puis à le saisir dans l'interstice d'un bâtonnet fendu en long autour duquel on l'enroule ensuite lentement (fig. 62). Cette opération doit être menée doucement et avec précaution ; il faut l'arrêter à la moindre résistance, en fixant le morceau de bois auprès de la plaie, et on la reprend, souvent à un jour d'intervalle, de telle manière qu'au bout de quelques jours, on finit par obtenir l'animal entier (1). Si l'on réussit à ne pas le rompre, la plaie se cicatrise rapidement ; sinon la partie qui reste sous la peau se rétracte et devient insaisissable, à moins de vastes et profondes incisions : les embryons tombent dans les tissus voisins, la suppuration s'exagère alors, les douleurs deviennent intolérables et c'est dans ces cas principalement que la plaie peut devenir gangréneuse (2).

Le procédé que nous venons de décrire est fort long et même, sans complications, rend un homme indisponible pendant une vingtaine de jours ; pendant qu'on l'applique

(1) Un autre procédé, celui de Clot-Bey, légèrement modifié, est employé partout par nos médecins. Il consiste, aussitôt qu'une partie du parasite se présente, à la lier avec un fil de soie ou autre. On attache ensuite ce fil à un petit cylindre de diachylon autour duquel on enroule le Ver avec les mêmes précautions, jusqu'à ce que l'on éprouve de la résistance. Les deux extrémités du rouleau sont alors aplaties et servent à le fixer au voisinage de l'abcès sur lequel on applique un cataplasme. A chaque pansement on exerce de nouvelles tractions jusqu'à la sortie complète du Dragonneau.

(2) Pour R. Blanchard, les accidents consécutifs à la rupture du Ver sont dus, tout à la fois, à une infection purulente résultant de la destruction du fragment resté dans la plaie et à l'action d'une leucomaïne renfermée dans le liquide laiteux au sein duquel nageaient les embryons (*Zool. méd.*, t. II, p. 34).

on peut assister quelquefois à la formation d'un phlegmon grave. Aussi a-t-on imaginé, pour diminuer la durée de ce traitement, de pratiquer des injections d'eau phéniquée à l'entrée de l'abcès, on a pratiqué les frictions mercurielles sur la tumeur, employé des cataplasmes antiseptiques, etc., mais ces différents procédés n'ont pas hâté la guérison.

Il n'en est pas de même de la méthode de traitement imaginée par Emily : ce médecin traite le Dragonneau en faisant dans la tumeur des injections de liqueur de Van Swieten à l'aide d'une seringue de Pravaz (le contenu d'une seringue de Pravaz, qu'on doit fractionner, en plusieurs endroits de la tumeur).

Trois cas, dit-il, peuvent se présenter dans ce mode de traitement :

1° Le parasite commence à peine à être une cause de gêne. La tumeur qu'il forme en soulevant la peau est déjà très manifeste et caractéristique avec ses bosselures en forme de ficelle entortillée. Elle est légèrement douloureuse, mais ne présente nulle part de fluctuation. Les cas de ce genre sont les plus favorables... et j'en ai toujours obtenu la guérison au bout du troisième ou quatrième jour. C'est à ce moment que l'injection du sublimé est vraiment indiquée. Elle tue le parasite avant qu'il n'ait produit de désordres graves au sein du tissu conjonctif qui l'enveloppe, et arrête dans leur évolution tous les phénomènes inflammatoires qui commencent à se produire ;

2° Le Dragonneau complètement développé est sur le point d'être éliminé et pointe sous la peau au centre de la tumeur qui présente, en cet endroit au moins, une fluctuation manifeste. Ces cas, quoique beaucoup moins favorables que les précédents, sont encore justiciables de l'injection parasiticide ;

3° Enfin, le Ver est en train d'être éliminé. Il sort péniblement lentement à travers l'ouverture que le pus s'est pratiquée. Même dans ce cas, le plus défavorable de tous, l'injection de la liqueur de Van Swieten rend des services. Elle tue le parasite qui est alors éliminé d'un seul coup, au lieu de mettre plusieurs jours, plusieurs semaines, même, avant de quitter la place.

Les purgatifs salins, les frictions mercurielles, la compression sont des adjuvants toujours précieux, quand on veut hâter la résolution d'un engorgement quelconque... et je crois que, dans mes observations, on doit leur attribuer en partie la disparition rapide de tous les phénomènes phlegmasiques après la mort du parasite.

Les mesures prophylactiques découlent de ce que nous avons dit plus haut relativement à la façon dont le parasite arrive chez l'Homme ; puisque c'est certainement par l'eau, directement ou indirectement, il faut s'abstenir d'eau de boisson non filtrée ou bouillie, surtout quand elle n'est pas courante : les eaux courantes ne recèlent pas, en effet, les Cyclopes qui peuvent servir d'hôte intermédiaire à la Filaire.

Quoi qu'il en soit, il importe que les personnes amenées à traiter l'affection que détermine la Filaire prennent attention de détruire par le feu les débris de l'animal et tous les objets sur lesquels ont pu tomber ses embryons. Cette recommandation n'est pas sans intérêt pour nos pays, où la Filaire est quelquefois rapportée par des voyageurs. L'on sait que, *semblables en cela à la plupart des représentants de la faune des eaux douces*, les Cyclopes sont cosmopolites : les embryons de la Filaire trouveraient donc, en arrivant dans nos eaux douces, toutes les conditions nécessaires à leur développement. Au reste, dans ces derniers temps, on a pu constater avec quelle facilité la Filaire pouvait être transportée par des personnes atteintes, dans des pays où elle était jusqu'alors inconnue et dans lesquels elle est devenue endémique, comme en Égypte.

Disons, pour terminer, que les indigènes des pays où la Filaire de Médine est commune, prétendent l'éviter par l'usage de l'asa fœtida ; l'ail, le poivre, le camphre ont une réputation analogue.

Distribution géographique. — La Filaire de Médine, généralement très commune, se rencontre avec plus ou moins de fréquence sur une grande étendue des régions intertropicales et subtropicales de l'ancien monde, dans l'Afrique, sur la côte de Guinée, au Sénégal, dans le Darfour, le Sennaar, l'Abyssinie, la Nubie, en Égypte; en Asie, on la rencontre dans le Turkestan, l'Indoustan et l'Indo-Chine; sur les rivages de la mer Caspienne et du golfe Persique, en Mésopotamie; en Amérique, où elle aurait été importée, au temps de la traite des nègres, aux Antilles et dans la Caroline du Sud, à la Guyane et au Brésil.

PLUTARQUE. Συμπόσιον, livre VIII, question 9. Traduction d'Amyot, p. 423.
LÉONIDÈS, cité par Aétius, lib. XIV, cap. 86.
GALIEN, De locis affectis, lib. VI, cap. 3.
SORANUS, cité par Paul d'Égine, lib. VI, cap. 59.
ALBUCASIS. Methodus medendi. Basilæ, 1541. Voir lib. II, cap. 91, p. 162. De extractione venæ cruris.
AVICENNA. Canon, lib. IV, fen. III, tract. II, cap. 21. Venetiis, 1564. Voir II, p. 128.
AVENZOAR. Theisir, lib. II, tract. VII, cap. 19. Venetiis, 1490. Voir fol. 32 b.
MONTANI (J.-B.). Libri de excrementis, etc. Venetiis, 1556.
CUNELIUS (G.). De dracunculis. Inaug. diss. Basileæ, in-4°, 1589.
FUCHS (G.-Fr.-Chr.). Commentatio historico-medica de dracuncula Persarum seu vena medinensi Arabum. Ienæ, in-4°, 1781. — Histoire de la navigation de Jean Hugues de Linscot Hollandois et de son voyage ès Indes orientales. Amsterdam, 1610, p. 21.
VILLAULT. Relation des costes d'Afrique, appelées Guinée. Paris, in-12, 1660, p. 302.
DE THEVENOT. Suite du voyage du Levant. Paris, 1674, p. 257 et 267.
VELSCH (G.-J.). Exercitatio de vena medinensi ad mentem Ebensinæ, sive de dracunculis veterum, specimen exhibens novæ versionis ex arabico, cum commentario uberiori : cui accedit altera de vermibus capillaribus infantum (Augustæ Vindelicorum, in-4°, 1674, p. 312).
CHARDIN. Voyages en Perse et autres lieux de l'Orient. Amsterdam, 1711, t. III, p. 151.
KÆMPFER. Amœnitates exoticæ politico-physico-medicæ. Lemgo, 1712, fasc. 3, p. 524.
DE MARCHAIS. Voyage en Guinée. Paris, 1725-1727, t. II, p. 136.
MOORE (Fr.), Travels into the inland parts of Africa. London, 1738, p. 130.
ROUPPE. De morbis navigantium. Lugduni Batavorum, 1764, p. 282.
LIND. Essay on diseases incidental to Europeans in hot climates. London, 1768, p. 57 et 68.

Pouppé-Desportes. Histoire des maladies de Saint-Domingue. Paris, 1770, t. II, p. 271.

Gallandat (D.-H.) Lettre sur le Dragonneau ou veine de Médine, et sur l'usage du sublimé corrosif dans cette maladie (Journal de méd., t. XII, p. 24, 1760. Reproduit avec additions dans Nova Acta Acad. naturæ curiosorum, t. V, 1773).

Peré. Sur le Dragonneau (Jour. de méd., t. XLII, p. 121, 1774).

Gruner (Chr.-G.). De vena medinensi Arabum, sive dracunculo Græcorum (Acta. Acad. Mogunt., p 257, 1777).

Martin (Le P.). Lettres édifiantes et curieuses, t. XII. 1784.

Mac Gregor (J.). A memoir on the state of health of the 88th regiment... (Edinburgh med. and surg. journal, t. I, p. 266, 1805).

Bruce (V.). Remarks on the Dracunculus, or Guinea worm, as it appears in the peninsula of India. Ibidem, t. II, p. 145, 1806.

Dubois. History of the Guinea worm, and the method of cure employed by the Hindoos (Edinburgh med. and surg. journal, t. II, p. 300, 1806).

Chapotin. Observations sur le Dragonneau (Bull. des sc. méd., t. V, p. 308, 1810).

Kennedy (R.-H.). On Dracunculus (Transact. of the med and phys. Soc. of Calcutta, t. I, p. 163, 1825).

Smyttan (G.). On Dracunculus. Ibidem, p. 179.

Clot-Bey. Aperçu sur le Ver dragonneau observé en Égypte. Marseille, 1830. — Id. Dragonneau (Arch. gén. de méd., t. XXX, p. 573, 1832).

Jacobson. Extrait d'une lettre à M. de Blainville (Nouvelles Archives du Muséum, t. III, p. 80, 1834).

Morehead (C.). Observations on Dracunculus (Transact. of the med. and phys. Soc. of Calcutta, VI, p. 418, 1883. Edinburgh med. and surg. journal, t. XLIV, 1835).

Duncan (A.). Observations on Dracunculus (Transactions of the med. and. phys. Soc. of Calcutta, t. VII, p. 273, 1835).

Forbes (D.). Extracts from the half yearly reports of the diseases prevailing at Dharwar in the 1st grenadier regiment, n. i. for the year (Trans. of the med. and phys. Soc. of. Bombay, t. I, p. 215, 1838. Madras quart. journal of med. sc., 1837).

Birkmeyer (J.-M.). De Filaria medinensi commentatio propriis observationibus illustrata. Onoldi, 1838.

Mac Clelland (J.). Remarks on Dracunculus (The Calcutta journal of nat. history, I, p. 359, 1841).

Day. Topogr. médic. de la Cochinchine (Madras. Quart. med. journ.).

Maisonneuve (J.-G.). Note sur un Dragonneau observé à Paris, et présenté à la Société de chirurgie (Arch. gén. de méd., (4), t. VI, p. 472, 1844).

Clarkson (N.-F.). Case of Filaria medinensis in the horse (Veterinarian, Record, t. I, 1845).

Hogg. Ann. med. rep. of the Chindrateptah disp. 1848.

Robin (Ch.). Filaire de Médine, extrait par M. Malgaigne de la jambe d'un

Homme, le 13 juillet 1854 (Compte rendu de la Soc. de biol., t. II, p. 35, 1855).

VALENCIENNES (A.). Sur une nouvelle espèce de Filaire trouvée sous la peau d'un Guépard (Comptes rendus de l'Acad. des sc., t. XLIII, p. 259, 1856).

PICIPIO (M.). Dragonneaux au nombre de 7, développés dans les membres inférieurs ; apparition brusque des accidents après huit mois d'incubation, etc. (Gaz. méd. d'Orient, t. II, p. 5, 1858).

CÉZILLY (A.-H.). Observations sur le Dragonneau ou Ver de Médine (Thèse de Paris, nº 203, 1858).

SCHWARTZ. Ueb. d. Guinea-Wurm (Zeits. d. K. K. Ges. d. Aerzte, Wien., t. XIV, 1858, p. 481-484 et 499-504).

CARTER (H.-J.). Note on Dracunculus in the island of Bombay (Trans. med. and phys. Soc. of Bombay, p. 45, 1853). — ID. Observations on Dracunculus in the island of Bombay (Ann. and mag. of nat. hist., (3), I, p. 410, 1858). — ID. On Dracunculus and microscopic Filaridæ in the island of Bombay. Ibidem, (3), t. IV, p. 28, 1859.

BALFOUR (J.). Note on the incubat. of the Guinea-worm (Edinb. med. journ. t. IV, 1859, p. 442-443).

BENOÎT (J.). Du Dragonneau ou Filaire de Médine, à l'occasion d'une nouvelle observation de cet Helminthe chez l'Homme (Montpellier médical, t. II, 1859, p. 518-521 ; Monit. des hôp. de Paris, t. VII, 1859, p. 692, 699 ; Gaz. méd. de Paris (3), t. XV, 1860, p. 304). Observation en France du Dragonneau filaire de Médine (C. R. Acad. sc. t. XIL, 1859, p. 175).

MITCHELL (H.). Report of a case of a Guinea-worm in the eye (Lancet, 1859, t. II, p. 533-534).

BURGUIÈRES. Mém. sur le Dragonneau ou fil. de Méd. (Bull. Acad. méd. Paris, t. XXVI, 1860, p. 1301-2).

TESTELIN. Observ. sur un cas de Dragonneau observé à Bruxelles par M. Defaye (Bull. Soc. roy. méd. Belgique, 2e s., t. III, 1860, p. 568-572).

DEFAYE. Observ. de deux cas de Dragonneau chez un même individu (Journ. med. chir. et pharmacol. Bruxelles, t. XXXI, 1860, p. 268-270).

STAMBOLSKI (C.-T.). Du Ver de Médine ou Filaria medinensis, Dragonneau, veine cutanée, etc. (Union méd. d'Orient. Constantinople, t. V, p. 58, 68, 76, 84, 92 et 98, 1879. — Traduction italienne dans Gazz. med. ital. Lombardia (8), XXX, p. 182, 191, 221 et 241, 1860).

PASSAUER (O.). Ein Fall. v. Fil. medin. (Arch. f. path. Anat. u. Phys. t. XIX, 1860, p. 432-435).

MENSCHEL. Filaria medinensis (Berl. med. Zeit., 1860, p. 219).

FOOT (A.-W.). Filaria in both legs (Dublin med. Press. t. XLVI, 1861, p. 339).

GRAMBERG (J.-S.-G.). Korte mededeelingen omtrennt de Guineaworm (Geneesk. Tijdschr. v. Nederl. Indie, 1862, p. 632-640).

ANNANDALE (Thos.). Rep. of some of the cases in the clinical surgical Wards of the Roy. Imprim. of Edinburgh during Aug. a. Sept. 1872.

Guinea worm in the skin of the leg (Edinb. med. journ., t. VIII, 1863, p. 434-435).

BENEDEN (P.-J. v.). Note sur le Ver de Médine (Bull. Acad. roy. Belgique, (2), t. XVI, 1863, p. 3-4).

HARLEY (G.). The Guinea-worm and its young (Transact. pathol. Soc. London, t. XIV, 1863, p. 260-264).

BASTIAN. On the structure and nature of the Dracunculus (Trans. of the Linn. Soc. of London, t. XXIV, p. 101, 1863).

JOUBERT (L.-E.). Remarques sur le Dragonneau ou Filaire de Médine (Thèse de Montpellier, n° 54, 1864).

LANG (G.). Ein Fall von Filaria medinensis (Wiener med. Wochenschrift, t. XIV, p. 772, 789 et 806, 1864).

GRIFFITH (G. de). Remarks on the Dracunculus (Med. circul. London, t. XXIV, 1864, p. 19-21).

GUYON. Sur le Dragonneau ou Ver de Médine (C. R. Acad. Sc., t. LXI, 1865, p. 475; Gaz. méd. de Paris, 1865, p. 599).

MOORE (C.-H.). A case in which the same person was twice infested with Guinea-worm (Lancet, 1865, t. I, p. 365-366).

DENUCÉ. Dragonneau ou Fil. de Méd. (Mém. et Bull. Soc. méd. chir. des hôp. de Bordeaux, t. I, 1866, p. 99-103).

STEWART. On Dracunculus, 6th Reh. Army med. depart. 1864. London, 1866, p. 433-435.

WARING (E.-J.). Notes on Dracunculus (Proceed. roy. med. a. Chir. Soc. London, t. V, 1867, p. 316-319).

BARTLEY (T.-H.). On the Filaria medinensis or Guinea-worm (Journ. of cutan. med. London, t. I, 1867-68, p. 781-399).

MEER USKRUF ULCE. A few practical remarks on the treatm. of Guinea worm (Ind. med. gaz. Calcutta, t. III, 1868, p. 6).

LUFNELL (J.). Septic infection and death, caused by the breaking of a Dracunculus, during an attempt made to extract it. Dublin. (Quart Journ. méd. sc. v. XLVIII, 1869, p. 45-52).

HORTON (J.-A.-B.). Guineaworm or dracunculus, its symptoms and progress, causes, pathol. anatomy, results a. med. cure. London, 1868, 51 p. — ID. Guinea-worm amongst a detachment of the 2nd West indian Regim. on the West coast of Africa in 10th Rep. Army med. Depart. f. 1868. London, 1870, p. 335.

MACKAY (G.). Not on Dracunculus (Madras monthl. Journ. med. sc. t. I, 1870, p. 292-294).

ALLENSTEIN. Guineawurm, Dracunculus medinensis (Corresp. d. naturf. Ver.-Riga, t. XVIII, 1870, p. 167). — ID. Guineawurm aus d. Fussgelenk ein. Matrosen in Riga extrahirt (ibid., t. XVIII, 1870, p. 117).

COOPER (Cl.). The origine of the Guinea-worm (Med. Times a. Gaz., 1871, t. I, p. 617).

HENDLEY (T.-H.). Filaria dracunculus at Kherwarraf (Ind. med. Gaz. Calcutta, t. VII, 1872, p. 59).

LEUCKART. Ueb. Fil. Medin., Tagebl. d. 45 Vers. deutsch, Naturf., 1872, p. 137.

FEDSCHENKO. Sur la structure et la multiplication de la Filaire (Filaria medinensis L.). Procès-verbaux des séances de la Soc. imp. des amis des sc. nat., t. VIII, 1re partie, p. 81. Moscou, 1871 (en russe). — ID. Mélanges zoologiques. — Sur l'anatomie des Nématodes. Ibidem. t. X, 2e partie, p. 51, 1874 (en russe). — ID. Sur les parasites de l'Homme rencontrés au Turkestan (Journal du Turkestan, nos 1 et 2, 1872 (en russe).

TRUCY (Ch.). Remarques sur la Filaire de Médine et en particulier sur son traitement (Thèse de Montpellier, no 22, 1878).

WILLEMOES-SUHM (von R.). Ueber Beziehung der Filaria medinensis zu Ichthyonema globiceps (Z. f. w. Z., t. XXIV, p. 161, 1874).

BUIST (J.-S.). Cases of Filaria medinensis (Trans. South. Carolina med. Assoc. Charleston, t. XXIV, 1874, p. 104-108).

MAC NALLY (C.-J.). On Guinea-worm (Indian Ann. med. sc. Calcutta, t. XVII, 1875).

PEREIRA (M.-V.). A Filaria de Medina transportada para a America pelos negros d'Africa ; provas da sua endemicidade na provincia da Bahia, e da sua introducçao no corpo humano pelo estomago (Gazeta med. da Bahia, (2), t. II, p. 151, 1877. Arch. de méd. navale, t. XXVIII, p. 295, 1877).

MENZEL (A.). Filaria medinense (Resoc. sanit. d. Osp. civ. Trieste, t. IV, 1878, p. 400).

SILVA LIMA (da J.-F.). De la Filaire de Médine ou Ver de Guinée rencontrée à l'état endémique dans la province de Bahia, et de son introduction dans le corps humain par l'eau en boisson (Arch. de méd. navale, t. XXXV, p. 395, 1881). Traduction de : Nota sobri a filaria medinense (bicho da Costa) endemicidade d'este parasita na provincia da Bahia, e seu ingresso no corpo humano pela agua em bebida (Gaz. med. da Bahia, 2e s., t. II, 1877, p. 301-316 ; traduit aussi en anglais in The Veterinarian, t. LII, 1879).

HORTON (J.-A.-B.). Guinea-worm in Diseases Trop. Clim, 2e éd. London, 1879, p. 603-643.

ZONTIDES (D.). Ueber einen Fall von Dracunculus oder Filaria medinensis (Wiener med. Presse, t. XIX, p. 1606, 1880).

DICK (F.). The Treatm. of Guinea-worm (Brit. med. Journ. London, 1880, t. II, p. 207).

SIRUS-PIRONDI. Dragonneau (Marseille méd., t. VIII, 1871, p. 238-242).

AMADO (S.). As Filarias (Correis med. d. Lisboa t. II, 1872-73, p. 152-153).

ABLARD. Dermite phlegmoneuse parasitaire (Arch. méd. nav., 1883).

MOSLER (E.). Ueber die medicinische Bedeutung des Medinawurmes (Filaria medinensis) (Wiener med. Presse, t. XXIV, p. 1404, 1475, 1504, 1533 et 1568, 1883).

CARBONNEL (P.). De la mortalité actuelle au Sénégal et particulièrement à Saint-Louis (Thèse de Paris, 1883. Voir p. 26).

CAPUS (G.). Médecins et médecine en Asie centrale (Revue scientifique, p. 168, février 1884).

FAHMY (Ahmed). Contribution à l'étude du Dragonneau observé chez les

Nubiens des régiments nègres du Caire (Thèse de Paris, 1885, 17 p.).
LAFAGE (G.). Cinq Filaires de Médine sur un même sujet : abcès, hématurie (Gaz. méd. de Paris (7), III, p. 173, 1886).
LE FORT (L.). Sur un cas de Filaire de Médine (Bull. de l'Acad. de méd. (2), XVI, p. 22, 1886).
CARPOT (Ch.). Considérations sur les parasites pénétrants de la peau dans les pays chauds et spécialement au Sénégal (Thèse de Bordeaux, n° 23, 1886. Voir p. 55).
LOTA (Fr.-L.). Deux ans entre Sénégal et Niger. Contributions à la géographie médicale du Soudan français (Thèse de Paris, 1887. Voir p. 58).
OSTROGLASOW (W.-M.). Un cas de filaire de Médine à Moscou (en russe). Moscou, 1888, in Soc. imp. des amis des sc. natur., t. L, p. 29-32.
RAILLIET (A.). De l'occurrence de la Filaire de Médine chez les animaux (Bull. soc. zool. de France, t. XIV, 1889, p. 73).
VELO (G.). Caso di Filaria medinensis (Riv. Venet. Sc. Med. Ann., 1891, t. XIV, p. 50).
CHARLES, HAVELOK (R.). Hist. of the male Filaris medinensis (Scientif. mem. med. offic. arm. of India, t. VII, 1892).
EMILY. Un nouveau traitement du Ver de Médine (Arch. méd. nav., 1894, p. 460).

Filaria sanguinis hominis (1) (fig. 66).

Cette Filiaire a les deux extrémités arrondies, la bouche dépourvue de papilles et inerme, l'œsophage un peu renflé à l'extrémité, séparé par une constriction de l'intestin ; le tégument est finement strié en travers, de couleur blanche. Le mâle est long de 83 millimètres, large de $0^{mm},4$, il a l'extrémité postérieure enroulée en spirale et possède deux paires de papilles préanales, deux paires de papilles post-anales et deux spicules inégaux. La femelle atteint jusqu'à 155 millimètres de longueur, sur une largeur de $0^{mm},7$ environ ; elle a

(1) Syn. : *Trichina cystica* Salisbury, 1868 ; *Filaria sanguinis hominis*, Lewis, 1872 ; *Fil. sanguinis hominis ægyptiaca*, Sonsino, 1874 ; *Fil. dermathemica*, da Silva Aranjo, 1875 ; *Fil. Wuchereri*, da Silva Lima, 1875 ; *Filaria Bancrofti*, Cobbold, 1877 ; *Fil. sanguinis hominis nocturna*, Manson, 1891. D'aucuns des helminthologistes actuels adoptent pour cet animal le nom de *F. Bancrofti*, alors que la priorité appartient évidemment à *Fil. cystica*. Les lois de la nomenclature veulent que l'on reprenne ce dernier nom, si l'on change celui de *F. sanguinis hominis*, qui est généralement admis. Il nous a paru inutile de modifier ce nom tant que la lumière n'est pas faite au sujet des différentes espèces qui auraient été primitivement confondues sous cette appellation.

la vulve située à 2^{mm},5 de l'extrémité antérieure ; elle est vivi-

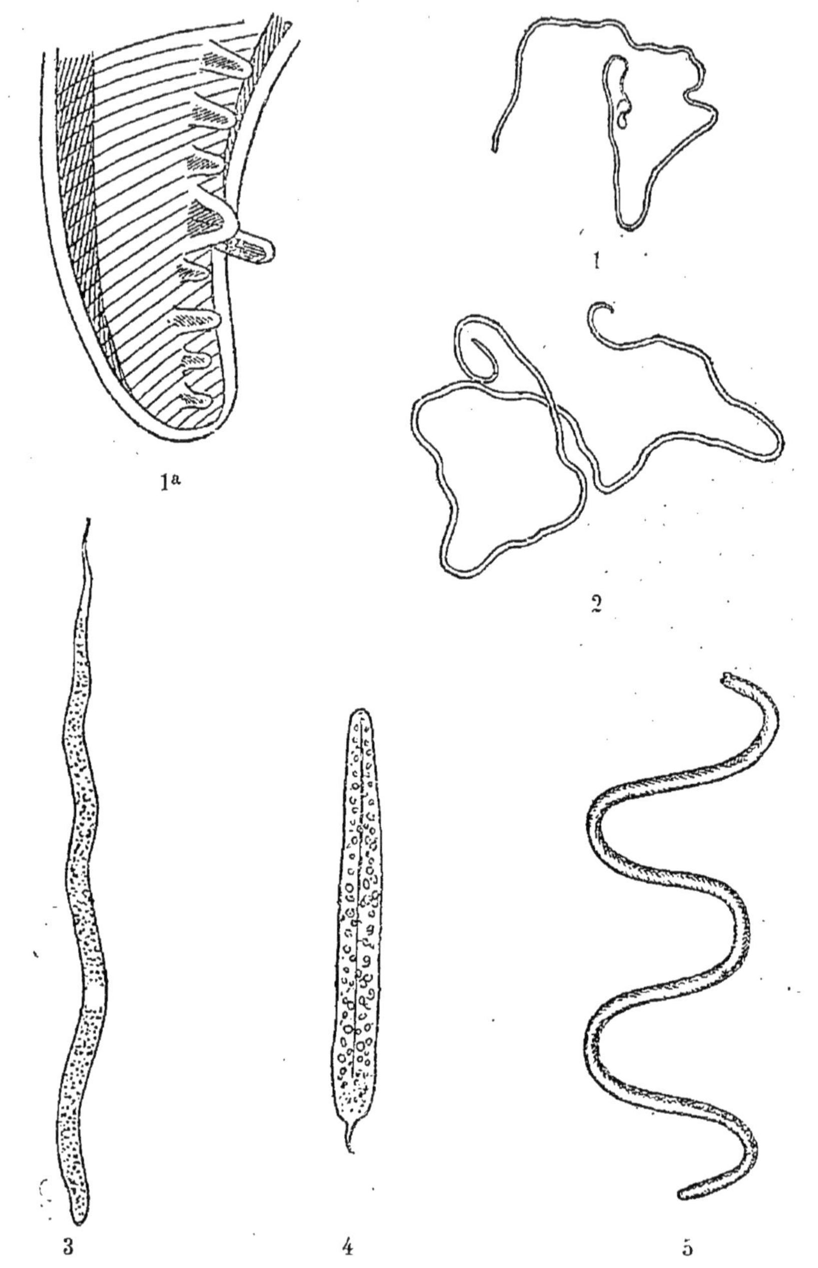

Fig. 66. — *Filaria sanguinis hominis*. — 1, mâle. — 2, femelle de grandeur naturelle. — 1a, extrémité postérieure du mâle. — 3, embryon pris dans le sang. — 4, larve prise dans le Cousin. — 5, larve prise dans l'eau (1 et 2 d'après Magalhães, 4 et 5 d'après Manson).

pare et exceptionnellement ovipare ; les œufs mesurent 38 μ

de long sur 14 de large; les embryons qu'on trouve dans le sang mesurent 270 à 340 μ de large, leur extrémité antérieure est mousse, la postérieure pointue; on ne distingue point d'organes; ils sont souvent entourés d'une sorte de gaine due peut-être à une mue.

A l'état adulte, cet animal, qui reste fort agile, vit chez l'Homme dans les vaisseaux lymphatiques et on l'a aussi trouvé dans le ventricule gauche du cœur. On ignore la façon dont il se comporte, depuis son arrivée dans l'intestin jusqu'au moment où il échoue dans l'appareil lymphatique; on ne sait où il devient adulte et s'accouple; la Filaire du sang peut vivre des années dans le corps de son hôte, dans le sang duquel on trouve des embryons, en quelque pays qu'il aille habiter (1).

On n'est pas fixé sur le temps qui s'écoule entre l'invasion de la Filaire dans le tube digestif et l'époque à laquelle apparaissent les phénomènes pathologiques qu'elle détermine, et l'estimation qu'en font les auteurs varie entre 9 mois et plus de 18 mois.

Ce parasite a été rencontré dans presque tous les pays tropicaux, dans l'Inde, la Chine, le Japon, l'Australie, Queensland, les îles de la Polynésie; en Égypte, en Algérie, en Tunisie, à Madagascar, à Zanzibar, au Soudan, dans le sud des États-Unis d'Amérique, au Brésil, aux Antilles. On peut l'observer de temps à autre en Europe sur des sujets de retour des pays infestés (2).

L'histoire de la *Filaria sanguinis hominis* présente des particularités extrêmement curieuses qui ont été bien établies

(1) Ex.: cas de Moty: durée 10 ans.

(2) La Filariose a été observée récemment en Europe chez un sujet hématochylurique qui n'avait jamais quitté l'Espagne; d'après les renseignements donnés par Font, deux cas semblables, dans lesquels le parasite n'a pas été recherché, auraient été constatés un peu auparavant dans la même localité.

dans ces derniers temps, principalement par les travaux du Dr Manson, médecin des douanes anglaises à Amoy (Chine), dont le nom est désormais inséparable de celui du parasite.

Disons d'abord que les premières données au sujet de cet animal sont dues au chirurgien français Demarquay, qui, en 1863, en trouvait des larves dans le liquide d'un hydrocèle chez un Havanais venu à Paris; ces larves furent suffisamment décrites et figurées. Quelques années plus tard, Wucherer, sans connaître l'observation de Demarquay, retrouva les mêmes larves à Bahia, dans l'urine de 28 malades atteints de chylurie. Puis un certain nombre d'observateurs les rencontrèrent, tant dans les mêmes conditions, que dans le sang, les larmes, le produit de sécrétion des glandes de Meibomius, chez des sujets atteints d'éléphantiasis et chez d'autres, sains en apparence.

Bancroft, en Queensland, découvrit alors, en 1876, une Filaire adulte dans un abcès lymphatique du bras, puis dans une hydrocèle, et la même observation fut répétée par plusieurs médecins jusqu'à ce que, en 1881, Manson la rencontra enfin dans un vaisseau lymphatique, ce qui établissait son habitat réel; il fut admis de suite que, les embryons, plus anciennement connus, étaient produits par cette Filaire et la question parut définitivement élucidée, après les travaux de Manson, qui établissaient les migrations du parasite et donnaient le cycle complet de son évolution (1).

Il fut admis, en résumé, que cette Filaire, à l'état parfait, est toujours logée dans les vaisseaux lymphatiques, en amont des ganglions, qu'elle ne peut traverser à cause de ses dimensions; les larves seules franchissent cet obstacle, car leur largeur ne dépasse pas de beaucoup celle des hématies, et c'est ainsi qu'elles peuvent gagner les vaisseaux sanguins;

(1) C'est en 1886 que le mâle fut découvert à Rio-de-Janeiro par Figueira di Saboia, puis, en 1888, par Bourne et Sibthorpe dans l'Inde.

une certaine quantité de larves s'en va dans les canalicules urinaires par les vaisseaux des glomérules de Malpighi et elles sont rejetées avec l'urine ; celles-ci sont destinées à périr et ne peuvent évoluer.

Fait qui semble mis hors de doute par de nombreuses observations, ces larves ne se montrent dans le sang que pendant la nuit, pendant le sommeil de leur hôte et on peut les recueillir alors en quantité ; on ne les y retrouve pas pendant le jour, ou à l'état de veille. On a pu intervertir leurs périodes de présence dans le sang, en effet, en faisant dormir pendant le jour et inversement, les sujets en expérience. Leur nombre s'accroît jusque vers le milieu de la nuit, puis diminue ensuite. Depuis le milieu du jour jusqu'au soir on n'en trouve aucune dans le sang. Il est vraisemblable que ces animaux se retirent dans les gros vaisseaux pendant le temps de veille, pour n'envahir la circulation périphérique que pendant les périodes de sommeil (1) ; quoi qu'il en soit, le nombre de ces larves est souvent fort élevé et on a pu calculer que le sang d'un individu pouvait en contenir 140.000 (2).

(1) On a constaté que les larves d'une espèce voisine de celle-ci, la *Filaria immitis* du Chien, se retirent pendant le jour dans les gros vaisseaux du thorax et de l'abdomen.

(2) V. Linstow donne l'explication suivante de l'intéressante particularité que présente la Filaire de quitter les vaisseaux périphériques pendant le jour : A mon sens, dit-il, cette périodicité est due à ce que, pendant le sommeil, les vaisseaux capillaires de la peau se relâchent un peu et deviennent plus larges, tandis que, à l'état de veille, leur tonus plus élevé les rend plus étroits ; les Filaires plus volumineuses que les hématies ne peuvent plus circuler dans ces vaisseaux étroits et vont dans les ramifications plus larges, dans la profondeur de la peau.

On avait admis, entre autres théories, pour expliquer la périodicité de la présence des embryons dans le sang, une reproduction également périodique des œufs par la femelle et la destruction des individus qui avaient séjourné quelques heures dans le sang, mais cette hypothèse tombe devant le fait que l'on peut changer à volonté les heures pendant lesquelles le parasite se trouve dans le sang et l'analogie avec ce qui se passe pour la *Filaria immitis* du Chien, ne permet pas de douter que les choses ne se passent comme nous l'avons dit.

Ces larves ne peuvent en aucun cas devenir directement adultes chez l'Homme et celles qui sont rejetées au dehors, comme nous le verrons plus loin, par l'intermédiaire de l'urine et autres produits de l'organisme, ne tardent pas à périr. Une migration passive doit intervenir pour leur permettre de continuer leur évolution et les conditions de cette migration, qui a lieu d'une façon extrêmement remarquable, ont été également établies par les recherches de Manson.

L'hôte intermédiaire est le Moustique (1) et il faut qu'il vienne prendre les embryons de la Filaire dans le sang : comme les vulgaires Cousins de nos pays, dont ils sont très proches parents, les mâles vivent du suc des fleurs et les femelles seules sont sanguinaires. La femelle de cet animal vient donc piquer l'Homme pendant la nuit, pour se gorger de sang. Or, les larves de la Filaire, avons-nous dit, envahissent précisément la circulation périphérique pendant le sommeil; il en résulte qu'avec le sang, l'Insecte avale de jeunes Filaires : ces embryons se transformeront en larve dans leur hôte nouveau; le Moustique, peu de temps après, va pondre ses œufs dans l'eau, comme le font ses congénères, les Cousins, et elle meurt aussitôt après, à côté de sa ponte : le cadavre de l'Insecte, en se détruisant, met les larves de Filaire en liberté dans l'eau et ces larves attendront l'occasion de passer avec les boissons dans l'estomac de l'Homme.

Voici, au reste, comment les choses se passent : arrivées dans le tube digestif du Moustique, les jeunes Filaires, qui peuvent être au nombre de 30 à 40 et plus, se débarrassent de la mince membrane qui les enveloppait et leur corps change de forme : il se raccourcit et s'élargit; elles sont alors immobiles, puis elles s'allongent, leur tube digestif se dessine, des papilles

(1) D'après Manson, diverses espèces de *Culex* peuvent puiser des embryons dans le sang de l'Homme, mais à Amoy une seule, indéterminée, offre des conditions propres à leur développement et rep ésente l'hôte intermédiaire de la Filaire.

apparaissent à l'extrémité caudale. Du sixième au huitième jour, elles mesurent $1^{mm},5$ de long sur $0^{mm},3$ de large et sont devenues très actives ; ces larves sont alors à maturité.

Mais la plupart des femelles de Moustiques ne vivent pas assez longtemps pour assurer la maturité de leurs parasites ; elles pondent et meurent, en effet, du cinquième au sixième jour après qu'elles ont sucé le sang ; c'est à peine s'il s'en trouve 10 à 15 p. 100 capables d'atteindre le septième jour, et il en résulte que la pullullation des Filaires se trouve ainsi notablement réduite, les larves de ces animaux n'étant pas aptes à vivre dans l'eau avant ce délai.

Il faut dire, maintenant, que les observations de Manson ont été confirmées par Lewis et que, par contre, Myers est arrivé à des résultats négatifs, en ce qui concerne les rapports de la Filaire du sang avec le Moustique : il n'est pas impossible, dit Grassi, que, à côté de la *Filaria cystica*, il y ait chez l'Homme une deuxième Filaire du sang, pour laquelle le Moustique n'est pas l'hôte intermédiaire. On n'est pas fixé sur ce point, et au reste, comme nous le verrons plus loin, il se pourrait qu'il y eût même plus de deux espèces de Filaires vivant dans le sang de l'Homme : Manson a en effet décrit comme distinctes de la Filaire anciennement connue et qu'il appelle maintenant *F. nocturna*, deux autres formes, les *F. diurna* et *perstans*, dont les migrations sont encore inconnues et que nous décrivons plus loin d'après cet auteur (1).

(1) Il est difficile de ne pas faire la remarque que, si l'on *totalise* le temps pendant lequel on trouve dans le sang, les trois Filaires dont nous parlons, on arrive à dire qu'on peut trouver des Filaires à toute heure dans le sang de l'Homme. Les cas de Filaire observés pendant l'état de repos dans le sang sont infiniment plus nombreux, mais si l'on adopte l'opinion de v. Linstow, sur la cause mécanique de la présence de ces animaux dans le sang à certaines heures du jour, on ne peut s'empêcher de penser que peut-être on n'a pas tenu suffisamment compte de l'état physiologique des malades observés porteurs des Filaires nouvellement décrites (*perstans* et *diurna*). Est-ce que l'hypérémie ne permettrait pas le passage des jeunes Filaires dans le sang??

Pathologie. — On a donné le nom de *filariose* à l'ensemble des phénomènes pathologiques attribués à la présence dans l'organisme de la Filaire du sang; plusieurs affections graves, depuis longtemps connues dans les pays chauds et dont on ne soupçonnait pas les rapports, rentrent dans ce cadre; tels sont l'*éléphantiasis des Arabes*, la *chylurie intertropicale*, etc. Ces phénomènes ont été étudiés sous leurs formes très diverses dans un grand nombre de publications; d'après l'opinion généralement admise, ils représentent des formes particulières de la même maladie, le plus souvent isolées, parfois existant simultanément chez le même malade, ou alternant entre elles, toujours liées à la présence de ces Entozoaires dans l'appareil circulatoire. Il n'est pas hors de propos de dire ce que sont ces maladies et d'indiquer le mécanisme par lequel elles sont produites.

Faisons remarquer tout d'abord que la *Filariose* peut s'observer sur des individus de toute race, quels que soient leur sexe et leur âge; l'infestation de l'organisme peut pendant longtemps, ne se manifester par aucun trouble, et c'est parfois le hasard qui révèle la présence des parasites dans le sang; tôt ou tard apparaissent l'anémie, le gonflement de la rate, et particulièrement des lymphangites, des tuméfactions lymphatiques profondes ou superficielles, dont le siège est très variable, mais qui se montrent plus souvent au testicule et au cordon. Il n'est pas rare d'observer aussi une sorte d'éléphantiasis qui frappe les extrémités inférieures. La chylurie ou l'hématurie, l'inflammation des reins et d'autres parties de l'appareil urinaire, celle du péritoine, etc., s'observent également dans la *filariose* (1).

(1) D'après Manson, la forme de la maladie lymphatique, dans la filariose, dépend de la situation occupée par la Filaire dans les vaisseaux lymphatiques ; elle est encore en relation avec l'oblitération d'un vaisseau ou d'un département lymphatique.

« Si l'obstruction est partielle, dit Manson, il n'en résulte que des

La forme d'éléphantiasis due à la filariose a reçu le nom d'*éléphantiasis des Arabes* (1) : il ne faut pas la confondre avec l'*éléphantiasis des Grecs*, bien que les deux affections puissent coexister chez un même malade ; elle est caractérisée par le gonflement plus ou moins considérable de la peau et des tissus sous-jacents : cette affection se développe principalement sur les parties inférieures du corps et l'on a vu, sous son influence, la jambe atteindre jusque 97 centimètres de circonférence; souvent apparaissent, sur la partie malade, des excoriations, des ulcérations, qui laissent suinter un liquide abondant qui n'est autre chose que la lymphe.

La maladie est essentiellement chronique et de durée pour ainsi dire indéfinie. Dans l'immense majorité des cas, l'affection une fois constituée reste stationnaire ou continue à progresser lentement. Elle n'entraîne pas, d'ordinaire, de perturbations dans la santé générale, et les patients jouissent d'une santé relative, tout en étant pâles, anémiés, fatigués par les

varices lymphatiques ; mais, grâce aux anastomoses, la circulation de la lymphe reste ininterrompue et charrie jusqu'au sang les embryons de Filaire. Les conséquences de l'obstruction partielle seront le lympho-scrotum, la chylurie ou les engorgements ganglionnaires.

« Si l'obstruction est complète, deux cas se présentent : la lymphe accumulée dilate tellement les vaisseaux, qu'ils arrivent à se rompre, et il en résulte une lymphorrhagie plus ou moins permanente. Alors la lymphe ne stagne pas complètement, mais elle circule en rétrogradant et reste fluide. Les symptômes qui se produiront en pareille circonstance seront la lymphorrhagie du scrotum ou de la jambe et l'engorgement variqueux des ganglions : on rencontrera des embryons dans ces derniers ; on en trouvera peut-être dans l'écoulement de lymphe, mais jamais dans le sang.

« S'il ne se produit pas de rupture des vaisseaux lymphatiques, la lymphe stagne complètement et s'accumule dans les tissus voisins des ganglions. Ceux-ci s'indurent; les tissus aussi, et l'éléphantiasis apparaît. On ne trouve pas d'embryons dans le sang, parce que pas un d'entre eux ne peut traverser les ganglions, et la Filaire mère périt, étouffée, pour ainsi dire, par ses jeunes et par la lymphe qui s'organise. Conséquemment, il sera impossible de découvrir les embryons dans le sang ou dans la lymphe, lorsqu'on se trouvera en présence d'un cas d'éléphantiasis vrai, sans complication. »

(1) Le nom d'*éléphantiasis des Arabes* vient de ce que la première bonne étude de cette maladie a été faite par les médecins arabes Rhazès et Avicenne.

moindres excès, prédisposés aux phlegmasies; il n'y a point de trouble général grave, même parfois aucun malaise, mais, quand la partie atteinte a acquis un volume excessif, l'affection met obstacle à tout travail, devient pour le patient une cause de misère et de préoccupation morale, qui le conduisent au marasme, s'il ne consent à accepter les chances d'une opération. Dans certaines conditions on voit apparaître de la suppuration, avec ou sans accidents septicémiques, ou de la gangrène.

La Filaire du sang et ses embryons détermineraient la maladie dont nous parlons, en obstruant directement ou indirectement les ganglions et les vaisseaux ; la lymphe, ne pouvant plus circuler, s'accumule dans les vaisseaux, puis se répand dans les tissus voisins, qu'elle modifie profondément dans leur structure : survienne une légère solution de continuité dans la peau et l'on verra la lymphe couler au dehors. Dans les cas d'éléphantiasis, les embryons de la Filaire n'apparaîtraient pas dans le sang, retenus qu'ils sont, dit-on, par les ganglions au travers desquels ils ne peuvent passer.

L'ascite chyleuse, qu'on observe assez fréquemment au cours de la filariose, s'expliquerait également par un simple obstacle mécanique au cours de la lymphe.

On donne le nom de *chylurie* ou de *hémato-chylurie*, à une maladie endémique, observée dans la plupart des contrées tropicales ou subtropicales, très rare partout ailleurs, peu fréquente, au reste, dans la filariose (1 cas sur 85 d'après Manson), offrant comme caractère le plus saillant l'émission d'urine sanglante ou lactescente (1), ou même présentant

(1) L'aspect laiteux de ces urines est dû essentiellement à des granulations de nature graisseuse, dans un état de division extrême : sous un grossissement de 300 à 350 diamètres, elles n'apparaissent que comme une fine poussière disséminée dans tout le liquide et animée d'un mou-

les deux caractères à la fois, se coagulant spontanément; la maladie est le plus souvent chronique et d'une durée variable, irrégulièrement périodique dans ses manifestations (1), assez rarement grave et susceptible de guérison spontanée.

Les caractères anormaux de l'urine sont dus vraisemblablement à la rupture, sous l'influence de la Filaire, des capillaires sanguins et lymphatiques de l'appareil urinaire. Il est probable, et le fait est admis par quelques-uns, que c'est bien la lymphe qui passe dans les urines, mais l'anatomie pathologique n'en a pas encore fourni la preuve certaine : on peut seulement dire que ces urines, susceptibles de se coaguler, ont bien l'aspect du chyle et en contiennent les éléments, globules, albumine, graisse, etc. ; on y trouve de plus une très grande quantité de cylindres fibrineux semblables à ceux que l'on observe dans beaucoup d'affections du rein et enfin, quand l'urine contient du sang, les organismes caractéristiques de la maladie, les embryons de Filaire, qui sont éliminés en quantité par le rein.

Disons enfin que, pour Beukema, la Filaire du sang peut ne déterminer que des hémoptysies, sans aucun des symptômes habituels de la filariose ; dans ces cas, observés au Japon, les crachats contiennent un grand nombre d'embryons de Filaire.

Il faut noter maintenant que plusieurs auteurs n'admettent

vement brownien. Les filtres en papier ne retiennent pas ces granulations, aussi l'urine filtrée reste-t-elle aussi trouble qu'auparavant. On a vu des malades rendre des urines chyleuses pendant de longues années.

C'est par la coïncidence de la chylurie avec les tumeurs et les varices lymphatiques, qu'on peut être amené à soupçonner la filariose et à confirmer le diagnostic en recherchant le parasite dans le sang.

(1) Les urines peuvent passer tout à coup de la limpidité parfaite à l'état lactescent ; l'aspect et la coloration peuvent varier d'un jour à l'autre et même de miction à miction. La quantité et la réaction des urines restent normales.

pas qu'il y ait des rapports de cause à effet, entre la filariose et l'éléphantiasis (Sonsino, Innes, Guès, etc.) ; il semble en effet démontré que cette dernière affection puisse exister en dehors de la Filaire (1). Mais cela n'infirme pas, jusqu'ici du moins, les idées émises par Manson au sujet des troubles pathologiques que peut déterminer la présence de la Filaire chez l'Homme, car il n'est pas impossible que des causes d'un ordre tout différent puissent, quelquefois, être la cause de symptômes très analogues à ceux que l'on l'observe dans la filariose.

Traitement. — La guérison de la filariose est fréquente, spontanée, imprévue, survenant souvent à l'occasion d'un changement de climat, qui sans doute tue les Filaires. C'est donc, en somme, l'émigration et le séjour loin des pays chauds, qui constitue le meilleur traitement; toutes les médications sont incertaines et le traitement médical de la Filariose reste à trouver ; on a essayé, sans succès certain, l'administration à l'intérieur de très nombreuses substances. Dans les cas de chylurie, qui ne comportent généralement pas un pronostic très grave, on fait surtout de la médecine de symptômes. S'il s'agit de l'éléphantiasis, de pronostic très sérieux, l'intervention chirurgicale est un palliatif que l'on doit tenter, surtout quand le volume et le poids de la partie

(1) Citons en particulier à ce sujet le travail du Dr Guyot, *Un cas d'éléphantiasis indigène* (Arch. de méd. navale, t. LVIII, 1892, p. 192), et id., *Autre cas d'éléphantiasis des Arabes observé en Bretagne*, *ibid.*, 1893, p. 115. Les Filaires, recherchées avec soin, ont fait défaut dans la première observation ; elles n'ont pas été cherchées dans le second cas. L'auteur y donne le renseignement intéressant, d'après P. du Châtelier, que l'éléphantiasis des membres inférieurs n'est pas absolument rare, dans la région de Pont-l'Abbé, parmi les personnes qui se livrent à la récolte du varech. Voir aussi sur cette donnée récente que l'œdème éléphantiaque n'est autre chose que de la lymphangite chronique et que l'éléphantiasis est un complexus symptomatique commun à plusieurs maladies, Bayet, *Pathogénie de l'éléphantiasis* (Journ. des mal. cutanées et syphilit., 1893) et Sabouraud (R.), *Sur la parasitologie de l'éléphantiasis nostras* (Ann. de dermat. et de syphyligr., 1892) (Streptocoque de Fehleissen).

malade sont la cause d'une gêne pénible. En général l'opération n'entraîne pas de suites fâcheuses et les amputés guérissent rapidement; l'on dit que, dans plusieurs cas, on a pu arrêter les progrès de la maladie en extrayant la Filaire mère d'abcès lymphatiques superficiels, mais les cas doivent être bien rares dans lesquels on peut ainsi supprimer la cause de l'infestation.

Prophylaxie. — Ce que nous avons dit, — en admettant que les parasites n'arrivent pas par la peau, — nous dispense d'insister sur la prophylaxie des affections produites par la Filaire du sang de l'Homme; l'éléphantiasis des Arabes, la chylurie et certaines formes d'hématurie intertropicale, disparaîtraient, si l'on prenait la précaution de ne jamais boire que de l'eau filtrée ou bouillie, et de s'abstenir de manger crus les végétaux cultivés.

Filaria diurna (Manson, 1891) (1).

Cette Filaire n'est jusqu'ici connue que par ses embryons, qui ressemblent tout à fait à ceux de la Filaire ordinaire du sang, à cela près que les granulations de l'intestin font défaut et qu'elle n'apparaît dans le sang que pendant l'état de veille.

Manson a trouvé cet animal dans le sang de plusieurs nègres de la côte occidentale d'Afrique (Congo, Vieux Calabar); il le considère comme représentant l'état embryonnaire de la *Fil. loa* (v. p. 350); le point de départ de cette hypothèse est que l'un des malades observés par le savant anglais, avait eu autrefois sous la conjonctive un *Fil. loa* qui n'aurait pas été extrait; l'aspect des embryons correspondait aussi, exactement, avec les dessins d'embryons du *Loa*, communiqués à l'auteur par Leuckart. Ces deux raisons ne sont pas convaincantes.

(1) Syn. : *Filaria sanguinis hominis* var. *major*, Manson, 1891.

Si la *Fil. diurna* est bien distincte de la *F. sanguinis hominis*, c'est nécessairement un animal différent du Moustique, et d'habitudes diurnes, qui lui sert d'hôte intermédiaire (1).

Filaria perstans (Manson, 1891) (2).

Cette Filaire, comme la précédente, n'est connue qu'à l'état embryonnaire et a été également trouvée par Manson ; les embryons sont beaucoup plus petits que ceux de la *Fil. sanguinis hominis* et de la *Fil. diurna;* ils ne sont pas comme les précédents, enveloppés d'une gaine ; ils ne mesurent que 200 μ de longueur, dimension inférieure à celle de l'embryon de la Filaire du sang ; leur extrémité postérieure est aussi obtuse et non effilée ; ils possèdent enfin un petit rostre rétractile et un tube digestif déjà tout formé ; ils sont très mobiles et très contractiles et on peut les trouver dans le sang des malades à toute heure du jour et de la nuit.

Cette Filaire jouit aussi d'une très grande longévité ; on trouve ses embryons dans le sang de l'Homme, des années après que celui-ci a quitté le pays où le parasite est répandu. Manson les a vus chez un nègre qui avait quitté l'Afrique depuis six ans. On n'a jusqu'ici trouvé cette Filaire, comme la précédente, que dans le sang des nègres de la côte occidentale ou des districts adjacents de l'Afrique tropicale, et les nombreuses recherches faites en d'autres régions n'ont donné aucun résultat (3). Manson l'a vu deux fois en compagnie de la Filaire ordinaire du sang.

(1) Voir la note de la page 337.

(2) Syn. : *Fil. sanguinis hominis* var. *minor*, Manson, 1891.

(3) Manson ayant trouvé ce parasite chez un patient atteint de la *maladie du sommeil* ou *nélavan*, propre à l'Afrique occidentale, émet l'opinion qu'elle serait sous la dépendance de ce parasite ; il tend aussi à regarder l'affection cutanée appelée *craw-craw* dans les mêmes contrées, comme produite par cette Filaire (V. *Rhabditis Nyellyi*, p. 301). Blanchard, *Hématozoaires*, t. II, p. 163 et suiv., donne quelques détails inédits communiqués à ce sujet par Manson. Quoi qu'il en soit, voici comment Manson explique la genèse de la maladie du sommeil : il faut admettre

DEMARQUAY. Note sur une tumeur des bourses contenant un liquide laiteux (galactocèle de Vidal) et renfermant de petits êtres vermiformes que l'on peut considérer comme des helminthes nématoïdes à l'état d'embryon (Gazette médicale, (3), t. XVIII, 1863, p. 665).

SONSINO (P.). Ricerche intorno alla Bilharzia hœmatobia in relazione colla ematuria endemica dell' Egitto, e nota intorno ad un nematoido trovato nel sangue umano (Rendic. della r. Accad. delle sc. fis. e nat. di Napoli, 1874).

ID. Sugli ematozoi come contributo alla fauna entozoica egiziana (Le Caire, in-8°, 1877).

ID. Filaria sanguinis hominis, lymphocele, lymphuria e outras affeiçãos concomitantes (Gaz. med. da Bahia, 1883, p. 177 e 228).

ID. Il ciclo vitale della Filaria sanguinis hominis (Atti della Soc. toscana di sc. nat. Proc. verb., t. IV, 1884, p. 102).

ID. A new series of cases of Filaria sanguinis parasitism observed in Egypt; with the results of experiments on filariated suctorial insects (Med. Times and Gazette, t. II, 1883, p. 430, 367, 421).

ID. La Filaria sanguinis hominis osservata in Egitto, e gli esperimenti intorno al suo passaggio nelle zanzare e in altri insetti ematofagi (Giornale della r. Accad. di med. di Torino, (3), t. XXXII, 1884, p. 365).

COBBOLD (T.-Sp.). On Filariæ and other parasites in relation to endemies and epizooties (Trans. of the epidemiol. Soc. of London, (2), I, 1881, p. 112).

MANSON (P.). Remarks on lymph-scrotum, elephantiasis and chyluria (China customs med. reports, t. X, 1875, p. 1).

ID. Observations on lymph-scrotum and allied diseases (Med. Times and Gazette, novembre 1875).

ID. Further observations on Filaria sanguinis hominis (China customs med. reports, t. XIV, 1877, p. 1).

ID. Additional notes on Filaria sanguinis hominis and Filaria disease (Ibidem, t. XVIII, 1880, p. 31; t. XX, 1881, p. 13. The Lancet, 1881, t. I, p. 10).

ID. Notes on Filaria disease (Ibidem, t. XXII, p. 1, 1882).

ID. The Filaria sanguinis hominis, and certain new forms of parasitic diseases in India, China and warm countries. London, in-8°, 1883.

ID. La métamorphose de la Filaria sanguinis hominis dans le Moustique (Arch. de méd. navale, t. XLII, 1884, p. 311).

d'abord, qu'il existe chez le patient et dans son appareil circulatoire, une ou plusieurs Filaires adultes : les embryons tombent dans le sang, envahissent les capillaires et séjournent sous la peau ; leur présence détermine une éruption papulo-vésiculeuse prurigineuse ; par le grattage les vésicules sont déchirées et le parasite est mis en liberté. Il peut ainsi arriver dans l'eau et, directement ou indirectement, à la faveur des boissons, gagner l'intestin de l'Homme, pour arriver finalement dans l'appareil vasculaire et être le point de départ d'un nouveau cycle. — Ce n'est là qu'une hypothèse, dans laquelle cette Filaire se comporte d'une façon absolument différente de la Filaire ordinaire.

Id. The Metamorphosis of Filaria sanguinis hominis in the Mosquito (Transact. of the Linn. Soc. of London, (2), t. II, 1884, p. 10 et 367).

Id. The Filaria sanguinis hominis major and minor, two new species of hæmatozoa (The Lancet, 1891, t. I, p. 4).

Id. Filaria sanguinis hominis diurna et perstans (Revue d'hyg., t. XIII, 1891, p. 734).

Id. La Filaire du sang et la maladie du sommeil des nègres (Revue scientif., t. II, 1891, p. 316).

Id. The geographical distribution, pathological relations, and life history of Filaria sanguinis hominis diurna and of Filaria sanguinis hominis perstans, in connexion with preventive medicine (Transact. of the 7th internat. Congress of hygiene and demography, I, 1892, p. 79).

Id. The Treatment of Filaria sanguinis hominis (The Lancet, 1892, t. II, p. 765).

Manson (P.). On the production of artificial ecdysis in the Filaria sanguinis hominis nocturna, and the significance of the sheath and cephalic armature of his parasite (British med. Journal, t. I, 1893, p. 792).

Id. The Filariæ sanguinis hominis and Filaria disease, in Andrew Davidson, Diseases of warm Climates, p. 738, 1893. Voir aussi p. 503, 944, 961.

Neill (J.-O'). On the presence of a Filaria in « Craw-craw » (The Lancet, 20 février 1875).

Cauvet (B.). Examen de l'urine d'un Arabe atteint d'hématurie intermittente (Arch. de méd. navale, t. XXVI, 1876, p. 360).

Moura (J. de). Da Chyluria. Rio-de-Janeiro, 1877.

Silva Lima (J.-F. da). Novos factos para a historia da Filaria de Wucherer; descobrimento da Filaria adulta no Rio-de-Janeiro; carta do Dr Pedro S. de Magalhães (Gaz. med. da Bahia, (1), t. II, 1877, p. 538).

Id. Mais alguns factos em relaçao as Filarias (Gaz. med. da Bahia, (2), t. V, 1881, p. 441).

Id. Novas Filarias no sangue humano (Gazeta med. da Bahia, 1891, p. 406 et 415).

Silva Araujo (A.-J.-P. da). A Muriçoca e as Filarias Wuchereri (Ibidem, (2), t. III, 1878, p. 385).

Id. Algunas particolaridades sobre a Filaria sanguinis (Ibidem, 1879).

Id. Memoria sobre a filariose ou a molestia produzida por una nova especie de parasita cutaneo (Bahia, 1875, in-8° de 39-86 p. avec 2 pl.).

Id. Tratamento da elephancia pela electricidade (Gazetta med. da Bahia, 1879, n° 10).

Magalhaes (P. S. de). O Progresso medico, 15 nov. 1877 (Arch. de med. navale, t. XXIX, 1878, p. 208).

Id. Découverte de Filaires embryonnaires dans l'eau potable de la Carioca (Rio-de-Janeiro). O Progresso medico, 15 déc. 1877 (Arch. de méd. navale, t. XXIX, 1878, p. 313).

Id. As micro-filarias na agua da Carioca. Rio-de-Janeiro (Gaz. med. de Bahia, (2), t. III, 1878, p. 13).

Id. Descripção de una especie de Filarias encontradas no coraçao humano precedida de uma contruibuição para o estudo da filariose de Wucherer (Revista dos cursos da Faculdade de med. de Rio-de-Janeiro, t. III, 1886).

Id. A relensa « nova Filaria » do Sr. professor Chapot-Prevost (Gazeta med. da Bahia, t. XXIV, 1892, p. 11).

Id. Note à propos des manifestations chirurgicales de la Filariose (Revue de chirurgie, 1892).

Silva (J. da). Novas investigaçoes sobre a Filaria sanguinis hominis (Gaz. med. da Bahia, (2), III, 1878, p. 395 e 537).

Chassaniol et Guyot. Observation d'hématurie graisseuse ou chyleuse à Taïti (Arch. de méd. navale, t. XXIX, 1878, p. 61).

Hoysted (F.). Filaria sanguinis (The Lancet, 1879, t. I, p. 317).

Myers (W.-W.). Observations on Filaria sanguinis hominis in south Formosa (China customs med. reports, t. XXI, 1880-1881, p. 1. Trans. of the epidemiol. Soc. of London, (2), I, 1881-1882, p. 126).

Id. Filaria sanguinis hominis (The Lancet, 1881, t. II. British med. Journal, t. I, 1882).

Id. Further observations on Filaria sanguinis hominis in south Formosa. Med. Reports of the imp. maritime Customs in China, t. XXXII, 1886-1887 (Revue d'hyg., t. X, 1888, p. 640).

Mackenzie (St.). A case of filarian hemato-chyluria (The Lancet, 1881, t. II. Arch. de méd. navale, 1882, p. 247).

Id. The Filaria sanguinis hominis (The Lancet, 1887, t. I, p. 100).

Id. Further observations on Filaria hominis in south Formosa (Ibidem, 1887, t. I, p. 732).

Barth (H.). La Filaire du sang et les maladies filariennes (Union méd., t. XXXVII, 1884, p. 669).

Hirsch (A.). Ueber Filaria sanguinis hominis (Ver handl. der Berliner med. Gesellschaft, t. XIII, 1881-1882, p. 213. Berliner klin. Woch., XIX, 1882, p. 613).

Roy. Filaria sanguinis hominis (The Lancet, 1882, t. I).

Ferrand. De la Chylurie (Union méd., (3), t. XXXIV, 1882, p. 625).

Wernicke (R.). Consideraciones a proposito de un caso de quiluria observado en la policlina del circulo medico argentino. Buenos-Aires, 1882.

Hillis. Notes on a case of hœmato-chyluria (Demerara) (The Lancet, 1882, t. II).

Scheube (B.). Die Filaria-krankheit (Volkmann's Sammlung klin. Vorträge, n° 232, 1883).

Lyle (W.). On the endemic hæmaturia of the south-east coast of Africa (Med. chir. Transact. London, t. LXVI, 1883, p. 113).

Pretzsch (A.). Ueber Elephantiasis scroti und deren operative Behandlung (Inaug.-Diss. Berlin, 1884).

Calmette (A.). Note analytique sur la Filaire du sang et l'éléphantiasis des Arabes, d'après les travaux du Dr P. Manson (Arch. de méd. navale, t. XLII, 1884, p. 456).

Id. Étude critique sur l'étiologie et la pathogénie des maladies tropicales attribuées à la Filaire du sang humain (Thèse de Paris, 1886).

Beukema (T.-W.). Hæmoptoë veroorzaakt door Filaria (Neder. Tijdschrift voor Genuskunde, (2), t. XX, 1884, p. 561).
Monvenoux (F.). Les matières grasses dans l'urine (Thèse de Paris, 1884).
Le Dentu. Des accidents occasionnés par la Filaire du sang, de son rôle pathogénique dans l'hydrocèle graisseuse (Bull. et mém. de la Soc. de chir., (2), t. X. 1884, p. 800).
Id. Examen histologique d'un testicule atteint de lésions éléphantiasiques (Bulletin méd., IV, 1890, p. 763).
Silva (Cl. da). Thèse de Rio, 1884.
Vieira de Mello. Da elephancia e de seu tratamento pela electricidade. Rio-de-Janeiro, 1884.
Bancroft (J.). Scleroderma in relation to Filaria sanguinis hominis (The Lancet, 1885, t I, p. 380).
Id. On Filaria (Transact. of the 2th session of intercolonial med. Congress. of Australasia, 1889, p. 49).
Pettier (L.). Contribution à l'étude de l'éléphantiasis des Arabes (Thèse de Paris, 1885).
Morin (J.). Traitement chirurgical de l'éléphantiasis du scrotum. Deux observations d'oschéotomie (Thèse de Paris, 1885).
Esmarch et Kulenkampff. Die elephantiastichen Formen. Hambourg, in-4°, 1885.
Hebra (H. von). Die elephantiasis Arabum. Wiener Klinik, nos 8 et 9, 1885.
Hall (E.-A.). Filaria sanguinis hominum (Canada Lancet, XVIII, 1885, p. 40).
Nativel (R.). De la chylurie intertropicale (lymphurie), en particulier aux îles de la Réunion et Maurice (Thèse de Paris, 1886).
Moncorvo. De l'éléphantiasis des Arabes chez les enfants. Paris, in-8° de 35 p., 1886.
Bushby (T.). A case in which embryo Filariæ sanguinis were found in the urine (Liverpool med. chir. Journal, t. VI, 1886, p. 266).
Guitéras (J.) The Filaria sanguinis hominis in the United States; chyluria (Med. News, Philadelphia, t. XLVIII, 1886, p. 339).
Giraud (E.-M.). Étude sur la Filaire de Wucherer (Thèse de Bordeaux, 1886).
Papin (A.-A.-F.). Contribution à l'étude de l'hémato-chylurie endémique des pays chauds (Thèse de Bordeaux, 1886).
Innes (W.). Recherches sur l'étiologie de l'éléphantiasis des Arabes (Bull. de l'Inst. égyptien, 1886).
Brassac. Éléphantiasis des Arabes (Dictionn. encycl. des sc. méd., t. XXXIII, 1886, p. 496).
Bourel-Roncière. Hématurie endémique des pays chauds (Ibidem, (4), t. XIII, 1887, p. 101).
Gœtze. Die Chylurie, ihre Ursache und ihr Zustande kommen. Iena, in-8°, 1887.
Bulhoes Ribeiro. Caso raro de elephantiasis dos Arabes (Revista dos cursos theoricos e praticos, t. III, 1887, n° 3, p. 217).

MURATA. Zur Kenntniss der Chylurie (Mittheil. aus der med. Facultät der K. japanischen Universität, t. I, 1887-1889).

SECRETAN (L.). Un cas d'épanchement chyliforme du péritoine (Revue méd. de la Suisse romande, 1887).

FLORAS (Th.-Ch.). Ueber einen Fall von Elephantiasis Arabum (Archiv. f. klin. chir., t. XXXVII, 1888, p. 598).

LABOULBÈNE (A.). Sur un cas de Filaire hématique chez l'homme (Bull. de l'Académie de méd., 1888, p. 881).

LANCEREAUX. La Filariose (Ibidem, 1888, p. 343).

MASTIN (W.-M.). The history of the Filaria sanguinis hominis, its discovery in the U. S. and especially the relationship of the parasite to the chylocele of the tunica vaginalis testis (Annals of surgery, 1888, p. 321).

MATAS (R.). An imported case of Filaria sanguinis hominis (parasitic chylocele) in New-Orléans (New-Orléans med. and surg. Journal, 1890-1891, p. 501).

SAUSSURE (P.-G. de). A clinical hystory of 22 cases of Filaria sanguinie hominis, seen in Charleston, S.-C. from 1886, to may, 1890 (Med. News, 1890, p. 704).

ABBOTT. Case of elephantiasis Arabum (British med. Journal, 9 mai 1891).

LAWRIE (E.). The cure of chyluria, depending on Filaria in the blood, by thymol (The Lancet, 1891, t. I).

ROBERT. Lymphangiectasie des régions inguino-scrotales. Filariose (Bulletin méd., t. V, 1891, p. 174).

SLAUGHTER (R.-M.). Filaria sanguinis hominis. The discovery and prevalence of the disease in the United States; report of two new cases (Practice, 1891, p. 329).

ID. Two new cases of Filaria sanguinis hominis (Medical News, t. II, 1891, p. 649).

ZUNE (A.-J.). Urines chyleuses et hématochyleuses, Paris, in-8° de 82 p., 1892.

ID. Mémoire sur la Filariose. Paris, in-8° de 31 p., 1892.

BIELILOVSKY. Chir. Lietopis, t. II, 1892 (en russe).

CASTÉRA (J.). Étude sur les rapports de l'éléphantiasis des Arabes avec la filaire du sang (Thèse de Paris, 1892).

CHAPOT-PREVOST. Brazil medico, n° 24, 1892.

CROMBIE (A.). The treatment of Filaria sanguinis hominis (The Lancet, 1892, vol. II, p. 366).

GROS (H.). Quelques considérations sur l'éléphantiasis examiné surtout au point de vue de l'étiologie (Arch. méd. nav., t. LVII, 1892, p. 365).

GUYOT. Un cas d'éléphantiasis indigène observé à Brest (Ibidem, t. LVIII, 1892, p. 192).

ID. Autre cas d'éléphantiasis des Arabes développé en Bretagne (Ibidem, t. LIX, 1893, p. 115).

LINSTOW (O. von). Ueber Filaria Bancrofti Cobbold (Centralbl. f. Bakteriol., t. XII, 1892, p. 88).

MONDON. Éléphantiasis des grandes lèvres. Tumeurs pesant 25 kilogrammes. Opération. Guérison (Archives de méd. navale, t. LVII, 1892, p. 293).

MOTY. Contribution à l'étude de la Filariose (Revue de chir., t. XI, 1892, p. 1).

NABIAS (B. de) et SABRAZÈS (J.). Sur les embryons de la Filaire du sang chez l'homme (Comptes rendus de la Soc. de biol., 1892, p. 445).

THIESING (H.). Beitr. z. Anat. d. Fil. sang. hominis (Inaug. dissert., Bâle). Leipzig, 1892.

SABOURAUD (R.). Parasitologie de l'Éléphantiasis nostras (Bull. méd., t. VI, 1892, p. 889).

TEICHMANN (L.). Naczynia limfatyczne w sloniowacinie (elephantiasis Arabum). Wydawnietwo Akademii umiejetnosci w Krakovie (Cracovie, in-4° de 54 pages, avec atlas in-folio de 5 pl., 1892).

HOULLIER (G.). Contribution à l'étude de la Filariose et en particulier de l'hémato-chylurie endémique des pays chauds, une de ses principales manifestations (Thèse de Montpellier, 1893).

JACKSON (E.-S.). What effect has the Filaria sanguinis hominis upon its human host in Queensland? Australasian med. Journal, 1893, p. 260.

LUCAS (J.-A.-M.). Des manifestations pathologiques dues à la présence de la Filaria sanguinis hominis dans l'organisme humain (Thèse de Bordeaux, 1893).

CÉGAN. De l'éléphantiasis exotique, ses rapports avec la Filaire du sang (Thèse de Paris, 1894).

MAITLAND (J.). Two cases of filarial disease (Transact. of the south Indian branch of the british med. Assoc. Madras, p. 9, 1889).

ID. A case of « filarial disease » of the lymphatics in which a number of adult Filariæ were removed from the arm, with a description and identification of the Filariæ, by P. Manson (British med. Journal, vol. I, 1894).

FONT (M.). De la filariosis, Exposicion del primer caso esporádico observato in Europa (Revista de Ciencias médicas de Barcelona, 1894, analysé *in* Centralbl. f. Bakt. u. Parasitenk, 1894, p. 85).

Filaria loa (Guyot, 1778) (1).

Cette espèce est longue de 30 à 40 mill. et peut atteindre 70 millimètres de longueur; elle est fort grêle, l'extrémité antérieure est obtuse, la postérieure pointue; la bouche est

(1) Syn. : *Dracunculus oculi*, Dies, 1860; *Filaria oculi*, Gerv. et v. Bened., 1859 (nec v. Nordm, 1852) : *Dracunculus loa*, Cobb., 1864. D'après Guyon, la première indication relative à cet animal remonterait à la fin du XVIe siècle et se trouverait dans un livre imprimé à Francfort en 1598; c'est un tableau intercalé dans une description de la Filaire de Médine et dont l'une des scènes représente l'extraction d'une Filaire de l'œil (traduit de l'italien en latin par C. Reinus sous le titre de *Vera descriptio regni africani, quod tam ab incolis quam Lusitanis Congus appellatur*).

proéminente, obtuse; l'intestin est droit, les œufs sont longs de 35 μ sur 25 de large, ils contiennent des embryons longs de 210 μ.

On a d'ordinaire trouvé ce parasite entre la conjonctive et le globe oculaire, assez fréquemment, chez les nègres de la côte occidentale d'Afrique (Guinée, Angola, Gabon, Ogooué, Congo; c'est dans cette dernière contrée et en Angola que les indigènes lui donnent le nom de *loa*). Grâce à la traite des nègres, il a été transporté en Amérique (Antilles, Guyane, etc.) et on l'a observé sur des sujets introduits depuis cinq à six ans; il ne se serait pas acclimaté dans le Nouveau-Monde et on ne l'aurait pas revu depuis l'abolition de la traite.

La présence de ce Ver se manifeste à l'œil par du prurit, une inflammation douloureuse, du larmoiement, un gonflement parfois considérable et ces symptômes durent deux ou trois jours; puis le Ver se retire et disparaît parfois pour un mois ou deux, il se montre de nouveau au bout de ce temps pour reproduire les mêmes accidents. Les mêmes phénomènes peuvent se reproduire plusieurs fois, jusqu'à ce que le Ver sorte de l'œil ou même sans que rien n'indique qu'il a été expulsé. Guyon a vu, chez une jeune négresse de la Martinique, le Ver passer d'un œil à l'autre, avec rapidité, en rampant sous la peau de la racine du nez.

Le parasite pourrait se montrer en d'autres points du corps, aux doigts, aux paupières. Les indigènes réussiraient facilement à l'extraire à l'aide d'une simple épine en crochet.

Si l'on ne sait presque rien sur la structure de la Loa, on est encore moins renseigné sur les particularités biologiques qu'elle présente et on ignore absolument comment elle peut arriver chez l'Homme. D'anciens auteurs l'ont confondue avec la Filaire de Médine; on a vu plus haut que Manson considère cet animal comme l'état adulte de sa *Filaria diurna* (V. p. 343).

MONGIN. Observations sur un Ver trouvé dans la conjonctive, à Mariborou, isle Saint-Domingue (Journal de méd., t. XXXII, 1770, p. 338).

BAJON. Mémoires pour servir à l'histoire de Cayenne et de la Guyane française, t. I, p. 325. — GUYOT, *in* J.-N. ARRACHART, Mémoires, dissertations et observations de chirurgie. Paris, 1805, p. 228 et *in* RAYER, Note addit. sur les Vers obs. dans l'œil ou dans l'orbite des animaux vertébrés (Archives méd. comparée, 1843, p. 113). — Mémoire sur les Vers des yeux, lu à l'Acad. de chirurgie en 1778, p. 217.

DE LASSUS, cité par D.-J. Larrey. Mémoires de chirurgie militaire et campagnes. Paris, 1812, t. I, p. 223.

ROULIN. Dragonneau (Arch. gén. de méd., t. XXX, 1832, p. 573). — Cette observation, d'après Guyon, est à tort attribuée à Clot-Bey dans le recueil où elle a été publiée ; Clot-Bey, dit-il, n'a jamais été en Amérique.

GUYON. Note sur des Vers observés entre la sclérotique et la conjonctive, chez une négresse de Guinée habitant la Martinique (Comptes rendus de l'Acad. des sciences, t. VII, 1838, p. 755). — Il s'agit de l'observation faite par Blot.

ID. Note sur un Ver trouvé dans le tissu cellulaire sous-conjonctival (Gazette méd., 1841, p. 106).

ID. Sur un nouveau cas de Filaire sous-conjonctival ou Filaria oculi des auteurs observé au Gabon (Comptes rendus de l'Acad. des sc., t. LIX, 1864, p. 743).

LONEY (W.). Extirpation of Dracunculi from the eye (The Lancet, 1844, vol. I, p. 309).

SIGAUD (J.-F.-X.). Du climat et des maladies du Brésil. Paris, 1844, p. 135.

LALLEMANT. Filaria im Auge eines Negers (Casper's Wochenschrift für die ges. Heilkunde, 1844, p. 842).

LESTRILLE, cité par Gervais et van Beneden, Zoologie médicale. Paris, 1859, t. II, p. 143.

TRUCY (Ch.). Remarques sur la Filaire de Médine et en particulier sur son traitement (Thèse de Montpellier, 1873, p. 40).

LEUCKART (R.). Bericht über die wiss. Leistungen in der Naturgeschichte (Archiv für Naturgeschichte, B. II, 1877, p. 563).

MORTON (Th.-G.). Account of a worm (Dracunculus, or Filaria Loa) removed by a native woman from beneath the conjunctiva of the eyeball of a negress at Gaboon, West-Africa, with a brief history of the parasite and professor Leidy's description of the specimen (Amer. Journal of the med. sc. (2), LXXIV, 1877, p. 113).

BACHELOR (H.-M.). Filaria Loa and Pulex penetrans (New-York med. Record, vol. XIX, 1881, p. 470. Bull. of the New-York pathol. Soc. (2), vol. I, 1881, p. 108).

BLANCHARD (R.). La Filaire sous-conjonctivale (Filaria Loa, Guyot) (Progrès médical (2), t. IV, 1886, p. 591 et 611).

Les cas de Bajon, Mongin, de Lassus, Roulin, Blot, Lallemant, Guyot, Nassau, sont analysés dans le travail de Blanchard et quelques-uns le sont *in* Davaine (2e édition, p. 806) ou *in* Guyon. — Siebold, dans son

Bericht de 1839 (Archiv f. Naturg.), a confondu les noms et les observations de Guyot et de Guyon, et le cas attribué à Clot. Je n'ai pu voir la source qu'il cite à ce sujet (Froriep's Notizen, B. VIII, p. 229).

Filaires signalées chez l'Homme et d'espèce douteuse, ou erratiques.

Filaria inermis, Grassi, 1887 (1).

La femelle peut atteindre 16 centimètres de long sur un demi-millimètre d'épaisseur ; ses téguments sont striés, à l'exception d'un petit espace entourant la bouche ; celle-ci est terminale, sans papilles : l'œsophage, long de $0^{mm},6$, est inerme ; la vulve est très rapprochée de la bouche ; l'anus est situé à 300 μ de l'extrémité postérieure ; le vagin se bifurque en deux utérus contournés, remplis d'œufs et d'embryons ; ceux-ci mesurent 350 μ de long sur un peu plus de 5 μ de large, ils se terminent par une pointe très fine. Le mâle est inconnu ; on ne sait encore rien sur l'évolution de cette espèce.

Cette Filaire a été trouvée chez l'Homme, l'Ane (œil), le Cheval ; Grassi suppose qu'elle ne doit pas être rare chez ces derniers hôtes, mais qu'elle a été confondue jusqu'à présent avec la *Filaria equina*. Chez l'Homme, la *F. inermis* a été trouvée dans l'œil, pour la première fois, par Dubini ; puis Babès l'a rencontrée dans un nodule compris entre les lames de l'épiploon gastro-splénique, chez une femme, à Buda-Pest ; Vadela l'a ensuite observée dans une tumeur de la grosseur d'un pois, sur la conjonctive d'une femme de la province de Catane, l'individu extrait fut décrit par Addario. Il est possible encore, dit Railliet, qu'il s'agisse de la même espèce dans l'observation d'Angelo Pace, de Palerme, rela-

(1) Syn. *Filaria peritonei hominis*, Babesiu, 1880 ; *F. conjunctivæ*, Addario, 1885.

tive à un Ver filiforme, long de 10 centimètres, extrait d'un kyste de la paupière supérieure chez un garçon de neuf ans (1867).

Babesiu (V.). Ueb. einen im menschlichen Peritoneum gefundenen Nematoden (Virchow's Archiv, t. LXXXI, 1880, p. 158).
Addario (C.). Su di un Nematode dell' occhio umano (Ann. di ottalmologia, t. XIV, 1885, 1 pl.).
Grassi (B.). Filaria inermis, ein neuer Parasit des Menschen, des Pferdes und des Esels (Centralbl. f. Bakt. u Parasitenk., t. I, 1887, p. 617).

Filaria immitis, Leidy, 1856 (1).

Cette Filaire, que nous inscrivons avec doute parmi les parasites de l'Homme, a le corps filiforme, pointu en arrière, arrondi en avant; la bouche est terminale, munie de six petites papilles, l'anus est situé près de l'extrémité postérieure. Le mâle est long de 12 à 18 cent., large de $0^{mm},7$ à $0^{mm},9$, son extrémité terminale s'enroule en tire-bouchon, elle est munie de chaque côté d'une aile peu marquée et de papilles pré- et post-anales; la femelle est longue de 25 à 30 cent., large de 1 millimètre à $1^{mm},3$, sa queue est courte et obtuse, la vulve est située à 7 millimètres de l'extrémité postérieure; elle est ovovivipare ; les larves sont longues de 285 à 295 μ, et larges de 5 μ; leur extrémité postérieure se prolonge en une queue très fine.

La *Filaria immitis* habite principalement le cœur droit du Chien, on la trouve aussi dans le système veineux du même animal; on l'aurait aussi trouvée chez le Loup (Japon) et le Renard; on l'a vue en Europe, principalement en Italie, on l'a trouvée en Danemark, en Allemagne, en France; elle est très commune en Chine et au Japon où, d'après Janson, la moitié des Chiens en est infestée; on l'a observée également dans l'Amérique du Nord et du Sud.

(1) Syn. : *F. canis cordis*, Leidy, 1850; *F. papillosa, hæmatica canis domestici*, Gruby et Delafond, 1852.

D'après Braun et plusieurs autres auteurs, cet animal a été signalé chez l'Homme par Bowlby, qui l'aurait trouvé à l'autopsie d'un Arabe souffrant d'hématurie : de nombreuses Filaires se trouvaient dans la veine porte et l'on voyait des œufs de Nématodes dans la paroi épaissie de la vessie, des reins, des uretères et des poumons; des œufs semblables auraient été retrouvés dans une tumeur du rectum chez un jeune homme de 17 ans (1). Ces deux observations sont beaucoup trop incomplètes pour que l'on puisse admettre sans faire d'expresses réserves que la *Fil. immitis* est bien un parasite de l'Homme (2).

Les embryons de ce parasite se comportent à la façon de ceux de la Filaire du sang de l'Homme; ils se répandent périodiquement dans les vaisseaux périphériques, où on les trouve en quantité pendant la période de repos; il est démontré que pendant l'état de veille, ils se retirent dans les gros vaisseaux, sans toutefois disparaître complètement des vaisseaux périphériques; ils s'échappent aussi de l'organisme

(1) Il y a au reste une erreur manifeste au sujet de ces observations. Braun cite à l'appui : Bowlby, *Two cases of Filaria immitis in the man* (The Lancet, 1889, vol. I, p. 786); or, on trouve bien à l'endroit cité une communication de Bowlby à la *Pathological Society of London* et il s'agit bien des cas analysés, mais le parasite est le *Bilharzia*. Je n'ai pas trouvé, dans la littérature, de travail de Bowlby relatif à la *Fil. immitis*. L'erreur provient sans doute de ce que l'on ne s'est pas reporté au texte original et que l'on s'est contenté de lire une analyse de Kurth (Centralbl. f. Bakt. etc., B. VI, 1889, p. 190), de titre erroné, puisqu'elle se rapporte bien au mémoire de Bowlby que nous venons d'indiquer et qu'elle a comme titre : *Mittheilung über zwei Fälle v. Filaria immitis beim Menschen*. Il ne reste plus donc, sur la question de savoir si la *Fil. immitis* est parasite de l'Homme, que l'observation, malheureusement fort incomplète, de Braun.

(2) Nous reproduirons comme document la note suivante de M. Braun à propos de cet animal : « Ich führe hierbei an, dass i. J. 1885 in Dorpat in der Leiche einer Russen, die zu Präparirübungen benutzt wurde, sehr lange Nematoden in grösserer Zahl in den Venen gefunden worden sind; ich habe die wohlerhaltenen Würmer selbst gesehen und conservirt; an ihrer Filariennatur ist nicht zu zweifeln, jedoch bin ich nicht im Stande mehr auszusagen, da ich die Parasiten nicht mehr untersuchen konnte (*Die thierischen Parasiten des Menschen*, 2e éd., p. 225).

par les reins et peuvent passer dans le liquide des séreuses, les excréments, les crachats, etc. ; on a constaté qu'ils pouvaient passer du sang de la mère dans le fœtus. On ignore encore de quelle façon les larves de ce parasite quittent normalement leur hôte pour en gagner un autre, et c'est par erreur (1) qu'on a pu leur assigner comme hôtes intermédiaires la Puce du Chien ou un Pou de cet animal (*Pulex serraticeps*, *Hæmatopinus pilifer*). Tout ce que l'on sait, c'est que la *Filaria immitis*, très rare chez les Chiens d'appartement, est commune chez les Chiens qui vaguent dans la campagne et surtout chez les Chiens de chasse.

On peut trouver chez un même hôte de 1 à 50 Vers (et même jusqu'à une centaine, d'après Mégnin) ; en moyenne on rencontre un mâle pour deux ou trois femelles ; ils sont d'ordinaire enchevêtrés les uns dans les autres et forment souvent des bouchons qui obstruent plus ou moins complètement les cavités du cœur. On a aussi trouvé cette Filaire dans le tissu conjonctif sous-cutané de diverses régions du corps.

« Les lésions que peut entraîner leur présence, dit Railliet, sont fort nombreuses ; elles varient du reste suivant les points envahis. Lorsqu'il s'agit de filariose du cœur, ce qui est la règle, on observe une hypertrophie de l'organe et une endocardite plus ou moins prononcée ; si les parasites siègent dans les artères, il se produit de même de l'endartérite, de la thrombose, etc.

« Quant aux symptômes qui décèlent ces altérations, ils sont également des plus variables : anémie, faiblesse, toux,

(1) Les embryons d'une autre Filaire (*F. recondita*), encore inconnue à l'état adulte, se trouvent fréquemment dans le sang du Chien ; ils évoluent chez les parasites externes de cet animal, la Puce (*Pulex serraticeps*), et un Ixode (*Rhipicephalus sanguineus*) ; ils peuvent aussi se développer chez la Puce de l'Homme (*P. irritans*). On doit à Grassi et Calandruccio de très intéressantes recherches sur ces animaux. V. Grassi et Calandruccio, *Ueber Hæmatozoon Lewis* (Centralbl. f. Bakt. u Parasitenk., B. VII, 1890, p. 18).

ictère, ascite, boiteries, etc. La mort est une terminaison assez commune de cette filariose. Aucun traitement n'est applicable en l'espèce, les parasites ne pouvant être sérieusement atteints dans l'appareil circulatoire. »

Filaria oculi-humani, v. Nordm., 1832 (*Fil. lentis*, Dies., 1851).

V. Nordmann et Gescheidt ont trouvé dans le cristallin, chez trois vieillards, des Nématodes agames, que l'on peut provisoirement classer ici, sans que l'on puisse dire s'il s'agit d'une seule espèce et si cette espèce est autonome, ou si l'on doit la rapporter à quelque autre forme déjà connue chez l'Homme ou chez les animaux.

Les trois cas de Nordmann et de Gescheidt sont authentiques, puisque les parasites ont été décrits et figurés, mais, fait observer Braun, d'autres cas de prétendues Filaires de l'œil le sont moins, comme ceux de Quadri (1858), Fano (1868), S. Fernandez (1868), et même celui de Schœler (1875) et d'autres, « da es sich hierbei wohl um Reste der Hyaloidarterie gehandelt hat (1) ». Kuhnt, au contraire, a publié un cas intéressant dans lequel le développement du parasite, qui a fini par être extrait de l'œil, a pu être suivi pendant longtemps; le Ver mesurait 0,38 millimètres. Barkan a aussi observé et extrait de l'œil, en 1876, une Filaire provenant d'un blanc né en Australie.

NORDMANN (A. v.). Mikrogr. Beitr. z. Naturg. d. wirbellos. Thiere. Berlin, 1832.

GESCHEIDT. Die Entozoen des Auges (Zeits. f. Ophthalm., B. III, 1833, p. 405). — Ammon, Klin. Darstell. d. Krankh. d. menschl. Auges. Berlin, 1838, fig. 22, 23, pl. 12, et fig. 21, pl. 14, 1841.

SCHOELER. Eine lebende Trichine im Glaskörper (Berl. klin. Woch., B. XII, 1875, p. 682 ; B. XIII, 1876, p. 8).

(1) Tous ces cas sont soigneusement analysés par R. Blanchard, *Zool. méd.*, t. II, p. 4.

BARKAN (A.). Ein Fall von Filaria in der vorderen Augenkammer (Arch. f. Aug. u. Ohrenh., t. V, 1876, p. 381).
KUHNT (H.). Extraction eines neuen Entozoon a. d. Glaskörper (Arch. f. Augenheilk., t. XXIV, 1891, p. 205).

? Filaria restiformis, Leidy, 1880 (1).

Filaire ? longue de 66 centimètres, large de 1mm,5, pointue en avant, arrondie en arrière, à bouche terminale sans lèvres, à œsophage long de 1mm,5, dont l'intestin a paru être aveugle et qui aurait été rendue, en Virginie, par l'urètre d'un homme d'une vingtaine d'années, qui depuis quelques jours avait des urines troubles et sanguinolentes.

Filaria hominis oris (Leidy, 1850) (2).

Filaire longue d'environ 14 centimètres, large de 0,16 millimètres; bouche terminale, extrémité postérieure munie d'un aiguillon épidermique courbe, court. « La description, dit Leidy, est faite d'après un unique spécimen, conservé dans la collection de l'Académie et étiqueté : « Obtained from the mouth of a child. » Est-ce un jeune individu ou le mâle de la Filaire de Médine ? »

Filaria labialis (Pane, 1864) (3).

Nématode aussi peu connu que les précédents, long de 30 millimètres, à partie antérieure pointue, avec une bouche terminale munie de quatre papilles ; le corps est un peu renflé à l'extrémité, l'anus est situé à 0mm,5 de l'extrémité caudale, la vulve s'ouvre à 2mm,5 plus haut; l'utérus est double : sa branche antérieure contournée s'étend jusque vers

(1) Leidy (J.), *On a Filaria reported to have come from a man* (Proceed. Acad. nat. sc. Philadelphia, 1880, p. 130).
(2) Leidy (J.), *Description of three Filariæ, 1 Filaria hominis oris* (Proceed. Acad. nat. sc. Philadelphia, t. V, 1850, p. 117).
(3) Pane, *Nota su di un elminte nematoïde* (Ann. d. Accad. degli aspir. naturalisti. Napoli (3), t. IV, 1864).

la tête, la branche postérieure est dirigée en arrière et reste rudimentaire.

Une femelle aurait été extraite d'une petite pustule située à la face interne de la lèvre supérieure d'un homme, à Naples.

Filaria lymphatica (Treutler, 1793) (1).

Ver long de 26 millimètres environ, de couleur brunâtre, tacheté de blanc, pointu à une extrémité, épaissi et arrondi à l'extrémité postérieure, qui est munie de deux petits spicules; il a été trouvé en 1790 dans les glanglions bronchiques hypertrophiés d'un homme de 28 ans. R. Blanchard a publié l'observation inédite de W. Zahn qui aurait retrouvé cet animal à Genève en 1879, dans des conditions analogues; là encore ce Ver n'a pas été étudié. Il y aurait un autre cas dû à Brera (2).

Trichocéphalides.

Trichocephalus dispar (Rud., 1801) (3).

Le mâle de cette espèce, la seule du genre qu'on trouve chez l'Homme, est long de 40 à 45 millimètres, sa partie antérieure, effilée, est plus longue que sa partie postérieure (: : 3 : 2); son spicule mesure 2mm,5 de long, il est situé dans une sorte de poche protractile, munie de petites épines;

(1) Syn. : *Hamularia lymphatica*, Treutler, 1793 ; *Tentacularia subcompressa*, Zeder, 1800 ; *Filaria hominis bronchialis*, Rud., 1819 ; *Filaria hominis*, Dies., 1851 ; *Filaria lymphatica*, Moq.-Tandon, 1860; *Strongylus bronchialis*, Cobb., 1879.

(2) Treutler (Fr. Aug.), *Observat. pathol. anat. auctarium ad helminthol. humani corporis continentes*. Lipsiæ, 1793. — Blanchard (R.), *Zool. méd.*, t. II, 1890, p. 16. — Brera, *Mem. phys.-med. sopra i. princ. vermi del corp. umano*. Crema, 1811, p. 31.

(3) Syn. : *Trich. hominis*, Schrank, 1788 ; *Trichuris*, Büttner, 1761 ; *Ascaris trichiura*, L., 1771 ; *Trichocephalos*, Gœze, 1782 ; *Mastigodes hominis*, Zeder, 1803. La priorité reviendrait aux noms de Linné et de Büttner, et il faudrait dire *Trichuris trichiurus*.

l'extrémité postérieure du corps s'enroule en une spirale aplatie. Les femelles, qui s'observent à peu près en même nombre que les mâles, mesurent 45 à 50 millimètres de long et la portion amincie de leur corps forme à peu près les 3/5 de la longueur totale. Les œufs, de coloration brunâtre, sont longs de 51 à 53 μ, larges de 21 à 23 μ ; ils portent aux deux pôles une sorte d'ouverture, fermée par un bouchon un peu saillant et de teinte claire.

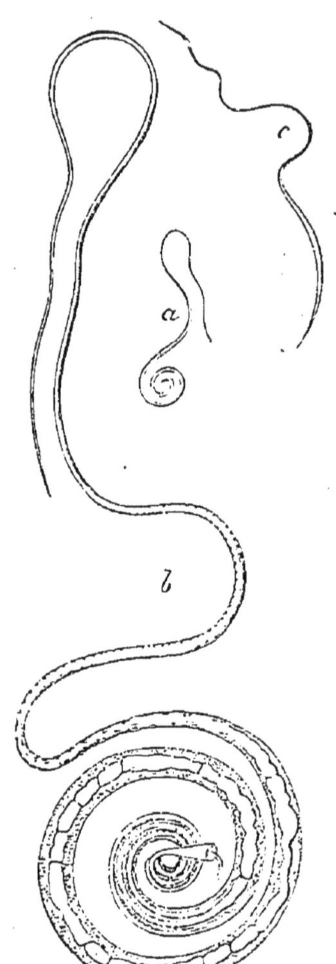

Cet animal vit habituellement dans le cæcum de l'Homme et rarement dans le reste de l'intestin ; il s'engage dans la mu-

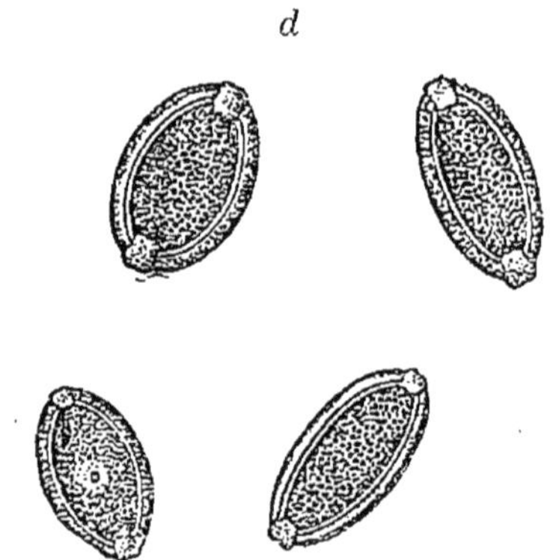

Fig. 67. — *Trichocephalus dispar*. — *a*, mâle de grandeur naturelle ; *b*, mâle grossi ; *c*, femelle de grandeur naturelle ; *d*, œufs.

queuse par sa partie antérieure grêle, de sorte que, vu en place, il paraît de dimensions beaucoup plus faibles qu'il n'est réellement (1). Il ne s'y trouve d'ordinaire qu'en petit nom-

(1) D'après Wichmann, *Ueb. das Verhalten des Trichocephalus dispar im Darmschleimhaut* (Inaug.-Diss. Kiel, 1889), qui a observé, d'après la méthode des coupes, les rapports du parasite avec l'intestin, le Trichocéphale

bre, mais on cite des cas où on en a trouvé plus de 100 et même 500 (plus de 1000, dit même Rudolphi).

Le Trichocéphale, bien qu'il soit connu depuis 1760 seulement, époque où il fut indiqué pour la première fois par Morgagni, est un des parasites les plus fréquents de l'Homme; il semble répandu par toute la terre (1), mais plus fréquent dans les contrées chaudes; on le trouve dans les deux sexes, chez des individus de tout âge, les enfants à la mamelle exceptés. Il n'est pas propre à l'Homme, et a été rencontré aussi chez divers Singes et Lémuriens.

Les œufs des Trichocéphales sont fort nombreux et Leuckart évalue à 400.000 la production annuelle d'une seule femelle; ils sont pondus avant que de présenter aucun travail d'évolution. Ils sont expulsés avec les déjections et se développent très lentement, la segmentation a lieu dans l'eau et ne s'observe qu'au bout de plusieurs mois et même d'une année, l'œuf peut maintenir sa vitalité pendant des années entières et Davaine en a conservé pendant cinq ans, dont l'embryon était resté vivant, gardant ainsi une sorte de vie latente. Cet œuf est admirablement adapté pour résister aux variations

ne pénètre pas dans la muqueuse, mais, au contraire, celle-ci l'envahit par les côtés et il finit par être recouvert d'une couche résistante traversée de leucocytes.

(1) Braun résume ainsi les données statistiques que l'on possède au sujet de cet animal, en relation évidemment avec la qualité des eaux de boisson : On l'a trouvé dans les autopsies : à Dresde, 2,5 p. 100; à Erlangen, 11,1 p. 100; à Kiel, 31,8 p. 100; à Munich, 9,3 p. 100; à Pétersbourg, 18 p. 100; à Göttingue, 46,1 p. 100; à Bâle, 23,7 p. 100; à Greenwich, 68 p. 100; à Dublin, 89 p. 100; à Paris environ 50 p. 100 (*). — Le parasite est rare en Danemark, d'après Krabbe; dans l'Italie méridionale, presque 100 p. 100; Bellingham l'a trouvé à Dublin, 89,65 p. 100. Les œufs ont été trouvés dans les fèces dans la proportion de : Munich, 8,26 p. 100; Kiel, 45,2 p. 100; Novgorod, 26,4 p. 100; Pétersbourg, 5 p. 100; Moscou, 5,3 p. 100, etc.

(*) Très commun à Paris au commencement du siècle, au point que Pascal et Mérat le trouvaient chez presque tous les individus, plus récemment, Davaine le trouvait encore au moins dans la moitié des cas; il est devenu rare aujourd'hui par suite de l'emploi habituel de l'eau filtrée comme boisson. D'après Boas, il est maintenant rare à Berlin; Dujardin l'a trouvé abondamment à Rennes (1854).

extérieures, au point que de très grands froids et même la gelée ne font que ralentir son évolution ; il se développe en somme plus ou moins vite, ou reste complètement stationnaire, selon les conditions dans lesquelles il se trouve ; ce sont là d'ailleurs des particularités que présentent à des degrés divers plusieurs espèces de parasites.

Comme c'est dans l'eau que l'œuf se développe, c'est par l'eau qu'il est introduit dans l'organisme ; il est donc facile de se préserver du parasite en filtrant l'eau de boisson. Grassi a prouvé que les embryons ont leur coque dissoute dans le tube digestif et acquièrent leur maturité sexuelle au bout de quelques semaines.

Il a été démontré de la façon la plus nette que le Trichocéphale pouvait se transmettre directement par les œufs, sans passer par un hôte intermédiaire. Deux expériences de Grassi sont péremptoires à ce sujet : un de ses élèves, Calandruccio, après s'être assuré, par l'examen réitéré de ses fèces, qu'il n'hébergeait point de Trichocéphales, en ingéra des œufs embryonnés le 27 juin 1884 : il découvrit, pour la première fois, des œufs de ce parasite dans ses selles le 24 juillet suivant. Semblable expérience fut répétée avec le même succès sur un autre sujet (1).

Pathologie. — La présence du Trichocéphale ne se révèle par aucun symptôme particulier quand il se trouve en petit nombre dans l'intestin, mais il semble qu'il n'en soit plus de même quand le parasite est en très grand nombre : ils peuvent déterminer alors des phénomènes nerveux graves (2) :

(1) Au reste, plusieurs espèces voisines se transmettent également par voie directe : Leuckart l'a montré pour le *Trichocephalus affinis* du Mouton et pour le *Trich. crenatus* du Cochon, Railliet pour le *Tr. depressiusculus* du Chien.

(2) Des phénomènes d'ordre réflexe peuvent être déterminés par tous les parasites de l'intestin ; nous en avons vu de nombreux exemples jusqu'ici et nous allons les retrouver encore plus loin, à propos de l'Ascaride, de l'Anchylostome, etc.

Ainsi, Félix Pascal a rapporté un cas mortel de phénomènes cérébraux graves, chez une enfant de quatre ans, qui hébergeait une énorme quantité de Trichocéphales. Gibson a observé un enfant de six ans qui avait perdu la faculté de marcher, ne pouvait rester assis sans tomber, à moins qu'il ne fût tenu par la main ; quand il cherchait à parler, ce qu'il faisait imparfaitement, il lui arrivait très souvent de se mordre la langue ; la paralysie des extrémités et la perte de la parole devinrent complètes ; sous l'influence du traitement (calomel et rhubarbe, teinture de sesqui-chlorure de fer continués) le malade évacua à plusieurs reprises un grand nombre de Trichocéphales et put guérir complètement au bout d'un mois et demi. « Lorsque ces Helminthes sont très nombreux, dit-il, ils déterminent les phénomènes pathologiques suivants : le pouls est petit, concentré, irrégulier, intermittent, la face rouge et les yeux sont saillants ; il existe de la céphalalgie, des pincements dans le bas-ventre, etc. » Les médecins, qui se préoccupent rarement de cet animal, d'ailleurs, n'ont rien publié qui confirme l'exposé de ces symptômes.

C'est bien à tort que le Trichocéphale a été considéré comme déterminant la fièvre typhoïde (!) (Rœderer et Wagler), qu'on a cru qu'il jouait un certain rôle dans la pathogénie du choléra (Delle Chiaje), qu'il était la cause du béribéri (Erni) ; le Trichocéphale ne révèle pas d'habitude sa présence par des phénomènes pathologiques, il n'en est pas moins qu'en certains cas, on a pu lui attribuer la production de certains symptômes que peuvent déterminer au reste des parasites intestinaux très divers. Ainsi, Valleix a publié une observation de Barth que nous devons rapporter : « Un malade présenta il y a peu de temps à l'Hôtel-Dieu des symptômes si tranchés d'une affection cérébrale que tout le monde crut à une méningite : A l'autopsie, on ne découvrit rien dans l'encéphale, mais l'intestin renfermait une énorme quantité de Trichocéphales. »

Burchardt, d'après Boas, aurait déjà noté en 1880, que le Trichocéphale pouvait provoquer des accidents sérieux.

Boas a communiqué à la Société de médecine interne de Berlin (mars 1895), le cas d'un ouvrier âgé de 71 ans qui présentait tous les symptômes d'une gastro-entérite ; ses selles, au nombre de quatre à six par jour, étaient presque liquides, l'abdomen était très douloureux dans la région cæcale ; on crut d'abord à une pérityphlite. Une observation prolongée montra qu'il n'en était rien, mais que chaque selle contenait des œufs du parasite. — L'année précédente, cet homme, employé à des travaux de canalisation, travaillait dans l'eau jusqu'aux genoux et prenait sa nourriture sans se laver les mains, il put sans doute avaler ainsi des œufs de Trichocéphale.

Cima (*La Pediatria*, 1894) a fait connaître un cas de trichocéphaliasis chez un enfant, à l'autopsie duquel on trouva 450 de ces parasites, mais les données fournies par cet observateur ne démontrent pas que le Trichocéphale ait eu un rôle vraiment pathogène.

Traitement. — Le traitement est difficile, on a essayé des lavements de naphtaline, l'extrait éthéré de Fougère mâle, le thymol et sans guère de succès. Sans doute la difficulté vient de ce que le Ver étant fortement retenu dans la muqueuse qui l'enserre, il ne peut être entraîné pendant l'instant où il est engourdi par le médicament.

Bibliographie. — En outre des auteurs déjà cités :

Barth, cité par Valleix. Guide du médecin praticien. Paris, 2e éd., t. III, 1850, p. 115.

Bellingham (O'brien). On the Frequency of the Presence of the Trichocephalus dispar in the Human Intestines (Dublin Journal of the Medical Sciences, vol. XII, 1838, p. 341).

Id. Du Trichocéphale dans l'intestin de l'Homme (Archives générales de médecine (3), t. II, 1838, p. 104).

Busk. On the Occurrence of Trichocephalus affinis in the Tonsil of a Man (The Microscopic Journal, vol. II, 1842, p. 94 (détermination certainement inexacte).

Delle Chiaje (St.). Sul Tricocefalo disparo, ausilario del cholera asiatica osservato in Napoli. Napoli, in-8° de 39 p., 1836.

Davaine (C.). Recherches sur le développement et la propagation du Trichocéphale de l'Homme et de l'Ascaride lombricoïde (Comptes rendus de l'Acad. des sciences, t. XLVI, 1858, p. 1217, et Journal de la physiologie, t. II, 1859, p. 295).

Id. Nouvelles recherches sur le développement et la propagation de l'Ascaride lombricoïde et du Trichocéphale de l'Homme (Mémoires de la Soc. de biologie (3), t. IV, 1862, p. 261).

Eberth (J.-C.). Beiträge zur Anatomie und Physiologie des Trichocephalus dispar (Zeitschrift für wissenschaftliche Zoologie, t. X, 1860, p. 233).

Erni (H.). Trichocephalus dispar. Ein Beitrag zur Beri-Beri-Frage (Berliner klin. Wochenschrift, t. XXIII, 1886, p. 614, n° 37).

Gibson (Dan.). On a Case of Paralysis with Loss of Speech from Intestinal Irritation (The Lancet, 1862, vol. II, p. 139).

Grassi (B.). Trichocephalus und Ascarisentwickelung (Centralblatt für Bakteriologie und Parasitenkunde, B. I, 1887, p. 131).

Mégnin (P.). Du rôle des Ankylostomes et des Trichocéphales dans le développement des anémies pernicieuses (Comptes rendus de la Soc. de biologie (7), t. III, 1828, p. 172). — Trichocéphale (Dictionnaire des sciences médicales, t. LV, p. 556).

Moosbrugger. Ueb. Erkrankung an Trichocephalus dispar (Med. Corr. Bl. d. Wurttenb. ärztl. Ver. Stuttgard, 1890, B. IX, p. 193, 196).

Pascal (F.). Observations sur les Vers Trichocéphales (Bull. de la Société de la Faculté de médecine, 1818, p. 53).

Prudden. Trichocephalus dispar (Proc. N.-York Pathol. Soc. (1891), 1892, p. 82).

Roederer (Jo.-G.). Ueber eine gewisse noch nicht beschriebene Art Würmer im menschlichen Körper (Göttingische Anzeigen von gelehrten Sachen, Stuck XXV, 1761, p. 243).

Roederer (Jo.-G) et Wagler (C.-G.). De morbo mucoso (Göttingæ, in-4°, 1762, p. 41 et pl. III, fig. 4).

Id. Tractatus de morbo mucoso, denuo recensus, annexaque præfatione de Trichuridibus, novo vermium genere, editus ab H. A. Wrisberg (Göttingæ, in-8°, 1783, t. I, p. 38 et 61, pl. III, fig. 4).

Virchow (R.). Helminthologische Notizen (Virchow's Archiv, B. XI, 1857, p. 79, p. 81).

Trichina spiralis, Owen, 1835.

Le genre Trichina ne comprend jusqu'ici qu'une seule espèce authentique ; c'est un Ver de très petite taille, puisque

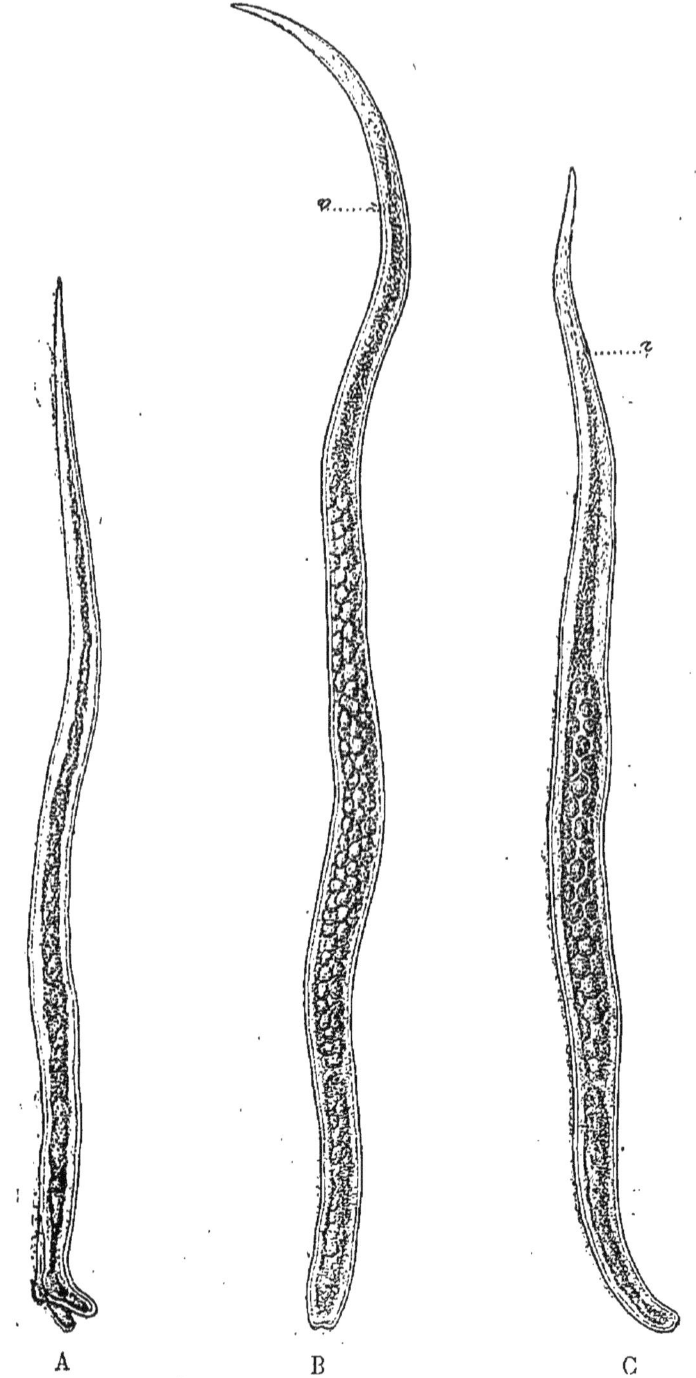

Fig. 68. — *Trichina spiralis* adulte, d'après J. Chatin. — A, mâle; à l'extrémité postérieure se voit l'expansion caudale avec les appendices digités. — B, C, femelles; le tube digestif est complètement masqué par l'appareil sexuel montrant des œufs dans la région postérieure du corps de l'animal et des embryons dans la région antérieure.

le mâle mesure seulement $1^{mm},5$ de long environ sur 40 μ de large, et la femelle 3 à 4 millimètres sur 60 μ. Le premier est dépourvu de spicules, mais porte à l'extrémité du corps deux courts appendices coniques, entre lesquels s'ouvre le cloaque, muni lui-même de quatre papilles. La femelle a la vulve au côté ventral, située vers le cinquième antérieur du corps ; l'anus est terminal ; elle est vivipare.

La larve complètement développée est longue de $0^{mm},8$ à 1 μ, large de 40 μ, elle est plus épaisse et obtuse en avant, son organisation est assez semblable à celle de l'adulte et on peut déjà juger de son sexe ; le kyste dans lequel elle est enfermée mesure en moyenne 400 μ de long sur 250 de large.

Les individus adultes vivent dans l'intestin des animaux ; on a constaté leur présence tant par l'observation que par l'expérience chez l'Homme et un certain nombre de Mammifères, les Rats (*Mus rattus* et *decumanus*), la Souris, le Lapin, le Lièvre, le Cobaye, le Hamster, le Cochon, le Sanglier, le Renard, le Chien, le Putois, le Furet, la Martre, le Chat, le Raton, l'Ours, le Blaireau, la Taupe, le Hérisson, le Cheval, le Veau, l'Agneau. La Trichine peut vivre à l'état larvaire chez tous ces animaux. Faits remarquables et démontrés par l'expérience, les Trichines peuvent devenir sexuées chez les Oiseaux (Poule, Pigeon, Oie), mais leurs larves sont rejetées avec les excréments et ne s'enkystent pas ; chez les animaux à sang froid et chez les Insectes, les larves sont rejetées, enkystées et sans avoir subi aucun changement, mais elles conservent la faculté d'évoluer chez les animaux à sang chaud ; Legros et Goujon ont montré que chez des Salamandres, maintenues à une température de 30° environ, les larves devenaient sexuées et que leurs petits s'enkystaient dans les muscles de ces animaux (1).

(1) Peu de parasites semblent s'adapter à des conditions d'existence aussi variées que le fait la Trichine.

Grâce au bruit qui s'est fait à plusieurs reprises autour de cet animal, tout le monde connaît, de nom du moins, ce dangereux parasite, et c'est même peut-être, de tous, celui dont l'histoire est le mieux connue.

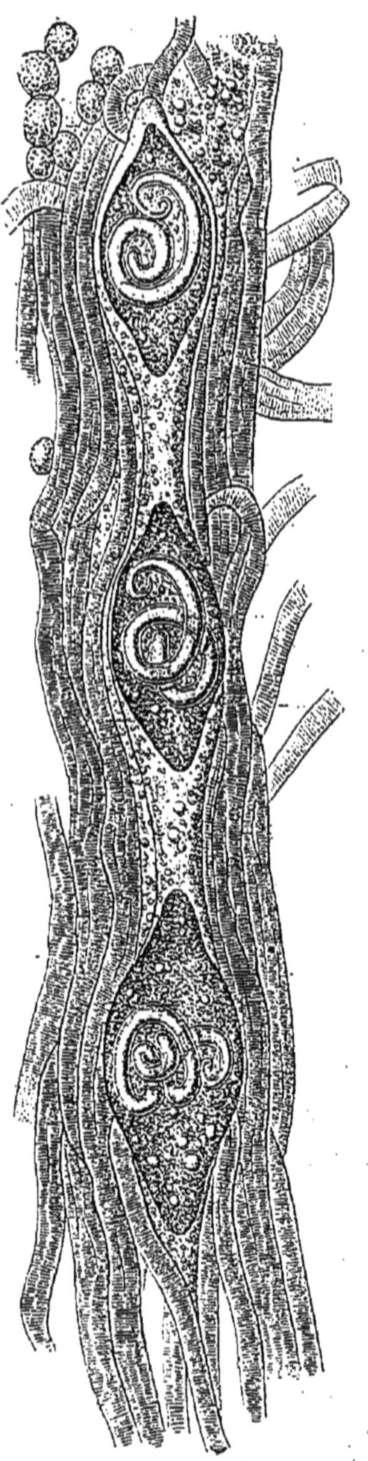

Évolution. — Supposons qu'un des Mammifères chez lesquels la Trichine peut évoluer, vienne de manger un morceau de viande qui contient des larves du parasite et voyons ce qui va se passer. Les jeunes animaux, mis en liberté par l'action des sucs de l'estomac, qui dissolvent le kyste dans lequel ils sont enfermés, passent dans l'intestin, où leur évolution est tellement rapide que, en moins de deux jours, ils ont atteint la taille de l'adulte avec la maturité sexuelle: les œufs éclosent dans l'utérus et ils commencent à s'échapper par la vulve de la mère, dès le sixième jour après l'infestation ;

Fig. 69. — Kyste pluriloculaire formé de trois loges superposées, renfermant chacune une Trichine et séparées par du tissu kystique en voie de dégénérescence graisseuse. Sa couche pariétale n'est nettement distincte que dans la partie supérieure du kyste. Vers le côté droit de la loge supérieure on voit s'effectuer un travail inflammatoire dans le tissu ambiant (D'après J. Chatin).

ils mesurent alors de 90 à 100 μ de long, sur 6 μ d'épaisseur. La ponte dure pendant un mois environ et l'on évalue à 10 ou 15,000 le nombre des embryons auxquels la femelle peut donner naissance pendant sa vie sexuelle.

Il importe de retenir que les petites Trichines ne sont pas rejetées au dehors avec les excréments, — du moins en est-il ainsi de la plupart d'entre elles. Au fur et à mesure qu'elles sortent de leur mère, elles s'empressent de quitter l'intestin en en traversant la paroi, ce qui leur est facilité par leur extrême ténuité ; c'est vraisemblablement par les vaisseaux, les lymphatiques, a-t-on dit, d'une manière passive, ou encore et plutôt, en se glissant dans le tissu conjonctif qui enveloppe les viscères, qu'elles arrivent dans les divers organes et en particulier dans les muscles, leur siège de prédilection (1). La durée de la migration paraît être de sept à huit jours (2).

Ce n'est pas, comme on l'a cru, à l'intérieur des fibrilles musculaires que va se loger la jeune Trichine, mais bien dans le tissu conjonctif qui sépare ces éléments. Arrivée donc dans le muscle qui lui convient, la jeune Trichine s'arrête, s'enroule en spirale, et l'organisme de l'hôte forme autour d'elle, comme il le fait d'ailleurs autour de tout corps étranger, par un processus inflammatoire, une sorte de kyste de nature conjonctive, dont Chatin a bien étudié le mode de formation (3), et qui l'isole des tissus environnants (fig. 69).

Le plus souvent le kyste est isolé, mais il arrive que plusieurs kystes soient contigus par leurs pôles et donnent

(1) Le tissu conjonctif étant le véritable habitat de la Trichine, on peut la rencontrer en effet dans le tissu adipeux, dans les tuniques de l'intestin, etc.

(2) Cerfontaine a constaté la présence de Trichines dans un ganglion mésentérique ; il a vu un nombre de Trichines femelles fécondées dans une plaque de Peyer ; ce qui, pour lui, plaide en faveur de l'hypothèse que le système lymphatique sert à la dissémination des embryons dans l'économie.

(3) J. Chatin, *La Trichine et la trichinose*. Paris, 1883.

l'impression d'une sorte de cordon, dilaté par des Trichines de distance en distance (fig. 69); en règle générale, on ne trouve qu'une seule Trichine par kyste, mais il peut arriver que plusieurs individus se trouvent sous une même enveloppe; parmi les modifications qu'apporte la présence des Trichines aux tissus environnants, il faut noter comme ha-

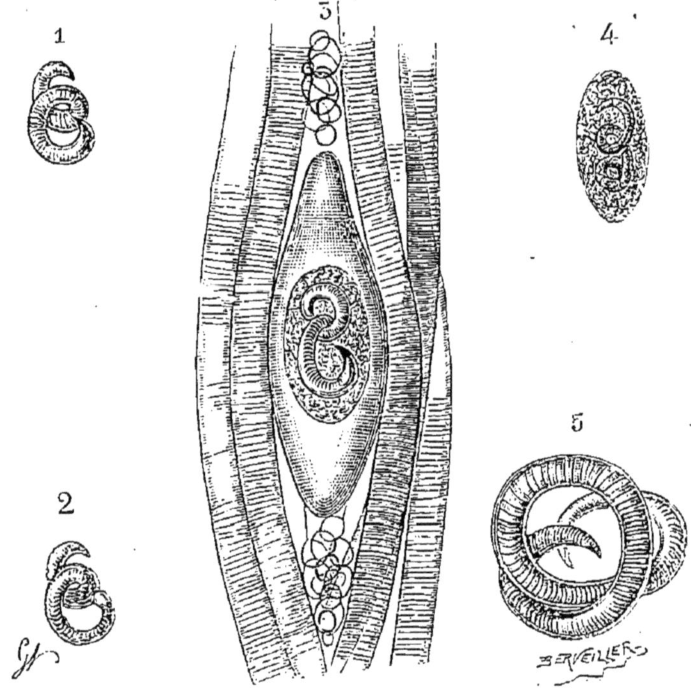

Fig. 70. — Trichine. — 1 et 2, Trichines déjà parvenues dans le tissu musculaire, mais non encore enkystées; 3, Trichine enkystée dans le tissu musculaire; 4, kyste dépouillé de son enveloppe; 5, Trichine extraite du kyste et très grossie.

bituelle, la formation de globules de graisse, qui apparaissent en dehors du kyste, d'abord en arrière des pôles, puis tout autour du kyste (fig. 69 et 70) (1).

(1) Les très intéressantes observations de Cerfontaine ont démontré que la Trichine fécondée peut quitter le canal intestinal avant d'avoir atteint son complet développement; cet auteur a trouvé, en effet, dans l'épaisseur de la paroi du tube digestif et jusque dans le mésentère, des Trichines femelles, ne renfermant encore que des œufs segmentés, c'est-à-dire n'ayant pas encore mis leurs embryons en liberté. Comme toutes les Trichines rencontrées dans les tissus étaient exclusivement des fe-

C'est dans son kyste que la jeune Trichine va rester à l'état larvaire, jusqu'à ce qu'elle soit amenée dans l'estomac d'un hôte approprié, pour y recommencer le cycle que nous avons décrit. Il y a donc là une variante importante à ce que nous avons vu jusqu'ici pour tous les autres parasites, puisque les petits, issus des Trichines habitant l'intestin, vont passer leur état larvaire dans l'hôte même de leur mère, au lieu de gagner un hôte nouveau; mais ces petits ne peuvent en aucun cas devenir sexués, dans l'animal chez lequel ils sont nés.

Il se passe donc ici, normalement, ce qui arrive très accidentellement pour le *Tænia solium*, pour nous en tenir à un exemple à peu près évident. On se rappelle que, dans certains cas, les embryons de ce dernier animal éclosent dans l'hôte chez lequel vit le Ténia qui leur a donné naissance et qu'ils peuvent vivre leur état larvaire dans les tissus de l'Homme.

Les Trichines enkystées dans les muscles des animaux peuvent y conserver longtemps toute leur vitalité; on a même dit qu'elles étaient capables d'y vivre plusieurs années, mais les chiffres élevés qu'on a donnés à cet égard pourraient être discutés; de toute façon, ces animaux finissent par entrer en dégénérescence, s'encroûtent de matières calcaires et meurent. L'infiltration calcaire ne commence guère avant le septième mois, elle est souvent complète au bout de quinze à dix-huit mois. Il est bon de savoir que les larves de Trichines peuvent vivre longtemps encore après la mort de leur hôte et que, protégées qu'elles sont par leur kyste épais, on a pu les retrouver intactes dans les viandes conservées, fumées ou salées et même dans la chair putréfiée.

melles, « cela tend à démontrer, dit l'auteur, que c'est là le mode normal d'infestation et que les femelles immigrent dans les tissus avant de mettre leurs jeunes en liberté ».

L'on a constaté, *expérimentalement*, que de nombreux Mammifères peuvent être infestés par la Trichine, mais il n'en est pas ainsi à l'état normal et le nombre des espèces qui sont infestées sous cette dernière condition est assez restreint. Les hôtes habituels du parasite sont les petits Rongeurs, Rats et Souris, qui le gagnent en se dévorant entre eux : les Rats pourchassent les Souris avec acharnement, pour s'en nourrir, et d'ailleurs si l'un de ces Rongeurs meurt ou devient malade, par suite de l'invasion des Trichines, les autres ne manquent pas de le manger : suivant le mode que nous avons exposé, le Ver a vite fait de se reproduire dans leur intestin et ses petits envahissent leurs muscles.

C'est en dévorant les Rongeurs morts ou malades qu'il peut rencontrer, ou en étant nourri de viande de Porc infestée, comme cela peut arriver dans les clos d'équarrissage ou dans certains abattoirs, que le Porc s'infeste à son tour, et l'on sait que c'est ce dernier animal qui donne la Trichine à l'Homme dans presque tous les cas (1). Les choses, bien entendu, se passent exactement pour l'Homme comme pour les animaux : les larves enkystées dans la viande du Porc se développent dans l'intestin et leur descendance gagne l'appareil musculaire.

PATHOLOGIE. — L'envahissement des muscles par les jeunes Trichines peut déterminer des phénomènes pathologiques très graves et souvent mortels, que de nombreuses épidémies ont bien fait connaître et qui s'expliquent parfaitement quand on songe à la manière dont ces parasites se comportent dans l'organisme.

Les symptômes sont naturellement en rapport avec le nombre des parasites ingérés et ils ne sont bien accusés que

(1) Le Porc peut probablement s'infester aussi en mangeant des excréments humains contenant de jeunes Trichines, mais cette cause d'infestation doit être rare et peu intense, relativement à l'autre.

lorsque la quantité de Trichines ingérées a été un peu considérable. Citons d'abord des troubles intestinaux qui peuvent se produire dans les vingt-quatre heures, malaise, éructations, vomissements, diarrhée avec coliques. Rarement ces symptômes sont assez exagérés pour faire penser à une attaque de choléra. En même temps, des phénomènes d'ordre réflexe se montrent le plus souvent, tels que sensations désagréables du côté des organes du goût et une sorte d'engourdissement musculaire caractéristique. Au bout de quelques jours on remarque aussi du gonflement aux paupières et au visage.

Tous ces phénomènes sont directement ou indirectement produits par la présence des Trichines qui irritent l'intestin. La scène va changer, aussitôt que les embryons mis au monde, vont traverser le tube digestif pour se rendre dans leur lieu d'élection.

On conçoit que des centaines de milliers de Trichines — nous verrons plus loin que cette évaluation n'est pas exagérée — ne se mettent pas à perforer l'intestin pour gagner les muscles, sans léser profondément cet organe : aussi, trois ou quatre jours après l'ingestion de la viande trichinée, apparaît-il des symptômes qui vont s'aggravant : perte d'appétit, nausées, soif, courbature, diarrhée (1), fièvre. « Vers le huitième jour de l'éclosion des embryons, les symptômes s'exaspèrent, la face est bouffie (*maladie des grosses têtes*), la soif est ardente, la langue et les lèvres se dessèchent et noircissent, la diarrhée augmente ou alterne avec la constipation ; les sueurs sont abondantes, mais l'intelligence conserve sa netteté » (Davaine).

Les phénomènes qui se passent à ce moment du côté du

(1) On a remarqué que, d'une façon générale, la maladie est plus courte et plus bénigne dans les cas où la diarrhée apparaît de bonne heure ; elle expulse sans doute une partie des Trichines qui évoluent dans l'intestin.

tube digestif peuvent, dans certains cas, donner à la maladie des allures de fièvre typhoïde, qui ne tromperont pas cependant le médecin expérimenté. Mais bientôt les symptômes vont être profondément modifiés : les Trichines arrivent en foule dans les muscles et y jouent le rôle de corps étrangers ; autour de chacune d'elles se forme un point inflammatoire, absolument comme lorsqu'une écharde, par exemple, s'engage sous la peau. Par suite de l'extrême abondance du parasite, la généralité des muscles devient le siège de douleurs violentes, atroces dans la flexion des membres, qui rappellent les douleurs rhumatismales ; en même temps « ils se gonflent et acquièrent une consistance et une élasticité semblables à celle du caoutchouc » ; la peau est parfois le siège d'une éruption furonculeuse ou miliaire (1), les membres deviennent œdémateux, la sérosité s'épanche dans la cavité péritonéale. Ces phénomènes inflammatoires retentissent sur tout l'organisme, la température devient très élevée et l'anémie considérable : la déglutition est gênée, la voix affaiblie, l'insomnie est persistante ; on peut voir la diarrhée augmenter, la soif devenir inextinguible, le délire survenir et la mort arriver alors, au bout de six semaines ou deux mois.

Un phénomène fréquent et d'une grande gravité, s'observe du côté des organes respiratoires : les actes mécaniques de la respiration sont entravés, ce qui détermine de la dyspnée. La raison de ce fait est toute simple : la Trichine envahit de préférence le diaphragme et les muscles de la partie antérieure du corps. Vers le quatrième septénaire, la pneumonie, la pleurésie, la bronchite généralisée, forment une complication des plus graves.

(1) Cf. avec les éruptions trouvées dans le parasitisme du *Rhabditis Niellyi*. Friedreich a trouvé une Trichine libre dans l'une de ces pustules. Des éruptions analogues ont été constatées chez divers animaux qui hébergent des Nématodes.

Dans les cas où l'organisme résiste à ces perturbations violentes, la guérison arrive au bout de six semaines environ. A ce moment, la larve est enkystée et la tolérance de l'organisme s'établit à son égard.

On conçoit que la gravité de la maladie dépende de la quantité de parasites développés dans l'organisme : tous les cas sont loin d'être mortels et la léthalité a été très variable dans les différentes épidémies observées (1).

En général, les animaux trichinés le sont fortement et l'on a pu compter jusque près d'un million de larves de Trichines dans un seul kilogramme de viande de Porc : l'on voit quel nombre effrayant de parasites destinés à aller se loger dans les muscles, produiront toutes ces Trichines développées dans l'intestin où elles sont arrivées. Heureusement qu'un nombre plus ou moins considérable de ces animaux peut avoir cessé de vivre lors de l'ingestion de la viande qui les cache, tant par la mort naturelle, que par suite du mode de conservation ou du degré de cuisson de certaines parties de l'aliment. Quelle qu'en soit la cause déterminante, on peut donc, comme nous le disions plus haut, observer tous les degrés d'infestation et par conséquent de gravité dans la maladie.

(1) En Saxe, de 1860-1875, 39 épidémies ont frappé 1267 personnes, dont 19 sont mortes, soit 1,54 décès pour 100 cas ; à Hedersleben (1865) (2000 habitants), on a compté 101 décès pour 337 malades, soit 30 p. 100 ; à Emersleben (1883), l'ingestion d'un hachis salé, trichiné, consommé le lendemain de l'abatage du Porc, causait la mort de 33 p. 100 des consommateurs*. En 1894, une petite épidémie survenue en Algérie, à Dellys, frappait 17 personnes et en tuait 8. — C'est un fait d'observation que la maladie est plus courte et moins sévère chez les enfants : dans l'épidémie de Hedersleben aucun des 101 décédés n'était âgé de moins de quatorze ans, et cependant un grand nombre de petits enfants furent atteints par la maladie ; faut-il attribuer cette particularité à ce que les enfants prennent la diarrhée facilement, ce qui élimine bon nombre des parasites ?

(*) Le même produit ingéré six jours après, ne déterminait plus que des accidents sans gravité.

DIAGNOSTIC. — « Le diagnostic de la trichinose est facile dans les cas d'épidémies. Il est très difficile, du moins au début, quand elle atteint des individus isolés. Les cas légers passent inaperçus ou bien sont pris pour du catarrhe gastrique ; en l'absence de tout phénomène gastro-intestinal, on peut encore les confondre avec du rhumatisme. Les cas graves peuvent être, dès la première semaine, confondus avec du catarrhe gastro-intestinal ou même avec le choléra, mais la fièvre modérée, ou même l'absence de tout mouvement fébrile, la sudation exagérée et la parésie musculaire, seront d'un précieux secours pour le diagnostic ; les phénomènes gastro-intestinaux et l'abattement général permettront de ne pas confondre la maladie avec le rhumatisme.

« L'œdème du visage et des paupières, qui apparaît vers le septième jour, permettra de faire un diagnostic précis. Un œdème analogue se montre dans un certain nombre de maladies, par exemple, dans la maladie de Bright et à la suite de lésions du cœur, des poumons ou de la plèvre, mais ici l'urine ne contient jamais d'albumine.

« La seconde phase de la maladie peut ressembler à la fièvre typhoïde, avec laquelle il n'est pourtant pas permis de la confondre : il n'y a ni la céphalalgie du début, ni l'épistaxis, ni les taches rosées lenticulaires, ni la tuméfaction de la rate, ni la congestion pulmonaire ; enfin, la ressemblance entre les courbes de température dans les deux maladies est plus apparente que réelle ; un clinicien attentif ne saurait s'y tromper.

« La suite de la maladie s'accompagne d'un cortège de symptômes tellement caractéristiques qu'il est inutile d'insister sur le diagnostic. L'œdème de la troisième période, pourrait faire croire à une néphrite parenchymateuse, mais on se rappelle qu'il n'y a, à aucun moment, de l'albumine dans l'urine.

« Le diagnostic sera indiscutable, si on cherche et trouve des Trichines adultes dans les selles, ou encore si on découvre les embryons migrateurs, dans un fragment de muscle enlevé au malade. Toutefois l'absence de résultat par l'un et l'autre des procédés d'investigation, ne saurait mettre en doute l'exactitude du diagnostic, qui repose sur un ensemble suffisant de manifestations cliniques.

« La recherche du parasite dans les muscles du malade a été préconisée, dès 1860, par Zenker, qui indiquait l'extrémité inférieure du biceps brachial comme particulièrement propre à cet effet, et par Küchenmeister, qui proposait les muscles de la cuisse. Le harpon de Middeldorpff a servi maintes fois à des explorations de ce genre, mais il doit être abandonné : cet instrument ne prend, en effet, qu'une très petite parcelle de muscle et laisse une plaie guérissant mal. L'excision est préférable : elle permet de prélever un plus grand morceau de tissu musculaire et augmente ainsi les chances de rencontrer le parasite ; la petite incision pratiquée à la peau se cicatrise aisément. L'examen direct des muscles reste souvent sans résultat, notamment dans les cas où l'infestation est modérée. Il va sans dire qu'il est inutile d'y avoir recours, si le diagnostic est certain d'autre part.

« Enfin, quand la chose est possible, on ne devra pas négliger de se faire apporter la viande de Porc incriminée et d'y rechercher les Trichines. » (R. Blanchard.)

Comme les Trichines vivent dans l'intestin et y émettent leurs embryons, on conçoit que les selles entraînent un certain nombre d'adultes et de jeunes ; c'est une observation qu'il ne faut pas perdre de vue, quand il s'agit de fixer le diagnostic de la trichinose, et leur présence dans les matières fécales, constitue, au début de la maladie, un moyen de diagnostic indiscutable.

Traitement. — En règle générale les malades n'ont recours au médecin que lorsque les symptômes déterminés par la migration des embryons ont éclaté ; on conçoit qu'il est impossible d'atteindre alors les parasites dans les innombrables points où ils ont échoué, et, de fait, les nombreuses substances médicamenteuses proposées se sont montrées inefficaces, de telle sorte que la médication des symptômes reste seule à faire ; mais il peut arriver, principalement au cours des épidémies, que le médecin prévenu, saisisse les phénomènes initiaux de l'infestation ; il pourra alors rendre les plus grands services au malade en se rappelant les particularités biologiques que présente le parasite et que nous connaissons maintenant : la Trichine pond au bout de six à huit jours et sa ponte dure plus d'un mois ; il importe donc, si l'on a pu reconnaître la maladie dans cet intervalle de temps, d'éliminer aussitôt par des purgatifs répétés, par l'administration de la Fougère mâle, les hôtes de l'intestin, et l'on conçoit que la maladie puisse ainsi être considérablement atténuée. Si la maladie est reconnue seulement alors que les symptômes se sont manifestés du côté des muscles, comme il ne reste aucune chance d'amélioration par un traitement direct, il faut lutter contre la douleur, contre la fièvre et s'efforcer de soutenir les forces du malade jusqu'à la période d'enkystement (1).

Prophylaxie. — La prophylaxie de la *trichinose* — on a donné ce nom à la maladie produite par les Trichines — est très simple : puisque c'est la chair du Porc qui nous l'apporte, on ne doit la manger que lorsqu'elle a été complètement cuite, quand elle est devenue blanche dans toute son épaisseur et ne donne plus de jus saignant quand on la coupe par le milieu. La même recommandation doit s'appliquer aux jambons et surtout aux saucisses de toute sorte, qui sont les causes les plus communes de l'infestation. Il faut également se méfier des viandes fumées ou salées, car nous savons que les Trichines peuvent résister au fumage et à la salaison. Il serait prudent de soumettre à l'examen microscopique, dans les ports d'arrivée, la viande des Porcs de provenance étrangère (2). Dans

(1) Pour le Dr Müller le meilleur traitement de la trichinose consisterait dans l'administration de la teinture de noix vomique (1 gr. par jour). Quatorze malades soumis à ce traitement ont tous guéri et la maladie aurait duré dix jours, au lieu de cinq à sept semaines, durée ordinaire des cas graves. Les quatorze cas n'ont été soumis au traitement que la deuxième semaine après l'ingestion de viande trichinée, à un moment où les jeunes Vers étaient encore en migration.

(2) Voir à ce sujet Neumann, *Traité des maladies parasitaires*, 2e éd., 1892, p. 698. — En présence du danger que les viandes de Porc salé, provenant d'Amérique, peuvent faire courir à la santé publique, la plupart des gouvernements européens ont interdit leur importation. En France, un décret du 10 février 1881 a fait de même pour tout le territoire de la République : on introduisait alors en France, annuellement, plus de 37 millions de kilos de ces viandes. La prohibition a été levée en France en 1891 et en Allemagne vers la même époque, mais le commerce américain n'en a pas tiré grand bénéfice : les importations ont été en France d'un peu plus de 1 million de kilos pendant l'année 1891-1892 et de 60 000 kilos seulement pendant l'année 1892-1893, en Allemagne les chiffres ont été respectivement pour les mêmes périodes de près de 11 millions

un autre ordre d'idée, il importe essentiellement de surveiller l'alimentation des Porcs et de ne jamais leur donner de viande sans qu'elle ait été bien cuite au préalable ; la destruction des Rats doit être aussi une préoccupation de l'éleveur ou du marchand.

DISTRIBUTION GÉOGRAPHIQUE. — Les Rats et les Porcs étant des animaux maintenant cosmopolites (1), il s'ensuit que l'on peut observer la trichinose par toute la terre, mais on conçoit que sa fréquence puisse varier extrêmement suivant les contrées, suivant les habitudes culinaires des différents peuples et le mode d'élevage du Porc.

Bien que les Rats trichineux ne soient pas très rares en France (2) et bien qu'on ait trouvé parfois des Trichines dans

de kilos et de 5 millions de kilos. Ces deux marchés européens, tout au moins, semblent donc se fermer à ce commerce. Aussi, en présence de ces résultats, le gouvernement américain considérait que les dépenses occasionnées par l'examen microscopique des viandes, exigé par la France et l'Allemagne, n'étaient plus justifiées, puisque sur 3 millions de Porcs examinés, 234000 seulement venaient dans ces deux pays, et le secrétaire d'État pour l'agriculture avait l'intention de proposer au Président de réduire considérablement le service de l'inspection. Il ne faudrait pas croire, d'ailleurs, que l'importation indirecte (par voie anglaise) ait grossi sensiblement les importations directes, car l'envoi de viande salée de Porc, des États-Unis en Angleterre, pendant le dernier exercice, a diminué de 30 millions de kilos environ.

Il faut tout autant se méfier des Porcs qui arrivent par la Belgique, vivants ou en quartiers, sous le nom de Porcs belges, mais qui proviennent d'Allemagne ou des États-Unis.

(1) On a agité la question de savoir lequel du Porc ou du Rat est l'hôte originel de la Trichine ; la question ne nous paraît pas douteuse et nous penchons à croire que ce sont les Rats, et en particulier le Surmulot. Les Cochons, en effet, ne se mangent pas entre eux à l'état naturel, et c'est seulement en domesticité, qu'ils mangent la chair de leurs semblables, lorsqu'on leur donne une alimentation animale. Il est au contraire normal, pour ainsi dire, que les Rats se dévorent entre eux. Or, c'est seulement au commencement de ce siècle que la trichinose a été signalée ; il n'est pas vraisemblable qu'elle eût échappé aux observateurs plus anciens, si elle avait existé dans l'Europe civilisée, et sans doute elle a été importée lors de l'invasion du Surmulot, vers la fin du siècle dernier.

(2) Goujon, sur 72 Rats des égouts de Paris, en a trouvé 5 trichineux (7 p. 100) ; Vulpian et Laboulbène ont fait des observations analogues. G. Colin en a trouvé fréquemment à Alfort. Les statistiques peuvent varier extrêmement d'ailleurs, être beaucoup plus élevées en d'autres pays, et

des cadavres humains (trois cas : Cruveilhier, Auzias-Turenne, Köberlé), on n'a constaté dans notre pays qu'une seule épidémie de trichinose; elle fut, au reste, peu importante, et frappa, à Crépy-en-Valois, un groupe de personnes qui avaient consommé la viande d'un Porc indigène (1); il en est de même en Belgique, où l'on n'a encore constaté qu'une petite épidémie, qui fit plusieurs victimes à Herstal près de Liège (1893).

La Trichine est aussi très rare en certains pays, comme l'Italie, l'Espagne, la Suisse, l'Allemagne du Sud, etc., mais elle est fréquente en Hollande, en Suède, en Danemark, en Russie, dans l'Allemagne du Nord, et plus encore dans les États-Unis. Dans l'Allemagne du Nord, la proportion des Porcs trichineux était de 0,10 à 0,13 p. 1000 en 1871; en Prusse la moyenne de 14 années est comme 1 : 1985, mais le nombre varie suivant les années et d'après les contrées; ainsi pour 1884, il était dans le cercle de Minden :: 1 : 30.146; dans celui d'Erfurt :: 1 : 14. 563; dans celui de Gnesen :: 1 : 101. Le cercle de Schrimm donnait 1 pour 86 et celui de Schroda 1 pour 68 (2).

Au reste il faut bien remarquer que la trichinose humaine n'a pas nécessairement de rapport de fréquence avec celle des animaux, et que cette maladie peut être rare dans un pays déterminé, bien que les Rats et les Porcs y soient souvent trichinés, l'infestation ne pouvant se faire quand la viande trichinée est bien cuite. L'exemple le plus frappant, rapporté par Braun, concerne l'Amérique du Nord : Billings a trouvé qu'à ainsi, Billings, pour citer un exemple frappant, a trouvé 76 p. 100 de Rats trichinés à l'équarrissage de Boston, ce chiffre s'élevait à 100 p. 100 dans une grande boucherie d'exportation, tandis que les Rats pris dans la ville même de Boston, n'étaient trichinés que dans la proportion de 10 p. 100.

(1) Laboulbène, *Relation de la première épidémie de trichinose constatée en France* (Bull. Acad. méd. (2), t. IX, 1881, p. 206).

(2) Voici quelques autres chiffres : On a trouvé sur 10 000 Porcs : en Russie, 12 Porcs trichineux; à Copenhague, 2,15; à Stockholm, 3,76; la statistique d'Axel donne 50 p. 1000; à Linkeping (Suède), 15,89.

Boston, les Porcs étaient trichinés dans la proportion de 5, 7 et de 4 p. 100 ; d'après Müller on trouve 2, 1 p. 100 de Porcs américains et de jambons trichinés, et cependant on a à peine parlé d'épidémies de trichinose, chez l'Homme, aux États-Unis dans ces trente dernières années. On a bien observé des cas isolés, mais toujours chez des immigrants allemands.

Au contraire, de nombreuses épidémies de trichinose ont été constatées chez l'Homme dans l'Allemagne du Nord (1). « La fréquence de cette redoutable maladie, qui a déjà fait plus d'un millier de victimes et peut-être même plusieurs milliers, tient tout à la fois à l'extrême fréquence de la Trichine chez le Porc et à la déplorable habitude de manger crue la viande de cet animal. N'était l'armée d'inspecteurs, et d'experts micrographes chargés de l'examen des viandes, on peut affirmer que la trichinose ferait en Allemagne plus de victimes que la peste ou le choléra » (Blanchard) (2).

Principales publications relatives à la Trichine :

Owen (R.). Description of a microscopic Entozoon infesting the muscles of the human body (Transact. zool. Soc. London, I, 1835, p. 315, 1 pl.).

Herbst (G.). Beobachtungen üb. Tr. spir. (Gotting. Nachr. 1851, p. 260; ibid. 1852, p. 183).

Leuckart (R.). Unters. üb. Tr. spir. 1re édit. 1860, 2e édit. 1866.

Virchow (R.). Zur Trichinenlehre (Arch. f. path. Anat. XXXII, 1865, p. 332).

Id. Darstellung d. Lehre v. d. Trichinen. Berlin, 1864 et 1866.

Zenker (F.-A.). Ueber die Trichinenkrankh. d. Menschen (Virch. Arch. f. path. Anat., XVIII, 1860, p. 561).

Id. Beitr. z. Lehre v. d. Trichinenkrankh. (Arch. f. klin. Med. I, 1866, p. 90, t. VIII, 1871, p. 387).

Pagenstecher (H.-A.). Die Trichinen. Wiesb., 1865.

Goujon (L.). Expériences sur la Trich. spiralis. Thèse Paris, 1866.

Chatin (J.). La Trichine et la trichinose. Paris, 1883.

Blanchard (R.). Article : Trichine, Trichinose (Dict. encycl. d. sc. méd. 3 sér., t. XVIII, Paris, 1887, p. 113 à 170).

Cerfontaine (P.). Contrib. à l'étude de la trichinose (Arch. de biol., t. XIII, 1893, p. 125).

(1) Plus de 100 depuis l'année 1834.

(2) V. *in* Blanchard, art. Trichine, *Dict. encycl. des sc. médicales*, 1887, les règlements de police sanitaire concernant la Trichine en Allemagne.

ASKANAZY (M.). Zur Lehre von der Trichinosis (Centr. f. Back. u. Parasitenk., t. XV, 1894, p. 225).
JOHNE (A.). Der Trichinenschauer, etc., 4e édit. Berlin, 1893.
Consulter aussi pour la bibliographie, les mots : *Trichina* and *Trichinosis*, *Trichinenkrankheit*, *Trichiniasis*, in Index-catal. of the libraryof the Surgeon's general office United States Army, 1893, p. 757 à 767.

Strongylides.

Eustrongylus gigas, Rud., 1802 (1).

Le Strongle géant est un parasite extrêmement rare; c'est le plus grand des Nématodes connus ; la femelle peut atteindre de 20 centimètres à un mètre de long sur 5 à 12 millimètres de diamètre, les dimensions du mâle sont environ moitié moindres. Cet animal est d'un rouge sanguin (2), le corps est atténué aux deux extrémités, la bouche est munie de six papilles très développées, les téguments sont très minces et transparents, finement striés en travers, ils portent une série de papilles le long des lignes latérales; le mâle a l'extrémité postérieure obtuse, terminée par une bourse de forme ovalaire dont les bords sont munis de papilles et au milieu de laquelle se trouve le cloaque; le spicule est grêle, long de 5 à 6 milli-

(1) Syn. : *Ascaris canis* et *martis*, Schranck, 1788 ; *Asc. visceralis* et *renalis*, Gmel., 1789; *Eustrongylus gigas*, Dies., 1851 ; *Strongylus renalis*, Moq.-T., 1860; *Eustr. visceralis*, Railliet, 1885. C'est Diesing qui a séparé ce genre des *Strongylus*, en le basant sur ce que les espèces qui en font partie sont polymyaires et ne possèdent qu'un spicule et un utérus, alors que les *Strongylus* sont méromyaires et présentent deux spicules et deux utérus.

(2) On a dit que la coloration pouvait tenir au liquide dans lequel le Ver est plongé : Chabert, en effet, en aurait trouvé un de couleur blanche au milieu d'une collection purulente, mais la couleur rouge s'observe également quand le Ver se trouve dans la cavité viscérale. D'après Aducco, cette coloration est due à une substance rouge, qui a beaucoup de ressemblance avec l'oxyhémoglobine du sang des Vertébrés, dont elle diffère cependant, par une plus grande résistance à l'action de la chaleur et des réactifs. Ce principe colorant se trouve aussi bien dans la cuticule de l'animal que dans le liquide de la cavité périviscérale. V. Aducco, *La sostanza colorante rossa dell' Eustrongylus gigas* (Atti R. Accad. Lincei, ann. 285, Roma, 1888 (4), t. IV, p. 187 et 213).

mètres. L'extrémité postérieure de la femelle est obtuse et porte l'anus, ouvert en croissant; la vulve est située à 50-70 millimètres de la bouche. Les œufs sont de forme ovale, brunâtres, leur coque est épaisse, marquée de nombreuses dépressions, ils mesurent 64 à 68 μ de long sur 40-44 μ de large.

On a rencontré cet animal, à l'état parfait, chez différents Carnassiers, le Chien (c'est l'animal chez lequel on l'a le plus fréquemment trouvé), le Renard, le Loup, la Martre, le Putois, le Phoque, la Loutre, le Vison d'Amérique, le Glouton; on le signale également chez le Cheval et le Bœuf; il vit d'ordinaire dans le rein, dont il détruit complètement la substance, en déterminant, naturellement, l'apparition de symptômes très graves. Il peut rompre quelquefois l'enveloppe de cet organe et tomber dans la cavité péritonéale, ou encore gagner la vessie; on en a vu aussi dans le foie, la cavité thoracique, dans le cœur (? Leidy).

La plupart des observations ayant trait au parasitisme de cet animal chez l'Homme sont si défectueuses et la description donnée du parasite, dans tous ces cas, est tellement insuffisante, qu'on ne sait s'il s'agit d'Ascarides lombricoïdes erratiques et qu'on aurait pu se demander sérieusement si le Strongle géant a bien été rencontré dans notre espèce. R. Blanchard en a fait connaître tout récemment un cas authentique observé à Bukharest en 1879; le Strongle géant conservé dans les collections de cette ville a été trouvé dans la vessie, mais malheureusement on ne possède aucun renseignement clinique à ce sujet (1). R. Cannon a signalé un autre cas, en 1887,

(1) Un autre individu provenant du rein d'un homme est conservé dans le Museum du Collège royal des chirurgiens d'Angleterre (cas de Sheldon, 1851). Il faut aussi ranger parmi les cas authentiques, celui d'Aubinais (1846), dont nous relevons l'observation qui est relativement complète :

Cas d'Aubinais: « Un cultivateur, âgé de soixante ans..., fut pris de douleurs aiguës et profondes dans la région du rein droit... Après chez un enfant, à Valparaiso, mais il ne donne aucune indication zoologique. Citons encore l'observation de Magueur qui paraît se rapporter à notre parasite : un enfant de deux ans, à la suite de plusieurs hématuries accompagnées de douleurs, rendit par le canal de l'urètre un Ver rougâtre « de la grosseur d'un porte-plume ordinaire » et d'une longueur de 15 centimètres, l'examen fit connaître un Strongle. Dans les jours suivants, des morceaux de Strongle sortent à plusieurs reprises par l'urètre... Mort.

On ne connaît pas l'histoire complète de cet animal, qui est d'ailleurs rare ; le professeur Balbiani a vu que l'embryon se développe dans l'eau ou dans la terre humide, mais qu'il ne peut alors sortir de sa coque ; il peut séjourner au moins cinq ans dans l'œuf sans périr ; éclos artificiellement et mis dans l'eau pure, il s'y altère rapidement et ne vit bien que dans les liquides albumineux, ce qui montre que l'eau n'est pas le milieu qui convient au jeune Ver à sa naissance ; il a aussi observé que, contrairement à ce qui se passe pour beaucoup d'autres Helminthes, cet embryon périt quand il se trouve à sec pendant plusieurs jours. Les tentatives de ce savant pour mener plus loin ses observations n'ont pas abouti, car la larve

trois ans de douleurs atroces et incessantes, le malade, dont l'obésité était considérable au début du mal, se trouvait réduit à une maigreur squelettique. Dans les six derniers mois, cette maigreur permettait de sentir à travers les parois de l'abdomen et même de voir des mouvements de gonflement et d'ondulation qui agitaient le rein droit. Le malade accusait la sensation d'un mouvement de reptation dans la région du rein ; le péritoine sembla rester sain jusqu'aux derniers instants de la vie ; des eschares se manifestèrent au sacrum et aux trochanters, et le malade succomba dans le marasme.

« L'autopsie complète ne fut pas permise par les parents, qui, seulement, autorisèrent le médecin à inciser le flanc droit, pour examiner le rein. Vingt heures après la mort, cet organe fut extrait de l'abdomen, et les mouvements ondulatoires qui s'y manifestaient prouvaient que l'entozoaire était encore vivant. Le rein étant ouvert, on y trouva un Strongle d'un peu plus de 43 centimètres de longueur sur 5 à 6 millimètres de grosseur. Le tissu du rein était profondément altéré, son parenchyme détruit en grande partie et son poids réduit de moitié. »

n'éclôt pas dans le tube digestif des animaux chez lesquels on trouve le Strongle à l'état parfait, pas plus que chez divers Poissons et Batraciens, etc. (1). Il est donc très vraisemblable que l'éclosion a lieu dans un animal, inconnu encore, qui sert d'hôte intermédiaire.

Plusieurs auteurs, partant de cette observation que le Phoque, la Loutre et le Vison, chez lesquels on trouve le plus fréquemment le Strongle géant, sont des animaux ichthyophages, sont portés à admettre que la larve de ce parasite vit chez les Poissons (2).

C'est en Hollande, en Italie et en France que l'on a le plus souvent observé le Strongle géant chez les animaux, mais à Paris, où les cas sont le plus nombreux, il ne se rencontre encore que très rarement. On a aussi trouvé cet animal en Allemagne, en Russie, au Japon et en différentes contrées d'Amérique.

? Rayger (Ch.). Sur un Serpent qui sortit du corps d'un Homme après sa mort (Ephemerides naturæ curiosorum, decas I, anno VI et VII, obs. CCXV, 1675. Collection académique, partie étrangère, III, p. 309).

? Blasii (Ger.). Observata anatomica in Homine, Simia, Equo, etc. Lugduni Bavatorum, 1674. Voir p. 125, Lumbrici in renibus.

Id. Observationes anatomicæ rariores. Amstelodami, in-18, 1677. Voir p. 80, pars VI, obs. XII, Vermes in rene geniti.

? Ruyschii (Fr.). Opera omnia. Amstelodami, 1737. Voir I, p. 60.

? Moublet, Sur des Vers sortis des reins et de l'urètre d'un enfant (Journal de méd. et de chir., t. IX, 1758, p. 544).

? Duchateau. Observations sur des Vers contenus dans les voies urinaires (Journal de méd., de chir., t. XXXV, 1816, p. 242).

? Arlaud (C.). Sur une observation de Strongles géants sortis des voies urinaires d'une femme (Bull. de l'Acad. de médecine, t. XI, 1846, p. 246).

(1) Balbiani, *Recherches sur le développ. et le mode de propagation du Strongle géant* (Journal de l'anat. et de la phys., t. VII, 1870, p. 180).

(2) On a trouvé chez deux Poissons exotiques (Guyane, Brésil), le *Symbranchus laticaudatus* et un *Galaxias* sp., des kystes renfermant des larves d'Eustrongle, *Agamonema cysticum*, Dies.; contrairement à l'opinion de Schneider, Leuckart, qui a pu étudier ce parasite, n'est pas d'avis qu'il provienne de l'*Eustrongylus gigas* (V. Leuckart, *Die menschl. Parasiten*, t. II, 1876, p. 381-388).

Id. Lettre au directeur de la Gazette des hôpitaux (Gaz. des hôp., p. 869, 1881). — Laboulbène a montré la supercherie de ce cas.

Stiff (W. P.). Case of Strongylus gigas ocurring in the practice of M. Arlaud, surgeon in the French navy (Med. Times, London, 1845-46, vol. XIII, p. 494).

Aubinais. Journal de la section de méd. de la Soc. académique du département de la Loire-Inférieure, livraison CVI (Revue médicale, p. 569, 1846).

?Lecoq (J.). Du Strongle géant dans les voies urinaires de l'Homme (Archives gén. de médecine, t. I, 1859, p. 666).

Cobbold (T. Sp.). Catalogue of Entozoa in the Museum of the Royal College of surgeons. London, 1866, p. 3.

?Linstow (O. von). De Eustrongylo gigante Dies. (Strongylo aut.) in Hominis rene observato (Diss. inaug. Killiæ, 1866).

Laboulbène (Al.). Histoire des maladies parasitaires. Du Strongle (Gazette des hôpitaux, 1881, p. 794 et 817).

Lisitsin (F. V.). Archiva veter. naouk. Saint-Pétersbourg, t. XV, 1885, p. 186 (en russe).

Blanchard (R.). Nouvelle observation de Strongle géant chez l'Homme (Comptes rendus de la Soc. de biologie (8), t. III, 1886, p. 379).

Cannon (R.). Case of Strongylus gigas (The Lancet, 1887, vol. I, p. 261).

Magueur. Strongle géant du rein expulsé en partie par le canal de l'urètre chez un enfant de deux ans et demi (Journ. méd. Bordeaux, 1887-88, p. 337).

L'observation des cas considérés comme douteux est reproduite *in* Blanchard (Zool. méd., t. I, 1889).

Strongylus paradoxus, Mehlis, 1831 (1).

Ce petit Strongle, de couleur blanchâtre ou brunâtre, a la bouche entourée de six lèvres, dont les deux latérales sont plus grandes. La femelle est longue de 20 à 50 millimètres, son corps se termine par un court appendice crochu, à la base duquel vient s'ouvrir l'anus, la vulve est située immédiatement en avant de celui-ci, au niveau d'une éminence arrondie; le mâle atteint à peu près la moitié des dimensions de la femelle, la bourse copulatrice est formée de deux lobes soutenus chacun par cinq côtes, les spicules sont grêles et peuvent atteindre 4 millimètres de long. Les œufs sont de

(1) Syn. : *Gordius pulmonalis apri*, Ebel, 1777 ; *Ascaris apri*, Gmelin, 1789; *Strongylus suis*, Rud., 1809; *Str. elongatus*, Duj., 1845 ; *Str. longevaginatus*, Dies., 1851 ; *Metastrongylus paradoxus*, Molin, 1860.

forme elliptique, longs de 50 à 100 μ, larges de 39 à 72 μ; ils contiennent, au moment de la ponte, un embryon bien développé.

Ce parasite est connu depuis longtemps, dans les bronches du Porc, et on l'a trouvé en différents pays, notamment en France; il est connu aussi chez le Sanglier et on dit l'avoir trouvé chez le Mouton : assez inoffensif en général chez les animaux, il peut produire des désordres graves, quand il existe en quantité notable dans l'appareil respiratoire, et faire périr les jeunes animaux surtout par bronchite et pneumonie vermineuse.

L'étude d'espèces voisines de celle-ci a montré aux différents observateurs que les embryons ne peuvent se développer dans les bronches, mais qu'ils sont rejetés avec les mucosités; ils peuvent vivre des mois entiers dans l'eau et ne perdent pas leur vitalité par la dessiccation, prolongée même pendant un an. C'est sans doute par les boissons ou les fourrages qu'ils pénètrent dans l'organisme, mais l'on ne peut dire encore si l'intermédiaire d'un hôte est nécessaire et comment ils arrivent dans le poumon.

La première observation de cet animal chez l'Homme fut faite en 1845 à Klausenburg, en Transylvanie, par un médecin militaire autrichien, Yortsits, qui le trouva en quantité dans le poumon d'un enfant de six ans, mort d'une affection indéterminée. Ce Ver fut étudié par Diesing, qui le croyant nouveau, lui donna le nom de *S. longevaginatus*.

En 1878, J. Chatin, dans une intéressante communication à l'Académie de médecine, a fait connaître une deuxième observation, dans laquelle il s'agissait d'un habitant d'Oloron (Basses-Pyrénées) atteint de troubles gastro-intestinaux et dans les déjections duquel on avait trouvé deux fois ce Ver.

Il est à remarquer que, dans l'observation de M. Chatin, le

parasite vivait dans l'intestin alors que, dans celle de Yortsits, il se trouvait dans le poumon, c'est-à-dire dans les mêmes conditions que chez le Porc. Pour Railliet, il s'agissait là d'un cas de pseudo-parasitisme, la présence de ce parasite dans le tube digestif étant un fait anormal, qui ne peut guère s'expliquer que par l'ingestion directe. Il faut noter, en effet, que ce malade faisait, pendant une grande partie de l'année, un grand commerce de viande fraîche de Porc.

Il ne resterait ainsi, au compte de cet animal, que l'observation de Yortsits, de telle sorte qu'on peut se demander s'il ne s'agit pas là d'un parasite erratique.

Faut-il rapporter au même animal, l'observation déjà ancienne de Rainey et Bristowe qui décrivirent, sous le nom de *Filaria trachealis*, des embryons de Nématodes trouvés en abondance sur la muqueuse de la trachée et du larynx d'un individu qui avait succombé à une affection des membres inférieurs ? Ces embryons étaient longs de $0^{mm},5$, larges de $0^{mm},17$, ils étaient dépourvus de striation transversale, l'extrémité antérieure était obtuse et arrondie, l'extrémité postérieure s'amincissait progressivement et, à une faible distance de l'extrémité caudale, se voyait une petite papille, correspondant sans doute à l'anus. Il est impossible de dire avec certitude, d'après ces renseignements, à quelle espèce appartiennent ces parasites, mais ce ne sont point des Filaires et ils ont de grandes ressemblances avec les larves d'Ascarides et avec celles des Strongles du poumon.

DIESING. Syst. helminthum, 1851, t. II, p. 317, et Rev. d. Nematoden (Sitz. d. K. Akad. Wiss. Wien. math. nat. Cl. B. XLI, 1860, p. 722).

RAINEY. Entozoon found in the larynx (Transact. pathol. Soc. London, vol. VI, 1855, p. 370).

CHATIN (J.). Le Strongle paradoxal chez l'Homme (Bull. Acad. méd. Paris, 1888, p. 483).

Uncinaria duodenalis ou **Ankylostomum duodenale** (1).

Les caractères principaux du genre sont tirés de la grande cavité buccale, aux parois chitineuses, munies de dents de même nature et dont la paroi dorsale, plus courte que la ventrale, est soutenue par une côte conique. L'espèce que nous avons à étudier est un petit Ver blanc rosé, au corps cylindrique, un peu atténué en avant; sa capsule buccale, légèrement renflée, contient deux paires de dents acérées, recourbées en arrière, situées au côté ventral; à la partie profonde et sur la même face, se trouvent deux arêtes tranchantes et pointues, semblables à des dents de scie; il y a en outre, à la partie dorsale, deux dents dirigées en avant. Le mâle (fig. 71), moins abondant que la femelle, est long de 8 à 11 millimètres et large de 0mm,4 à 0mm,5, dans la partie moyenne; son corps est terminé en arrière par une bourse copulatrice large, formée d'un lobe dorsal réduit et de deux pièces latérales bien développées; la côte qui soutient le lobe dorsal se divise en deux branches à trois pointes, et de sa base part de chaque côté une côte courbée en arc; les deux lobes latéraux portent chacun quatre côtes; les deux spicules sont longs et grêles. La fe-

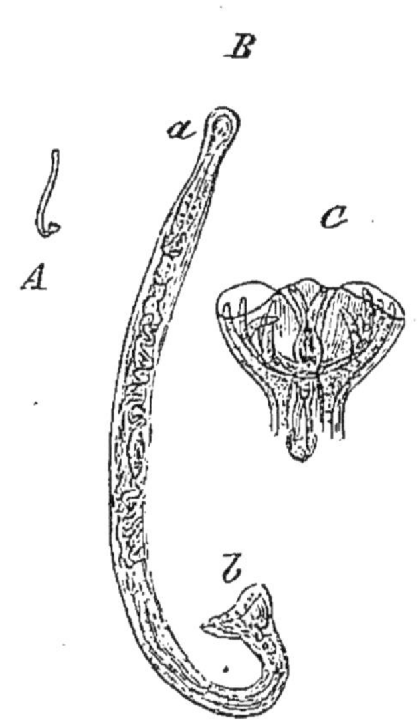

Fig. 71. — *Ankylostomum duodenale*, mâle. — A, grandeur naturelle; B, le même, grossi : *a*, extrémité céphalique; *b*, extrémité caudale; C, extrémité caudale, fortement grossie pour montrer la disposition de la bourse et des rayons qui la soutiennent.

(1) Syn. : *Uncinaria*, Frölich, 1789; *Ankylostoma*, Dubini, 1843; *Dochmius*, Duj., 1845; *Ankylostoma duodenale*, Dub., 1843; *Strongylus quadridentatus*, v. Sieb., 1851; *Dochmius anchylostomum*, Molin, 1860; *Sclerostoma duodenale*, Cobb., 1864; *Str. duodenalis*, Sch., 1866; *Doch. duodenalis*, Leuck., 1876; *Uncinaria duodenalis*, Raill., 1885.

melle (fig. 72) est longue de 12 à 18 millimètres, et peut atteindre 1 millimètre de large, son extrémité postérieure se termine en une pointe conique longue de 1 millimètre environ ; la vulve est située à la hauteur du tiers postérieur du corps. Les œufs, de forme elliptique, munis d'une mince coquille, ont 52 μ de long et 32 de large ; ils sont pondus au cours de leur segmentation.

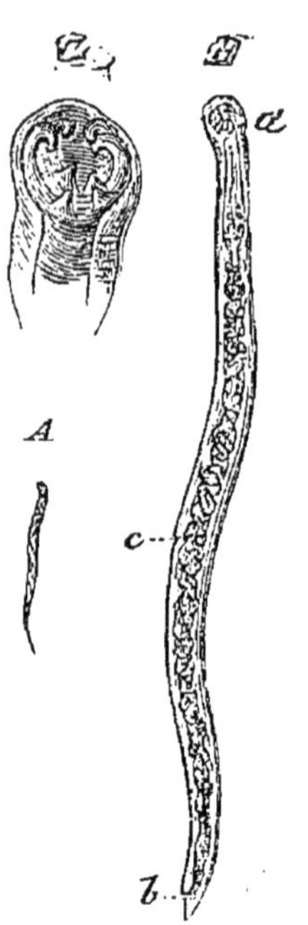

Fig. 72. — *Ankylostomum duodenale*, femelle. — A, grandeur naturelle ; B, la même, grossie : *a*, extrémité céphalique ; *b*, extrémité caudale ; *c*, orifice vulvaire ; C, extrémité céphalique, fortement grossie pour montrer la disposition de l'armature buccale.

L'Ankylostome habite l'intestin grêle de l'Homme et de quelques Singes anthropomorphes (*Gorilla gina*, *Hylobates lar*). Il paraît répandu par toute la terre, tout au moins dans les contrées chaudes, à l'exception, dit-on, de l'Australie. En Europe on l'a rencontré surtout en Italie (Italie, Sicile, Sardaigne), en France, en Hongrie, en Allemagne, en Belgique, en Espagne.

Évolution. — Les œufs n'évoluent pas complètement dans l'intestin de l'Homme, ils doivent sortir de l'organisme et sont évacués avec les fèces, au sein desquelles ils se développent normalement, ou dans la terre humide (1) ; quelques larves éclosent déjà au bout de 12 à 15 heures, à la température optima de 25° ou 30° ; en deux ou trois jours toutes sont écloses.

Au moment de leur naissance, les jeunes larves mesurent 210 μ de longeur sur 44 de large ; leur extrémité postérieure est allongée en une queue effilée ; leur pha-

(1) Il est démontré que leur incubation ne s'effectue que dans un milieu demi-solide, comme dans les matières fécales, pures ou additionnées d'albumine ; l'éclosion ne se produit pas dans l'eau.

rynx est semblable à celui des Rhabditis (*larve rhabditiforme*); elles s'accroissent très vite, en se nourrissant des débris organiques au milieu desquels elles se trouvent, et acquièrent, en moins de huit jours, leurs dimensions maximum, 560 μ sur 24; elles subissent plusieurs mues, à la suite desquelles il se forme d'ordinaire autour d'elles, aux dépens des anciens téguments, une sorte de coque, d'abord flexible, puis incrustée de calcaire, qui ne gêne en rien les mouvements et sans laquelle elles ne pourraient vivre dans l'eau. Cette enveloppe donne au jeune Ankylostome une grande résistance vitale : il peut séjourner longtemps, grâce à elle, dans la vase, dans les eaux où il a pu être entraîné, et il peut survivre à la dessiccation pendant vingt-quatre heures au moins. Il attend ainsi les circonstances favorables dans lesquelles il sera ramené dans l'intestin humain, avec l'eau de boisson ou avec la boue qui souille les mains ou les objets qu'on porte à la bouche ; il lui suffira de quelques semaines pour acquérir les caractères de l'adulte, après avoir, toutefois, subi de nouvelles mues dans le tube digestif.

Il faut noter que l'Ankylostome arrive ainsi *directement* chez l'Homme. Il est probable que quelqu'une des formes que revêt cet animal pendant qu'il vit en dehors de l'organisme, correspond à la phase larvaire qu'un très grand nombre de parasites subissent chez un hôte intermédiaire.

Pathologie. — L'Ankylostome, avons-nous dit, habite l'intestin grêle ; grâce à son appareil buccal, il se fixe à la muqueuse, entre les villosités, et l'on ne peut l'en détacher qu'avec une certaine difficulté ; il peut devenir nuisible par suite de son extrême abondance chez un même individu. Grâce à son armature buccale, il peut entamer la muqueuse du tube digestif et blesser les vaisseaux sanguins, pour prendre les globules dont il se nourrit : un certaine quantité de sang sort aussi par la blessure quand le Ver se retire ensuite, et s'écoule dans l'intestin, qui se montre alors rempli d'un liquide épais, comme gélatineux, odorant, de teinte rouge sombre : ces saignées, petites, mais répétées souvent et quelquefois par un nombre prodigieux de parasites, sur des organismes débilités, doivent être la principale cause des phénomènes morbides que l'on observe alors et qui, d'une façon générale, peuvent être rapportés à une profonde anémie, dont la mort est souvent la conséquence (1).

L'Ankylostome, observé d'abord à Milan, était connu depuis 1838, lorsque l'attention du monde savant fut plus particulièrement attirée sur lui par le professeur Perroncito, de Turin ; ce savant démontra que l'Ankylostome était la cause d'une maladie fréquente parmi les ouvriers qui travaillaient au percement du Saint-Gothard, maladie présentant tous les caractères d'une anémie, telle que nous venons de l'énoncer. Les symptômes de cette affection étaient tellement semblables à ceux de la maladie bien connue sous le nom d'*anémie des mineurs* par les médecins de Valenciennes, qui avaient trop souvent l'occasion de l'observer sur les ouvriers des mines d'Anzin, que nous écrivîmes alors à Perroncito, pour lui signaler ce rapprochement, en lui envoyant les publications de Manouvrier sur ce sujet. Le savant italien vint trouver l'Ankylostome aux mines de Saint-Étienne, quelques années après, et l'étudia aussi aux mines d'Anzin où il a été revu depuis ; ajoutons, pour citer toutes les localités françaises, que l'Ankylostome existe aussi aux mines de Commentry.

Les ouvriers des mines d'autres pays ne sont pas à l'abri de ces parasites, ceux des mines d'or de Chemnitz en Hon-

(1) F. Lussana, du reste, a prétendu que ces animaux inoculent des produits toxiques propres à dissoudre l'hémoglobine ; on a constaté que dans l'anémie produite par l'Ankylostome, l'hémoglobine diminuait de plus de moitié.

grie (1), des houillères de Liège, de Mons et du bassin d'Aix-la-Chapelle, en sont également infestés, et il est bien probable qu'on les retrouvera en beaucoup d'autres points, dans des conditions analogues.

C'est en déposant leurs déjections dans les galeries des mines, que les ouvriers se placent dans les meilleures conditions pour prendre le parasite ; l'eau qui suinte des parois délaie les matières fécales et entraîne les larves plus loin, dans les flaques d'eau où les ouvriers puisent parfois leur boisson, ou bien encore l'eau qui les a entraînées, en s'infiltrant dans le sol ou en s'évaporant, les laisse à la surface, en des points où, d'aventure, l'ouvrier dépose ses aliments, ou encore a l'occasion de se salir les mains au cours de son travail ; les mains sales portées ensuite sur le pain, par exemple, peuvent y incruster les larves qui seront ensuite ingérées.

Il ne faudrait pas croire, cependant, que les mineurs seuls soient exposés aux attaques de l'Ankylostome ; on retrouve cet animal chez d'autres catégories d'ouvriers : ainsi il est fréquent en Italie chez les personnes qui travaillent dans les rizières, et l'*anémie des briquetiers* et des tuiliers, observée aux environs de Cologne et de Bonn, n'aurait pas d'autre origine ; il est encore commun chez les ouvriers des mines de soufre.

L'Ankylostome est peut-être plus répandu et plus redoutable encore dans les pays chauds et un certain nombre de mala-

(1) La maladie produite par l'Ankylostome s'observait aux mines de Chemnitz, mais non à celles de Kremnitz, bien que ces deux villes soient voisines l'une de l'autre et que les mines y soient exploitées par des ouvriers qui passent fréquemment de l'une à l'autre ; Blanchard a donné l'explication de ce fait en apparence singulier : « A Kremnitz, la roche est constituée par de la marcassite, qui se désagrège à l'air humide en donnant de l'acide sulfurique libre ; c'est à l'acidité des eaux qui stagnent dans les galeries qu'il faut attribuer l'absence du parasite. A Chemnitz, la roche renferme une moindre quantité de marcassite ; aussi a-t-on pu voir, jusqu'en 1881, l'anémie y sévir, pour ne disparaître que devant des mesures appropriées. » C'est pour une raison analogue, à cause de la salure des eaux, que l'Ankylostome n'a jamais été signalé à Wielickzka.

dies, fréquentes dans ces contrées, peuvent lui être imputées, telles que la *chlorose* d'Égypte (1), la *cachexie aqueuse* ou *mal-cœur* des nègres aux Antilles, qu'on observe aussi à la Guyanne, le *tun-tun* de la Colombie, l'affection appelée au Brésil *opilação*, ou *anémie intestinale*, *hypohémie intertropicale*, qui frappe surtout les agriculteurs et les jardiniers, etc. Il semble démontré (Giles) que le *béribéri*, ou tout au moins un syndrome très analogue au béribéri type, est causé dans les pays malais, par l'Ankylostome.

Traitement. — Le parasite, d'après les observations de Schultpess, pourrait vivre huit mois au maximum, mais Leichtenstern aurait encore vu le Ver chez un ouvrier qui, depuis vingt et un mois, était soustrait aux causes d'infestation. Comme l'animal ne peut se reproduire dans l'intestin, si le patient n'est pas trop profondément atteint et s'il est à l'abri des causes d'infestation, la maladie s'éteint spontanément par suite de la mort des parasites, mais, si les symptômes présentent quelque gravité, il faut chercher à déloger l'Ankylostome et faire le traitement des symptômes. L'expérience a montré que l'extrait éthéré de Fougère mâle était l'anthelminthique qui réussissait le mieux ; on a également conseillé l'acide thymique, et la doliarine ; la santonine, le calomel, les graines du *Chenopodium anthelminthicum* se sont montrés sans action.

Prophylaxie. — Elle découle de ce que nous avons dit plus haut relativement au mode d'infestation. Pour mettre les ouvriers qui y sont exposés par la nature de leur travail à l'abri du parasite, il faut les contraindre à ne déposer leurs excréments que dans des récipients étanches, où ils sont convena-

(1) L'Ankylostome est de beaucoup le plus commun des parasites en Égypte. Loos rapporte qu'il l'a trouvé dans toutes les autopsies d'indigènes qu'il a faites (*Ueb. den Bau v. Distomum heterophyes et D. fraternum*, Kassel, 1894, p. 3, en note); les choses n'ont donc pas changé depuis le temps de Bilharz, qui trouvait le parasite dans presque toutes les autopsies.

blement stérilisés, il faut veiller à ce que l'eau de boisson n'ait pu être contaminée, à ce que les aliments ne soient pas déposés par terre, à ce que les ouvriers qui manipulent la terre, pour en faire des briques ou des tuiles, ne mangent qu'après s'être soigneusement lavé les mains, etc. L'exemple des mines de Chemnitz où, par des mesures appropriées, on a pu faire disparaître le parasite, montre que les accidents produits par l'Ankylostome rentrent dans la catégorie des maladies parfaitement évitables.

La bibliographie de l'Ankylostome est extrêmement étendue.

*
* *

Gnathostoma siamense (*Gnathostoma*, Owen, 1836; *Cheiracanthus*, Diesing, 1839).

Les Gnathostomes sont de petits Nématodes aux caractères assez aberrants, dont on fait souvent le type d'une petite famille, qui a des affinités avec les Strongylidés et Filaridés. Ces animaux sont aisément reconnaissables aux lamelles chitineuses qui revêtent une plus ou moins grande étendue du corps et se prolongent en plusieurs pointes; la tête est globuleuse, hérissée d'épines simples; la bouche est à deux lèvres dorso-ventrales. Le mâle a la queue spiralée, excavée à sa face ventrale qui est garnie de papilles, et elle se termine par une sorte de bourse cuticulaire, il possède deux spicules; la vulve est en arrière de la région moyenne du corps. Ces animaux sont ovipares et les différentes espèces connues vivent dans l'estomac ou l'intestin des Vertébrés (4 espèces chez les Mammifères, 1 chez un Reptile (*Alligator*), 1 chez un Poisson (*Vastres*).

Le *Gnathostoma siamense* (1) n'est connu que par l'unique

(1) Levinsen (G. M. R.), *Om en ny Rundworm hos Mennesket* (Cheiracanthus siamensis n. sp., Vidensk. Meddel. fra den naturh. For. i. Kjöbenhavn for 1889, p. 323).

femelle décrite par Levinsen : elle mesure 9 millimètres de long sur 1 millimètre de large ; la tête porte huit rangées d'aiguillons et est un peu plus étroite que le corps; les lamelles chitineuses ne sont bien développées que sur le premier tiers du corps, chacune de celles qui revêtent la partie antérieure se termine par trois aiguillons, dont le médian est le plus développé, puis ces lamelles deviennent simples, de plus en plus petites, et disparaissent finalement ; la vulve est située un peu en arrière du milieu du corps.

L'individu de cette espèce décrit par Levinsen, avait été récolté par le Dr Deuntzer, de Bangkok, et provenait d'une jeune Siamoise, sur un des côtés de la poitrine de laquelle s'était développée, en quelques jours, une faible tuméfaction ; quand ce gonflement fut disparu, on trouva, dans la peau, des nodules de la grosseur d'un haricot ; un Ver sortit de l'un de ces nodules ; le même médecin observa encore cette affection chez deux autres personnes, et chez l'une d'elles cinq ou six Vers furent expulsés ; aucun ne fut conservé.

On ne connaît rien autre chose, jusqu'ici, sur ce remarquable parasite.

Ascaridés.

Ascaris lumbricoides, L., 1758.

Cette espèce a le corps ordinairement d'un blanc laiteux, raide, élastique, atténué aux deux extrémités, ses téguments sont fort épais, finement striés en travers ; les trois lèvres ont leurs bords finement denticulés, la dorsale porte deux papilles, les deux autres une seule. La femelle, toujours beaucoup plus commune que le mâle, mesure 20 à 25 centimètres et plus de longueur, sur 5 à 5 mill. 1/2 de diamètre, son extrémité postérieure est droite, de forme conique ; la vulve est située vers le tiers antérieur du corps. Le mâle est plus petit, n'atteignant que 15 à 17 cent. de long sur 3 millimètres environ d'épaisseur ; il est bien reconnaissable à son extrémité postérieure, recourbée vers la face ventrale ; ses spicules atteignent deux millimètres de longueur, ils sont arqués, un peu renflés à l'extrémité ; autour du cloaque on peut observer, de chaque côté, de 70 à 75 papilles. Les œufs sont de forme ellipsoïde, ils mesurent 50 à 75 μ de long sur 40 à 50 de large, leur coque est lisse, mais enveloppée d'une couche transparente, albumineuse, irrégulièrement mamelonnée (fig. 73).

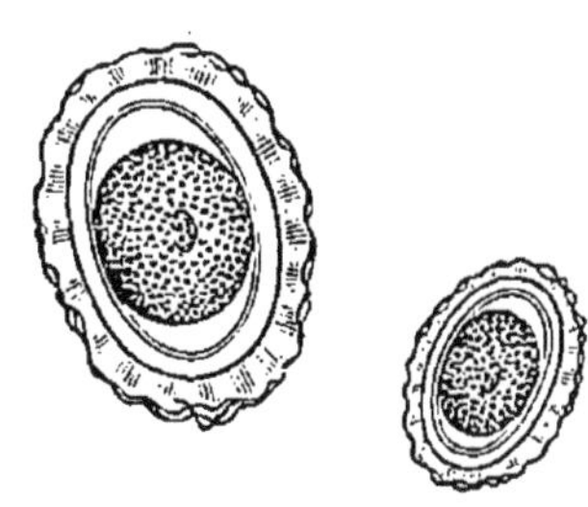

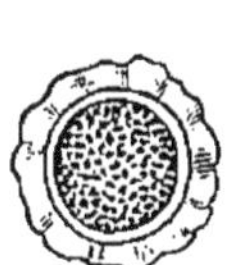

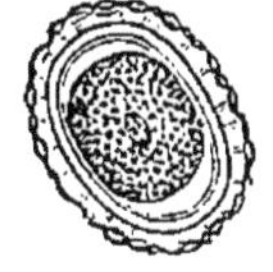

Fig. 73. — Œuf d'*Ascaris lumbricoides*.

Cet animal, absolument cosmopolite, est l'espèce de Nématode que l'on trouve le plus souvent chez l'Homme : sa taille, sa forme, l'épaisseur et la striation de ses téguments, la coloration rosée qu'il présente parfois, lui font donner vulgairement le nom impropre de *Lombric*, qui désigne le Ver de terre. Il habite normalement l'intestin grêle et on ne l'a encore trouvé que dans notre espèce (1), il se développe de préférence dans le tube digestif des enfants, mais on peut le trouver chez des adultes de tout âge ; il vit rarement seul, mais on n'en trouve d'ordinaire qu'un petit nombre chez le même individu, cependant on peut quelquefois le rencontrer en très grande quantité (2). Les Ascarides sont surtout fréquents en été et en automne, les enfants scrofuleux et de nature lymphatique sont plus disposés que les autres à les contracter.

L'évolution de l'œuf ne commence qu'en dehors de l'orga-

(1) Leidy l'aurait trouvé chez l'Orang (*Simia satyrus*).

(2) On possède des observations dans lesquelles les Ascarides ont été trouvés par centaines dans un même individu, et même par milliers.

nisme humain ; elle est plus ou moins rapide suivant la température ambiante : à une chaleur moyenne, le développement de l'embryon exige 30 à 40 jours ; on le suit aisément en plaçant les œufs sous une mince couche d'eau, ou dans du sable humide ; le jeune animal s'enroule en spirale sous la coque qui le protège : il mesure 300 μ de long sur 14 de diamètre, et son extrémité antérieure, obtuse, porte un organe que l'on tenait pour une dent (1), mais que Stiles a démontré être formé de trois pièces qu'il homologue aux trois lèvres de l'adulte ; l'extrémité postérieure est de forme conique ; l'embryon subit une mue à l'intérieur de sa coque.

S'il est certain que l'œuf évolue dans un milieu humide, du moins on n'a pas vu l'embryon éclore dans ce milieu et il peut rester vivant dans sa coque pendant fort longtemps (5 ans d'après Davaine). On a d'abord supposé que le jeune animal n'arrivait chez l'Homme qu'après avoir traversé un hôte intermédiaire (2), mais déjà Davaine, étant parvenu à faire éclore les œufs de cet Ascaride dans l'intestin du Rat (3), admettait que l'embryon n'a pas d'hôte intermédiaire, mais se développe directement chez l'Homme. Deux expériences dues à Grassi et à Calandruccio, sont venues corroborer l'opinion de Davaine. Deux mois après l'injection d'une centaine d'œufs embryonnés, Grassi reconnut dans ses fèces la présence constante d'œufs d'Ascarides. Calandruccio — comme

(1) L'existence de cette prétendue dent que l'on supposait perforante avait fait admettre par la plupart des auteurs, que les Ascarides passent par un hôte intermédiaire au cours de leur développement.

(2) V. Linstow crut trouver cet hôte dans le *Julus guttulatus*, petit Myriapode très commun, qui se nourrit de fruits, de graines, et autres matières végétales ou animales en putréfaction ; il avalerait les œufs d'Ascarides qui se trouvent dans les excréments, et l'embryon, mis en liberté par les sucs digestifs de cet animal, viendrait ensuite chez l'Homme, avec le Myriapode, avalé par mégarde avec les fruits tombés à terre ou se développant sur le sol, dans les fissures desquels on le trouve souvent ; les faits avancés par le savant allemand n'ont pas été confirmés.

(3) Les larves éclosent bien dans l'intestin du Rat, mais elles ne s'y fixent pas et sont rejetées avec les fèces.

auparavant Leuckart, d'ailleurs — ne put réussir à s'infester lui-même; par contre il obtint un résultat positif chez un enfant de sept ans, qui avait eu autrefois des Ascarides, mais en avait été totalement débarrassé depuis plusieurs semaines. On avait d'ailleurs écarté, autant que possible, toutes causes d'infestation étrangère à l'expérience. Lutz a obtenu un résultat non moins net : du 4 au 29 janvier 1888, il fit prendre à une personne de trente-deux ans, des œufs embryonnés ; le 1er février, il obtint par la santonine, l'expulsion de 35 Vers longs de 5mm,5 à 13 millimètres. Epstein a fait aussi, sur trois enfants, des expériences qui ne laissent pas place au doute.

Il n'est guère contestable, d'après cela, que l'évolution de l'Ascaride lombricoïde ne soit directe. C'est vraisemblablement par les eaux impures prises en boisson, ou par l'intermédiaire des légumes verts, arrosés avec l'engrais humain, que le parasite arrive dans notre espèce (1). On s'explique ainsi pourquoi l'Ascaride est relativement rare dans les villes où l'on fait usage de l'eau filtrée et chez les personnes soigneuses de leur alimentation.

On admet généralement que l'Ascaride lombricoïde ne vit pas très longtemps et que son existence ne dépasse pas une année : la femelle mourrait ou serait expulsée quand la ponte est achevée, et la présence de Vers, chez un même individu pendant plusieurs années, tiendrait à la continuité de l'infestation. Cette opinion est sans doute le plus souvent exacte ; elle est néanmoins contredite par les cas exceptionnels où le

(1) Une source d'infestation sans doute fréquente, doit être la contamination des puits et citernes par les fosses d'aisances. J'ai souvent observé, au temps où j'expérimentais sur les Chiens, que les jeunes animaux, nourris exclusivement de lait coupé avec l'eau d'un puits qui était très certainement pollué par les liquides d'une fosse d'aisances contiguë, dans laquelle on jetait les déjections des Chiens, étaient infestés par un nombre considérable d'*Ascaris mystax*, qui les faisaient presque invariablement périr. La même chose doit arriver fatalement pour l'Ascaride lombricoïde.

parasite détermine certains accidents de longue durée, qui prennent fin au moment de son évacuation.

Les Ascarides qu'on observe chez l'Homme ont d'ordinaire toute leur taille et ce n'est qu'exceptionnellement qu'on les trouve incomplètement développés, ce qui est dû, sans doute, à ce qu'ils acquièrent très rapidement leurs caractères sexuels. Néanmoins, Heller a rencontré à Kiel, chez un aliéné, 18 petits animaux de cette espèce, variant de longueur de 2mm,75 à 18 millimètres, le sexe n'était pas distinct. Grassi en a trouvé un de 15 millimètres, Vix, un de 20 millimètres de long, Küchenmeister en expulsa lui-même un individu non sexué long de 40 à 50 millimètres, Laboulbène a vu de ces parasites qui avaient 2 millimètres, 3mm,25, 1 centimètre, 2cent,30.

Pathologie. — Il peut arriver, et c'est le cas ordinaire, que la présence des Ascarides passe inaperçue ou qu'elle se révèle seulement par des symptômes gastro-intestinaux(1) insignifiants, mais les cas sont assez nombreux, où des désordres graves en sont la suite. Ce sont alors des troubles d'origine réflexe, analogues à ceux dont nous avons parlé à propos des Cestodes, mais plus fréquents, plus graves, parfois très intenses, et la mort même peut en être la conséquence.

C'est surtout chez les enfants, que l'on peut observer toute la série des phénomènes morbides aigus : convulsions, con-

(1) On a toutefois signalé des cas d'obstruction intestinale dus à des pelotons d'Ascarides; les symptômes et la gravité sont ceux de l'invagination intestinale; dans six cas récemment (1892) publiés par P. Simon, cinq se sont terminés par la mort, le sixième seulement par la guérison, grâce à une intervention chirurgicale. L'administration des anthelminthiques n'a donné aucun résultat.

J'ai vu chez un jeune Chien qui donnait asile à une cinquantaine d'Ascarides, un cas d'invagination intestinale considérable de l'intestin grêle dans le gros intestin, terminé par la mort; les hurlements de l'animal s'exagéraient notablement à chaque fois qu'on lui administrait de la santonine; il évacua à la suite de l'administration du médicament une trentaine de Vers; un seul Ascaride, mais de grande taille, avait pénétré entre les plans invaginés de l'intestin.

gestion cérébrale, abaissement de la température, voire même arrêt de la respiration, qui amène la mort si on n'aide aux actes respiratoires du patient; on a aussi signalé des œdèmes, des accidents hystériformes, de la paralysie, de la cécité momentanée, de la pseudo-méningite, des troubles intellectuels graves, la mort subite même, etc. En vérité, si la médecine populaire est encline à exagérer l'influence des « Vers » dans les maladies de l'enfance, il est à regretter que les médecins n'en tiennent pas plus souvent compte et n'y songent souvent qu'en dernier ressort.

Quel est le mécanisme des accidents graves que nous venons d'énumérer? Railliet émet la supposition, que ces parasites sécrètent une substance toxique qui peut être absorbée par l'intestin (1), mais il nous paraît que la cause doit en être cherchée ailleurs, ou expliquée autrement. Il ne semble pas, en effet, que l'intensité de ces accidents soit constamment en rapport avec le nombre des parasites, et la présence de nombre de parasites peut passer inaperçue ; il ne paraît pas non plus qu'on les observe nécessairement toujours chez les races qui sont particulièrement infestées par les Ascarides, comme sous les tropiques, bien qu'à la vérité ces accidents soient beaucoup plus fréquents dans ces contrées : ces particularités s'accordent mal avec l'idée d'une sécrétion toxique. Fait bien digne de remarque, on a souvent constaté que les désordres provoqués par ces Vers étaient souvent aggravés par le remède employé d'ordinaire, à cause de

(1) Plusieurs auteurs (Miram, Cobbold, Bastian, Huber) ont signalé les accidents singuliers qui ont parfois frappé les personnes qui maniaient ou disséquaient des Ascarides, — il s'agit généralement de l'espèce de grande taille, très fréquente chez le Cheval (*Asc. megalocephala*) : éternuements, gonflement des caroncules lacrymales, abondante sécrétion des larmes, vives démangeaisons et gonflement des doigts. « J'ai été atteint dans ces conditions, dit Railliet, d'un gonflement énorme de toute la région oculaire, avec prurit intense. » Cette action est attribuée par Leuckart à une substance soluble dans l'alcool et localisée surtout dans la partie vésiculeuse des cellules musculaires.

son action constante, pour les déloger, je veux parler de la santonine (1). Il y a dans cette constatation, nous semble-t-il, une indication importante qui nous met sur la voie de la pathogénie des accidents et sur laquelle nous avons insisté il y a déjà longtemps (2).

Il est certain que les accidents aigus et principalement d'ordre convulsif dont nous avons parlé, peuvent être déterminés spontanément par les Ascarides, il est non moins certain qu'ils se produisent parfois après ingestion de santonine à *dose thérapeutique*. C'est vraisemblablement à l'action irritante produite par les mouvements des Vers sur le duodénum et la partie voisine de l'intestin, où ils se tiennent d'ordinaire, qu'il faut attribuer les actions réflexes (3), bien autrement graves avec les Ascarides qu'avec les Ténias, dont les mouvements sont faibles et lents, alors que ceux des Ascarides sont très énergiques (4) ; quand donc les Ascarides seront sous l'influence d'une substance toxique comme la santonine, ils se débattront pour y échapper et se livreront à des mouvements intenses et répétés ; peut-être aussi émettront-ils alors certaines sécrétions très actives (V. p. précédente, en note); pour peu que ces parasites soient nombreux, l'irritation de l'intestin grêle sera vive et se manifestera aussitôt par les accidents convulsifs (5). Ces accidents

(1) C'est, pour ainsi dire, une action spécifique, qui n'a pas lieu, ou n'existe qu'à un degré beaucoup moindre, quand il s'agit des autres Helminthes.

(2) R. Moniez, *Des accidents causés par les Ascarides et d'un danger possible dans l'emploi de la santonine* (Bull. scient. du départ. du Nord (2), t. II, 1879, p. 305).

(3) Il est inutile de rappeler les retentissements que peuvent avoir sur l'intestin grêle les impressions périphériques ; il n'est pas douteux que l'inverse ne soit vrai et que l'irritation de cette partie du tube digestif surtout, ne puisse se manifester par des phénomènes extérieurs.

(4) Les grands Ténias sont aussi moins nombreux, ils s'étendent d'ordinaire dans toute la longueur de l'intestin grêle, et de la sorte ils irritent beaucoup moins le tube digestif. On a pu dire que les petites espèces sont plus nuisibles que les grandes, c'est qu'elles vivent d'habitude en nombre et que les individus sont groupés dans la partie initiale de l'intestin grêle.

(5) La santonine ne détermine pas d'ordinaire ces accidents ; on peut

n'auront donc ainsi qu'un rapport indirect avec l'action propre de la santonine; on sait que l'on a attribué à cette substance des propriétés toxiques : il est certain que, à dose thérapeutique, elle détermine, pour ainsi dire constamment, de la xanthopsie (1), en même temps qu'il se produit parfois une éruption d'urticaire, mais il est possible, et même probable, que nombre des accidents attribués à la santonine se produisent seulement dans les conditions que nous venons d'indiquer et n'appartiennent pas en propre à cette substance (2). Au reste, il faut remarquer que l'ingestion de la santonine à *doses toxiques* détermine également des accidents convulsifs (3).

Les Ascarides, avons-nous dit, habitent normalement l'intestin grêle; bien qu'ils n'aient point de tendance à quitter leur milieu habituel, on les voit cependant quelquefois se porter hors de l'intestin, soit par leurs propres mouvements, soit qu'ils aient été chassés par les contractions intestinales. Dans ces cas, ils quittent leur séjour habituel par une voie naturelle ou par une ouverture accidentelle, et cette migration s'accomplit pendant la vie aussi bien qu'après la mort du sujet. Il ne faut pas croire, en effet, que les Vers rencon-

admettre que c'est dans les cas, plus habituels, où les parasites sont en petit nombre, ou sont fatigués par une médication antérieure ou par l'emploi progressif et répété du médicament.

(1) L'ingestion de la santonine cause d'ordinaire un trouble de la vue consistant à superposer la couleur jaune à la couleur propre des objets. Il en résulte que les objets blancs sont vus en jaune, les rouges en orange, les bleus en vert; cette xanthopsie disparaît au reste assez rapidement. Le goût et l'odorat sont également modifiés chez quelques personnes sous la même influence et les unes ressentent l'odeur de violettes, d'autres celles du patchouli.

(2) On n'a pas observé jusqu'ici, dit-on, que l'intoxication par la santonine ait déterminé la mort.

(3) Combemale (*Bull. méd. du Nord*, 1895), dans ses expériences récentes, n'a étudié que la toxicité de la santonine; il ne s'est pas placé au point de vue que nous indiquons et n'a pas étudié les phénomènes que déterminent les Ascarides, quand ils sont impressionnés par cette substance employée à dose thérapeutique. La question mériterait d'être reprise selon notre théorie.

trés à l'autopsie dans un organe s'y trouvaient nécessairement pendant la vie du malade. Les mouvements de ces animaux sont assez énergiques pendant les quelques heures qui précèdent le refroidissement du cadavre, pour qu'ils puissent se transporter hors du lieu de leur séjour normal.

Remontés dans l'estomac, l'œsophage, le pharynx, les Ascarides ne tardent pas à être expulsés par le vomissement que leur présence détermine; ils peuvent s'introduire dans le larynx et causer une suffocation mortelle : ce dernier cas a été plus souvent observé chez les enfants; de même le conduit pancréatique et les voies biliaires (1) peuvent être envahis par ces animaux, et les lésions qu'ils provoquent en pareil cas sont généralement très graves, mais il paraît inexact de dire qu'ils puissent déterminer directement des perforations intestinales ou autres. Quand ils passent à travers l'intestin, c'est qu'il s'agit alors de véritables déchirures de l'organe, consécutives à une obstruction intestinale occasionnée par l'accumulation des Helminthes en un point donné.

Il n'est pas rare, enfin, de voir des Ascarides sortir à travers la paroi de l'abdomen (abcès vermineux); l'issue a lieu d'ordinaire par l'ombilic chez l'enfant et par l'aîne chez l'adulte : on voit ainsi se former, parfois, un anus contre nature. Plus rarement ils vont de l'intestin dans la plèvre, les voies génito-urinaires (2), etc. C'est le plus souvent par l'anus qu'ils quittent l'organisme.

Traitement. — La santonine est le médicament spécifique contre l'Ascaride et aucune des nombreuses substances qu'on a utilisées dans le même but, n'approche celle-ci comme effica-

(1) Corruccio a signalé un cas dans lequel la pénétration des Ascarides dans les voies biliaires avait donné lieu à des abcès multiples du foie.

(2) Prenant et Chevalot ont trouvé un Ascaride dans la veine cave inférieure d'un homme, mort avec des symptômes particuliers d'asphyxie (Soc. sciences de Nancy, 1893).

cité; il faut la préférer au *semen-contra*, d'où on la retire; elle peut se donner sans précautions préalables, bien que le régime lacté, la veille au soir, puisse être conseillé; on recommande de l'administrer par autant de centigrammes que l'enfant a d'années, et les adultes supportent généralement 20 à 25 centigrammes sans inconvénient; le médicament tue le Ver, qui doit ainsi être expulsé quelque temps après, mais il est bon de prescrire en même temps un purgatif. Si des accidents convulsifs se déclarent à la suite de l'ingestion de la drogue, il faut faire la médication des symptômes.

La bibliographie médicale de l'Ascaride lombricoïde est aussi extrêmement étendue et nous devons renvoyer le lecteur aux ouvrages de Davaine, de Leuckart, de Blanchard, qui donnent un très grand nombre d'indications.

Ascaris mystax (1).

Une espèce d'Ascaride beaucoup plus petite que l'*Ascaris lombricoïdes* est l'*Ascaris mystax* (fig. 74), caractérisé par deux courtes ailes membraneuses qui se trouvent aux côtés de la tête et lui donnent l'aspect d'une pointe de flèche. Ce parasite porte trois lèvres presque semblables entre elles; le mâle est long de 40 à 60 millimètres sur 1 millimètre de large; son extrémité postérieure est recourbée en spirale, pourvue de 26 paires de papilles, dont 5 sont post-anales, la femelle mesure 120 à 180 millimètres de longueur, elle a la queue droite, conique, la vulve est située vers le quart antérieur. Les œufs sont presque sphériques, leur coque est mince et

(1) Syn. : *Lumbricus canis*, Werner, 1782; *Ascaris lumbricoïdes*, Bloch, 1782; *A. teres*, Göze, 1782; *A. cati*, Schrank, 1788; *A. caniculæ*, Schrank, 1788; *A. canis*, Gmelin, 1789; *A. felis*, Gmelin, 1789; *A. marginata*, Rudolphi, 1793; *Fusaria mystax*, Zeder, 1800; *F. marginata*, Zeder, 1800; *Ascaris canis aurei*, Rudolphi, 1819; ? *A. microptera*, Rudolphi, 1819; ? *A. brachyoptera*, Rudolphi, 1819; *A. alata*, Bellingham, 1839.

leur revêtement albumineux présente de faibles saillies, ils ont de 68 à 72 μ de diamètre. Le développement de ces œufs, qui sont doués d'une grande résistance, se fait comme celui de l'Ascaride lombricoïde et l'infestation a lieu sans hôte intermédiaire.

On trouve très fréquemment ce parasite dans l'intestin du Chat et chez le Chien (1); il peut déterminer par sa présence chez ces animaux, des symptômes réflexes très graves, d'autant qu'il s'y trouve souvent en grand nombre. On l'a aussi trouvé chez le Lynx, le Lion, le Puma, etc. Il aurait été trouvé huit fois chez l'Homme, si l'on admet comme authentiques tous les cas attribués à cet animal : quatre de ces cas ont été observés en Angleterre, deux en Allemagne et les deux autres en Allemagne et dans l'Amérique du Nord; dans deux de ces cas le parasite a été rejeté par la toux.

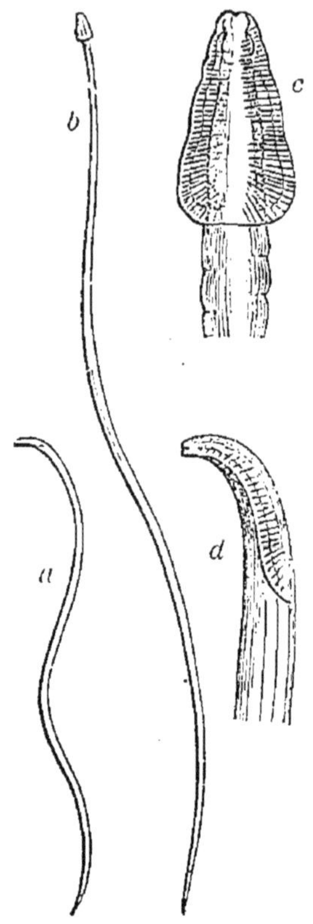

Fig. 74. — *Ascaris mystax*, d'après Van Beneden. — *a*, mâle; *b*, femelle; *c d*, expansions aliformes de la partie antérieure, vues de face et de profil.

Ce serait donc, au total, un parasite fort rare de notre espèce, et même Grassi le veut rayer de la liste des parasites humains; il l'a cherché inutilement sur plus de mille individus et il n'a pu faire développer dans son propre intestin des animaux de cette espèce, dont les œufs avaient été pris dans des Ascarides de Chien. Il est peut-être bien difficile de mettre en doute toutes les observations qui font de cet ani-

(1) On fait quelquefois, sous le nom de *A. marginata*, une espèce distincte avec la forme qui habite le Chien et qui ne diffère que par une taille un peu supérieure, de celle qui vit chez le Chat.

mal un parasite de l'Homme, bien que quelques-unes soient fort insuffisantes, comme on va le voir :

1er *cas.* — Bellingham rapporte à l'*Ascaris mystax* des Vers qui font le sujet d'une observation de Pickells et qui auraient été rendus par une *femme hystérique*, du comté de Cork ; une cinquantaine de ces Ascarides auraient été rendus par la bouche et l'anus, *en même temps auraient été rendus* des Ascarides lombricoïdes, *quelques centaines de larves de Diptères et un millier de larves, de pupes, et d'individus adultes du Blaps mortisaga.* — Il faut bien admettre, avec Leuckart, qu'il s'agit ici d'un cas de simulation.

2e *cas, Bellingham*, 1839. — Deux Vers sont rendus par un enfant de cinq ans à la suite de l'administration d'un anthelminthique ; par la taille, l'aspect général, les lobes aliformes de la tête, ils ressemblent à l'*Ascaris mystax*, mais l'auteur croyant reconnaître quelques différences secondaires et se basant surtout sur sa présence chez l'Homme, le considère comme représentant une espèce nouvelle qu'il appelle *Ascaris alata.*

3e *cas, Leuckart*, 1861. — Max Schulze adresse à Leuckart sept Vers (1 ♀, 6 ♂) que lui avait remis un médecin de Bonn ; ils avaient été vomis pendant un accès de toux par une paysanne ; Leuckart détermina le parasite comme *A. mystax.*

4e *cas, Cobbold*, 1863. — Des Vers qui avaient été rendus par un enfant de treize mois, atteint d'une légère diarrhée, sont remis à Cobbold, qui les détermine pour *A. mystax*, et reconnaît en même temps que l'*Ascaris alata* de Bellingham, appartient bien à la même espèce.

5e *cas, Morton*, 1865. — Un individu femelle, long de quatre pouces, est rejeté avec les fèces par un enfant de quatorze mois, soigné au Kilburn-Dispensary pour un abcès et chez lequel on n'avait pas soupçonné la présence de Vers.

6e *cas, Heller*, 1872. — L'institut pathologique d'Erlangen possède une femelle d'*Ascaris mystax* longue de 55 mill. et donnée par le Dr Böhm, de Gunzenhausen ; elle avait été évacuée par un jeune garçon.

7e *cas, Leuckart*, 1876. — J'ai reçu de Steenstrup, dit Leuckart, un *Ascaris mystax*, qui, d'après les renseignements fournis par Olrik, avait été rejeté dans un accès de toux par une femme de Godhavn (Groenland).

8e *cas, Kelly*, 1885. — « Une femme vomit environ 25 Vers, longs de 4 à 6 mill. »

Pickells (W.). Case of a young woman who has discharged, and continues to discharge, from her stomach a number of insects in different stages of their existence (Transactions of the Assoc. of fellows and licentiates of the King and Queen's College of physicians of Ireland, t. IV, p. 189 et 441 ; t. V, p. 171, 1824).

O'Brien Bellingham. On an undescribed species of human intestinal worm (The Dublin med. Press, t. I, 1839, p. 104).

Id. Sur une espèce non décrite encore de Ver intestinal chez l'Homme (Gazette des hôpitaux (2), t. I, 1839, p. 97).

Cobbold (T. Sp.). On the occurrence of Ascaris mystax in the human body (The Lancet, 1863, t. I, p. 31).

Morton (T.). Ascaris mystax (Ibidem, 1865, t. I, p. 278).

Heller (C.). Ueber Ascaris lumbricoïdes (Sitzunsgber. der Erlanger phys. med. Societät, IV, 1872, p. 71).

Leuckart, Die menschlichen Parasiten, t. II, 1876, p. 258 et 877.

Grassi (B.). Contribuzione allo studio dell' elmintologia. — V. Intorno all' Ascaris mystax (Gazz. med. ital. Lombardia, t. XXXIX, 1879, p. 276).

Kelly (H. A.). The occurrence of the Ascaris mystax (Rudolphi) in the human body. With a case (Amer. journal of med. sciences (2), t. LXXXVIII, 1884, p. 483). — Je n'ai pas vu le texte de Kelly.

Ascaris maritima, Leuckart, 1876 (1).

Cette espèce n'a encore été observée qu'une seule fois et c'est à Leuckart qu'on doit tout ce que l'on sait à son sujet.

L'unique exemplaire connu est une femelle, non encore sexuée, longue de 43 mill., et qui atteint sa plus grande largeur, 1 mill., au commencement du tiers postérieur du corps. L'extrémité caudale a l'aspect d'un cône effilé, long de $0^{mm},5$, l'appareil labial est petit et n'a que $0^{mm},16$ de large et $0^{mm},065$ de haut, bien que, à 1 mill. en arrière, l'extrémité antérieure soit déjà large de $0^{mm},5$. Il n'existe pas de lobes aliformes comme chez l'*Asc. mystax*, mais la cuticule se relève légèrement en forme de bourrelet, de chaque côté, en arrière de l'appareil labial.

Ce Ver serait voisin, d'après Leuckart, des *Asc. lombricoïdes* et *mystax* et se rapprocherait surtout de l'*A. transfuga*, de différentes espèces d'Ours, et en particulier de l'Ours marin.

(1) Leuckart, *Die menschl. Parasiten*, 1re édit., t. II, 1876, p. 877.

Ce Ver a été envoyé à Leuckart, par Krabbe, qui l'avait reçu, en 1867, de Pfaff, médecin de district à Jakobshavn, non loin de Godhavn (Groenland); il avait été vomi en 1865, par un enfant. Ne s'agirait-il pas d'un parasite, normalement étranger à notre espèce, mais qui aurait été ingéré avec les viscères d'un animal? C'est une supposition que Pfaff avait lui-même émise.

Oxyuris vermicularis, Rud., 1803.

Le genre Oxyure, qui ne donne à l'Homme qu'un seul parasite, est caractérisé par sa petite taille, par ses trois lèvres peu saillantes, son œsophage long, suivi d'un bulbe net; les mâles, qui sont rares, n'ont qu'un spicule et deux paires de papilles préanales, les femelles ont l'extrémité caudale très allongée et leur vulve est située dans la partie antérieure du corps.

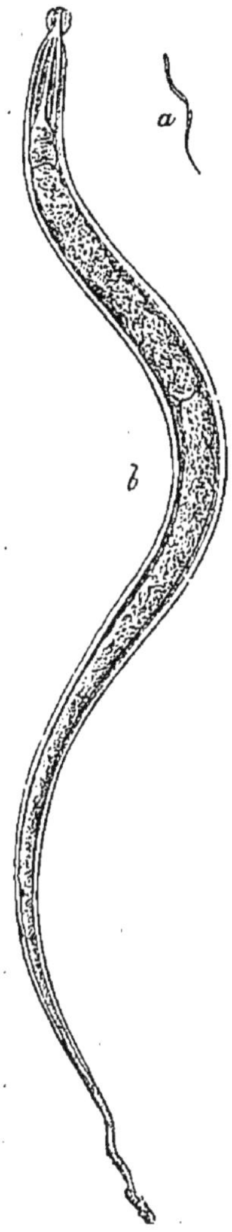

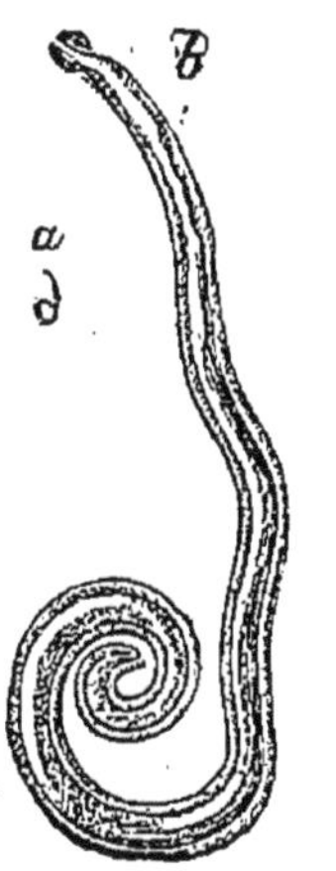

Fig. 75. — *Oxyuris vermicularis*, femelle. — *a*, grandeur naturelle; *b*, grossi.

Fig. 76. — *Oxyuris vermicularis*, mâle. — *a*, grandeur naturelle; *b*, grossi.

L'Oxyure vermiculaire est un petit Ver blanc à cuticule striée, dont l'extrémité antérieure offre un renflement cuticulaire aux parties dorsale et ventrale; le mâle ne mesure que 3 à 5 millimètres de long, son extrémité postérieure, sinueuse pendant la vie, s'enroule en spirale après la mort, son spicule peut atteindre 70 μ de longueur. La femelle mesure 1 centimètre de long, sur moins d'un mill. de diamètre, l'anus est à 2 mill. de l'extrémité du corps : les œufs sont de forme ovale, lisses, à coque mince, ils ont en moyenne 50 μ de long sur 25 de large ; ils renferment un embryon déjà développé au moment de la ponte. C'est un parasite cosmopolite, aussi fréquent dans les villes qu'à la campagne, qu'on trouve dans les pays froids, comme dans les contrées chaudes, il est des plus fréquents chez l'Homme, et se localise principalement dans le cæcum. On ne le trouve pas chez les animaux.

Ces parasites sont principalement fréquents chez les enfants, bien qu'on puisse les observer à tous les âges de la vie; on les voit souvent en grand nombre chez un même individu, ce qui tient sans doute à la facilité de l'auto-infestation; ils se tiennent, au moins à l'époque de la ponte, dans la partie inférieure du rectum et arrivent même à l'anus, mais leur jeunesse se passe dans l'intestin grêle. Ils déterminent, quand ils sont en nombre, des phénomènes locaux désagréables, tels que le ténesme et un prurit insupportable, qui présentent cette particularité de revenir périodiquement aux approches de la nuit, principalement quand le malade vient de se mettre au lit. Il n'est pas rare de les voir chez les petites filles, passer de l'anus à la vulve, et pénétrer, dit-on, dans le vagin ; ils pourraient alors provoquer l'onanisme et même des accès de nymphomanie. Des symptômes nerveux variés, analogues à ceux que détermine la présence des Ascarides, ont été aussi quelquefois observés chez des personnes atteintes de ce parasite.

On a cru longtemps que les œufs de l'Oxyure pouvaient éclore dans son hôte et on expliquait ainsi comment il pullulait chez certains individus et y persistait indéfiniment ; il est vraisemblable qu'il n'en est rien et que les embryons rejetés au dehors et développés dans l'eau, dans laquelle ils ne peuvent au reste vivre longtemps, arrivent dans l'organisme par la boisson ou les légumes arrosés d'engrais humains, ou encore par les ongles portés à la bouche après que les malades se sont grattés sous l'influence du prurit anal ; il y a dans ces cas auto-infestation, mais l'embryon doit rentrer par la bouche pour que sa coque soit dissoute dans l'estomac ; il est certain qu'il n'y a pas d'hôte intermédiaire et que le développement est direct. L'évolution est très rapide : Leuckart et trois de ses élèves ayant avalé des œufs d'Oxyure, rendaient 15 jours après des Oxyures longues de 6 à 7 millimètres. Grassi et Calandruccio ont répété cette expérience avec le même succès.

TRAITEMENT. — Les moyens de traitement qui portent seulement sur le gros intestin sont insuffisants, seuls les parasites bien adultes descendant dans cette partie du tube digestif.

On ne se débarrasse parfois des Oxyures qu'avec une grande difficulté, probablement sans doute à cause de leur siège dans le cæcum et par suite de la facilité avec laquelle se fait l'auto-infestation.

On déloge ces animaux par des vermifuges, des purgatifs, des lavements, qu'il faut souvent répéter longtemps ; on fait cesser le prurit anal par des applications de pommade mercurielle, ou une injection d'huile qui force le parasite à remonter plus haut dans l'intestin (1).

Appendice aux Nématodes.

Gordiacés.

Quelques espèces de ce groupe ont été trouvées accidentellement chez l'Homme ; bien qu'il ne s'agisse que de pseudo-

(1) On a récemment conseillé, entre autres méthodes, d'employer contre ces animaux l'*extraction manuelle* et de les chercher le soir aux bords de l'anus ; les premiers jours, dit-on, la prise est abondante, mais elle diminue rapidement les jours suivants ; le traitement dure trois semaines ; on a beaucoup vanté dans ces derniers temps la rhubarbe pour débarrasser les enfants des oxyures : employée à petites doses, trois ou quatre fois par jour, elle ferait sortir les Vers en grand nombre.

parasites de notre espèce, nous donnerons les caractères auxquels on peut les reconnaître ; ces animaux se trouvent parfois en abondance et peuvent facilement tomber sous les yeux des médecins, ou leur être apportés dans des cas de simulation.

Ce sont des Vers très allongés, filiformes, ordinairement de couleur brune ou noirâtre ; à l'état adulte, ils ont la bouche et la partie initiale du tube digestif oblitérées ; les mâles ont l'extrémité caudale bifurquée, sans spicules, les femelles ont l'extrémité du corps obtuse ; les deux sexes ont un cloaque.

Par une particularité remarquable, ces animaux ne vivent en parasites qu'à l'état larvaire et on les trouve à l'état parfait, libres dans l'eau (fontaines, flaques d'eau).

Les larves, qui éclosent dans l'eau, ont une trompe munie de crochets, qui leur permet de pénétrer dans les larves aquatiques de divers Insectes ou Mollusques, dans lesquels, elles s'enkystent, pour passer ensuite chez des Poissons ou des Insectes carnassiers ; après avoir subi une métamorphose dans la cavité du corps de ces animaux, ils émigrent enfin pour vivre dans l'eau.

C'est sans doute par l'eau de boisson que ces animaux peuvent arriver accidentellement chez l'Homme ; leur extrême rareté dans notre espèce montre bien que ce sont des parasites erratiques ; les symptômes déterminés par ces animaux, quand ils ont été notés, sont ceux auxquels peuvent donner lieu les Ascarides. Plusieurs d'entre eux ont été indiqués comme parasites de l'Homme comme :

Gordius aquaticus, Duj., 1842. Ver long de $0^{m},30$ à $0^{m},90$, large de $0^{mm},5$ à 1 mill., que depuis longtemps on considère comme pouvant vivre chez l'Homme ; c'est sans doute à cette espèce qu'il faut rapporter le *Seta* ou *Vitulus aquaticus* d'Aldrovande ; on lui rapporte aussi les observations de v. Siebold (1854), et de v. Patruban (1875).

Gordius tolosanus, Duj., 1842. Long de 0^m,11 à 0^m,13, large de 1 mill. On lui rapporte les cas de Degland (1823), de Fiori (1881).

Gordius varius. Amérique boréale. Cas de Diesing.

Gordius chilensis. Cette espèce, d'après Gay, s'introduirait quelquefois chez l'Homme, et les Indiens la craindraient beaucoup.

Gordius Villoti. Rosa; 190 mill. de long.

SIEBOLD (v.). Entomol. Zeitung, 1854, p. 107.

PATRUBAN (v.). Ueb. das Vork. v. Gordius aquaticus beim Menschen (Wiener med. Jahrb., 1875).

CLOQUET (H.). Note sur une nouvelle espèce d'Entozoaire (Ophiostoma Pontieri) (Journ. de méd., t. XIII, 1822, p. 97; Bull. Soc. philom., 1822, p. 16 et 32).

DEGLAND (C.-D.). Descript. d'un Ver filiforme rendu par le vomissement (Soc. des Sciences, de l'Agricult. et des Arts, de Lille, 1819-1822 (1823), p. 166).

FIORI (G. M.). Un caso di parasitismo di Gordius adulto nell'uomo (Giorn. della r. Accad. di med. di Torino (3), t. XXIX, 1881, p. 727).

DIESING (C. M.). Rev. d. Nematoden (Sitz. d. K. K. Akad. d. Wiss. in Wien, t. LXII, 1860, p. 604).

GAY. Historia fisica y politica de Chile (Zoologia, t. III, p. 109).

VILLOT (A.). Sur le parasitisme et la détermination spécif. des larves de Gordiens (Zool. Anz., 1884, p. 84).

CERRUTI (C. B.) et CAMERANO (L.). Di un nuovo casi di parassitismo di Gordius adulto nell'uomo (Giorn. R. Accad. med. Torino, 1888).

Acanthocéphales.

Les Acanthocéphales, parasites permanents, encore appelés Échinorhynques du nom de leur genre principal, sont des Vers ronds qui paraissent voisins des Nématodes, bien qu'il soit difficile de se prononcer avec certitude sur leurs affinités. On peut caractériser ces animaux par l'absence d'un tube digestif et l'existence, à leur extrémité antérieure, d'une trompe rétractile armée de crochets, qui leur sert d'organe de fixation et d'où ils tirent leur nom; leur corps est ridé en travers, non articulé; sous la cuticule on trouve un système de canaux ramifiés qui aboutissent à deux troncs longitudinaux et qui servent à la nutrition; deux organes particuliers, dont la fonction n'est pas élucidée et qui n'ont sans doute pas la simple signification d'un organe excréteur, les *lemnisques*, font saillie des parois dans la cavité viscérale, en arrière de la trompe : ils sont parcourus par des vaisseaux qui communiquent avec ceux de la région céphalique et débouchent dans un canal annulaire. Le contenu des canaux de ces lemnisques est de couleur brune et se compose d'une masse cellulaire très granuleuse. Les Acanthocéphales sont dioïques, les femelles ne diffèrent extérieurement des mâles, que par la taille, d'ordinaire beaucoup plus grande. Les mâles ont deux testicules qui aboutissent à un appareil copulateur situé à l'extrémité postérieure. L'ovaire est double, contenu, comme les testicules, dans le *ligament suspenseur*, qui se détache du fond de la gaine de la trompe et va s'insérer à l'extrémité du corps : cet ovaire donne naissance à plusieurs masses ovulaires, dont le développement progressif amène la déchirure du ligament : ces masses tombent alors dans la cavité viscérale, elles s'y reproduisent et donnent naissance aux œufs, dont la fécondation s'effectue dans la même cavité : tous ces produits ovariens finissent par remplir cette cavité; les œufs sont en fin de compte expulsés par un appareil qui aboutit à l'extrémité postérieure.

Les œufs développés sont d'ordinaire fusiformes et présentent trois membranes superposées; ils contiennent un embryon. Ces particularités sont analogues à celles que présentent beaucoup de Cestodes, de sorte que le développement des Échinorhynques a sans doute la même signification que celui de ces derniers animaux. Pour arriver à l'état adulte, les embryons doivent subir des métamorphoses accompagnées de migrations; leur larve vit d'ordinaire dans la cavité viscérale ou les muscles de divers Crustacés, Insectes, Poissons, etc. ; leur maturité sexuelle s'acquiert dans le tube digestif des Vertébrés, Poissons, Mammifères, etc., qui se nourrissent de leur premier hôte.

Les Acanthocéphales sont généralement des parasites rares, ils ne se trouvent qu'exceptionnellement chez l'Homme. On n'a rencontré jusqu'ici, dans notre espèce, que deux formes qui aient été exactement déterminées, les *E. gigas* et *moniliformis*.

Echinorhynchus gigas, Goeze (1782) (1).

Cette espèce a le corps allongé, diminuant progressivement de grosseur vers l'extrémité ; la trompe est presque globuleuse, munie de 5 à 6 séries de crochets recourbés en arrière, elle est rétractile dans une sorte de cou beaucoup plus grêle que le corps ; le mâle mesure $0^m,06$ à $0^m,10$ sur 3 à 5 mill., la femelle $0^m,20$ à $0^m,35$ et plus, sur 4 à 5 mill. de diamètre ; les œufs sont de forme oblongue, longs de 87 à 100 μ ; l'enveloppe moyenne est la plus épaisse ; l'embryon est plus long que l'œuf, de sorte que son extrémité antérieure est repliée ; il porte des crochets.

Ce parasite vit normalement à l'état adulte dans l'intestin du Porc, du Sanglier, du Pécari, etc. ; il se fixe d'ordinaire dans l'intestin grêle. Il n'est pas bien rare en France.

Il est assez douteux que cette espèce puisse vivre chez l'Homme, bien que Lindemann prétende l'avoir trouvée assez fréquemment sur les rives du Volga.

A. Schneider a montré que la larve du Hanneton peut servir d'hôte intermédiaire à cet animal ; Kaiser a fait la même démonstration pour la larve de la Cétoine dorée ; Stiles a fait voir qu'aux États-Unis, où ces deux Coléoptères n'existent pas, leur larve est remplacée dans ce rôle par celle de

(1) *Tænia hirudinacea*, Pallas, 1781.

Lachnosterna fusca (1). Tous ces animaux se nourrissent de racines tendres et recherchent les sols richement pourvus d'engrais animaux; on comprend qu'ils puissent s'infester par le fumier de Cochon contenant des embryons, avec lequel on fume les champs (2).

La nature de l'hôte intermédiaire de l'Échinorhynque explique comment ce parasite est si rare chez l'Homme, si tant est qu'il puisse y vivre; on ne voit pas dans quelles circonstances, sauf dans des cas de dépravation mentale, on pourrait ingérer à l'état frais ces larves volumineuses et dégoûtantes.

Echinorhynchus moniliformis, Bremser.

Le corps de cette espèce, atténué en avant, offre, sauf à sa partie postérieure, des étranglements transverses qui lui ont mérité son nom; sa trompe porte une douzaine de séries de crochets longs de 26 μ. Le mâle a de 4 à 5 centimètres de longueur, la femelle 7 à 10 centimètres; les œufs sont longs de 85 μ, larges de 45; l'embryon est couvert d'épines qui augmentent de volume à mesure qu'elles se rapprochent de la tête, où elles se transforment en crochets offrant une griffe et un éperon.

L'animal adulte vit chez le Campagnol, le Surmulot, le Hamster, le Lérotin; Grassi et Calandruccio ont montré que la larve se développe chez un Coléoptère du Midi de l'Europe, le *Blaps mucronata*, voisin de l'espèce qui vit dans nos mai-

(1) Cette espèce de Fröhlich a été démembrée en *L. arcuata*, *dubia*, *hirticula;* leurs larves ne peuvent se distinguer les unes des autres, et Stiles n'hésite pas à croire que toutes trois peuvent servir d'hôte intermédiaire à l'Échinorhynque, bien qu'il n'ait fait la démonstration que pour *L. arcuata*.

(2) Stiles rapporte que beaucoup de fermiers aux États-Unis ont l'habitude d'employer leurs Porcs à débarrasser les champs des « Vers blancs » du *Lachnosterna;* les Porcs s'infestent ainsi sûrement et ils sèment des œufs d'Échinorhynques, que d'autres Vers blancs mangeront ainsi.

sons (*Blaps mortisaga*). Un seul de ces Insectes peut contenir plus de cent embryons de l'Échinorhynque. Les expériences de Grassi ont montré que ces embryons, administrés à des Rats, ont directement acquis, chez ces animaux, les caractères parfaits.

Fait du plus haut intérêt, l'*Echinorhynchus moniliformis* peut se développer chez l'Homme lui-même. Calandruccio, en ayant ingéré des embryons, constata leur maturité sexuelle au bout d'un peu plus d'un mois. Dans l'observation publiée par Grassi et Calandruccio, on constata, comme symptômes, de fortes douleurs abdominales, exaspérées par la pression, un peu de diarrhée, de forts tintements d'oreille et une grande lassitude. Les parasites, au nombre de 53, furent expulsés à l'aide de l'extrait éthéré de Fougère mâle, mais les douleurs ne cessèrent pas par le fait de l'expulsion et elles persistèrent encore pendant deux jours ; le deuxième jour le patient souffrit d'une forte attaque de fièvre, puis tous les symptômes disparurent.

Les mêmes auteurs ont trouvé en 1887, dans les fèces d'un jeune villageois des environs de Catane, des œufs d'Échinorhynque, qu'ils pensent pouvoir rapporter à cette espèce, mais cette observation est demeurée incomplète.

Il est démontré par l'expérience de Calandruccio que l'*Ech. moniliformis* peut se développer chez l'Homme, mais les cas dans lesquels l'infestation peut avoir lieu doivent être bien rares; comme nous le faisions remarquer à propos de l'*Echinorhynchus gigas*, on ne conçoit pas bien qu'on puisse ingérer ces Insectes, car le Blaps est volumineux, coriace, d'aspect repoussant. Il est possible que le parasite ne se développe jamais *naturellement* chez l'Homme.

Échinorhynques d'espèce douteuse.

Echinorhynchus hominis, Lambl, 1850.

Lambl a trouvé en 1857, à Prague, dans l'intestin grêle, en faisant l'autopsie d'un garçon de neuf ans atteint de leucémie, un Échinorhynque femelle, long de 5mm,6, large de 0mm,6, dont la trompe courte, subglobuleuse, était longue de 0mm,36 et large de 0mm,34, séparée du corps par un étranglement large de 0mm,24 ; elle était munie de crochets disposés sur 12 rangées transversales, chacune de 8 crochets ; ceux-ci étaient longs de 103 μ sur la grande courbure et de 77 sur la petite ; l'animal était rempli d'œufs incomplètement développés.

Les avis sont partagés au sujet de ce parasite : Schneider pense qu'il s'agit là d'*E. gigas*, Leuckart pense plutôt que ce serait *E. angustatus* Rud., commun chez les Poissons d'eau douce, ou *E. spirula*, qui se voit chez divers Singes ; il est impossible de se prononcer à défaut de documents suffisants.

Echinorhynchus sp.

A propos des Coccidies (V. page 50), nous avons émis l'hypothèse que le parasite observé dans le liquide pleurétique par Kunstler et Pitres, pourrait appartenir au genre Échinorhynque et que ces deux auteurs ont observé les « masses ovulaires » dont nous avons parlé plus haut (p. 415) et des œufs non encore revêtus de leurs membranes. Il est impossible de dire à quelle espèce il faudrait rapporter l'animal qui fait le sujet de cette observation.

LAMBL (W.). Mikr. Unters. d. Darm-Excrete (Prag. Viertejarhsch. f. die prakt. Heilk., t. LXI, 1859, p. 1, 1 fig.).

LINDEMANN, Russisches Archiv f. gericht. Medicin, 1867 (en russe).

GRASSI et CALANDRUCCIO. Ueb. einem Echinorhynchus der auch im Mens-

chen, parasitirt (Centrbl. f. Bakt. u. Parasitenk., t. III, 1888, p. 521).
Kunstler et Pitres, Sur une Psorospermie trouvée dans une humeur pleurétique (Journ. de micrógr., t. VIII, 1884, 2 pl.).
Moniez (R.), Notules de parasit. humaine. 4. Sur une prétendue Coccidie trouvée dans un liquide pleurétique (Rev. biol. Nord France, 1895).

ARTHROPODES

Les Arthropodes forment un immense embranchement du règne animal, caractérisé par le corps, de symétrie bilatérale, formé d'articles dissemblables, pourvus de membres articulés. On les subdivise en un certain nombre de classes, dont deux renferment des parasites humains, ce sont les Arachnides et les Insectes ; les premiers diffèrent à première vue des seconds par le nombre de leurs paires de pattes, qui, à l'état adulte, est de quatre au lieu de trois. Les Arachnides à leur tour offrent deux types qui rentrent dans notre sujet, les Acariens et les Linguatules.

Acariens.

La littérature est fort riche en observations sur les Acariens qui s'attaquent à l'Homme, mais, en dehors des faits concernant les espèces qui sont fréquemment et normalement nos parasites, les données que nous possédons sur ce sujet sont la plupart du temps rudimentaires ou contradictoires ; au point de vue zoologique, elles sont souvent fort incomplètes, faites sans critique, par des observateurs insuffisamment préparés à ce genre d'études. Ayant eu l'occasion d'en répéter plusieurs, nous avons voulu nous étendre davantage, dans ce livre, sur ces formes peu connues et d'histoire embrouillée, pour mieux montrer ce qu'il reste à faire à leur sujet : on verra combien de questions restent insolubles dans un sujet aussi simple en apparence que celui-là.

Les Acariens forment un ordre d'Arachnides, d'ordinaire de petite taille, caractérisés à première vue par ce que les trois régions qui forment le corps sont soudées en un seul groupe, ne laissant voir que rarement, par un sillon peu profond, leur division primitive ; les pièces buccales, de forme variée, forment, au total, un rostre propre à la succion ; il existe à l'état adulte quatre paires de membres, d'ordinaire bien développées. L'appareil respiratoire peut manquer ; le système nerveux est réduit, les yeux sont peu fréquents, le tact s'exerce par les palpes ou par les appendices des membres. Le tube digestif émet d'ordinaire dans sa partie moyenne trois paires de culs-de-sac qui souvent se rendent dans les membres ; l'anus est ventral, situé d'ordinaire vers l'extrémité du corps ; presque toutes les espèces sont ovipares. Ces animaux ont des métamorphoses, les sexes sont séparés.

Pour mettre de l'ordre dans notre sujet, nous adopterons la classification suivante ; nous ne donnerons pas ici les caractères de chaque groupe, car ce que nous disons à propos des différents genres qui ressortissent à notre sujet, permettra de distinguer facilement les différents types les uns des autres. Il ne faut pas perdre de vue que nombre de formes acariennes, pour les raisons que nous aurons à exposer, ont souvent été considérées, mais bien à tort, comme des parasites humains ; aussi le tableau ci-après renferme-t-il, à côté d'espèces vraiment parasites, des types qui ne méritent ce nom en aucune façon.

Trombidides		*Cheyletus.*
Rhyncholophides	Leptus, « Rouget »	
Tétranychides	Tetranychus molestissimus.	
Tarsonémides	Pediculoides	tritici.
		? intectus.
Eupodides	Tydeus molestus.	
Gamasides	Dermanyssus	avium.
		hirundinis.
Ixodides	Ixodes.	reduvines
		hexagonus
		ægyptius
	Rhipicephalus sanguineus	
	Dermacentor reticulatus	
	Amblyomma mixtum, etc.	
	Argas.	reflus
		persicus
		Tholozani
		moubata
		turicata
		Megnini
		talaje
		chinche
Tyroglyphides	Tyroglyphus.	farinæ.
		echinopus.
	Glycyphagus.	
Sarcoptides	Sarcoptes scabiei.	
	Chorioptes.	
Démodicides	Demodex folliculorum.	
Linguatulides	Linguatula rhinaria.	
	Porocephalus constrictus.	

Sur les différents Acariens qui ont été appelés Rougets.

Depuis fort longtemps l'attention des naturalistes, comme celle des médecins, est attirée sur de très petits Acariens à six pattes, remarquables par leur couleur rouge, qui s'attaquent parfois à l'Homme et qui vivent aussi en parasites sur différents animaux, Libellules, Pucerons, Courtilières, Cousins, Arachnides, et autres Arthropodes, sur les Poules (1),

(1) Csokor (J.) a publié le premier l'observation du « Rouget » sur les Poules. Éloire l'a vu aussi sur le même hôte et Railliet et Lucet ont reconnu que cette acariase est assez commune chez les Poussins éclos à la fin de l'été et en automne, chez lesquels elle détermine parfois une mortalité considérable (voir Csokor (J.), *Herbstgrasmilben an der Hautober-*

sans compter sur plusieurs Mammifères. Ces animaux ont reçu, dans les différentes parties de notre pays, des noms variés tirés de leur coloration, ou de l'époque à laquelle on les observe : *Rouget*, *Bête Rouge*, *Vandangeron*, *Pique-Août*, *Aoûtat*, *Aoûti*, etc.

Les naturalistes avaient reconnu parmi eux plusieurs espèces et celui qui se trouve parfois sur l'Homme, avait reçu le nom de *Leptus autumnalis;* les affinités de ces petits animaux avec les *Trombidium* (1) avaient été nettement reconnues : d'abord considérés comme des espèces autonomes, on avait bientôt vu dans ces Rougets des larves, dont il restait toutefois à déterminer l'état définitif, et des suppositions seulement avaient été faites à ce sujet, lorsque Mégnin (2), en étudiant les *Trombidium*, Acariens dont

fläche bei Hühnern (Œsterr. Vierteljahresschrift f. Wiss. veterinarkunde, t. LVII (1882), p. 87 (*). — Éloire (A.), *Le Rouget chez les Volailles* (Le Poussin, t. V (1887), p. 5-7). — Railliet (A.), *Traité de zool. médic. et agricole*, 2e éd., p. 703. — Peut-être s'agit-il dans ces diverses observations de l'Acarien que nous avons appelé *Tydeus molestus??*

(1) Les *Trombidium* sont des animaux qu'on trouve fréquemment sur les murs, sous les pierres, dans la mousse, etc. ; ils sont d'ordinaire remarquables entre les Acariens, par leur grande taille et leur couleur rouge. L'espèce la plus commune du genre, *Trombidium holosericeum*, atteint 2 mill. 50 à 4 mill. de long et une largeur un peu moindre, son corps est mou, ridé, d'une belle couleur rouge vif, avec un aspect satiné dû aux poils, en forme de massue, ciliés, qui le recouvrent. Sa fréquence et les caractères que nous venons de dire, font que cette espèce est bien connue de tout le monde, des enfants surtout, qui lui donnent dans beaucoup de pays des noms particuliers. Il abonde quelquefois dans un même point et Lucas a publié à ce sujet une curieuse observation. — Une autre espèce fréquente est le *Tromb. gymnopterorum* L. (*T. fuliginosum* de plusieurs auteurs, ou encore *Tr. phalangii*) qui diffère du précédent par sa taille un peu moindre (2 mill. 1/2 à 3 mill.), par sa couleur moins vive, comme enfumée, par sa forme plus allongée, par les poils du dos, sétiformes et non en massue.

(2) Mégnin (P.), *Mémoires sur les métamorphoses des Acariens en général et en particulier sur celles des Trombidium. Détermination des deux larves improprement nommées Trombidium du Faucheur et Trombidium automnal, complétée par leur description* (Ann. des Sc. nat., Zoologie, 6e s., t. IV, 1876).

(*) Texte de Csokor : Zwei abgemagerte Hühnercadaver wurden dem Institute eingesendet, dieselben waren auf der ganzen Hautoberflache mit rothen, kreisrunden, bis hanfkorngrossen Gebilden bedeckt.

Bei der Untersuchung der leicht abzunebenden körperchen entpuppten sich dieselben als Herbstgrabmilben (Leptus autumnalis). Diese Parasiten wurden bis gegenwärtig bei Hühnern noch nicht vorgefunden. In beiden Fällen sassen die Schmarotzer in grosser Menge dicht... an den korperbeugestellen namentlich aber unter den Flügeln und an der Brust. »

plusieurs espèces sont très communes en France, vint annoncer que les Rougets n'étaient autre chose que leurs larves. Ce savant crut établir qu'une larve qu'on trouve sur les Araignées du genre Faucheur (*Phalangium*) et sur beaucoup d'Insectes, appartenait à l'espèce de *Trombidium* appelée *gymnopterorum*. Une autre, celle, dit-il, qui porte principalement le nom de Rouget ou de *Leptus autumnalis* et qui se jette sur l'Homme, doit être rapportée au *Trombidium holosericeum* (1).

Mais si beaucoup d'auteurs avaient admis comme exactes les idées de Mégnin sur ce sujet, d'autres avaient élevé quelques doutes au sujet de ces déterminations, et nous-même hésitions à les accepter, en nous basant sur ce que nous avions reconnu comme inexacte l'appellation de *Tromb. holosericeum*, donnée par Mégnin à l'une des deux espèces qu'il a observée, et aussi sur ce fait que les deux espèces susdites (*Tr. gymnopterorum* et *holosericeum*) sont communes dans notre pays, alors qu'on n'y entend jamais parler des accidents que devraient déterminer leurs larves sur l'Homme ou sur les animaux. Nous nous demandions si le *Leptus autumnalis* n'appartenait pas à une autre espèce de *Trombidium*, étrangère ou tout au moins rare dans le pays.

Mais la négation était, pour d'aucuns, appuyée sur des faits; ainsi, Henking (2) n'admet pas les conclusions de Mégnin au sujet de l'identité de la larve du *Tromb. gymnopterorum* qu'il a vue éclore et l'Acarien asexué, parasite des Faucheurs et de différents Insectes; il affirme que les nombreuses larves observées par lui et qui provenaient de ce *Trombidium*, diffèrent complètement de celle que Mégnin a décrite et figurée.

L'aspect des larves figurées par ces deux auteurs et attribuées au même animal est, en effet, très différent à première vue; il l'est peut-être moins quand on les examine de plus près, et les dissemblances semblent surtout venir de ce que le dessin de Henking est très détaillé et celui de Mégnin (3) demi-schématique; de telle sorte qu'il semble de ce chef qu'on doive hésiter, jusqu'à plus ample informé, à admettre ce que dit Henking sur ce point : « Mes expé-

(1) « On trouve aussi de ces parasites rouges et hexapodes, et qui sont bien aussi des larves de Trombidions, sur des Aranéides et sur des Insectes ; c'est ce dont nous nous sommes assuré de notre côté. » Walkenaer et Gervais, *Histoire naturelle des Insectes aptères*, t. III, 1844, p. 181.

(2) Henking (H.), *Beitr. z. Anat., Entwickelungsgesch. u. Biologie v. Trombidium holosericeum* (Zeitsch. f. Wiss. Zool., t. XXXVII, 1882, p. 553).

(3) A signaler cependant que, dans le dessin, donné par Mégnin, des yeux du *Tr. fuliginosum*, les deux cristallins sont contigus, tandis qu'ils devraient être séparés par un espace notable. Ce peut être une erreur du dessinateur.

riences, dit maintenant ce dernier auteur, montrent que si les larves du *Tr. fuliginosum* ne se fixent pas sur les Arachnides, non plus que sur les petits Insectes de divers ordres : Cicadines, Thysanoures et Diptères, en revanche, elles se jettent sur les Pucerons de diverses espèces. » — Il nous semble qu'il faut laisser de côté, pour l'instant, les expériences au résultat négatif, qui ne peuvent prouver grand'chose dans la question, puisqu'on ne sait dans quelles conditions et à quel moment ces larves peuvent se fixer sur des Insectes aux téguments coriaces (peut-être seulement lors de la mue), de sorte que, en somme, il ne semble pas que les dires d'Henking sur ce point soient prouvés. En tout cas, on ne peut faire la supposition que les espèces étudiées par les deux auteurs soient différentes, car les animaux observés par eux, à part quelques différences légères, sont bien l'espèce décrite amplement et figurée par Berlese (1) et par Canestrini (2) sous les synonymes de *Tr. gymnopterorum* et de *Tr. phalangii* (3).

Mais le *Trombid. holosericeum*, la deuxième espèce étudiée par Mégnin dans le mémoire précité, nous intéresse plus particulièrement, parce que c'est à elle que cet auteur rapporte formellement l'animal asexué, appelé *Leptus autumnalis*. Mégnin dit avoir vu ce dernier sortir des œufs d'un *Trombidium* qu'il figure en le rapportant à cette espèce. Mais, d'une part, Mégnin ne dit pas avoir comparé à ces larves de *Trombidium* élevées en captivité, des Rougets pris sur l'Homme, de sorte que l'assertion du savant acarinologue semble être faite *a priori* et, d'autre part, il est bien évident que Mégnin n'a pas eu sous les yeux le véritable *Trombid. holosericeum*. Sans tenir compte de quelques détails auxquels on accordait peu d'attention il y a une vingtaine d'années et qui empêchent de serrer de trop près la comparaison des dessins de Mégnin avec ceux d'auteurs récents, comme Berlese, il faut remarquer qu'il existe entre les animaux étudiés par les deux savants, au moins une différence capitale : le véritable *Tromb. holosericeum* est dépourvu des caroncules ciliées qui terminent les pattes dans l'espèce observée par Mégnin (4). Il ressortirait donc de ces constatations que le

(1) Berlese (A.), *Acari, Myriop. et Scorp. hucusque in Italia reperta*, fasc. 18.

(2) Canestrini (G.), *Prospetto dell' Acarofauna Italiana*, t. I, p. 130.

(3) C'est une autre espèce que Gervais, *in* Walckenaer et Gervais, *Hist. nat. des Ins. aptères*, décrit sous ce même nom de *Tr. phalangii*, qui doit être abandonné.

(4) L'Acarien de Mégnin a, en outre, les poils des pattes simples et non plumeux, comme dans le *Tr. holosericeum* vrai ; les pattes antérieures n'ont pas le dernier article spatulé ; les yeux sont figurés comme sessiles,

Leptus autumnalis, ou du moins le *Leptus* figuré sous ce nom par Mégnin, ne serait pas la larve du *Tromb. holosericeum*, mais celle d'un *Trombidium* d'espèce indéterminée (1).

Mais, et voici où les choses deviennent moins claires encore, tout récemment (octobre 1894), Berlese, en terminant son important travail sur les Trombidides, déclare que le *Leptus autumnalis* des auteurs est la larve du *Tromb. gymnopterorum ;* si l'on compare maintenant les dessins que le savant italien donne des larves des deux *Trombidium* dont nous nous occupons (*Tr. gymnopterorum* et *holosericeum*), avec ceux de Mégnin, pour les mêmes espèces, on constate qu'ils ne se ressemblent pas du tout (2).

*
* *

Cette étude, faite d'après les auteurs que nous venons de citer, laisse fort perplexe, et il est clair qu'il faudra reprendre toutes ces questions et ne plus se borner à des comparaisons superficielles de larves élevées en captivité, avec celles trouvées sur l'Homme ou sur les animaux : la comparaison devra être au contraire serrée de très près et il sera nécessaire surtout d'élever les larves parasites. Mais il n'est pas difficile d'expliquer les divergences des auteurs sur un sujet qui semble si peu le comporter : on a eu trop de tendance à rapporter à un unique « *Leptus autumnalis* » les larves d'Acariens, colorées en rouge, qu'on trouve, vivant en parasites, sur les Mammifères — et nous verrons plus loin que des Acariens très différents du *Trombidium* ont été rangés sous cette appellation

au lieu d'être longuement pétiolés, les mandibules sont aussi de forme toute différente.

(1) Le *Trombidium* de Mégnin ne serait-il pas le *Tromb. rimosum* de Koch, si voisin, par ses caractères extérieurs, du *Tr. holosericeum*, que Berlese considère les deux qualificatifs comme synonymes ? Il faudrait retrouver l'espèce de Koch pour pouvoir se prononcer.

(2) Berlese (A.), *Ac. Myr. et Scorp. huc. in Italia rep.*, *Ordo prostigmata* (*Trombididæ*), p. 95. « Species hœc (*T. gymnopterorum*), dit-il, multo de tempore auctoribus nota, quia vertebratis præcipue infesta, Hominibus quoque noxia, præcipue in Gallia, et nomine *Rouget* distincta, in pedum epidermato rostro infigitur, super vespertiliones aliosque mammales per obvia. Hanc appellaverant *Leptus autumnalis* Latreille plurimique alii Zoologi. » — C'est sans doute par inadvertance que cet auteur dit un peu plus loin (p. 102) : « *Leptus autumnalis* Latreille est larva *Trombidii*, forsitan *Tr. holosericei* et *Leptus phalangii* est *T. gymnopterorum* larva », et aussi (p. 110) : « super homines (parasitæ Hominibus infesti) *Tromb. holosericeum* larvæ, vel *Leptus autumnalis* ». — A noter que les larves de *Tr. holosericeum* dessinées par Berlese ont été prises sur des Acridiens. — Comme nous l'avons fait remarquer, Mégnin non plus, au reste, n'a pas figuré de Leptus *pris sur l'Homme*.

— mais, sans quitter les animaux qui appartiennent à ce genre ou qui en sont voisins, il paraît évident que tous les Trombidides vivent en parasites pendant leur jeunesse, que plusieurs espèces de *Trombidium* et de *Rhyncholophus* peuvent se comporter exactement de la même façon que le « *Leptus autumnalis* » sur les Mammifères.

Il faudrait savoir maintenant si ces animaux, à l'état jeune, ne vivent pas indifféremment sur les Vertébrés et les Invertébrés (1), si certaines espèces ne se jettent que sur les animaux à sang chaud, si plusieurs formes ne peuvent pas se jeter sur l'Homme. Il y a beaucoup à faire à ce sujet, à propos duquel nous possédons cependant quelques données certaines :

Si nous laissons de côté, en effet, celles des larves de *Trombidides* qui vivent aux dépens des Cheiroptères, dont de nombreuses formes ont été imparfaitement décrites et dont l'état définitif n'est pas connu (2), il faut noter qu'on a trouvé également sur les Taupes, Lièvres, Chiens, Chats, Bœufs, Moutons, Chevaux, Poules, des larves d'Acariens qui ont été appelées *Rougets* par les naturalistes; sans doute il est vraisemblable que des observations ultérieures montreront qu'il ne s'agissait pas constamment, dans tous ces cas, des mêmes larves (3), mais l'on peut dès maintenant affirmer que plusieurs larves de Trombidides vivent sur les animaux à sang chaud et que la même espèce peut vivre aux dépens de plusieurs hôtes. Ainsi, j'ai sous les yeux, grâce à l'inépuisable complaisance du professeur Railliet, d'Alfort, des « Rougets » récoltés les uns sur une Vache, d'autres sur un Chien, d'autres enfin sur une Taupe. Les individus provenant de la Vache et du Chien semblent identiques ; ceux de la Taupe proviennent manifestement d'une espèce différente (4) : les premières correspondent au dessin du

(1) J'ai, dans ma collection, des Rougets de Pucerons et de Courtilières ; ils ne ressemblent pas du tout à ceux qui proviennent de la Taupe et de la Vache.

(2) V. Kolenati (F. A.), *Die Parasiten der Chiropteren* (Dresden, 1858), et *Beitr. z. Kennt. d. Arachniden* (Sitz. d. K. Akad. d. Wiss., t. XXXIII, 1858 : *Otonyssus*, *Peplonyssus*, sp.).

(3) Nous avons fait voir que les larves d'une espèce de la famille des Eupodides (*Tydeus molestus*) se comportaient exactement sur l'Homme, sur les petits Mammifères, sur les Oiseaux domestiques, comme le vrai *Leptus*. Un examen superficiel n'eût pas manqué de faire classer ces larves sous le nom de *Rouget*. R. Moniez, *Histoire naturelle du Tydeus molestus, Acarien qui s'attaque à l'Homme* (Rev. biol. du Nord de la France, t. VI, 1894).

(4) Le Rouget de la Taupe, que nous avons sous les yeux, est caractérisé par les poils du corps nettement barbelés, longs de 30 μ ; les pattes ont des articles courts, le dernier article de la paire antérieure mesure

Lepte automnal donné par ce savant (1), mais ils diffèrent de la larve du *Trombidium holosericeum* dessinée par Berlese et récoltée sur des Acridiens (2); en revanche ils ressemblent à celle qui est représentée par Mégnin et attribuée, par erreur, nous l'avons vu, à cette dernière espèce (3).

Notre Rouget de la Taupe est tout différent du précédent, comme nous l'avons montré, et, aussi loin qu'on peut pousser la comparaison, il ressemble à la larve du *Tromb. gymnopterorum* (Berl., *loc. cit.*, pl. 15) par la forme des tarses des pattes antérieures et les soies raides, brusquement pointues, barbelées, qui recouvrent le corps (4).

Citons, maintenant, le travail que Kraemer a publié sur la question qui nous occupe: c'est un intéressant mémoire qui semble avoir échappé aux auteurs (5). Le professeur de Göttingen a étudié avec soin, mais sans observer leur évolution, des Rougets de la Taupe et du Campagnol, en plus d'une espèce trouvée libre sur les feuilles du Sureau. Si nous laissons ce dernier de côté, puisque son parasitisme n'est pas constaté, nous ferons la remarque que les deux autres espèces sont dissemblables entre elles et aussi avec les deux types que nous avons étudiés nous-même; celui de la Taupe, en particulier, qui ressemble assez à notre Rouget de la Vache, en diffère par un caractère important: il n'a que deux ongles aux pattes (6); or, presque toutes les larves de

30 à 35 μ de long sur 21 de large. Chez le Rouget de la Vache et du Chien, les soies, qui forment 7 séries à la partie dorsale, sont pointues, grêles, longues de 50 à 55 μ, légèrement écailleuses, les pattes sont relativement longues et grêles et le dernier article de la paire antérieure mesure près de 80 μ de long sur 24 de large. Les deux espèces ont les pattes terminées par trois ongles, dont le médian est plus long et grêle.

Nous ne parlons pas d'autres caractères différentiels comme ceux que l'on pourrait tirer de la forme plus ou moins arrondie de l'abdomen, de son opacité, etc.; ce sont des particularités qui varient avec l'âge de l'animal, ou le moment de son évolution.

(1) Railliet (A.), *Traité de zool. méd. et agricole*, 2e édit., fig. 477, p. 701.

(2) Berlese (A.), *Ac. Myr. etc., ordo Prostigmata*, pl. 14.

(3) Mégnin (A.), *Mém. sur les mét. des Acar. en général et des Trombidides en particul., etc.*, pl. 2, fig. 4.

(4) Toutefois les soies sont plus courtes, plus brusquement pointues dans les individus que nous avons sous les yeux.

(5) Kraemer (*Beitr. z. Kennt. des Leptus autumnalis* (Arch. für patholog. Anat. u. Physiol. u. für klinische Medicin, t. LV, 1872, p. 354, 2 pl.).

(6) Le Leptus trouvé sur le Chien par Friedberger n'a que deux ongles (Friedberger, *Hauterkrankung bei einem Hunde* (Archiv. f. wiss. u. prakt. Thierheilk., t. I, 1875, p. 138). Mais il s'agit peut-être d'une erreur d'ob-

Trombidium bien décrites jusqu'ici, possèdent trois ongles (1) : Sans dire qu'il en est ainsi des nombreuses espèces dont la larve n'est pas connue, nous pouvons supposer que ce Rouget de la Taupe n'appartient pas aux *Trombidium*, mais peut-être bien au genre *Rhyncholophus*.

Il n'en est pas de même de la seconde espèce que nous retenons et que Kraemer a trouvée sur le Campagnol : elle est très voisine de la larve du *Tr. gymnopterorum*, telle que la figure Berlese, mais elle en diffère principalement par le nombre des soies dorsales, qui est beaucoup moins grand.

Il est infiniment peu vraisemblable que le *Rouget* de l'Homme soit d'une espèce particulière, différente de celles qui s'attaquent aux animaux, aux Mammifères tout au moins. Il est certain, d'ailleurs, que les Rougets des Mammifères quittent ceux-ci pour se jeter sur l'Homme à l'occasion (2).

Il semble donc, d'après les observations que nous venons de résumer, que l'on puisse affirmer que plusieurs larves, comprises sous ce nom de Rouget, peuvent se trouver sur notre espèce : mais ces larves, à notre avis, n'appartiennent pas nécessairement au genre *Trombidium*, elles pourraient être aussi des *Rhyncholophus* (3). Il faut dire que les larves

servation ; ces organes en effet se brisent facilement ; les individus que nous a donnés Railliet ont trois ongles, comme nous l'avons dit. — De toute façon, on peut conclure de ce que nous avons dit plus haut que plusieurs espèces de Rougets peuvent se trouver sur le même animal et que la preuve en est donnée pour la Taupe.

(1) L'adulte peut n'avoir que deux ongles, alors que la larve en porte trois (*Tr. holosericeum*, d'après Jourdain). Les deux larves décrites par Mégnin, celle d'Henking, les trois larves figurées par Berlese (en admettant qu'il y ait des différences spécifiques entre ces animaux), les deux formes que nous avons observées (Courtilières, Pucerons), ont toutes trois ongles aux pattes. Il faut excepter le Rouget du *Trombidium locustarum* et peut-être celui du *Tr. muscarum*, Riley.

(2) Ex. : Cobbold (T. Sp.), *Entozoa*, p. 267. Il s'agit dans cette observation de Rougets d'un Lapin sauvage qui me causèrent, dit l'auteur, une « extrême torture ». Nous citons plus loin d'autres exemples analogues à celui-ci.

(3) Railliet, *loc. cit.*, p. 701, avait déjà écrit : « Il est probable que les larves de divers Trombididés sont susceptibles de vivre en parasites sur les Vertébrés supérieurs, et que, par conséquent, les Rougets ou *Leptus* décrits par les auteurs, ne se rapportent pas tous à la même espèce, ni

de ce dernier genre sont très semblables à celles des *Trombidium*, dont elles ont en particulier la coloration et le genre de vie, à tel point que, n'était l'absence de la crête céphalo-thoracique, nous aurions pu rapporter notre Rouget de la Vache, à la larve du *Rhyncholophus quisquiliarum*, telle que la figure Berlese.

En résumé donc, et en admettant provisoirement que les Rougets des Mammifères soient les mêmes que ceux de l'Homme, il résulte de toutes ces observations que deux espèces très distinctes, au moins, ont été confondues sous ce nom. Je suis convaincu que le nombre en augmentera quand on aura étudié exactement les Rougets récoltés sur l'Homme ; il est remarquable que, jusqu'ici, on ne possède aucun document zoologique sérieux sur ces derniers, et les données fournies par Mégnin ne sont d'aucun apport dans la question, puisqu'il n'a point décrit les individus *pris sur l'Homme*.

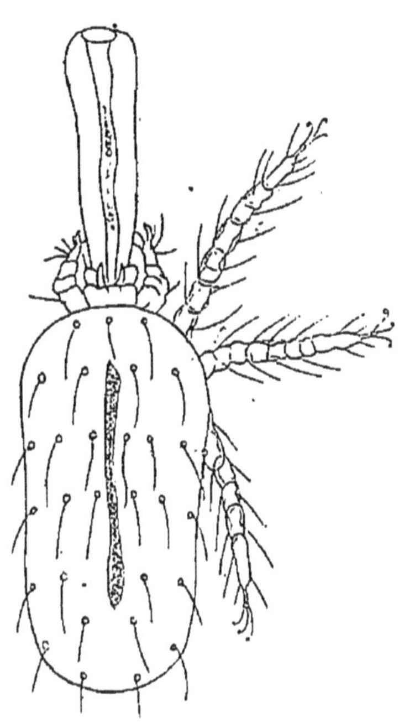

Fig. 77. — Rouget pris sur l'Homme (d'après Gudden).

Il faut rappeler toutefois ici, une observation de Gudden dans laquelle un Rouget *pris sur l'Homme* a été étudié ; il est assez semblable à celui qui est dessiné par Railliet ; c'est à la

peut-être au même genre. » — Dugès avait autrefois exprimé une hypothèse analogue, *Sur les Acariens* (Ann. Sc. nat. Zool., 2e s., t. I, p. 37). — Citons aussi, à ce propos, une observation de Cobbold : « Dr Tilbury Fox, dit-il, has brought under my notice an instance where the hexapod larva of another species (probably *Trombidium cinereum*) was found to have occasioned severe irritation in a child. » V. Cobbold (T. Sp.), *Parasites*, 1879, p. 208 (*Trombidium cinereum* est synonyme de *Rhyncholophus cinereus*).

vérité un document fort imparfait et je ne vois pas à quelle larve déjà figurée on pourrait le rapporter (1) (fig. 77).

*
* *

J'extrais d'une lettre qu'a bien voulu m'écrire récemment M. le Professeur S. Jourdain, les renseignements suivants, d'un grand intérêt pour la question qui nous occupe : « Le *Tromb. holosericeum* est assez commun dans mon jardin de Portbail : j'ai obtenu des œufs de cet animal de nombreuses larves hexapodes. A plusieurs reprises, je plaçai sur mon bras des individus vigoureux, mais je n'ai pu surprendre de leur part aucune manœuvre pour pénétrer sous mon épiderme. Ils se contentaient de courir éperdus sur la peau. Or, l'avidité du Rouget est telle qu'il suffit de séjourner quelques instants dans un endroit où il se trouve en certaine quantité, pour être piqué par plusieurs individus. La larve du *Tromb.*

(1) Nous reproduirons l'observation de Gudden : Il s'agit d'un phtisique arrivé au dernier degré de sa maladie et qui, depuis des mois, n'avait pas quitté son lit. Un jour, on lui trouva par tout le tronc, à l'exception du dos, qu'on ne put explorer, et au côté interne des bras et des jambes, un nombre infini de *Leptus*, groupés en plaques ou isolés, fixés dans la peau par la trompe ; un certain nombre de ces animaux étaient libres ; les *Leptus* étaient de deux sortes différentes par les dimensions, la forme, la couleur, et Gudden émet l'idée que les deux formes correspondent aux deux sexes. Pour l'auteur, les Acariens avaient été apportés par les bouquets de fleurs que l'infirmière avait coutume de placer dans la salle, et si ces animaux avaient pu s'installer ainsi en masses sur le même malade, c'est uniquement à cause d'un manque absolu de réaction de sa part. Un deuxième patient, âgé de quatre-vingts ans, couché dans la même salle, s'était plaint, quatorze jours auparavant, de vives démangeaisons, et on avait diagnostiqué le *prurigo senilis*. L'attention étant attirée sur les Rougets, on rechercha aussitôt ce parasite dans les nombreuses excoriations que le malade avait produites par ses grattages et qui existaient encore : ce fut inutilement. Mais sur un point où la peau était saine, on trouva une plaque rouge constituée par des Rougets. En quelques heures, d'ailleurs, les grattages avaient produit de nouvelles excoriations et enlevé les Rougets. Les démangeaisons disparurent un peu après, lorsqu'on eut supprimé les bouquets et enlevé le corps du premier patient. Gudden, *Ueb. eine Invasion von Leptus autumnalis* (Archiv. f. pathologische Anat. u. Phys. u. f. klinische Medicin, Band LII, 1871, p. 255, pl. 4, fig. 1-4).

holosericeum se fixe sur des Araignées, ou des Panorpes (du moins ne l'ai-je rencontrée que sur ces animaux) à l'aide d'un appareil singulier que j'ai décrit... (1). Il y a sur les Faucheurs, les *Miris*, les *Lagria*, une autre larve parasite de *Trombidium*, sans appareil fixateur spécial, que l'on a signalée, à tort, comme appartenant au *Tromb. holosericeum*. Je me crois autorisé à déclarer que le *Rouget* n'est ni l'une ni l'autre de ces larves. Le *Rouget* est-il réellement un hexapode de *Trombidium* ? Je dois dire que malgré de patientes recherches, je n'ai pu observer le Rouget authentique. Il doit se tenir sur le sol, car je l'ai cherché en vain sur les tiges des végétaux, là où j'étais sûr qu'il se rencontrait. Les deux ou trois premières années de mon habitation à Portbail, j'en étais grandement incommodé de juillet à septembre, dans mon jardin, pris en plein champ; depuis deux ans, je n'en vois plus, peut-être par suite de la culture ? Le *Trombidium holosericeum* est resté commun (9 avril 1895). »

*
* *

D'autres observations ont été faites, incriminant les « Rougets », mais dans plusieurs d'entre elles, il est manifeste qu'il s'agit d'autres espèces acariennes et nous les avons classées sous leur vrai titre dans notre Traité de Parasitologie. On dit les Rougets très communs aux environs de Paris, dans le centre et l'ouest de la France, mais nous verrons à propos du *Pediculoides*, que l'on avait plusieurs fois pris ces derniers pour des Rougets; Railliet a reconnu les *Rougets* sur des Vaches de la Nièvre, qui offraient tous les caractères de la maladie éruptive appelée rafle ou feu d'herbe; le même auteur me dit (*in. litt.*) que les chasseurs de Brie et de Solo-

(1) V. à propos de cet appareil, p. 439.

gne et leurs Chiens en sont souvent affectés en automne; « dans l'Aisne et les Ardennes, où je chasse tous les ans, je n'ai jamais rien vu de semblable ». — Nous-même n'avons jamais fait d'observation de cette nature.

Différents auteurs ont publié, à propos du « Rouget », des faits remarquables, dont nous relèverons quelques-uns. Ils montrent qu'il n'est pas rare de voir l'Homme attaqué par ces animaux et permettent, par conséquent, d'espérer que, l'attention étant attirée sur ce sujet, on ne tardera pas à être fixé sur la véritable nature de ces parasites (1). Ainsi en Danemark, à Thisted, il règne tous les ans, dans la seconde moitié de l'été, un exanthème épidémique, désigné par les habitants sous le nom de *boutons d'août* (*August Knuder*); il s'observe surtout chez les personnes qui vivent dans les jardins. Heiberg a reconnu qu'il était dû à l'invasion de la peau par le Rouget, que des lotions avec la teinture de Pyrèthre tuent rapidement (2).

A cette observation peuvent se rattacher celle de Jahn (3) et celle de White, qui rapporte que dans certaines parties de l'Écosse, par exemple dans l'East Lothian, cet animal est si abondant et ses attaques si importunes, qu'il empêche les fermiers et les enfants de cueillir les groseilles.

Moses a vu toute une famille être envahie par le Rouget et souffrir d'une inflammation vésiculaire avec prurit insupportable (4). Johnston dit que dans le comté de Berwick, le Rou-

(1) Sous ce titre : *Le Prurigo du Rouget*, E. Savard a publié *in* Bulletin d'insectologie agricole, t. X, 1885, p. 97, un article qui est la copie littérale d'une partie du travail de Mégnin, *Mém. sur les métamorph. des Acariens en général et sur celles des Trombidions en particulier*, cité plus haut.

(2) Heiberg (P.-V.), *Om Leptus autumnalis* (Nord. medic. Arkiv., t. VI, 1874).

(3) Jahn, *Die Stachelbeerkrankheit* (Jenaische Annal. f. Phys. u. Med., t. I, 1850, p. 16).

(4) Moses, cité par Murray (A.), *Economic Entomology. Aptera*. London, 1877.

get attaque les Chevaux, Bœufs, Moutons, Chiens, Lapins et les personnes qui soignent ou touchent ces animaux (1). White raconte l'histoire de deux personnes revenant d'un bois et dont l'une seulement était couverte de taches rouges dues à l'attaque du Rouget; le même auteur parle de la fréquence du « Rouget » dans les districts calcaires du Hampshire et il ajoute qu'il est si abondant sur les Lapins des dunes de ce pays, que les bourses dans lesquelles on prend ces animaux, peuvent en être couvertes, au point de devenir toutes rouges, et que les garenniers chargés de relever ces filets, sont attaqués par les mites au point de présenter des troubles fébriles (2). Le Rouget serait aussi très commun dans les environs de Keevil, Wiltshire (3).

L'observation de Weir, qui est peu connue, mérite d'être relatée : l'auteur raconte l'excessive irritation que les Rougets ont déterminée sur lui-même par leurs attaques. A la suite sans doute des sécheresses de l'été, ils ont été, dit-il, beaucoup plus communs que d'habitude ; l'auteur a pu compter, rien que sur un de ses pieds, quatre-vingts pustules causées par l'Acarien, et comme les lésions s'étendaient sur les cuisses et sur les bras, il calcule qu'il ne portait pas moins de quatre cents de ces pustules en même temps. Les Rougets étaient surtout abondants parmi les Légumineuses, comme le Sainfoin, le Trèfle et les Haricots, et il perçut très nettement leur invasion en pénétrant au milieu de ces plantes.

A propos de la communication de Weir à la Société entomologique de Londres, F. Smith fit remarquer qu'il avait aussi beaucoup souffert des Rougets dans l'île de Wight (4).

(1) Johnston (Dr), *Acarides of Berwickshire*, in History of Berwickshire Naturalist Club, p. 221.
(2) White (Gilb.), *Natural History of Selborne*, 9e édit., 1857, p. 113.
(3) Llewelyn (J. T. D.), *Harvest Bugs* (Entomologist, t. II, 1864-5, p. 147).
(4) Weir (J. J.), Trans. Ent. Soc. London, 1876, p. xxvi.

On a indiqué au Japon un Acarien bien connu à l'état jeune et extrêmement abondant en certaines parties de ce pays, qui porte le nom de *Akamushi*, ce qui signifie Insecte rouge (*Mushi* désigne les Insectes, Acares, Vers) ; on l'a considéré comme voisin de notre Rouget. Les détails à son sujet sont jusqu'ici fort insuffisants. L'*Akamushi*, dit Baelz, a, comme le *Leptus autumnalis*, dont il est manifestement voisin, possède six pattes munies de longues soies (1), il est de couleur rouge ; il mesure environ 0,13 millimètre. Sa piqûre sur la peau donne lieu à des démangeaisons ou à une légère douleur. Si au bout de deux à trois jours on enlève le parasite, tous les symptômes disparaissent. Les gens du pays, et même certains médecins, considèrent cet animal comme la cause d'une maladie générale qu'ils appellent *tsutsuga-mushi* ou *shima-mushi*, laquelle s'observerait en juillet et août, en certaines contrées très limitées qui ont été submergées au printemps, par le débordement des fleuves : après une incubation de quatre ou sept jours, elle débute par une nécrose circonscrite de la peau et aboutit à un engorgement lymphatique et à un exanthème cutané. Baelz a démontré que cet Acarien n'est pour rien dans la production de la maladie (2).

Le « Rouget », ou du moins des Acariens très petits, hexapodes, de couleur rouge, qu'on a appelés de ce nom, existe aussi dans l'Amérique du Centre et du Sud, et, sous le nom

(1) Les soies des pattes de nos Rougets sont plutôt courtes.

(2) Baelz (E.), in Verbind. mit Stud. med. Kawakami, *Die japanische Fluss- oder Ueberschwemmungsfieber, eine acute Infectionskrankheit* (Archiv. f. pathol. Anat. u. Phys. u. f. klin. Medicin. B. LXXVIII, 1879, p. 373-420, avec une planche, qui représente des tracés du pouls et de la température), et aussi Baelz (E.), *Nachtrag zu dem Aufsatz üb. Flussfieber*; ibid., p. 528, analyse intéressante d'un travail du Dr Palm sur la même question, où il est parlé de plusieurs Arachnides dont aucune n'est nettement caractérisée : Palm (Th.-A.), *Some account of a disease called « Shima-mushi » or « island insect disease » by the natives of Japan; peculiar, it is believed, to that country, and hitherto non described* (Edinb. med. Journ., t. XXIV, 1878, p. 128).

de *Harvest mites* ou de *jiggers* (1), ils constituent parfois un vrai fléau pour les personnes qui, du commencement de l'été jusqu'en octobre, fréquentent les pâturages, la lisière des bois ou le bord des rivières. Riley (2) en a décrit deux formes sous les noms de *Leptus americanus* et *Leptus irritans*. La première, dit-il, s'observe plus souvent sur les enfants que sur les adultes, elle se trouve principalement sur le cuir chevelu et aux aisselles ; elle n'introduit dans la peau que la partie antérieure de son corps ; l'irritation intense qu'elle détermine ne dure que le temps de la piqûre et, celle-ci faite, la présence de l'animal passerait presque inaperçue, n'était le bouton qu'il a déterminé par sa piqûre ; la seconde espèce est plus tourmentante, elle cause une irritation intense et du gonflement sur toutes les parties du corps, mais plus spécialement autour des jambes et du cou-de-pied : elle abonde dans les prairies des bords du Mississipi, et partout à cette latitude ; quand elle se jette en nombre sur un patient, il souffre d'atroces démangeaisons et pendant deux ou trois jours, il se grattera jusqu'à ce que ses membres ne soient plus qu'une plaie. L'armature puissante de l'animal lui permet de s'enfoncer complètement dans la chair : il détermine ainsi la formation d'une pustule ; si le patient, en se grattant, a été assez heureux pour détacher l'Acare avant qu'il soit entré dans la peau, la petite plaie se guérit vite, mais, autrement, l'irritation dure de deux à quatre jours.

La forme adulte de ces deux Acariens n'est pas encore connue. Riley (*in litt.*) me dit qu'il n'a pu trancher la question

(1) Ce nom de *jiggers*, dit Riley, est évidemment une altération du terme *chigoe*, qui est universellement appliqué à *Sarcopsylla penetrans*.

(2) Riley (C. V.), *Colman's Rural World*, St-Louis, 21 juin 1876 ; *American naturalist*, janvier 1873 ; *Poisonous insects* (Reference Handbook of the medical Sciences, vol. V, 1887, p. 745, fig. 2980). — D'autres larves de Trombidides américains (*Trombidium locustarum* et *muscarum*) sont décrites par le même auteur in *First ann. Rep. of the Unit. St. entom. Commiss.*, 1877, reproduit in *Amer. Naturalist*, 1878.

de savoir s'il s'agit de larves de *Trombidium* ou de *Tetranychus*.

On n'en sait pas plus pour les « Rougets » d'autres contrées d'Amérique. « Le petit insecte rouge qu'on rencontre dans les marais et les terres basses de Pennsylvanie, du New-Jersey, de Delaware et qu'on voit surtout autour des buissons du Groseillier-cassis, dit Duhring, est probablement de même nature que les *Leptus*, décrits par Riley (1). » Il est probable toutefois qu'un certain nombre d'espèces d'autres genres d'Acariens sont confondues en Amérique sous ce nom de Rouget.

Des « Rougets » sur lesquels on ne possède aucune donnée qui permette de les déterminer, ont été trouvés en beaucoup de contrées chaudes, dans l'Amérique du Sud, à la Martinique, etc.

Mentionnons cependant une espèce qui semble bien rentrer dans le genre *Trombidium*, le **Trombidium Tlalsahuate** (2).

On connaît au Mexique, sous ce nom de *Tlalsahuate* (3), un petit Acarien rouge qui vit dans le gazon ; il est très commun dans les terres chaudes. Cet animal passe fréquemment sur l'Homme, il se fixe presque toujours aux paupières, aux aisselles, au nombril, au bord libre du prépuce. Sa présence est annoncée par la démangeaison, puis surviennent de la rougeur et du gonflement, quelquefois de la suppuration. Ces phénomènes durent d'ordinaire six jours et sont essentiellement locaux. Il suffit d'enlever l'Acare pour que les phénomènes morbides cessent.

(1) Duhring, *Traité pratique des maladies de la peau*, trad. franç., 2e édit., p. 788.

(2) Cette espèce peut prendre le qualificatif de *Tlalsahuate* qui, parait-il, signifie en langue atzèque « grano de tierra » ; c'est le nom sous lequel elle est communément désignée au Mexique.

(3) « C'est, d'après Dugès, probablement le même, ou une espèce voisine, que les indigènes de Santa Anita appellent Tolanzahua. »

Lemaire (1) croit pouvoir rapporter à cette espèce un animalcule d'une teinte jaune orangé très vif, qu'il trouva entre les cils d'une fillette de quatre ans, dont les parents avaient reçu du Mexique des caisses renfermant des nattes et divers autres objets. Mégnin et plusieurs auteurs, ont cru simplement que le parasite en question, comme le *Tlalsahuate*, n'était autre chose que notre Rouget indigène.

Une récente publication d'Altamirano et de Dugès (2) est venue ajouter de très intéressants détails à ce que l'on savait sur le *Tlalsahuate*. Cette « pest » est commune au Mexique, et vit sur les plantes, particulièrement les Carex. Altamirano rapporte l'observation remarquable d'un homme qui séjourna pendant huit jours à Temascaltepec, où il fut bientôt infesté par les Acariens. A son retour à Mexico, ses téguments présentaient un aspect particulier d'ulcérations et d'extrême inflammation que décrit l'auteur, mais on ne put trouver trace de parasite. — Pour Riley (3), ces lésions ont été probablement produites par les grattages violents qu'a dû exercer le malade et elles sont dues aussi, en partie, à son idiosyncrasie. — Le traitement consista en lotions phéniquées et en application de poudre d'iodoforme. Le travail d'Altamirano est suivi d'une description du parasite, par Dugès, mais sans détermination spécifique de l'Acarien auquel il donne naissance. Il s'agit certainement d'une larve de Trombidide; le parasite mesure de 30 à 45 centièmes de millimètre; les épimères sont *contigus;* les pattes ont six articles, courts, à peu près de même longueur, sauf le dernier qui est le plus long, et elles se terminent par trois crochets, dont le médian est plus long et moins recourbé que les autres; le dos porte

(1) Lemaire, *Importation en France du Tlalsahuate* (C. R. Acad. Sc., t. LXV, 1867, p. 215).

(2) Altamirano (F.) et Dugès (A.), *El Tlalsahuate* (El Estudio, t. IV, 1892, p. 196-199, pl. X).

(3) *The mexican jigger or tlalsahuate* (Insect life, t. IV, 1893, p. 211).

un petit nombre de séries formées d'environ quatre soies (1).

*
* *

Le mécanisme suivant lequel les phénomènes inflammatoires dus au Rouget se manifestent, n'est pas bien connu et il est difficile d'admettre qu'une réaction parfois si vive, soit simplement déterminée par la salive du parasite ; on peut se demander s'il n'y a pas autre chose et en effet il est possible que le Rouget forme sous la peau un appareil particulier qui lui permette d'aller chercher sa nourriture plus loin qu'au point piqué, d'où une action irritative bien plus étendue que celle que produirait une simple piqûre.

Or, Gudden a figuré, sur le *Leptus* pris sur l'Homme et qu'il a observé, une sorte de longue et large trompe (2), dont on ne s'explique pas, à première vue, la nature, et qu'on peut supposer n'être autre chose qu'une portion du tube digestif évaginée par une traction exercée sur le parasite. Une intéressante observation de Jourdain (3) semble éclairer la nature de cet organe, elle a été faite sur la larve du *Tromb. holosericeum* (!, *in litt.*) : « Quand on détache la portion des téguments sur laquelle la larve est implantée, en enlevant en même temps les tissus sous-jacents, on reconnaît que le rostre, en dedans de l'ouverture circulaire dans laquelle il est engagé, se prolonge en une sorte de trompe irrégulièrement ramifiée, dont les branches s'insinuent au milieu des tissus sous-tégumentaires. Les parois de ce tube rameux sont

(1) Le peu de détails que l'on possède sur le « pou d'Agouti » (v. p. 442), fléau de la Guyane, permettent de ne pas le rapporter, comme on l'a fait à tort jusqu'ici, aux « Rougets » des *Trombidium;* il en est de même pour l'Acarien indiqué par Delegorgue comme occasionnant la « maladie du Port-Natal « ; ce dernier appartient aux Ixodides.

(2) V. notre fig. 73, d'après Gudden.

(3) Jourdain (S.), *Sur le mode de fixation des larves parasites hexapodes des Acariens* (C. R. Acad. sciences, t. CXV, 1892, p. 622).

épaisses et transparentes. Chacune de ses ramifications, d'inégale longueur, se termine par une ventouse en forme de bouton percé à son centre (1). » Il est intéressant de constater que toutes ces larves de *Leptus* ne se comportent pas de la même façon à cet égard, d'après ce que nous avons dit plus haut (p. 432, larve du *Tromb. gymnopterorum*, d'après Jourdain). Quoi qu'il en soit, il est vraisemblable que l'espèce de trompe figurée par Gudden n'est qu'une portion d'un appareil analogue, ou que tout au moins, si elle est entière, elle représente morphologiquement cet appareil (2).

Pathologie. — Dans les conditions que nous venons de dire et puisque, manifestement, plusieurs espèces ont été comprises sous ce nom, il est bien difficile, maintenant, de donner les caractères du « Rouget », d'autant que des formes toutes différentes, qui n'appartiennent à l'état adulte ni aux *Trombidium* ni aux *Rhyncholophus* ou formes voisines, peuvent produire sur l'Homme, comme nous le montrerons plus loin, des accidents tout à fait analogues et ont été, de ce fait, considérées comme des « Rougets ». Les zoologistes qui ont parlé du Rouget l'ont décrit d'après des exemplaires pris sur différents animaux, d'où l'obscurité de la question. Tout au plus pouvons-nous dire, afin que l'on ne confonde pas ces « Rougets » avec d'autres parasites de l'Homme que nous décrirons plus loin comme parasites externes (*Argas*, etc.), que les Rougets sont de petits Acariens asexués qui ne dépassent pas un demi-millimètre de longueur, pourvus de trois paires de pattes et d'une couleur rouge plus ou moins intense. — Il appartiendra aux naturalistes qui auront la bonne fortune

(1) La découverte de ces tubes nourriciers, qui existent sans doute chez beaucoup d'autres formes acariennes parasites, avait été faite sur les larves d'un Trombidide par Flögel, dont le travail semble avoir échappé à Jourdain : Flögel (J. H. L.), *Ueb. eine merkwürdige, durch Parasiten hervorgerufene Gewebsneubildung* (Archiv. f. Naturg., t. XLVI, 1876, p. 106, 1 pl.).

(2) Moniez (R.), *Sur les différents Acariens qui s'attaquent à l'Homme et qui ont reçu le nom de Rouget*. Rev. biol. du N. de la France, t. VII.

d'observer des Rougets pris sur l'Homme, de les décrire de très près, pour en fixer enfin les caractères et arriver ainsi à des déterminations précises.

Quoi qu'il en soit, la larve hexapode du « Rouget » dès qu'elle est éclose, erre sur les plantes ou sur le sol, jusqu'à ce que l'animal dont elle peut se nourrir passe à sa portée : elle se fixe à ses téguments par son rostre et, sous l'influence d'une nourriture abondante, son abdomen enfle jusqu'à acquérir un volume quintuple de ses dimensions primitives. Elle se détache enfin et, après une mue, se change en une nymphe octopode (un peu moins volumineuse et pourvue d'une quatrième paire de pattes) qui va bientôt se transformer en un animal sexué. Cet animal ne se verrait sur l'Homme qu'en juillet-août, presque exclusivement. Il ne paraît vivre que quelques jours sur l'Homme ou les animaux.

R. Blanchard a parfaitement résumé ce que l'on sait jusqu'ici de l'action sur l'Homme du Rouget à l'état de larve hexopode. C'est à son livre que nous empruntons les détails qui suivent (1) :

Le Rouget, dit-il, s'attaque fréquemment à l'espèce humaine, surtout aux individus dont la peau est délicate (femmes, enfants).

Quand on traverse les jachères où ils abondent, ou bien quand, en été, on se tient à proximité des Groseilliers à maquereaux (2), des Sureaux, des Haricots, etc., ou encore quand on se couche sur l'herbe des jardins ou des bois, on est souvent assailli par les Rougets. Ces animaux remontent le long des jambes et se propagent avec agilité sur toute la surface du corps ; les jarretières ou la ceinture leur barrent-elles le chemin, ils s'accumulent et se fixent au niveau de l'obstacle.

Leur présence détermine une affection que Gruby a proposé d'appeler *érythème automnal.* La peau est le siège de démangeaisons intolérables, qui enlèvent tout sommeil et que Latreille comparait à celles de la gale ; elle se gonfle, devient rouge ou

(1) Blanchard (R.), *Traité de Zoologie médicale*, t. II, p. 291.

(2) D'où le nom de *Stachelbeerkrankeit* donné en Allemagne à l'exanthème produit par le Rouget.

même violacée ; sa surface se recouvre de plaques ayant jusqu'à un et deux centimètres de largeur, isolées ou confluentes et dont le centre est occupé par un petit point rouge qui n'est autre chose que le parasite. Le patient se gratte avec force, le plus souvent jusqu'au sang, et augmente encore l'intensité de l'inflammation ; la fièvre se déclare, le derme s'infiltre de sérosités dont l'animal semble se nourrir ; du moins ne trouve-t-on jamais son estomac rempli de sang.

Duméril observa chez un jeune enfant plus de 12 Rougets vivants, agglomérés à la base d'un cheveu ; il crut que les ongles des pattes étaient le principal organe de fixation et la cause unique du prurigo. Johnston, de Berwick, a vu aussi les parasites se suspendre aux cheveux en si grand nombre qu'ils formaient des amas ayant l'aspect de gouttes de sang coagulé.

Oken avait reconnu dès 1835 que le Rouget s'implante dans la peau à la racine des poils. Jahn, puis Gruby et Mégnin précisèrent cette notion en démontrant qu'il insinue son rostre dans le canal excréteur des glandes cutanées, le corps entier restant au dehors ; il se fixe si fortement qu'il est exceptionnel d'obtenir l'animal intact, encore pourvu de son rostre, lorsqu'on cherche à le détacher.

Chez les individus herpétiques, l'irritation déterminée par le Rouget peut être le point de départ d'un eczéma.

Traitement. — Le Lepte, si on ne l'a pas enlevé avec une aiguille, disparaît, dit-on, de la peau de l'Homme au bout de peu de jours ; aussi l'exanthème prurigineux qu'il a occasionné est-il de courte durée. On atténuera les démangeaisons à l'aide de cataplasmes froids, de douches, de lotions alcoolisées ou acidulées. La méthode la plus rationnelle pour les combattre est l'emploi de frictions faites avec de l'axonge additionnée d'une petite quantité d'huile éthérée. Les onctions d'huile éthérée pure, conseillées par quelques auteurs, doivent être proscrites, car elles sont souvent une cause d'eczéma.

Pou d'Agouti.

L'animal appelé de ce nom à Cayenne et dont les mœurs sont celles du Rouget, avec lequel l'identifient, bien à tort, les naturalistes, ne peut, jusqu'ici, être rapporté à aucune espèce définie; la larve telle qu'elle est décrite par Bonnet, ne peut être assimilée aux larves connues de *Trombidium* ou de *Rhyncholophus* et appartient certainement à un autre genre : nous reproduisons les notes de Bonnet (1) sur cet animal en faisant remarquer qu'il diffère de ces deux derniers genres, entre autres caractères, par sa couleur à jeun, par ses pattes dont les hanches se touchent et qui sont formées de cinq articles seulement, se terminant par deux ongles sans caroncule ni ventouse, par ses palpes formés de trois articles, par la forme de l'ouverture anale.

Pou d'Agouti. — Ce petit parasite est ainsi désigné à la Guyane parce qu'il vit en grand nombre aux dépens de ce rongeur. Les nombreux individus que nous avons examinés sont tous hexapodes;... ils ont tous à peu près les mêmes dimensions...

Le Pou d'Agouti est un Acarien microscopique, c'est à peine si on peut le voir à l'œil nu. Il a 0mm,40 de longueur et 0mm,30 dans sa plus grande largeur. Sa forme est assez régulièrement ovale, à partie antérieure légèrement déprimée pour loger la portion céphalique, qui, supportant les organes buccaux, fait saillie. A jeun, il est transparent et d'un blanc nacré; il devient rouge lorsqu'il est gorgé de sang... Le corps est tout d'une pièce, lisse et coalescent. Les portions buccales et les appendices céphaliques semblent former une tête distincte, en ce sens qu'elle est d'une couleur plus foncée, le reste du corps étant pour ainsi dire incolore.

Les *appendices céphaliques* sont formés par trois segments : le premier, adhérent, a quelque ressemblance avec les hanches; le deuxième est cylindrique, assez court; le troisième est terminé par une pointe déjetée en dehors et en haut, et à laquelle s'insèrent deux onglets assez longs et à concavité inférieure et interne.

Les *pattes* suivent immédiatement sur les côtés du corps, assez rapprochées pour que les hanches se touchent, mais distantes de leurs analogues du côté opposé; elles sont composées de cinq articles : une hanche ne dépassant pas les téguments, un trochanter très court, une cuisse et une jambe non séparées par une

(1) Bonnet (G.), *Contribution à l'étude du parasitisme*, p. 53; thèse de Montpellier, nº 11, 1870.

articulation et un tarse conique armé de deux onglets et n'ayant ni caroncules, ni ventouses.

L'*ouverture anale*, qui est au milieu de la face inférieure du corps, plus près du bord postérieur, est régulièrement circulaire et présente une fente longitudinale qui la divise en deux moitiés. De même que la Tique, le Pou d'Agouti n'a pas d'autre orifice donnant passage aux organes génitaux que je n'ai pu voir.

La *bouche* est formée par deux mandibules cornées à extrémité antérieure aiguë et extrémité postérieure engainée par les lèvres. Cette extrémité est renflée et déjetée en dehors. Les mandibules m'ont paru être formées par deux valves creusées en dehors en un demi-canal qui donne attache à une membrane surmontée par trois petits crochets à pointes tournées en dehors et en arrière. Il n'y a pas d'yeux apparents, pas de trachées visibles ni de stigmates.

Le Pou d'Agouti fourmille à la Guyane ; on le rencontre surtout dans les herbes en savane. Les Agoutis ne sont pas les seuls animaux qui en aient ; on en trouve aussi sur les Pacas et les Akouchis. Les oiseaux qui vivent à terre sur le bord des pripris en possèdent : ainsi les palmipèdes et les échassiers. Les Bécasses et les Bécassines en sont quelquefois couvertes.

Ces Arachnides recherchent les régions de la peau les plus fines et les plus facilement attaquables. Ainsi chez les Rongeurs, on les trouve surtout au pli de l'aine et à l'aisselle et chez les oiseaux, on les voit groupés autour des yeux où ils forment un cercle rougeâtre.

Ces parasites attaquent journellement l'Homme qui ne peut faire un pas dans les herbes sans en emporter avec lui. Leur fréquence est extrême pendant la saison sèche. Au dire des créoles, ils sont plus nombreux dans les lieux où vivent les Agoutis. Nous en avons trouvé partout, même dans les herbes qui poussent sur la place des Palmistes de Cayenne, où on ne voit pas le moindre Agouti. La présence de ces Acariens est un des inconvénients les plus désagréables de la Guyane, où il est impossible de s'asseoir sur le sol sans en avoir sur toutes les parties du corps....

Les piqûres ne sont nullement dangereuses, mais elles occasionnent des démangeaisons insupportables. Aussi, malgré soi, on se déchire la peau à force de se gratter, jusqu'à ce que le parasite ait été écrasé dans ces manœuvres.

Est-ce le même animal que le P. Labat signale déjà sous le nom *bête rouge*, comme très abondant dans les régions chaudes de l'Amérique (Guyane, Antilles, Honduras). Bld.

Bérenger-Féraud (1) qui signale son extrême fréquence à la Martinique, dit que, dans certains cas, sa piqûre « entraîne une réelle invalidation du sujet. C'est ainsi, par exemple, que pour mon compte j'ai passé plus de trois semaines sur une chaise-longue avec un véritable phlegmon à la jambe, peu de temps après mon arrivée à la Martinique, pour n'avoir pas su, dès le premier moment, qu'il existait dans le pays de petits animaux avec lesquels il fallait compter ».

D'autres formes encore moins connues que le *Pou d'Agouti* ont été signalées sous des noms variés par les voyageurs; elles se comportent à peu près comme nos Rougets (*Ciron rutilant* des savanes, *Niaibi* de la Nouvelle-Grenade, *Colorado* de Cuba, *Mouqui* du Para, etc.

Tetranychus molestissimus.

On doit à G. Haller (2) des renseignements intéressants sur cet Acarien très répandu dans la République Argentine et dans l'Uruguay, où il tourmente l'Homme et les animaux; on lui donne dans le pays, le nom de *Bicho colorado.* C'est un petit animal de couleur rouge, qui vit toute l'année à la face inférieure des feuilles du *Xanthium macrocarpum*, dans les toiles qu'il tisse comme beaucoup de ses congénères; il ne se jette sur les animaux à sang chaud que depuis le mois de décembre jusqu'à la fin de février. Il enfonce son bec dans la peau et cause des démangeaisons insupportables. Le correspondant de Haller lui écrivait avoir été envahi par au moins 500 de ces animaux, après une seule excursion en Uruguay, malgré qu'il fut porteur de hautes bottes; il eut la fièvre pen-

(1) Bérenger-Féraud (L.-J.-B.), *Traité clinique des maladies des Européens aux Antilles* (Martinique). Paris, 1881, t. II, p. 448.

(2) Haller (G.), *Vorlaüfige Nachrichten über einige noch wenig bekannte Milben* (Zool. Anz. t. IX, 1886, p. 52).

dant huit jours; des lotions à l'alcool, à l'ammoniaque, des frictions avec différents corps gras atténuaient les démangeaisons, que la chaleur du lit réveillait à un tel point, qu'il dut se faire lier les mains pour ne pas se gratter.

Haller rapporte au même animal ou à une espèce voisine l'affection appelée *Maladie du Port-Natal* (1), qui a été décrite par Delegorgue dans les termes suivants : « Depuis mon débarquement, je n'avais cessé de sillonner partout les herbes sèches, de parcourir les bois en n'exceptant aucun point, et j'avais remarqué qu'après chaque excursion, mes vêtements étaient couverts de milliers de tiques roussâtres, dont les proportions étaient infiniment petites. Il en résultait pour moi d'atroces démangeaisons par tout le corps, mais surtout aux jambes. D'abord, apparaissaient de nombreuses vésicules diaphanes contenant une eau pure, et, sur le pourtour, la chair se gonflait et devenait rouge. Tous ces points enflammés se touchaient et se confondaient, tant il n'y avait de parties du corps qui en fussent exemptées. J'opine à penser que cette inflammation générale du sang vers la surface était la seule vraie cause déterminante de cette vilaine maladie... Ce qui me prouve que les tiques causaient la maladie du Port-Natal, c'est que par delà la première rangée de collines, de l'autre côté de Berca, où les tiques étaient proportionnellement assez rares, cette maladie n'affectait personne. Depuis 1842, époque où la population a commencé à s'accroître et depuis laquelle les herbes sont brûlées avec plus de soin, les tiques deviennent moins communes et aujourd'hui peu de personnes se plaignent de la maladie, si intense à mon arrivée en 1839 (2). »

(1) « Vielleicht die nämliche, jedenfalls aber eine ähnliche Milbe (die bosch luys der Bœrs) verursacht nach Delegorgue in Natal die Kapkrankheit (Port-Natal-sicht oder Port-Natal-seurven) » dit Haller.

(2) Fritsch (*) a rectifié quelques faits avancés par Haller dans le travail

(*) Fritsch (G.). *Bemerk. zu Herrn Haller's Aufsatz : Vorl. Nachr. üb. einige noch we-*

Pediculoïdes.

Les *Pediculoïdes* forment un genre très intéressant du groupe des *Tarsonémides* :

Les caractères du genre *Pediculoïdes*, ont été définitivement fixés comme il suit par G. Canestrini (1) : Rostre normal et libre. Pattes de la quatrième paire, chez la femelle, de mêmes dimensions que les autres, terminées par deux ongles et une ventouse, pattes de la première paire chez la femelle, normales, terminées par une griffe, dépourvues de ventouses. Pattes de la quatrième paire, chez le mâle, peu différentes des autres par les dimensions, terminées par une griffe. Plaque dorsale segmentée. L'abdomen de la femelle gravide se gonfle en une sorte de sphère. Animaux parasites des insectes (2).

Le dernier caractère anatomique est le plus frappant du genre ; il faut ajouter que la femelle est ovovivipare, et qu'elle met au monde des petits octopodes qui peuvent se féconder immédiatement.

En dehors des particularités biologiques singulières que présentent ces animaux et qui seront relatées pour la plu-

que nous venons d'analyser. Pour lui, le *Port-natal-Ziekt* (et non Natalsicht, de même qu'il faut dire Port-Natal zeere et non Port-Natal seurven) n'est certainement pas déterminé par la piqûre d'Acariens, et la preuve en est que cette affection n'attaque pas surtout ceux qui vont dans les champs où se trouvent ces animaux, mais plutôt ceux qui restent chez eux. Fritsch pense plutôt que la maladie est due à un microorganisme. Pour lui, le « Bos-Luis » des Boers est un Ixode. L'espèce qui s'en prend à l'Homme, à Natal, est beaucoup plus petite, de couleur jaune pâle ou rougeâtre, sa piqûre est très douloureuse, elle vit sous les broussailles et sur les arbres, elle se jette sur ses victimes pendant la nuit et les colons l'appellent *Tampan*. — Il est au reste bien peu probable que la même espèce se trouve au Natal et en Argentine, et la couleur indiquée par Delegorgue est plutôt celle d'un Ixode.

(1) Le parasite des Anthophora, étudié par Newport, porte aux pattes les longues soies figurées pour les individus observés sur l'Homme et qui manquent aux individus étudiés par Mégnin.

(2) Canestrini (G.), *Prospetto dell'Acarofauna italiana*, t. III, p. 314. Nous montrerons plus loin que la dernière partie de la diagnose de Canestrini doit être modifiée, et que ces animaux ne sont pas nécessairement parasites des Insectes.

nig bek. Milben (Zool. Anz., t. IX, 1886, p. 220). Delegorgue (A.), *Voyage dans l'Afrique australe*. Paris, 1847.

part dans ce chapitre, ce genre attire spécialement l'attention du médecin par les observations de parasitisme sur l'Homme auxquelles il a donné lieu ; son histoire paraissait fort claire depuis le travail de Laboulbène et Mégnin que nous citons plus loin, mais nos investigations nous font émettre le doute, qu'elle est peut-être assez compliquée au point de vue taxonomique. Il serait possible, comme nous le verrons, que les *Pediculoïdes* parasites de l'Homme n'appartinssent pas à une seule espèce, comme on l'a admis jusqu'ici. Nous avons jugé devoir nous étendre longuement au sujet des *Pediculoïdes*, à cause précisément de l'intérêt que présente ce genre pour nous, pour fixer l'état de la question et permettre ainsi de la résoudre plus facilement quand on rencontrera de nouveau ces animaux.

Avant de transcrire ou d'analyser les observations médicales auxquelles les *Pediculoïdes* ont donné lieu, nous résumerons en quelques lignes, pour plus de netteté, les grands traits de la question :

1° La première observation (1851) est due à Lagrèze-Fossot et Montané : des Acariens qui se jetaient sur l'Homme, furent observés dans le département de la Gironde sur du blé ; les auteurs lui donnèrent le nom d'*Acarus tritici ;* le dessin qu'ils nous ont laissé de cet animal marque clairement sa forme ovale et le long cirrhe des pattes postérieures ;

2° La seconde est due à Robin (1867) ; les Acariens sont trouvés dans l'Indre sur du blé ; trompé par un des caractères de ces animaux, le savant histologiste les considère comme des larves d'*Oribates*. — Les Oribates forment un groupe d'Acariens très différents des Tarsonémides ;

3° En 1872, nouvelle observation ; il s'agit de blés venant de Bordeaux ; on dit les Acariens semblables en tout à l'*Acarus tritici* de la première observation ;

4° En 1875, Targioni-Tozzetti figure la même espèce, si

on en juge par ses dessins, dont nous parlons plus loin ;

5° C'est un peu plus tard que paraissent les observations de Geber (1877) sur un Acarien qui se comporte comme les précédents, mais qu'on trouve sur de l'orge ; le dessin de cet auteur montre que l'animal est identique à celui de Lagrèze et à celui de Robin. Geber l'appelle *Kritoptes monunguiculosus;*

6° Cas de Koller ; le dessin est copié sur celui de Robin ; l'animal est appelé Oribate ; on l'a observé sur de l'orge ;

7° Cas de Flemming (1884) ; l'Acarien est trouvé dans du blé venant de Russie ; on l'appelle *Tarsonemus uncinatus ;* les dessins permettent de rattacher l'espèce à celle qui est observée dans les cas précédents ;

8° Cas de Karpelles ? (V. plus loin : *Pediculoides intectus*) ;

9° Ici se placent les cas relevés par Berthcrand (1888) ; il ressort de la description qu'il s'agit toujours de la même espèce et c'est la dernière observation qui se rapporte manifestement à cet animal ; il est appelé *Acarus urticans.*

Mais, dès 1885, et à la suite d'études faites par Laboulbène sur un parasite d'un Coléoptère, Laboulbène et Mégnin publiaient leur important travail sur le *Sphærogyna ventricosa;* ils donnaient ce nom à un *Pediculoides* observé sur le *Corœbus fasciatus* et qu'ils identifiaient avec le *Heteropus ventricosus*, Newport, le *Physogaster larvarum*, Lichtenstein, et un Acarien du même genre observé en Amérique par Webster. Quoi qu'il en soit de cette identification dont nous n'avons pas à nous occuper, puisqu'elle est en dehors de notre sujet, nous devons noter que ces deux auteurs rapportent de plus à la même espèce l'Acarien observé par Lagrèze.

Cette manière de voir a été adoptée depuis par les zoologistes qui se sont occupés de la question, mais nous ne saurions l'admettre définitivement ; nous donnons plus loin, pour asseoir notre opinion, les caractères qui éloignent l'espèce de Laboulbène et Mégnin de celle qui a été primitivement observée par Lagrèze et que nous avons eu la bonne fortune d'étudier. Disons seulement ici que si les deux formes ont tous les points communs qu'on peut trouver dans deux espèces du même genre, elles diffèrent du moins par la forme générale du corps, la position des stigmates, le cirrhe des pattes postérieures. Il s'agit donc peut-être de deux espèces distinctes ; nous allons établir leur synonymie pour donner plus de netteté au sujet.

Et d'abord quel doit être le nom du genre dans lequel se rangent notre espèce et celle de Laboulbène et Mégnin : Newport l'a appelé *Heteropus* en 1851, en même temps que Lagrèze le dénommait du nom d'*Acarus*, qui doit être absolument rejeté comme celui d'*Oribates*, donné par plusieurs zoologistes ; en 1868, Lichtenstein adopte *Physogaster ;* en 1875, Geber établit le genre *Kritoptes* et en 1878, Targioni-Tozzetti le genre *Pediculoides ;* en 1885, Laboulbène et Mégnin disent *Sphærogyna.* Mais les noms de *Heteropus*, *Physogaster* étaient pré-occupés ; celui de *Sphærogyna* est évidemment très bien choisi, mais les lois de priorité doivent lui faire préférer, comme au mot *Kritoptes*, le nom beaucoup moins bon de *Pediculoides*. Pour ce qui concerne l'appellation spécifique, la forme décrite par Laboulbène et Mégnin doit conserver le qualificatif de *ventricosa*, mais l'autre doit reprendre celui qui lui a été imposé par Lagrèze, le premier qui l'a dénommé, et s'appeler en somme *Pediculoides tritici.* Bien entendu si les deux formes sont identiques, c'est le nom de *P. tritici* qui doit être maintenu.

*
* *

Voici par ordre chronologique les observations relatives au *Pediculoides tritici*, nous les analyserons longuement ou même les reproduirons presque entièrement ; elles sont toutes fort intéressantes, mais les unes sont peu connues, et plusieurs autres ont été publiées d'ailleurs dans des revues peu répandues ; nous simplifierons ainsi le travail de ceux qui reprendront plus tard la question et la trancheront définitivement ; nous n'avons pu lire *plusieurs* mémoires qui se rapportent au même sujet sans doute (1).

Pediculoides tritici.

1° *Observation de Lagrèze et Montané :*

1° Un propriétaire d'Espalais, canton de Valence-d'Agen, en Tarn-et-Garonne, avait récolté en 1849 une certaine quantité de blé qui fut livrée à un commissionnaire au mois de juin de l'année suivante. Il avait été ventilé une seule fois en septembre et ne s'était pas échauffé depuis. Le jour de la livraison, les hommes employés au transport des sacs, ainsi que le mesureur et l'acheteur, éprouvèrent de vives démangeaisons. Le mesureur ne pouvant résister à la douleur cuisante qu'il ressentait par tout le corps, alla se baigner dans la Garonne ; il fut guéri en sortant de l'eau.

Le blé en question fut expédié, partie à Bordeaux, partie à Moissac. Dans les deux villes, le déchargement dut bientôt cesser, les ouvriers refusant de continuer le travail. Tous s'étaient plaints presque au même instant d'une vive démangeaison à la poitrine, aux bras, à la face, autour du cou et sur les épaules ; quelques-uns la disaient plus intolérable que la démangeaison occasionnée par la gale. Chez la plupart des ouvriers, cette irritation de la peau fut suivie d'une éruption de boutons plus ou moins enflammés, dont quelques-uns renfermaient un peu de sérosité.

Ces faits causèrent une grande émotion sur la cale de débarquement de Bordeaux et de Moissac. Les vieux portefaix avaient bien remarqué plusieurs fois que les criblures oubliées au fond des magasins et les blés avariés, produisaient sur ceux qui les mesuraient ou les transportaient, des démangeaisons assez vives ; bien souvent ils avaient désigné, par tradition, sous le nom de *purges artusonnées*, *blés artusonnés*, les grains dont le contact ou la poussière déterminait ces accidents, et sous celui d'*artuson* l'être mystérieux et inconnu qui en était la cause. Mais, comme ces accidents ne s'étaient

(1) Ex. Prosper Debia a publié dans le *Recueil agronomique de Tarn-et-Garonne*, en 1838, t. XIX, p. 149, une étude sur deux espèces de Mites observées dans les criblures de blé (analysé, d'après Lagrèze, *in* Laboulbène et Mégnin, *Mém. sur le Sphærogyna ventricosa*, cité plus loin).

jamais présentés à eux avec le caractère de gravité qui venait de se manifester, ils avaient recours, pour expliquer ceux dont ils étaient victimes, aux suppositions les plus étranges. On prétendit que le blé avait été empoisonné. La justice intervint.

Le conseil de salubrité de Bordeaux, consulté, déposa un rapport erroné sur les causes des accidents : il ne signala même pas la présence des Acariens. Les experts nommés par le parquet constatèrent, au contraire la bonne qualité du blé, indiquèrent la grande quantité de Mites qu'il contenait, et affirmèrent que la présence de ces animaux expliquait complètement les accidents qui venaient d'avoir lieu. L'exactitude de leur thèse fut au reste démontrée par cette observation que le blé, lavé, puis séché au soleil, fut complètement débarrassé des Mites, et que les portefaix, qui le transportèrent après cette opération, n'éprouvèrent aucune démangeaison.

Au point de vue zoologique, le mémoire que nous venons d'analyser tire surtout son importance d'un dessin fourni par ses auteurs et qui représente l'Acarien incriminé d'une façon suffisante, pour que le doute ne puisse pas être permis relativement à sa détermination. Il s'agit bien, dans ce cas, d'une espèce du genre *Pediculoides*, que nos auteurs considèrent comme nouvelle et dénomment *Acarus tritici* (1).

2° *Observation de Robin.* — M. Rouyer, de Saint-Benoist-du-Sault, envoya à Robin des Acariens trouvés en quantité innombrable dans des tas de blé nouvellement égrené, et ils firent l'objet d'une communication du savant histologiste à la Société de biologie de Paris (2); le dessin excellent qu'il a donné plus tard de cet animal (3), ne laisse aucun doute sur sa position systématique ; Robin le considéra comme une larve d'Oribate, à cause d'un organe en massue que les *Pediculoides* portent entre la première et la deuxième paire de

(1) V. Lagrèze-Fossat (A.) et Montané (R.-J.), *Sur la Mite du blé* (Rec. agronomique de la Soc. des sciences, agric. et belles-lettres de Tarn-et-Garonne, t. XXXII, 1851).

(2) Robin (Ch.), *Traité du microscope*. Paris, 1881, p. 765, fig. 200.

(3) *C. R. des séances et Mémoires de la Soc. de biologie*, 4e série, t. IV, 1867, p. 178.

pattes et qui est analogue, pour la forme, à l'organe pseudo-stigmatique qu'on observe chez les Oribatides à la base du céphalothorax ; c'est là une grosse erreur de détermination, qu'il est très inutile de démontrer et dans laquelle plusieurs auteurs l'ont suivi. Voici l'observation de Ch. Robin :

Éruption cutanée due à l'Acarus du blé. — « M. Robin, au nom de M. Rouyer, communique à la Société la relation d'une maladie cutanée observée épidémiquement dans un grand nombre de communes du département de l'Indre pendant l'été dernier. Après les longues pluies de cet été, les blés avaient été tachetés, et les paysans qui étaient occupés à remuer ce blé eurent une éruption prurigineuse sur toutes les parties exposées. Des individus qui n'avaient pas touché ce blé, mais qui couchaient au-dessous des greniers, furent atteints de la même façon. La maladie débutait par un prurit très pénible, qui durait seulement quelques heures, la peau rougissait et se couvrait d'une éruption miliaire, puis tout disparaissait au bout de trois ou quatre jours, spontanément ou à la suite de simples lotions vinaigrées. M. Rouyer vit à la surface de la peau de ces malades un très grand nombre de petits points noirs qui se mouvaient. Il en vit autant sur le blé malade. Un flacon de blé altéré ayant été adressé à M. Robin, ces animaux ont pu être étudiés plus complètement. Ce sont des Acariens à l'état de nymphes, ayant déjà 8 pattes. Ils n'ont pas un dixième de millimètre de long, et leur largeur n'est pas le quart de leur longueur. L'extrémité postérieure est arrondie, l'extrémité antérieure est munie d'un rostre conoïde sans sillon dorsal. Les deux mandibules, au lieu d'avoir un doigt principal plus volumineux et un plus petit, sont réduites à une bandelette un peu plus renflée à la base (1). »

(1) A rapporter ici une note de Télèphe Desmartis à la *Soc. de biologie* qui se rattache sans doute à l'observation précédente, mais ne contient aucun renseignement :

« Tout récemment on a été vivement ému dans le département de la Gironde, par certains accidents produits sur les portefaix qui transportent du blé. Ces travailleurs étaient couverts de vésicules et le vulgaire prétendait que le froment était empoisonné.

« Ce blé fut analysé et les chimistes n'y trouvèrent rien ; le conseil d'hygiène se perdit en conjectures. Un naturaliste plus avisé examina au microscope les détritus de ce blé et y trouva l'*Acarus tritici*, déjà décrit par M. Lagrèze, qui avait été la cause du mal produit.

« Cet Acarus, comme je l'ai parfaitement constaté, diffère essentiellement de celui des vieilles criblures » (Tél. Desmartis, *Soc. ent. de France*, séance 9 septembre 1868).

3° Une observation intéressante a été aussi rapportée par le journal *la Santé publique* (1er mai 1872); il est vraisemblable, mais non démontré, qu'elle a également trait à une espèce du genre *Pediculoides*, et sans doute au *P. tritici.*

Un grand émoi se manifesta, il y a quelque temps, par un bien petit effet, dans une commune du canton de Créon, riveraine de la Garonne. Le boulanger ayant reçu un certain nombre de sacs de blé d'un négociant de Bordeaux, les avait fait décharger par cinq hommes, par un temps très chaud et orageux. Dès les premiers sacs déchargés, ces ouvriers éprouvèrent une vive démangeaison sur le cou, les épaules, et les bras, où les sacs avaient porté, puis une éruption de boutons rouges un peu pointus et accumulés en certains points y succéda. Cette éruption se généralisa sur tout le corps pendant la nuit, et amena de la fièvre avec insomnie, agitation et soif ardente.

La peur s'empara des malades et de leurs familles. On crut à un empoisonnement; le boulanger ou, du moins son grain, était déjà accusé. La justice fut saisie, et M. Perrens, chimiste, assisté de M. le docteur Lafargue, médecin expert près les tribunaux de Bordeaux, furent chargés de rechercher les causes de cet accident qui, après quelques jours, était disparu sans traitement spécial.

Un échantillon du froment saisi montra un grain pas très gros, d'une couleur dorée, sans odeur particulière. Il contient quelques graines noires, peu de poussière, un petit Charançon et d'autres petits insectes morts; quelques grains sont rongés et comme avariés.

Au microscope, l'examen le plus attentif ne découvre rien dans les débris de l'épiderme, mais dans la poussière du criblage on observe, seuls et dégagés, ou bien enchevêtrés dans des débris d'épiderme, un certain nombre d'insectes morts, ayant tous les caractères de l'insecte décrit en 1850 sous le nom d'*Acarus tritici.* C'est la Mite du blé, insecte microscopique analogue à l'*Acarus scabiei*, qui, sur la peau de l'Homme, détermine la gale. C'était là le corps du délit, et l'analyse chimique ne découvrit aucune autre substance malfaisante.

Ce n'est pas, d'ailleurs, la première fois que de pareils accidents se montrent. Il a parfois suffi à des paysans de se reposer contre des meules de blé ou de s'y abriter pendant des orages, pour voir cette éruption apparaître. On l'a même désignée sous le nom de *fièvre de grain*, de même qu'on appelle *fièvre de foin* l'enchifrènement fébrile spécial qui atteint certains individus pendant la fenaison; mais la cause restait ignorée. Des accidents semblables s'étant développés en juin 1850 à Moissac, dans des circonstances identiques, les savants se mirent à l'œuvre, et c'est ainsi que M. Lagrèze-Fossat, naturaliste, et M. Montané, pharmacien, découvrirent cet insecte, et en donnèrent une description détaillée dans un mémoire publié par la Société des sciences de Tarn-et-Garonne.

Ainsi expliquée, cette éruption est sans importance, malgré son acuité, et ne doit inspirer aucune crainte. De grands bains tièdes prolongés font disparaître la démangeaison, ainsi que l'éruption.

4° Une autre observation, beaucoup moins connue, au sujet de cet animal est celle de Targioni-Tozzetti ; elle date de 1875 : « Questa forma di Acaro si ebbe alcuni anni indietro da qualcuno, di cui si è perduto il recordo, con la indicazione tuttavia scritta sull' involucro dove si contiene, in forma di materia pulverulenta designata come pulitura del grano, e nella nostra memoria rimane l'aviso che codesta polvere portata in sachi sulle spalle nude da un facchino determinasse rossore, tumefazione e dolore della pelle (1). » Les dessins de l'auteur sont assez imparfaits, ils montrent qu'il s'agit d'une espèce de *Pediculoides*, mais il nous paraît difficile d'en conclure qu'il s'agit certainement du *P. tritici;* Berlese le considère comme tel pourtant, mais malgré l'absence du cirrhe des pattes postérieures, qui a pu échapper à l'auteur, dont les dessins sont assez primitifs, la forme générale du corps, la position des stigmates très rapprochés de la ligne médiane, nous font croire qu'il s'agit bien du *Pediculoides tritici*.

5° Plus tard, Geber figura, comme nous venons de le dire, une nymphe octopode d'Acarien, identique à celle qui fait

(1) Targioni-Tozzetti (A.), *Relazione intorno ai lavori della Stazione di entomologia agraria di Firenze per l'anno* 1876 (Annali dell' Agricoltura, t. I, 1878). Le texte et les dessins de Targioni-Tozzetti sont reproduits *in* Berlese (A.), *La sotto famiglia dei Tarsonemidi* (Bullet. d. Soc. entomol. italiana, anno 18 (1886), p. 334), où nous avons pu en prendre connaissance.

le sujet de l'observation de Robin, observée dans des conditions très analogues, non plus sur du blé, mais sur de l'orge provenant de la Basse Hongrie ; il l'appelle *Kriptoptes mononunguiculosus*. Les ouvriers occupés à décharger les sacs furent, dans les cas les plus légers, pris d'urticaire : on leur voyait sur la peau des plaques isolées ou confluentes, plus ou moins larges, et une recherche attentive sur ces plaques montrait presque constamment l'Acarien. Quand l'irritation de la peau était plus intense, on voyait l'urticaire prendre les caractères d'un eczéma avec démangeaisons extrêmement vives. Dans ces cas, la peau était le siège d'une élévation plus ou moins grande de température, et l'on pouvait parfois constater un léger mouvement fébrile. Au bout de trois à quatre jours, les phénomènes inflammatoires atteignaient leur acmé et, si une nouvelle cause d'irritation ne s'ajoutait pas à la première, ils demeuraient quelque temps stationnaires avant de disparaître (1).

Dans l'observation que nous venons de rapporter, il fut constaté que les Acariens trouvés sur la peau et cause de l'éruption, constituaient presque entièrement la poussière qui tombait des sacs quand on venait à les remuer. Ces petits animaux étaient de forme ovale allongée, ils mesuraient

(1) Cf. Geber (E.), *Entzundliche Prozesse der Haut durch eine bis jetzt nicht bestimmte Milbe verursacht* (Wiener med. Presse, 1879, et v. Ziemssen's Handbuch d. spec. Pathol. u. Therapie, t. XIV, Handbuch. d. Haut-Krankh., 2e p., 1884, p. 412, fig. 32, et aussi *Borlobok eddig nem ismert atkafaj áltál okozvá* (Orvosi Hetilap, t. XXI, 1877, p. 737-742). Je n'ai pas vu ce dernier mémoire, qui est analysé par Karpelles (*Eine interess. neue Milbe*), dans les termes suivants : « Enthält eine genaue Schilderung der verschiedenen Grade der Entzündung, die eine ihm unbekannte Milbe auf der Haut verursacht, und gibt auch die Beschreibung und Abbildungen der Milbe. Fig. 1 ist wahrscheinlich ein Weibchen (oder das zweite Nymphenstadium.?) Fig. 2, sicher ein Männchen. Auffallend sind die Bildungen am Hinterleibsrande des letzteren. Ob die von Geber beschriebene Art mit Tars. intectus identisch ist, kann nicht mit Bestimtheit gesagt werden, die rothliche Farbe, besondere Kleinheit (0,02 mm.), die eben erwahnten Anhange des ♂ und das Fehlen des Fortzatzes hinter dem dritten Beinpaare sprechen dagegen. Züchtungsversuche, die der Autor auf der Maus anstellte, blieben ebenso wie solche in der Erde erfolglos. »

0,022 millimètre de long, de sorte qu'on ne les voyait guère quand ils restaient immobiles ; tous les individus observés étaient des nymphes octopodes ; on n'en put trouver à l'état sexué.

6° *Cas de Koller.* — En juillet 1882, des ouvriers de Budapest, au nombre de 36, qui avaient déchargé des sacs d'orge provenant de Kalafat, en Roumanie, sont pris une demi-heure après, de vives démangeaions et le phénomène augmente d'intensité les jours suivants : le cou, la poitrine, le dessous des bras, le ventre et même les cuisses présentent des vésicules serrées dont les plus volumineuses ont les dimensions d'un grain de millet ; la peau, au voisinage, est enflammée. Les malades ne peuvent dormir la nuit suivante, et quelques-uns d'entre eux, qui s'étaient baignés à l'eau froide, sont soulagés. Quelques années auparavant, le même auteur avait observé une maladie semblable chez des ouvriers qui avaient déchargé un bateau de blé en sacs.

Le professeur Horvath, examinant la poussière de ces blés, y trouva une innombrable quantité d'Acariens de la même espèce, qui ressemblaient complètement à celle que Robin a figurée (*loc. cit.*) ; aussi, à l'instar de Robin, considère-t-il l'Acarien comme une larve d'*Oribate*. C'est évidemment la détermination de Robin qui a inspiré celle de Horvath, et le dessin donné par Koller (*Termèszettudomanyi Köslöny*) est évidemment copié de celui de l'histologiste français.

Quelques années auparavant, des faits semblables avaient été constatés sur les bords de la Theiss, et l'on ne trouva pas d'autre moyen d'empêcher les accidents que de submerger le bateau avec son chargement.

Enfin, à l'époque où Koller faisait son observation, les mêmes accidents furent observés à Cologne avec des blés de Russie.

Dans les deux derniers cas, le parasite, semble-t-il, n'a pas été étudié et ce n'est que par analogie qu'on peut les classer ici (1).

(1) Koller (G.), *Ein Getreide-Milbe a's Krankheitserregerin* (Orvosi

7° Flemming (1) a publié une observation analogue aux précédentes : des ouvriers de Klausenburg qui déchargeaient du blé importé de Russie, furent pris tout à coup d'une éruption analogue à la gale ; on reconnut qu'elle était causée par des Acariens. Dans la poussière provenant de ce blé, Flemming trouva, à côté de quelques Tyroglyphes, une extraordinaire quantité d'Acariens qu'il rapporta au genre *Tarsonemus* en les croyant d'espèce nouvelle (*T. uncinatus*) (2). Mais les dessins de Flemming sont très analogues à ceux qui ont été donné par Robin et aussi par Geber pour le *Pediculoides* « *monunguiculosus* », et dans l'état actuel de nos connaissances, c'est à cette espèce qu'il faut rapporter le cas de Flemming.

8° Les observations suivantes n'avaient pas été relevées par les auteurs qui se sont depuis occupés de la question. Le regretté Bertherand avait bien voulu soumettre à mon examen les Acariens qui font l'objet de la troisième observation que nous publions d'après lui. Nous donnons *in-extenso* les très

Hetilap, n° 32 et Termèszettudomanyi Köslony, t. XIV, 1882, p. 378; 1 fig. — Analysé *in* Biologischer Centralblatt, t. III, 1884, p. 127. Faut-il citer à ce propos Karpelles (L.), *Miscellen* (Ber. d. Naturw. Ver. a. d. K.K. tech. Hochschule in Wien, B. VI, 1884)? La petite note consacrée à cet animal fourmille d'erreurs incompréhensibles.

(1) Flemming (J.), *Ueb. eine geschlechtsreife Form der als Tarsonemus beschrieben Thiere* (Zeitsch. f. Naturwissenschaften, B. LVII, 1884, p. 472, pl. 2).

(2) Flemming avait basé sa détermination générique sur ce que, au milieu des Acariens extrêmement nombreux, adultes, et de mêmes caractères qu'il observait, il s'en était trouvé un unique exemplaire, à l'état de nymphe, appartenant au genre *Tarsonemus* ; il avait conclu à la légère que les Acariens, si abondants dans son observation, étaient la forme parfaite des *Tarsonemus*. Kramer vint bientôt combattre la détermination de Flemming, classant dans le genre *Pygmephorus*, les Acariens figurés par Flemming et que cet auteur avait trouvés, en innombrable quantité, et il rejeta la thèse qu'ils avaient quelque rapport génétique avec les *Tarsonemus*. — Il faut admettre sans réserve cette dernière opinion de Kramer, mais nous pensons que la première proposition est inexacte; du moins, le prétendu *Pygmephorus* de Flemming ne rentre-t-il pas exactement dans le genre *Pygmephorus*, tel qu'il est défini aujourd'hui. Au reste les *Pygmephorus* sont bien voisins des *Pediculoides*. Consulter à ce sujet : Kramer (P.), *Zu Tarsonemus uncinatus*, Flemming, *Zeitsch. f. Naturwiss.*, B. LVII, 1884 ; Canestrini (G.), *Prosp. dell' Acarofauna italiana*, vol. III, 1888, *Pygmephorus*, p. 314.

intéressantes analyses que nous devons à cet auteur et qui ont été écrites dans une revue peu répandue (1) :

Les éruptions cutanées et la poussière des graines de céréales. — I. Il y a quelque temps, dit M. le professeur Layet, mon ami le docteur Mondot (d'Oran), me communiquait l'observation de plusieurs cas de fièvre avec éruption cutanée à forme érythémateuse et vésiculeuse, siégeant sur les parties découvertes du corps (face, cou, mains), affection survenue chez des personnes qui avaient séjourné dans une chambre voisine d'une pièce contenant de l'orge moisie provenant de silos. Dans la basse-cour de l'habitation, notre collègue vit plusieurs poules mortes et on lui dit que depuis huit jours, on en trouvait ainsi tous les jours. A l'écurie, le cheval était triste et portait sur le cou une éruption de pustules. L'orge avait été achetée depuis douze jours, et les poules et le cheval en mangeaient depuis cette époque. Le docteur Mondot m'a envoyé un échantillon de cette orge ; au premier aspect, je n'ai rien trouvé de particulier. Mais en plaçant les grains dans un endroit humide, chaud et obscur, j'ai observé l'apparition, sur le grain lui-même, d'une poussière blanchâtre, et sur son enveloppe celle d'une moisissure blanche. Je n'ai pu déterminer la nature de la poussière, qui m'a paru, toutefois, composée de spores analogues à celles des puccinies, de la famille des Urédinées, dont l'une d'entre elles, la Puccinia graminis, constitue la rouille des céréales. Quant à la moisissure blanche, elle m'a paru être une mucorinée, le Mucor mucedo (2).

II. Cette observation me paraît devoir être rapprochée de faits analogues déjà signalés en Algérie :

En 1870, M. le docteur Nouffert, médecin de colonisation à Guelma, constatait sur lui et sur une personne de sa famille qui, comme lui, était descendue dans sa cave, une série de larges cercles rouges sur les bras, le tronc, le cou et les jambes, circonscrivant irrégulièrement des plaques rosées, dures, légèrement saillantes, de diamètres variés, survenant presque subitement et accompagnées d'une vive démangeaison, d'insomnie ; disparition vers le septième et le huitième jour. Ces phénomènes se présentaient à la suite d'une descente à la cave, où se trouvaient empilés une vingtaine de sacs d'orge de belle qualité ; notre confrère les reconnut couverts d'une poussière rougeâtre, comme floconneuse,

(1) *Journal de médecine et de pharmacie de l'Algérie*, t. XIII, 1888, p. 103.

(2) *Revue sanitaire de Bordeaux*, du 25 avril 1888.

très fine, douce au toucher; le microscope lui montra cette poussière uniquement formée d'animalcules d'une extrême vivacité, se mouvant par petits bonds favorisés par les longues soies élastiques dont étaient munies les extrémités de la première et de la dernière paires de pattes, et par les crochets très fins des pattes antérieures; à l'extrémité du museau, entre deux pinces, un suçoir court et très fin; léger resserrement entre le thorax et la tête ornée de deux yeux latéraux; corps couvert de papilles soyeuses, régulièrement clairsemées, allongées dans l'axe du corps, et terminé par quatre soies, dont deux plus longues. A cette Arachnide, se rapprochant des Mégamères ou des Tétranychus de Dugès, et appartenant à la famille des Acarides de Latreille, M. le docteur Nouffert donna le nom d'Acarus urticans. Le meilleur moyen pour détruire les dépôts de ces parasites fut l'eau salée bouillante, répandue avec la pomme d'un petit arrosoir.

Depuis cette époque, notre distingué confrère a eu l'occasion d'observer à diverses reprises les mêmes accidents chez les Européens et quelques indigènes (1).

III. En 1881, M. le docteur Collard, médecin de colonisation à Gouraya, entrant matin et soir dans une chambre bien aérée pour prendre une certaine quantité de l'orge destinée à un mulet, éprouva aux jambes des démangeaisons cuisantes et les trouva couvertes de rougeurs contiguës en quelques endroits, sur lesquelles se formaient des vésicules isolées; insomnie complète; disparition après badigeonnage de chaque bouton au moyen d'une solution très concentrée d'acide phénique. Mêmes accidents chez une dame voisine. Le mulet fut pris de quintes de toux et de dyspnée. L'examen des graines fit constater que chacune portait un petit trou conduisant à une cavité pleine de grosse poussière transparente qui fut soumise à notre savant collaborateur le docteur Nouffert. Cette poussière rougeâtre était composée d'Acarus en tout semblables à ceux de Guelma et décrits ci-dessus (2). Ce praticien ajoute qu'un grand bain débarrasse immédiatement le corps de cet invisible ennemi, que toutes les parties du costume doivent être abandonnées et immergées dans l'eau ou exposées à une haute température.

Comme nous l'avons dit plus haut, on s'était mis d'accord

(1) Pour plus de détails, voir *Bull. de la Soc. climatolog. d'Alger*, 1875, 1er trimestre.

(2) Voir à ce propos *Journ. de méd. et de pharmac. de l'Algérie*, 1881, p. 230, 326 et 360.

pour admettre que les *Pediculoides* des observations incomplètes de Robin, Lagrèze, Geber (?), Karpelles, Flemming appartenaient à une même espèce et qu'il fallait l'identifier à l'animal si bien étudié par Laboulbène et Mégnin, mais les observations que nous avons pu faire sur des *Pediculoides* provenant du dernier cas que nous venons de rapporter et qui nous ont été jadis adressés par Bertherand, nous font élever des doutes sur cette dernière identification et penser, si les dessins de Mégnin sont bien exacts, comme on n'en peut douter, qu'il s'agit peut-être de deux espèces distinctes.

Les principales différences entre les animaux récoltés par Bertherand, et ceux qu'ont étudiés Laboulbène et Mégnin sont les suivantes :

La forme générale de la femelle non gravide ou de la larve octopode, d'abord : l'espèce de ces derniers auteurs est beaucoup plus allongée, la nôtre est de contour ovale allongé (1), les plissements de la peau sont bien moins accentués ; dans notre observation, les stylets sont beaucoup plus saillants, les stigmates sont rapprochés de la ligne médiane, au lieu d'être situés près des bords, à côté des organes en massue, l'ongle de la patte antérieure est grêle et non point épais ; les postérieures portent le très long fouet dessiné par Robin et par Lagrèze, qui manque à l'espèce de Laboulbène et Mégnin. Pour le mâle des différences notables existent également : les deux paires de pattes postérieures portent de très longues soies qui dépassent sensiblement l'extrémité des tarses, tandis que ces mêmes soies sont très courtes dans l'espèce de Laboulbène et Mégnin ; on peut dire la même chose des soies de la partie postérieure du corps, dont la longueur dépasse notablement celle des pattes ; la troisième paire de

(1) Dimensions de la femelle non gravide dans l'observation de Laboulbène et Mégnin : 200 μ sur 70 ; dans celle de Moniez : 180 μ sur 80.

pattes est proportionnellement plus développée. On peut peut-être relever encore une légère différence dans la taille du mâle : notre espèce mesure 108 μ sur 72; l'autre 120 sur 80 (1). Comme nous l'avons indiqué plus haut, c'est au *Pediculoides* que nous avons étudié et qui paraît identique à l'espèce étudiée par Lagrèze-Fossat, que doit être réservé le nom de *P. tritici*, les animaux observés par Laboulbène et Mégnin devant conserver, provisoirement du moins, celui de *ventricosa*.

*
* *

Nous devons nous expliquer maintenant comment le *Pediculoides* peut se trouver dans les blés emmagasinés dans les greniers et pourquoi on ne constate pas plus souvent sa présence sur l'Homme, car, en somme, les cas dans lesquels cet animal est observé sont assez rares, et c'est seulement quand il se trouve dans les tas de blés qu'il est nuisible à notre espèce.

Les mœurs des *Pediculoides* vont nous donner la solution

(1) J'ajoute, pour compléter les renseignements que m'a fournis l'étude de mes *Pediculoides*, que les mâles sont beaucoup moins nombreux que les femelles (une quinzaine sur au moins 200 femelles ou nymphes) ; qu'ils sont dépourvus de trachées, ont le rostre très court, conique, encadré à la base par les épimères de la première paire de pattes qui se rejoignent sur la ligne médiane, tandis que ceux de la seconde paire sont peu développés; que le corps des nymphes est extrêmement plat. Je considère comme des nymphes la plupart des individus observés et chez lesquels je n'ai pu trouver trace d'organes génitaux externes ou internes, sauf chez quelques-uns, qui ne différaient pas sensiblement des autres, mais présentaient une sorte de petite fente close, située à l'extrémité du corps. J'ai pu observer plusieurs femelles gravides, à l'abdomen énorme, arrondi, bourré d'embryons : le thorax était fortement plissé et il portait quatre paires de pattes, ce qui éloigne notre espèce de la seconde forme connue de *Pediculoides* (*P. fimicolus* Canestrini). Robin, Geber, Flemming, etc., n'avaient pas vu le mâle, ni les femelles gravides de cette espèce, car ils n'ont observé que les débris en poudre des blés infestés, dans lesquels ces dernières ont grande chance d'être brisées; nos observations ont porté sur le même produit, mais ce n'est que par un examen minutieux que nous avons pu trouver ou reconstituer ces deux états de l'espèce.

du problème : il paraît certain que les nymphes octopodes ne peuvent évoluer que si elles ont à leur disposition un aliment liquide, qu'elles ne trouvent pas dans les grains de blé desséchés; elles doivent se fixer soit sur certains végétaux, soit encore, à leur défaut, sur des animaux ; dans les cas où on les trouve dans les tas de blé, elles évoluent sur les larves d'Insectes qui vivent aux dépens des grains.

C'est ainsi que Webster, ayant eu l'occasion d'examiner un sac de blé provenant de l'Illinois et infesté par des Teignes, trouva sur ces derniers animaux des Acariens, sans doute identiques aux nôtres et qui détruisaient les petites chenilles (1). L'on conçoit que, grâce à l'intensité de leur reproduction, les nymphes octopodes du *Pediculoides* arrivent à pulluler dans les tas de blé, dans une proportion qui n'est plus en rapport avec le nombre de chenilles qui peuvent s'y trouver ; celles-ci détruites ou transformées, l'Acarien est vite privé de nourriture, mais les observations de Webster montrent qu'il est très résistant ; donc si des ouvriers viennent manipuler le blé, les nymphes affamées ne manqueront pas de se jeter sur eux et c'est un jeu, pour leur armature buccale très acérée, de percer la peau.

Il faut noter maintenant que ce n'est pas nécessairement sur les chenilles de la Teigne du blé que les *Pediculoides* doivent évoluer. Nous avons montré (2), d'après un travail d'Amerling, que des femelles fécondées du *Pediculoides*, peuvent se rencontrer à l'intérieur des chaumes de diverses cé-

(1) Les Acariens, même placés à une certaine distance de la Chenille, accourent rapidement et se mettent à la sucer. En un jour ou deux, on voit leur abdomen s'allonger, s'arrondir et devenir de dix à vingt fois plus grand que le céphalothorax; alors ils perdent leur faculté ambulatoire et se fixent à demeure sur leur victime. Webster (F. M.), *Observations on the Angoumois grain moth and its parasites* (12th Report of State Entomologist of Illinois, 1883). — Je n'ai pu me procurer ce travail.

(2) Moniez (R.), *Sur l'habitat normal, dans les tiges des Céréales, d'un parasite accidentel de l'Homme*, le *Pediculoides tritici* (Rev. biol. du N. de la France, t. VII, 1895).

réales, où leur abdomen prend un développement semblable à celui des femelles qui vivent sur les Insectes ; il semble même que les chaumes verts soient pour eux un milieu de prédilection, car Amerling, en Bohême, n'a pas trouvé ces animaux en compagnie d'Insectes ou de larves, bien qu'il eût rencontré, au cours de ses recherches, les ennemis ordinaires de ces plantes.

On conçoit, maintenant, comment les chaumes du blé étant rentrés dans la grange, pour y être battus, ramènent dans les fermes les petits animaux, qui arrivent ainsi dans les tas de blé, pour y trouver les chenilles ou larves de différents Insectes nuisibles au grain (1), sur lesquels ils se jettent quand ils sont affamés. Les femelles se reproduisent dans ces conditions quasi-anormales et déterminent la pullulation des nymphes octopodes qui pourront finir par se jeter sur l'Homme (2). Il est possible, d'ailleurs, qu'à l'état naturel, alors que les chaumes dans lesquels les nymphes sont nées se sont desséchés, elles se jettent sur les personnes ou les animaux qui vont aux champs, venant ainsi grossir la liste des « Rougets ».

(1) Si, pour cette raison, le *Pediculoides* est considéré comme un animal utile en Amérique, il est au contraire nuisible aux céréales, en étiolant la portion de la tige qui est au-dessus du point où il se tient. Il est intéressant de noter maintenant que le *Pediculoides tritici* n'est pas le seul représentant de la petite famille des Tarsonémides qui vive dans les chaumes des Graminées; la liste en sera peut-être plus nombreuse, quand des recherches seront dirigées dans cet ordre d'idées; mais l'on peut citer le cas du *Tarsonemus oryzæ*, qui vit dans les chaumes du Riz et auquel on attribue la maladie de cette plante dite *bianchella*; une autre espèce encore est connue comme vivant aux dépens des végétaux, *Tarsonemus buxi*, que l'on trouve dans l'épaisseur des feuilles du Buis.

(2) Différentes observations montrent que beaucoup des Acariens qui se jettent sur l'Homme ou les animaux, pour se gorger des liquides de la peau, peuvent parfaitement évoluer sans faire acte de parasitisme, cette manière de se nourrir aux dépens d'autres animaux n'étant qu'accidentelle pour les individus et non point nécessaire pour l'espèce ; on pourrait citer, dans cet ordre d'idées, les observations de Marx sur les Ixodes, il en est de même pour notre *Tydeus molestus*, pour le « Rouget » sans doute, pour le *Tarsonemus floricolus*, il est probable que la même chose se passe à l'état normal et libre pour le *Pediculoides*.

*
* *

Le *Pediculoides* (an *tritici* ?) a été observé dans des conditions un peu différentes des précédentes : c'est ainsi que Newport l'a trouvé sur la larve d'un Hyménoptère du genre *Monodontomerus*, parasite lui-même de l'*Anthophora retusa* (1). Lichtenstein observa aussi la même espèce sans doute, sur de nombreuses larves d'Hyménoptères qu'il élevait en captivité (2). Enfin M. Laboulbène retrouva une espèce de *Pediculoides* sur les larves d'un Buprestide nuisible au Chêne-Yeuse (3); c'est la même qui a été étudiée dans le mémoire précité de Laboulbène et Mégnin sous le nom de *Sphærogyna ventricosa*.

On peut, pour expliquer ce parasitisme sur des Insectes à l'état naturel et non plus dans les conditions artificielles que crée l'Homme en amassant des tas de blé, faire l'hypothèse qu'il s'agit là de nymphes que le dessèchement des Graminées, sur lesquelles a vécu leur mère, a forcées de quitter le régime végétal pour le régime animal ; elles se comporteraient donc, pour le répéter encore une fois, comme se comportent les Ixodes, qui peuvent évoluer indépendamment des animaux, mais qui ne résistent pas, quand l'occasion s'en présente, à la tentation de se jeter sur les animaux à sang chaud (4).

(1) Newport (G.), *Further observations on the habits of Monodontomerus, with some account of a new Acarus (Heteropus ventricosus), a parasite in the nests of Anthophora retusa* (Trans. of the Linn. Soc. of London, t. XXI, 1850, p. 95). — C'est Newport qui a fait connaître le développement extraordinaire que subit l'abdomen de la femelle fécondée et qui reste fixée sur son hôte.

(2) Lichtenstein (J.), In Soc. entom. France, séance du 9 septembre 1868, et *in* Laboulbène et Mégnin, *loc. cit.*, p. 9.

(3) Laboulbène (A.), *Sur la différence sexuelle du Corœbus bifasciatus et sur les prétendus œufs de cet insecte coléoptère nuisible au chêne vert* (C. R. Acad. Sciences, 25 février 1884).

(4) Trybom (F.), *Physacarus ventricosus Newp., funnen under egendomliga förhöllanden* (Entom. Tidskr., Stockholm, t. XIV, 1893, p. 121-6), dit

Pediculoides intectus, Karpelles.

Une observation analogue aux précédentes, mais qui pourrait être plus intéressante, toutefois, en ce sens que l'Acarien accidentellement parasite de l'Homme a été étudié, est celle de Karpelles : nous devons l'analyser avec quelque détail (1) :

Il s'agit d'orge en grande quantité (2500 quintaux), amenée de Bulgarie à Steinbruch, près Budapest, pour être égrugée et servir ensuite à l'engraissement des Porcs, et qui pullulait d'Acariens. Les ouvriers employés au transport furent pris de cuisantes démangeaisons accompagnées, dans les points de la peau où arrivaient les Acariens, de vésicules rougeâtres variant entre les dimensions d'un grain de pavot et celles d'un grain de millet et qui donnaient l'aspect d'une éruption d'urticaire. L'Acarien était indubitablement la cause du mal, car les accidents cessèrent aussitôt après que l'orge fut égrugée.

Karpelles décrit et figure l'Acarien en question qu'il a observé sous les deux sexes et il conclut de son travail que c'est une espèce nouvelle du genre *Tarsonemus* : nous pensons d'abord que le parasite n'est point un *Tarsonemus*.

Les caractères du genre *Tarsonemus* ont été bien fixés par Canestrini et par Berlese et nous ne relèverons, pour notre critique, qu'un seul caractère de ce genre, qui suffit à lui seul

avoir récolté le *Pediculoides* avec des Entomostracées sur le lac Stensjön (province de Halland) ; il fait remarquer qu'une forte pluie était tombée un peu avant et l'avait sans doute entraîné ; l'auteur note que les individus récoltés n'avaient pas la moitié du volume de ceux étudiés par Newport. — Il a été encore question de *Pediculoides* dans une publication que je n'ai pu me procurer : Froggatt (Walt. W.), *Descrip. of a new Mite belong. to the genus Heteropus found in Wasp's nests* (Proceed. L. Soc. N. S. Wales (2), v. IX, p. 259-60, *Heteropus alastoris* n. sp., dans le nid d'*Alastor eriurgus*).

(1) Karpelles (L.), *Eine interessante neue Milbe* (*Tarsonemus intectus*, nov. sp.) (Math. u. naturw. Berichte aus. Ungarn, t. IV, 1886, p. 45, pl. 1 ; Id., *Eine auf dem Menschen und auf Getreide lebende Milbe* (*Tarsonemus intectus*) (Sitz. d. math. naturw. Classe, R. Akad. d. Wiss. in Wien, 1885, p. 160) ; cité *in* Karpelles (L.), *Bausteine zu einer Acarofauna Ungarns* (Math. u. Naturw. Ber. aus Ungarns, t. II, 1891).

pour en écarter l'animal décrit par Karpelles : chez les *Tarsonemus* la quatrième paire de pattes de la femelle est dépourvue de crochets et de ventouse et terminée par deux soies; l'Acarien de Karpelles présente une forte ventouse à cette même paire, et ce caractère, joint aux autres caractères du mâle et de la femelle, fait rentrer cet animal dans le genre *Pediculoides*.

Pour Karpelles, l'espèce en question serait identique à celle des observations de Robin, Geber, Flemming, et c'est à cette conclusion que conduit l'inspection sommaire des dessins qu'il nous en donne : on peut même attribuer les différences que révèle un examen plus attentif à la grande imperfection de ces figures qui, par exemple, ne marquent pas les crochets qui accompagnent les tarses, n'indiquent même pas les pièces buccales (1), etc. ; mais le texte nous rend perplexe et nous force à admettre, jusqu'à plus ample informé, qu'il s'agit *peut-être* d'une autre espèce : ainsi, Karpelles nous dit que les trachées manquent chez les nymphes, de même que l'appareil en massue situé de chaque côté, entre les deux premières paires de pattes : or ces deux appareils sont très développés dans les nymphes que nous avons sous les yeux et qui proviennent de l'observation de Bertherand; ils ont été aussi figurés par Robin et par Geber ; l'auteur prétend de plus que, chez les femelles sexuées, l'ongle unique de la première patte est remplacé par une ventouse, alors qu'il n'en est rien dans les *Pedi-*

(1) Signalons que la masse réfringente située à l'extrémité postérieure du corps chez les deux sexes et considérée comme étant de nature glandulaire, a été mal figurée par Karpelles : elle n'est pas de forme irrégulière, mais présente un axe que l'on peut suivre souvent jusqu'au milieu du corps et qui se bifurque à son extrémité, pénétrant même à l'intérieur des pattes postérieures chez le mâle, dans les individus que j'ai sous les yeux, du moins. Elle est formée de granules très réfringents et semble ne pas avoir de cavité; est-ce la trace du tube digestif?

Les individus femelles figurés par Karpelles et chez lesquelles il n'a pu découvrir traces d'organes génitaux, nous semblent être des nymphes, comme dans les observations précitées concernant *Pediculoides tritici;* la production qu'il considère comme étant probablement un œuf, n'est sans doute pas autre chose qu'un grain de pollen.

culoides sexués vus par Laboulbène et Mégnin ; la taille des femelles est aussi plus grande que dans toutes ces observations (0.35 mm. au lieu de 0.180 mm.). Un autre caractère peut être tiré des pattes du mâle : d'après Karpelles, le premier article de la troisième paire présenterait deux tubercules : nous n'avons rien vu de pareil dans les mâles que nous avons observés.

En somme, le travail de Karpelles est venu compliquer la question et la rendre beaucoup plus obscure, et nous avons dû en faire une analyse critique, pour bien préciser les différences que présente le prétendu *Tarsonemus intectus* avec les autres *Pediculoides* et mieux attirer, sur les questions complexes que présentent tous ces animaux, l'attention des naturalistes qui auront la bonne fortune de les observer à l'avenir (1).

(1) *Pediculoides ventricosus*, Newport. — Laboulbène et Mégnin ont publié sur cet animal un excellent mémoire qui résume les connaissances acquises à son sujet et fait connaître de nombreux faits nouveaux (*). Comme on a admis jusqu'ici l'identité de cette espèce avec celle qui fait le sujet des observations précédentes, nous en reproduirons la description d'après ce savant travail. Elle permettra, jointe aux dessins, de saisir mieux les caractères différentiels du *Ped. tritici* (**) :

« *Sphærogyna ventricosa*, Newport.— Corps ovale ou cylindroïde allongé, portant supérieurement de 3 à 6 paires de soies ; couleur générale jaunâtre.

« *Femelle non gravide* (fig. 78 et 79). — Longueur, $0^{mm},20$, largeur, $0^{mm},7$, de forme allongée, cylindroïde, à rostre cylindro-conique, à pattes plus allongées et plus grêles que chez le mâle, présentant ordinairement des duplicatures du tégument qui sont des traces de mues incomplètes dont les bords postérieurs libres simulent des stries transversales ; stigmates plus marginaux que chez le mâle, accompagnés en dessus d'une soie, et en dessous d'un cirrhe spatuliforme, deux paires de soies sur l'abdomen, et une paire de soies anales.

« *Femelle ovigère* (fig. 80). — Tronc, thorax et rostre semblables à ceux de la femelle précédente, mais l'abdomen développé en forme de sphère,

(*) Laboulbène (A.) et Mégnin (P.), *Mémoire sur le Sphærogyna ventricosa*, Newport (Journ. de l'Anat. et à la Physiol., t. XXI, 1885, pl. 1). — Mégnin, *Note sur un Acarien utile, le Sphærogyna ventricosa* (Bull. Soc. d'acclimat., 1885).

(**) « Nous avons vu ces derniers jours chez M. Balbiani, disent Laboulbène et Mégnin (*loc. cit.*), le dessin d'une femelle ovigère de cet Acarien, fait d'après un spécimen rencontré sur une Teigne des draps dans son propre appartement. » Ces auteurs considèrent l'animal vu par Balbiani comme identique à leur *Sphærogyna ventricosa*. Il serait bien intéressant de le retrouver et de juger la question d'après les données que nous croyons avoir fait valoir.

Pathologie. — Les documents reproduits plus haut montrent quels accidents sont produits sur l'Homme quand le

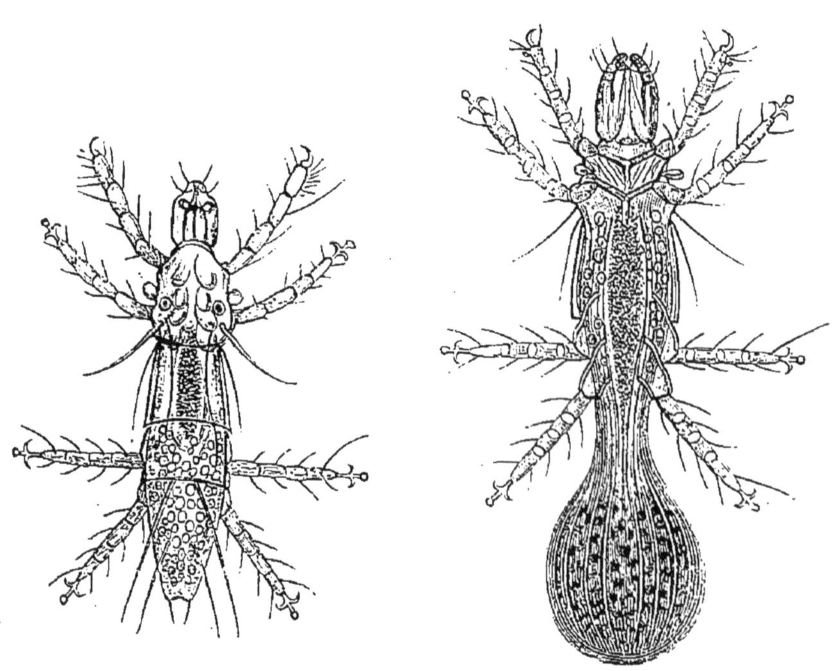

Fig. 78. — Femelle non gravide. Fig. 79. — Femelle un peu plus avancée dans son développement.

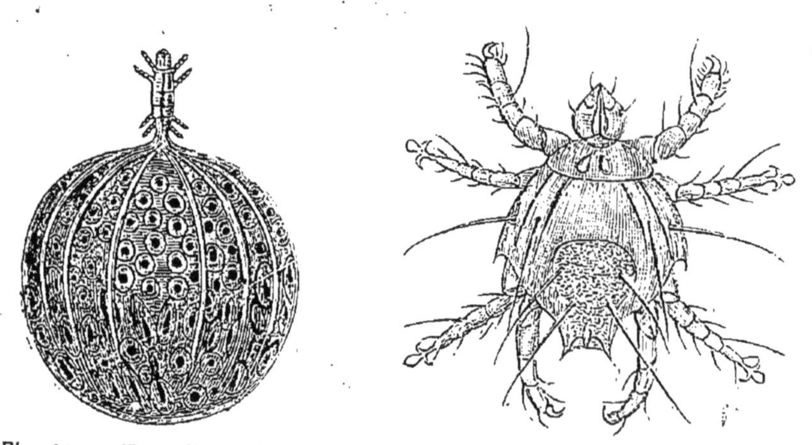

Fig. 80. — Femelle ovigère. Fig. 81. — Mâle vu par la face dorsale.

Fig. 78 à 81. — *Pediculoides ventricosus* (d'après Laboulbène et Mégnin).

atteignant des dimensions vingt fois plus considérables que le corps, présentant à sa surface une douzaine de nervures qui servent de liens d'attache entre le corps et cette sphère; celle-ci est d'une couleur jaune,

Pediculoides se fixe sur la peau, et nous ne les répéterons pas. Nous avons vu que des bains d'eau froide atténuaient les phénomènes douloureux, de même que de simples lotions vinaigrées; les accidents au reste s'atténuent spontanément et disparaissent généralement sans intervention au bout de peu de jours.

On peut se demander le mécanisme de ces accidents : il est généralement peu connu pour les autres espèces acariennes qui peuvent se trouver sur l'Homme, aussi est-il intéressant de rappeler les observations de Laboulbène et Mégnin sur cette question : « On pouvait se douter, disent-ils, que cet Acarien était doué d'une salive venimeuse dont l'inoculation est la principale cause de la mort des larves et nymphes d'insectes sur lesquelles il vit et se multiplie. Cette salive est sécrétée par quatre paires de vésicules disposées le long de l'œsophage et s'ouvrant dans le pharynx; l'émission de cette salive suit immédiatement la piqûre par les mandibules transformées en lancettes. — Il suffit d'examiner ces deux organes très saillants après la mort, excessivement acérés, pour comprendre qu'ils puissent percer facilement la peau de l'Homme et y déverser le venin. »

plus ou moins foncée et opaque; elle est remplie d'œufs et d'embryons à tous les degrés de développement; elle est ovovivipare.

« *Mâle* (fig. 81). — Long de 0mm,12, large de 0mm,8, corps de forme ovale beaucoup plus ramassé que celui de la femelle, aplati de dessus en dessous, anguleux latéralement, à face dorsale un peu bombée, présentant 6 paires de poils, des stigmates très rapprochés de la ligne médiane; non accompagnés de cirrhe spatulé, ni de soies, et présentant en arrière un plastron chitineux, lyriforme, grenu, plus large en avant, dont le bord postérieur tronqué à 2 points, sert d'armature à l'organe génital qui est terminal.

« Rostre sphéro-conique ; membres courts, trapus, à ambulacres semblables à ceux de la femelle, mais plus brièvement pédonculés; poils sur chaque article, dont un plus long sur la face supérieure du tibial.

« Aucun autre état que les trois que nous venons de décrire ne se rencontre en liberté, soit sur les larves ou nymphes d'insectes sur lesquels le *Sphærogyna* vit en parasite, soit dans le voisinage de ces larves ou nymphes, dans les nids d'Hyménoptères ou dans les grains attaqués par les Teignes. »

Répartition géographique. — Le *Pediculoides tritici* semble avoir une aire de dispersion très étendue; il est certain qu'il se trouve en France, puisque les premières observations à son sujet ont été faites dans notre pays (Centre et Midi); nous avons constaté sa présence en Bohême (observation d'Amerling); il existe aussi en Hongrie, pays où son faux parasitisme a été le plus souvent observé, dans les parties des provinces danubiennes voisines de cette contrée et dans la partie sud de la Russie qui en est contiguë. On l'a trouvé en Suède (Trybom), en Italie (Targioni-Tozzetti). Nous l'avons signalé en Afrique (observation de Bertherand). On l'a trouvé également en Amérique (Webster). C'est sans doute par le commerce des blés qu'il s'est ainsi répandu.

Tydeus molestus (1) (fig. 82 à 86).

Les *Tydeus* sont de très petits Acariens appartenant à la famille des Eupodides et dont beaucoup d'espèces sont encore très mal connues; ils vivent en général sur les plantes, et d'après Berlese (2) se nourrissent des petits Champignons (*Fumago*) qu'ils trouvent sur les feuilles, mais une espèce au moins est connue comme vivant en parasite; ainsi le *Tydeus* (*Ereynetes*) *limacum* s'observe à tous ses états sur la Limace des caves, et peut-être deux autres formes distinctes se trouvent-elles sur des Mollusques.

Le *Tydeus molestus* est une espèce que nous avons indiquée dès 1889 (3) et que nous avons depuis décrite longue-

(1) Les espèces du genre *Tydeus* se distinguent principalement des autres Acariens par les caractères suivants : corps ovale à épaules saillantes, arrondi en arrière, sans bouclier, aux soies peu nombreuses; pattes plus courtes que le corps, toutes de même longueur, munies de deux ongles et d'une caroncule ambulacraire ciliée ; rostre conique, palpes réfléchis en bas, dont les articles 1 et 3 sont plus petits et les articles 2 et 4 plus longs, ce dernier cylindrique, portant des soies à l'extrémité.

(2) Berlese, *Acari, Myriop. et Scorp.*, etc., fasc. 78.

(3) Moniez (R.), *Les Parasites de l'Homme, animaux et végétaux*, Paris, 1889, p. 129.

ment (1); il se distingue de ses congénères par la structure du deuxième article des palpes, qui est très large, par le mode d'articulation du stylet sur la branche mobile des mandibules, par la forme de la branche fixe des mandibules qui est mucronée, par les séries de soies dorsales, au nombre de 8 à 10; l'animal est, de plus, complètement aveugle. Nous renvoyons à notre mémoire précité pour plus de détails sur la structure de cet animal, nous bornant à ajouter que notre *Tydeus* est ovovivipare et qu'on trouve habituellement l'abdomen des femelles bourré et déformé par 10 ou 14 embryons hexapodes, qui se développent à la fois; nous n'avons pu savoir si les petits viennent au monde avec 6 ou 8 pattes : en tout cas nous n'avons pu trouver d'individus hexapodes, vivant en liberté, alors que les jeunes individus octopodes étaient très abondants dans notre observation.

Dimensions du *Tydeus molestus* :

♂ Longueur totale 200 μ.
largeur maxima 125 μ.
♀ non gravide, longueur 225 μ.
— — largeur 135 μ.
bourrée d'embryons, longueur 315 à 360 μ.
— — largeur 180 μ.
Pattes mesurées chez la ♀ adulte, 145 à 160 μ.
Larve hexapode obtenue par dilacération de l'utérus { longueur 128 μ / largeur 72 μ.
— octopode.......... 135 μ.
Longueur des mâchoires 40 μ.
— de la lingule 24 μ.
Longueur des palpes mesurées chez le ♂ { 2e article 25 μ / 3e — 4 μ / 4e — 20 μ.
Longueur des soies terminales des palpes, 8 μ.
Œufs, selon le degré de développement { 70-95 μ de grand diamètre. / 45-55 μ de petit diamètre.

C'est pendant l'été de 1888, que je fus consulté à propos de cet animal qui était devenu extrêmement gênant, par son

(1) Moniez (R.), *Histoire naturelle du Tydeus molestus, Acarien qui s'attaque à l'Homme* (Revue biol. du Nord de la France, t. VI, 1894).

extraordinaire abondance, dans les jardins d'une grande

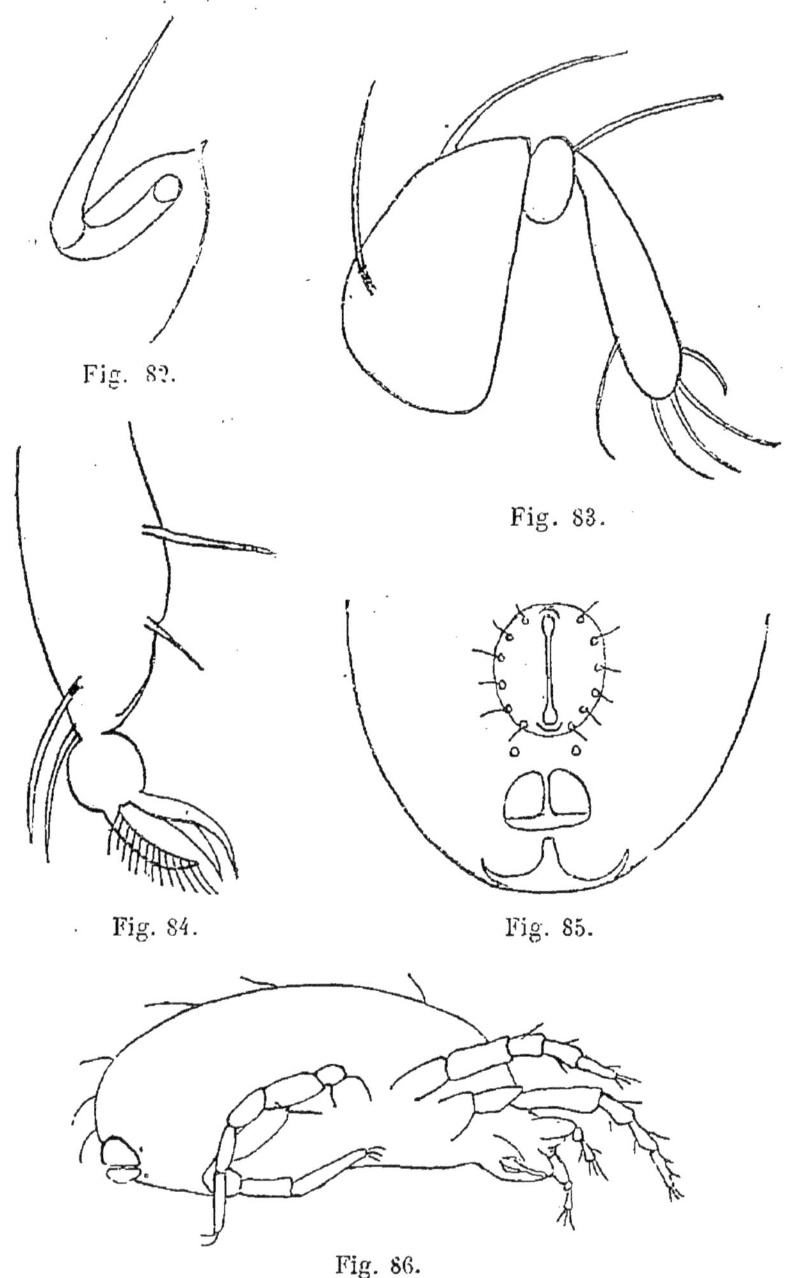

Fig. 82 à 86. — *Tydeus molestus* (d'après R. Moniez). — Fig. 82. Mandibule. — Fig. 83. Palpe. — Fig. 84. Patte vue de côté. — Fig. 85. Appareil génital femelle externe. — Fig. 86. *Tydeus molestus*, vu de côté.

ferme située en Belgique, non loin d'Ath. Les propriétaires, personnes fort intelligentes et auxquelles les connaissances scientifiques étaient loin de manquer, avaient pu observer l'étonnante rapidité de la multiplication de cet hôte incommode : ils s'étaient aperçus de sa présence, environ 25 ans auparavant, à la suite d'une importation directe de guano du Pérou : les sacs qui contenaient cet engrais avaient été déposés sur une pelouse et ce fut là, pense-t-on, la cause de l'invasion du jardin. L'Acarien ne se développa nullement dans les champs de la ferme, sans doute parce qu'il n'y trouvait pas les conditions éminemment favorables qu'il rencontrait dans le parc ; on ne le connaît pas dans les propriétés voisines, probablement parce que celle-ci est très isolée au milieu des champs.

Toujours est-il que l'animal, inconnu jusque-là, se multiplia bientôt prodigieusement : cantonné d'abord dans un même coin pendant assez longtemps, il finit par envahir tout le jardin, malgré sa très grande étendue, et cela au point de le rendre à peu près inhabitable. On ne peut s'y promener, surtout quand on marche dans le gazon ou qu'on passe à côté des arbres, sans sentir bientôt et sans rapporter avec soi de ces bêtes désagréables, qui déterminent bien vite sur le corps des phénomènes à peu près semblables à ceux que produit le Rouget ou le *Tetranychus molestissimus.*

C'est, paraît-il, tous les ans vers la mi-juillet, qu'apparaît le *Tydeus* et l'on constate trop facilement sa présence, le soir comme pendant la journée, jusqu'aux premiers froids ; cependant le matin et pendant les journées fraîches, il reste engourdi. L'Acarien est surtout insupportable pendant les grandes chaleurs et j'en ai fait l'expérience, un jour, pour avoir un peu marché sur l'herbe et ébranlé faiblement les branches de quelques arbres.

J'ai vu ce jour-là le *Tydeus*, en quantité véritablement fabuleuse dans le gazon et sur tous les arbres et arbustes du parc; j'ai constaté qu'il était bien difficile de retourner une feuille, sans trouver à sa partie inférieure plusieurs de ces animaux, abrités entre les poils ou contre les nervures, où ils se montrent comme de très petits points roses, que l'on découvre seulement en les cherchant avec attention; on les voit courir avec une très grande rapidité, bien qu'ils soient aveugles, quand on touche la feuille, même délicatement; ces animaux ne sautent pas, ce qui est en relation avec la structure des pattes. J'ai remarqué que le *Tydeus* était surtout abondant sur les feuilles velues.

L'animal qui se jette, ou peut-être, plutôt, tombe sur l'Homme, quand on ébranle les arbustes ou les gramens sur lesquels il se tient, ne produit pas seulement d'insupportables démangeaisons en courant sur la peau; grâce aux stylets extrêmement pointus que nous avons figurés plus haut et qui arment ses mandibules, il pique la peau, sur laquelle il reste fixé, et on peut l'observer, surtout aux points où les vêtements font une constriction sur le corps. J'en ai vu ainsi, que les patients enlevaient avec la pointe d'une aiguille; la piqûre a à peu près les caractères de celle de la Puce; les traces en persistent de trois à cinq jours; l'animal se détache de lui-même ou tombe, après un jour ou deux. Je ne sais malheureusement pas quelles modifications apporte, à son organisme, le genre exceptionnel d'alimentation qu'il a pendant ce temps.

Le *Tydeus* ne se borne pas à attaquer l'Homme qui passe à sa portée : il se jette de même sur les animaux domestiques, Poules (1), Canards, Pintades, Chats, Chiens; il peut se fixer sur tous les points du corps de ces animaux, mais d'après

(1) Est-ce bien le « Rouget » des Trombidides qui a été observé sur les Poules par différents auteurs et ne serait-ce pas notre *Tydeus?* (V. la note 1 de la page 422.) Au reste comme nous l'avons dit plus haut, rien ne prouve que plus d'une observation mise sur le compte du « Rouget » ne se rapporte au *Tydeus*.

les renseignements qu'on m'a donnés, on le voit surtout aux articulations, autour de l'œil, à l'anus, et il détermine la formation de croûtes assez épaisses. Les jeunes Canards, paraît-il, souffrent principalement de ce parasite et peuvent même mourir de ses attaques, forcés qu'ils sont de conserver les ailes et les pattes étendues, par suite de l'agglomération des croûtes, déterminées par la présence des Acariens au pli des articulations.

Je n'ai vu le *Tydeus* sur aucun des Insectes du jardin que j'ai pu examiner et je n'ai observé sur les plantes aucune déformation qu'on puisse lui attribuer (1).

Les femelles de notre espèce sont beaucoup plus abondantes que les mâles ; elles sont moins foncées en couleur ; les envois d'Acariens que l'on m'a faits pendant plusieurs mois, m'ont constamment donné un très grand nombre de femelles bourrées d'embryons, de telle sorte qu'on peut affirmer que les générations sont fort nombreuses au cours de l'été.

On peut se demander maintenant quelle est la signification des faits de parasitisme sur l'Homme ou les animaux, que nous venons de rapporter ; il n'est pas douteux qu'il ne s'agisse, dans tous les cas, d'un parasitisme simplement accidentel. Sans doute plusieurs espèces d'Acariens qui, à l'état adulte, vivent normalement sur des espèces animales, peuvent s'observer quelquefois sur l'Homme, mais il ne semble pas que le cas soit le même ici ; sans nier — j'admets au contraire la chose comme probable — que notre espèce puisse vivre un certain temps sur les Oiseaux ou sur les petits Rongeurs qui peuvent passer à sa portée, comme

(1) On se proposait d'attaquer sérieusement le *Tydeus* en retournant à plusieurs reprises, à la charrue, pendant l'été, le gazon des pelouses, en arrosant largement le sol avec du purin et de l'eau de chaux, en arrachant les arbustes et plantes aux feuilles velues. Je n'ai pu savoir si les résultats de ces pratiques ont été satisfaisants.

elle le fait sur l'Homme, le nombre énorme de femelles gravides que j'ai vues vivre en liberté sur les feuilles, me porte à croire que leur présence sur les Vertébrés n'est pas un fait normal, mais occasionnel, facultatif, si l'on peut dire; peut-être des modifications se produisent-elles chez ces animaux dans ces conditions nouvelles. L'histoire d'autres Acariens présente au reste des phénomènes analogues et il ne s'agit pas ici de faits absolument insolites.

Cheyletus eruditus, Latr. (*Acaropsis pectinata*, Moquin-Tandon).

Cet Acarien de la famille des Trombidides, qu'on a parfois trouvé, dit-on, dans les vieux livres (d'où son nom spécifi-

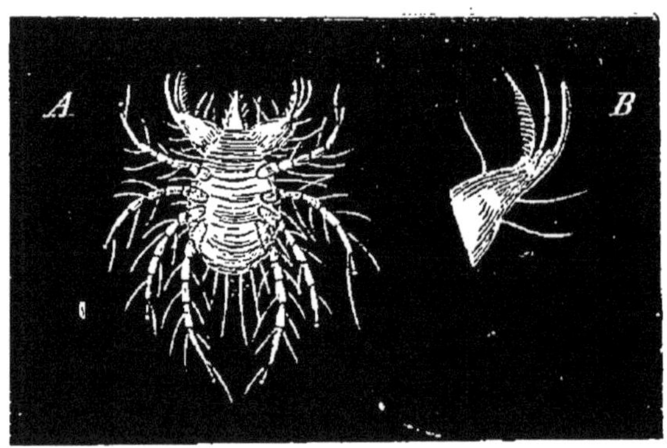

Fig. 87. — *Cheyletus eruditus.*

que), mais qu'on rencontre plus fréquemment dans tous les tas de papier laissés à l'humidité dans une atmosphère confinée, dans le vieux linge, les fourrages altérés et moisis, dans les magasins de tabac, dans la poussière des greniers, est un Acarien de proie, formidablement armé contre les autres Acariens aux téguments mous. Il rentre indirectement dans notre sujet, parce qu'on l'a cru parasite de l'Homme. En effet, Leroy de Méricourt l'a observé à Terre-Neuve, sur un officier de marine : trois individus furent recueillis au milieu du pus qui s'écoulait de l'oreille, après une inflammation du conduit auditif; il est probable qu'ils avaient été portés en cet endroit par la charpie ou les linges à pansement. Laboulbène les décrivit tout d'abord sous le nom de *Tyroglyphus Mericourti*, mais il reconnut plus tard la véritable nature de l'animal (1).

Notons encore, d'après Blanchard, que Leuckart a reconnu cet Arachnide dans des Acariens qui lui avaient été envoyés d'Angleterre : par suite de la restauration de l'église Saint-Pierre, à Londres, les tombes avaient été ouvertes et nettoyées, il se répandit alors, sur les ouvriers et les fidèles, des myriades de ces petits animaux. — Plusieurs autres espèces acariennes ont été trouvées dans des conditions analogues, mais ce serait trop sortir de notre sujet que d'en parler plus longtemps (2).

C'est à tort que Picaglia a attribué à cet animal la production, sur un Cheval, d'une dermatose semblable à celle que produit le *Dermanyssus gallinæ;* son opinion est basée sur le fait insuffisant que le foin dont se nourrissait le Cheval, renfermait un grand nombre de Cheylètes.

En somme, les *Cheyletus* ne peuvent en aucun cas vivre en parasites.

Dermanyssus.

Les *Dermanyssus* sont des Acariens de la famille des Gamasides, qui vivent en parasites sur les Vertébrés et dont plusieurs ont été observés sur l'Homme; il est possible que certaines formes de ces animaux vivent normalement sur notre espèce, mais la chose est loin d'être démontrée jusqu'ici;

(1) Laboulbène (A.), *Descript. de quelques Acariens et d'une Hydrachne* (Ann. Soc. entom. France, 1851).

(2) Brady a figuré le même Acarien trouvé dans ses fèces, sous le nom de *Ch. Robertsoni*, dit Railliet. Brady a en effet décrit un *Cheyletus* sous ce nom, mais il avait été trouvé dans l'eau de mer (*On british marine Mites*. Proc. Zool. Soc., 1875).

celles qui ont été observées dans ces conditions ne se trouvaient qu'accidentellement sur l'Homme et sont connues comme vivant normalement sur les Oiseaux.

Les Dermanysses ont des téguments mous, qui se distendent facilement sous l'influence d'une nourriture abondante ; ces téguments sont finement striés, sauf au niveau des écussons faiblement développés sur les deux faces; l'écusson anal est petit, triangulaire; les mandibules du mâle ont une branche allongée en une lame aiguë et ondulée ; celles de la femelle sont transformées en un long stylet, les larves sont hexapodes.

On n'a observé jusqu'ici en Europe que deux seules espèces de ce genre et on les a trouvées accidentellement sur l'Homme.

Dermanyssus gallinæ, de Geer (1).

Cet animal a le corps ovale, pyriforme, portant de rares soies; l'extrémité postérieure est la plus large, comme tronquée à l'extrémité; l'abdomen est entouré de soies courtes et écartées ; les pattes sont robustes, à peu près de même longueur; la couleur varie, suivant que l'animal est plus ou moins repu, du blanc au rouge plus ou moins foncé ; dans ce dernier cas, on distingue très bien les cæcums du tube digestif, qui donnent à l'animal sa couleur apparente et forment, quand ils sont bien développés, une sorte de dessin que les auteurs ont justement comparé à une lyre; la femelle à jeun mesure 750 μ de long, le mâle, à jeun 650 μ ; mais la figure tracée par le tube digestif est très variable avec l'état de réplétion de cet organe, et dans

(1) On a considéré comme espèce distincte du *Derm. gallinæ*, le *D. avium* qui n'en est absolument pas différent, d'après Berlese et d'après Canestrini ; il vivrait dans les cages des petits Oiseaux. Gervais a donné un bon dessin du *Derm. avium* (*in* Walckenaer et Gervais, *Aptères*, atlas, pl. 34, fig. 2 et 3).

un certain nombre de ces animaux pris ensemble, on peut constater les dessins les plus divers.

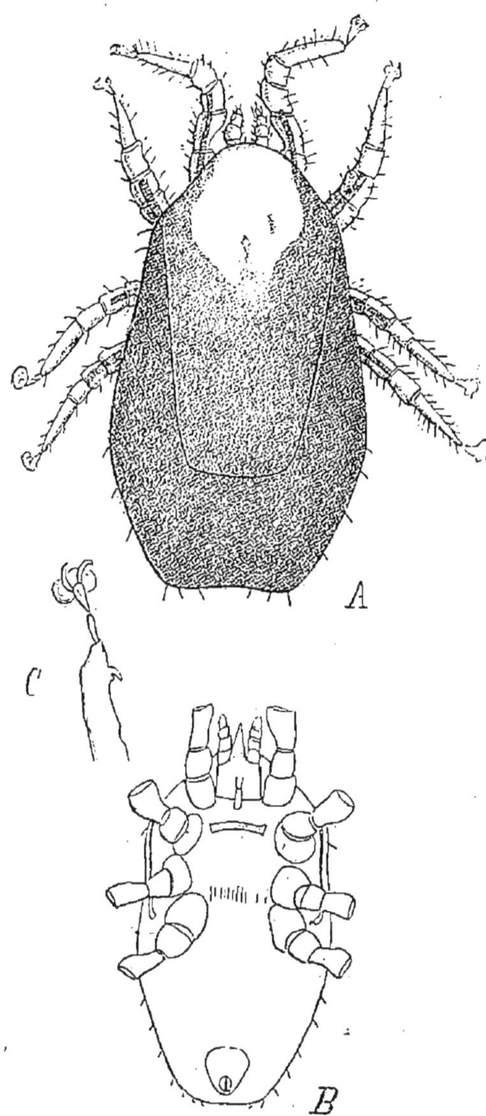

Fig. 88. — *Dermanyssus gallinæ* : A, vu de dessus; B, femelle à jeun vue de dessous; C, patte (troisième du mâle) (d'après Berlese) (1).

Cette espèce, qui vit dans les poulaillers, les colombiers, volières, se cache pendant le jour dans la paille, les fissures des murs, des perchoirs, entre les excréments, etc. ; la nuit, elle se jette sur les Poules, les Pigeons et autres oiseaux domestiques, ou d'appartement, pour se repaître en les faisant beaucoup souffrir; il est des cas dans lesquels les Dermanysses restent à demeure sur leurs victimes, et on peut les trouver alors en quantités innombrables, courant avec une grande rapidité sur les Poules et, plus souvent, sur les Pigeons; on en a vu quel-

(1) Différents auteurs ont reproduit un dessin assez étrange de cet animal, en représentant une sorte d'appendice grêle, dirigé en avant et qui naît de la base de la troisième paire de pattes; cet organe n'appartient point à cette espèce ni à ses congénères. J'imagine que ces appendices ne sont pas autre chose que le péritrème, qu'un dessinateur, peu au courant des choses de la zoologie et le prenant pour un organe externe, aura placé en dehors, pour rendre son dessin plus net.

quefois sur le Cheval, déterminant chez cet animal un prurigo spécial qui a souvent été confondu avec la gale : dans tous les cas observés la maladie cutanée du Cheval coïncidait avec la présence de Poules ou de Pigeons dans l'écurie ou à son voisinage. On a vu aussi le Dermanysse sur plusieurs autres animaux domestiques.

Dans ces conditions, il n'est pas surprenant qu'on ait parfois trouvé le *Dermanyssus gallinæ* sur l'Homme : les personnes qui prennent soin des basses-cours, surtout, sont sujettes aux attaques de cet animal ; d'après Besnier et Doyon, on trouverait aussi l'éruption due aux Dermanysses, dans les villes, chez les personnes employées à manier ou à plumer les volailles (1). La piqûre des Dermanysses est assez vive, fugace, le prurit insupportable ; les lésions sont d'habitude une sorte d'eczéma papuleux. Quelques lotions au vinaigre, à l'acide phénique au centième, ou au sublimé au millième, suffisent pour les faire disparaître.

On possède un certain nombre d'observations assez précises au sujet de cet animal, dans les cas où il se jette sur l'Homme : nous les indiquerons rapidement. Le cas le plus ancien est celui d'Alt (2), qui en a trouvé sur le cou et les bras d'une vieille femme cachectique ; la malade guérit sans traitement, avec des soins de propreté. Bory de Saint-Vincent (3) a observé le même animal, dont il donne un dessin fort imparfait, sur une femme d'une quarantaine d'années, souffrant par tout le corps de démangeaisons causées par ces Acariens, qui couraient sur elle par milliers et dans tous les sens ; les parasites ne se jetaient pas sur les personnes qui formaient l'entourage de la malade. Bory n'ayant

(1) *In* Kaposi (M.), *Leçons sur les maladies de la peau*, trad. de Besnier et Doyon, t. II, p. 500.
(2) Alt (H.-Ch.), *De phthiriasi*, Bonn, 1824.
(3) Bory de St-Vincent, *Sur un nouveau genre d'Acaridiens sortis du corps d'une femme* (Ann. sc. nat., 1re série, t. XV, 1828, p. 125).

pas l'attention attirée sur l'origine possible de son Acarien, n'a pas recherché de quelle façon la malade avait pu s'infester et se réinfestait vraisemblablement chaque jour, car il n'est pas admissible que les Dermanysses aient pu se reproduire sur elle.

Erdl (1) aurait trouvé quatre fois, de 1840 à 1842, des Dermanysses dans des tumeurs cutanées ressemblant à celles du *Molluscum contagiosum*.... (?)

Raspail (2) dit que le *Derm. gallinæ* était devenu très commun, en juin 1839, au Petit-Montrouge. Il s'attachait aux jambes et aux bras des enfants et des adultes et déterminait l'éruption de boutons de forme oblongue, qui ne suppuraient pas et finissaient par se dessécher; Raspail découvrit la cause de cette invasion : les personnes atteintes élevaient des Pigeons, et les Dermanysses pullulaient tellement sur ceux-ci, qu'on ne pouvait les prendre avec les mains sans avoir la peau couverte de ces Acares à tous les âges; ces personnes, de plus, fumaient leur jardin avec les excréments de ces animaux, qui entraînaient quantité de Dermanysses. Raspail lui-même fut atteint par ces parasites accidentels. On supprima les Pigeons et, du même coup, les accidents disparurent.

Le cas de Simon (1851) est également intéressant, parce que la cause de l'invasion a été exactement trouvée; il s'agit d'une femme dont la peau semblait produire aussi de petits Acariens; on découvrit que ces parasites étaient des Dermanysses, qu'elle prenait chaque jour en passant sous un poulailler; on déplaça celui-ci et les accidents disparurent. Les Acariens furent déterminés par Erichson (3).

Cas d'Itzigsohn (1858). — Trois personnes de la même mai-

(1) Erdl, *Casper's Wochenschrift f. die ges. Heilkunde*, 1842, p. 55.
(2) Raspail (F.-V.), *Hist. nat. de la santé et de la maladie*, t. I, p. 375.
(3) Simon (G.), *Die Hautkrankheiten durch anat. Untersuch. erläutert*. Berlin, 1851, p. 320.

son présentent sur le corps un très grand nombre de pustules rouges qui déterminent un très vif prurit, plus intense sous l'influence de la chaleur du lit; on trouve les Dermanysses: ils provenaient d'une basse-cour située sous l'appartement, grimpaient le long des murs et arrivaient ainsi jusqu'à la lunette des cabinets, au moyen de laquelle se faisait l'infestation (1). Deux Serins qui se trouvaient dans le même appartement furent aussi attaqués.

On a rapporté au *Dermanyssus avium*, l'Acarien qui est l'objet d'une observation de Judée, faite à Collo, province de Constantine (2), la voici en résumé : Il s'agit d'une dame attaquée par une infinité d'Acariens qui, déterminant une très vive démangeaison par tout le corps, la forçaient de se gratter continuellement, de telle sorte que son corps ressemblait à une vaste plaie. Judée trouva un certain nombre de ces Acariens dans le bonnet et le mouchoir de cou de cette femme : l'examen des lésions montrait la plus grande ressemblance avec la dermatose des Kabyles (3) qu'il avait considérés autrefois comme galeux et traités comme tels, mais chez lesquels il n'avait jamais pu trouver les sillons caractéristiques de la gale. L'examen de l'Acarien montra à Judée que cet animal, qui ressemblait « à de petits points noirs » quand on l'examinait à l'œil nu, avait la tête garnie de deux antennes, quatre paires de pattes..., l'aspect noirâtre était dû à trois taches sur l'abdomen, une centrale, plus volumineuse, et deux latérales plus longues, entourant la première. La malade fut guérie par l'application de la pommade d'Helmerich. Judée se demande si l'animal qu'il a vu

(1) Itzigsohn (H.), *Pathologische Bagatellen ; I Psora dermanyssica* (Arch. f. pathol. Anat. u. Phys. u. f. klin. Medicin, B. XV, 1858, p. 166).

(2) Judée, *Sur un nouveau parasite* (C. R. Soc. de biol., 1867, p. 73).

(3) On sait que la gale s'observe assez fréquemment dans les diverses provinces de l'Algérie et que les Kabyles, en particulier, sont sujets à cette maladie.

n'est pas celui qui détermine la gale si fréquente chez les Kabyles (1).

Les Acariens vus par Judée, furent examinés par Robin, qui les reconnut pour des Gamases, et par Ch. Bouchard (2), qui les dit analogues à ceux qui vivent sur la Poule.

Cas de Krämer, 1872. — Un enfant était atteint d'un exanthème déterminant de vives démangeaisons et causé par des Dermanysses (cité d'après R. Blanchard).

Cas de Goldsmith, 1881. — Une femme se plaint de démangeaisons intenses, causées par des animalcules qui courent à la surface de son corps et qui se montrent surtout au moment de la sudation : on les voit alors sourdre de différents points, soit isolément, soit par deux ou trois. La sudation finie, ils pénètrent de nouveau dans la peau et se cachent dans les glandes cutanées (??). C'étaient des *D. avium*, transmis par des Pigeons.

Cas de Geber, 1884. — *D. gallinæ* avait déterminé chez une malade un eczéma diffus, qui dura quatre semaines et guérit spontanément, sans traitement.

Goldsmith (M.). Pigeon-lice infesting the skin of a woman (New-York med. Record, XX, 1881, p. 501).

(1) Il se peut que plusieurs espèces acariennes déterminent chez les Kabyles des lésions semblables à celles de la gale, mais il est certain que si le *Dermanyssus* est pour quelque chose dans la production de ces phénomènes, il est loin d'en être la cause constante. Lucas a fait à ce sujet une observation peu connue des médecins, parce qu'elle a été publiée dans un travail qu'ils n'ont guère occasion de consulter (*Exploration scientifique de l'Algérie : Acariens*); il dit à propos du *Sarcoptes scabiei* : « J'ai souvent observé cette espèce sur les Arabes attaqués de la gale, particulièrement chez ceux qui habitent le douar de Tonga, aux environs du cercle de la Calle ; j'ai remarqué cet Acarus sur les adultes et sur les enfants. Il est pénible de voir avec quel peu de soin ils traitent cette maladie qui est fort commune chez eux... J'ai vu des lésions telles que les chairs étaient découvertes, formant de larges plaies dont les bords profondément découpés et couverts de pustules, nourrissaient un très grand nombre de Sarcoptes. Le seul remède en usage chez les Arabes lorsque la maladie est arrivée à ce degré d'intensité est de couvrir les plaies d'une couche de terre végétale. »

(2) Bouchard (Ch.), *Sur deux nouveaux parasites de la peau humaine* (Soc. de biologie, juin 1867).

GEBER (E.). Die parasitären Hautkrankheiten. — II. Die durch thierische Parasiten verursachten Hautkrankheiten des Menschen (H. von Ziemssen's Handbuch der spec. Pathol. und Therapie, XIV, 1884, 2e Hälfte).
Je n'ai pas vu le travail de WAGNER (A.), Ueb. das Vork. v. Dermanyssus avium am Menschen (Inaug. Dis. Fac. de méd., Greifswald, 1873, 22 p.).

Dermanyssus hirundinis, Dugès.

Cette forme est considérée comme espèce distincte par beaucoup d'auteurs, mais Canestrini la range avec le *Derm. gallinæ*, à laquelle elle semble se rattacher par une autre forme intermédiaire, le *Derm. avium*, qui appartient à l'espèce précédente (1).

Berlese considère comme espèce distincte le *Dermanyssus hirundinis* pour les caractères tirés en particulier du bouclier ventral et du péritrème et pour les dimensions. Il serait certainement intéressant de chercher s'il ne se passe pas pour ces animaux ce que l'on a signalé pour les Sarcoptes, Psoroptes et autres Acariens parasites, qui présentent des formes spéciales suivant leurs différents hôtes; on trouverait peut-être d'ailleurs tous les intermédiaires entre ces formes, si l'on en examinait un très grand nombre d'individus.

La femelle, à jeun, mesure 1 mill., le mâle 700 μ de long; la femelle repue peut atteindre 150 μ.

Cet animal se trouve, mais rarement, dans les nids d'Hirondelles. Les mâles seraient parfois rares, car Karpelles a trouvé les femelles en grande quantité, mais n'a vu aucun mâle (2).

Quoi qu'il en soit, cette forme de Dermanysse passerait quelquefois sur l'Homme. Nous rapporterons, d'après R. Blanchard, l'observation suivante :

« Un marchand de Donauwörth, revenant de voyage, est

(1) Pour Mégnin, le *Derm. avium* serait l'intermédiaire des *Derm. gallinæ* et *hirundinis* par les dimensions et les caractères du péritrème. *Monogr. de la famille des Gamasides* (Journ. de l'Anat. et de la Phys., 1876).

(2) Karpelles (Ludwig), *Baust. z. einer Acarofauna Hungarns*, 1891.

en proie pendant son sommeil à d'insupportables démangeaisons avec sensation de brûlure. Il voit alors son lit, ses vêtements et tout son corps, couverts de milliers d'Acariens qui avaient pénétré dans la chambre et jusque dans le lit, par le trou percé à travers le mur pour livrer passage au cordon de la sonnette : on put suivre leur procession au delà de ce trou, jusqu'à un nid d'Hirondelles, attaché au mur, auprès du cordon de la sonnette (1). »

*
* *

Il est possible que, plus d'une fois, on ait confondu les Dermanysses avec d'autres Acariens du genre *Leiognathus*, qui dans des conditions déterminées peuvent se répandre sur le corps et y déterminer de vives démangeaisons (2). D'autres espèces sans doute peuvent se comporter à la façon de ces derniers, comme celle dont parlait assez récemment Neumann (3).

Ixodes.

Ce genre, type d'une famille, ne comprend aucun parasite normal de l'Homme, mais plusieurs de ses formes ont été vues sur notre espèce : *Ixodes reduvius*, *hexagonus*, *ægyptius*, *sanguineus*, *reticulatus*, etc. ; nous préciserons la signification des faits observés à ce sujet.

Les animaux de la famille des Ixodides, très caractérisés parmi les autres Acariens et qui reçoivent les noms vulgaires de *Tiques*, *Tiquets*, présentent les caractères suivants : leur corps est de grande taille, aplati à jeun, aux téguments coriaces, sus-

(1) *Die Gartenlaube*, 1863, p. 23.

(2) V. R. Moniez, *Leiognathus sylviarum*, Rev. biol. du N. de la France, t. V, p. 408.

(3) Neumann (G.), *Pseudo-parasitisme du Lælaps stabularis* (Soc. de biol., 1893).

ceptible de prendre un très grand développement quand l'animal est repu et fécondé, présentant un écusson dorsal entaillé pour recevoir la base du rostre; le mâle, chez lequel l'écusson dorsal recouvre la plus grande partie ou la totalité du corps, offre quelquefois, en outre, des écussons ventraux dont le nombre et la forme varient suivant les genres et les espèces; les écussons ventraux manquent toujours chez la femelle; le mâle est, aussi, toujours plus petit que la femelle et de la sorte, le dimorphisme sexuel est très accentué. Les pièces buccales sont très développées et admirablement conformées pour piquer : l'appareil perforateur est formé de deux maxilles soudés et modifiés de manière à former un dard rigide, lancéolé, muni à la face inférieure de fortes dents dirigées en arrière, dont le nombre et la disposition sont importants à considérer en taxonomie; le dard est protégé par les palpes maxillaires qui lui forment gouttière; il faut mentionner, de plus, les mandibules, terminées par une pièce dentée qui sert de point d'appui à l'animal pour enfoncer son dard. Les pattes, à six articles, sont terminées par une ventouse et deux paires de crochets; les stigmates se trouvent derrière les hanches des pattes postérieures; l'appareil digestif présente des culs-de-sac rayonnés. L'orifice sexuel, dans les deux sexes, est à la partie antérieure de la face ventrale.

Les Acariens de cette famille sont des parasites temporaires; les mâles, les nymphes, les larves, marquent beaucoup d'indifférence pour leur hôte et peuvent se trouver sur les espèces les plus diverses, Reptiles, Oiseaux, Mammifères; les femelles fécondées semblent seules se fixer de préférence sur une espèce animale déterminée, en particulier sur les Mammifères et même sur l'Homme; on a cru remarquer que plus l'espèce à laquelle elles appartiennent est de grande taille, plus elles cherchent à s'attaquer à un grand Mammifère. Les larves, hexapodes et dépourvues de stigmates, errent pendant l'été parmi les herbes et les buissons, comme les adultes octopodes, à la recherche de l'animal sur lequel elles veulent se fixer; ces Acariens peuvent supporter le jeûne pendant un temps considérable, comme nous le verrons plus loin.

Notons cependant à ce sujet les importantes remarques faites par Marx, si compétent pour tout ce qui a trait aux Arachnides; cet auteur a démontré récemment que les Tiques ne sont pas nécessairement parasites des animaux à sang chaud, mais qu'elles peuvent parfaitement se développer et parcourir le cycle entier de leur existence, à l'aide d'une nourriture strictement végétale; il a fait voir aussi que les Tiques, après avoir été gorgées de sang, peuvent revenir à une alimentation végétale (1).

C'est à l'état libre qu'a lieu l'accouplement. Quand l'Ixode femelle est suffisamment repu, il se détache et tombe à terre où il pond ses œufs, pour mourir bientôt après. Quelquefois la femelle reste sur son hôte un temps considérable et j'ai cité un cas dans lequel elle était restée fixée pendant plusieurs mois. John Packard en a cité un autre dans lequel l'Ixode serait resté fixé pendant plusieurs années.

La famille des Ixodides ne comprend que deux genres, *Ixodes* et *Argas*, qu'on a subdivisés en plusieurs sous-genres, maintenant considérés, d'ailleurs, comme genres distincts. Pour plus de simplicité et comme il suffit pour notre sujet, nous n'admettrons que les deux genres primitifs. On peut très aisément les distinguer l'un de l'autre : les *Ixodes* ont le rostre terminal et un écusson dorsal ; chez les *Argas*, le rostre s'insère à la face ventrale, il n'existe pas de bouclier dorsal.

Ixodes reduvius (fig. 89) (2).

C'est une espèce commune en Europe, qui attaque de pré-

(1) Cf. *Insect Life*, vol. IV, 1892, p. 291.

(2) Cette espèce a reçu des noms très variés que nous relevons

férence les Moutons, Chèvres, Bœufs, plus rarement les Chevaux, les Chiens ou l'Homme. Les cas où on l'a trouvé sur l'Homme sont nombreux et nous-même en avons cité ailleurs : ce sont surtout les chasseurs ou les individus qui parcourent les landes et les fourrés, qui en sont atteints; les larves et nymphes se rencontrent souvent en abondance sur les corps des Vertébrés terrestres, des Lézards, qu'elles paraissent rechercher particulièrement, des Oiseaux et des petits Mammifères, Lièvres, Lapins, Putois, Furets, Hérissons, Chauves-Souris : elles sont errantes sur leur hôte, tandis que l'adulte, au contraire, s'y fixe solidement, dans la peau. D'habitude, la piqûre donne simplement lieu à une démangeaison « suivie d'une sensation de cuisson d'intensité variable ; puis une petite aréole rouge se produit à la périphérie de la piqûre. Souvent la Tique tombe de bonne heure et tout trouble cesse. D'autres fois, il survient des acci-

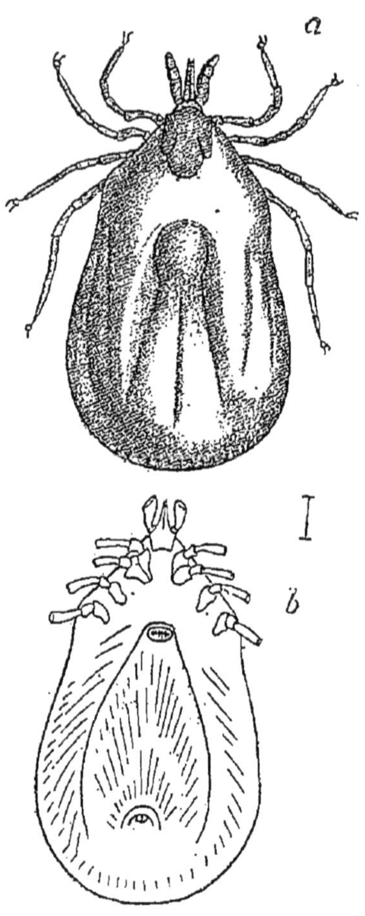

Fig. 89. — *Ixodes reduvius* femelle : *a*, vue de dessus; vue de dessous (d'après Berlese).

d'après Canestrini : *Reduvius*, Charleton ♂ ; *Ricinus caninus* ♀ et *Pediculus ovinus* ♀, Ray ; *Acarus ricinoides*, de Geer ; *Acarus reduvius*, L. ♀ *Acarus ricinus*, L. ♀ ; *Ixodes ricinus*, Latreille ♀ ; *Cynorhæstes reduvius* ; *C. ricinus* ♂ et ♀, Hermann ; *Ixodes marmoratus*, *I. bipunctatus*, *Cynorhæstes Hermanni*, *C. megathyreus* ♀ et ♂, Risso. — Au reste, il est bien difficile de démêler dans les descriptions imparfaites des anciens auteurs, ce qui doit être attribué à cette espèce ou rapporté à l'espèce suivante.

dents plus ou moins graves : eschares, phlyctènes, ulcères, engorgement ganglionnaire, etc., qui peuvent retentir sur la santé générale (Raymondaud, Johannessen) et même entraîner la mort » (Chillida)(1). Ces complications tiennent peut-être à l'inoculation d'agents infectieux ; il ne faut pas oublier que ces bêtes ne se bornent pas à piquer un seul animal sur lequel elles se fixent définitivement, mais que, dans leur jeunesse, elles piquent les espèces les plus variées, de telle sorte qu'elles peuvent parfaitement — à la façon dont agissent les Mouches dans le transport du charbon — apporter à l'Homme ou aux animaux des microbes puisés ailleurs (2).

D'autres fois, les Ixodes s'introduisent sous la peau du ventre (Hussen, Després, Blanchard) ou de divers points du corps et se logent entièrement sous les téguments, en provoquant quelquefois chez les animaux l'apparition de grosses pustules qui s'accompagnent de vives démangeaisons. Dans plusieurs cas, l'espèce a été nettement déterminée comme *I. reduvius* (3).

Les cas dans lesquels on a constaté sur l'Homme la pré-

(1) *Un caso notable de enfermedad infecciosa occasionada por la absorcion de un virus ó pouzona no descrito*, etc.

(2) D'après le Dr Cooper Curtice, dont le jugement a beaucoup de poids, il serait bien démontré qu'une espèce d'Ixodide (*Boophilus bovis*, Curt.) peut être l'agent de transport du principe infectieux qui détermine la *fièvre du Texas*, maladie qui décime les Bœufs dans le Sud des États-Unis. Curtice (C.), *The biology of the Cattle Tick*, et aussi *About Cattle Ticks* (Journ. of comp. Med. and Veterin. Archives, juillet 1891 et janvier 1892). De même, c'est un Ixode (*I. algeriensis*, Mégn.) qui déterminerait, à la Guadeloupe, la maladie appelée *farcin* et qui sévit sur les Bœufs, Chevaux et Mulets ; Nocard a montré que ce « farcin » du Bœuf est une maladie microbienne. V. Neumann, *Traité des maladies parasitaires des animaux domestiques*, 2e édit., p. 99. — Laveran a très bien résumé l'état de nos connaissances sur la *fièvre du Texas* et nous renvoyons le lecteur à son très intéressant ouvrage. V. Laveran et Blanchard, *Les Hématozoaires*, t. I, *Protozoaires du sang*, p. 119.

(3) Un procédé fort simple pour se débarrasser des Ixodes est de les enlever à la main ou de les couper avec des ciseaux ; si le rostre est resté dans la peau, il ne tarde pas à s'éliminer par un travail de suppuration, mais le mieux est de chercher à les forcer à se détacher d'eux-mêmes, en les enduisant d'essence de térébenthine ou de benzine.

sence de ces Ixodes sont si nombreux, qu'il est sans intérêt de les rapporter.

*
* *

L'Ixode réduve (fig. 89) peut se reconnaître aux caractères suivants : le mâle adulte mesure $2^{mm},50$ de long sur une largeur de $1^{mm},50$; il est de couleur brune ; son dard est conformé autrement que celui de la femelle, il ne porte de chaque côté que 7 ou 8 dents. La femelle à jeun est de teinte roux jaunâtre ; elle est longue de 4 millimètres, large de 3, mais quand elle est fécondée et qu'elle est fixée de quelque temps sur un animal, elle arrive à atteindre 10 à 11 millimètres de long sur 6 à 7 de large ; c'est à cet état qu'on l'a comparée pour la forme et les dimensions à une graine de ricin (1) ; son corps est alors de couleur plombée, passant quelquefois au brun ou au jaunâtre, avec l'écusson, le rostre et les pattes d'un noir luisant uniforme ; on remarque sur le dos de profonds sillons longitudinaux de disposition variable.

Ixodes hexagonus, Leach (fig. 90).

Cette espèce, souvent confondue avec la précédente, dont elle se rapproche beaucoup, est celle que décrit Mégnin sous le nom d'*I. ricinus* (nec Latr.). « J'ai appelé ainsi, dit Mégnin, celle des deux espèces qui se trouve le plus fréquemment sur les Chiens et le moins souvent sur les autres animaux. » Cette appellation a l'inconvénient d'avoir été aussi appliquée à l'espèce précédente. Comme l'*Ixodes reduvius*, l'*Ixodes hexagonus* se trouve parfois sur l'Homme ; il peut se rencontrer sur des animaux très divers (Moutons, Bœufs, Hérissons, Putois, etc.), mais il est plus particulièrement commun sur les Chiens de chasse, qui le prennent en fouillant les

(1) On sait que le vulgaire donne quelquefois le nom de *Ricin* aux Ixodes qu'il remarque surtout sur les animaux domestiques.

buissons et pour cette raison, il est bien connu de tous les chasseurs.

On distingue facilement cette espèce de la précédente, parce que la ventouse de ses pattes n'atteint qu'environ la moitié de la longueur des ongles, tandis que chez l'*I. reduvius* les ongles dépassent un peu la ventouse; les tarses courts et gibbeux de l'*I. hexagonus* sont aussi caractéristiques (1).

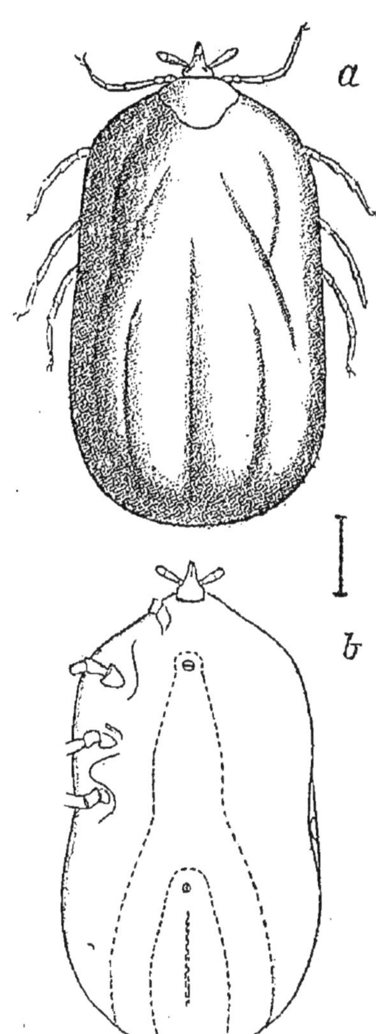

Fig. 90. — *Ixodes hexagonus* femelle : *a*, vue de dessus ; *b*, vue de dessous (d'après Berlese).

Ixodes ægyptius (*Hyalomma ægyptium*, Can.; *Hyal. marginatum*, Berl., après Koch).

C'est la plus grande espèce du genre : la femelle à jeun mesure 9 millimètres de long sur 7 de large; lorsqu'elle est repue elle peut atteindre 24 millimètres de long sur 15 de large; le mâle est long de 8 millimètres sur 4mm,50 : l'écusson dans les deux sexes est chagriné, noir, très dur; les deux sexes portent

(1) C'est à cette espèce ou à la précédente, sans doute, qu'il faut rapporter l' « *Ixodes marginatus* » dont parle Murray, *Economic Entomology*, *Aptera*, p. 192, qui serait commun en différentes parties d'Angleterre et désagréable aux cultivateurs. Voir aussi, *A plague of Ticks* (Quart. Journ. of microscop. Science, vol. XII, 1872, p. 316), et *Notes on Ixodes Dugesii*, *Experiments of Dr Kersey* (Ibid., p. 318) (Il ne s'agit nullement de l'*Ixodes Dugesi*, Gerv.). — Gulliver (G.), *Eggs and newly hatched young of Ixodes Dugesii and Argas reflexus* (même observation) (Ann. a. Mag. of nat. hist., 4e série, vol. X, 1872, p. 230).

une paire d'yeux, ce qui, en dehors de la taille, permet de distinguer cet Ixode des précédents. Les mâles se trouvent fréquemment sur le cou et les pattes de la Tortue mauresque (*Testudo mauritanica*).

Cet animal est très commun en Égypte, en Algérie et en diverses autres parties de l'Afrique ; Neumann l'indique à la Guadeloupe. Il s'attaque surtout aux Bœufs, qu'il épuise parfois; on l'a trouvé aussi sur le Chien, le Chat, le Sanglier, etc. Introduit en France avec le bétail algérien, on peut le trouver dans le Midi et on l'a rencontré en Toscane, en Vénétie, en Sicile.

C'est en Italie que cette forme a été trouvée sur l'Homme, et Canestrini (1) a publié les observations faites sur cet animal par Chiamenti, Berlese et Ronsisvalle; ce dernier dit avoir constaté des cas dans lesquels ces animaux avaient produit des troubles graves dans l'organisme, accompagnés de forte fièvre et quelquefois de délire; il suppose que ces faits sont dus à la sécrétion salivaire de l'Acarien. Il se peut qu'il y ait autre chose et qu'un transport de Microbes puisse expliquer les faits en question.

C'est peut-être à la même espèce qu'il faut rapporter l'observation d'Ernest Cosson, faite dans la province d'Oran, rapportée par Moquin-Tandon, et dans laquelle trois *Tiques* de la grosseur d'un pois, ont été trouvées sur un homme qu'elles faisaient beaucoup souffrir (2), et celle de Allen (3), dans laquelle il s'agit d'un Acarien très commun à Natal où

(1) Canestrini (G.), *Prospetto dell' Acarofauna italiana*, p. 506 (*Hyalomma ægyptium*). Canestrini est porté à admettre l'opinion de Ronsisvalle sur la cause des accidents produits par cet Ixode.

(2) Moquin-Tandon (A.), *Éléments de Zool. médic.*, 2e éd., p. 295.

(3) Allen (R.-R.), *Septicæmia from a Tick-wound* (The Lancet, 1881, vol. II, p. 403). — L'auteur donne à l'Acarien qui fait le sujet de son observation, le nom de *I. reticulatus*, mais il est évident que cette détermination n'a aucune valeur. *I. reticulatus* est un nom de Latreille, *Genera Crust. et Insect.*, t. I, p. 157, donné par cet auteur comme synonyme de *I. reduvius;* Gervais le considère comme syn. de *I. pictus*, Herm.

il infeste le bétail et le fait périr par ses saignées : quand cet animal est gonflé de sang, dit Allen, il atteint le volume d'un demi-pouce. L'Homme n'est pas à l'abri de cet animal qu'il gagne en traversant les herbes, ou qu'il contracte par le cheval qu'il monte; la piqûre de l'animal n'a généralement pas de suites, mais il n'est pas rare qu'elle donne l'affection appelée « Natalsores ». L'auteur rapporte que, piqué à l'aisselle par un de ces animaux, il souffrit pendant environ une semaine d'une vive céphalalgie frontale, avec dépression nerveuse, perte d'appétit, soif, douleur, gonflement, raideur des muscles du bras blessé; les ganglions axillaires s'enflammèrent, mais sans suppurer; le point piqué se transforma en pustule avec vive inflammation de la région voisine; la fièvre fut intense, avec nausées, insomnie; à la fin il y eut de la diarrhée (1).

Les trois espèces d'Ixodes dont nous venons de parler, ne sont pas les seules qu'on ait jusqu'ici observées sur l'Homme en Europe; nous devons encore citer comme ayant été trouvés sur notre espèce :

Ixodes (*Rhipicephalus*) sanguineus, Latr. (2).

Chez cette espèce, qui est entièrement de couleur châtain, le corps est aminci en avant, les pattes postérieures sont plus fortes; la femelle peut atteindre 11 millimètres de long sur 7 de

(1) Peut-être, puisqu'il s'agit de l'Afrique, faut-il rapporter ici l'observation de Carpot, cité par Blanchard : Au Cayor « la Tique est fréquente sur le Chien et le Mouton, et passe souvent sur l'Homme; Carpot l'a vue se fixer de préférence au scrotum et aux grandes lèvres » (Blanchard (R.), *Zool. méd.*, p. 32).

(2) Le genre *Rhipicephalus* établi par Koch aux dépens des Ixodes est ainsi caractérisé par Canestrini : « Palpes coniques, gros et courts; des yeux dans les deux sexes; bouclier céphalique hexagonal, formant un angle saillant de chaque côté. Aire stigmatique virguliforme, à queue courte chez la femelle, longue chez le mâle; la face ventrale du mâle est pourvue de boucliers aux côtés de l'anus; les hanches de la première paire sont bidentées. » L'*Ixodes rufus* de Koch n'est autre que la nymphe du *Rhipicephalus sanguineus*, d'après Canestrini.

large; elle vit sur le Bœuf, le Mouton, le Lièvre, le Hérisson, le Chien, le Renard, le Chat. Berlese raconte que, à Orbetello, où cette espèce est assez abondante, on la trouve accidentellement sur l'Homme.

L'*I. sanguineus* se trouve dans le Midi de la France, en Italie. Railliet le donne comme recueilli sur des Bœufs d'Algérie, d'Égypte, du Sénégal et de la Guadeloupe.

Ixodes (*Dermacentor*) **reticulatus**, Fabr.; *Ixodes marmoratus*, Risso, Gervais; *Hæmaphysalis marmorata*, Berl.

On a, entre autres particularités, distingué assez inutilement le genre *Dermacentor* du genre *Ixodes* par l'absence d'écussons anaux chez le mâle; la femelle est plus grande que la précédente; on trouve cette espèce en France, en Italie, sur les différents Ruminants domestiques. Au dire de Canestrini (*loc. cit.*, p. 522) le comte Ninni en a trouvé sur le cou et à la partie interne des cuisses de deux de ses enfants et ses recherches lui ont fait retrouver l'Acarien, posté à l'extrémité de beaucoup de brins d'herbe, dans le pré où ces enfants avaient coutume de jouer.

*
* *

L'espèce d'indifférence que présentent les Ixodes dont nous venons de parler, relativement au choix de leur hôte, nous montre qu'il n'y a pas lieu de s'étonner si les formes exotiques qui représentent ce groupe se comportent d'une manière analogue : on possède en effet quelques documents, fort incomplets à la vérité, inutilisables pour une détermination d'espèces, mais qui montrent que bien d'autres Tiques encore, les *Garrapates*, comme on les appelle, vivant habituellement sur les animaux, peuvent passer sur l'Homme. Citons, par exemple, l'Ixode appelé *Nigua* en Amérique (*I. americanus*, de Geer)(1); l'Ixode « *extrait d'une tumeur ombilicale* » au Canada (2); l'*Ixodes humanus*, Koch, trouvé sur l'Homme au Brésil (3); celui dont parle John Packard et qui serait abondant dans les bois du New-Jersey (4); l'*Ixodes unipuncta*, Packard (A. S.), dont l'observation sur l'Homme a été faite par Riley (5); l'Ixode (sp.?) dont parle Hagen (6); l'*Ixodes* (*Gonixodes*) *rostralis*, Dugès, du Mexique, « dont toutes les personnes qui ont chassé autour d'Orizaba, Cordova et Vera-Cruz conservent un cuisant souvenir » (7). Reclus aussi a longuement parlé des Garrapates : son récit (8) donne bien quelques dessins d'Ixodes, mais il est facile de se convaincre que ces figures sont copiées de Mégnin (9).

C'est vraisemblablement d'un Ixode que parle Delegorgue (V. p. 446) et Th. Barrois m'a dit tenir des chameliers syriens

(1) V., pour cette espèce, Walckenaer et Gervais, *Aptères*, t. III, p. 247 et 248 (détails circonstanciés sur les mœurs, d'après de Geer). Gervais est d'avis que plusieurs espèces ont dû être confondues sous cette dénomination; c'est ce qui expliquerait pourquoi Gervais, *in* Walckenaer et Gervais, *Aptères*, tient cet animal pour un Ixode, de même au reste que le fait Koch, *Amblyomma americananum* (*Ueb. d. Arachnidensystems-Zecken*, p. 90, fig. 62 et 63), en même temps que Mégnin (*Par. et mal. paras.*, p. 134) le tient pour un *Argas* (*A. americanus* = *Nigua* = *Chinche*, dit-il), d'après des documents rapportés par Goudet. V. p. 509, *Argas chinche*.

(2) *Un autre parasite sur le corps humain* (*Ixodes* sp.) (Naturaliste Canadien, t. VIII, 1876, p. 244). — Je n'ai pas vu ce travail.

(3) Koch (C.-L.), *Ueb. d. Arachnidensystems*, fasc. 4, 1847, p. 104, pl. 21.

(4) Packard (John), *Encyclop. intern. de chirurgie*, t. 1, 1883, p. 773; quelques détails sur les mœurs, qui n'offrent rien de particulier ; ils sont reproduits par Blanchard (*Zool. méd.*, t. II, p. 328); la figure donnée par Packard est un mauvais dessin de l'*Ixodes reduvius* du Chien.

(5) Riley (C.-V.), *Poisonous Insects* (Reference Handbook of the medical sciences, vol. V, 1887, p. 744).

(6) Hagen (H.-A.), *A living Ixodes said to have been 4 months in the ear of a man* (Amer. Natur., vol. III, 1887, p. 127, — analysé par Bertkan, *Ber. üb. Entom.*, f. 1887, p. 34).

(7) Dugès (A.), *Description d'un nouvel Ixodide* (Bull. Soc. Zool. France, t. XIII, 1888, p. 129).

(8) Reclus (A.), *Explorations aux isthmes de Panama et de Darien en* 1876, 1877, 1878 (Le Tour du Monde, 1880).

(9) Mégnin, *Par. et mal. paras.*, pl. 2 (*Ixodes ægyptius*).

que la Tique du Chameau s'attaquait parfois à eux ; il en a rapporté un exemplaire que j'ai déterminé *Hyalomma dromedarii* et que Koch dit très commun sur le Dromadaire en Syrie, en Égypte et dans le pays de Boukkara.

*
* *

Il n'est pas douteux que sous le nom collectif de ces *Garrapates*, qu'on rencontre souvent par myriades dans les conditions où l'on trouve nos Tiques, et qui font endurer de véritables supplices aux voyageurs, on ne comprenne nombre d'espèces tant et surtout d'Ixodides, si abondants dans les pays chauds, que d'Argas et sans doute aussi des larves de Trombidides ; peut-être aussi des espèces d'autres groupes encore, se rendent-elles coupables des mêmes méfaits. Il serait bien intéressant d'étudier toutes ces formes, et il est probable que ce travail sera incessamment publié par Marx ; en attendant, nous n'avons guère de renseignements précis sur la question qu'à propos d'une espèce de *Garrapate* qui paraît très répandue en Amérique, et dont Stoll nous a fait connaître les mœurs, l'*Ixodes mixtus*.

Ixodes mixtus, Koch (*Amblyomma mixtum*).

Koch a le premier décrit cette espèce, qu'il a reçue de Mexico (1) ; nous extrayons les caractères suivants de la longue description que Stoll (2) donne de cet Acarien : Le mâle mesure $4^{mm},5$ de long sur $3^{mm},50$ de large ; il est fort plat, concave en dessous, de couleur générale brun roux avec des marques rayonnantes d'un jaune pâle, ondulées ; en arrière se voient des marques foncées dues aux culs-de-sac du tube

(1) Koch (C. L.), *Syst. Uebers. üb. die Ordn. der Zecken* (Archiv f. Naturg., B. X, 1844, p. 223). — *Ueb. d. Arachnidensystems*, fasc. 4 (1847), p. 74, pl. 13, fig. 47 et 48.

(2) Stoll (O.). *Biologia Centrali-America. Arachnida*, p. 19, pl. 12, mars 1890.

digestif. La femelle à jeun a les dimensions du mâle, lorsqu'elle est gorgée elle atteint 12 millimètres de long et 8 de large : elle présente un bouclier triangulaire aux angles arrondis, de couleur brun roux, marqué de jaune pâle et de fovéoles punctiformes noires ; l'abdomen, de couleur chocolat, porte de rares soies blanches, il présente des sillons et des dépressions ; l'intestin transpare à l'état de jeûne, la couleur de l'abdomen est uniforme chez l'animal repu. Au reste les femelles varient quant à l'intensité de la teinte du bouclier, du rostre et des pattes.

« Cette espèce, dit Stoll, est le plus commun de tous les Ixodides de l'Amérique centrale, il est généralement connu sous le nom de *Garrapata*, corruption du mot *agarrapata*, dont la signification est « qui serre quelque chose avec les jambes ». Je n'ai jamais trouvé le mâle que libre sur les herbes et buissons dans les « tierras calientes » et les « tierras frias » de Guatemala. La femelle, qui abonde dans les bois et savanes sur les herbes et les buissons, peut être ramassée par les Chevaux, les bestiaux et aussi par l'Homme ; elle se fixe solidement à la peau et y reste quelques jours, jusqu'à ce qu'elle soit gorgée de sang, et alors elle se détache sans doute d'elle-même. Si on veut l'enlever de force, le rostre est arraché et reste dans la blessure, causant une inflammation parfois douloureuse, pendant un long temps, mais je n'ai jamais vu d'accidents sérieux en être la conséquence. Même dans sa jeunesse le Garrapate a des habitudes de parasitisme. Les jeunes, que les habitants du Guatemala appellent *Mostacilla* (dérivé de *mostaza*, moutarde), se suspendent sur les herbes, groupés par centaines, surtout pendant la saison sèche et, en courant sur la peau nue et mordant fréquemment, ils constituent le plus pénible fléau dont souffrent les voyageurs européens, qui, à cause d'eux, ne peuvent des heures entières dormir pendant la nuit. »

Trouvé dans l'État de Mexico (Koch) (1), Guatemala (Stoll), Nicaragua (Janson), Costa-Rica (Rogers).

Argas.

Les Acariens du genre *Argas* forment la sous-famille des Argasinés ; ils sont caractérisés par leur rostre qui n'est plus terminal, mais infère : il est placé à la face inférieure et antérieure du céphalothorax, qui lui forme ainsi une sorte de chaperon. Les téguments de ces animaux sont coriaces, dépourvus de plaques dorsales et ventrales ; leurs pattes sont terminées par deux ongles, mais privées de ventouses. Le dimorphisme sexuel, si marqué dans le genre *Ixodes*, ne s'observe plus ici. On a souvent noté la ressemblance extérieure que ces animaux présentent avec les Punaises, et le nom vulgaire qu'ils reçoivent en beaucoup de pays, constate cette apparence. Les éleveurs donnent généralement, en effet, le nom de *Punaises* aux individus adultes et celui de *Poux de Pigeons* aux larves.

Les Argas sont parasites des animaux à sang chaud ; ils se nourrissent du sang de leurs victimes après avoir enfoncé leur dard et leurs mandibules dans les téguments; contrairement à ce que nous avons constaté pour les Ixodes, les larves, celles de l'espèce indigène, au moins, sont souvent fixées à demeure sur leurs hôtes.

On ne connaît jusqu'ici en Europe que deux espèces du genre *Argas*, dont l'une, *A. reflexus*, est un parasite acci-

(1) Cf. le cas de Guérin : Il s'agit d'un Ixodide d'espèce indéterminée, qui aurait pénétré dans l'oreille sept mois auparavant, au moment où le patient allant de S. Luis de Potozi à Orizaba, couchait sur la terre nue ou dans des masures abandonnées ; sa présence déterminait une névralgie faciale très douloureuse ; l'Ixode se détacha de lui-même. — Guérin, *Corps étranger de l'oreille datant du* 1er *décembre* 1866 (Mexique), *sorti le* 4 *juillet* 1867, *ayant vécu après sa sortie, deux mois environ* (Gaz. des hôp., 1868, p. 19).

dentel de l'Homme ; la seconde espèce (*A. coniceps*) est encore peu connue, sans doute capable aussi d'attaquer l'Homme ; il n'est pas douteux qu'elle vive aussi sur les Pigeons : le professeur Trois l'a trouvée avec la première, dans les interstices des mosaïques à l'église Saint-Marc de Venise.

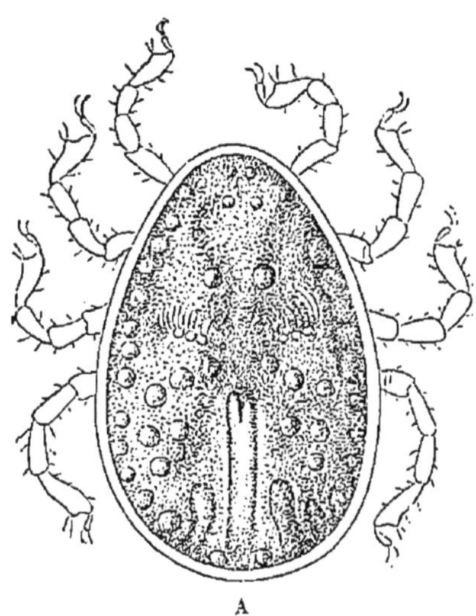

A

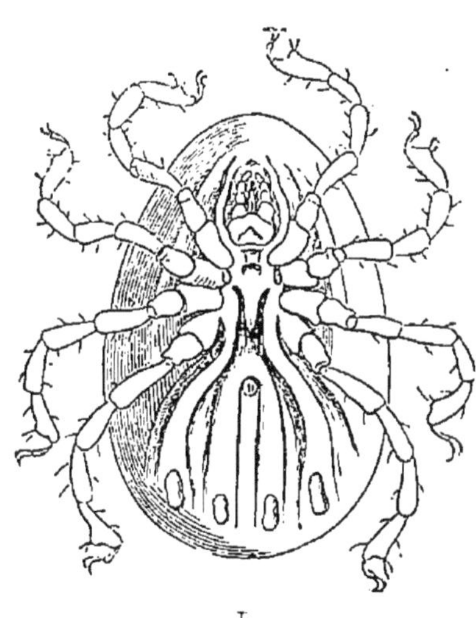

B

Fig. 91. — *Argas reflexus* femelle : A, vue de dos ; B, vue par la face ventrale.

Argas reflexus (Fabr.), Latr. (*Rhynchoprion columbæ*, Herm. ; *Argas marginatus*, Lab. et Meg.).

Cette espèce, dont la couleur générale est testacée, avec des marques rougeâtres, dues à la disposition du tube digestif dont les culs-de-sac rayonnent d'un large tube central, a les pieds jaunes, glabres, la peau rugueuse, marquée de séries de granulations ; la femelle fécondée est longue de 5 millimètres, large de 3 quand elle est à jeun, longue de 6 à 8 millimètres et large de 4 lorsqu'elle est repue ; la vulve est située entre les deux premières paires de pattes. Le mâle est long de 4 millimètres, large de 3, de couleur brune, et son orifice sexuel est au niveau de la troisième paire de pattes.

L'*Argas reflexus* ne paraît pas commun en France, d'après

ce qu'en dit Mégnin ; il semble se trouver communément en Italie, en Allemagne, en Angleterre ; Blanchard l'a signalé à Odessa ; on l'a cité au Chili, apporté avec son hôte ordinaire, comme *Dermanyssus gallinæ*, d'ailleurs. Il vit dans les colombiers, caché pendant le jour à la façon des Dermanysses, dans les fissures des boiseries, les crevasses des murs, etc. ; les adultes sortent la nuit de leur retraite pour sucer le sang de leurs proies ; comme les Ixodes, l'Argas, une fois repu, peut vivre longtemps sans manger et sans dépérir : on a pu le conserver ainsi pendant vingt-deux mois de jeûne. « J'ai conservé des Argas de Perse, dit Laboulbène, pendant plusieurs années, dans une boîte et sans leur donner de nourriture. »

Les Argas se propagent facilement d'un local à l'autre à la faveur des moindres solutions de continuité : c'est ainsi qu'ils peuvent pénétrer dans les habitations et provoquer sur l'Homme quelques accidents : nous relèverons les principaux cas classiques :

1° Celui de Raspail qui vit, en 1838, un violent érythème se développer sur le cou et le visage d'un enfant qui sortait d'un colombier....

2° Les observations de Boschulte (1) sont intéressantes, probantes, bien qu'assez bizarrement rapportées par plusieurs zoologistes : l'auteur eut l'occasion d'observer au château de Camen, en Westphalie, un vieillard qui avait été piqué à la jambe par un Acarien dans lequel Gerstæcker reconnut l'*Argas reflexus* (2) ; la piqûre avait donné lieu à une petite plaie suppurante entourée d'une aréole inflammatoire et accompagnée d'un œdème du pied ; la guérison fut obtenue

(1) Boschulte, *Argas reflexus, als Parasit an Menschen* (Arch. f. Anat. u. Phys. u. f. klin. Med., t. XVIII, 1860, p. 554), et *Nachtrag*, p. 556 ; voir aussi *Ueb. den Argas reflexus* (Ibid., t. LXXV, 1879, p. 562).

(2) Gerstæcker (A.), *Argas reflexus, ein neuer Parasit des Menschen* (Ibid., t. XIX, 1860, p. 457, pl. 15).

par le repos et les moyens appropriés, en quelques jours, mais la cicatrice était encore apparente au bout de plusieurs mois. La maison où vivait ce malade était envahie par les Argas provenant d'un pigeonnier voisin ; tous les jours et en tout temps, on en pouvait récolter un ou plusieurs individus sur les murs. Les personnes souvent attaquées par ces parasites disaient qu'ils étaient plus incommodes en été qu'en hiver. La piqûre offrait l'aspect d'un point rouge à peine marqué avec un peu de gonflement, mais elle causait une démangeaison intense. Le collodion fut considéré comme un bon remède contre ces accidents.

Boschulte, voulant constater sur lui-même l'effet de la piqûre, plaça un *Argas* sur la paume de sa main gauche et le laissa fixé pendant vingt-sept minutes : l'animal, au bout de ce temps, lâcha prise après avoir acquis le volume d'un petit pois; la douleur due à la piqûre avait été comparable à celle que pourrait produire un Cousin, et au bout de trois jours, la petite plaie paraissait complètement guérie. Dix jours après des démangeaisons se firent sentir au point piqué, où la peau rougit et se souleva en un nodule, au centre duquel se voyait encore la cicatrice de la piqûre et qui finit par acquérir le volume d'un bouton de vaccin, sans laisser suinter aucun liquide; le prurit devint insupportable; ces phénomènes durèrent six jours, après quoi les symptômes s'atténuèrent et il ne resta plus, en fin de compte, qu'une sorte de papule large de 3 millimètres. L'auteur conclut de ces faits que le parasite avait laissé une partie de son rostre dans la blessure. Dans le cours des années suivantes, il se forma successivement, autour de cette papule, douze autres papules semblables, mais plus petites, dont la plus éloignée était distante de 8 centimètres. L'expérience que nous venons de rapporter avait été faite en 1860. En 1879, c'est-à-dire dix-neuf ans après, les choses étaient encore en cet état.

Citons encore le travail de Taschenberg (1), qui rapporte d'intéressantes observations sur cet animal, dues au pasteur de Friedeburg-a.-S., qui en déposa des exemplaires au Musée de Halle. Il trouva des Argas dans la chambre de ses enfants, sous laquelle des Pigeons avaient établi leur nid : les Acariens ne se montraient pas pendant le jour, mais ils tourmentaient les enfants pendant la nuit, s'attaquant surtout aux mains et aux pieds. La piqûre causait une démangeaison pénible, qui se propageait jusqu'à l'épaule ou la hanche sur le trajet des vaisseaux (2) ; ces phénomènes pouvaient durer jusque huit jours.

Laboulbène a publié aussi des faits intéressants sur l'Argas à propos d'un cas observé par le Dr Chatelin, de Charleville :

L'Arachnide avait mordu un jeune enfant au pénis et quelques heures plus tard, on pouvait constater un œdème sérieux de la verge, du bas-ventre, des bourses et de la partie inférieure des cuisses. Cet œdème dur et douloureux persista pendant plusieurs jours. Le père de l'enfant, homme vigoureux, venait d'être mordu au coude et, lors de l'observation, tout l'avant-bras était le siège d'un gonflement notable avec tension douloureuse et engorgement ganglionnaire dans l'aisselle. Les Argas provenaient d'un colombier sans Pigeons depuis six ans (3), mais dans lequel on put retrouver quelques Argas qui avaient échappé aux parasiticides employés à plusieurs reprises (4).

Citons encore le cas récent de Alt (5), que cet auteur

(1) Taschenberg (E. L.), *Die einheimische Saumzecke* (Zeitsch. f. die ges. Naturw., t. XLI, 1873, p. 381).

(2) Il s'agissait sans doute d'un peu de lymphangite.

(3) Nous verrons plus loin à propos des Argas de Perse, un autre exemple de très longue résistance de ces animaux à l'inanition.

(4) Laboulbène, Communication à la Soc. ent. de France, séance du 24 mai 1882.

(5) Alt (K.), *Die Taubenzecke als Parasit des Menschen* (Münch. med.

croyait la seconde observation de l'Argas indigène sur l'Homme. Pour lui, la piqûre de l'Argas sur l'Homme sain ne détermine aucune lésion locale ou seulement des lésions sans importance, mais, chez des personnes qui souffrent d'urticaire, il peut se produire de l'érythème et même une sorte d'érythème noueux, avec des symptômes nerveux graves.

G. Terrenzi (1) a publié tout récemment une observation d'*Argas reflexus* sur l'Homme faite à Narni (Ombrie): il s'agit d'une dame qui était piquée par ces animaux aux mains et aux pieds : la piqûre du pied produisit « l'enflure » de la jambe, celle de la main donna lieu à la formation d'une large pustule et à une lymphangite consécutive du bras ; les phénomènes disparurent au bout d'une quinzaine de jours. Les Argas provenaient de la maison contiguë, où, plusieurs années auparavant, existait un colombier, dans une chambre de l'étage.

D'autres espèces d'Argas ont été observées en Asie, en Afrique et en Amérique.

1° **Argas d'Asie** : *Argas persicus* et *Argas Tholozani* (cette dernière s'attaquerait surtout au Mouton).

Ce sont deux espèces originaires de Perse, communes au moins dans tout le nord de ce pays et qu'on a longtemps confondues; Laboulbène et Mégnin ont établi en 1882 les différences qui les séparaient (2). A notre point de vue, leur histoire est la même, car la plupart des nombreux documents qui concernent ces animaux, ne font aucune distinction entre les deux espèces.

Wochenschrift, 1892 ; analysé *in* Ctrbl. f. Backt. u. Parasitenk., t. XIV, 1893, p. 468).

(1) Terrenzi (G.), *Sopra un Acaro* (*Argas reflexus*) *trovato per la prima volta, in Italia, parassita sull'uomo* (Riv. ital. di scienze naturali, t. XIV, 1894, p. 73).

(2) Laboulbène et Mégnin, *Mémoire sur les Argas de Perse* (Journal de l'Anat. et de la Phys., 1882).

L'Argas de Perse est appelé par les voyageurs *Punaise de Mianeh*, de leur forme et de la localité qu'ils infestent de temps immémorial, étape de la grande route de Russie en Perse, redoutée des voyageurs...(Reclus); Thévenot y est mort. Les Persans lui donnent les noms de *Guérib-Guez Malleh*, *Kench Bhebguez;* ses mœurs sont assez semblables à celles de la Punaise des lits; il se rencontre dans les vieilles habitations et se cache pendant le jour dans les fissures, sous les tapis, les tentures, etc. Comme le fait aussi la Punaise, il sort, la nuit venue, pour piquer ses victimes; il redouterait également la lumière. On prétend que les piqûres faites par cet Argas aux indigènes des localités qu'il infeste n'ont aucune suite (1), tandis que les étrangers peuvent souffrir d'accidents graves et même mourir, des suites de la piqûre, en fort peu de temps; on prétend aussi qu'une première morsure vaccine, en quelque sorte, contre des piqûres ultérieures (2).

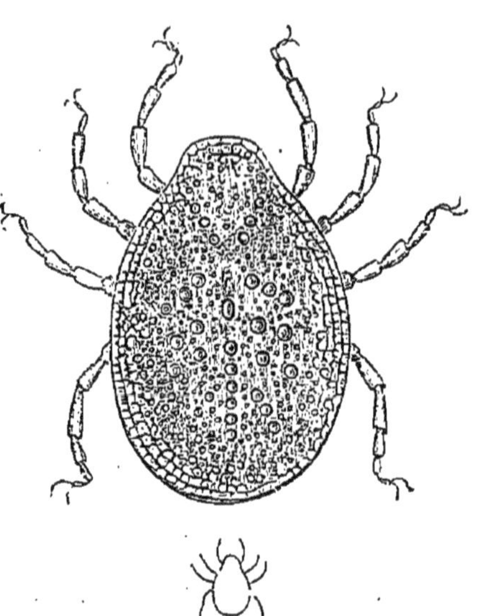

Fig. 92. — *Argas persicus* de grandeur naturelle et grossi.

De nombreux récits de voyageurs rapportent et les indigènes admettent les suites très graves ou mortelles de la piqûre de l'Argas de Perse; en revanche, les expériences faites en

(1) Cette immunité ne s'étendrait pas à tous les Persans (Tholozan). V. *in* Walckenaer et Gervais, l'analyse de quelques récits intéressants faits par différents voyageurs sur la *Punaise de Mianeh* (*Aptères*, t. III, p. 229).

(2) Schlimmer (V.-J.), *Terminologie médico-pharmaceutique et anthropologique française-persane sur les maladies endémiques et particulières les plus intéressantes des habitants de la Perse.* La partie relative aux Argas a été analysée par le Dr A. Bordier (*Argas persicus*, Journ. de Thérapeutique, t. IX, 1882, p. 131).

Europe permettraient d'affirmer que cette blessure n'est pas plus dangereuse que celle produite par les Punaises. Il ne nous paraît pas douteux que les deux ordres d'affirmation ne soient exactes, et il en est sans doute de ces animaux comme nous l'avons vu pour les Ixodes : la piqûre en elle-même est insignifiante, mais l'Argas peut parfaitement transmettre, avec son rostre contaminé accidentellement par une morsure antérieure, quelque maladie d'origine microbienne, dont les suites, variables suivant la réceptivité des sujets, peuvent être quelquefois mortelles (1). Cette manière de voir expliquerait comment la piqûre de ces Argas n'est pas constamment suivie de lésions graves et pourquoi les expériences faites en Europe ont été négatives, l'animal, conservé depuis longtemps (des années, dans les expériences de Laboulbène et Mégnin), ayant perdu les causes de sa virulence. Néanmoins, des expériences faites en Perse pourront seules trancher la question (2).

(1) Voir sur le sujet que nous venons de résumer en quelques lignes : Mégnin et Laboulbène, *Note sur les Argas de Perse* (Soc. de biol., séance du 4 février 1882, p. 59). La piqûre d'Argas de Perse sur des Lapins n'a déterminé aucun accident ; comme des troupeaux de Moutons de Perse arrivent maintenant sur nos marchés, il se pourrait que l'Argas du Mouton (*A. Tholozani*), devînt indigène dans notre pays.

Mégnin, *Expérience sur l'action nocive des Argas de Perse* (Ibid., p. 305). Mégnin s'est fait piquer sur le dos de la main par un *Argas Tholozani*, reçu quatre années auparavant par Laboulbène, et gardé depuis sans nourriture : aucune suite.

Laboulbène et Mégnin, *Sur les Argas de Perse* (Ibid., 29 juillet 1882, p. 577). Les auteurs discutent les faits rapportés par Tholozan, dans le mémoire suivant :

Tholozan (J.-D.), *Des phénomènes morbides produits par la piqûre de parasites voisins des Ixodes ou Tiques, les Argas de Perse* (Ibid., Mémoires, p. 15). Tholozan, qui était porté à croire les piqûres des Argas inoffensives, comme plusieurs autres médecins qui ont habité longuement la Perse, devient d'un avis tout opposé et conclut d'un certain nombre d'observations « qu'il n'y a plus de doute possible sur le danger de la piqûre de ces animaux, et que le nombre des accidents est très grand ».

Blanchard (R.), *Zool. méd.*, p. 334, émet l'idée que les accidents tétaniques relatés parfois chez les individus piqués par ces Argas, pourraient bien être dus à l'introduction du bacille du tétanos par l'Argas.

(2) Fritsch (G.), *Ueb. die giftige Wirkung des Argas persicus* (Sitz. d. Gesellsch. naturf. Freunde zu Berlin, 1875, p. 61), fait intervenir la

2° **Argas d'Afrique :** *Argas moubata*, Murray. — Les seuls documents que nous possédions sur cet animal sont dus à Murray, qui les tenait du Dr Welwitsch. Cet animal est originaire d'Angola, où les indigènes l'appellent *Moubata*. Il s'attaquerait à l'Homme et aux animaux et se comporterait comme une Punaise, relativement à l'Homme se reposant au lit. La sensation due à sa piqûre ne se ferait sentir que deux heures après, mais elle se traduirait par une douleur continue et de l'inflammation pendant douze ou vingt-quatre heures. Cet Argas est de forme oblongue, coriace, de couleur ardoisée, marquée de taches blanches plus larges et plus répandues que dans les autres espèces. Pour Murray, cette espèce est voisine de l'*Argas Savignyi*, qui, toutefois, n'offre pas de taches blanches.

3° **Argas d'Amérique :** *Argas turicata*, *A. Megnini*, *A. talaje*, *A. chinche*.

Argas turicata, Dugès. — C'est une espèce du Mexique, qui infeste les Porcs de ce pays, où il est appelé *Turicata ;* il se jette aussi sur l'Homme. « Cet Argas a le corps de forme sub-rectangulaire, presque carré, à bord antérieur anguleux, obtus ; sa peau est fortement et uniformément chagrinée en dessus, presque lisse en dessous... le rostre est fixe, à lèvre obtuse, armée de quatre rangs de dents, et mandibules terminées par un article en harpon tridenté. Femelle longue de 5 à 6 millimètres, large de 4 ; le mâle, d'un cinquième plus petit » (Mégnin). La piqûre est douloureuse, elle détermine quelquefois des accidents très graves (1).

malaria, dans la production des accidents qui accompagnent la piqûre de l'Argas.

(1) *Piqûre de Turicata* (*Argas turicata*, Dug.), *Observation prise par mon élève Ramon Estrada à l'hôpital de Guanajualo, Mexique* (Soc. de biologie, C. R., 1885, p. 216); le même travail relate des observations du Dr Jesus Aleman, dont voici le résumé : Il y a des individus réfractaires à l'action de la *Turicata*, mais en général elle donne lieu à des frissons,

Argas Megnini, Dugès. — Femelle longue de 5 à 6 millimètres, large de 3 à 3 millimètres et demi. Mâle d'un tiers plus petit ; le corps est un peu plus large en avant, anguleux antérieurement, arrondi en arrière, il est couvert de poils clairsemés, le rostre est très petit ; huit séries de dents à l'appareil perforateur ; deux dents terminales aux mandibules. C'est encore une espèce du Mexique, très abondante dans l'État de Guanajuato, et, d'après Dugès, c'est une de celles qu'on appelle *Garrapata*. Dugès, dans le travail de Ramon Estrada précité, dit que, à sa connaissance, elle « n'a jamais donné lieu à des accidents graves, de sorte qu'il est très probable que certaines espèces sont plus nuisibles que d'autres ».

Argas talaje, Guér.-Mén. — Les mots *Talaje* et *Talaxi* désignent cet animal au Mexique, et d'après Dugès, signifient *petite Punaise*. D'abord décrit par Guérin-Méneville (1) ; Mégnin l'a étudié sur des échantillons envoyés par Dugès (2) ; il se caractérise entre les autres Ixodes par son rostre entièrement rétractile. Sa piqûre est très irritante ; il vit au Mexique et dans l'Amérique centrale ; il se cache dans les fissures pendant le jour et sort la nuit pour piquer l'Homme ou les animaux endormis (3).

fièvre, céphalalgie, courbature, qui durent quelques jours ; si le malade a le malheur de se gratter, il se forme une plaie qui peut dégénérer, comme on le voit par l'observation de Estrada, en gangrène étendue ; souvent on voit des personnes moins gravement atteintes, qui gardent pendant cinq, six mois et plus, des ulcérations très rebelles, accompagnées de cuissons intolérables.

(1) Description de l'*Argas talaje* (Rev. et mag. de Zoologie, 1849, p. 342).

(2) V. Dugès (A.), *El Repertorio*, 25 avril 1876. — Id., *Turicata y Garrapata de Guanajuato* (La Naturalezza, t. VI, 1883, p. 195). — Mégnin (P.), *Les Argas du Mexique* (Journal de l'Anat. et de la Phys., t. XXI, 1885, p. 460, pl. 20 et 21).

(3) « Étant à 15 lieues de Guatemala, rapporte Sallé, voyageur qui l'un des premiers explora l'Amérique en naturaliste, j'étais éveillé plusieurs fois, le 6 mai 1847, par des démangeaisons atroces aux mains et à la figure ; mon compagnon se plaignait encore plus que moi. A 3 heures,

Argas chinche. — Nous ne connaissons cet animal que par ce qu'en dit Gervais (*Zool. médic.*, t. I, p. 460) : « Cet animal nous a été signalé sous ce nom par M. Justin Goudot, qui l'a observé en Colombie, dans la région tempérée. Ses mœurs le rapprochent beaucoup de l'*Argas persicus*. Comme lui et comme les Punaises, il tourmente beaucoup l'espèce humaine ; sa taille est à peu près celle de nos Punaises et, quand il est gorgé de sang, il est d'une couleur peu différente de la leur. »

Tyroglyphes.

Nous n'étudierons ici qu'une seule espèce de Tyroglyphe, parce que seule elle a été trouvée à l'état de parasitisme sur l'Homme, encore que ce parasitisme ne soit qu'accidentel et temporaire ; mais plusieurs formes du même genre intéressent le médecin comme l'hygiéniste : ces petits animaux, en effet, peuvent se rencontrer par myriades sur les matières alimentaires qui subissent un commencement de fermentation, et peuvent ainsi solliciter vivement l'attention. Nous avons publié sur ces Acariens un travail critique auquel nous renvoyons le lecteur (1), nous bornant à dire, en résumé, que

irrité par ces douloureuses piqûres, j'allumai une bougie, et je reconnus que j'avais les mains couvertes de sang et marquées de taches semblables à de larges morsures de Puces. Le muletier qui nous conduisait nous apprit que nous étions victimes d'un animal nommé *Talaje*, que l'on regarde comme une grosse Punaise ; je me mis en chasse et trouvai quelques Argas dont quelques-uns étaient remplis de sang. Mes mains et mes oreilles enflèrent et je souffris horriblement ; ayant percé quelques-unes des pustules remplies de sang, occasionnées par les piqûres des *Talajes*, et m'étant lavé avec de l'eau dans laquelle j'avais mis quelques gouttes d'alcali, la douleur devint plus aiguë, l'inflammation plus forte, l'enflure plus considérable ; mon compagnon ne fit rien, souffrit autant que moi, mais l'enflure dura moins et fut moins forte. Quant à nos cicatrices, elles se guérirent en même temps. »

(1) Moniez (R.), *Notes sur quelques espèces de Tyroglyphides qui vivent aux dépens des matières alimentaires et des produits pharmaceutiques* (Rev. biol. du Nord de la France, t. VI, 1894).

si le *Tyroglyphus farinæ*, que nous étudions ici, est certainement le plus commun de ces petits êtres, il est loin d'être le seul qui puisse se rencontrer sur les matières alimentaires et arriver sous l'œil du médecin dans les conditions que nous disons plus loin (dans les selles, l'urine, sur les plaies, dans les préparations pharmaceutiques ou microscopiques, etc.). Tels sont les *Tyrogl. siro*, *ovatus*, *longior*, qui peuvent se trouver sur de nombreuses matières alimentaires ou pharmaceutiques, comme nous l'avons montré ; *Tyr. entomophagus*, que nous avons trouvé dans le safran du commerce, dans de l'ergot de seigle en poudre ; *Tyr. passularum*, qu'on trouve principalement sur les matières sucrées, de telle sorte que Reinhardt, de Bautzen, a pu le trouver dans les vomissements, etc.

Les Tyroglyphes sont en général de très petits animaux, de forme ovale, qui ne dépassent guère de beaucoup un demi-millimètre de long ; leur corps porte des soies peu nombreuses, plus ou moins longues ; le rostre et les pattes sont d'habitude de couleur pelure d'oignon ; l'appareil génital est accompagné de ventouses dont le nombre et la forme varient avec le sexe ; il y a d'ordinaire chez le mâle deux ventouses aplaties sur les tarses de la quatrième paire. Les nymphes migratrices sont des hypopes. — La détermination de ces petits animaux est chose minutieuse, et c'est faute d'avoir apporté une attention suffisante à leur étude que l'histoire des Tyroglyphes est si embrouillée, comme nous l'avons fait voir.

Tyroglyphus farinæ de Geer (*Aleurobius*, Canestrini) (1).

Cette espèce nous intéresse à divers titres : elle est fré-

(1) On a souvent confondu cette espèce avec une forme voisine, le *Tyrogl. siro*, qui peut se trouver avec elle ; on l'en distingue à première vue, par le très fort éperon que porte la première paire de pattes du mâle, qui est beaucoup plus volumineuse que les autres. Comme nous l'avons

quente dans différentes matières alimentaires, et c'est ainsi qu'elle peut arriver à être soumise à l'examen du médecin, soit qu'on la trouve dans les fèces ou dans les produits pharmaceutiques, soit que sa présence sur les aliments préoccupe l'hygiéniste ; elle peut aussi se jeter accidentellement sur l'Homme et déterminer des éruptions douloureuses.

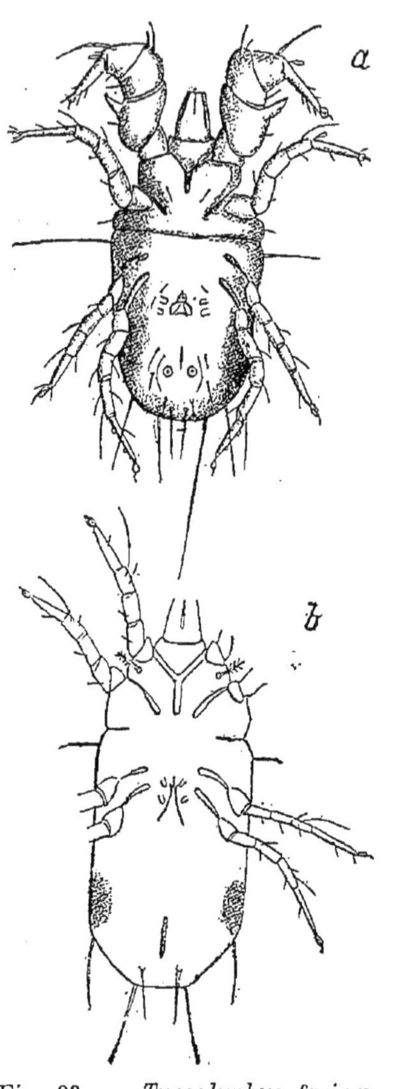

Fig. 93. — *Tyroglyphus farinæ* : *a*, mâle; *b*, femelle, vus de dessous d'après Berlese).

Malgré son nom, le *T. farinæ* est bien moins fréquent dans les farines que sur les fromages, tels que le fromage parmesan, celui de Chester, celui de Gruyère et les variétés similaires, etc., mais le fromage de Hollande est celui sur lequel on le trouve en plus grande quantité ; il en creuse la croûte d'innombrablesgaleries, et les pièces bien faites de ce produit, en hébergent par millions; toute la vermoulure qu'on remarque à sa surface est formée de ces Acariens vivants ou morts, avec leurs fèces et leurs œufs. C'est dire qu'on ne peut manger de ce

montré (*), les anciens auteurs et même des auteurs récents, ont confondu les deux espèces, de sorte qu'il est souvent impossible de savoir laquelle ils avaient en vue dans leurs descriptions.

(*) Moniez (R.), *Notes sur quelques espèces de Tyroglyphides, etc.* (Revue biologique du Nord de la France, t. VI, 1894).

fromage sans risquer d'avaler nombre de Tyroglyphes. Il faut noter que cet Acarien est infiniment plus fréquent sur les fromages, du moins d'après mes propres observations, que le *Tyrogl. siro*, avec lequel on le confond très souvent malgré les travaux des naturalistes italiens.

Mais ce n'est pas seulement sur les fromages, ou dans la farine et par conséquent dans le pain, qu'on peut le trouver en quantité parfois innombrable : on le rencontre également dans la farine de lin (1), sur des pruneaux, sur de vieux tourteaux, sur les houblons un peu fermentés, sur les tabacs conservés dans les magasins, sur les enveloppes des saucissons, dans les poussières des greniers à blé, etc. Dans ces diverses conditions, nous l'avons vu souvent en quantité telle qu'on pouvait les ramasser à la pelle ; on conçoit que la présence de ces animaux puisse alors émouvoir le public. Les naturalistes comme les médecins ont encore intérêt à pouvoir reconnaître cet animal dans d'autres circonstances un peu différentes des précédentes : comme on peut le trouver dans le foin, ainsi que plusieurs de ses congénères d'ailleurs, il est arrivé bien des fois qu'on l'a rencontré dans les vases de toutes sortes, les tubes et bocaux à préparations, amenés par l'emballage, et l'observateur non instruit en a été bien des fois surpris et dérouté (2).

(1) C'est par suite de la présence de cet animal dans la farine de lin, que Robin et aussi Laboulbène, ont pu le reconnaître dans des animalcules trouvés à la surface de plaies soignées avec des cataplasmes.

(2) Citons à ce propos, comme un exemple d'intérêt médical, ce que rapporte Blanchard (R.), *Zool. méd.*, t. II, p. 298 : « C'est probablement encore un Tyroglyphe, dit-il, qui a été vu au Brésil par da Silva Aranjo, dans la lymphe extraite du scrotum d'un éléphantiasique, et par P. S. de Magalhães, dans l'urine d'un hémato-chylurique. Il est bien évident qu'il s'agit ici d'Acariens qui se trouvaient accidentellement, soit sur la lame de verre ayant servi à faire la préparation, soit dans le récipient renfermant la lymphe ou l'urine ; ce serait une faute grave que d'attribuer à de pareils animalcules la moindre importance pathogénique. » A. P. da Silva Aranjo, *Gazeta medica da Bahia* (2), t. II, 1877. — Id., *A proposito de « um novo Acariano »* (Ibid. (2), t. III, 1878). — P. S. de Magalhães, *Um novo Acariano* (Progresso medico, 1877). —

Quoi qu'il en soit, c'est surtout la présence de cet animal sur les matières alimentaires qui nous intéresse : c'est évidemment avec les aliments qu'il arrive dans l'estomac et qu'on peut le retrouver dans les selles, comme dans les cas classiques de Rolander et de Lambl (1) qui constituent des exemples de faux parasitisme. Mais l'imperfection des moyens d'investigation dont disposaient ces observateurs, empêche de dire avec certitude quelle espèce ils ont rencontrée. Notons à ce propos que Zürn (2) dit avoir observé à plusieurs reprises

F. J. da Silva Luna, *Novo Acariano* (Gaz. med. da Bahia (2), t. III, 1878, p. 39). — C'est par une cause analogue qu'on peut expliquer les cas de Fée et de Laboulbène, auxquels on a soumis des Acariens, probablement des Tyroglyphes, trouvés dans l'urine, et ce dernier savant fait remarquer qu'il ne paraît aucunement probable que l'Acare ait été rendu avec l'urine. V. Laboulbène, *Note sur un Acarus trouvé dans l'urine d'un malade* (C. R. Soc. biologie, t. V, 1858, p. 140; Fée, cité par Laboulbène).

(1) C'est encore à l'Acarien du fromage, qu'on a rapporté des Mites que Rolander, élève de Linné, aurait rencontrées dans ses selles (au dire de Nyander, qui appelait la dysenterie une *gale de l'intestin* (*epidemica scabies intestinorum*) dans trois cas de diarrhée. Rolander, dit-on, avait l'habitude de ne pas boire pendant ses repas; la nuit, tourmenté par la soif, il buvait à même un vase de bois, dont les rainures étaient habitées par une innombrable colonie d'Acariens, en tout semblables à ceux qui avaient été observés dans les selles. Linné les désigna sous le nom d'*Acarus dysenteriæ*, Nyander les dit semblables à l'*Acarus exulcerans*, qui n'est autre que le *Sarcoptes scabiei*. Lambl a pu voir aussi, à l'hôpital des Enfants à Prague, un cas dans lequel l'*Acarus dysenteriæ* se rencontrait presque dans chaque goutte des déjections dysentériques d'enfants. Peut-être ces Acariens avaient-ils été simplement apportés dans l'intestin par des médicaments, ou encore par le lait : on a trouvé, en effet, de ces Acariens sur la crème conservée longtemps dans des vases, ou dans ceux-ci, lorsqu'ils sont tenus salement. (Fabricius, *Spec. Insect.*, 2 p. 490.)

(2) Zürn rapporte que, dans certaines régions d'Allemagne, on se livre à une sorte d'élevage de ces Acariens, en vue de la production du « fromage à Mites » dont on apprécie la saveur acidulée. (Küchenmeister et Zürn, *Die Parasiten des Menschen*, 2e éd., p. 545.)

Ce n'est pas qu'en Allemagne, d'ailleurs, qu'on se livre à un genre d'élevage si particulier et Cosson raconte que, dans certains départements du centre de la France, où l'on fabrique des fromages maigres avec du lait écrémé, on a l'habitude, aussitôt qu'ils sont égouttés et formés, de les saupoudrer avec des Acariens qu'on conserve avec soin pour cet usage. Ces Tyroglyphes se multipliant avec une extrême rapidité, dit-il, produisent sur le fromage blanc une croûte colorée plus ou moins épaisse, qui a déjà subi une fermentation avancée, alors que l'intérieur est encore blanc « et privé de cette saveur piquante qu'on recherche dans les fromages ». Cette croûte colorée n'a d'autre effet que de donner aux du catarrhe stomacal et intestinal chez des individus ayant l'habitude de manger du fromage attaqué par ces Acariens : le catarrhe disparaissait quand on cessait cet usage. Nous pensons que cet Acarien, pas plus au reste que les autres espèces qui arrivent dans l'intestin avec les matières alimentaires les plus diverses, n'est pour rien dans ces légers désordres du tube digestif : des troubles de même ordre sont tout aussi fréquents avec les fromages du type de Roquefort, qui ne portent que rarement ces Acariens, ou qui, du moins, ne les montrent qu'en petit nombre, et il faut bien plutôt les attribuer aux principes ammoniacaux et autres produits de la fermentation, si abondants dans ces fromages.

Ce Tyroglyphe, comme nous le verrons plus loin, a été décrit et très exactement figuré par Galès comme le véritable parasite de la gale ; l'erreur a été rectifiée depuis longtemps. Disons aussi que Hessling a trouvé dans la plique polonaise deux espèces d'Acariens, qu'il désigne sous les noms d'*Eutarsus cancriformis* et *Cœlognathus morsitans* : il en donne une description fort imparfaite ; mais en se reportant à ses figures, reproduites par Förster, on reconnaît en ces animaux une nymphe hypopiale de Tyroglyphe, et un véritable Tyroglyphe ; il est sans doute inutile de dire que ces Acariens n'ont aucun rapport avec la production de la « Plique ».

PARASITISME ACCIDENTEL SUR L'HOMME DU « TYROGLYPHUS FARINÆ. » — J'ai montré dans mon livre *Sur les Parasites de l'Homme* (1889) que l'on avait mis à tort sur le compte du Rouget (*Leptus autumnalis*), les phénomènes d'éruption déterminés par la morsure de différentes espèces d'Acariens,

fromages ainsi traités une fausse apparence de maturité, qui n'est qu'un trompe-l'œil. Cf. Cosson, *Le Tyroglyphe ou Ciron du fromage* (Bulletin d'Insectologie agricole, t. VI, 1881, p. 65). — Il paraît aussi, d'ailleurs, qu'en Angleterre et en d'autres pays d'Europe on favorise l'apparition et le développement de la larve de *Piophila casei* sur les fromages; ces larves ayant la réputation d'améliorer la qualité de cette denrée. Voir au sujet de la *Piophila casei*.

et, en outre, d'une forme nouvelle observée en Belgique (*Tydeus molestus*, Moniez), dont j'ai indiqué les principales particularités éthologiques et dont nous avons parlé plus haut ; j'ai aussi fait connaître qu'un Acarien vivant dans les tas de blé et s'attaquant également à l'Homme, sur lequel il produit une vive démangeaison, accompagnée d'éruption, avait été récemment observé à Lille ; je ne donnais alors aucun détail zoologique sur ce dernier animal, mais des études ultérieures m'ont mis en mesure de combler cette lacune (1).

L'Acarien en question appartient au genre *Tyroglyphus*, et c'est même l'espèce la plus commune du genre, le *Tyrogl.* (*Aleurobius*) *farinæ*, qui s'observe surtout en abondance, comme nous le disions plus haut, sur toutes sortes de matières organiques qui subissent un commencement de fermentation. Jusqu'ici, on avait toujours considéré cet animal comme inoffensif. Aucune observation ne permettait de croire qu'il peut être nuisible, aussi ai-je dû m'assurer, par une étude attentive, qu'il ne s'agissait pas d'une autre espèce. Plusieurs faits nous montreront, au cours de ce chapitre, d'ailleurs, que le parasitisme de formes ordinairement libres, n'est pas un fait absolument rare chez les Acariens.

On peut se demander dans quelles conditions le *Tyrogl. farinæ* se jette sur l'Homme et comment il se fait que l'on ne constate pas souvent ses attaques ; les circonstances de notre observation nous paraissent donner réponse à cet question. L'éruption et les phénomènes consécutifs s'observaient à Lille pendant la manipulation de blés importés de Russie, à ce moment très secs, n'offrant aucune espèce de fermentation, et incapables, par conséquent, de fournir un aliment aux Acariens : ceux-ci, organisés pour ne s'éloigner guère de

(1) Voir Moniez (R.), *Parasitisme accidentel sur l'Homme du Tyroglyphus farinæ* (C. R. de l'Acad. des Sciences, 15 mai 1889).

leur lieu de naissance, se voyaient réunis en masse dans les angles des réservoirs en bois qui contenaient le grain. On peut admettre que ces animaux avaient pullulé dans le blé avant le départ d'Odessa ou pendant le transport et que, la sécheresse survenant, les adultes se soient ainsi trouvés affamés ; or, ces Acariens peuvent résister à l'inanition pendant un temps considérable et il suffit d'examiner leurs pièces buccales pour se rendre compte des puissants instruments qu'ils possèdent pour percer la peau et sucer les liquides : pour lors, les Tyroglyphes, jetés en l'air par les vans ou dans l'opération du pelletage, peuvent très bien arriver sur la peau et l'entamer.

D'après les renseignements que j'ai pu recueillir, on aurait aussi constaté, en quelques autres points du département, l'éruption due à des Acariens développés sur des blés de Russie, mais il faut se garder de conclure que le *Tyrogl. farinæ* doit être incriminé dans tous les cas : en effet, d'autres espèces Acariennes s'attaquent à l'Homme, ainsi que nous l'avons dit plus haut. Ex. : *Pediculoides ventricosus*, Newport; *Tarsonemus intectus* (?).

L'observation que je viens de rapporter semble cependant n'être pas tout à fait isolée : en effet, Zürn dit avoir trouvé sur du blé avarié des Acariens (*Cheyletus* et *Tyroglyphus*) qui, en se jetant sur la peau d'une brebis, déterminèrent une éruption avec fortes démangeaisons qui dura plusieurs jours, puis disparut (1).

Vanillisme professionnel. — Il est des conditions plus spéciales dans lesquelles on a observé des *Tyroglyphus*, elles méritent de nous arrêter un instant : nous voulons parler de leur présence sur les gousses de Vanille, qui a déterminé d'intéressantes controverses ; on accuse en effet ces animaux

(1) Küchenmeister et Zürn, *Die Paras. d. Menschen*, 2e éd., p. 545.

de produire les phénomènes éruptifs dans l'affection appelée *vanillisme professionnel* (1), maladie dont nous devons dire quelques mots :

C'est Layet (2), à qui nous empruntons ces détails, qui le premier a décrit les accidents qui constituent le vanillisme professionnel ; il les a étudiés à Bordeaux, dans les distilleries où l'on se livre à la fabrication de certaines crèmes ou liqueurs à la Vanille, et dans les entrepôts où l'on manipule les gousses provenant des colonies. Dans les distilleries, la partie du travail de la Vanille qui nous intéresse consiste à couper les gousses en très petits morceaux ; cette opération se fait deux fois l'an et dure, chaque fois, un mois ou un mois et demi. Dans les entrepôts où l'on emmagasine les 20.000 ou 30.000 kilogs de Vanille qui arrivent à Bordeaux chaque année, les Vanilles sont examinées, classées par qualités supérieures et inférieures, et surveillées au point de vue des altérations qu'elles peuvent présenter. Les Vanilles dites *mitées* et les Vanilles *moisies* sont l'objet d'une manipulation spéciale ; les premières, sont ainsi appelées des petits Acariens qu'on voit parfois en quantité considérable à leur surface, mélangés à la moisissure, et qui forment comme une couche de poussière. La Vanille mitée se reconnaît à une odeur caractéristique, elle a perdu son parfum suave. On la brosse, pour enlever Mites et moisissures, provoquant ainsi le dégagement d'un nuage de poussières fines qui atteignent la face, les mains, les parties découvertes du cou.

(1) Il faut distinguer le *vanillisme professionnel*, dont nous allons parler, du *vanillisme alimentaire*, véritable empoisonnement provoqué parfois par l'ingestion de préparations vanillées, comme les glaces et les crèmes à la vanille.

(2) Layet (Al.), *Étude sur le vanillisme ou accidents causés par la vanille* (Rev. d'hyg. et de police sanitaire, t. V, 1883, p. 711). — Voir aussi, du même auteur, l'article Vanillisme (*Dict. encyclop. des scienc. médic.*, de Dechambre et Lereboullet).

Les inconvénients de cette manipulation sont bien connus des ouvriers : presque tous accusent, dès les premiers jours, une démangeaison marquée surtout à la face et aux mains, avec sentiment de chaleur, de tension, de cuisson à la peau, particulièrement sur les parties découvertes. Il y a souvent une éruption papuleuse, plus fréquente à la face, à l'entour des lèvres et des narines. Quelques-uns éprouvent une sensation de prurit par tout le corps, le plus généralement accompagnée d'une sorte d'exanthème par plaques, avec très peu de papules. Les yeux sont irrités, larmoyants au début ; quelquefois il y a de la blépharite chronique, très souvent du coryza. On a observé des cas dans lesquels la figure des ouvriers avait d'abord enflé, en présentant de la rougeur par plaques, puis s'était complètement desquamée. La desquamation est le fait général.

*
* *

Ce sont là les symptômes de la forme cutanée du vanillisme, mais la manipulation des gousses produit aussi des symptômes d'un autre genre (*forme nerveuse* du vanillisme), dus à une intoxication par les émanations de la Vanille et analogues à celle qui frappe les ouvriers dans les fabriques d'essences. Cette deuxième forme du vanillisme ne rentre pas dans notre cadre (1).

Il nous paraît utile de faire quelques remarques sur les accidents cutanés observés dans le vanillisme professionnel tels

(1) On peut conclure des faits exposés par Layet, étant donné ce que nous savons sur les conditions dans lesquelles les Acariens peuvent apparaître en nombre indéfini sur les matières organiques, que l'apparition des Acariens sur les gousses de Vanille, aussi bien que celle des moisissures ne donne pas lieu à l'altération de ces produits, mais est favorisée, au contraire, par un commencement de fermentation. D'après Layet, la Vanille qui provient du Mexique est celle qui est le plus généralement mitée, et on n'aurait reconnu la présence de la Mite que depuis peu, sur les Vanilles de Bourbon et de Maurice,

que les a rapportés Layet; sans doute l'action des Acariens semble nettement indiquée et elle ne s'écarte pas de ce que l'on sait sur l'action actuelle de ces petits êtres sur l'organisme humain, quand ils ne creusent pas de galeries sous la peau; mais il nous semble que l'on n'a pas suffisamment insisté sur l'action des moisissures (1), « qui, mélangées aux Mites constituent une véritable couche de poussière sur les gousses », capables, par leurs spores, de produire sur l'organisme certains phénomènes signalés à propos du vanillisme : rougeur de la peau sans éruption, accidents du côté des yeux. Il est difficile de ne pas rapprocher ces phénomènes de ceux qui sont bien connus à Marseille chez les ouvriers cannissiers et qui paraissent dus à un Champignon du groupe des Ustilaginées, lequel se développe sur les cannes non ouvrées, quand on les conserve dans des endroits humides et confinés, formant une sorte de poussière blanche à leur surface ; les ouvriers qui mettent ces cannes en œuvre sont pris de démangeaisons violentes qui occupent à peu près exclusivement la face et les organes génitaux avec coloration d'un rouge uniforme, surtout au pourtour des orifices naturels, gonflement surtout aux paupières ; l'aspect du mal rappelle un érysipèle; les accidents cutanés sont accompagnés de fièvre. L'intensité de l'affection varie avec la durée d'exposition au contact, selon que le corps est baigné de sueur — celle-ci dissout sans doute un principe actif des spores, car l'expérience a montré que l'eau dans laquelle on met celles-ci prend une réaction acide et détermine sur la peau une rougeur appréciable et du gonflement.

L'Acarien trouvé sur la Vanille a été étudié à plusieurs reprises : Arnozan, le premier, a publié à son sujet quelques

(1) Les moisissures dont se plaignent les ouvriers, dit Layet, agissent, sans doute, comme toutes les moisissures des végétaux, en provoquant du coryza, et des accidents rubéoliques.

notes fort insuffisantes et un dessin qui permettent toutefois de reconnaître un Tyroglyphe, sans qu'il soit possible de juger de l'espèce, les documents laissés par Arnozan pouvant aussi bien s'appliquer à plusieurs formes sauf, cependant, en particulier à l'une d'elles, le *Tyrogl. entomophagus*. Layet en envoya des échantillons à M. Mégnin qui les détermina *Tyr. entomophagus* (1). Plus tard Railliet et Moulé trouvèrent sur le même produit le *Tyroglyphus siro*. — Grâce à l'obligeance de M. le prof. de Nabias, nous avons pu observer un Acarien sur des gousses de Vanille arrivées aux entrepôts de Bordeaux et provenant de l'île Bourbon ; l'espèce était représentée par un petit nombre d'individus, parmi lesquels un seul mâle : il s'agit cette fois et très certainement non des *Tyrogl. siro* ou *entomophagus*, mais bien du *Tyr. longior*, autre espèce également fréquente sur les matières alimentaires et qui diffère du *T. siro*, pour ne donner que les caractères les plus saillants, par ses soies plus longues, ses tarses postérieurs très grêles à disques rapprochés de la base, et par l'absence d'épines aux côtés des ventouses des pattes (2).

(1) Cette très petite espèce, découverte en 1852 par M. Laboulbène, n'avait été observée que dans les collections entomologiques, où elle détruit le corps des insectes; on l'avait trouvée dans des Cantharides conservées dans les officines, et le fait n'avait rien de surprenant, étant donnée la prédilection de cet animal pour le corps des Insectes morts. La présence de ce Tyroglyphe sur la Vanille pouvait paraître surprenante, mais nos observations viennent indirectement corroborer la détermination de Mégnin; nous avons en effet trouvé le *Tyrogl. entomophagus* sur d'autres matières végétales qui avaient subi un commencement d'altération (safran, ergot de seigle). (V. R. Moniez, *Notes sur quelques espèces de Tyroglyphides*, etc., 1894.)

(2) Consulter à propos de l'Acarien de la Vanille : Arnozan, *Notes sur l'Acare de la Vanille* (Revue d'hygiène et de police sanitaire, t. V, 1883, p. 724). — Layet, article VANILLISME (Dict. Dechambre). — Railliet, *Zoologie médicale et agricole*, 2e éd., p. 690. — On cite aussi Wa, *Feind der Vanille* (Humboldt, t. IV, 1885, p. 46). Nous reproduirons à titre de document le texte de Wa, publié dans une Revue peu répandue; il est sans importance pour la question : « Bei Arbeitern, die sich mit dem Umpacken und Sortieren von Vanille beschäftigen, wurde ein pustelartiger Ausschlag an Händen und Gesicht beobachtet, dessen Entstehung auf eine kleine Milbe zurüsckgeführt wird, welche an den Enden der Vanilleschoten

Tyroglyphus (*Rhizoglyphus*) **Echinopus.**

Nous avons longuement parlé de cet animal dans notre étude *sur les Tyroglyphides qui vivent aux dépens des matières alimentaires ou des produits pharmaceutiques* (Rev. biol. du N. de la France, t. VI, 1894) ; il vit d'ordinaire dans les racines et autres matières végétales les plus diverses, quand elles se pourrissent, mais, comme c'est le cas pour les autres Tyroglyphes, on peut le rencontrer accidentellement dans des conditions bien différentes; c'est ainsi que Mégnin l'a reconnu dans un Acarien trouvé par Baratoux, en 1878, dans le conduit auditif d'une femme atteinte d'otorrhée et qui s'injectait une décoction de racines de Guimauve (1). Il faut aussi rapporter à ce Tyroglyphe le cas souvent cité de Busk (2), qui trouva un Acarien mort, dans un ulcère de la plante du pied, chez un nègre soigné au Seamen's Hospital-Ship de la Tamise; il rapprocha ce fait de ce que des Acariens semblables, sinon identiques, avaient été trouvés dans de l'eau rapportée de la côte d'Afrique, d'où venait ce nègre, et il pensa que l'Acarien était la cause du mal.

Le dessin donné par Busk peut parfaitement convenir au *Tyroglyphus echinopus*, et il est inutile, d'après ce que nous savons, de dire qu'il n'y a aucune relation de cause à effet entre l'Acarien et l'ulcère du patient. Comme le dessin auquel nous faisons allusion présente une sorte de pointe vers

sitzt. Diese Milbe bewirkt schon durch das blosse Berühren der Haut eine Entzündung, die durch die reizende Einwirkung der Vanillinkrystalle, welche and den Schoten in Gestalt feiner Nadeln haften, gesteigert wird. Da das künstliche Vanillin, welches die Chemie bekanntlich aus dem Bastsafte der Tannen bereitet, weder Milben hat, noch giftige Eigenschaften zeigt, wie zuweilend die natürliche Vanille, so steigt das Kunstprodukt in einer Bedeutung. »

(1) Mégnin, *Paras. et mal. parasitaires*, p. 326.

(2) Busk (G.), *On the occurrence of a new Acarus (?) from a pustule in a tailor's foot* (The Microscopic Journal, t. II, 1842, p. 65); reproduit *in* Murray (A.), *Economic Entomology. Aptera*, p. 279. Murray nomme cet animal *Glycyphagus Buski*.

l'extrémité de l'abdomen, les auteurs ont comparé cette saillie à celle qu'on trouve à l'extrémité des corps chez les Glycyphages femelles, et ont conclu qu'il s'agissait là d'un Glycyphage ; mais la pointe du dessin en question ne ressemble nullement, comme situation ni forme, à ce qu'on observe chez les Glycyphages et les caractères tirés de la forme des pattes et des soies, ne concordent nullement non plus avec ce dernier genre.

Il s'agit bien ici d'un Tyroglyphe et sans doute du *Tyr. echinopus*.

Glycyphages.

Les Glycyphages appartiennent à la même famille que les Tyroglyphes, dont ils se distinguent par leurs poils barbelés et plumeux et par l'absence de sillon entre le céphalothorax et l'abdomen ; si nous en parlons dans ce livre, c'est que eux aussi, peuvent être rangés parmi les faux parasites de l'Homme. Les différentes espèces vivent normalement, et souvent en énormes quantités dans les matières organiques les plus diverses, quand elles ont subi un commencement d'altération, et c'est ainsi qu'on a pu les trouver sur des cadavres humains, en particulier.

On rapporte aux Glycyphages plusieurs cas mal observés et sur lesquels on ne possède que des données imparfaites, comme celui de Hering, qui, rencontrant des Acariens en abondance dans les sabots d'un cheval atteint de la maladie appelée *crapaud*, les considéra comme la cause de cette maladie et leur donna le nom de *Sarcoptes hippopodos* (1) ; le cas de Morrigia (2), qui trouva une multitude d'Acariens qu'il appela

(1) L'animal figuré par Hering (*Nov. acta*, 1838), est certainement un Glycyphage ; il est impossible de dire à quelle espèce il appartient.

(2) Morriggia (Al.), *Descriz. di una escreszenza cornea sviluppatasi sulla mano di una donna* (Att. d. Accad. d. Scienze di Torino, t. I, 1866, p. 449).

Acarus domesticus, dans un énorme excroissance cutanée, située sur le dos de la main d'une vieille femme. C'est bien à tort que les différents auteurs ont rapporté aux Glycyphages l'Acarien trouvé par Busk, dans un ulcère, chez un nègre, à Londres (1). Nous avons noté ailleurs que cet animal est représenté, dans plusieurs ouvrages, sous le nom de *Tyrogl. farinæ*, par une erreur des plus bizarres (2).

Sarcoptes scabiei, de Geer (3).

HISTOIRE NATURELLE. — On doit à Ch. Robin (4) une étude magistrale du Sarcopte de la gale dans laquelle il a parfaitement délimité cette espèce qu'on trouve sur beaucoup d'animaux, en montrant que « il faut se garder de croire qu'elle ne puisse « vivre que sur l'homme et d'en faire autant d'espèces diffé- « remment nommées qu'il y a d'animaux qui peuvent en être

(1) Le dessin de Busk se rapporte certainement à un Tyroglyphe et vraisemblablement au *Tyroglyphus* (Rhizoglyphus) *echinopus* (V. p. 521).

(2) Moniez (R.), *Sur quelques espèces de Tyroglyphides qui vivent aux dépens des mat. alim. et des prod. pharmaceutiques*, 1894.

(3) *Acarus scabiei*, L.; *Acarus exulcerans*, L.; *Acarus psoricus*, Pallas; *Sarcoptes hominis*, Raspail; *Sarcoptes galei*, Owen; *Sarcoptes communis*, Delaf. et Bourg. Le genre Sarcopte, établi par Latreille en 1806, est le type d'une famille d'Acariens riches en formes variées, et dont beaucoup d'espèces sont parasites; on peut le caractériser de la façon suivante : Corps arrondi ou à peine ovalaire, rostre court, ordinairement muni de joues membraneuses qui bordent les palpes; pattes courtes, épaisses, coniques, dont le tarse porte souvent une ventouse à pédicule simple et assez long; le mâle, ordinairement dépourvu de ventouses copulatrices, n'a jamais de lobes abdominaux. La section du genre à laquelle appartient l'espèce qui vit sur l'Homme, est pourvue de saillies squamiformes et de spinules sur le notogastre; les femelles adultes ont des ambulacres aux deux premières paires de pattes et les autres paires ne portent que des soies. — Les Sarcoptides et en particulier celui de la gale de l'Homme, ont donné lieu de la part des naturalistes et des médecins surtout, à d'innombrables travaux; nous ne citons que les plus importants, en due place, mais nous voulons noter ici comme d'intérêt général pour le parasitisme, le travail de Garman, *The origin and development of parasitism among the Sarcoptidæ* (Insect life, t. IV, 1892, p. 182).

(4) Robin (Ch.), *Mém. zool. et anat. sur diverses espèces d'Acariens de la famille des Sarcoptides* (Bull. Soc. imp. des Naturalistes de Moscou, 1860, p. 184, 8 pl.). V. aussi *Recherches sur le Sarcopte de la Gale humaine* (Société de biologie, 1859, 4 pl. reproduites du mémoire précédent, le texte est analogue).

« atteints, comme l'ont fait à tort quelques auteurs ». Il est de fait que les prétendues espèces que plusieurs naturalistes ont voulu maintenir néanmoins, sont basées sur des caractères inconstants, et Railliet a excellement résumé ce qu'il faut admettre à ce sujet : « La taille, en particulier, dit-il, varie dans des limites assez étendues, même quand on examine les parasites recueillis dans une même colonie ; elle n'offre guère un peu de fixité que chez les mâles. Quant aux autres caractères, on ne peut leur attribuer qu'un sens général de variation sur les bases suivantes : chez les individus de grande taille le corps est un peu plus allongé, les segments céphalothoraciques sont plus distincts, les téguments plus colorés, les plastrons chitineux plus apparents, les écailles dorsales plus aiguës et à revêtement chitineux plus épais, les spinules plus fortes, le sternite de l'appareil mâle est souvent plus étroitement articulé aux épimères des pattes postérieures ; en somme tous les détails tégumentaires sont plus accusés. Et à mesure qu'on passe aux formes de plus petites dimensions, on les voit s'atténuer d'une façon progressive (1). » — C'est ainsi que les *Sarcoptes equi*, *ovis*, *capræ*, *dromedarii*, *auchemiæ*, *suis*, etc., doivent être considérés comme des variétés du *Sarcoptes scabiei*.

Ce serait un sujet de recherches bien intéressantes, mais difficiles et longues, que l'étude des différentes variétés du *Sarcoptes scabiei*, observées de très près dans leurs caractères à l'état type, ensemencées pendant plusieurs générations sur d'autres animaux, aptes à les nourrir au moins pendant quelque temps et sur lesquels vivent d'autres variétés du Sarcopte,

(1) En somme il faut admettre que les différences de milieu, de nutrition, etc., peuvent modifier dans une certaine mesure les caractères individuels du Sarcopte. Le fait n'est pas isolé, et nous avons démontré l'existence de faits de cette nature pour une autre espèce acarienne, le *Tyrogl. mycophagus*. V. R. Moniez, *Contrib. à l'histoire naturelle du Tyroglyphus mycophagus* (Mém. Soc. Zool. de France, 1892).

pour suivre les modifications progressives, qu'elles pourraient présenter dans ces infestations successives et lors de leur retour sur l'Homme. Déjà Railliet, par exemple, a fait d'intéressantes observations à ce sujet. « Le Sarcopte du Chat, *Sarcoptes minor*, se transmet facilement du Chat au Chat ; nous n'avons pu le communiquer au Lapin que très difficilement et après une cohabitation de cinq mois. Mais la gale, une fois transmise au Lapin, peut passer à d'autres sujets de cette espèce. Nous n'avons pas réussi à obtenir une contamination en retour du Chat, par les Lapins infestés de la sorte (1). » — Mégnin a aussi publié sur la même question des faits très intéressants à propos de la *culture* sur le Cheval du *Sarcoptes lupi* et sur la façon dont plusieurs autres variétés passent insensiblement de l'un à l'autre (2) et très récemment, Neumann a publié dans le même ordre d'idée des faits suggestifs dans un mémoire auquel nous renvoyons le lecteur (3). On possède, au reste dans la science, deçà et delà, quelques faits analogues ; il serait du plus haut intérêt de coordonner toutes ces observations et de les compléter par des expériences suivies qui formeraient un bien curieux chapitre d'histoire naturelle.

Quoi qu'il en soit voici la description sommaire du Sarcopte de la Gale, pris sur l'Homme, et sous ses principaux états :

1° *Larve*. — Le Sarcopte au sortir de l'œuf est long au moins de 0^{mm}, 16 ; il a la forme générale de l'adulte, dont il diffère principalement par l'absence d'organes sexuels et par ce qu'il possède seulement trois paires de pattes ; il n'a qu'une seule paire de soies anales ; il subit plusieurs mues successives, grâce auxquelles sa taille s'accroît.

2° *Nymphe*. — La nymphe provient de la *larve* par une

(1) Voir A. Railliet, *Recherches sur la transmissibilité de la gale du Chat et du Lapin due au* Sarcoptes minor (*C. R. Soc. biol.* (9), t. IV, 1892, p. 315).

(2) *Parasites et Maladies parasitaires.*

(3) G. Neumann, *Sur une nouvelle forme de gale sarcoptique* (*Sarcoptes scabiei*) *chez le Lapin domestique* (Revue vétérinaire, mars 1892).

dernière mue vers le dixième jour de sa naissance ; elle mesure environ 0mm, 20 à 25 ; elle est octopode, mais ne présente encore que deux soies anales, et elle est dépourvue d'organes sexuels.

3° *Femelle pubère.* — C'est vers la quatrième semaine après l'éclosion que le Sarcopte femelle est pubère ; elle est alors longue de 280 μ, large de 230 μ ; l'orifice anal et la vulve sont

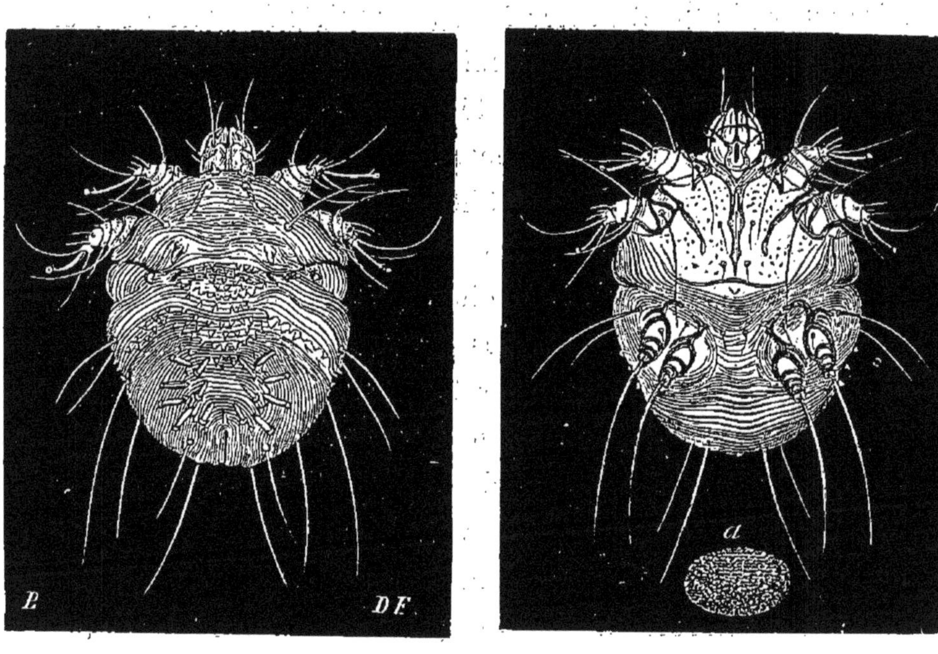

Fig. 94. — *Sarcoptes scabiei*, femelle. — A, vu de dos. — B, par la face ventrale. — œ, œuf.

ouverts, elle a les quatre soies anales de l'adulte ; c'est l'âge de l'accouplement. Jusque-là le jeune animal vivait à la surface de la peau, au bout de peu de temps il s'enfonce dans l'épiderme en creusant sa galerie ; il est probable que ce changement d'habitude est la conséquence de la fécondation, qui s'effectue sans doute à l'extérieur, mais n'a jamais été constatée jusqu'ici.

4° *Femelle ovigère.* — La structure particulière des femelles ne leur permettrait pas la ponte : elles ne possèdent pas jusqu'ici l'ouverture nécessaire. Une dernière mue leur donne leur constitution définitive et, avec l'organe de ponte, elles acquièrent une plus grande taille (300 à 350 μ de long sur 230 à 260 μ de large), des soies plus longues; leur teinte générale est grisâtre ou légèrement rosée, le céphalothorax est séparé de l'abdomen par un profond sillon transversal ondulé; il est en outre divisé en quatre segments, surtout visibles sur les parties latérales. Les deux premières paires de pattes, munies de ventouses pédiculées, sont très écartées des deux dernières, qui se trouvent reportées à la partie postérieure du corps et se terminent par une longue soie.

Les parties dures du squelette sont transparentes, un peu jaunâtres. Elles sont marquées de plis plus ou moins profonds, un peu obliques à la face dorsale, transversaux à la face ventrale et interrompus sur le thorax : dans la partie médiane de la face ventrale, ces plis sont remplacés par un plastron chitineux, finement grenu; à la face dorsale, ils cèdent la place à de petits tubercules, au nombre de 140 environ et s'étendant depuis les derniers plis transversaux du deuxième segment céphalothoracique, jusque sur les premiers plis de l'abdomen; ces tubercules sont coniques et disposés en séries concentriques; chez la femelle ovigère les écailles dorsales tendent en général à s'atrophier en un point de la ligne médiane situé en arrière.

En outre de ces tubercules, le tégument est orné d'appendices variés, disposés symétriquement : ce sont des soies longues et flexibles, des piquants aigus, courts et rigides, des spinules raides, à pointe mousse et tronquée. Tous ces appendices s'insèrent sur une papille arrondie; ils se brisent aisément.

Le Sarcope de la gale est ovipare, quelquefois vivipare, d'après Bourguignon; ses œufs ovales, de couleur gris perle, mesurent 150 μ de long sur 100 μ dans leur plus petit diamètre; on n'est pas d'accord sur la durée de l'incubation, qui du reste est très rapide.

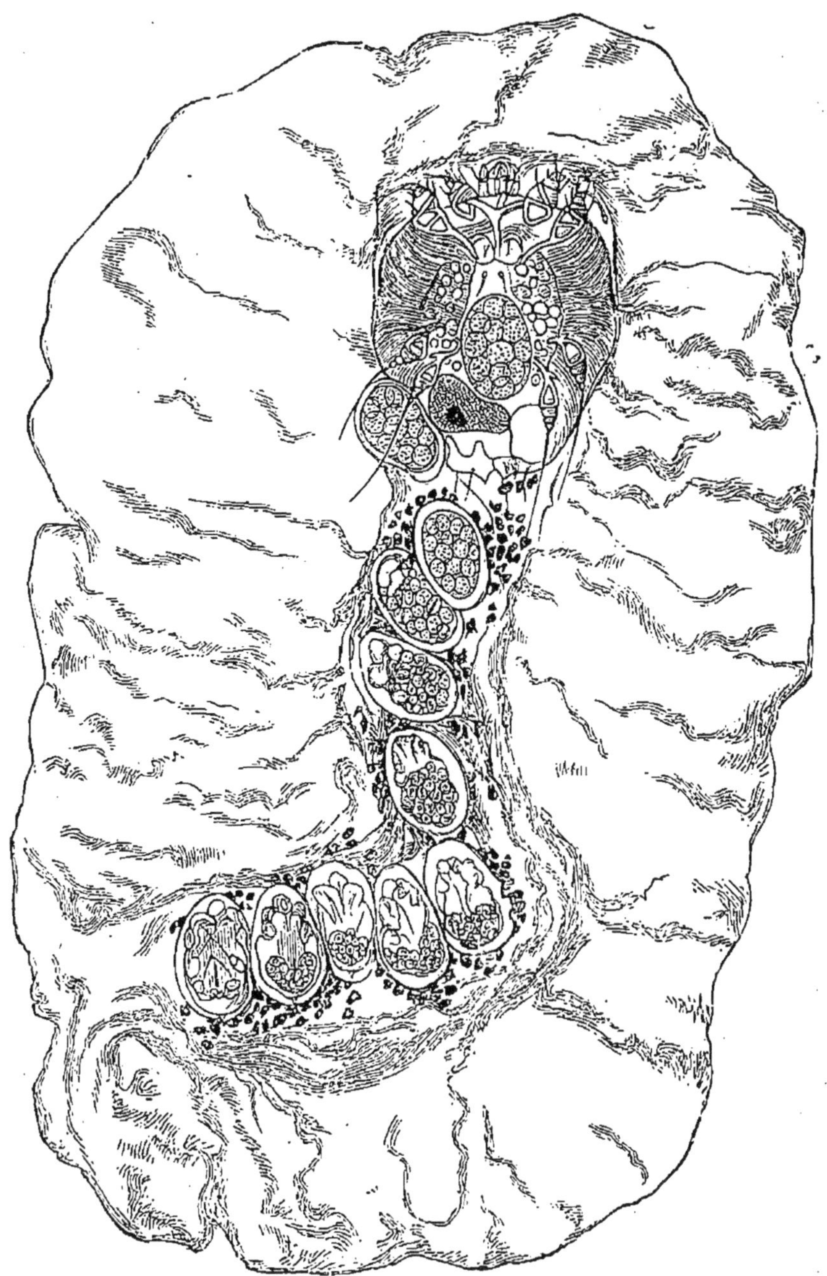

Fig. 95. — Sillon renfermant un Sarcopte femelle à son extrémité, d'après Hebra. Ce Sarcopte contient un œuf; derrière lui, on voit une série d'œufs rangés dans l'axe du sillon: dans les plus éloignés, l'embryon est de plus en plus développé. Les points noirs sont les excréments du parasite. Grossi 70 fois.

Pour obtenir un Sarcopte, dit Grisolle, — il s'agit des femelles — on déchire le sillon qu'elle a creusé dans la peau avec une aiguille, à quelques millimètres du cul-de-sac, on arrive avec précaution au centre de celui-ci et, passant l'aiguille sous le parasite, on l'amène au dehors. On dirait qu'on a alors au bout de l'instrument un « grain de fécule » ; placé sur l'ongle, l'animal ne bouge pas de quelque temps, mais bientôt il se ranime et il court.

La femelle a seule de l'importance au point de vue pathologique ; seule elle creuse les galeries sur lesquelles nous reviendrons plus loin ; chacune d'elles est isolée dans son sillon, elle a la tête invariablement tournée vers le cul-de-sac : elle est en effet condamnée à progresser dans le sillon pour se nourrir d'abord et pour faire de la place aux œufs qui se forment successivement dans son corps et qu'on trouve dans la galerie, les uns à la suite des autres, au nombre de dix à quatorze, placés sur une seule ligne. Les soies et épines qu'elle porte sur le corps l'empêchent de se retourner et de revenir sur ses pas.

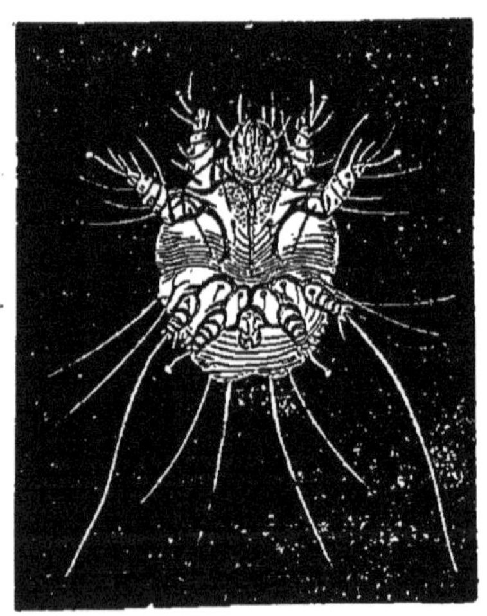

Fig. 96. — *Sarcoptes scabiei* mâle, vu par la face ventrale et grossi 250 fois.

5° *Mâle.* — Les mâles sont beaucoup moins nombreux que les femelles ; ils ne creusent pas de sillons, mais ils sont assez agiles et parcourent la surface du corps de leur hôte, cherchant abri sous les croûtes et les saillies épidermiques qui avoisinent les sillons. On dit que, après le coït, ils s'enfoncent dans l'épiderme, où ils meurent au bout de quelques jours ; mais le mâle n'a pas d'intérêt direct au point de vue pathogénique. On n'arrive généralement à le trouver qu'après de longues et patientes recherches. C'est seulement après qu'il a passé l'état de nymphe qu'on peut le distinguer des femelles.

Le mâle du Sarcopte se distingue de la femelle par l'existence de ventouses à toutes les pattes, sauf à la troisième paire; son armure génitale est complexe; il est long de 200 à 250 μ, large de 160 et n'a par conséquent que le tiers ou la moitié de la taille de la femelle ovigère (1).

*
* *

La gale humaine, produite par le *Sarcoptes scabiei*, a été observée sur presque tous les points du globe; même dans les archipels à peine fréquentés par les navigateurs, on en a constaté des cas, souvent nombreux. D'une façon générale on peut dire que la gale est particulièrement fréquente et grave chez toutes les populations misérables et malpropres, et on a cité telles agglomérations humaines où personne, pas même les enfants à la mamelle, n'en était exempt. Tout ce que nous verrons dans les pages qui suivent, sur le développement et la contagion de cette maladie, explique comment elle peut être si répandue et comme, d'autre part, il est bien facile de la faire disparaître.

HISTORIQUE DE NOS CONNAISSANCES SUR LA GALE ET SES CAUSES.— L'Acarien de la gale semble avoir été connu des Anciens, mais c'est seulement au douzième siècle, qu'il a été indiqué clairement par un médecin arabe, Avenzoar; celui-ci, d'ailleurs, n'établit aucun rapport entre la présence de l'animal dans la gale et l'éruption cutanée, qu'il attribue à une altération des humeurs et dont il traite dans une autre partie de son

(1) Le mâle du Sarcopte de la gale a été découvert en 1845 seulement, par Kramer. Voy. Kramer (P.), *Wer ist der Entdecker des Krätzmilbenmänchens?* (Archiv f. pathol. Anat. u. Phys. u. f. klin. Medicin, t. LV, 1872, p. 330, pl. 18.)

ouvrage. Avenzoar avait du reste puisé cette connaissance dans la tradition populaire, comme au reste sainte Hildegarde, dont les écrits sont fort précis sur cette question (1). De nombreux auteurs qui vinrent ensuite, parmi lesquels nous citerons seulement Mouffet, parlèrent aussi de l'animalcule qu'on trouve dans la gale et des sillons qu'il creuse entre le derme et l'épiderme, principalement aux mains, déterminant une vive démangeaison : mais, pour tous, la véritable cause de la gale reste inconnue et est vaguement attribuée à des causes internes ; certains médecins admettent même que l'Acarien est produit par génération spontanée ; pour tous il n'est qu'un objet de curiosité, son influence pathogène étant absolument méconnue.

C'est seulement en 1687, dans une lettre adressée à Redi, que Cosimo Bonomo (2), publiant ses recherches sur la question, fit connaître les mœurs de l'Acarien parasite et ses rapports avec la gale, dont, il est dit-il, l'unique cause ; il décrit les œufs de l'animal et explique la contagiosité de la maladie par le passage de l'Acare d'un individu à l'autre ; il déclare, comme conséquence de ses observations, que les remèdes internes sont à peu près inutiles et qu il faut se borner à des applications externes pour détruire le parasite. Bonomo a vu des femmes pratiquer l'extraction des Acares sur des enfants, au moyen d'une aiguille, et des galériens, sur le port de Livourne, se rendre réciproquement le même service; aussi peut-il trouver facilement l'animalcule, le décrire et le figurer. Le travail de Bonomo est si net, si parfait, que même aujourd'hui il reste peu de chose à ajouter à la des-

(1) Avenzoar, *Theisir*, liv. II, chap. XIX. — Sainte Hildegarde, *Physica* (1200), chap. LVI et CX (le mot *Suren*, qui désigne l'Acarien de la gale, est ici écrit pour la première fois ; inutile de dire qu'il a donné le mot français *Ciron*).

(2) Cosimo Bonomo, *Osservazioni intorno ai pellicelli del corpo umano*. Florence, 1687. La découverte de Bonomo a été réclamée par Cestoni.

cription qu'il a donnée de la gale et de l'*Acarus scabiei*.

Mais ces notions si simples et si claires, semblent passer inaperçues ; de temps à autre, quelque savant soutient la thèse de la nature parasitaire de la gale (Linné, Nyander, de Geer, à qui l'on doit la première figure exacte du parasite, Wichmann, qui établit la doctrine parasitaire de la gale sur des preuves nouvelles et décisives, pour ne citer que les principaux), mais les médecins paraissent ne tenir aucun compte de ces idées, ou ne leur accordent qu'une influence très secondaire dans la conception qu'ils se font de la maladie. Les choses vont ainsi jusqu'en 1812, où un pharmacien de l'hôpital Saint-Louis, Galès, dit avoir constamment trouvé l'Acarien de la gale dans les pustules produites par cette maladie (1); il le figura, et son dessin passa pour représenter l'Acarien de la gale, jusqu'à ce que Raspail, en 1829, démontra que l'Acarien figuré par Galès.... n'était autre que la *Mite du fromage*, c'est-à-dire un Tyroglyphe.

Dès lors l'existence d'un parasite dans la gale, dit Bazin, fut révoquée en doute, non seulement par les médecins, mais encore par les naturalistes eux-mêmes et Latreille supprima le genre *Sarcoptes* de sa classification. En 1833, dans leur *Abrégé pratique des maladies de la peau*, Cazenave et Schedel pouvaient écrire, sans soulever de contradiction : « Quant à la cause prochaine de la gale, elle est encore entièrement inconnue. On l'a attribuée à la présence d'un insecte, mais nous nous croyons autorisés à penser que l'*Acarus scabiei* n'existe pas. » On avait donc à peu près renoncé à trouver les animalcules insaisissables, lorsqu'en 1834, un étudiant en médecine, François Renucci, assistant à la clinique d'Alibert, proposa de montrer, séance tenante, le Sarcopte que le maître

(1) Galès (J.-C.), *Essai sur le diagnostic de la gale, sur ses causes et sur les conséquences médicales pratiques à déduire des vraies notions sur cette maladie* (Thèse de Paris, nº 151, 1812).

déclarait n'avoir jamais vu et que les pauvres femmes de la Corse, son pays natal, savaient extraire avec une étonnante facilité. L'existence du Sarcopte devint un fait acquis à la science, et dès lors les partisans les plus exagérés de la doctrine humorale, ne pouvant nier l'animalcule, se virent réduits à le considérer comme un produit de la maladie (1).

La cause déterminante de la gale fut ainsi définitivement reconnue et, peu à peu, des données précises à son sujet se firent jour dans la science (2), en même temps que se perfectionnaient les méthodes de traitement, jusqu'au jour où Bazin montra que les frictions acaricides devaient être étendues à tout le corps des patients et non pas seulement appliquées aux pieds et aux mains, comme le voulait Hebra. Dès lors la guérison de la gale, rare jusque-là, devint à peu près constante et la durée du traitement fut réduite à quelques jours. Plus tard (1853), Hardy perfectionna encore le traitement et réduisit la durée à une heure et demie seulement (3)...

Symptomatologie. — Le mot d'*incubation*, quand il s'agit de la gale, ne peut avoir la même signification que dans les autres maladies : elle commence, naturellement, quand les premiers parasites pénètrent dans la peau et elle arrive d'autant plus vite à la période d'état que les conditions de la peau per-

(1) Renucci (S.-F.), *Sur la découverte de l'insecte qui produit la contagion de la gale, du prurigo et du phlysacia* (Thèse de Paris, 1835, nº 83) ; Renucci fait suivre l'énoncé de ses titres par cette mention : « auteur de la découverte de l'*Acarus scabiei* ».

(2) Citons en particulier à cet égard, comme travaux publiés en France : Bourguignon (H.), *Traité entomol. et pathol. de la gale de l'Homme* (Mém. prés. par div. savants à l'Acad. des Sciences, Sc. math. et phys., t. XII, 1854, p. 1-168, 10 pl.); Delafond et Bourguignon, *Recherches sur les animalcules de la gale des animaux et sur la transmission de la gale des animaux à l'Homme* (Bull. Acad. de méd., t. XXIII, 1858, p. 592, et 714), et l'article Gale de S. Verheyen, in *Nouv. Dict. prat. de méd. vétérin.*, de Bouley et Reynal.

(3) Voir pour l'historique complet de la Gale, le *Traité des maladies de la peau*, par F. Hebra, trad. de Doyon. Paris, 1872 ; c'est un chapitre fort intéressant et très instructif à tous égards ; consulter aussi Mégnin, *Les Parasites et les maladies parasitaires*, 1880, p. 276 et suiv., qui sont également fort intéressantes au même point de vue.

mettent le développement rapide des Acariens; il n'est pas douteux, d'ailleurs, que la réaction éruptive ne se produise plus ou moins vite suivant les sujets ; c'est ainsi que, si l'on admet généralement pour l'incubation les limites d'un septénaire, elle peut s'étendre à une durée de quinze jours et même plus.

A sa *période d'état*, la gale est caractérisée par son *polymorphisme* et ses *localisations :* les détails qui suivent édifieront complètement le lecteur à ce sujet. La plus remarquable de ses lésions consiste en *sillons* particuliers, qui se voient sur la peau et marquent les galeries creusées par l'animal, et par des éruptions diverses, dont les unes sont très abondantes et symptomatiques de l'affection : ce sont les vésicules et les papules; d'autres sont plus ou moins nombreuses ou même relativement rares, ecthyma, impétigo, eczéma, etc. Nous devons indiquer sommairement les particularités de ces différentes lésions.

1° Le *sillon* ou galerie dans laquelle se trouve le Sarcopte, est la seule lésion produite directement par le parasite; il constitue un symptôme d'une extrême importance et dont l'existence suffit pour établir le diagnostic de la gale. Examiné à l'œil nu, dit Bazin (1), il se présente sous la forme d'une petite traînée dont la teinte, ordinairement grisâtre, peut devenir noirâtre chez les sujets malpropres, ou se colorer diversement sous l'influence de certaines professions; il peut aussi être blanc. A la loupe, les détails s'accusent d'une manière plus nette et l'on reconnaît que l'apparence grisâtre ou noirâtre de ces traînées est due à une succession de points plus foncés qui correspondraient, dit-on, à de petites solutions de continuité.

La longueur d'un sillon varie de quelques millimètres à un,

(1) Bazin, art. GALE, *Dict. encyclop. des sc. méd.*, dirigé par Dechambre.

deux, trois centimètres et plus; ces différences sont en rapport avec le siège de la lésion et son degré d'ancienneté. C'est principalement aux mains et aux poignets que se rencontrent les sillons de plusieurs centimètres de longueur; la direction des galeries n'a rien de fixe, elle peut être courbe, ondulée, tortueuse, etc.

Le sillon, ouvert à une extrémité, qui est celle par laquelle le parasite a pénétré sous la peau, se termine en cul-de-sac à l'autre bout; on remarque en cet endroit une petite bosse-

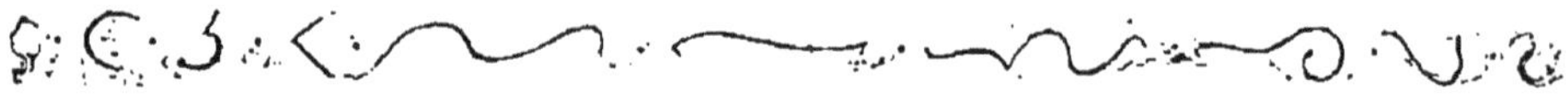

Fig. 97. — Divers aspects du sillon, d'après Hardy.

lure, qui paraît comme un point blanchâtre assez nettement circonscrit, et c'est dans ce cul-de-sac que se trouve l'Acarien: il se dessine sous la forme d'un point blanc, brillant. L'intérieur de la galerie contient les excréments du parasite, des œufs à divers degrés de développement et enfin des larves.

A l'endroit où la bosselure, « l'éminence acarienne », communique avec la galerie, cette dernière semble interrompue, ce qui résulte de ce qu'elle est creusée plus profondément à son extrémité et, par conséquent, moins apparente.

Le sillon peut être très superficiel, d'autres fois il est situé contre le derme; on a remarqué dans ce dernier cas que le prurit était plus violent et accompagné d'une véritable douleur (1).

C'est aux mains, dans les intervalles des doigts et sur leurs faces latérales, à la région antérieure du poignet, qu'il faut surtout chercher les sillons; ils se montrent fréquemment

(1) L'irritation produite par l'Acarien en pénétrant dans la peau, détermine fréquemment l'apparition d'une vésicule plus ou moins volumineuse, qui correspond assez exactement à l'entrée du sillon, mais qui peut s'observer en ses différents points; il n'y a entre le sillon et la vésicule qu'un rapport de contiguïté, et, dit Hebra, l'Acarien se trouve toujours au delà de la vésicule, pour ainsi dire dans sa tangente.

aussi aux coudes, aux genoux, sur le pénis, sur les seins chez la femme.

Le nombre des sillons est extrêmement variable; chez certains malades on les découvre facilement et on en voit beaucoup en un instant, chez d'autres, on a beaucoup de peine à les trouver. Les éruptions symptomatiques que le parasite détermine et les grattages peuvent faire disparaître les sillons ou les rendre méconnaissables (1). On ne trouve pas, dit Fournier, de sillons aux mains chez certaines catégories d'ouvriers, maçons, chapeliers, teinturiers, baigneurs, blanchisseurs, forgerons, de par la nature de leur profession; ils font défaut dans certaines formes de gale, par exemple dans les gales pustuleuses (2).

2° *Éruptions symptomatiques.* — Les éruptions qui se montrent constamment dans la gale sont de deux sortes, les unes sont des vésicules, les autres des papules. Les premières, qui se montrent presque toujours avant les secondes, manquent si rarement, qu'on les considérait comme le signe pathognomonique de la gale, avant la découverte du parasite et du sillon qu'il creuse. Contemporaines des premiers sillons, elles se montrent à peu près exclusivement sur les mêmes lieux d'élection; ces vésicules sont peu nombreuses, bien distinctes les unes des autres; on en peut compter deux, trois et jusqu'à dix sur une même main, rarement davantage: à leur période d'état ces vésicules, qui ont commencé par une sorte de papule, sont transparentes au sommet, rosées à la base; elles laissent échapper, lorsqu'on les crève, une sérosité limpide (3); abandonnées à elles-mêmes, elles se dessèchent et

(1) C'est Eichstedt, de Greifswald, qui le premier décrivit exactement et dessina les sillons, avec les œufs, les coquilles et les fèces qu'ils contiennent; il décrivit aussi la larve du Sarcopte et la mue qu'elle subit (*Froriep's Notizen*, 1846).

(2) Fournier (A.), *De la Gale* (Gazette des hôpitaux, 1880).

(3) « J'ai des petits boutons pleins d'eau », disent volontiers les gens du peuple, pour désigner le symptôme dont nous parlons.

laissent une petite croûte jaunâtre et mince ; irritées par les frottements ou les applications topiques, elles peuvent s'enflammer et donner naissance à des pustules.

Les vésicules peuvent ne pas rester limitées aux régions indiquées plus haut, mais gagner d'autres parties du corps et plus particulièrement les bras, le ventre, les fesses, la poitrine. Les vésicules qui appartiennent à cette seconde production sont souvent très multipliées ; elles atteignent les dimensions d'un grain de millet ou de chènevis ; elles n'affectent aucun rapport habituel avec les sillons. Cette forme de vésicules diffère du type ordinaire, et c'est à sa prédominance qu'était due la variété de gale autrefois désignée sous le nom de gale aqueuse ou phlycténoïde.

A côté des éruptions papuleuses, et plus fréquentes encore, on trouve les papules, qui présentent tous les caractères du prurigo. Sur les mains, les poignets, à la face interne des avant-bras, à la région antérieure de l'abdomen et des cuisses, se développent de petites saillies papuleuses, siège d'une vive démangeaison ; ces papules se multiplient avec rapidité et peuvent alors envahir d'autres parties du corps ; mais à quelque degré de généralisation que l'éruption parvienne, il est une région qui n'est jamais atteinte : c'est la face, qui jouit d'une immunité singulière et inexpliquée à l'égard de tous les phénomènes qui constituent la gale (1).

L'ecthyma s'observe aussi dans la gale : le siège de prédilection de ces pustules est aux mains, aux pieds, aux fesses ; elles sont plus ou moins nombreuses ; d'autres formes morbides peuvent aussi se montrer quand la maladie se prolonge

(1) On cite cependant deux cas qui feraient exception : Kaposi aurait trouvé chez un de ses malades un sillon sur le front ; Devergie en aurait trouvé un au menton ; ces deux exceptions sont insignifiantes. Notons toutefois que dans la *gale norvégienne*, la tête ne conserverait pas son immunité (V. plus loin). Les lésions digitales peuvent toutefois transporter de l'impétigo au visage, terrain particulièrement favorable, et y produire une éruption intense.

et reste abandonnée à elle-même : tels sont l'eczéma, l'impétigo, le lichen, etc.

Le *prurit*, qui avait commencé par être léger, limité à quelques points, devient, à la période d'état, intense, persistant et tend à se généraliser : il cause aux malades un véritable supplice, qui augmente sous l'influence de toutes les causes qui déterminent l'afflux du sang à la peau, telles que l'exposition au feu, l'exercice, l'ingestion des boissons alcooliques, etc. ; il présente surtout le caractère de s'aggraver pendant la nuit, au point d'empêcher parfois complètement le sommeil. Cette exaspération, dit Fournier, est moins le fait de l'Acare, dont le travail nocturne n'est rien moins que prouvé, qu'une conséquence de ce que les affections cutanées prurigineuses s'exaspèrent d'ordinaire à la chaleur du lit. Quoi qu'il en soit, les malades ne cessent de se gratter et souvent se déchirent la peau avec les ongles. On voit alors, au milieu des diverses éruptions symptomatiques, de longues traînées noirâtres produites par du sang desséché et tout à fait semblables à celles qu'on observe dans le prurigo : cette action des ongles irrite les tissus et, sous cette influence, de nouvelles éruptions se montrent et se confondent avec celles que produit le parasite. Le prurit à la période d'état peut être plus ou moins vif, il est habituel qu'il soit très accentué.

Mécanisme des lésions de la gale. — Le Sarcopte femelle ne joue pas seulement dans la peau le rôle d'un corps étranger, il irrite les papilles nerveuses par ses mouvements, il détruit les tissus en progressant et déverse dans la plaie le produit venimeux de ses glandes salivaires (1) : il y a donc là une

(1) Cette action a été mise en évidence par une expérience du professeur Hardy, qui s'inocula sur le dos de la main la matière visqueuse produite en écrasant *huit* Sarcoptes récemment extraits ; il ressentit au bout de quinze à vingt minutes dans les points inoculés, une sensation très vive de chaleur, avec démangeaison analogue à celle que produit la gale ; la sensation disparut après quelques minutes et reparut à plusieurs reprises dans la matinée ; elle se reproduisit moins

action complexe, bien qu on ait voulu la réduire au seul effet du grattage, et qui se traduit par de vives démangeaisons locales et par la production de vésicules et de papules; ces lésions ne sont vraisemblablement pas dues à l'action directe des piqûres, mais sont produites par voie réflexe. On ne peut dire, en effet, que tous les phénomènes éruptifs qui se produisent dans la gale soient le résultat de l'action directe du parasite. « Nul doute, dit excellemment Bazin, qu'une certaine part et parfois considérable ne doive être faite au grattage. C'est au grattage que sont dues et les croûtelles sanguines qui recouvrent les papules du prurigo, et les excoriations, et ces traînées noirâtres qui sillonnent la peau dans tous les sens; c'est par l'action mécanique et incessamment répétée des ongles, que les vésicules se transforment en pustules et en bulles, que les éruptions s'étendent, s'enflamment, que la peau irritée se couvre de rougeurs érythémateuses ou de saillies papuleuses ayant la forme de l'urticaire. Tout cela est incontestable. Mais, ici, comme toujours, il faut tenir compte des conditions du terrain, des idiosyncrasies, des prédispositions physiologiques ou morbides. Tel sujet dont les mains seront couvertes de sillons, ne présentera que des signes à peine marqués de réaction, chez tel autre, la peau irritée violemment multipliera autour de l'Acarien toutes les formes mor-

vive le lendemain au réveil et ne reparut plus; les points inoculés étaient restés rouges et cette trace ne disparut que le huitième jour. (Hardy (A.), *Traité des maladies de la peau*, 1886, p. 448.) — Deux ans auparavant, Delafond et Bourguignon avaient pratiqué la même expérience sur l'Homme et le Chien et elle avait été plus concluante encore: l'inoculation fut suivie au point inoculé et en d'autres éloignés de celui-là, d'une éruption avec prurit insupportable le soir, la nuit, le matin, qui avait tous les caractères de l'éruption papulo-prurigineuse accompagnant la véritable gale. Cette éruption persista de quinze jours à deux mois et disparut sans retour. Une *centaine* d'Acares avaient été réduits en bouillie pour faire cette expérience. (Delafond et Bourguignon, *De la Gale* (Bull. de l'Acad. imp. de médecine, t. XXIII, 1857-58, p. 157.) — Gerlach a aussi fait sur cette envenimation des expériences fort concluantes. (*Krätze, u. Raübe.* Berlin, 1857, 8 pl.)

bides. Ici la gale sera surtout papuleuse ; là, au contraire, les vésicules prédomineront ; ailleurs, enfin, dans les cas complexes, on verra paraître de l'eczéma, de l'impétigo, du lichen. » — C'est de l'observation de tous ces faits, mal compris parce que l'on ne se rendait pas compte de la vraie cause de la maladie et du mécanisme des lésions, que certains auteurs ont été amenés à décrire comme espèces pathologiques distinctes, les variétés individuelles d'une même maladie (*Gale papuleuse*, *Gale lymphatique*, *Gale purulente*, *Gale cachectique*, etc.). Au reste tous les symptômes ordinaires de la maladie, peuvent, pris individuellement, faire défaut chez certains individus : c'est ainsi qu'on a pu trouver des cas fort rares de gale sans prurit, sans sillons, sans lésions aux seins ou à la verge (1).

*
* *

Dans l'immense majorité des cas et surtout à l'époque actuelle, la gale est plutôt une affection incommode et répu-

(1) « Il ne faut pas croire, dit en excellents termes le professeur Fournier, que toutes les gales correspondent au type décrit ; il y a un type de gale adouci, mitigé, discret ; c'est la gale que vous rencontrez dans votre clientèle, et il n'y a aucune ressemblance entre la gale que vous voyez dans cet hôpital et celle des gens du monde. Tandis que le pauvre diable qui n'a pas le temps d'être malade, laisse prospérer sa gale, l'homme du monde la traite dès le début, même sans le savoir, par les bains, les lotions, les cosmétiques. Comment les Acariens pourraient-ils se multiplier en paix chez un homme qui change de linge chaque jour et qui, à la moindre efflorescence, se couvre de poudre, d'essences parfumées et court chez son médecin ?

« Cette gale des gens du monde revêt deux formes spéciales : elle est partielle et discrète. Elle est partielle et localisée à trois régions : la verge, les seins, les fesses chez les enfants ; vous verrez des clients ayant quelques picotements à la verge, quelques petites papules rouges, croûtelleuses, et rien de plus... Cette gale est aussi disséminée, discrète, l'éruption est réduite à un très petit nombre de lésions d'un genre bénin et mitigé ; des lésions papuleuses et quelques rares sillons. » V. Fournier (A.), *De la Gale* (Gazette des hôpitaux, 1880). Ce sont de très intéressantes leçons cliniques sur le diagnostic, la contagion, le traitement de la gale, pleines d'aperçus nouveaux ; on ne peut mieux dire en aussi peu de pages.

gnante que grave, mais lorsque la gale occupe une grande partie du corps, on voit parfois survenir un peu de fièvre et diverses phlegmasies viscérales. Quand aucun traitement n'intervient, les lésions s'étendent et peuvent se généraliser à tout le corps : c'est ainsi que l'on peut voir des individus pauvres et malpropres, couverts de croûtes dues à des causes diverses mais dont la gale est le point de départ : c'est dans ces cas que l'on a pu voir l'état général épuisé par la misère physiologique, devenir assez grave, mais ce sont là des faits rares et dont on ne peut charger entièrement la gale. Chez les gens de la classe aisée, habitués aux soins ordinaires de la propreté, la gale, au contraire, peut durer des mois entiers sans acquérir une grande intensité. Au reste, on n'a jamais vu cette maladie se terminer par la mort. Elle disparaît avec tous ses symptômes au cours des affections graves : l'Acarien pourtant n'est pas détruit et ses œufs tout au moins sont restés inaltérés, car la gale se montre de nouveau, dès que la maladie intercurrente disparaît (1). La gale peut durer plusieurs années ; elle ne se termine jamais spontanément.

Contagion. — 1° *Contagion par l'Homme.* — Elle peut avoir lieu par l'intermédiaire de l'Homme ou par l'intermédiaire des animaux. La contagiosité de la gale a toujours été admise ; on a

(1) C'est un fait habituel de voir les parasites quitter leur hôte quand sa vie est en danger : il est probable qu'ils sont empoisonnés par la modification des produits de l'organisme ; c'est ainsi que les Ascarides, les Ténias, sont souvent rendus sans aucune médication par des malades ; ceux-ci ne reparaissent pas après guérison de l'hôte, car leur reproduction dans l'organisme est soumise aux lois de la migration, mais il n'en est pas de même pour les Acariens : si les adultes meurent, les œufs peuvent résister longtemps et les parasites se développent quand les conditions de leur multiplication redeviennent favorables. Les Poux se comportent d'ailleurs de la même façon : ils abandonnent les malades atteints d'affections graves, mais leurs œufs persistent, de telle sorte qu'ils peuvent reparaître plus tard. Ce sont des faits de ce genre qui ont donné lieu à la théorie des métastases, des rétrocessions et des répercussions psoriques, des *suites*, qu'on observait fréquemment autrefois dans la gale et qui n'étaient autre chose que des faits mal interprétés : la disparition des symptômes de la gale au cours d'une maladie générale aiguë, étant la conséquence et non la cause de cette maladie.

fait jadis à ce sujet de nombreuses hypothèses ; depuis que la vraie nature de la maladie est définitivement démontrée, on sait à n'en pas douter comment se fait la contagion.

C'est un fait constaté depuis longtemps, que les infirmiers exclusivement chargés du service des galeux, et les médecins qui ont souvent l'occasion d'examiner cette sorte de maladie, n'en sont pour ainsi dire jamais atteints, même sans prendre aucune précaution particulière. Il n'est absolument pas douteux que, pour prendre la gale, il faut un contact *prolongé* avec un galeux et la cohabitation dans un même lit avec un malade, réalise au plus haut degré cette condition. Aussi n'est-il pas surprenant que les statistiques confirment cette manière de voir : pour Bourguignon c'est 80 fois sur 100, de cette manière que se fait l'infestation ; pour Hardy, c'est 19 fois sur 20 ; dans les très nombreux cas de gale que j'ai pu observer à la prison de Lille, j'ai presque toujours retrouvé la même cause : les malades ont passé la nuit avec des personnes qui souffraient de démangeaisons.

Dans l'intéressante thèse qu'il a publiée sur la gale, Aubé(1) a démontré et étudié avec soin les habitudes noctambules du Sarcopte, ce qui peut expliquer dans une certaine mesure la plus grande intensité des démangeaisons qui, supportables pendant le jour, enlèvent quelquefois au patient tout sommeil pendant la nuit : ces habitudes, le contact en l'absence des vêtements, expliquent suffisamment la contagion si fréquente pendant la nuit. Bien entendu on ne saurait être exclusif pour ce qui concerne ce mode d'infestation et il est bien évident que l'on s'expose fort à contracter la gale, en portant les vêtements d'un galeux ou en couchant dans son lit, mais ce mode de contagion semble infiniment plus rare, en pratique, que le premier, si l'on s'en rapporte aux statistiques. Les rapports

(1) Aubé (Ch.), *Considérat. générales sur la Gale et l'insecte qui la produit* (Thèse de Paris, 1838, nº 60).

sexuels peuvent aussi être une cause facile de contagion : il est fort rare, en effet, dans les cas de gale, de ne pas trouver des lésions caractéristiques sur la verge chez l'homme et sur les seins chez la femme. La constatation des lésions de ces organes est toujours, on le sait, un des meilleurs moyens d'assurer le diagnostic dans les cas nombreux où il n'est pas évident à première vue, comme il arrive par exemple chez les malheureux, aux téguments dans un état lamentable, qui forment le fond de la clientèle des prisons ou des dépôts de mendicité (1).

Bien qu'on en ait dit, il est aujourd'hui démontré qu'aucune profession ne prédispose à la gale, mais toutes celles qui imposent l'obligation de vivre en commun, en contact forcé, prédisposent par ce seul fait à contracter la gale ; c'est la raison pour laquelle la gale peut se répandre facilement dans les agglomérations où ne règne pas une grande propreté, de soldats, de marins, d'ouvriers, de prisonniers (2). En revan-

(1) Sur la verge on trouve d'habitude de grosses papules rouges, qui peuvent devenir purulentes; il y a longtemps qu'on a constaté que la gale du sein chez la femme, nonobstant la fréquence des signes ordinaires, revêtait souvent la forme d'un eczéma, et pour Hardy, l'existence de l'eczéma du sein chez des femmes qui ne sont ni grosses, ni nourrices, est un signe presque certain de la gale. 99 fois sur 100 cas de gale, on trouve sur l'homme des lésions à la verge, et sur le sein chez la femme.

(2) Se basant sur le nombre d'œufs que l'on rencontre dans une galerie de Sarcopte, Gerlach n'exagère certainement pas en attribuant à chaque femelle un produit moyen de 15 individus, dont 5 mâles et 10 femelles ; la faculté génératrice arrivant à l'âge de quinze jours, il établit une progression qui n'a aucune prétention à l'exactitude mathématique, mais qui donne une idée de la pullulation de ces parasites et de la rapidité avec laquelle la gale se propage dans les agglomérations d'hommes ou d'animaux (Verheyen).

	Femelles.	Mâles.
1re génération, après 15 jours.....	10	5
2e — — 30 —	100	50
3e — — 45 —	1.000	500
4e — — 60 —	10.000	5.000
5e — — 75 —	100.000	50.000
6e — — 90 —	1.000.000	500.000

Heureusement que les chances de destruction sont grandes, pour une telle progéniture, et que les conditions de propreté restreignent énormément le développement de ces êtres répugnants.

che et comme nous l'avons dit plus haut, si on a bien signalé certains métiers, qui forcent à tenir les mains dans l'eau chargée de matières savonneuses ou colorantes, etc., ou encore dans lesquels les mains se recouvrent facilement de poussières diverses, comme limitant tout au moins les lésions aux autres parties du corps, il ne s'agit nullement dans ces cas d'immunité vraie et aucune profession ne met à l'abri de cette maladie.

2° *Contagion par les animaux.* — Nous avons dit plus haut (p. 525) que le *Sarcoptes scabiei* pouvait se trouver chez différentes spèces animales avec des caractères un peu modifiés, auxquels certains auteurs avaient attribué une valeur spécifique ; nous avons vu ce qu'il fallait penser de cette manière de voir ; quoi qu'il en soit, presque toutes les variétés du *Sarcoptes scabiei* peuvent passer d'une espèce animale à l'autre et prospérer quelque temps sur ce terrain étranger ; mais, en thèse générale, la gale qu'ils provoquent ne devient réellement grave, que quand le Sarcopte envahisseur est très voisin, par ses caractères, de la variété propre à l'hôte envahi. La question est complexe et c'est dans l'excellente *Zoologie médicale et agricole* de Railliet que l'on pourra trouver résumées les données, aujourd'hui acquises, sur ce sujet ; beaucoup d'entre elles sont dues à ce savant (1). Nous les résumerons rapidement, en notant d'abord que les tentatives de transmission de l'Acarien de la gale de l'Homme à divers animaux (Cheval, Chien, Singe), n'ont pas donné de résultats, ou seulement des résultats insignifiants ; il semble, au reste, en être généralement de même pour la transmission directe du parasite de la gale des différents animaux domestiques à ces différents animaux (2).

(1) Voir aussi sur ce sujet : Neumann (L.), *Traité des maladies parasitaires non microbiennes des animaux domestiques*, 2e édit., 1892.

(2) Il n'est pas encore bien démontré, dit Railliet, que la gale sarcoptique du Cheval soit transmissible aux divers animaux domestiques ; il

Gales sarcoptiques. — *Gale du Cheval.* — Le Sarcopte de la gale du Cheval (1), variété du *Sarcoptes scabiei*, est celui qui réalise le plus complètement sur la peau de l'Homme les phénomènes éruptifs de la gale ; mais ils persistent rarement au delà de trois à huit semaines. Cette sorte de gale d'origine équine, affecte surtout les palefreniers, cavaliers, équarrisseurs, etc.; on possède de nombreux cas de contagion et leur nature est connue depuis longtemps, mais la transmission de la gale équine à l'Homme est relativement rare, si l'on considère la fréquence de la maladie chez le Cheval (2).

Gale des Bovidés. — Robin a signalé, en 1860, la découverte du *Sarcoptes scabiei* sur le Bœuf, mais il ne paraît pas, dit Railliet, qu'il s'agisse d'une variété particulière de Sarcopte. On peut supposer que Robin, comme Lanquetin, Reynal, qui ont trouvé un Sarcopte sur le Bœuf, a eu affaire à un simple cas de transmission d'une gale équine ou autre, car il semble, d'après les observations de plusieurs vétérinaires, que le Bœuf puisse prendre, au moins d'une façon passagère, la gale du Cheval et celle de la Chèvre. Quoi qu'il en soit, Bieler, de Lausanne, a contracté une gale très intense, pour avoir conservé dans sa poche, enfermé dans du papier,

en est de même pour la gale du Porc, du Lapin, du Chien, etc. En revanche la transmission est facile du Mouton à la Chèvre, de la Chèvre aux autres Mammifères domestiques, du Chat au Cheval, etc.

(1) Deux autres Acariens, qu'il ne faut pas confondre avec le Sarcopte, déterminent chez le Cheval des sortes de *gales ;* ce sont le *Psoroptes communis* et le *Chorioptes symbiotes*. Ces deux types peuvent se rencontrer sur différentes espèces animales, à la façon d'ailleurs du *Sarcoptes scabiei*, et ils revêtent, dans ces différents milieux, des caractères propres qui justifient l'établissement de variétés distinctes, suivant l'hôte qui les porte : *Psoroptes* et *Chorioptes equi*, *bovis*, *ovis*, *capræ*, etc. Les gales chorioptique et psorioptique de ces différents animaux ne sont pas transmissibles à l'Homme. V. à propos des *Chorioptes* chez l'Homme, p. 558.

(2) Il en est donc de la gale du Cheval comme de celle de l'Homme, et les personnes qui soignent les Chevaux se trouvent généralement dans des conditions analogues à celles des médecins qui soignent les galeux et ne contractent pas la gale, ce qui revient à dire que c'est dans des conditions très spéciales, seulement, que se fait la contagion.

un échantillon de poils provenant d'un Bison galeux (1).

Gale du Mouton. — Transmissible à l'Homme, bien que les exemples en soient très rares; dans les cas observés on dut traiter la maladie qui devenait très étendue.

Gale de la Chèvre. — Transmissible à l'Homme, elle affecte un caractère grave et se propage d'Homme à Homme.

Gale du Dromadaire. — Le Dromadaire et le Chameau sont fréquemment atteints de gale; en Arabie, en Égypte, aussi bien qu'en Europe dans les ménageries, on constate la transmission de cette maladie à l'Homme; d'après Piot, presque tous les chameliers, en Égypte, sont contaminés par leurs animaux (2); les phénomènes éruptifs sont graves et persistants.

Gale du Lama. — Transmissible à l'Homme; troubles graves.

Gale du Porc. — Transmissible à l'Homme; s'éteint quelquefois spontanément et ne dure pas plus d'une quinzaine de jours; ne cède, d'autres fois, qu'à un traitement approprié.

Gale du Loup. — Le Sarcopte qui la détermine vit aussi sur plusieurs autres grands Carnassiers; il peut vivre sur le Cheval, comme l'a montré Mégnin. C'est cette variété qui déterminerait chez l'Homme la variété de gale dite *norvégienne*. (V. p. 549, en note.)

Gale du Chien. — Transmissible à l'Homme; l'éruption est parfois très fugace, mais souvent elle est opiniâtre et tenace; elle ne diffère point par les symptômes de la gale produite par le Sarcopte humain et l'on doit avoir recours au traitement approprié.

Gales du Renard, du Lion, du Wombat. — Seraient transmissibles à l'Homme.

Gale du Chat. — Se communique facilement à l'Homme,

(1) *Recueil de méd. vétérin.*, 1892, p. 511.
(2) *Recueil de méd. vétérin.*, 1892, p. 512, cité par Railliet.

semble ne donner qu'une gale éphémère, qui disparaît spontanément en quelques jours et dure trois semaines au maximum.

*
* *

Nous avons compris dans un unique chapitre les différentes variétés de gale admises par certains pathologistes, mais nous ferons exception pour une variété de gale qui a donné lieu à de nombreuses discussions et dont les caractères dermatologiques sont assez nets, pour qu'on la décrive à part ; c'est la forme appelée, par Hebra, gale norvégienne.

Gale norvégienne. — Cette forme spéciale de la gale, a été observée, d'abord en Norvège en 1848, par Danielssen et Boëk ; elle a été, malgré son nom, retrouvée en diverses régions de l'Allemagne, à Dorpat, à Copenhague, à Constantinople, à Madère et aussi à Paris ; c'est une affection rare. Dans cette maladie il se développe, en différents points de la peau, des croûtes épidermiques jaunâtres ou grisâtres qui ont d'ordinaire de 1 à 6, mais qui peuvent atteindre 12 millimètres d'épaisseur, 30 millimètres même d'après Danielssen (*Scabies crustosa*) : ces excroissances se voient surtout à la paume des mains et à la plante des pieds, on les a même vues à la tête. En même temps, les ongles subissent une dégénérescence particulière, leurs lamelles se cassent et se racornissent, en se détachant des tissus sous-jacents : ils peuvent atteindre une épaisseur de 20 millimètres et croissent très rapidement. Sur la face, le cuir chevelu, le pavillon de l'oreille, existent également des croûtes assez semblables à celles de l'impétigo.

Dans toutes ces croûtes, entre les lamelles de ces ongles altérés, on découvre un nombre considérable de Sarcoptes avec leurs larves et leurs œufs et, au-dessous d'elles, sur la peau, humide et ramollie, on trouve des sillons et des Acares vivants.

Le premier cas observé l'avait été chez un lépreux, d'où la conclusion hâtive qu'il était en rapport avec la lèpre; les cas ultérieurs ont montré que cette forme de gale n'avait pas de rapport avec cette maladie. Les observateurs virent bientôt qu'il s'agissait d'une véritable gale et que ces symptômes extraordinaires étaient produits par le *Sarcoptes scabiei*. Boëk, dans des expériences concluantes, montra que quand la gale norvégienne est inoculée à une personne en bonne santé, les phénomènes produits sont ceux de la gale ordinaire et Robin, qui put étudier les Acariens récoltés lors de l'observation de Second Féréol à Paris, confirma ces données, en déclarant qu'il s'agissait bien du *Sarcoptes scabiei;* Lanquetin fut du même avis.

Mégnin, en 1875, observa une gale du Loup qu'il put transmettre au Cheval, étudia les curieuses modifications que présentent lors de ce changement d'hôte les caractères du Sarcopte et de la dermatose qu'il détermine, et conclut de l'ensemble des lésions observées, que la variété de Sarcopte qui produit la gale norvégienne est celle qui vit sur le Loup. Pour lui, les malades atteints de cette affection ont dû être en contact avec un Loup galeux, vivant ou mort, ou avec ses dépouilles. Railliet (*loc. cit.*, p. 658) soulève des doutes sur les conclusions de Mégnin.

Différents médecins qui ont étudié cette forme de gale (Rigler, Fuchs, Hebra), sont d'accord pour dire qu'elle est due à une excessive malpropreté et à un manque absolu de soins : dans tous les cas observés la maladie remontait à fort longtemps (16 ans, 9 ans, 8 ans, 3 ans dans différents cas) (1).

(1) Voici la liste des principaux documents sur la *gale norvégienne :* Danielssen (D.-C.) et Boëk (W.), *Traité de la Spedalsked ou éléphantiasis*

A côté de ces observations sur la *gale norvégienne* il convient de citer le cas très remarquable observé par Besnier, à Paris, en 1892 (1) : le titre de ce travail en est presque une analyse.

TRAITEMENT. — Le traitement de la gale a nécessairement varié avec l'idée que l'on se faisait de ses causes déterminantes, et nous nous garderons de faire un historique inutile, pour ne nous occuper que du traitement actuel, inspiré par l'exacte connaissance de la cause de la maladie. « La gale, dit le professeur Fournier, guérit sûrement et facilement du jour où l'on s'en occupe. On guérit de la gale sans le danger chimérique de la répercussion, dont on faisait jadis grand bruit au nom de la métastase galeuse qui, disait-on, produit des maladies du cerveau, du cœur, des reins, de la vessie, ou des dermatoses. Ces dangers de « gale rentrée et passée dans le sang, ou de dépôt de gale », ne sont plus exploités que par quelques charlatans (2). »

des Grecs. Paris, 1848, et *Saml. af Jagttag. ov. Hundens Sygdomme*, 1855. — Boëk (W.), *Une nouvelle forme de gale* (Ann. des maladies de la peau et de la syphilis, 1852), et plusieurs autres publications de ces deux auteurs. — Fuchs (C. H.), *Ueb. Scabies crustosa s. norvegica Bocki u. deren Vork. in Deutschland* (Zeits f. rat. Medicin, 1853). — Hebra, *Skizzen einer Reise in Norvegen* et *Beitr. z. Geschichte d. sog. norveg.-Kratze* (Zeitsch. d. k.k. Ges. d. Artze, 1852 et 1853). — Rigler, *Beitr. z. Gesch. d. Norveg.-Krätze* (ib., 1853). — Gumpert, *Ueb. Scabies crustosa* (Inaug. Diss. Wurzb., 1856). — Seggel (C.), *Ueb. d. Scabies norvegica s. crustosa* (Inaug. Diss. Wurzb., 1860). — Second Féréol, *Observ. de gale de forme insolite avec formation de croûtes très épaisses constituées par des millions d'Acarus* (Soc. biol., 1856, p. 97). — Vogel (A.), *Ein Fall v. Scabies crustosa* (Dorpat. med. Zeitsch. 1870). — Finsen, *Jagttag. ang. Sygdomsforsh. i Island*, 1874. — Hebra et Kaposi, *Traité des maladies de la peau*, trad. par Doyon, t. I. — Mégnin (P.), *Parasites et maladies parasitaires*, 1880, p. 305. — Riehl, *Semaine médicale*, 1888.

(1) Besnier (E.), *Un cas de gale anormale, gale rouge croûteuse, avec envahissement de la face, du col et de la nuque, due au Sarcopte de la gale, variété du Cheval. Épaisses concrétions croûteuses de la face et du col avec acariase abondante dans ces régions ; érythrodermie intense généralisée avec miliaire et hyperidrose intense. Absence de concrétions aux aisselles et aux mamelons, qui sont simplement rouges et couverts de miliaire. Sillons imparfaits aux espaces interdigitaux, au pénis et à la face (érythrosarcoptide miliaire croûteuse, équinienne)* (Ann. de dermat. et de syphilig., t. III, 1892, p. 624).

(2) Les accidents de « gale rentrée » doivent être mis sur le compte des

En dehors des moyens rationnels de traitement de la gale, dont nous parlons plus loin et par lesquels les agents médicamenteux vont tuer l'Acarien et ses œufs dans le sillon qu'il a creusé, il en est un dont nous ne parlons qu'à titre de curiosité, puisque nous disposons de moyens infiniment plus sûrs et plus rapides ; ce moyen est également très rationnel et suppose la connaissance exacte de l'Acarien et de ses effets pathogènes : nous voulons désigner le traitement de la gale par l'extirpation du Sarcopte.

Ce procédé semble avoir été pratiqué partout où la gale est très répandue : nous possédons des documents qui attestent du moins son emploi dans des pays très éloignés les uns des autres, nord de l'Europe, en France, Corse et Italie, Madère, la Guadeloupe. Quel en peut être le résultat? Évidemment si la maladie est prise au début, si l'opérateur est aussi patient qu'habile, la guérison peut s'ensuivre et il faut qu'il en soit ainsi, au moins quelquefois, pour qu'on y ait eu si habituellement recours. Nous ne connaissons que fort peu d'observations scientifiques dans lesquelles ce procédé ait été bien suivi. La plus ancienne est celle qui est relatée dans la thèse de Renucci, citée plus haut : elle fut faite par son frère et suivie de guérison ; elle a été publiée d'abord dans la *Gazette des hôpitaux ;* nous la reproduisons en note (1). Au

traitements incendiaires qu'on fait quelquefois suivre aux malades, ou à des lésions viscérales fortuitement développées.

(1) « Ayant reconnu la grande facilité que nos compatriotes avaient à extraire l'Acarus, je me proposais un jour de choisir une jeune personne, dont l'œil exercé à faire cette opération m'était bien connu, pour la prier de parcourir attentivement tout l'individu d'un enfant couvert de gale, et de faire l'extraction de tous les Cirons qu'elle aurait pu rencontrer. En effet, quelques heures après, je fus assuré que l'enfant n'avait plus sur lui aucun de ces insectes. Habillé à 9 heures, et remis entre les mains d'une personne bien portante, cet enfant n'éprouva aucun accident et continua à grandir plein de santé. Ce fait unique, car mes occupations m'empêchèrent de renouveler une semblable opération, me donna à croire que la cause de la gale était dans l'Acarus ; cependant je verrais avec plaisir que quelqu'un voulût extraire cet animalcule, et

dire de Mégnin, Walz et Hertwig ont guéri des animaux galeux par le seul procédé de l'extraction. A l'hôpital de Berlin, Köhler, pratiquant la chasse journalière des Sarcoptes du deuxième au vingt-septième jour, guérit vingt-sept galeux. Nous le répétons, ces faits n'ont plus qu'un intérêt de curiosité.

Les procédés habituellement employés sont autrement sûrs et expéditifs que celui-là.

Le traitement classique, inauguré par Bazin, modifié par Hardy, est le suivant :

1° Le malade, mis complètement à nu, est frictionné énergiquement pendant une vingtaine de minutes avec du savon noir et de l'eau tiède : cette *frotte* doit s'étendre à tout le corps, la tête exceptée.

2° Le malade placé dans un bain d'eau tiède y reste une demi-heure au moins, continuant à se frictionner ; finalement il enlève tout le savon et sort du bain.

3° On enduit alors le malade d'une pommade parasiticide dont nous donnons plus loin la formule et on le frictionne pendant vingt minutes avec cette pommade. Par précaution, le malade doit rester enduit du médicament pendant quatre ou cinq heures ; ses vêtements ayant été passés à l'étuve pour détruire les parasites qu'ils peuvent contenir, il peut les revêtir aussitôt que, par un dernier bain, il s'est débarrassé de la pommade parasiticide (1).

Ce traitement tout à fait rationnel s'explique aisément : la

qu'il entreprît de nouveau ce que je viens de rapporter, etc. » (*Gazette des hôpitaux*, 9 septembre 1834).

(1) La durée totale du traitement pourrait sans doute, dans bien des cas, être notablement abrégée et diminuée des quatre ou cinq heures pendant lesquelles on laisse la pommade acaricide agir sur la peau. A la prison de Lille, par exemple, où les conditions classiques du traitement ne pourraient que très difficilement être réalisées, les malades ne restent guère englués de pommade parasiticide que pendant une vingtaine de minutes, et je compte fort peu d'insuccès.

frotte au savon noir a pour but de ramollir l'épiderme et, par l'enlèvement de toute sa matière grasse, de le préparer à absorber le médicament ; les bains agissent dans le même sens ; le frictionnement avec la pommade fait pénétrer l'agent actif dans les sillons et dans les points où peuvent se trouver les larves ; Acariens et œufs sont ainsi imbibés de poison et meurent. Quand le traitement est bien fait il ne peut y avoir aucune récidive ; d'habitude les malades accusent de nouvelles démangeaisons au bout de quelques jours, mais ces phénomènes ne persistent pas et ils sont dus sans doute à l'élimination, par une voie ou par une autre, des cadavres de Sarcoptes et de leurs œufs, qui sont restés enfouis dans la peau.

Dans la méthode de traitement que nous venons d'indiquer, l'agent parasiticide est la pommade dite d'Helmerich, dont voici la formule :

Soufre sublimé lavé..................	10	grammes.
Carbonate de potasse................	5	—
Eau distillée...........................	5	—
Huile d'amandes douces.............	5	—
Axonge..................................	35	—
M. s. a.		

Cette préparation, dont on prend pour une *frotte* de 100 à 125 grammes, a eu et a encore une grande réputation, mais elle est très irritante pour la peau, elle contient trop de soufre et de carbonate de potasse : Hardy l'a modifiée comme suit :

Fleur de soufre........................	2	parties.
Carbonate de potasse................	1	—
Axonge..................................	12	—

Ce mode de traitement donne des résultats excellents : c'est à peine s'il échoue sur 3 ou 4 p. 100 des malades, qui doivent alors le recommencer, mais il a l'inconvénient d'être rude. Aussi différents praticiens ont-ils cherché des formules qui atteignent le même résultat sans que le malade en souffre. Citons quelques-unes d'entre elles, comme l'*onguent citrin du Codex*, dont la base active est le nitrate de mercure. Cette pommade d'une efficacité réelle, dit Hardy, est assez fréquemment conseillée par des pharmaciens et des empiriques; les médecins s'en servent peu à cause de la salivation, qui suit souvent son emploi en frictions.

La célèbre pommade de Bourguignon (1) a la formule suivante :

Essence de lavande	ãã	2 grammes.
— de menthe		
— de girofle		
— de cannelle		
Gomme adragante	4	—
Carbonate de potasse	30	—
Fleur de soufre	90	—
Glycérine	180	—

Cette préparation, d'odeur agréable, est d'un prix trop élevé pour les malades peu aisés (2).

En Allemagne on emploie beaucoup la pommade de Wilkinson, modifiée par Hebra :

Fleur de soufre	ãã 180	grammes.
Huile de cade		
Axonge	ãã 500	—
Savon noir		
Craie	120	—

Dans cette préparation, le savon noir est destiné à ramollir

(1) Bourguignon, *Avantages de la substitution de la glycérine aux corps gras, comme excipient des agents antipsoriques* (Bull. de Thérap., t. XLIX, 1855, p. 481).

(2) Le professeur Fournier formule ainsi la lotion de Bourguignon qu'il préconise dans la clientèle privée :

Glycérine	200	grammes.
Gomme adragante	5	—
Fleur de soufre	100	—
Sous-carbonate de potasse	35	—
Essence de lavande	ãã	1gr,50.
— de menthe		
— de cannelle		
— de girofle		

l'épiderme, la craie à déchirer les sillons, pour atteindre plus facilement l'Acare. Il est donc inutile, avant de s'en servir, de faire des applications destinées à ramollir l'épiderme.

Kaposi (1) a vanté l'emploi du naphtol, dont Hardy vante les avantages :

Napthol	10 grammes.
Alcool	q. s. p. liquéfier.
Vaseline	100 grammes.

On fait des frictions générales matin et soir, et au bout d'une quinzaine de jours et même beaucoup moins, la guérison est obtenue. Pommade nullement irritante.

On a essayé de remplacer ces diverses pommades par des préparations liquides :

Cazenave, par exemple, a proposé une solution d'iodure de soufre :

Iodure de soufre	15 grammes.
Eau	1 litre.

Vleminckx a donné une formule employée communément en Belgique :

♃ Chaux vive	500	grammes.
Fleur de soufre	250	—
Eau de fontaine	2500	—

Faire fondre dans un vase en fer et agiter avec une spatule jusqu'à mélange parfait.

Le traitement se pratique ainsi : 1° friction générale au savon noir par tout le corps ; 2° bain tiède simple durant une demi-heure ; 3° friction générale avec la solution, qu'on laisse sécher sur le corps pendant un quart d'heure ; 4° immersion et lavage du corps dans un bain.

(1) Kaposi, *Leçons sur la pathol. et la thérap. des mal. de la peau*, trad. et annot. par Besnier et Doyon. Paris, 1881.

Dans les hôpitaux de Vienne on donne la préférence au traitement lent, qui exige l'hospitalisation du malade pendant trois à cinq jours pour les hommes et cinq à sept pour les femmes :

Naphtol	15	grammes.
Savon noir	50	—
Craie	10	—
Axonge	100	—

Tous ces remèdes réussissent à peu près également bien (1) ; nous pourrions en citer beaucoup d'autres, analogues ou très différents par le principe acaricide (pétrole, jus de tabac, etc.), mais sans aucune utilité ; nous devons pourtant faire une mention spéciale du baume du Pérou, dont nous avons pu personnellement apprécier les avantages :

Baume du Pérou. — Un des meilleurs moyens de guérir la gale consiste dans l'emploi du baume du Pérou, préconisé par Giefert (1862) ; ce n'est pas ici un remède banal, comme tant d'autres qui ont été recommandés dans cette maladie ; le baume du Pérou s'est montré supérieur à la plupart des autres et des milliers d'observations ont confirmé son efficacité.

Burchardt a démontré que le baume du Pérou est un poison violent pour les Acares et qu'il exerce aussi son action sur les

(1) Dans l'emploi des remèdes précédents, nous avons supposé que l'état des téguments du malade permettait d'employer les *frottes*, le traitement énergique, mais il peut arriver que, en conséquence de sa gale, le malade soit couvert de lésions étendues, déterminées par un eczéma enflammé, des furoncles, de l'ecthyma, des lymphangites, etc., auquel cas les frottes seraient extrêmement douloureuses à appliquer, et augmenteraient l'intensité des phénomènes inflammatoires, ou bien encore certains états généraux, grossesse, affections cardiaques, etc., pourront contre-indiquer les moyens rapides : dans ce dernier cas on emploiera les procédés lents dont nous avons indiqué quelques-uns. Dans le premier cas, il faudra naturellement améliorer l'état des téguments par des bains appropriés, l'emploi des cataplasmes, des pommades à l'oxyde de zinc et autres remèdes indiqués par les lésions, avant de procéder au traitement. — Les enfants très jeunes ne peuvent non plus être traités par les préparations soufrées, mais des frictions répétées au baume du Pérou et au styrax, peuvent suffire pour amener une guérison complète.

œufs de cet animal (1). C'est cette substance qui a été employée pour guérir la gale dans l'armée allemande pendant la guerre de 1870.

On recommande de faire prendre au malade un bain général, destiné à nettoyer et à ramollir un peu l'épiderme, puis on frictionne toute la surface du corps avec le baume, en insistant principalement sur les parties qui sont le siège de prédilection des Sarcoptes; 50 gouttes de baume suffisent amplement pour une friction complète et générale; on doit y revenir une seconde fois et, chez les individus peu soigneux de leur personne, on renouvelle ces frictions jusqu'à quatre et six fois. Pendant ce temps, le malade ne doit pas changer de linge, dit-on (!!). Au bout de deux jours, nouveau bain de propreté, le malade change de linge.

Nous avons eu souvent l'occasion d'appliquer le traitement au baume du Pérou, qui vaut mieux, à notre sens, que le traitement classique par la pommade d'Helmerich plus ou moins modifiée et qui présente quelques avantages sur celui-ci ; nous le modifions en ce sens qu'au lieu d'un simple bain général, nous faisions donner à nos malades une frotte générale avec le savon noir, pour préparer la peau à l'imprégnation par le baume. Dans presque tous les cas, une seule opération suffit et le malade remet ses vêtements, qu'on a fait passer à l'étuve pendant ce temps.

Le baume styrax peut, dit-on, remplacer le baume de Tolu pour le traitement de la gale (2).

*
* *

Il faut dire maintenant, pour terminer ce qui a trait à la

(1) Burchardt, *Ueb. die Behandl. der Krätze mit Perubalsam* (Ann. d. Charit. Krankheit.... zu Berlin, 1865).

(2) Pastau, *Styrax gegen Krätze* (Berl. klin. Wochenschrift, 1865).

médication contre la gale, que, le traitement parasiticide achevé, il faut employer les moyens thérapeutiques indiqués contre les diverses éruptions concomitantes, donner au malade des bains d'amidon, employer les pommades calmantes, etc.

Nephrophages sanguinarius.

Miyake et Scriba (1) ont publié un cas de fibrinurie et hématurie, chez un homme de 37 ans devenu très anémique, originaire de la province d'Awa (Japon); on trouva dans son urine, dans l'espace de huit jours, 24 Acariens, tous morts, tant mâles que femelles, six œufs et des dépouilles hexapodes; le traitement par l'ergot de seigle fit disparaître les symptômes pathologiques et on ne retrouva plus d'Acariens. Les auteurs concluent de leurs observations que le parasite vit dans le rein; ils le considèrent comme nouveau pour la science et comme la cause de la fibrinurie qui s'observe dans beaucoup de pays tropicaux et dans le S. du Japon. Cet Acarien, qu'ils appellent *Nephrophages sanguinarius*, se rapprocherait surtout du *Dermatocoptes communis*; malgré la présence d'yeux très nets; « le mâle, disent-ils, est d'un quart plus petit que le *Sarcoptes communis* ; la femelle, bien développée, est presque de la même taille que cette espèce; les deux sexes sont d'un tiers moins larges.

Mais rien de ce que nous savons sur les Acariens ne nous autorise à croire que les animaux en question puissent vivre dans le rein, sous une forme si semblable à celle des espèces libres ; il faut admettre *a priori*, jusqu'à plus complète information, qu'il s'agit ici d'un Acarien introduit accidentellement dans l'urine observée ; nous avons cité, à propos des Tyrogly-

(1) Miyake (H.) et Scriba (J.), *Vorläufige Mittheilung üb. einen neuem menschlichen Parasiten* (am der chirurg. Klinik d. kaiserl. Univ. in Tokio, Japan) (Berl. klin. Wochenschrift, Band, XXX, 1893, p. 374).

phes, plusieurs de ces faits de faux parasitisme et il nous paraît qu'il faut y joindre celui-ci.

Chorioptes bovis (1).

Le genre Choriopte, du groupe des Sarcoptides, est caractérisé par le corps ovalaire, le rostre légèrement conique, aussi large que long, sans joues, les pattes longues, épaisses, à larges ventouses portées par un pédicule simple et très court. Les mâles possèdent deux lobes abdominaux, parfois très réduits, et deux ventouses copulatrices.

L'espèce la plus connue (*Chorioptes bovis*) vit en colonies, à la surface des téguments des animaux, sans creuser de sillons; nous en reproduisons la description d'après Railliet :

Rostre à moitié caché par l'épistome. Face supérieure du céphalothorax offrant un plastron grenu, s'étendant de l'épistome au niveau de l'insertion de la seconde paire de pattes et deux fois plus large en arrière qu'en avant. *Mâle* à corps prolongé en arrière par deux lobes abdominaux rectangulaires, portant à leur extrémité chacun quatre longues soies, une externe libre et trois réunies en faisceau, dont une normale, les deux autres accolées et superposées, étant élargies en une mince membrane foliacée. Les quatre paires de pattes pourvues d'ambulacres à ventouse, la quatrième paire courte, grêle. *Femelle ovigère* offrant à la face inférieure du céphalothorax un tocostome à lèvres plissées, dont les commissures s'appuient sur deux pièces arquées, dirigées en arrière; pattes de la troisième paire sans ambulacre, terminées par deux soies. *Femelle pubère* plus petite, sans tocostome, mais avec une longue fente anale et deux tubercules copulateurs; pattes de la quatrième paire terminées par une soie. *Nymphe* sans tubercules copulateurs. Larve hexapode, ayant les pattes de la troisième paire terminées par deux soies; ovipare.

Il existe plusieurs variétés de cette espèce : *equi*, *bovis*, *capræ*, *ovis*, *cuniculi*.

(1) Syn. : *Sarcoptes bovis*, Hering, 1845; *Symbiotes equi* et *bovis*, Gerlach, 1857; *Ch. capræ*, Gerv. et Ben., 1859 ; *Dermatophagus symbiotes*, Verh., 1862 ; *Symbiotes spathiferus*, Mégn., 1872.

Bogdanoff a décrit sous le nom de *Dermatophagoides Scheremetewskyi*, des Acariens que l'on s'accorde à rapporter à cette espèce et que Schérémétewsky dit avoir trouvés plus de vingt fois sur des galeux à Moscou, à la surface de la peau et une fois chez un malade atteint de *herpes farinosus* (1). Zürn aurait trouvé le même animal sur la peau de la tête dans un cas d'alopécie (2). Il ne s'agirait là que de faits pour ainsi dire accidentels.

Cependant nous avons fait il y a quelques années une observation que nous n'avons pu répéter, mais qui montre que le Choriopte peut, dans notre espèce, ne pas vivre seulement à la surface de la peau. En cherchant des *Demodex* sur des étudiants, nous avons trouvé, *dans les follicules sébacés* du nez de l'un d'eux, trois Acariens appartenant sans nul doute au genre *Chorioptes* et probablement à l'espèce *bovis;* deux individus furent égarés ; le troisième, qui est en notre possession, est une nymphe octopode femelle, sur le point de muer ; il mesure 330 μ de long, la plus grande largeur est atteinte entre les deux groupes de pattes et s'élève à 150 μ ; les pattes antérieures mesurent 90 μ jusqu'au tarse et les antérieures 85 jusqu'au même organe ; la fente génitale mesure 30 μ de long. L'étudiant sur lequel j'ai trouvé cet Acarien, hébergeait aussi des colonies de *Demodex*, il était séborrhéique et avait au visage de nombreux boutons d'acné ; il fréquentait beaucoup chez un maquignon.

Demodex folliculorum.

Les *Demodex* forment un genre type d'une petite famille qu'ils constituent entièrement. Ce sont des Acariens dégradés, devenus vermiformes, chez lesquels l'abdomen, strié en

(1) Bogdanoff (A.), *Deux Acariens trouvés par M. Schérémétewsky sur l'Homme* (Bull. Soc. imp. natur., Moscou, t. XXXVII, 1864, p. 341).
(2) *Bericht. d. med. Gesellsch. in Leipzig*, 1877, p. 38.

travers dans toute son étendue, s'est très développé chez l'adulte et est devenu distinct du céphalothorax, comme cela se passe, d'ailleurs, chez d'autres formes parasitaires (*Pediculoides*); les pattes, au nombre de quatre paires chez l'adulte, sont raccourcies, formées de trois articles seulement; elles sont remplacées par trois paires de tubercules chez la larve; les palpes sont formés de deux articles; les mandibules sont styliformes. La forme des crochets des pattes du *Demodex* rappelle celle des crochets des Ténias et aussi celle des Linguatules, mais c'est près de ces derniers animaux qu'il faut classer ce genre.

Le genre *Demodex* paraît ne comprendre qu'une seule espèce, *Demodex folliculorum* (1), qu'on trouve fréquemment sur l'Homme, mais qui se rencontre aussi, sous des aspects un peu différents, chez le Chien, le Renard, le Chat, le Porc, le Bœuf, la Chèvre, le Mouton, le Cerf, le Rat, le Campagnol; elle vit dans les glandes sébacées et les follicules pileux de ces diverses espèces animales; on l'a trouvée à toutes les époques de l'année (2).

C'est un animal qui, pris chez l'Homme, a le corps allongé, s'amincissant en arrière, absolument glabre; le mâle mesure 300 μ de long, la femelle 350 à 400 μ : c'est l'accroissement de l'abdomen qui la rend plus longue que le mâle; pour la plupart des auteurs, le *Demodex* est ovipare; Wedl et Mégnin le disent vivipare. De l'œuf, qui mesure 60 à 80 μ de long sur 40 à 50 de large, sort une larve hexapode, qui devient octopode à la suite d'une première mue; une seconde mue la rend semblable à l'adulte et elle n'a plus qu'à développer son

(1) *Acarus folliculorum*, Simon (C.); *Demodex folliculorum*, Owen; *Macrogaster platopus*, Miescher; *Simonea folliculorum*, Gervais; *Entozoon folliculorum*, id., 1847; *Steazoon folliculorum*, Wilson (Er.), 1845.

(2) C'est d'ailleurs le cas pour la plupart des parasites qui s'abritent dans les organes des animaux d'organisation élevée, où ils sont à l'abri de tous les changements de saisons.

appareil reproducteur. Tous les observateurs, à la suite de Simon, ont reconnu que les individus sexués sont rares et d'ailleurs difficilement reconnaissables, au milieu des autres stades ; les larves sont de beaucoup plus nombreuses, et la raison de ce fait n'est pas encore très bien expliquée.

C'est Henle qui a trouvé le premier le *Demodex* dans les follicules pileux du conduit auditif externe d'un cadavre humain, mais il s'est borné à l'indiquer très imparfaitement (1),

L'année suivante, Simon découvrit cet animal, par hasard, en examinant le contenu de pustules *d'acné;* il publia sur ce parasite des détails très circonstanciés et son travail est très remarquable, pour l'époque à laquelle il a été fait ; Simon a reconnu en particulier les diverses phases du développement de l'Acarien (2).

Aussitôt après la découverte de Simon, une foule d'observateurs se mirent à étudier le nouveau parasite. Owen le premier le sépara nettement des autres Acariens parasites; citons encore Valentin, Leydig, Wedl, Majocchi, Gruby, Wilson, Miescher, Erdl, Mégnin, pour nommer seulement ceux qui ont étudié le *Demodex* humain et, à des titres divers, ont augmenté plus ou moins nos connaissances au sujet de cet animal (3). De nombreux vétérinaires ont aussi apporté un

(1) In *Beobachter aus der Œstlichen Schweiz*, décembre 1841.

(2) Simon (G.), *Sur les Acares qui vivent dans les follicules pileux de l'Homme en santé et en maladie* (Arch. de méd. comp., t. I, 1843, p. 45). — Le mémoire original in *Arch. f. Anat. u. Phys. u. wiss. Med.*, 1842, p. 218.

(3) Owen, d'après Tulk, *Demodex folliculorum* (Ann. a. Mag. of nat. hist., 1844). — Wilson (Er.), *Researches into struct. and develop. of a new cutaneous parasite, the Entozoon folliculorum* (Phil. Transact. of the Roy. Soc. London, 1844). — Miescher (L.), *Ueb. ein neuen Parasiten des menschl. Haut* (Verhdl. d. Baseler naturf. Gesells., t. V, 1842). — Erdl, *Ueb. Acarus folliculorum* (Anzeig. d. k. baierischen Akad., t. XVII, 1843). — Valentin (G.), *Repertorium f. Anat. u. Phys.*, t. VIII, 1843. — Leydig, *Ueb. Haarsackmilben u. Krätzmilben* (Arch. f. Naturg., t. XXV, 1859). — Darin, *Lettre sur le Demodex ou Acarus des follicules* (Gaz. des hôp., 1874, p. 807 (sans aucun intérêt). — Gruby, *Sur les animalcules parasites des follicules sébacés* (C. R. Acad. des sc., t. XX, 1845). — Wedl (C.), *Ueb.*

appoint considérable à l'étude du genre Demodex, et c'est l'ensemble de ces travaux que nous résumerons rapidement.

Le Demodex se rencontre fréquemment sur l'Homme; il s'observe à tout âge, sauf chez les très jeunes enfants. Cependant Geber en a trouvé chez des enfants de deux à quatre ans. Les statistiques données au sujet de sa fréquence sont peu concordantes, mais il faut tenir compte de ce qu'il est rare qu'on le cherche dans tous les points où il pourrait se trouver et que l'examen se borne souvent aux follicules sébacés du nez, où de fait il semble se rencontrer plus souvent qu'ailleurs. Gruby dit l'avoir trouvé quarante fois sur soixante, mais Mégnin, qui a cherché le Demodex sur des soldats provenant de diverses régions de France, ne l'a trouvé que sur un dixième des hommes observés; d'après les recherches que nous avons faites à plusieurs reprises sur des étudiants habitant le département du Nord, nous serions plus porté à admettre la statistique de Mégnin; ces différences dans la statistique sont peut-être dues simplement à ce que le parasite est plus rare en certains pays qu'en d'autres.

On rencontre surtout cet Acare en grand nombre chez les personnes dont la sécrétion sébacée est abondante, mais on le trouve aussi chez des individus qui n'ont pas de séborrhée, dans les follicules sébacés et pileux du visage, sur le nez, aux lèvres, au front, aux joues, sur la peau des organes génitaux externes et derrière l'oreille, mais surtout dans la matière renfermée dans les comédons. Dans les follicules ils sont en général placés vers l'orifice, la tête tournée du côté du fond, au nombre de trois à quatre, mais on a trouvé parfois dans un seul follicule dix et même treize Acariens.

die Haarsackmilbe (Zeitsch. d. Gesell. d. Aertze zu Wien, t. IV, 1847). — Majocchi, *L'Acaro dei follicoli nelle glandole Meibomiane dell' Uomo* (Atti d. Accad. di med. di Roma, t. V, 1879). — Mégnin (P.), *Mém. sur le Demodex folliculorum* (Journal de l'anat. et de la phys., 1877, p. 97, et aussi *Parasites et maladies parasitaires*, 1880), etc.

Pour arriver à les découvrir, il suffit de presser le contenu des follicules sébacés et de le placer sous le microscope après l'avoir délayé dans un peu d'huile. Souvent on voit les Acares animés de mouvements très vifs lorsqu'ils ont été recueillis récemment ; Henle dit les avoir trouvés encore vivants six jours après la mort de leur hôte.

Le Demodex n'exerce pas d'action nocive évidente sur la peau de l'Homme. Pour quelques auteurs, on ne peut en aucun cas l'accuser d'être la cause de l'acné, des comédons ou de la séborrhée. On peut, dit-on, le trouver en abondance chez des personnes indemnes d'acné et de séborrhée et les voir rarement, au contraire, chez des individus affectés de ces lésions de la peau ; cela est parfaitement exact autant que ma propre expérience puisse me permettre de conclure. Pour d'autres, au contraire, c'est quand ces animaux se trouvent en nombre exagéré dans les conduits des glandes sébacées qu'il se produit une pustule acnéique. Il faut admettre, au total, que le Demodex chez l'Homme est indépendant de l'acné, ce qui n'empêche qu'il ne puisse être plus abondant à l'occasion dans les pustules d'acné que dans les follicules sains, beaucoup moins amples et ne se prêtant pas à leur multiplication sur place.

Il est bien certain que le *Demodex* semble ne pas se trouver chez l'Homme dans des conditions normales, tant il s'y multiplie lentement, sans causer de lésions appréciables, sans montrer de tendance envahissante ; ces faits sont d'autant plus remarquables qu'il est loin d'en être ainsi quand il vit chez d'autres espèces animales, comme le Chien et le Cochon, encore que, chez ce dernier, il semble ne pas altérer sérieusement la santé générale.

Nous avons dit plus haut que les Demodex qu'on trouve chez les animaux domestiques sont sans doute de la même espèce que ceux de l'Homme : on a tenté de faire développer les Demodex de l'Homme sur ces animaux et inversement, mais les résultats semblent jusqu'ici n'avoir donné que des résultats douteux ou négatifs. Ces faits sont analogues à ce que l'on a observé pour le *Sarcoptes scabiei* (v. p. 525); les expériences sont à reprendre, elles sont fort délicates à mener, et dans ce cas aussi, il faudrait voir ce que donnerait la culture de ces formes transplantées sur d'autres animaux pendant plusieurs générations. Nous avons déjà insisté sur ce point.

Mais si le Demodex peut être considéré comme inoffensif pour l'Homme, il ne se comporte pas de même, avons-nous dit, sur tous les animaux; fort commun sur le Chien, il détermine chez cet animal une grave affection connue sous le nom de *gale folliculaire* (1). Chez le Chien, le Demodex peut quitter les follicules et se loger dans le derme et le tissu conjonctif sous-cutané.

Jusqu'à présent, Zürn est le seul observateur qui ait signalé la contagion de cette maladie du Chien à l'Homme (2).

(1) Cette maladie, dit Railliet, débute souvent par la tête, et en particulier par le pourtour des yeux, pour s'étendre peu à peu dans les autres régions du corps. Elle se traduit par la formation de pustules d'acné, s'accompagnant d'une dépilation plus ou moins marquée...; elle est très dangereuse pour le Chien qu'elle conduit le plus souvent au marasme et à la mort. Elle est, sauf lorsqu'elle est encore localisée ou qu'elle revêt la forme squameuse, difficile à guérir. La transmission du Chien au Chien se manifeste d'une façon beaucoup moins nette que dans les gales sarcoptiques, sans doute à cause de la situation profonde des parasites et peut-être aussi, semble-t-il, parce que ceux-ci ont besoin, pour se développer, d'un terrain particulièrement favorable. Il est curieux de constater, en effet, combien sont variables les résultats obtenus dans les essais de transmission d'un animal à l'autre, soit par cohabitation, soit par dépôt direct du parasite sur la peau (*Zool. méd. et agric.*, 2e éd., p. 636). — Il nous paraît qu'il doit être, en effet, très difficile de placer des animaux délicats comme ceux-ci, dans des conditions où ils puissent pénétrer facilement dans les follicules où seulement ils peuvent vivre, et cette difficulté de transport explique suffisamment comment ces gales sont de contagion beaucoup plus restreinte que les gales sarcoptiques. — Laulanié (J.) a publié une très intéressante observation sur la gale démodectique du Chien : *Sur une pseudo-tuberculose cutanée du Chien provoquée par le Demodex folliculorum* (C. R. Soc. biol., 1884, p. 658).

(2) Zürn, *Ueb. Milben, die Hautkrankheiten bei Hausthieren hervorrufen*

Le cas cité par Zürn, dit Railliet, est un fait absolument extraordinaire, si l'on songe que dans les Écoles et infirmeries-vétérinaires, on panse chaque jour et sans prendre les moindres précautions, des animaux atteints de cette maladie et qu'aucun autre cas analogue n'a jamais été relevé. — Sans prendre parti dans la question, on peut répondre à cette objection qu'il en est ainsi du Sarcopte de la gale pour les médecins et infirmiers qui soignent les galeux, et que d'autre part, par suite de son genre de vie et de sa structure, en particulier par la conformation de ses pattes, extrêmement courtes, dépourvues de ventouses, cette espèce doit pouvoir, plus difficilement que les autres Acariens, passer d'un hôte à l'autre.

Traitement. — Contre les pustules d'acné dont quelques auteurs attribuent la production au Demodex, on recommande l'eau de savon, la pression avec sortie du comédon, qui entraîne les Acares et, au besoin, quelques lotions d'eau légèrement chargée de sublimé corrosif (Cazeneuve) ; « j'ai employé aussi et avec succès, dit Laboulbène, dans un cas d'acné rebelle du front avec constatation du Demodex, la pommade au calomel, au 1/10 ». Il est clair que des substances de cette nature doivent tuer au passage les Demodex qui quittent le follicule qu'ils habitent, pour passer dans un autre.

Linguatules ou **Pentastomes.**

Les Linguatulides forment un ordre de la classe des Arach-

(Wien, 1877, p. 31). Voici le passage relatif à cette question : « Acarus folliculorum canis geht aber zuweilen auf Menschen über, welche Hunde, die an der Acarusräude leiden, pflegen ; Verfasser dieser Artikels sah bei einem Thierartzt, einem Kutscher und einer Frau, welche Hunde, die mit Haarsackmilbenräude behaftet waren, behandelten und pflegten, einem sehr zuckenden, pustulösen Hautausschlag an Händen und Füssen auftreten ; in den Eiterpfropfen und Pusteln war Acarus folliculorum. »

nides fort peu nombreux en espèces ; ce sont des animaux dégradés par le parasitime, qui ont l'aspect vermiforme et sont dépourvus de pattes, mais dont la bouche est accompagnée de deux paires de crochets. Pendant longtemps classés parmi les Vers, ces parasites, grâce à l'étude de leur embryogénie, ont été enfin rangés parmi les Arthropodes, et c'est avec les Acariens que sont leurs véritables affinités ; il serait intéressant de savoir si leurs analogies avec les *Demodex* (forme des crochets, forme générale du corps) sont dues purement à une simple convergence, déterminée par un genre de vie assez analogue, ou si elles sont dues à des affinités morphologiques, mais rien jusqu'ici ne permet de trancher cette question.

Quoi qu'il en soit, les Linguatules ne sont connues que depuis la fin du siècle dernier ; la première espèce fut trouvée en 1763 par Wrisberg dans les narines d'un Chien ; Chabert, que l'on a considéré comme l'auteur de la découverte des Linguatules, la retrouva vingt-cinq ans plus tard dans les mêmes organes du Cheval et du Chien, et, frappé par ses caractères extérieurs, il la nomma *Ténia lancéolé ;* en 1789, Abildgaard décrivit et figura sous le nom de *Tænia caprina* une deuxième forme qu'il avait trouvée à la surface du foie d'un Bouc, et la même année, Frœlich rencontra, dans les poumons d'un Lièvre, une troisième espèce qu'il appela *Linguatula serrata.* Les deux premières espèces furent placées par Zeder dans un genre de Ténias qu'il appelait *Alysis*, et il changea le nom de la troisième pour en faire le genre *Polystoma*, prenant pour autant de bouches, les cavités dans lesquelles l'animal rétracte ses crochets. Un peu plus tard (1799) Humboldt trouva dans le poumon d'un Serpent à sonnette, en Amérique, une autre espèce qu'il appela *Porocephalus crotali*, après en avoir d'abord fait un Échinorhynque, puis un Distome.

Plus tard encore, Rudolphi créa le genre *Prionoderma* pour le Ténia lancéolé de Chabert, mais il finit par classer cette espèce avec les autres formes connues, dans son genre *Pentastomum*. A partir de cette époque, les naturalistes adoptèrent pour ces différentes formes, tantôt le vocable *Linguatula*, tantôt celui de *Pentastomum*, la priorité appartenant incontestablement au premier de ces noms.

C'est à Leuckart qu'on doit les plus remarquables travaux qui ont été faits sur les Linguatules. A côté de l'illustre helminthologiste, il faut citer Stiles, dont les publications sur les Linguatules sont aussi des plus importantes (1).

Ces animaux ont le corps vermiforme, plat ou arrondi, avec des étranglements dans toute la longueur qui lui donnent un aspect annelé (2); la bouche est située à la partie antérieure du corps, au côté ventral, et elle est accompagnée par deux paires de crochets soutenues par un appareil chitineux spécial; l'intestin va en droite ligne jusqu'à l'anus qui est terminal. L'appareil nerveux est formé d'un anneau œsophagien avec ganglions médians d'où se détachent les nerfs ; il n'y a pas d'organes des sens ni d'appareil circulatoire et respiratoire. Les sexes sont séparés : après l'accouplement le corps de la femelle s'accroît considérablement.

Deux espèces de Linguatules ont été jusqu'ici trouvées chez l'Homme et seulement à l'état larvaire ; ce sont toujours des animaux rares, relativement à la fréquence de beaucoup d'autres parasites, des Cestodes, par exemple (3).

(1) Leuckart (R.), *Bau u. Entwickelungsgeschichte der Pentastomen*, 1860, et *Die menschl. Parasiten*. — Stiles (C. W.), *Bau u. Entwickel. v. Pentastomum proboscideum und Pentast. subcylindricum* (Zeits. f. Wiss. Zool., t. LII, 1891, p. 85-157, pl. 7 et 8, avec un index bibliographique complet jusqu'en 1891). — Id., *Sur la biologie des Linguatules* (C. R. Soc. biol., 16 mai 1891).

(2) Il faut se garder de prendre ces étranglements pour des anneaux; les Linguatules ne sont pas annelés, comme cela ressort de leur étude anatomique.

(3) Dujardin, en faisant remarquer que les Linguatules ne vivent

1° Linguatula rhinaria.

Cette espèce a le corps déprimé, arrondi en dessus, marqué de faux anneaux serrés qui lui donnent, jusqu'à un certain point, une vague ressemblance avec un Cestode, l'extrémité antérieure est large, et le corps s'atténue en arrière; le mâle est long de 18 à 20 millimètres, large en avant de 3 millimètres et en arrière d'un demi-millimètre; la femelle est longue de 8 à 10 centimètres, large d'environ un centimètre en avant et de 2 millimètres à l'autre extrémité; les œufs, qui sont ovoïdes, mesurent 90 μ de long sur 70 μ de large.

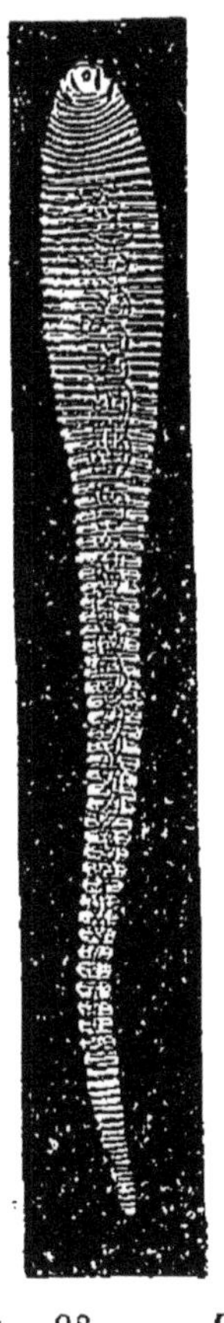

Fig. 98. — *Linguatula rhinaria*, grandeur naturelle.

A l'état adulte que nous venons de décrire, cet animal habite les cavités nasales de divers Mammifères, principalement des Carnivores, surtout le Chien, beaucoup moins communément chez le Loup, et rarement chez le Renard (Moniez), rarement aussi chez le Cheval, le Mulet, la Chèvre. A l'état larvaire on le trouve dans les viscères de beaucoup de Mammifères, en particulier de tous nos animaux domestiques. C'est Leuckart qui a fait la lumière sur les rapports entre ces larves et les adultes, par des expériences remarquables et par une étude approfondie du développement des larves.

jamais dans l'intestin, mais dans les sinus frontaux, le larynx ou les poumons, ou encore dans des cavités séreuses de leur hôte, émet l'idée intéressante que ce genre de vie pourrait expliquer pourquoi, tandis que les autres Helminthes parasites semblent se rencontrer exclusivement dans un même hôte ou dans les espèces d'un même genre d'animaux, les Linguatules vivant au milieu d'une sécrétion indépendante du mode d'alimentation de leurs hôtes, peuvent se trouver dans des animaux de genres très différents. Dujardin, *Hist. nat. des Helminthes*, p. 303.

Voici l'histoire de cette espèce :

L'œuf, dans lequel l'embryon est déjà formé, est entraîné au dehors avec le mucus des cavités nasales, ou projeté sur l'herbe par les éternuements que provoque, chez le Carnassier, la présence du parasite ; si cet œuf tombe sur l'herbe, par exemple, ou sur l'aliment quelconque d'un Herbivore, il peut arriver ainsi dans l'estomac où, sous l'action du suc gastrique, la coque de l'œuf est détruite et l'embryon mis en liberté. Cet embryon, dont la forme est très remarquable (1), traverse, comme le font les larves des Cestodes, les parois du tube digestif et, à la faveur des vaisseaux peut-être, il est emporté dans quelque viscère, foie, poumon, ganglions mésentériques, où on ne le trouve, d'après les expériences de Leuckart, que longtemps après (un mois au moins); là, il s'enkyste, perd son appareil perforateur et ses pattes et ne subit pas moins de neuf mues successives, qui l'amènent progressivement, et en cinq ou six mois, à la forme non sexuée décrite sous le nom de *Linguatula serrata*, et aussi de *Pentast. denticulatum*, alors que l'on ignorait ses rapports avec la Linguatule qui vit dans les narines du Chien (2); on la tenait pour un animal adulte, en raison

(1) Cet embryon diffère totalement des caractères extérieurs de la larve et de l'adulte ; il est de forme ovale, long de 75 μ, large de 50 μ, arrondi dessus, aplati dessous, pourvu de 2 paires de pattes biongulées, inarticulées, longues de 7 μ ; le corps s'effile en arrière pour former une sorte de queue repliée sous la face ventrale, terminée par dix soies raides et courtes ; il existe à la partie antérieure une bouche béante, à laquelle est annexé un appareil perforant ; l'organisation interne est, d'après Stiles, beaucoup plus avancée qu'on ne le croyait jusqu'ici.

(2) La jeune Linguatule mesure alors 4 à 5 mill. de long, sur 1 mill. ou 1mm,3 de large ; le corps est plissé, de couleur blanche, transparent, et semble formé d'environ 80 anneaux, chacun de ces anneaux porte à sa partie postérieure un grand nombre de spicules chitineux striés, à pointe dirigée en arrière, et qui s'opposent à ce qu'il puisse ramper à reculons ; l'organisation interne ne diffère que peu de l'adulte, à la différence que les organes sexuels sont imparfaitement développés ; elle se nourrit de la substance de l'organe dans lequel elle se trouve.

principalement du degré de développement qu'a déjà atteint son appareil reproducteur.

Le jeune animal, sous cette forme, ne reste pas enkysté au même point, mais après quelque temps, il rompt son kyste et tombe dans la cavité péritonéale, pleurale ou intestinale, suivant le point de l'organisme où la larve a évolué : elle peut donc, suivant les cas, s'enkyster de nouveau sur un viscère, être rejetée avec les fèces ou les mucosités bronchiques, peut-être même, dans ce dernier cas, peut-elle gagner les cavités nasales de son hôte et y achever son développement : ainsi pourraient s'expliquer les cas, peu fréquents d'ailleurs, dans lesquels les Linguatules adultes se rencontrent chez des Herbivores (1).

En règle générale, pourtant, il en est des Linguatules comme de la plupart des autres parasites ; l'animal ne devient pas sexué chez l'hôte dans lequel il a évolué toute sa vie larvaire, et il ne peut acquérir ses caractères définitifs que chez un deuxième hôte ; or, c'est d'une manière passive que s'effectue cette migration. Comme cela se passe pour les Cestodes, par exemple, il faut que la portion de la chair de l'hôte qui contient la larve, soit dévorée par un animal carnassier dans lequel elle est apte à achever son développement ; si la larve est encore enkystée, elle est mise en liberté par l'action du suc gastrique, et dans ce cas elle peut gagner les narines en grimpant le long de l'œsophage ; si elle est déjà libre, elle peut s'arrêter dans la bouche, grâce à ses crochets, et elle arrive encore plus vite au point où elle doit se développer. Certains auteurs ont supposé que le jeune animal, arrivé dans l'estomac, en percerait la paroi pour gagner le

(1) C'est l'opinion de J. Chatin, *Notes anat. sur une Linguatule observée chez l'Alligator lucius* (Ann. Sc. nat. Zool. (6), t. XIV, 1882), et de plusieurs autres naturalistes.

poumon et remonter aisément par les bronches dans les narines; ce mode de migration est trop compliqué pour qu'on puisse l'admettre *a priori* et nous préférons, jusqu'à ce qu'il en soit autrement démontré, nous en tenir à ce que nous venons de dire (1).

De toute façon, une fois que la Linguatule est arrivée dans l'organe où elle doit acquérir la maturité sexuelle, elle subit, au bout d'une vingtaine de jours, une nouvelle mue qui lui fait perdre le tégument épineux qui a facilité sa progression dans les tissus et l'animal s'accroît rapidement; après l'accouplement, le corps de la femelle atteint bientôt les fortes proportions que nous avons indiquées et la ponte a lieu. Leuckart a calculé qu'une seule femelle peut donner naissance jusqu'à 500,000 œufs.

Pathologie. — Nous empruntons à Railliet les détails suivants sur la pathologie de la Linguatule adulte :

(1) Cette manière de voir constitue ce qu'on a appelé la migration active des Linguatules, que tout récemment encore v. Ratz se refusait à admettre à moins que comme un fait exceptionnel, concluant que, dans la plupart des cas, la migration est passive. S. v. Ratz, *Von der akt. Wanderung des Pentastomum denticulatum* (Ctrbl. für Bakt. u. Par. 1892, p. 329). Il n'est pas difficile, semble-t-il, d'expliquer pourquoi, dans certains cas, on trouve des larves de Linguatules enkystées dans la cavité générale de l'hôte dans lequel elles devraient avoir pris l'état parfait; il est bien clair que ces larves ne sont pas douées d'un merveilleux instinct qui leur permettrait de se diriger sûrement vers l'œsophage pour gagner les narines : si elles atteignent cet organe, c'est par hasard, au cours de leurs tentatives pour s'échapper de l'estomac ; si elles n'en trouvent pas l'ouverture bien vite, elles percent la paroi stomacale et tombent dans la cavité générale, où, dès qu'elles s'immobilisent, elles sont enkystées par l'hôte et destinées à périr en s'incrustant de matières calcaires. Il se peut même que ce dernier cas soit le plus fréquent, ce qui expliquerait pourquoi les Linguatules sont toujours des animaux relativement rares. C'est pour expliquer la présence anormale, en apparence, de ces larves enkystées, qu'on a imaginé la théorie que nous venons de dire, mais notre explication est peut-être plus rationnelle et semble pouvoir s'appliquer à tous les cas (*).

(*) Plusieurs expériences ont été faites par Gerlach, Stiles, qui ont fait ingérer des larves de Linguatules à des animaux chez lesquels elles *auraient dû* prendre l'état parfait dans l'appareil respiratoire : on les retrouva dans la cavité viscérale.

« Les Linguatules installées dans les cavités nasales n'en occupent pas indifféremment tous les points. Selon la remarque de G. Colin, on ne les rencontre guère qu'au fond des méats, entre les cornets et dans les interstices des volutes ethmoïdales. Par exception cependant, elles peuvent pénétrer dans les sinus frontaux, et parfois on les y trouve à demi engagées. Mais ce n'est guère qu'après la mort de leurs hôtes qu'elles pénètrent, en cherchant à gagner les parties moins refroidies, dans le pharynx et jusque dans le larynx. Enfin, contrairement à l'assertion de Chabert, on ne les voit jamais dans les cellules ethmoïdales. — Mâles et femelles mènent d'ailleurs une vie toute différente, du moins après l'accouplement. Les premiers sont nomades et visitent les différentes régions des cavités nasales, gagnant même l'arrière-bouche et l'entrée du larynx, en quête sans doute de nouvelles amours, mais ayant soin, le plus souvent, de se mettre à l'abri dans les anfractuosités. Quant aux femelles, leur séjour favori est un diverticule assez large et régulier, qui constitue le cul-de-sac du méat moyen. Dans cet antre, elles sont à l'abri des courants respiratoires; de plus, elles paraissent trouver une alimentation abondante dans la sécrétion d'une couche glanduleuse dont la muqueuse est doublée à ce niveau. Les femelles logées dans ce diverticule s'y tiennent en petit nombre, enroulées sur elles-mêmes. Mais on les trouve encore entre cette excavation et la grande volute qui tient la place du cornet supérieur, entre la masse des volutes ethmoïdales et celle des cornets; enfin, mais très rarement, dans le méat inférieur.

« Pour donner une idée de la fréquence de la *Linguatula rhinaria*, il nous suffira de dire que, sur 630 Chiens ouverts à Alfort par G. Colin, 64 en ont offert de 1 à 11 exemplaires, en tout 146 (1).

« Les symptômes par lesquels se traduit la présence de ces parasites n'ont guère été étudiés que chez le Chien. Ils consistent surtout en éternuements saccadés, irréguliers, qui d'ordinaire se manifestent d'une façon soudaine, par exemple lorsque la respiration est activée ou gênée pour une cause quelconque. Souvent ces éternuements s'accompagnent de ronflements sonores, entrecoupés d'arrêts presque complets de la respiration. Enfin, l'animal projette ses pattes sur ses narines, comme pour chercher à se débarrasser d'un corps étranger apportant un obstacle à la respiration. Il est rare que les symptômes s'exagèrent au point d'arriver à ces accès

(1) A Toulouse, dit Neumann, sur une soixantaine de Chiens ouverts pour cette recherche spéciale, 5 seulement nous ont offert des Linguatules dont le nombre variait de 1 à 4.

épileptiformes ou rabiformes, que certains auteurs (Chabert entre autres) ont décrit. »

La *Linguatule rhinaria*, comme nous l'avons dit, se trouve à l'état adulte chez un certain nombre de Carnassiers, et il semble que ces animaux, surtout le Chien, soient leur hôte normal ; néanmoins on l'a trouvée sur un certain nombre d'Herbivores, où sa présence semble accidentelle ; il en est de même d'ailleurs chez l'Homme.

Chez ce dernier, les observations de Linguatules adultes, dans les narines, sont fort rares et tout à fait exceptionnelles, si nous laissons de côté comme douteux le cas fort ancien de Fulvius Angelinus, (1822), il ne reste que l'observation de Laudon :

Il s'agit d'un homme de quarante-deux ans, serrurier à Elbing (Prusse occidentale), qui avait fait la campagne de 1870 ; il était resté dix-huit semaines sous Metz et avait été ensuite envoyé en Normandie. Peu de temps après la campagne, il tomba malade : le foie est très douloureux à la pression, il y a de l'ictère, des troubles gastriques ; le malade traîne jusqu'en 1874, mais les symptômes s'aggravent et il se décide à consulter Laudon, qui porte le diagnostic de périhépatite ; l'appétit était nul, la langue fortement chargée, le pouls était alors à 110 et la température à 39°,5, le foie était peu volumineux. Le traitement fit disparaître les symptômes, sauf l'ictère, mais le malade continua à s'affaiblir.

La maladie avait dès le début présenté une particularité remarquable : les saignements de nez, qui s'étaient montrés un peu après le début et duraient encore lors de l'observation, en 1878, soit pendant sept années et presque sans interruption : ils étaient d'abord faibles et se montraient dans la matinée, ils devinrent ensuite plus abondants et arrivaient d'ordinaire deux fois par jour ; le malade ressentait en même temps une pénible sensation de pression dans la narine gauche ; par de nombreux moyens on essaya d'arrêter ces hémorrhagies ; ce fut en vain. Un beau jour, que la sensation de pression était plus forte que d'habitude, le patient expulsa soudain, après un violent éternuement, une Linguatule vivante.

Le malade reprit les apparences de la santé aussitôt après l'expulsion du parasite, les épistaxis cessèrent définitivement, les phénomènes morbides disparurent, à part une teinte sub-ictérique qui persista.

Le parasite fut remis au professeur Beneke, de Königsberg, qui le reconnut pour la *Linguatula rhinaria.*

L'interprétation de cette observation est difficile; la détermination de la Linguatule n'est pas douteuse, mais quels rapports peut-on établir entre la présence de cet animal et les symptômes décrits? L'affection du foie a-t-elle quelque rapport avec le parasite? Faut-il admettre que le malade a été envahi par un grand nombre de larves qui ont labouré son foie, et dont une seule aurait pu gagner ses narines, se développant ainsi par voie directe? Mais les larves n'auraient pas mis quatre ans pour s'enkyster et toutes à la fois : c'est au bout de quatre ans seulement que la maladie du foie s'est amendée et presque subitement à la suite du traitement. Une autre difficulté est d'admettre que la Linguatule ait pu rester, sept années durant, fixée dans la narine, alors que G. Colin affirme qu'elle disparaît régulièrement du nez du Chien au bout de quinze mois. Il faut peut-être admettre qu'il y a eu coexistence simplement de la Linguatule et de la maladie du foie, que le parasite n'est peut-être arrivé que tardivement chez le malade, que les épistaxis, d'origine hépatique sans doute, au début, se sont continuées du fait du parasite et que l'affaiblissement progressif du malade était le résultat de ses hémorrhagies quotidiennes. Quoi qu'il en soit de cette interprétation du cas de Laudon, il faut noter que les épistaxis ne pourraient être retenues, le cas échéant, comme un signe de la présence du parasite, du moins semble-t-il en être ainsi pour les animaux, et les vétérinaires doutent « que les épistaxis constatées sur des Chiens affectés de Linguatules doivent être rattachées à la présence de ces parasites; elles sont, dans la plupart des cas, sous la dépendance de l'uncinariose intestinale ou de l'anémie essentielle » (Neumann).

*
* *

Linguatula rhinaria a été beaucoup plus souvent trouvée chez l'Homme sous son état larvaire et, d'habitude, c'est à la surface du foie qu'on l'a rencontrée, enkystée ; on l'a observée rarement à la surface d'autres organes (rein, rate, intestin), ou dans la profondeur des tissus ; le kyste est fourni, comme d'habitude, par l'hôte et il a le volume moyen d'un grain de chénevis ; on le trouve sous l'enveloppe de l'organe. C'est Zenker qui l'a observée le premier : « Il en trouva un ou deux individus 9 fois sur 168 autopsies faites à Dresde ; elle aurait été trouvée à Vienne, en quelques semaines, 5 fois sur 20 cadavres ; Virchow l'aurait rencontrée 5 fois à Berlin. Wagner dit qu'on l'a voit 1 fois sur 10 cadavres à Leipzig ; Frerichs l'a trouvée à Breslau, pendant un seul semestre, 5 fois sur 47 cadavres. Ces observations montrent que la Linguatule est un parasite assez fréquent en Allemagne ; elle semble plus rare en Suisse : Klebs dit qu'on la trouve une fois sur 900 cadavres. A Bâle, d'après Zäslein, on la voit 2 fois sur 1914 cadavres. En Russie, Loukin l'a observée 6 fois sur 659 autopsies, à l'hôpital maritime de Cronstadt : 4 des malades étaient originaires du gouvernement de Wologda, un autre de celui de Pskow » (R. Blanchard).

La larve de la *Linguatula rhinaria* n'a pas encore été trouvée chez l'Homme en France.

Dans tous les cas relevés ci-dessus, les Linguatules se trouvaient en très petit nombre et enkystées ; on conçoit que dans ces conditions, on n'ait relevé contre elles aucun accident, aucun désordre de l'organisme (1) ; rien même ne vient révéler

(1) On conçoit qu'il pourrait en être tout autrement si l'Homme se trouvait infesté par un grand nombre de ces animaux ; Chatin a montré,

leur présence pendant la vie et, si on pouvait la diagnostiquer, on serait au reste désarmé contre elles.

Comment les Linguatules peuvent-elles arriver chez l'Homme? la question n'est pas encore complètement élucidée: il est certain qu'il peut être contaminé par des embryons provenant directement du Chien ou tombés sur des légumes ou autres produits souillés par les éternuements du Chien; il est vraisemblable que ce n'est pas seulement de cette manière que le parasite peut s'introduire dans notre organisme, du moins les expériences qui ont été faites sur les animaux permettent-elles de conclure qu'il peut être infesté par des larves contenues dans la viande du Lapin ou d'autres animaux et qui s'enkystent à nouveau.

Bibliographie de la Linguatula rhinaria chez l'Homme.

? FULVIUS ANGELINUS. De verme admirando ex morbi acuti convalescentia per nares egresso (Ravenne, 1610) (extrait par R. BLANCHARD, in Zool. méd., t. II, p. 273).

ZENKER (F. A.). Ueb. einen neuen thier. Parasiten der Menschen (Pent. denticulatum RUD.) (Zeits. f. rat. Medicin, série 2, B. V, 1854, p. 212).

KÜCHENMEISTER (F.). Sur les Linguatules vivant en parasites dans le foie de l'Homme et de plusieurs Mammifères (l'Institut, t. XXIII, 1855, p. 1273 (analyse).

WAGNER (E.). Pentastomum denticulatum in der Niere (Archiv. f. phys. Heilkunde, t. XV, 1856, p. 581).

ID. Pentastomum denticulatum der Milz (Archiv. d. Heilkunde, B. III, 1862, p. 478).

ID. Lehrbuch d. allg. Pathologie, 1876, p. 180.

VIRCHOW (R.). Helminth. Notizen, 1 Zur Verbreit. d. Entozoen (Archiv. f. pathol. Anat., etc., 1856, p. 81). (L'amas d'œufs trouvé dans le foie d'un homme et décrit dans ce travail, provenait d'Ascaris lumbricoides, d'après LEUCKART qui les a observés lui-même.)

pour certaines espèces du moins (*L. oxycephalum*), que ces animaux peuvent être redoutables par la vivacité de leurs mouvements et la promptitude avec laquelle ils creusent les tissus, aussi ne peut-il admettre leur innocuité (Chatin (J.), *loc. cit.*). Heureusement, les embryons sont disséminés et non point rejetés en masse comme c'est souvent le cas pour les Cestodes, dont les anneaux se détachent souvent entiers et, d'autre part, le volume de l'animal adulte empêche qu'il soit avalé par mégarde, amenant ainsi un très grand nombre d'œufs.

GHIRARDINI. Di un Crostaceo parassito dell' Uomo e di alcuni Vertebrati. Diss. inaug., Pavia, 1860. (Je n'ai pas vu ce travail.)

LEUCKART. Loc. cit.

WALTER (H.). Helminthologische Studien (Ber. d. Offenbacher Vereins f. Naturk., B. VII, 1866, p. 51).

PETERSON. Les Pentastomes chez l'Homme (en russe), 1866. (Je n'ai pas vu ce travail.)

COBBOLD (T. Sp.). On the prevalence of Entozoa in the Dog, with remarks on their relation to public health (Journ. of the Linn. Soc. of London, vol. IX, 1867, p. 293).

LAUDON. Ein casuisticher Beitrag z. Etiologie d. Nasenblutungen (Berl. klin. Wochenschrift, B. XV, 1878, p. 730).

LOUKIN. Piatoustnik (Pentastomum denticulatum, Linguatula), Meditsinskia pribavlenia Kmors-Komou sbornikou, t. XVIII, 1878, p. 389 (en russe); cité par R. BLANCHARD.

HAHN et LEFEBVRE. Art. Pentastome, Dict. encycl. des Sc. méd.

Voir aussi les traités classiques sur les parasites de l'Homme ou des animaux, de COBBOLD, LEUCKART, KUCHENMEISTER, ZURN, BLANCHARD, NEUMANN, RAILLIET, etc.

Porocephalus constrictus, Stiles (*Pentastomum constrictum*, v. Sieb., *Linguatula constricta*, Küchen.).

Ce parasite n'est connu jusqu'à présent qu'à l'état larvaire, ou, plus exactement, on ne sait, jusqu'ici, à quelle espèce, connue à l'état sexué, il faut le rapporter. Il a été ainsi caractérisé : Corps de couleur blanche, allongé, cylindrique, atténué en arrière, aplati au côté ventral, long de $13^{mm},4$, large de $2^{mm},25$, divisé en anneaux par une série de constrictions assez régulièrement espacées, plus nettes lors des contractions de l'animal ; les quatre crochets vus au microscope paraissent d'un jaune d'or.

Ce parasite semble fort rare ; Pruner (1), le premier, l'a vu

(1) Pruner, *Krankheiten des Orients*, Erlangen, 1847, p. 249. — Bilharz, *Ein Beitrag z. Helminthographia humana*, nebst Bemerk. v. Prof. v. Siebold. (Zeit. f. Wiss. Zool., B. IV, 1852, p. 53.) — Id. *Uebers. üb. die in Egypten beobacht. menschl. Eingeweidewurmern* (Zeitsch. f. Gesells. der Ærtze in Wien, B. I, 1858, p. 447). — W. Aitken, *On the occurrence of Pentast. constrictum in the human body as a cause of painful disease and death* (Science and practice of medicine, 4e édit., London, 1865). — Est-ce à cette espèce ou à une autre, qu'il faut rapporter la Linguatule très imparfaitement décrite par Welch ? (*The presence of an encysted Echino-*

au Caire deux fois, enkysté dans le foie de nègres, dont l'un était mort d'une péritonite, l'autre d'une colite ; il l'a aussi vu chez la Girafe ; le même auteur dit en avoir trouvé plus tard deux échantillons provenant du foie de l'Homme, au musée de Bologne. Bilharz l'observa aussi à deux reprises dans des autopsies de nègres, au Caire. Fenger en a vu, plus récemment, dans les mêmes conditions : il est donc probable, suivant la remarque de Railliet, que le parasite est soudanais et non égyptien. Aitken en aurait vu deux cas : dans le premier, les parasites se trouvaient enroulés dans des petits kystes disséminés par tout le foie d'un soldat indien qui mourut de péritonite à Bathurst ; dans le second cas, il s'agissait d'un jeune soldat africain, qui avait servi à la Jamaïque et était venu mourir de pneumonie à Sainte-Hélène : on trouva deux kystes au poumon droit, et vingt-cinq ou trente à la surface du foie.

Plusieurs auteurs ont admis, en conséquence de ces observations, que la *L. constricta* était loin d'être inoffensive et pouvait déterminer la pneumonie et la péritonite ; ni le praticien, ni l'hygiéniste ne doivent ignorer l'existence de ce parasite, dit Cobbold : nous pensons que cette conclusion n'est pas suffisamment autorisée et que rien jusqu'ici ne prouve que cette Linguatule ait une action aussi redoutable.

rhynchus in Man, The Lancet, 1872, p. 703.) L'observation fut faite sur un soldat, retour des Indes, qui avait séjourné quatorze ans dans ce pays ; il est certain que le parasite avait été contracté dans l'Inde ; on n'en vit qu'un individu enkysté, sur l'intestin grêle. J'incline à croire qu'il ne s'agit point des deux espèces dont nous venons de parler ; il est probable qu'on trouvera encore d'autres formes de Linguatules chez l'Homme, et Stiles a même émis l'idée qu'on rencontrerait quelque jour, peut-être, le *Linguatula proboscidea* chez les nègres américains, attendu que la chair de l'Opossum est pour eux la plus délicate friandise et qu'on a trouvé chez une espèce voisine, le *Didelphis murina*, la larve de ce parasite.

INSECTES

Le nombre des Insectes que l'on peut compter parmi les parasites humains est relativement peu considérable; ils rentrent tous dans les deux ordres des Hémiptères et des Diptères.

Les Hémiptères, encore appelés Rhynchotes, sont essentiellement caractérisés par la conformation de leurs pièces buccales, conformées en un rostre disposé pour piquer : la lèvre inférieure se développe en un long tube, qui peut se rabattre en arrière et qui protège les mandibules et les mâchoires transformées en quatre soies perforantes. Les autres caractères de ces animaux sont extrêmement variables. Les seuls Hémiptères qui soient parasites de l'Homme appartiennent à la division des Rhynchotes aptères et ils sont compris dans le genre *Pediculus* (1) (*Ped. capitis*, *vestimenti*) et dans le genre *Phthirius* (*Ph. inguinalis*). Les Péiculides ont la lèvre inférieure munie sur le côté d'aiguillons recourbés en arrière; ils sont dépourvus d'ailes et ne montrent pas de métamorphoses; les pattes sont munies d'une forte griffe; les œufs ou *lentes* sont pyriformes et adhèrent aux poils de leur hôte par leur petite extrémité; ils donnent naissance à des petits qui, à part la taille, ressemblent à leurs parents. Ces animaux habitent sur une foule de Mammifères; chacun de ceux-ci a, pour ainsi dire, son espèce propre et certains d'entre eux même, comme l'Homme, par exemple, en hébergent plusieurs. Ils se tiennent sur la peau, entre les poils et se nourrissent de sang. Tous se reproduisent par des œufs que la mère fixe sur les poils à l'aide d'une substance agglutinative; l'incubation est rapide, les petits deviennent vite adultes.

(1) Nous ne saurions compter la Punaise des lits, bien qu'elle vive à nos dépens, comme un parasite humain.

Pediculus capitis, De Geer (fig. 99).

Le Pou de la tête peut atteindre 2 millimètres de long sur 1 millimètre de large ; le mâle étant un peu plus petit ; cet animal, de couleur grisâtre (1), a l'abdomen formé de huit segments qui portent tous une paire de stigmates à l'exception du premier et du dernier; les œufs, connus sous le nom de *lentes*, ressemblent à de petits grains grisâtres et ternes et se voient à l'œil nu, collés aux cheveux; ils mesurent $0^{mm},6$ de long ; une femelle en pond une cinquantaine, qui éclosent en 5 ou 6 jours; les petits, en 18 jours, sont aptes à se reproduire. Aussi, quand rien ne s'oppose à leur multiplication, ce qui est fort rare heureusement, ces parasites peuvent-ils pulluler d'une manière effrayante. Cet animal vit principalement sur la tête des individus malpropres, où il se tient de préférence à l'occiput, surtout chez les enfants, et pour ceux des classes pauvres c'est, pour ainsi dire, un hôte inévitable ; mais on peut le rencontrer sur des individus de tout âge et sur les différentes parties du corps, par exemple dans les sourcils, dans la barbe quand elle est longue.

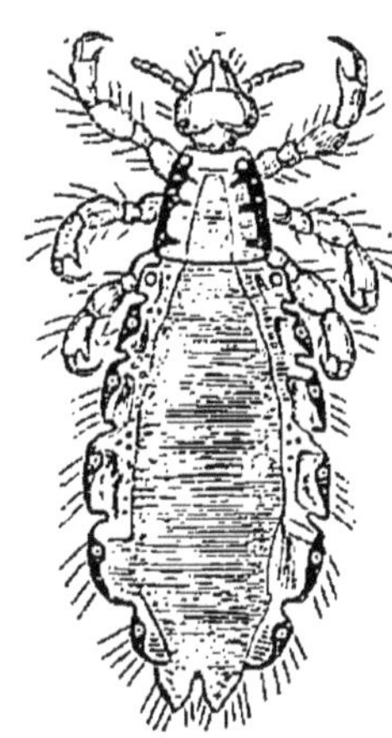

Fig. 99. — Pou de la tête (*Pediculus capitis*), très grossi.

Le Pou de la tête se rencontre par toute la terre ; il existait en Amérique avant la découverte.

La présence des Poux détermine d'abord des démangeai-

(1) Murray a montré que les différentes races humaines donnaient asile à différentes variétés de Poux, les principaux caractères distinctifs de ces variétés résidant particulièrement dans la couleur et dans la forme des ongles. La coloration varie depuis la teinte blanche des Poux qui attaquent les Européens, jusqu'à la teinte noire de ceux qui infestent les Africains et les Australiens, et le même auteur dit avoir vu un Pou de nègre, transporté sur la tête d'un Européen, y prendre la teinte du parasite de l'Homme blanc ; les ongles différeraient par leurs proportions.

sons; puis, si les parasites ne sont pas promptement détruits, il survient, au cuir chevelu et à la nuque, des excoriations dues aux grattages, des éruptions papuleuses, pustuleuses et vésiculeuses que l'on a considérées à tort comme caractérisant un *impétigo* d'espèce particulière. Il se forme ainsi des croûtes plus ou moins épaisses, sous lesquelles se cachent les parasites et que les anciens auteurs ont diversement interprétées; on conçoit que les grattages contribuent au développement et à la propagation de l'impétigo, bien plus que ne peuvent le faire les morsures des Poux eux-mêmes. On a aussi, bien à tort, attribué aux Poux l'affection connue sous le nom de *plique polonaise.*

Dans certains cas, les lésions consécutives à la présence des Poux peuvent devenir plus sérieuses, par suite de l'engorgement des ganglions lymphatiques; il peut même, sous le cuir chevelu, se former des furoncles, des abcès, mais les choses ne vont pas plus loin; chez les sujets prédisposés, l'éruption provoquée par la présence du Pou survit au parasite et peut être l'origine d'interminables poussées d'eczéma. Quand la phtiriase est intense et invétérée, le suintement provenant des lésions eczémateuses, la sécrétion visqueuse des glandes irritées, etc., agglutinent les cheveux, les enchevêtrent et les plaquent sur les croûtes, formant ainsi une sorte de *plique* qui sert d'abri pour des centaines de parasites.

On détruit très facilement les Poux, lorsqu'ils sont en très grande quantité, après avoir coupé les cheveux du malade, en enduisant copieusement la tête d'un mélange à parties égales d'huile ordinaire et l'huile de pétrole. L'huile ordinaire suffirait pour tuer les adultes dont elle vient empêcher la respiration en obstruant les stigmates, mais elle serait sans action sur les œufs qu'atteint le pétrole; l'onguent gris, le baume du Pérou et d'autres drogues peuvent conduire au même résultat, sans qu'il soit besoin de recourir à d'autres substances autrefois préconisées, mais d'un emploi dangereux.

Beaucoup de peuplades sauvages cherchent à se débarrasser des Poux à la façon dont le font les Singes et les mangent avec plaisir; — ils traitent, d'ailleurs, de même les Poux de vêtements dont nous allons maintenant parler.

Pediculus vestimenti, Burmeister.

Ce Pou est plus long et plus gros que le Pou de la tête; il est grisâtre (1) et mesure de 2 à 3 et même 4 millimètres de longueur. Il ne se tient pas sur le cuir chevelu, mais se cache dans les plis des vêtements qui sont en contact immédiat avec la peau, principalement au dos et à la poitrine; il ne se tient sur la peau que juste le temps nécessaire pour prendre sa nourriture; la démangeaison qu'il détermine est plus vive que celle du Pou de la tête.

Le prurit que déterminent les blessures que cet animal fait à la peau provoque le grattage et toutes les lésions qu'il peut déterminer chez les gens malpropres, pustules, furoncles, abcès (2).

(1) On en trouve une variété noirâtre sur le corps des Éthiopiens, et une autre d'un brun rouge sur les Groenlandais.

(2) Quand, par suite d'un séjour prolongé, les Poux sont devenus beaucoup plus nombreux, et que la démangeaison et le grattage se sont accrus dans une proportion correspondante, il se produit alors un symptôme particulier : c'est une pigmentation plus foncée de l'épiderme, comme on l'observe dans toutes les maladies de la peau s'accompagnant de démangeaisons et de grattages. Le grattage fréquent ne produit pas seulement une hypérémie considérable des parties atteintes, mais il déchire aussi de nombreux petits vaisseaux du corps papillaire, occasionne des extravasations sanguines, de telle sorte que le sang épanché sous l'épiderme laisse seulement, après la métamorphose de sa matière colorante, un pigment qui donne des teintes foncées à la surface cutanée.

Si cet état persiste plusieurs mois ou plusieurs années, et si les Poux continuent toujours leur action, cette pigmentation augmente au point que la peau prend une coloration brune et, enfin, tout à fait noire, qui se distingue seulement de celle d'un nègre en ce qu'elle n'est pas régulière, mais présente les teintes les plus foncées dans les points qui correspondent aux plis des vêtements, plis dans lesquels, comme on le sait, les Poux viennent se réfugier. Dans d'autres régions, où la peau n'est point ou est peu serrée par les vêtements, comme dans le creux de l'aisselle, à la face

C'est cette espèce surtout qui martyrise les soldats en campagne ou dans les casernes; les détenus dans les prisons; les gens malpropres dans la classe pauvre en hébergent aussi fréquemment, les vieillards y semblent plus particulièrement prédisposés. La femelle pond ses œufs dans les coutures des vêtements, aussi un bon moyen de se débarrasser de ce parasite est-il de changer souvent de linge. On peut encore mieux les détruire radicalement, en faisant passer à l'étuve tous les vêtements des patients.

Il est inexact que cet animal, pas plus que les deux autres Poux de l'Homme, puisse s'introduire sous la peau et encore moins sous les muqueuses, comme on le prétendait autrefois.

Il n'est pas douteux que l'on ne doive rapporter à cette espèce les accidents particuliers désignés sous le nom de *phtiriase* et de *maladie pédiculaire*, parfois attribués à une espèce distincte qui avait reçu le nom de *Pediculus tabescentium*. Il faut remarquer que, jusqu'ici, aucun observateur autorisé n'a pu étudier les causes de cette *maladie pédiculaire*. Quoi qu'il en soit, l'histoire nous a transmis des relations de cette maladie dans laquelle on voyait les Poux pulluler d'une manière effrayante sur le malade et elle a conservé les noms d'hommes célèbres qui en ont été victimes. Rappelons ceux de Platon, du roi Hérode, d'Antiochus, de Julien, oncle de l'Apostat, de Sylla le Dictateur, de Maxime Valère, du cardinal Duprat, de l'évêque Foucquau, de Philippe II, roi d'Espagne, etc., etc. Faute de documents vraiment scientifiques, nous ne pouvons insister sur ce sujet.

Quelques cas analogues à ceux que nous venons d'indiquer ont été relevés toutefois depuis une trentaine d'années : on

interne des fesses, au visage et aux mains, la pigmentation ne subit aucune modification. C'est, d'après Jameson, chez l'Homme arrivé à l'âge moyen de la vie, que cette complication semble se développer avec le plus d'intensité, sous l'influence du Pou des vêtements. D'autres hypothèses ont été faites pour expliquer cette mélanodermie des phtiriasiques.

a signalé des malades atteints d'affections de la peau, dans les ulcérations desquels grouillaient des milliers de Poux, mais les observations auxquelles nous faisons allusion sont de tous points insuffisantes et la phtiriase des anciens reste à démontrer.

Phthirius inguinalis, Redi, 1688 (1).

C'est un Pou gris jaunâtre ou grisâtre, long d'un peu plus de 1 millimètre et à peu près aussi large que long ; les deux paires postérieures de pattes sont fortes, toutes sont munies d'ongles robustes ; l'abdomen a neuf segments ; les œufs ont $0^{mm},8$ à $0^{mm},9$ de long, sur $0^{mm},4$ à $0^{mm},5$ de large ; l'animal est donc très différent, au premier examen, des deux espèces précédentes ; la femelle pond de 10 à 15 œufs piriformes, qu'elle fixe aux poils près de la base.

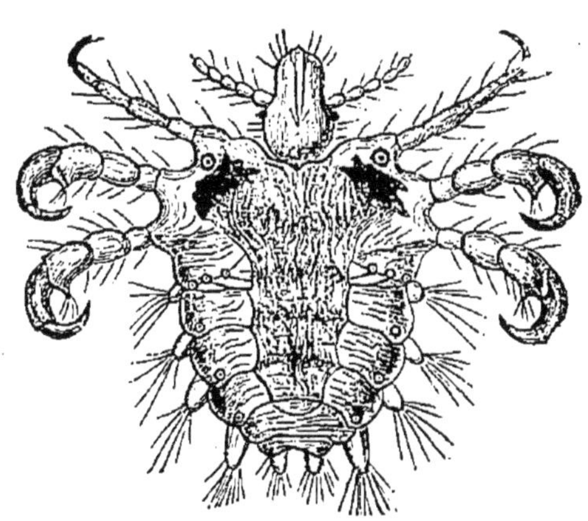

Fig. 100. — Le Pou du pubis (*Phthirius inguinalis*), très grossi.

Ces Poux, contrairement aux deux précédents qui sont toujours en mouvement, ont des habitudes sédentaires et ne se déplacent qu'à certains moments ; comme ils sont plus petits, plus pâles, moins mobiles que les autres, et qu'ils adhèrent plus intimement à la racine des poils, ils sont en général moins faciles à distinguer. On les trouve surtout sur les individus de race blanche et on les dit, à tort assurément, plus communs chez les classes aisées que dans les classes pauvres.

(1) Syn. : *Pediculis pubis*, vulg. *Morpion*.

Il vit principalement chez l'adulte, sur toutes les régions velues du corps, le cuir chevelu excepté (1), et on peut le trouver jusque dans les sourcils et entre les cils, aux aisselles, sur la poitrine, etc.; on le rencontre principalement dans la région pubienne; aussi se transmet-il surtout par les rapports vénériens; mais il peut également se propager à l'aide des vêtements, les draps de lit, le siège des cabinets d'aisances, etc.; les cabinets d'aisances sont même fréquemment incriminés; il détermine des cuissons et des démangeaisons, surtout la nuit, et par sa piqûre, aussi bien que par le grattage, il détermine diverses lésions de la peau. Il arrive pourtant que l'on constate une absence presque complète de démangeaisons, malgré l'abondance des parasites.

On voit assez fréquemment sur les individus porteurs de ce Pou, en différents points du corps, tels que l'abdomen ou la face antérieure et interne des cuisses, des taches bleues particulières visibles surtout à contre-jour, que nombre de médecins distingués, victimes d'une erreur singulière, avaient rattachées à la fièvre typhoïde; on enseignait que les *taches bleues* ou *taches ardoisées* se montraient également dans la fièvre synoque, la fièvre intermittente; quelques médecins, toutefois, ayant observé ces taches dans les maladies les plus diverses, ne leur attribuaient qu'une médiocre importance, mais personne ne soupçonnait leur véritable nature, quand on vint démontrer (1878) que ces taches étaient dues tout simplement à la piqûre du Pou du pubis et à l'inoculation de leur salive. Duguet reproduisit ces taches en introduisant sous la peau le corps broyé de l'Insecte. Toutefois, certains individus porteurs de Morpions

(1) Trouessart, Winfield et nous-même, avons observé des Morpions dans les cheveux de très jeunes enfants (âgés de quelques mois); on les a vus aussi dans les cheveux d'adultes, et Grassi, avec les adultes, a trouvé dans ces conditions les œufs du parasite sur trois petites filles.

sont réfractaires à ce venin et n'offrent jamais de taches bleues (1).

Les pommades mercurielles, les onctions avec un mélange d'huile et de pétrole, les lotions avec la liqueur de Van Swieten, l'eau de Cologne, etc., débarrassent vite le patient de ses parasites.

Diptères.

La Mouche domestique, si commune dans nos appartements, est le type le plus répandu des Diptères dans nos pays. Comme leur nom l'indique, ces Insectes ne sont pourvus que d'une seule paire d'ailes, et même quelques-uns d'entre eux sont aptères. L'appareil buccal de ces animaux est conformé pour la succion, on encore il peut être organisé pour piquer. Les Diptères ont des métamorphoses complètes.

Plusieurs espèces de Diptères peuvent vivre en parasites sur l'Homme et toutes, sauf le cas particulier de la Puce chique, ne vivent à nos dépens que durant l'état larvaire. La façon dont ces larves se comportent dans l'organisme varie beaucoup suivant les espèces. Les unes vivent sous la peau, sans étendre leurs dégâts au delà du point où elles se développent; d'autres pénètrent dans les chairs qu'elles ravagent au loin; un certain nombre ont été également trouvées dans le tube digestif, où leur présence détermine des troubles variés; mais, probablement, elles ne font pour ainsi dire que le traverser, ou leur séjour y est de très courte durée, bien que l'on ne puisse affirmer que quelques-unes ne se développent pas dans l'intestin, où elles

(1) On a dit que l'absence de prurit dans les cas de phtiriase coïncidait surtout avec l'abondance des taches bleues, et on a voulu expliquer le fait en admettant que la substance déposée dans la peau par le Morpion a une action anesthésiante.

sont apportées par des œufs pondus sur les aliments ; l'on ne peut guère, toutefois, les considérer comme de vrais parasites, d'autant qu'elles ne vivent pas normalement chez les animaux dans des conditions analogues à celles sous lesquelles on les a observées chez l'Homme, mais ont simplement des habitudes saprophages. Il faut les considérer comme des hôtes accidentels, mais il est intéressant de savoir quelles sont ces espèces qui peuvent résister au milieu anormal, constitué pour elles par l'organisme humain.

Les larves de Diptères, d'ailleurs, possèdent à l'égard du parasitisme une facilité remarquable d'adaptation : tandis qu'on cite à peine quelques larves de Lépidoptères et de Coléoptères qui peuvent traverser le tube digestif sans être digérées, on connaît, au contraire, un nombre relativement grand de larves de ces animaux, qui non seulement ne sont pas digérées, mais qui peuvent vivre ou même peut-être évoluer dans le tube digestif.

Il n'est pas de Diptères qui soient normalement et exclusiment parasites de l'Homme ; même les espèces que l'on trouve le plus fréquemment vivant aux dépens de notre organisme, sont bien plutôt des parasites des animaux, puisqu'on les trouve très habituellement chez ceux-ci, mais ils n'en rentrent pas moins dans notre cadre, puisqu'ils sont, à l'occasion, de vrais parasites de notre espèce.

Nous traiterons de ces animaux en trois chapitres : dans le premier nous passerons en revue les Diptères qui vivent aux dépens de la peau et des organes immédiatement sous-jacents ; dans le second nous dirons quelques mots des espèces qui peuvent séjourner dans l'intestin, et enfin, nous parlerons dans le troisième chapitre de la *Puce chique*, Diptère sans ailes, le seul qui vive sur l'Homme à l'état parfait.

Si nous laissons de côté les Diptères sans ailes (Puces) que nous étudions dans un chapitre spécial, voici la liste des Diptères qui ont été trouvés chez l'Homme :

Diptères qui s'attaquent aux tissus.

Œstrides.	Muscides.
Dermatobia noxialis.	Sarcophaga magnifica.
— cyaniventris?	— carnaria.
Hypoderma bovis.	Lucilia macellaria.
— diana.	Ochromyia anthropophaga.
Cephenomyia?	Anthomya pluvialis.
	Calliphora limensis.
	— vomitoria.

Diptères parasites accidentels de l'intestin (d'après G. Joseph).

Muscides.

Piophila casei.	Lucilia regina.
Drosophila melanogaster.	Sarcophaga hæmorrhoidalis.
Homalomyia incisurata.	— hæmatodes.
— canicularis.	Eristalis arbustorum.
— scalaris.	— tenax.
Hydrotaea meteorica.	— dimidiatus.
Cyrtoneura stabulans.	Teichomyza fusca.
Pollenia rudis.	Trineura rufipes.
Calliphora erythrocephala.	Musca domestica.
— vomitoria.	Culex pipiens.
Lucilia cæsar.	

I. — *Diptères vivant dans la peau ou aux dépens des organes immédiatement sous-jacents.*

Ce n'est pas d'aujourd'hui qu'on a observé des Diptères sur l'Homme et les anciens ont même tiré parti des mœurs de ces animaux dans leur art raffiné des supplices. Plutarque nous en rapporte un exemple classique et que nous rappellerons : Les rois de Perse, dit-il, condamnaient les grands criminels à être dévorés tout vifs par les Mouches. Ils plaçaient le coupable entre deux bateaux d'égale longueur et l'exposaient au soleil, en laissant passer les mains, les pieds et la tête; on enduisait la face de miel, afin d'attirer les Mouches et celles-ci venaient pondre sur le patient. Les larves, aussitôt l'éclosion, pénétraient dans les chairs pour s'en nourrir. Mithridate condamné à ce genre de mort, vécut, dit-on, quatre-vingt-dix jours dans cet horrible supplice.

Des exemples également classiques sont ceux de Roullin et de Cloquet : le premier concerne un mendiant du Lincolnshire, qui, ivre sans doute, s'était endormi au bord d'une route, après avoir placé entre sa peau et la chemise, la viande et le pain qui restaient de son dernier repas. La viande fut bientôt couverte de larves qui passèrent ensuite à la chair vive ; quand on releva cet homme, il était déjà tellement dévoré que sa mort paraissait inévitable et, en effet, malgré les soins d'un médecin, il mourut quelques heures après.

Le deuxième cas est rapporté par Raspail : un ivrogne fut ramassé à Paris dans un fossé et transporté à l'hôpital « grouillant de vers par toutes les surfaces, les rendant par dizaines du nez, des yeux, des oreilles ; le cuir chevelu était soulevé par des tumeurs aux perforations irrégulières, dans lesquelles grouillait une énorme quantité de larves... le malheureux était dévoré tout vivant par des larves de mouches ».

Dans ces exemples, que l'on pourrait multiplier et pour lesquels il s'agit sans doute de la *Mouche bleue de la viande* (*Calliphora vomitoria*) ou de la *Sarcophaga carnaria* (1) ou d'une espèce voisine, on peut dire que les larves, arrivées sur la peau, la pénètrent, dévorant les tissus vivants, absolument comme le font les asticots pour la viande de boucherie : dans des conditions favorables de chaleur et d'abondante nourriture, elles évoluent avec une rapidité extraordinaire. Sans relever un certain nombre d'autres observations analogues, notons que, dans presque tous les

(1) Deux cas de myiase nasale ont été au reste assez récemment publiés par Hugo Summa : l'un était déterminé par *Calliphora vomitoria*, l'autre par *Sarcophaga carnaria*.

cas observés, il s'agissait de gens endormis, surtout d'ivrognes ou de gens malpropres, sur lesquels les Mouches arrivaient par erreur, croyant, à cause de la mauvaise odeur exhalée par ces personnes, avoir rencontré une chair en train de se putréfier comme elles les recherchent pour pondre (1). C'est dans le nez et les oreilles plus souvent que sur la peau, que pondent les Diptères. On a vu aussi ces animaux déposer leurs œufs dans les plaies de l'Homme (2), comme ils le font d'ailleurs dans celles des animaux, et même des accidents de cette nature ont été observés en France (hôpitaux du Midi). Des faits de cette sorte pour être rares n'en ont pas moins souvent déterminé la mort.

Il faut distinguer les cas dont nous venons de parler et dans lesquels les larves des Diptères ravagent la peau et les tissus sous-jacents, de ceux, beaucoup moins graves, dans lesquels les jeunes larves s'enfonçent sous les téguments pour s'y développer, déterminant simplement des sortes d'abcès locaux. Il est fréquent d'observer des phénomènes de la nature de ceux-ci chez différents Mammifères, et les mêmes espèces de Diptères s'en prennent indifféremment à l'Homme et aux animaux.

Une remarque à faire à ce propos, c'est que les Diptères qui vivent sous les téguments de cette dernière façon sont presque toujours des Œstrides; relativement fréquents sur l'Homme dans les contrées tropicales, les cas en sont rares en Europe. Au contraire, les cas de Diptères qui vivent sur

(1) On a vu de ces animaux trompés par l'odeur cadavéreuse que dégagent certaines fleurs (*Arum*, *Stapelia*, etc.) venir pondre également sur ces végétaux, ou encore sur le *Phallus impudicus*, sorte de champignon indigène, d'odeur repoussante.

(2) J. Larrey dit que la présence des Vers dans beaucoup de plaies qu'il eut à traiter en Syrie, paraissait en accélérer la suppuration, causait des démangeaisons incommodes aux blessés et le forçait à répéter les pansements jusqu'à trois ou quatre fois par jour (*Relat. hist. et chirurg. de l'expéd. de l'armée d'Orient en Égypte et en Syrie*, Paris, 1803). Guyot a fait des observations analogues (*C. R. Ac. Sc.*, 1838).

l'Homme ou les animaux, en rongeant les tissus et en déterminant, en somme, des désordres bien autrement graves que les premiers, ne sont pas précisément rares dans les contrées tempérées et ce sont toujours des Muscides qui les déterminent (1).

Dermatobia noxialis, Goudot.

Le genre *Dermatobia*, créé aux dépens des *Cuterebra*, peut être ainsi caractérisé : Diptères de l'Amérique tropicale, de taille moyenne, aux poils courts, peu apparents, abdomen aplati, d'ordinaire avec des reflets bleu métallique ; troisième article des antennes rubanaire, beaucoup plus long que les deux premiers réunis, à style plumeux en dessus. Les larves sont piriformes, fortement rétrécies en arrière, en une espèce de queue formée de deux segments ; elles sont revêtues de rares ceintures de fortes épines ; les stigmates postérieurs se présentent sous l'aspect de trois fentes longitudinales convergentes, situées de chaque côté du dernier anneau qui est petit, cupuliforme et souvent caché dans le dixième. Une seule paire de pièces buccales. Ces larves vivent chez les Ruminants, les Carnivores, etc., et aussi chez l'Homme.

D. noxialis (2). — Cette Mouche est longue de 14 à 16 millimètres ; la face est jaune, le thorax est de couleur grise, l'abdomen bleu d'acier avec la base d'un blanc sale, les ailes rouge pâle ; elle est commune dans l'Amérique du Sud au voisinage des bois et elle s'attaque principalement aux Bœufs, qui hébergent souvent plusieurs centaines de ses larves, mais elle s'attaque aussi aux Chiens, au Jaguar,

(1) Certaines Muscides (*Ochromya*) peuvent se comporter à cet égard comme les Œstrides.

(2) Les larves de cette Mouche reçoivent les noms de *Ouche* au Vénézuéla, *Nuche*, *Gusano*, en Colombie, *Ver macaque* à la Guyane française ; mais ces noms s'appliquent aussi aux autres larves de Diptères qui, dans ces pays, vivent sous la peau.

et même souvent à l'Homme, sur lequel elle se comporte exactement comme sur le Bœuf; on l'a même signalée (Gradenigo) sur un enfant de trois mois, et dans ces dernières années, on a trouvé en Europe et en France, à plusieurs reprises, des larves de cet animal sur des personnes récemment arrivées d'Amérique. Quoi qu'il en soit, la femelle du *Dermatobia* pond vraisemblablement sur la peau, et les larves, armées à cet effet, pénètrent dans les téguments; elles déterminent la formation de tumeurs d'où s'écoulent continuellement des matières purulentes, jusqu'à ce que

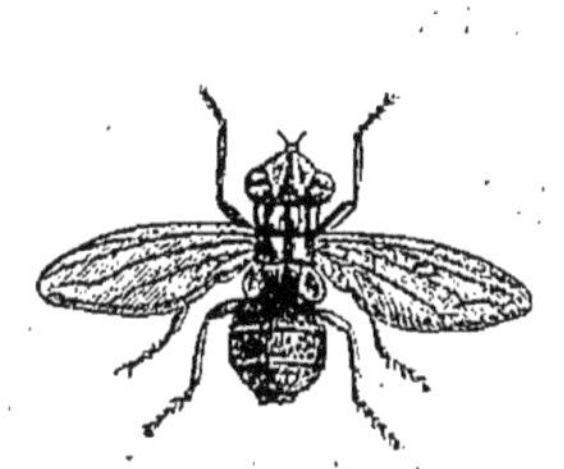

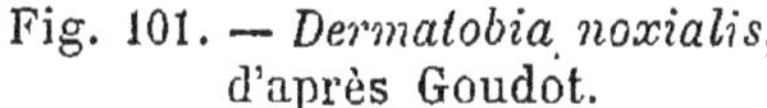

Fig. 101. — *Dermatobia noxialis*, d'après Goudot.

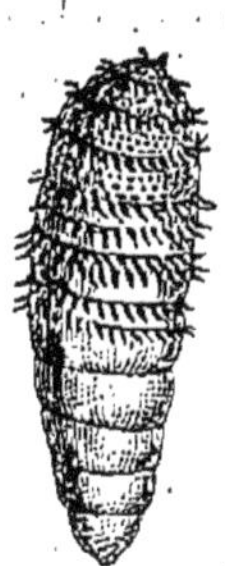

Fig. 102. — Larve de Dermatobie, d'après Goudot.

l'évolution terminée, la larve sorte pour achever son développement dans le sol.

Cette larve, d'après Goudot, est d'un blanc sale et peut atteindre 3 centimètres de long sur $8^{mm},50$ de large au niveau du quatrième anneau.

D'après R. Blanchard, qui a pu étudier un exemplaire recueilli par Gounelle au Brésil (fig. 103) sur l'épaule d'un Européen, les anneaux 2, 3 et 4 portent de très petites épines noires distribuées sans ordre, qui disparaissent sur les deux suivants, et les anneaux 5, 6 et 7 ont à leur bord antérieur une ceinture de forts crochets noirs ayant l'aspect d'un bec de Poulpe, recourbés en arrière; les anneaux 4, 5 et 6 ont à leur bord postérieur une demi-ceinture, dorsale et latérale, de crochets semblables; les quatre derniers segments sont lisses, sauf la moitié postérieure du 10e et le 11e tout entier, dont la surface est revêtue de très petites épines. Pour Blanchard, cette larve est identique à celle qu'observa

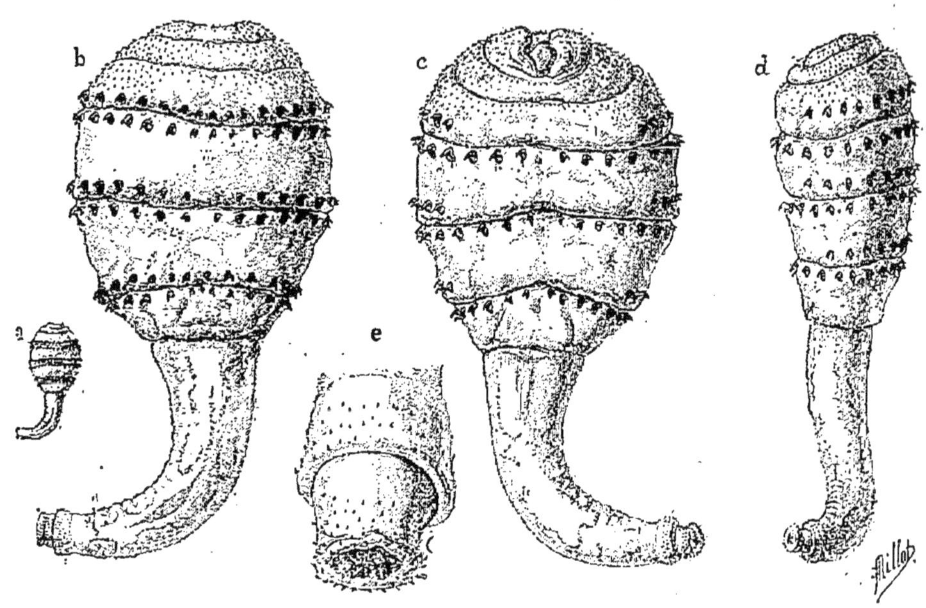

Fig. 103. — Ver macaque, larve de *Dermatobia noxialis* (exemplaire de M. Gounelle). — *a*, de grandeur naturelle. — *b*, par la face dorsale. — *c*, par la face ventrale. — *d*, de profil et par le côté gauche. — *e*, extrémité caudale très grossie (figure communiquée par M. R Blanchard).

Goudot sur l'Homme et aussi aux larves observées dans les mêmes conditions par Say, Coquerel et Sallé, Brauer, Matas.

Hypoderma bovis, de Geer.

Les Hypodermes sont des Œstrides de taille variable, velus, aux pattes longues et fines, aux antennes enfoncées, courtes, dont les premier et deuxième anneaux sont patelliformes. Leur trompe est rudimentaire, les palpes sont nuls ; les larves n'ont de crochets buccaux qu'au moment de leur naissance, elles les perdent ensuite, leurs téguments sont revêtus de petits tubercules épineux, plus développés à la face dorsale.

L'Hypoderme du bœuf est long d'environ 14 millimètres, il est de couleur noire avec l'abdomen grisâtre à la base, jaune orangé en arrière, les pattes jaune rougeâtre et les ailes brunes. La femelle est munie d'un oviscapte saillant, elle pond normalement ses œufs, longs de 1^{mm},25 et contenant déjà la larve, dans le pelage des Bœufs ; la larve qui en sort gagne le tissu conjonctif sous-cutané (1) et s'arrête pour former une tumeur, grâce à laquelle elle finit par gagner le dehors ; la larve tourne son extrémité postérieure vers l'ouverture de la petite poche qui la contient, de manière à permettre la respiration et l'expulsion des excréments. La métamorphose de la larve a lieu dans le sol.

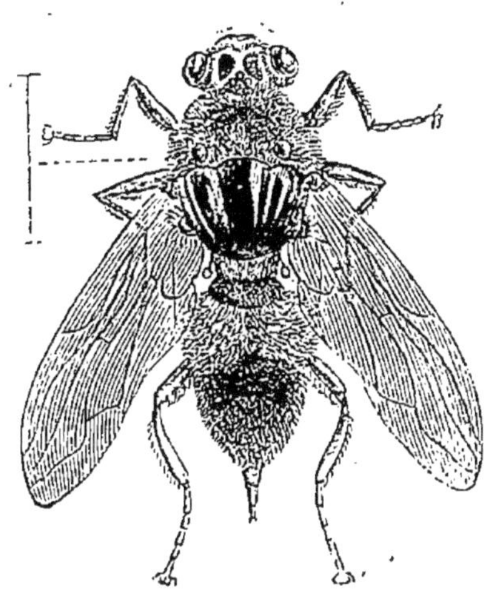

Fig. 104. — *Hypoderma bovis.*

Cet animal a été trouvé aussi chez le Cheval, et on l'a observé à plusieurs reprises dans la peau de l'Homme ; chez ces deux hôtes, les larves n'évoluent pas complètement. Les anciens auteurs avaient déterminé ce parasite *Œstrus hominis*, appellation qui a été portée également par d'autres larves cuticoles. Les plus intéressantes observations concernant cette espèce sont dues à W. Schöyen :

D'après cet auteur, on rencontre des larves de Diptères sous la peau

(1) Il serait possible, d'après les observations de Curtice sur une espèce voisine (*H. lineata*), que les larves, écloses sous la peau, fussent ingérées à la façon des larves de Gastrophiles, et qu'elles accomplissent une phase parasitaire interne, avant de revenir à la peau (V. Curtice (C.), *The Oxwarble of the United States* (The Journ. of comp. Med. and vet. Archives, vol. XII, 1891, p. 265). V. aussi Riley, *The Ox Bot in the Unit. States* (Insect. life, vol. IV, 1892, p. 302).

de l'Homme, en Norvège relativement plus souvent que dans les autres pays septentrionaux européens, et des cas en sont connus depuis plus d'un siècle; ayant eu l'occasion d'étudier plusieurs de ces larves provenant de diverses parties du pays, il a constaté que c'étaient bien des larves d'*Hyp. bovis :* dans tous les cas observés, ces animaux avaient été expulsés de la peau au bout de plusieurs mois, avant leur complet développement, non sans avoir effectué sous la peau, et toujours de bas en haut, des trajets plus ou moins longs; elles déterminaient des séries de tumeurs, aux points où elles séjournaient, et la dernière, celle par laquelle l'animal s'échappait, se trouvait le plus souvent à la tête.

Pour Schöyen, la cause de cette expulsion prématurée et de ces trajets sous la peau est dans ce que l'Homme est pour ces larves un hôte qui ne convient pas. Schöyen dit encore que ces larves ont été rencontrées principalement sur des enfants de treize à quatorze ans, le plus souvent employés à soigner le bétail, dans toutes les parties du pays, mais qu'on les observe surtout le long des districts côtiers de l'Ouest; les cas y seraient relativement si communs, qu'ils sont généralement connus des populations; on aurait coutume, pour empêcher les larves d'errer sous la peau, d'attacher une bague ou un anneau sur la tumeur occasionnée par l'insecte, dans tous les cas où la tumeur peut être appuyée contre un os (1).

Schöyen pense que c'est l'odeur de bouverie qui attire les Insectes; si l'arrivée de la larve se fait par l'estomac on peut admettre qu'elle est ingérée avec le lait dans lequel peuvent tomber les œufs.

Des observations analogues ont été publiées par différents auteurs, Hœgh, Duncan, Whittaker, Mc Calman, Spencer (G.W.), Walker (R.), Boek (W.); on s'accorde, avec raison, semble-t-il, à rapporter ces cas à l'*Hyp. bovis*, mais la démonstration n'est pas faite.

Hypoderma diana, Brauer.

C'est une espèce un peu plus petite que la précédente, elle s'en distingue par son abdomen noir, marqueté de cendré ou

(1) *Entomologist Tidsjkrift*, t. VII, 1886, p. 171-187; résumé en français, p. 203.

d'argenté chez le mâle, presque tout noir chez la femelle. Ses larves vivent sur le Cerf et le Chevreuil.

Il est probable que plusieurs observations de *Hyp. bovis* sur l'Homme se rapportent à cette espèce, car G. Joseph (1) a pu élever des larves d'Hypoderme (au nombre de neuf), prises sur les grandes lèvres, chez une paysanne et qui lui donnèrent *H. diana*; l'observation clinique et zoologique de Joseph fut faite avec le plus grand soin; d'après Brauer, Hœgh l'aurait aussi trouvée sur l'Homme; citons encore les observations de Borthen et de Völkel (2), qui, d'après l'opinion de Brauer, doivent probablement lui être rapportées.

*
* *

D'autres larves de Diptères vivent aussi sous la peau de l'Homme en Amérique, mais tandis que, pour la *Dermat. noxialis*, on connaît à la fois la larve et l'animal parfait auquel elle donne naissance, on ne peut faire que des suppositions pour ce qui concerne les autres. C'est ainsi que R. Blanchard a étudié, dans une série de publications, la larve longue de 10 à 20 millimètres sur 5 à 9, nommée *Torcel* à Costa-Rica, qui est commune sur le Bœuf et sur l'Homme, de même que dans les États de Minas-Geraes, de Rio-Janeiro, où elle porte le nom de *Berne* (3) (par corruption de *Verme*, passant par *Berme*); on l'a aussi trouvée dans l'État de Saint-Paul, en Colombie; il est possible qu'elle appartienne à la *Dermatobia cyaniventris*, Macquart.

(1) Joseph (G.), *Ueb. Myiasis externa dermatosa* (Monatsch. f. pr. Dermat., 1887, p. 49 et 158), et *Myasis*, etc. (Bull. Soc. franç. d'Hyg.).

(2) Völkel (A.), *Ein Fall von Œstrus hominis* (Berl. klin. Wochenschr., B. XX, 1883, p. 209). V. aussi *A Grub supposed to have travelled in the human body* (Insect. life, vol. II, p. 238), et la lettre de Schöyen à ce sujet (*ib.*, t. IV, p. 275).

(3) Blanchard pense qu'il faut identifier au *Berne* le *Ver moyocuil* du Mexique.

D'après Blanchard, le *Berne* présente les caractères suivants :

Les premiers segments n'ont pas de spinules. Les segments 2 à 7, inclusivement, portent à leur bord antérieur une ceinture complète de crochets en rétroversion ; toutefois cette ceinture peut se raréfier ou disparaître même entièrement, sur les faces latérales et ventrale du deuxième segment. Les segments 4 à 6 inclusivement portent, vers leur bord postérieur et à la face dorsale, une demi-ceinture de crochets en rétroversion. Les segments 4 à 7 inclusivement portent, à leur bord postérieur, en arrière de la demi-ceinture, une rangée supplémentaire de crochets en antéversion. Il n'est pas rare d'observer sur le huitième segment, une ceinture et une rangée supplémentaire plus ou moins rudimentaires. Tous les autres segments sont dépourvus de crochets.

Blanchard rapporte au *Torcel* les observations de Penniston, de Grube, de Laboulbène, de Posada-Arango, de Howship (1).

En Afrique, des larves d'Œstrides ont été aussi observées sous la peau de l'Homme et des animaux, mais on manque des renseignements qui permettraient de les déterminer.

Cephenomyia sp.

L'*Insect life* (t. II, 1889, p. 116) rapporte le cas d'un homme de Californie, âgé d'une soixantaine d'années, du nez duquel on put retirer plus de 40 larves appartenant au genre *Cephe-*

(1) R. Blanchard a étudié avec le plus grand soin un très grand nombre des larves de Diptères d'Amérique ou d'Afrique vivant dans la peau de l'Homme, et nous ne pouvons mieux faire que renvoyer le lecteur aux publications où cet auteur a reproduit, en outre du résultat de ses recherches, toutes les observations antérieures publiées sur le sujet et un index bibliographique complet. — R. Blanchard, *Sur les Œstrides américains dont la larve vit dans la peau de l'Homme* (Ann. Soc. ent. France, 1892, 46 p., 12 fig.). — Id. *Contribution à l'étude des Diptères parasites*, 2e série (Soc. ent. de France, 1894, p. 142-160). — Id. *Contribution à l'étude des Diptères parasites* (Bull. Soc. ent. France, 1893, p. cxx à cxxxvi). — Voir aussi une intéressante compilation de Dubreuilh (W.), *Les Diptères cuticoles chez l'Homme* (Arch. de méd. exp. et d'anat. pathol., t. VI, 1894, p. 328).

nomyia, mais dont on ne put déterminer l'espèce (1). Les larves que l'on connaît de ce genre vivent dans le canal nasal des Daims. C'est évidemment un parasite accidentel.

Sarcophaga magnifica, Schiner, 1862 (*Sarcophila* Rondani; *S. Wohlfarti*, Portschinsky, 1875).

Les Sarcophages sont des Mouches assez velues, chez lesquelles le troisième article des antennes est en général d'une longueur triple du deuxième; le style des antennes, velu à la base, est nu à l'extrémité; l'abdomen est pourvu de grosses soies au moins sur les derniers segments; d'ordinaire le thorax porte trois bandes noires longitudinales; l'abdomen est tacheté. Ces animaux sont vivipares.

Le *Sarcophaga magnifica* a à peu près la taille de la *Mouche bleue de la viande* (*Calliphora vomitoria*); elle est de couleur gris cendré, avec trois taches noires, dont les deux latérales sont plus petites, sur chaque anneau de l'abdomen; la face et les côtés de la tête sont blancs; les antennes, les palpes et les pattes sont noirs.

C'est à un médecin russe, Portschinsky, que l'on doit les données

(1) « *Larvæ of Cephenomyia in a Man's Head.* — I was called to see a case to-day, who had just come from Swarthout Cañon, 30 miles from here, the messenger stating that his father had Screw Worms in his nose and wanted me to get them out. I found the patient at the home of his son, in bed. His name is E. P. Fowler; age, 61; occupation, a carpenter; native of New-York; raised in Ohio. I found him breathing hard, accelerated pulse and temperature, a bloody mucus issuing from the nose, the passages nearly closed from dried blood and mucus, nose swollen and pain between the eyes, as well as reddened looking in the mouth, with the back parts of a leaden color and covered with mucus. I procured warm water, carbolized it, and took forceps and small plugs of cotton and removed the dried secretions as far as I could. I then came on to the maggots and removed 40 of them with the forceps from the nose. I used a powder-blower and blew into each nostril in different directions an impalpable powder of calomel, after which several maggots came away of themselves..... The patient has had nasal catarrh for many years, and it is probable the secretions formed a suitable field for the deposit and development of the maggot. » (Wesley Thompson, M. D, San Bernardino, Cal., August 7, 1889).

fort intéressantes que l'on possède maintenant sur cet animal. D'après cet auteur, il ne pénètre pas dans les maisons et vit en plein air. La femelle dépose ses larves dans les plaies des animaux ou dans les points où la peau est mince, comme dans la région inguinale, ou encore dans les cavités naturelles (oreilles, nez). Ces larves, en rongeant les tissus, peuvent produire en peu de temps de graves désordres. La Sarcophile attaque les Bœufs, les Chevaux, les Porcs, les Moutons, les Chiens et même les Oiseaux domestiques, les Oies en particulier. « Depuis quelques années, dit Porstchinsky, l'infection des bestiaux par les larves de Mouches dans le gouvernement de Mohilew s'étend sur la moitié et même les deux tiers d'un troupeau. Une plaie insignifiante est soudainement envahie par ces larves et devient bientôt inguérissable; la Sarcophile a une influence non moins grande sur la santé de la population humaine du gouvernement de Mohilew, car d'après les observations d'un grand nombre de médecins de la ville et surtout des districts ruraux, la présence de la larve chez des enfants de moins de treize ans est très fréquemment observée. Ces larves vivent dans les oreilles, dans le nez et même dans le palais, et produisent des douleurs quelquefois si considérables que les malades en perdent les sens. De fortes hémorrhagies par le nez ou par les oreilles surviennent, qui affaiblissent extraordinairement les enfants qui les portent et qui sont, par suite, très pâles et amaigris, les traits du visage tirés, et ils restent même dans cet état encore pendant longtemps après la disparition des larves. Les désordres produits par ces larves sont quelquefois considérables.

« Développées dans l'oreille, elles dévorent les parties molles du conduit auriculaire, et il n'est pas rare de les voir traverser le tympan, d'où une surdité soit passagère, soit durable; pondues dans les yeux, elles peuvent amener la perte complète de la vue.

« Dans le gouvernement de Mohilew et particulièrement dans les districts de Mohilew, de Œrscha et de Gorki, on trouve à peine quelques villages où la maladie produite par ces Mouches soit inconnue aux paysans; plusieurs familles me sont connues dont les membres ont été gravement atteints de cette maladie, et ce sont particulièrement les domestiques, en général de race hébraïque, qui sont le plus exposés aux atteintes de cette Mouche, par suite de l'habitude qu'ils ont de dormir dans les champs pendant le jour. »

Ce n'est pas seulement en Russie que la Sarcophile magnifique, la Mouche des plaies, par excellence, cause les accidents que nous venons de rapporter; Mégnin, en faisant éclore les larves de Diptères souvent constatées dans les plaies des animaux, a toujours obtenu l'espèce étudiée par Portschinsky. Citons à ce propos l'observation intéressante de Laboulbène, qui, en 1883, a obtenu la même Sarcophile de larves provenant des fosses nasales d'un cultivateur de l'Hérault, atteint d'une maladie caractérisée par l'extrême fétidité du nez (ozène). En Algérie, paraît-il, les Dromadaires sont souvent attaqués par une espèce voisine de celle-ci.

Des cas analogues ont été observés en Allemagne (Thomas, Gerstäcker) et en Roumanie (Blanchard).

Il est possible que les larves d'une espèce de Sarcophage très commune dans nos pays (*S. carnaria*), puissent évoluer dans les plaies et dans les cavités naturelles chez l'Homme et les animaux, et c'est peut-être à elle qu'il faut rapporter le cas de J. Cloquet que nous avons transcrit plus haut. Aux Indes Orientales, les médecins anglais ont signalé une mysase cutanée très grave due aux larves de S. *ruficornis*. (V. la note 3, p. 603.)

Lucilia (*Compsomya*) **macellaria**, Fabricius (1).

Le genre *Lucilia* comprend des Muscides à trompe molle, à épistome non saillant; le troisième article des antennes est de dimensions quadruples du second, le style est très plumeux; l'abdomen est court et arrondi, d'un beau vert, à reflets métalliques. Ce genre est représenté très communément dans nos pays par un certain nombre d'espèces caractérisées à première vue par leur abdomen court et arrondi, dont la teinte métallique les fait vulgairement appeler *Mouches dorées*. Une espèce de ce genre est particulièrement intéressante pour nous, c'est *Lucilia macellaria*.

Elle se reconnaît surtout à son thorax, parcouru par trois bandes noires longitudinales qui règnent sur la face supérieure des deux premiers anneaux, mais elle est très variable dans sa coloration, qui, dit-on, varie du bleu au vert avec reflets métallique cuivreux ou pourprés; elle est longue de 9 à 10 millimètres. Cette espèce se rencontre dans une grande

(1) *Luc. hominivorax*, Coquerel, 1858; *Calliphora infesta*, Philippi, 1861; *Calliphora anthropophaga*, Conil, 1878, sont probablement des synonymes de cette espèce.

partie de l'Amérique, depuis le nord des États-Unis jusqu'à la République Argentine, et elle s'observe dans les villes comme à la campagne. Étant donnés les caractères parfois délicats qui séparent différentes espèces de Muscides, il est possible que plusieurs espèces soient confondues sous ce nom (1).

Quoi qu'il en soit, c'est un animal très redoutable qui se comporte d'une façon analogue à la *Sarcophila magnifica*, en déposant ses œufs (2) dans les plaies de l'Homme ou des ani-

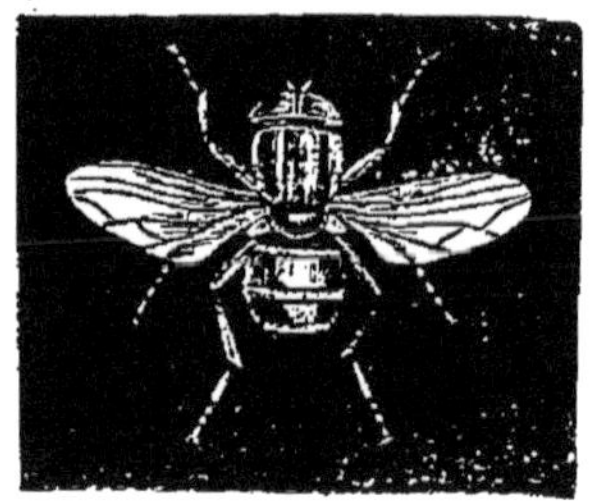

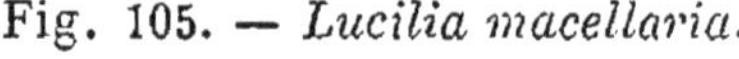

Fig. 105. — *Lucilia macellaria.*

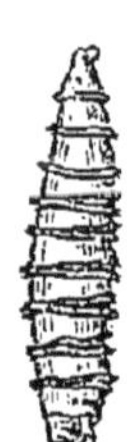

Fig. 106. — Larve de *Lucilia macellaria*, de grandeur naturelle.

maux domestiques, ou qui les pond dans les oreilles des gens malpropres ou dans les cavités nasales des malades atteints d'ozène ou des personnes qui ont l'haleine fétide. Les habitants qui se préoccupent des règles de l'hygiène n'en sont jamais atteints, bien que ces insectes soient très répandus, et à Cayenne par exemple, on ne signale guère ces larves que sur les déportés (3).

L'attention des médecins et surtout de nos médecins à

(1) Est-ce bien la même espèce ou n'est-ce pas plutôt une forme très voisine, qui fait le sujet de l'observation de Baurac, *Note sur un cas de Lucilia hominivorax observé à Tay-Ninh* (*Cochinchine*)? (Arch. de méd. nav., t. LII, 1889, p. 391.)

(2) Ces larves ont reçu des Américains le nom de *Screw-Worms*, ou Vers-Vis, à cause des replis de leurs anneaux qui simulent le filet d'une vis.

(3) Kérangal a fait la remarque très judicieuse que presque tous les cas qu'il a observés étaient relatifs à des hommes atteints d'ulcération des fosses nasales.

Cayenne a été surtout attirée sur les cas si fréquents dans lesquels les larves, nées dans les fosses nasales, se sont développées dans les sinus frontaux, cas bien autrement graves que ceux dans lesquels des larves ont envahi les plaies du reste du corps : à l'aide de leurs crochets buccaux elles déchirent les tissus et déterminent en peu de temps des ravages intenses. « Le début est très insidieux, dit Laboulbène, à peine y a-t-il quelques fourmillements des fosses nasales, puis ces fourmillements augmentent rapidement et la céphalalgie se déclare dans la région sus-orbitaire. Bientôt on constate le gonflement de la région nasale et l'enflure se prononce de plus en plus, s'étendant du nez aux parties voisines de la face : il survient des saignements de nez, parfois très abondants et difficiles à arrêter, la douleur sus-orbitaire est plus vive, comparable à un coup de barre de fer.

« A cette période et plusieurs jours après le début, il s'échappe ordinairement quelques larves qui sortent, soit par l'orifice des fosses nasales, soit par des ulcérations qui se produisent sur la peau gonflée et violacée par places, de la région supérieure du nez. Il s'écoule une sérosité fétide et sanguinolente par les narines.

« D'autres fois, les larves se répandent dans le voile du palais, le pharynx, les orbites, les paupières et même dans la cavité buccale et les gencives.

« Les symptômes généraux prennent une grande intensité, il y a de la fièvre, presque toujours de l'agitation et du délire, on constate la réaction d'une inflammation des plus vives des fosses nasales et des sinus frontaux, propagation aux méninges cérébrales, alors la mort est inévitable. On a trouvé le cuir chevelu enflammé et décollé.

« Si ces larves sont sorties par suite de manœuvres thérapeutiques et dans les cas les plus favorables, la guérison n'a lieu qu'avec une perte de substance et avec des cicatrices plus ou moins difformes de la région nasale (1). »

Traitement. — Rien n'est plus simple, quand les larves sont dans les plaies, que de s'en débarrasser, on peut les extraire ou les tuer par des lavages à l'eau phéniquée; les injections benzinées réussissent pour l'oreille, quand on arrive à temps, il en est de même pour les cas dans lesquels les larves se trouvent dans les sinus frontaux : l'on emploie les injections de benzine, de térébenthine, de chloroforme, en prenant garde que les liquides utilisés ne soient pas trop irritants pour les fosses nasales, mais soient cependant à un degré suffisant pour inquiéter les larves, ou les rendre malades : des lavages à grande eau chlorurée les délogent et il faut bien prendre garde de laisser leurs cadavres dans ces cavités. Dans la République Argentine et au Vénézuéla, on a recours à l'infusion de basilic (*Ocymum basilicum*), qui, paraît-il, donne d'excellents résultats. Malgré le traitement, le pronostic est loin d'être toujours favorable. Bonnet a relevé à Cayenne 21 cas d'infestation par les Lucilies, dont 11 ont été suivis de mort; Maillard, sur 44 cas relevés à la Guyane française, en a vu 21 mortels.

Les Lucilies de nos pays peuvent quelquefois se comporter d'une manière analogue : il est vraisemblable que ces Diptères pondent quelquefois dans les plaies de l'Homme, il est certain qu'ils s'attaquent aux animaux (2), mais ils ont été généralement assez peu étudiés dans les différents cas observés, pour que l'on soit fixé sur leur identité ; ce sont d'ailleurs des animaux difficiles à déterminer. Il en est de même d'ailleurs pour beaucoup de larves de Diptères observées sur l'Homme, mais dont on n'a pas vu l'état parfait (3).

(1) Aguirre a signalé une grave myiase nasale occasionnée au Chili par *Calliphora limensis*. (*Larvas de la Calliphora limensis en las fossas nasales*. Santiago de Chile, 1885.)

(2) *Worm-Ziekte* des Hollandais, chez le Mouton.

(3) Il faut peut-être rapporter à l'action des Lucilies la maladie appelée

Notons que l'Homme et les Mammifères ne sont pas les seuls hôtes recherchés par ces Mouches; nous-même avons cité, il y a longtemps déjà (1), le cas des Crapauds rongés vivants par les larves d'une Lucilie particulière et de nombreux observateurs ont fait depuis des observations analogues. Les Batraciens d'Australie sont attaqués par les larves du genre *Batrachomyia*.

Ochromyia anthropophaga, Em. Blanchard.

C'est, dit Railliet, « une Mouche de teinte gris jaunâtre, elle mesure 8 à 10 millimètres de long; la tête est testacée, revêtue de petits poils noirs; le style des antennes est plumeux. Le thorax offre en avant deux bandes noires longitudinales; les ailes sont un peu enfumées. L'abdomen est couvert de taches noires assez étendues, surtout en arrière ».

C'est une espèce depuis longtemps connue par sa larve, dite *Ver de Cayor*, que nos médecins du Sénégal ont eu souvent l'occasion d'observer. Le Ver de Cayor, ainsi appelé du petit royaume de ce nom, situé à la côte, entre l'embouchure du Sénégal et le Cap Vert, se développe également sur les hommes de races différentes et sur les animaux, Chien, Chat, Chèvre, Chacal; il semble affectionner plus particulièrement la région postérieure du tronc et les membres inférieurs; la larve, en pénétrant sous la peau, détermine la formation d'une sorte de furoncle, qui détermine de vives douleurs pendant les premiers jours et dure à peu près une semaine, après quoi la larve est expulsée naturellement

Peenash dans le N.-O. de l'Inde, et qui est produite par une larve qui se loge dans la lame criblée de l'ethmoïde. Meinert a attribué à *Lucil. nobilis* les larves d'une Muscide qui s'était introduite dans le conduit auriculaire d'un homme. *En Spyflue* (*Luc. nobilis*) *snyltende hos Mennesket* (Entom. Meddel., t. I, 1888, p. 119).

(1) Moniez (R.), *Un Diptère parasite du Crapaud* (*Lucilia bufonivora*) (Bull. scient. du départ. du Nord, t. VIII, 1876, p. 25).

et subit sa métamorphose à l'extérieur. — Elle se comporte donc absolument comme celles du *Dermatobia*. — Un Diptère assez semblable, sinon identique, s'observe fréquemment sous la peau de l'Homme à Natal; on en aurait extrait, parfois, jusqu'à 10 exemplaires du bras d'un enfant.

On prétend que le Ver de Cayor attaque seulement les personnes qui se sont reposées sur le sable; s'il en est ainsi, c'est probablement que les œufs sont pondus sur le sol et que les larves y vivent jusqu'à ce qu'elles puissent pénétrer dans la peau d'un Mammifère.

Anthomyia pluvialis.

C'est une grosse Mouche très commune partout. Danthon, de Moulins, retira de l'oreille d'un malade qui souffrait d'une très vive inflammation, avec douleurs affreuses, plusieurs larves et chrysalides, d'où sortirent des Diptères du genre *Anthomyia* et très voisines de l'*A. pluvialis*, d'après Laboulbène; elle avaient « entamé le fond de l'oreille ».

Nous verrons un peu plus loin que des espèces très voisines de ce genre peuvent vivre dans l'intestin de l'Homme. L'*Anthomyia pluvialis* aurait été aussi rencontrée à l'état larvaire dans des plaies cutanées (1).

II. — *Diptères dont les larves ont été trouvées vivantes dans l'intestin.*

Dans une série de travaux fort intéressants qu'il a publiés dans ces dernières années, G. Joseph, de Breslau, a fait connaître tant par ses propres observations qu'en résumant les données anciennes, la liste des Diptères qui, arrivés

(1) *Sarcophaga carnaria* aurait pu vivre dans l'oreille d'un homme déterminant des symptômes d'otite. V. Johnson (W.-B.), *Abnormal living Entozoa in the human ear* (Ophthalmic Record, 1892, analyse *in* Insect life, vol. IV, 1892, p. 341).

accidentellement dans l'intestin de l'Homme, pouvaient y poursuivre leur évolution sans être digérés; cette liste peut être étendue dès aujourd'hui, ce sont :

1° La *Piophila casei*, la Mouche du fromage, dont la larve, bien connue, saute comme un ressort. Elle est avalée dans les croûtes du fromage à l'état d'œuf ou de jeune larve ou encore avec la graisse de jambon, dans laquelle elle n'est pas rare et où on la voit parfois en énorme quantité; elle peut vivre dans l'intestin jusqu'à atteindre la forme presque complète de chrysalide. Quand ces larves se trouvent réunies en grand nombre elles donnent lieu à des crises de coliques.

2° La *Drosophila melanogastra*, petite Mouche très commune qui vit d'ordinaire aux dépens des matières végétales en fermentation, plus rarement des matières animales. « Le plus fréquemment, peut-être, dit Joseph, c'est par la crème aigrie que l'on conserve dans les offices sans la protéger et sur laquelle j'ai quelquefois trouvé les œufs et de jeunes larves, que cette espèce arrive dans l'estomac. » Les larves sont d'ordinaire rejetées par l'anus avant d'avoir atteint le stade de chrysalide; les troubles qu'elles déterminent dans l'intestin ne sont pas différents de ceux que produit l'espèce précédente.

3° Les *Homalomya* (*Anthomya*) *incisurata*, *canicularis*, *scalaris*. Mouches se rapprochant beaucoup des Mouches proprement dites et très communes, sauf la première espèce; leurs larves sont remarquables par les longues épines barbelées qui les recouvrent : elles peuvent atteindre l'état de chrysalide dans l'organisme humain; leur présence dans l'estomac est marquée par du malaise, des nausées, dans l'intestin par une sorte de dysenterie (1). Nous avons figuré des larves d'*Anthomya* (fig. 107).

(1) Ce sont du reste les larves d'*Homalomya* qui ont été le plus souvent rencontrées dans le tube digestif, en France en Angleterre, en

4° L'*Hydrothæa meteorica.* Mouche de taille moyenne, noire, très commune, dont les larves vivent d'habitude dans les matières animales en putréfaction. G. Joseph en a observé deux cas chez des enfants qui, après un état dysentérique, en rejetèrent chacun une soixantaine d'individus. Dans les deux cas les larves rejetées n'étaient pas complètement développées, mais on put les élever avec de la viande crue. — Un exemple analogue, mais très ancien, du parasitisme de cette Mouche, existait déjà dans la science.

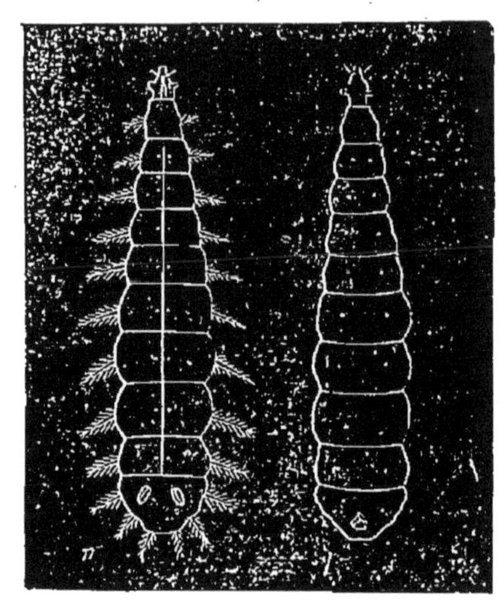

Fig. 107. — Larves d'Anthomyes.

5° La *Cyrtoneura stabulans.* Les larves de cette Mouche ont été observées dans des Champignons et aussi dans des chenilles et des larves d'Hyménoptères. Laboulbène le premier les indiqua chez l'Homme comme parasites accidentels; on a vu ces larves en énorme quantité dans l'intestin où elles provoquaient des troubles considérables.

6° La *Pollenia rudis.* Espèce très commune partout. Joseph cite un cas où plusieurs centaines de larves furent rejetées vivantes, mais non complètement développées, par une personne anémique.

7° La *Calliphora erythrocephala.* Espèce commune, très voisine de la Mouche bleue de la viande (*Calliphora vomitoria*). Peu d'heures ou peu de jours après l'éclosion des œufs dans l'estomac, il se produit de telles nausées que d'habi-

Bohême, dans le Kentucky, etc.; nous en avons eu tout récemment un nouveau cas à Lille, mais nous n'avons pu obtenir l'éclosion; une soixantaine de larves ont été rendues en plusieurs fois par la même personne.

tude les vomissements rejettent les larves. Joseph cite le cas observé par lui-même, d'un voyageur de commerce chez lequel les accidents se déclarèrent après qu'il eut mangé une côtelette de veau froide, servie en chemin de fer; le lavage de l'estomac ramena environ 100 larves de cette espèce.

8° G. Joseph cite aussi, comme fréquemment observées dans le tube digestif, les jeunes larves des *Lucilia cæsar* et *regina*. Les accidents qu'elles déterminent diffèrent de ceux qui sont dus à l'espèce précédente.

9° Les larves de deux espèces de *Sarcophaga* (*S. hæmorrhoidalis* et *hæmatodes*) observées chacune une fois par l'auteur; elles causent des troubles stomacaux intenses, parce qu'elles se fixent par leurs crochets sur la paroi de l'organe et y causent des érosions; les efforts de vomissement ne les détachent pas. Elles arrivent dans l'estomac avec la viande crue; les accidents qu'elles déterminent sont assez sérieux pour que le malade fasse appeler le médecin. Le mieux est de recourir au lavage de l'estomac après action de la naphtaline.

Joseph fait remarquer à ce propos que ces deux *Sarcophaga* seulement, peuvent vivre quelque temps en parasites dans l'estomac de l'Homme et du Chien : les jeunes larves des *S. carnaria* et *striata* introduites avec la viande dans l'estomac du Chien, étaient digérées quelques heures après l'expérience (1).

10° Les larves de l'*Eristalis arbustorum*. Les larves connues du genre Éristale sont très remarquables par le long prolongement de leur extrémité postérieure : c'est un tube dans lequel s'ouvrent les stigmates et qui, étant très extensible, permet à l'animal d'atteindre la surface pour respirer quand

(1) Abbamondi et Cipollone auraient également trouvé le *Sarc. hæmorrhoidalis* dans les déjections d'un malade (*Giorn. med. del R. Esercito e della Marina*, 1894).

il est enfoncé dans les matières en putréfaction dans lesquelles il vit ; aussi le vulgaire lui donne-t-il le nom de *Vers à queue*. L'*Eristalis arbustorum* est très commune partout. Un seul cas observé jusqu'ici.

A cette liste donnée par le médecin de Breslau, il faut certainement ajouter : la *Teichomyza fusca*. Tout le monde connaît ce Diptère d'un brun noir, extrêmement commun dans les urinoirs des grandes villes, où on le trouve toujours en nombre considérable, sur les vieux murs, dans les écuries, dans les cabinets d'aisances, etc. On dit qu'elle a été importée en France par les Russes en 1815. De nombreuses observations ont montré que sa larve peut se fixer aux parois intestinales, y vivre et s'y développer chez l'Homme, en déterminant des troubles de l'appareil digestif ; on l'a assez souvent trouvée dans les selles et les vomissements. L'expérience a montré qu'elle peut vivre trois jours dans l'intestin du Rat (1).

La *Trineura rufipes* peut aussi être rangée parmi les parasites accidentels de l'Homme : les larves des espèces de ce groupe des Phoridés, vivent dans les matières organiques en décomposition ; une espèce est parasite des larves d'Abeilles. Kahl a vu, à Varsovie, des milliers de larves de *Phora rufipes*, Meigen, dans les matières vomies par un jeune homme qui avait éprouvé de sérieux troubles digestifs.

Les larves de la *Musca domestica*, qui se développent habituellement dans le fumier ou dans les latrines, peuvent aussi être trouvées dans le tube digestif, amenées sans doute par les aliments. On sait le rôle important que l'on a reconnu dans ces derniers temps à cette espèce de Mouche dans la dissémination de différentes maladies microbiennes. Grassi

(1) Cette larve vit dans l'urine et dans les plâtras qui en sont imbibés, dans les fosses d'aisances, et nous l'avons observée en quantité énorme dans le liquide de cuves à macération. L'essence de mirbane la fait disparaître rapidement des fosses d'aisances.

a de plus constaté un fait suggestif à propos de cet animal : les œufs de Trichocéphale, de Ténias, d'Oxyures traversent son tube digestif sans être aucunement altérés et il y a peut-être là une cause générale importante d'infestation pour notre espèce.

Riley a aussi fait connaître deux observations dans lesquelles les larves d'*Eristalis tenax* et *dimidiatus* auraient été observées dans l'intestin de l'Homme (*Insect. life*, t. II, p. 261).

Une observation qui, d'après Spannberg, se rapporte probablement à la larve de l'*Eristalis tenax* a été faite à Sandviken près Gefle (*Entom. Tidskrift*, t. VII, 1886, p. 121).

Enfin on cite une observation de larve de Cousin (*Culex pipiens*), faite dans des conditions analogues.

Citons encore le cas rapporté par Krause, en 1886, d'un homme qui tombe subitement malade dans la journée en présentant des symptômes d'angoisse, oppression et un véritable accès d'épilepsie réflexe. Un purgatif salin détermine l'évacuation, avec les selles, de plusieurs milliers de larves que Leuckart reconnut pour appartenir à la *Musca vomitoria* et à l'*Anthomya* (*Homalomya*) *canicularis*. — Comment toutes ces larves arrivent-elles dans l'intestin, il n'y a guère qu'une éventualité probable, c'est par l'ingestion de viandes froides sur lesquelles les Diptères ont pondu.

Enfin, en laissant de côté les observations douteuses, nous signalerons, pour terminer, le cas d'un grand intérêt fourni par Lutz et observé au Brésil d'un homme qui, après de fortes douleurs d'estomac, rejeta, à plusieurs reprises, une centaine de larves vivantes dont la forme rappelait celle du genre *Simulia* (1); l'infestation n'avait pu se faire que 14 jours auparavant avec de l'eau de marais prise en boisson

(1) Notons à propos des Simulies une observation de Railliet qui n'a pas trouvé place jusqu'ici. « J'ai recueilli, dit-il, deux exemplaires de la larve du *Chironomus plumosus*, rejetés dans une épistaxis par un phtisique qui avait coutume d'aspirer chaque matin de l'eau de rivière. »

par le malade; l'on sait que les larves de Simulies vivent dans l'eau (1).

Pulex (Puces).

Ces animaux, quoique dépourvus d'ailes, se laissent facilement rattacher aux Diptères par leur organisation. Tous sont parasites des animaux à sang chaud, et l'on peut presque dire que chaque espèce qui en héberge, possède une forme particulière de ce type. Deux espèces de Puces vivent aux dépens de l'Homme, mais à des degrés très différents : la première (*P. irritans*) ne peut être comptée parmi nos parasites (2); la seconde espèce, *Pulex* ou *Sarcopsylla penetrans*, s'introduit et se développe dans nos tissus, nous montrant comment un animal primitivement de proie, peut

(1) Il faut distinguer, de tous ces cas accidentels dont nous venons de faire l'énumération, le parasitisme normal de certains Diptères dans le tube digestif : ainsi l'on sait que plusieurs espèces de Mouches vivent normalement dans l'estomac des animaux (genre *Gastrophilus*); elles se rencontrent dans l'estomac du Cheval, de l'Ane et chez le Rhinocéros. On ne les trouve pas chez les Carnassiers et l'on considère les cas dans lesquels on a rencontré l'une d'elles chez le Chien et la Hyène, comme dus à ce que ces animaux avaient mangé l'estomac d'un Cheval. Notons à ce propos que nous avons trouvé deux larves de Gastrophiles jeunes dans l'estomac d'un Chien enfermé depuis des mois et nourri strictement de matières végétales ou de viande soigneusement cuite. Nous n'avons pu faire éclore ces larves.

(2) La Puce ordinaire (*Pulex irritans*), pas plus que la Punaise, ne peut être comptée parmi les parasites de l'Homme; elle vit de son sang, mais ne vit pas sur lui et elle n'est, en somme, pour nous qu'un animal de proie, au même titre, presque, que les Moustiques. Mais nous devons, pour la Puce, mentionner un habitat exceptionnel, qu'il est bon pour les médecins de connaître : en général ces animaux pondent leurs œufs à peu près au hasard, ils éclosent sur le sol, et les larves s'abritent dans les fissures ou recoins. « Cependant Hebra et Küchenmeister ont trouvé ces œufs sous les ongles, où ils avaient été amenés par le grattage. Catenschjold, médecin danois, a même vu les larves vivre dans les squames et sur les érosions d'une femme malpropre atteinte de psoriasis. Deux observations semblables ont été faites sur la Puce du Chien (*Pulex serraticeps*), l'une par Austin, l'autre par Leuckart. Les Chiens qui les ont fournies étaient atteints, depuis longtemps, l'un de prurit, l'autre d'eczéma ». Neumann, *Soc. d'hist. nat.* Toulouse, 1882, p. XXXIX.

devenir parasite ; c'est de cette dernière que nous devons parler maintenant.

Sarcopsylla penetrans, L. (1).

La Puce chique (fig. 108 et 109) se trouve sur les deux côtes de l'Amérique tropicale ; elle est excessivement commune au Brésil, à la Guyane, au Mexique et dans toutes les Républiques équatoriales, au Chili, elle s'élève même jusqu'aux hauts plateaux de Bolivie. C'est de là qu'elle a été

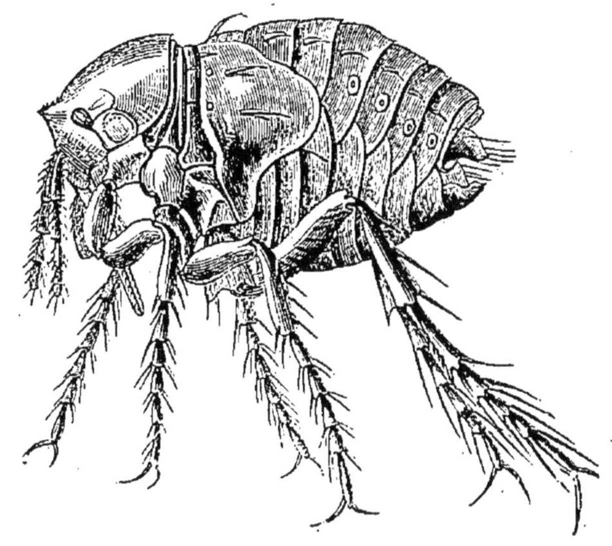

Fig. 108. — *Sarcopsylla penetrans*, femelle très grossie.

récemment importée au Congo d'où elle s'est propagée avec une étonnante rapidité en Afrique (2) ; on vient de la signaler à Madagascar, à l'occasion de l'expédition française.

(1) Syn. *Sarcopsylla*, Westwood, 1846 ; *Dermatophilus*, Guér.-Mén., 1843 ; *Rynchoprion*, Oken, 1815, nec Hermann, 1804. Vulg. Puce chique, Puce des sables, *Sandfloh* des Allemands. Les autres noms vulgaires de la Chique sont utiles à connaître. On l'appelle Puce pénétrante aux Antilles et à la Guyane ; *Nigua* au Mexique ; *Pigue*, *Pique*, *Pico* au Pérou ; *Bicho*, *Bicho dos pés*, *Bicho de cachorro*, *Tunga*, *Jacetuba*, *Migor* au Brésil ; *Sand-flea*, *Chego*, *Chegoe*, *Chigger* aux États-Unis. Les Indiens du Brésil l'appellent *Tunga*, *Tom*, *Ton Sico* ; les Abipons, *Aagrani*.

(2) On a signalé en Abyssinie, sous le nom de *Moukardam*, un parasite cutané qui semble devoir être assimilé à la Puce chique.

Elle habite les terrains sablonneux et particulièrement les herbes sèches dans les bois, les plantations; elle se rencontre aussi au voisinage des habitations humaines et même des demeures abandonnées.

C'est un animal de couleur jaunâtre, qui devient d'un blanc presque pur, lorsqu'il est implanté dans la peau; il ne saute pas. Le mâle et la jeune femelle ont à peu près les mêmes dimensions et mesurent à peu près un millimètre de longueur; ils se contentent tous deux de se gorger du sang des animaux comme leur congénère, la Puce irritante, et ils s'attaquent aux animaux domestiques aussi bien qu'aux animaux sauvages. Mais, aussitôt fécondée, la femelle change sa manière de vivre et elle pénètre dans la peau des animaux à sang chaud, domestiques ou sauvages, et de l'Homme; elle s'attaque de préférence aux jambes, aux pieds, à l'interstice des orteils, en dessous des ongles : les enfants qui se roulent sur le sable et les personnes qui voyagent sans chaussures, sont très exposés à ses attaques.

L'introduction de l'animal dans l'épaisseur de la peau a lieu sans douleur, et si le point où il s'est logé n'est pas irrité par le frottement ou par la pression, l'abdomen de la Puce se développe progressivement jusqu'à ce qu'il atteigne le volume d'un petit pois (1); même, le parasite reste dans cet état pendant un temps assez long, sans produire, d'ordinaire, autre chose que de la démangeaison et de la rougeur. Mais si l'on se gratte, et il faut une bien grande force de volonté pour s'en abstenir, on détermine une très vive inflammation qui peut donner lieu à différents phénomènes très graves, suppurations de mauvaise nature, gangrène, tétanos, etc., et c'est dans ces cas qu'on a pu voir la maladie se terminer par la mort.

(1) On le compare volontiers au fruit du Gui pour le volume et la couleur.

La femelle est tournée dans la plaie, de telle façon que sa tête soit fixée au fond, et son extrémité postérieure à la périphérie : la ponte d'une centaine d'œufs se fait située ainsi à l'extérieur, au fur et à mesure de leur maturation ; quand elle est terminée, l'animal meurt dans la cavité où il s'est développé et son cadavre est expulsé par suite des phénomènes qui déterminent la guérison de la plaie.

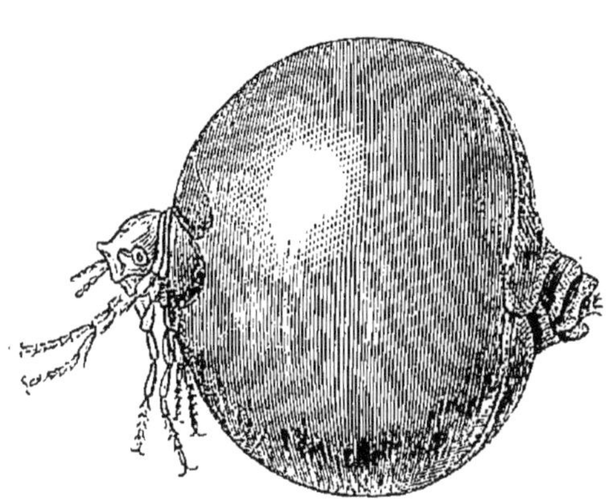

Fig. 109. — Chique femelle, gorgée dans les tissus.

Les œufs de la Puce chique et sa larve évoluent comme les Puces ordinaires.

On conçoit que, si plusieurs Puces chiques s'établissent à côté les unes des autres, et c'est un cas fréquent, il puisse en résulter des abcès, des nécroses et des ulcérations assez étendues qui, envenimés par le climat, peuvent présenter une grande gravité : c'est surtout le cas pour les nègres qui marchent avec les pieds nus, pour les coolies, ouvriers d'origine chinoise, qui en sont littéralement dévorés (on en a compté jusqu'à 300 sur un seul individu). Nous ne parlons que pour mémoire des animaux domestiques, incapables d'extraire le parasite et qui en souffrent cruellement.

La Puce chique étant installée dans la peau, il n'est pas d'autre remède que de l'extraire, pour faire cesser tous les accidents ; l'opération est très facile, surtout, dit-on, si l'on attend 24 ou 36 heures pour la faire ; on extirpera l'animal comme on le ferait d'un corps étranger. Si l'abdomen du parasite a acquis tout son développement et s'il est entouré de sérosité ou de pus, il faut prendre soin d'enlever l'épiderme qui le recouvre, de saisir l'abdomen avec des pinces et de tirer doucement, pour que l'animal détache lui-même son rostre, afin d'éviter de laisser la tête et les pattes dans la plaie. On prend les précautions ordinaires au sujet de la petite blessure ainsi mise à nu.

Dans le cas où, de nombreux parasites étant au voisinage les uns des autres, ils déterminent ce qu'on a appelé l'*ulcère de la Guyane*, on procède un peu différemment et on enlève l'épiderme aussi largement qu'il est nécessaire, à l'aide de différentes préparations : à Cayenne, par exemple, on fait des frictions d'onguent mercuriel et, quand la place est bien préparée, on la recouvre de larges cataplasmes arrosés d'alcool camphré : l'épiderme se détache et les Chiques sont à portée pour être enlevées; les indigènes emploient contre la Chique d'assez nombreux remèdes.

La prophylaxie est bien facile à l'égard de la Puce chique : sans agir comme les Indiens, qui se mettent à l'abri en s'enduisant le corps de teintures à odeur forte (rocou, tabac, huile de Carapa), on peut se préserver de cet animal en faisant usage de chaussures en cuir et de vêtements de tissu solide et très serré; il est reconnu, en effet, que la Puce chique traverse facilement les tissus à mailles lâches, que, par exemple, elle pénètre à travers les gants de fil, sans pouvoir traverser les gants de peau ; il faut aussi éviter de se coucher à terre, mais se reposer dans des hamacs suspendus.

*
* *

On a signalé comme parasites de l'Homme un certain nombre d'autres Arthropodes en particulier des larves de Coléoptères et des Myriapodes; il ne s'agit là, bien entendu, que d'un faux parasitisme : pour ne citer que quelques observations de ces derniers temps, Sandberg (1) rapporte le cas de son propre fils, âgé de dix ans, souffrant depuis deux ans de coliques, nausées, céphalalgie, douleurs épigastriques, et qui ne fut guéri qu'après l'expulsion de deux larves vivantes, longues de 2 centimètres et appartenant à *Agrypnus murinus*. Un médecin de Lille m'a remis un jour une vingtaine de larves qui, d'après son dire, avaient été vomies par un enfant atteint de troubles gastriques intenses ; c'étaient certainement des larves d'un Élatéride et elles mesuraient 12 millimètres de longueur. J'ai reçu récemment une larve de Coléoptère longue de 2 centimètres et demi que j'ai soumise au professeur Laboulbène, elle avait été vomie par un enfant de dix ans, souffrant de troubles gastriques. Blanchard a publié aussi une larve qu'il rapporte à la famille des Clérides et qui aurait été également vomie par un enfant de quatre ans, au Sénégal (2). On ne peut nier la possibilité de ces faits, mais certaines de ces larves peuvent venir avec les aliments ; il n'est pas inadmissible que des larves saprophages de Coléoptères ne puissent séjourner quelque temps dans notre organisme, comme le font certaines larves de Diptères, mais les observations en sont jusqu'ici fort rares, et tant qu'elles ne se multiplient pas davantage pour les mêmes espèces, il faut se tenir en très grande réserve à leur sujet.

On ne saurait trop recommander aux médecins qui auraient l'occasion de rencontrer des larves d'Insectes dans ces conditions de les donner vivantes, si possible, à quelque entomologiste qui puisse les élever, la détermination de ces animaux étant souvent fort difficile, principalement

(1) Sandberg (G.), *Et tilfælde af Coleopterlarvers tilhold i tarmkanalen hos et menneske* (Entom. Tidskr., 1890, p. 77-80).

(2) Blanchard, *Sur une larve de Coléoptère vomie par un enfant au Sénégal* (Bull. Soc. ent. France, 1893, p. 156).

quant à l'espèce, si on n'a pas l'Insecte parfait (1). Les exemples cités jusqu'ici de Myriapodes trouvés soit dans le nez, soit dans l'intestin, prêtent à encore plus de critique et aucun d'eux ne paraît absolument prouvé.

(1) Tout naturaliste a eu l'occasion de voir quelques-uns de ces cas de parasitisme invraisemblable qui doivent mettre en suspicion ceux dont nous parlons; c'est ainsi qu'on m'a apporté la Limace des caves comme rejetée par l'intestin, des *Cetonia stictica* comme vomies par une malade, des larves de Tipules comme trouvées dans un cas de diarrhée persistante, etc., etc.

PARASITES VÉGÉTAUX

Les végétaux non microbiens qui vivent en parasites sur l'Homme, appartiennent tous à l'embranchement des Cryptogames et font partie du groupe des Champignons. Le nombre n'en est pas très élevé, encore a-t-il été réduit dans ces dernières années, plusieurs affections attribuées d'abord aux Champignons qui rentrent dans notre sujet, ayant été reconnues ensuite comme des maladies d'origine microbienne. La science n'a pas dit son dernier mot au sujet de ces végétaux qui sont, depuis quelques années, l'objet de recherches suivies ; la systématique même n'en est pas achevée : aussi ne chercherons-nous qu'à fixer l'état actuel d'une question qui est loin d'être tranchée. Devant le petit nombre de ces végétaux parasites et par suite de l'imperfection de nos connaissances à leur sujet, nous les passerons en revue, suivant un ordre différent de celui que nous avons adopté jusqu'ici, et laissant de côté l'ordre taxonomique, nous en parlerons suivant l'analogie des affections qu'ils déterminent. Plusieurs maladies dont nous avions parlé lors de la première édition de ce livre, n'appartiennent plus maintenant à notre sujet, et le lecteur désireux de s'en rendre compte devra se reporter aux publications spéciales sur les Schizomycètes, ou au livre de cette collection publié par Macé, *Traité pratique de Bactériologie* (1892). La *pelade*, en particulier, est une de ces affections rangées autrefois à côté des Teignes favique ou trichophytique, mais dont la cause n'est certainement pas un Champignon analogue à ceux qui déterminent ces deux groupes d'affections (1). Il en est aussi d'autres, comme par exemple les diverses affections nodulaires des cheveux, sur lesquelles on ne possède que des données incohérentes et que nous passerons sous silence. Plusieurs, enfin, récemment signalées, sont encore trop peu connues et les données à leur sujet sont trop embrouillées pour que nous en puissions parler dans un livre de la nature de celui-ci.

MALADIES DE LA PEAU PRODUITES PAR DES CHAMPIGNONS

Les Champignons qui déterminent certaines affections de la peau étaient autrefois réunis sous le nom de Trichophytés, appellation commode, indiquant simplement le parasitisme sur les poils, et qui ne préjugeait rien de leur position systématique ; mais on a récemment montré que des maladies, très analogues dans leurs symptômes, pouvaient être produites par des végétaux très différents entre eux et ce nom doit être abandonné. Quoi qu'il en soit, la structure de ces Cryptogames est fort simple, en tant qu'on la connaisse ; ils sont généralement formés de filaments incolores, flexueux, cloisonnés ou non, simples ou peu ramifiés, d'un diamètre uniforme, qui ne dépasse guère quelques millièmes de millimètre. Leur mode de reproduction le plus fréquent et souvent le seul connu pendant la vie parasitaire, consiste dans la formation de spores, c'est-à-dire de corps jouant le rôle de graines, obtenus sans fécondation : on voit les cellules de certains rameaux former des cloisons qui les partagent en un certain nombre de petites loges, lesquelles finissent par

(1) Consulter en particulier : Sabouraud, *Diagn. et trait. de la pelade et des teignes de l'enfant*, 1895.

être bien individualisées et se détachent alors, formant autant de spores susceptibles de germer. D'autres, qui ne sont plus représentées par des filaments, mais par des cellules arrondies, bourgeonnent des spores à leur périphérie. La culture de ces parasites en des milieux divers a fourni, comme nous le verrons, de précieux renseignements sur leur position en systématique.

Une particularité commune à tous les Champignons parasites de la peau, aussi bien, d'ailleurs, qu'aux espèces plus ou moins analogues, qui vivent aux dépens de notre espèce, c'est la façon dont évoluent les maladies qu'ils déterminent et la configuration que revêt toujours la lésion. En général, quelle que soit l'affection, le point de départ de la lésion est toujours une sorte de petit disque, qui s'agrandit par la périphérie, au fur et à mesure que le centre se guérit, d'où la formation de cercles de diamètre de plus en plus considérable et très caractéristiques (1).

Cette particularité s'explique très facilement : elle est due à ce que la partie végétative d'un Champignon quelconque (représentée d'ordinaire ici par les filaments dont nous venons de parler) s'accroît par la périphérie seulement, en rayonnant, en même temps que la portion tournée vers le centre se détruit, d'où la guérison de la partie centrale de la lésion, dans le cas particulier des Champignons parasites de la peau, et la propagation des phénomènes vers la périphérie.

Les Champignons parasites de la peau, comme beaucoup de végétaux analogues, peuvent vivre, à n'en pas douter,

(1) Le *Tokélau*, affection de la peau observée en Océanie, dans laquelle on a signalé un Champignon analogue aux Trichophytons, présente des lésions arrondies qui s'accroissent par la périphérie sans se guérir au centre. Cette particularité permettrait peut-être de se demander si ce parasite est bien la cause de la maladie, ou s'il profite simplement d'un milieu spécial pour végéter. Bonnafy, *Le Tokélau* (Arch. de méd. nav., 1893, t. LX).

en dehors du milieu où nous les observons d'ordinaire; peut-être même peut-on dire que le *milieu animal*, dans lequel nous les voyons, est pour eux un milieu anormal, où ils n'atteignent pas leur développement complet, qui serait caractérisé par la reproduction sexuée — fait important au point de vue des théories sur le parasitisme. — Quoi qu'il en soit, ces végétaux peuvent se cultiver sur différentes substances, gélatine, bouillons divers, pommes de terre, etc., et leur étude en est rendue plus facile. C'est par les résultats fournis par la méthode des cultures, que l'on a pu établir que plusieurs espèces de Champignons pouvaient produire les Teignes, considérées autrefois comme des entités morbides simples; de même, et comme nous le verrons, les cultures ont mis les botanistes sur la voie de la position systématique, jusque-là ignorée, de ces végétaux; mais jusqu'ici les résultats, pris dans leur ensemble, sont peu satisfaisants.

Teigne faveuse.

Schönlein reconnut, en 1839, la nature parasitaire de la Teigne faveuse qu'il avait entrevue quelques années auparavant, et Remak, l'année suivante, donna au parasite le nom d'*Achorion Schœnleini*. Pendant longtemps on a admis qu'un seul Cryptogame pouvait déterminer cette affection; des recherches récentes ont fait naître les doutes les plus sérieux sur l'unité du parasite, et on a cherché à établir des rapports entre les diverses formes cliniques de la maladie et des Champignons d'espèce particulière; mais, pour plus de simplicité, nous commencerons par tracer les caractères généraux de la teigne, tels qu'ils sont généralement admis, pour ne nous occuper qu'ensuite des faits nouveaux auxquels nous faisons allusion.

Pour bien nous rendre compte des lésions caractéristiques de la Teigne faveuse, supposons qu'une spore du Champignon parasite arrive, à la faveur d'une érosion dans l'épaisseur du cuir chevelu, par exemple. Cette spore donnera immédiatement naissance à un premier filament, dont la multiplication sera le point de départ de la maladie. Les ramifications de ce filament et les nouvelles plantes qui germent des spores qu'il produit bien vite, envahissent les poils voisins d'une part et s'étendent en rayonnant, d'autre part, vers la surface de la peau. A cette période, une légère démangeaison est le seul phénomène par lequel le parasite manifeste sa présence ; puis la peau rougit et se tuméfie légèrement autour du point inoculé, sur un cercle de petit diamètre à extension lente ; en même temps le poil envahi devient sec, terne, cassant, facile à arracher ; il faut remarquer qu'il ne se casse pas, contrairement à ce qui existe dans les trichophyties (1).

Bientôt le Champignon va se manifester à l'extérieur : on remarque autour de la base du poil malade une sorte de soulèvement circulaire, dont la couleur jaune soufre transparaît au travers de l'épiderme aminci ; ce bourrelet peut apparaître autour du poil par quelques points isolés qui entrent vite en confluence ; il grandit régulièrement et s'épaissit, en même temps que la partie centrale se creuse, acquérant la configuration d'un *godet* à surface lisse ou irrégulière, godet tout à fait caractéristique de la Teigne faveuse et dont les dimensions oscillent, suivant son âge, entre un demi-millimètre et deux centimètres de diamètre ; dans certains cas, cette production arrive à faire sur la peau une saillie de plus d'un centimètre.

On conçoit que, à un moment déterminé, l'épiderme n'a pu résister à la tension produite par le Champignon, il s'est dé-

(1) Les filaments du Champignon envahissent principalement la partie périphérique du poil, mais ils peuvent le gagner dans toutes ses parties.

chiré, et le parasite s'est développé à la surface de la peau, continuant à s'accroître par la périphérie, tandis que sa partie centrale se détruit, en d'autres termes, tandis que la peau située au centre du cercle se guérit (1).

On conçoit que la forme du *favus* puisse être modifiée, comme, par exemple, lorsque deux godets faviques, nés l'un près de l'autre, se rencontrent ; quand la maladie continue à se développer, les *favi* se soudent entre eux, donnant l'aspect de vastes croûtes jaunes, desquelles émergent des poils plus ou moins altérés, ou complètement détruits; la structure primitive du favus n'est plus alors reconnaissable, et c'est à quelque distance de ces grandes plaques qu'il faut chercher les petits godets ; ces croûtes exhalent une odeur caractéristique repoussante, qui, à elle seule, permet de reconnaître la teigne (2) ; il est fréquent, principalement sur les sujets lymphatiques, de voir les lésions propres au favus se compliquer d'impétigo, d'eczéma, qui peuvent parfois les masquer et rendre le diagnostic plus difficile. Les croûtes se reforment bientôt, si on les enlève ; au-dessous on trouve le derme, avec tous les signes d'une inflammation chronique profonde, car le Champignon végète également dans l'épaisseur du derme et l'inflammation qu'il détermine peut pénétrer profondément ; mais, à la longue, le cuir chevelu prend la coloration blanche du tissu cicatriciel, le parasite disparaît des points ainsi modifiés et il n'y reste que de rares poils mal développés; l'aspect de la peau est ainsi devenu caractéristique et il permettra pendant toute la vie de faire le diagnostic rétrospectif de la maladie.

Il est toutefois des cas dans lesquels le diagnostic du favus

(1) C'est à cette production en godet, très nette lorsqu'elle est encore peu développée, qu'on a donné le nom de *favus*, mot latin qui désigne la cellule dans laquelle les Abeilles déposent leur miel.

(2) On a comparé cette odeur à celle de l'urine du Chat, ou à l'odeur de la Souris; elle se retrouve dans les cultures pures du Champignon.

est très difficile, le godet caractéristique ne se développant pas et les lésions des cheveux pouvant n'être pas apparentes.

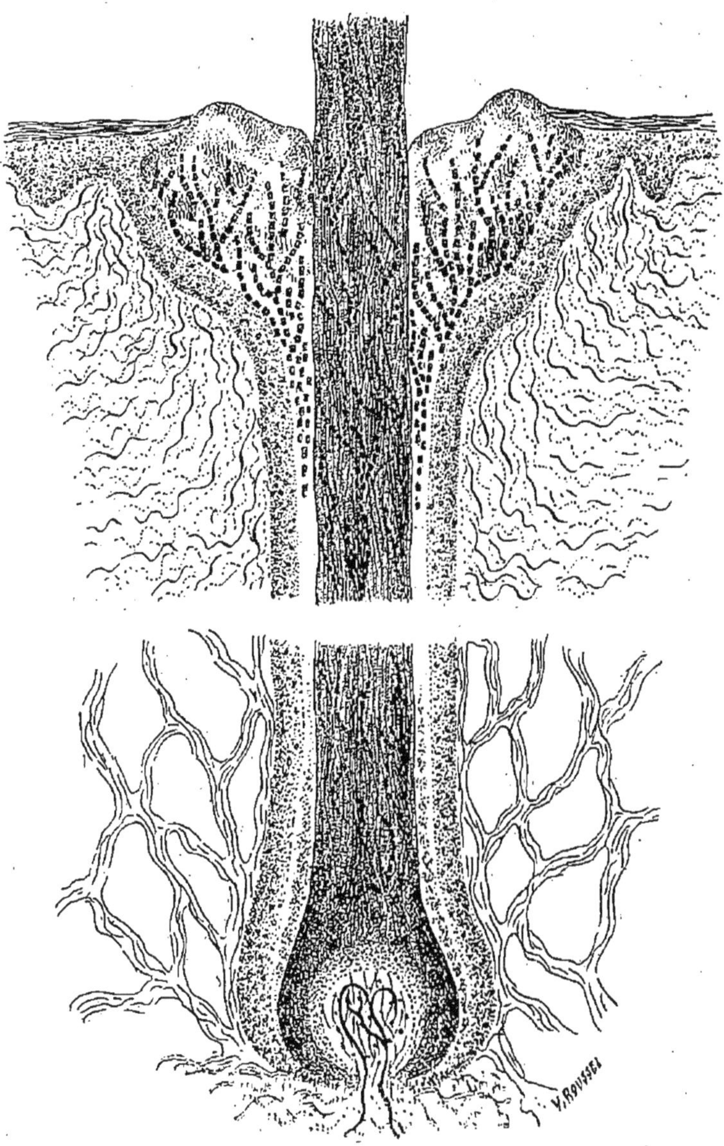

Fig. 110. — Coupe verticale du cuir chevelu, passant par le centre d'un cheveu et d'un godet faviques (d'après Sabouraud).

Dubreuilh a distingué trois formes de ce *Favus atypique* : 1° *favus impétiginiforme*, 2° *favus pityriasique*, 3° *favus alopécique*; l'examen microscopique permettra de reconnaître la nature de la lésion, en dehors des caractères anormaux de la lésion que simule la maladie (1).

Quelle est la structure du favus ? Le microscope montre qu'il est constitué par plusieurs sortes d'éléments enchevêtrés, des filaments ramifiés ou non, sans caractères particuliers, des tubes vides qui ont cessé de vivre, des tubes chargés de spores, et enfin par des spores de volume variable (3 à 10 μ). Ces dernières sont répandues en quantité innombrable dans toute la masse. La matière visqueuse, hyaline, qui réunit tous ces éléments et donne à leur ensemble la forme d'un godet, n'est pas encore bien exactement connue, elle paraît faire défaut autour des tubes et des spores qui ont pénétré dans le poil, et elle ne se reproduit dans les cultures artificielles que dans des conditions spéciales; ce n'est pas une formation normale pour le Champignon.

Le Favus peut s'observer à tous les âges de la vie : il ne se développe pas chez tous les individus avec la même facilité. En règle générale, la maladie abandonnée à elle-même se prolonge indéfiniment jusqu'à la destruction complète de la chevelure (2) qui tombe d'elle-même, mais d'une manière inégale, en s'éclaircissant graduellement. Ceci peut n'arriver qu'au bout d'un temps très long, et l'on possède des observations

(1) Ex. : le *Favus impétiginiforme* : des croûtes semblables à celles de l'impétigo vrai s'observent autour d'une cicatrice du cuir chevelu, mais la cicatrice est survenue précisément après la production de croûtes semblables; les croûtes persistent depuis longtemps. — *Favus pityriasique* : les pellicules sont abondantes, tenaces, gris jaunâtre, adhérentes sur des plaques à bords nettement délimités, qui contrastent avec le reste du cuir chevelu, absolument sain. — La variété *alopécique* est très difficile à déterminer et rarement reconnue, même par les spécialistes : l'alopécie se montre en plaques de forme irrégulière qui évoluent pour former cicatrices ; les altérations du cheveu sont rarement appréciables, et il faut souvent répéter leur examen microscopique, pour découvrir enfin la cause de la lésion.

(2) A l'exception d'un bandeau à la partie antérieure du cuir chevelu que la teigne respecte souvent sans qu'on sache pourquoi, il reste ordinairement aussi des cheveux sur presque tout le pourtour et à la région occipitale, de telle sorte que les cheveux restants forment à la tête une sorte de couronne.

de Teignes ayant duré pendant vingt-trois années (1). Les cheveux étant détruits et le Champignon disparu, le cuir chevelu reste luisant, mince, comme parcheminé et devient blanc comme un tissu de cicatrice.

Mais si le siège favori de la Teigne est bien le cuir chevelu, il faut savoir que l'*Achorion* peut se développer partout où il existe des poils, si peu développés soient-ils ; d'ordinaire, c'est le malade lui-même qui, en se grattant, transplante les spores prises sur la tête en d'autres points du corps. Comme nous l'avons déjà dit plus haut, il suffit qu'une spore soit portée dans une éraillure de la peau pour qu'elle germe. Le grattage, en outre, détermine assez souvent le développement du parasite sous les ongles, et nous parlerons plus loin de cette complication spéciale sous le chapitre de l'*onychomycose*.

La Teigne faveuse est pourtant beaucoup plus rare que la Trichophytie, en dehors du cuir chevelu ; on la voit quelquefois dans la barbe ; elle est très rare au pubis, surtout chez l'adulte ; plus fréquente en ce point chez les enfants ; elle est marquée dans les régions glabres par des cercles érythémateux de petit diamètre, à extension lente, à desquamation pityriasique, sur lesquels apparaissent bientôt les godets caractéristiques ; les croûtes peuvent dans certains cas devenir énormes et atteindre jusqu'à deux centimètres d'épaisseur, comme l'ont fait voir Vidal et Leloir. Au reste, ces lésions se comportent comme celles du cuir chevelu. On a aussi vu le Favus à la surface du gland, mais on ne l'a jamais constaté sur la muqueuse des narines et de la cavité buccale. Signalons toutefois une observation de Kaposi et Kundrat qui auraient constaté une lésion favique caractérisée, dans la région pylorique

(1) « J'ai vu dans le service de M. Besnier, dit Sabouraud, une femme de quatre-vingt-quatre ans portant son favus toujours vivant, contracté jadis dans sa première enfance. »

d'un individu atteint d'un Favus généralisé de la peau.

PROPAGATION. — Comme toutes les autres dermatoses parasitaires, le jeune âge, le tempérament lymphatique, la misère physiologique, la malpropreté, etc., favorisent la contagion de la Teigne faveuse et son évolution (Vidal et Leloir). — Il est inutile d'insister sur la facilité avec laquelle elle peut se communiquer d'homme à homme, dans une même famille, par exemple, ou dans une école, par les innombrables spores qu'émet le parasite et qui peuvent si facilement arriver sur une érosion de la peau chez une personne saine. L'usage des peignes, brosses, coiffures, oreillers, etc., ayant servi aux teigneux, celui de la tondeuse chez les coiffeurs, est la source la plus habituelle de la contagion, en dehors de toutes les chances que fait courir la vie commune avec ces malades, d'autant que la vitalité des spores peut durer de six à huit mois. La même observation, d'ailleurs, pourrait s'appliquer à toutes les affections de la peau produites par des Champignons et nous aurons occasion d'y revenir.

Mais la Teigne faveuse n'est pas une affection propre à notre espèce. Plusieurs animaux peuvent en être atteints, tels que la Souris, le Rat, le Lapin, le Chat, le Chien, la Poule (1); mais il semble, par la fréquence avec laquelle ils sont attaqués, que la Souris et le Rat soient ses hôtes normaux, et il est très vraisemblable que ce soient ces Rongeurs qui la communiquent aux autres animaux domestiques (2).

(1) On a nié l'identité de la Teigne de la Poule et celle de notre espèce ; cependant, Neumann a pu transmettre au Lapin le favus de la Poule, et les lésions ont été identiques à celles du favus du Lapin inoculé avec l'*Achorion Schœnleini* pris sur l'Homme. D'autre part, en inoculant le parasite de l'Homme à la Poule, il a reproduit un favus absolument semblable à celui des Poules. « Le Favus des Mammifères et celui des Oiseaux constituent une affection unique plus ou moins modifiée dans sa physionomie par le terrain sur lequel le parasite se développe, c'est-à-dire par l'espèce animale, et peut-être aussi par des formes spéciales de ce parasite adapté, comme race, au milieu qui le reçoit. »

(2) Pour prendre quelques exemples en France, disons que le Favus

On conçoit, d'après cela, comment aussi les Souris et les Rats, en habitant nos maisons, puissent être une cause d'infestation pour l'Homme, soit directement, par les spores qui se détachent des croûtes et peuvent se trouver en suspension dans l'air, soit indirectement, en communiquant le parasite aux Chiens et aux Chats qui leur donnent la chasse, ceux-ci pouvant ensuite très facilement donner la maladie à leurs maîtres (1).

Culture du Champignon de la Teigne faveuse. — Nous laisserons de côté, comme appartenant à l'histoire de la science seulement, les différentes conceptions qu'ont eues les médecins du Champignon de la Teigne, depuis que la nature parasitaire de cette maladie a été reconnue et les idées erronées qui ont eu cours à son sujet, jusqu'à ce que, par des méthodes rigoureusement scientifiques, on soit arrivé à obtenir des cultures pures de ce Champignon : les premières permirent d'établir que deux espèces différentes produisaient la Teigne faveuse et la Teigne tonsurante, ensemencées sur la gélatine, l'agar-agar, le sérum, le bouillon de veau, l'infusion de moût de bière, etc., ces deux espèces ont montré des fructifictions différentes, et tandis que, par exemple, sur la gélatine, le Favus se montre sous forme de petits flocons qui ne liquifient ce milieu qu'avec une grande lenteur, le Trichophyton le liquéfie rapidement en prenant l'aspect

des Souris semble particulièrement fréquent à Lyon ; on l'a aussi signalé à Paris ; nous-même avons observé plusieurs fois à Lille des Souris atteintes de la même affection ; dans un cas particulier, l'un de ces animaux portait sur la tête une sorte de large crête découpée, de nature favique, haute de 1 centimètre et demi, de couleur très pâle, qui lui donnait un aspect vraiment extraordinaire. — Une forme analogue de la Teigne faveuse s'observe quelquefois chez l'Homme, et on l'a appelée *teigne squarreuse*.

(1) On a pu inoculer avec succès le Favus de l'Homme à l'Homme, celui de la Souris à l'Homme, celui de l'Homme au Chat, aux Souris, aux Rats ; celui du Chat et du Lapin au Chien ; mais on a récemment contesté la possibilité de transmission du Favus du Chien et de celui de la Souris à l'Homme.

d'une masse blanche poussiéreuse, offrant une coloration jaune sur la partie immédiatement en contact avec le milieu nutritif; sur la gélose, le Favus donne des figures en forme d'étoiles et le Trichophyton une sorte de gazon diffus et uniforme, etc. Notons en particulier que, dans le bouillon de veau, le petit-lait, etc., l'Achorion se développe très bien, se montre parfois sous forme de godets et que l'odeur caractéristique du Champignon se retrouve dans ses cultures.

Quoi qu'il en soit, les cultures du Favus ne donnent pas constamment des Champignons de caractères identiques, aussi Quincke a-t-il cru pouvoir affirmer l'existence de deux Champignons dans la matière favique ; pour certains médecins, il existerait deux Champignons de la teigne favique l'un, l'*Achorion Schœnleini*, qui produirait le *Favus vulgaire* et serait ordinairement localisé au cuir chevelu, l'autre l'*Achorion Arloingi*, Busquet, qui donnerait naissance au *Favus herpétique* et siégerait habituellement sur les parties non velues de la peau. D'autres auteurs n'ont pas confirmé ces idées et il n'existe pour eux, dans le Favus, qu'un seul Champignon; nous penchons volontiers pour cette seconde hypothèse; au reste, il est difficile maintenant de se prononcer devant les nombreux travaux contradictoires qui ont récemment paru sur ce sujet, et de ce côté aussi la question du Favus, qui paraissait fort simple, s'est étrangement compliquée (1). — Il est certain, toutefois, qu'on n'a pu jusqu'à ce jour rattacher à des formes botaniques distinctes, les différentes formes cliniques du Favus. Il est bien possible aussi que, après son passage sur un animal, le Favus acquière des caractères nouveaux et des propriétés qui le fassent réagir sur ses milieux de culture d'une façon particulière, et déjà l'étude du *Sarcoptes scabiei* nous a montré,

(1) Bodin conclut de ses études à l'existence de sept espèces différentes de Favus !

dans cet ordre d'idées, des faits fort remarquables. En tout cas on ne connaît pas encore le Champignon du Favus en dehors des animaux; il est possible et même probable qu'il soit saprophyte.

Répartition de la Teigne faveuse. — La Teigne faveuse n'est pas partout également répandue : elle constitue, par exemple, une rareté en Angleterre et en Autriche; encore, dans ce dernier pays, est-elle le plus ordinairement de provenance étrangère; en France, d'après les rapports anciens et modernes, il y a une grande quantité de teigneux. La statistique de Bergeron, publiée en 1864, montrait que pas un département n'en était exempt et que la teigne faveuse était beaucoup plus fréquente que la teigne tondante : dans le Sud de l'Hérault on rencontrait, paraît-il, l'énorme proportion de 20 cas de Teigne sur 1000 individus (1). Déjà la statistique de Feulard, en 1885, constatait une forte diminution de la maladie dans notre pays : c'est le Pas-de-Calais qui venait en tête avec la proportion de 5 p. 1000 de teigneux. Un nouveau travail de Feulard nous renseignait en 1892 sur la marche décroissante du favus en France: la teigne étant comprise, à tort il est vrai, parmi les infirmités qui exemptent du service militaire, les statistiques des conseils de revision nous renseignent sur le nombre des jeunes gens de 21 ans, qui chaque année, sont exemptés du service militaire pour cause de Teigne dans les différentes parties de la France (2). Pen-

(1) Delassun (1893) a contesté l'exactitude de la statistique en ce qui concerne l'Hérault, sans nier toutefois la fréquence relative du Favus dans ce département, et il explique le défaut de concordance entre la statistique générale de la France à ce sujet et le total des cas relevés dans celle de chaque canton de ce département, en disant que la statistique générale fait figurer parmi les conscrits de l'Hérault un certain nombre de conscrits étrangers au département, mais y ayant passé le conseil de revision, et que le recrutement de l'Hérault comprend plusieurs cantons de l'Aveyron, dans lesquels la Teigne est assez commune.

(2) Ce sont d'ailleurs les mêmes documents qui ont servi à Bergeron en 1864 et il ne peut être question ici que du Favus, car la Teigne ton-

dant les années 1887-1891, on n'a constaté que 964 cas de teigne, alors que de 1881-1885 le nombre d'exemptions de ce chef a été de 1,399 et qu'il avait été de 1,541 entre 1876-1888; la décroissance est donc bien marquée et régulière. De plus, tandis que, en 1886, tous les départements avaient fourni des teigneux, on n'en a pas constaté de 1887-1891 dans cinq départements (Côte-d'Or, Indre, Haute-Marne, Rhône, Belfort). Sur les départements restants, 53, c'est-à-dire les deux tiers environ, ont fourni moins de 10 exemptions en 5 ans, 15 en ont donné de 10 à 20, 5 de 20 à 30, 4 de 30 à 40; l'Aveyron en a donné 40, les Côtes-du-Nord 50, l'Hérault 63, le Pas-de-Calais 65, la Seine-Inférieure 90. En somme, depuis 1860, le coefficient a beaucoup baissé, mais ce sont toujours à peu près les mêmes départements qui restent le plus atteints, et cette persistance est bien faite pour éveiller l'attention des médecins et des pouvoirs publics. On peut dire qu'il n'y a pas de rapports entre la densité de la population et la fréquence de la maladie, et que certains pays peu peuplés et misérables en fournissent beaucoup plus que les grands centres; le favus est surtout, en effet, une maladie des campagnes et des populations malheureuses, parce que, sans doute, à la campagne, les moyens de contagion par les animaux sont plus communs, mais surtout parce que les soins manquent, tandis que dans les villes, les enfants mieux surveillés, sont facilement et convenablement traités s'ils sont malades.

TRAITEMENT. — La résistance de la Teigne à l'égard du traitement est devenue proverbiale et l'on sait que, livrée à elle-même, elle ne disparaît qu'avec les derniers cheveux. Empirique tant qu'on ne connut pas la véritable nature de la maladie, le traitement ne devint que très tard absolument rationnel. On savait néanmoins que la guérison ne pouvait

dante ne se trouve pour ainsi dire plus, chez les personnes âgées de vingt et un ans.

survenir tant que les cheveux restaient sur le cuir chevelu, d'où les différents procédés d'épilation. Le moyen le plus répandu il n'y a pas bien longtemps encore, pour le traitement de la Teigne, portait le nom de *calotte*. Après avoir ramolli et fait tomber les croûtes, on appliquait sur les parties malades une sorte d'emplâtre, dans lequel entrait la poix et, au bout de quelques jours, la matière agglutinative ayant séché, on l'arrachait violemment avec les cheveux qui y adhéraient.

Ce procédé barbare n'est pas seulement très douloureux, il est encore imparfait; on comprend que les cheveux, tirés ainsi en masse et souvent à contre-sens, se cassent en grand nombre : il reste donc sous la peau une quantité plus ou moins grande de bulbes pileux infestés, qui ne tardent pas à reproduire la maladie et obligent ainsi à plusieurs opérations successives. La méthode préconisée par Bazin, le célèbre médecin de l'hôpital Saint-Louis, n'a pas ces inconvénients : les croûtes enlevées, on enduit les surfaces malades d'une couche d'huile de cade, substance qui, en dehors de l'action nocive qu'elle exerce sur le Champignon, éteint pour un temps la sensibilité du cuir chevelu, ou bien on se sert dans le même but d'une pommade à la cocaïne au 1/10; l'on procède à l'épilation à l'aide de pinces à mors plat. Si le favus est généralisé, il faut épiler tout le cuir chevelu; si des plaques bien limitées sont seules atteintes par le parasite, il faut épiler au niveau des plaques et dans un rayon de 2 centimètres au moins, autour de chacune d'elles. Cette opération terminée, on lotionne soigneusement les parties malades avec une solution de sublimé corrosif ou des produits analogues : bien que l'épilation puisse suffire à la rigueur, c'est là une partie très importante du traitement, qui a pour but de tuer les spores qui sont restées dans les follicules pileux; mais l'emploi des antiseptiques seuls ne guérit jamais le favus.

D'ordinaire une seule épilation n'est pas suffisante : on conçoit la difficulté qu'il y a à enlever ou à tuer toutes les spores absolument, et il faut pratiquer deux, trois épilations, et quelquefois plus ; il importe de procéder à l'enlèvement des cheveux, aussitôt qu'une nouvelle plaque favique apparaît. Les autres procédés quelquefois employés aujourd'hui, sont des variantes de celui-ci, et l'on peut dire que « l'épilation seule ou avec l'emploi de substances parasiticides ou irritantes est, à l'heure actuelle, la méthode la meilleure de traitement des Teignes » (Feulard) (1).

Le favus des parties glabres est beaucoup moins tenace que celui des parties velues ; les croûtes et godets enlevés par les procédés ordinaires, on fait des applications de teinture d'iode, après avoir pris la précaution d'enlever à l'aide du savon les matières grasses contenues dans la peau ; en quelques jours l'épiderme se reforme, en deux ou trois semaines le tégument est redevenu normal ; il ne montre jamais de cicatrice.

Teigne tondante ou tonsurante (Trichophytie).

La Teigne tondante a été d'abord confondue, dans sa cause, avec la Teigne faveuse, puis l'on a admis qu'un Champignon

(1) « Un certificat définitif de guérison du favus, dit Sabouraud, ne peut être donné qu'après une année d'observation. Quelques règles peuvent aider au diagnostic des points encore malades d'une lésion ancienne en guérison apparente. Une ancienne plaque favique paraît guérie, la repousse des cheveux est presque générale, sur tous les points du moins où l'évolution cicatricielle n'était pas déjà faite avant le traitement. Mais si le médecin, appuyant la main ouverte sur le cou du malade, le maintient courbé de force pendant que le malade fait un effort pour redresser la tête, cet effort congestionnera tout le cuir chevelu, et chaque point où le processus morbide n'est pas éteint se distinguera par une rougeur excessive. C'est là un bon moyen de diagnostic que nous avons reçu de M. Horand, de Lyon. Assurément, ce moyen est encore grossier, mais c'est le seul que nous connaissions et il mérite d'être retenu. Il empêchera souvent le médecin de donner un certificat de guérison trop hâtif. »

distinct déterminait chacune de ces maladies; il a été démontré récemment que plusieurs espèces de Cryptogames pouvaient produire des lésions analogues, confondues jusque-là sous le nom commun de Teigne tondante, et c'est à Sabouraud que l'on doit les recherches précises à cet égard; nous ferons de larges emprunts aux remarquables travaux que ce savant a publiés sur la Trichophytie.

Nous donnerons d'abord les caractères généraux des deux espèces de Teigne tondantes qu'on observe chez notre espèce et nous préciserons ensuite les caractères des parasites et les particularités cliniques qu'ils déterminent.

Les parasites des Teignes tondantes se présentent sous forme de filaments enchevêtrés, fréquemment ramifiés, très variables dans leurs dimensions; les uns paraissent purement végétatifs et ils sont formés d'articles plus ou moins allongés; les autres, plutôt destinés à la reproduction, présentent des articles très courts, qui se séparent les uns des autres d'une façon incessante, pour devenir des spores arrondies.

Le Champignon se développe de préférence sur le cuir chevelu, son point de départ est dans la racine du poil (1) et c'est de là que certains filaments pénètrent entre ses cellules, parallèlement à son axe longitudinal, tandis que d'autres circulent en rayonnant dans l'épiderme, pour gagner d'autres cheveux. Les éléments du parasite se multiplient tellement que le cheveu se gonfle, se fendille et qu'il finit par se casser à 2

(1) La trichophytie peut pourtant s'observer en des points du corps dépourvus de poils, c'est-à-dire à la paume des mains et à la plante des pieds et l'on en possède maintenant un certain nombre d'observations, bien que le fait soit assez rare; on peut même voir la maladie cantonnée exclusivement dans ces régions; le diagnostic peut être alors difficile, par suite de la très grande analogie que présentent les lésions trichophytiques de ces régions, avec les autres dermatoses de même siège (dysidrose, syphilis, etc.); l'examen microscopique lève tous les doutes. V. Djeladeddin-Moukhtar, *De la trichophytie des régions palmaire et plantaire* (Ann. de dermat. et de syphil. (3), t. III, 1892, p. 885).

ou 3 millimètres au-dessus du niveau de l'épiderme (1). Quand les cheveux sont ainsi brisés un peu au-dessus du cuir chevelu sur une certaine étendue, étant donné d'ailleurs que l'affection frappe des surfaces de forme arrondie, la partie malade prend l'aspect d'une tonsure qui n'aurait pas été rasée depuis plusieurs jours et c'est ce qui a fait dénommer la maladie. Le soulèvement de la peau par le poil gonflé et le volume acquis par le poil lui-même, donnent à la région envahie l'aspect bien connu de *chair de poule*.

Habituellement, la Teigne tonsurante occupe sur le cuir chevelu des îlots arrondis, irrégulièrement situés, d'étendue variable (depuis les dimensions d'une lentille jusqu'à celles d'une pièce de cinq francs et même quelquefois beaucoup plus grandes). En ces points, la peau est recouverte d'une couche plus ou moins épaisse de pellicules sèches et blanches; çà et là, principalement sur les bords, on trouve de petites croûtes d'un brun jaune plus ou moins foncé, qui marquent les points où se fait l'accroissement du Champignon. L'aspect typique de la maladie peut être altéré par les grattages, qui font apparaître des pustules et des croûtes. Toutefois la plaque de Teigne tondante n'a pas de tendance à s'accroître indéfiniment, elle est limitée par un maximun de diamètre qu'elle ne dépasse que par exception ; arrivée à ce degré, des poils follets sur la région malade, apparaissent qui annoncent la guérison et la plaque guérit spontanément. Jamais la Teigne tondante ne s'observe en dehors des enfants, elle n'altère pas la santé générale : son évolution est lente, elle dure souvent deux, quatre ans et même davantage, c'est néanmoins une affection qui finit par guérir spontanément, le plus souvent vers l'époque de la pu-

(1) Nous verrons que cette description n'est exacte que pour l'espèce de Teigne tondante dite *à petites spores*, celle qui est le plus souvent décrite; dans l'autre espèce de Teigne tondante, assez fréquente chez l'Homme, le cheveu brisé n'émerge pas au-dessus de la peau.

berté; la guérison est complète et il ne reste aucune trace de la maladie (1).

Propagation. — Si la Teigne faveuse est plus fréquente à la campagne, la Teigne tonsurante, au contraire, règne à peu près exclusivement dans les grands centres de population, et Sabouraud évalue à environ trois mille, le nombre des enfants atteints par ce parasite à Paris : on a remarqué que c'est surtout la Teigne tondante qu'on observe chez les gens aisés, bien qu'elle soit, naturellement, de beaucoup plus fréquente chez les pauvres, tandis que le *favus* affecte de préférence la classe pauvre. — Les deux espèces, d'ailleurs, ne s'excluent pas sur une même tête, et la Teigne tondante se transmet plus facilement que la Teigne faveuse.

La Teigne tondante est fréquente en France et en Angleterre, rare en Allemagne, plus rare encore en Hollande, où elle est presque inconnue.

La Teigne tonsurante a une singulière prédilection pour les enfants; elle est rare à partir de 13 ans, exceptionnelle à 16 ans; on ne la rencontrerait jamais après 21 ans, et à partir de cet âge, lorsque la chute des cheveux se fait en plaques, elle serait toujours déterminée par la *pelade*, autre affection du cuir chevelu dont nous parlerons incidemment plus loin.

La Teigne tondante se transmet avec la plus grande facilité, quoiqu'un certain nombre de mois s'écoulent, parfois, entre la contamination et l'époque où les lésions du cuir chevelu ou de la peau frappent l'attention; elle s'observe souvent sous forme de petites épidémies; elle n'est pas propre à

(1) Le cuir chevelu constitue dans l'enfance un milieu très favorable au développement du parasite; ce milieu paraît se modifier vers la puberté et le Champignon disparaît, ne trouvant plus sans doute les éléments nécessaires à sa vie. Mais, s'il ne se développe plus sur le cuir chevelu, il trouve à vivre sur d'autres points du corps et la trichophytie cutanée est loin d'être rare chez l'adulte.

l'Homme; différents animaux peuvent la contracter et la communiquer à notre espèce.

Pluralité des Teignes tondantes. — On a récemment reconnu que la Teigne tondante, telle que nous venons de la décrire, ne constituait pas une entité morbide unique, et Sabouraud a étudié avec beaucoup de soin deux types bien différents des Champignons qui produisent cette altération du cuir chevelu. L'un d'eux serait un vrai Trichophyton, caractérisé par des spores disposées en files régulières (1) d'une grosseur considérable (7 à 8 μ de diamètre), qui jamais ne viennent envelopper, même partiellement, le cuir chevelu qu'elles ont attaqué, et elles remplissent complètement son intérieur; cette espèce est la seule qu'on rencontre en dehors du cuir chevelu. La deuxième espèce a des spores beaucoup plus petites (3 μ à peine) : ces spores envahissent totalement la pé-

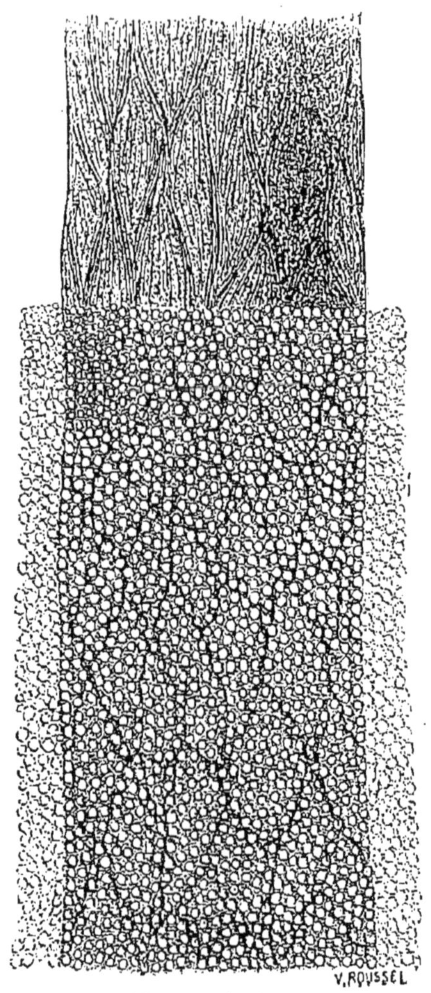

Fig. 111. — Cheveu de la Teigne tondante *à petites spores*, grossissement de 300 diamètres (d'après Sabouraud).

(1) La découverte d'une seule file de spores dans une préparation de cheveux teigneux, suffira, dit Sabouraud, pour écarter l'hypothèse du *Microsporum Audouini ;* celui-ci n'a jamais ses spores sériées linéairement, ou plutôt, leur série linéaire est indistincte, bien qu'elles doivent naître bout à bout.

riphérie du cheveu et elles lui forment un large fourreau de spores contiguës (1). Cette distinction a une grande importance au point de vue pratique, et Sabouraud a montré que les Teignes rebelles étaient dues au type à *petites spores* et que cette espèce était beaucoup plus contagieuse que l'autre; cette Teigne à petites spores qui peut envahir la totalité du cuir chevelu est exclusive à l'enfance, on ne l'observe jamais à partir de 25 ans; l'autre espèce est beaucoup moins rigoureusement soumise à cette loi (2).

« La tondante *à grosses spores* ou *trichophytique*, ne ressemble à la tondante *à petites spores*, dit Sabouraud, que par la fragilité du cheveu malade; elle n'est pas squameuse, son cheveu n'est pas engainé par un étui de spores contiguës, il est gros, le plus souvent, il ne dépasse aucunement l'épiderme et y paraît inclus, il n'est pas gris, il est noir. Enfin les cheveux malades sont dispersés parmi les cheveux sains et, sitôt le cercle trichophytique épidermique disparu (il est éphémère), la lésion n'a plus d'orbicularité visible, la répartition des cheveux malades est quelconque, mais c'est un caractère de cette sorte de Teigne que l'extrême dissémination des lésions, la tête peut être criblée de petits îlots où les cheveux ont les caractères indiqués ; sur la plaque malade persistent des cheveux sains très nombreux

(1) Le cheveu, dans ce cas, est enveloppé depuis sa base jusqu'à 3 millimètres de hauteur, par une sorte d'étui blanchâtre très régulier, visible à l'œil nu, formé de spores contiguës, d'où la pointe du cheveu, de couleur grise assez foncée, semble sortir; dans l'épaisseur du cheveu se trouvent les filaments végétatifs des Champignons qui rayonnent vers la périphérie. Pour Sabouraud, le parasite est le *Microsporum Audouini* de Gourley.

(2) Il faut remarquer que l'étude du parasite de ces deux sortes de teignes, laisse fort à désirer au point de vue taxonomique et que leur position systématique vraie n'est pas connue. Pour cette raison et pour ne pas séparer deux affections qui ont beaucoup de points communs, il semble préférable de faire provisoirement abstraction des noms qu'on a donnés à ces parasites et d'en parler sous le chef de *tondante à petites spores*, *tondante à grosses spores*.

en sorte que la plaque demeure invisible, si l'enfant porte des cheveux un peu longs ou même demi-courts. Il faut dire

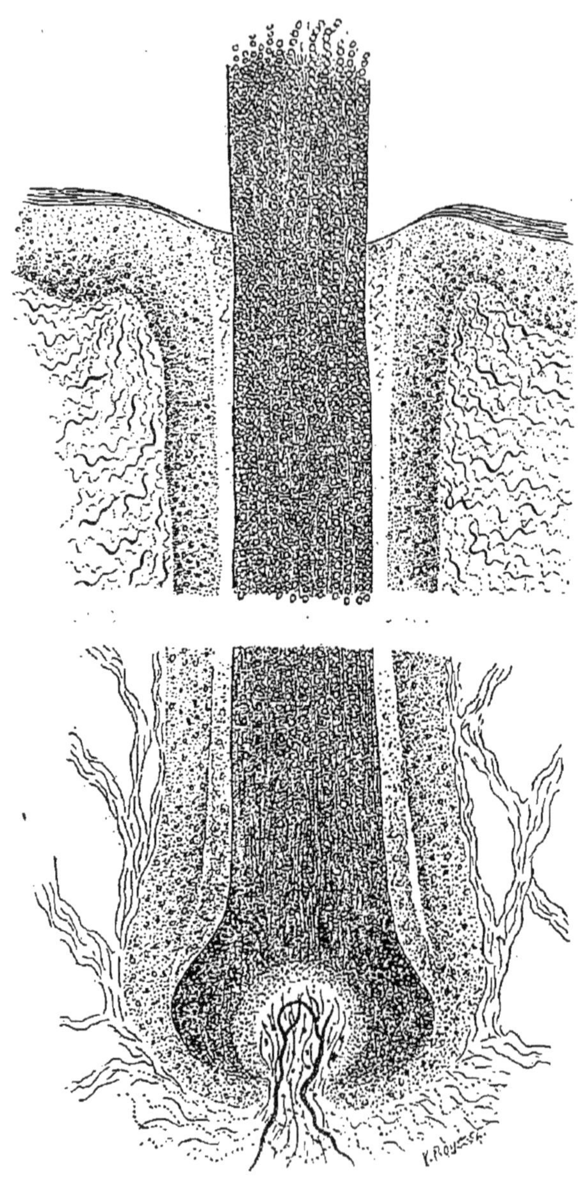

Fig. 112. — Cheveu envahi par le *Trichophyton tonsurans* « Tondantes à grosses spores », grossissement de 130 diamètres (d'après Sabouraud).

encore que, dans la tondante à grosses spores, il y a presque constamment des inoculations trichophytiques de la peau glabre du corps. Enfin, la Teigne à grosses spores, bien que disparaissant généralement à l'époque de la puberté, persiste quelquefois après cette époque et il s'en trouve beaucoup qui dépassent l'âge de 15 et 16 ans ; la guérison finale est d'ailleurs toujours certaine. »

Teignes tondantes trichophytiques anomales.

On peut quelquefois rencontrer des teignes tondantes dont les caractères s'écarteront sensiblement de ceux que nous avons indiqués plus haut, bien que le parasite présente les mêmes particularités microscopiques ; pour Sabouraud, dont nous continuons à admettre les idées, ces teignes sont causées par des Trichophytons spéciaux et d'origine animale (1), que la culture permet de différencier (2) : l'étude de Trichophyties pilaires de la barbe montre bien la multiplicité des types cliniques que les tondantes peuvent affecter.

(1) On admettait jusqu'ici que la « teigne tondante » s'attaque principalement aux grandes espèces, comme les Bœufs, les Chevaux, et peut se transmettre des animaux à l'Homme ; les vétérinaires avaient signalé de nombreux cas de contagion ; des expériences avaient fait voir que l'on pouvait inoculer directement le trichophytie du Bœuf au Bœuf, du Bœuf au Cheval, du Bœuf à l'Agneau — les Rongeurs ne contractant que très difficilement cette maladie. — On pensait qu'il s'agissait toujours d'un même parasite et la question était ainsi fort simple, mais déjà Mégnin avait soutenu que la Teigne tondante des Bovidés est différente de celle de l'Homme et du Cheval, et il avait nommé le Champignon des Bovidés *Trichophyton depilans*, et le second *Trichophyton tonsurans*. Les travaux de Sabouraud, tout en jetant une grande clarté sur le sujet, sont venus le rendre beaucoup plus complexe qu'il ne l'était autrefois.

(2) *Culture des Champignons des Teignes tondantes.* — Sabouraud a donné la formule d'un milieu de culture spécial pour les Champignons des teignes tondantes :

Maltose (sucre de malt)	4	grammes.
Peptone	1	—
Eau	100	—
Gélose (agar-agar)	1gr,30	

Neutraliser, filtrer.

Ce milieu, liquide à chaud, solide à froid, doit être réparti sur une épaisseur de 6 à 7 millimètres environ.

Trichophyties de la barbe.

L'homme adulte peut présenter à la barbe la teigne tondante trichophytique; on observe cette affection dans toutes les ré-

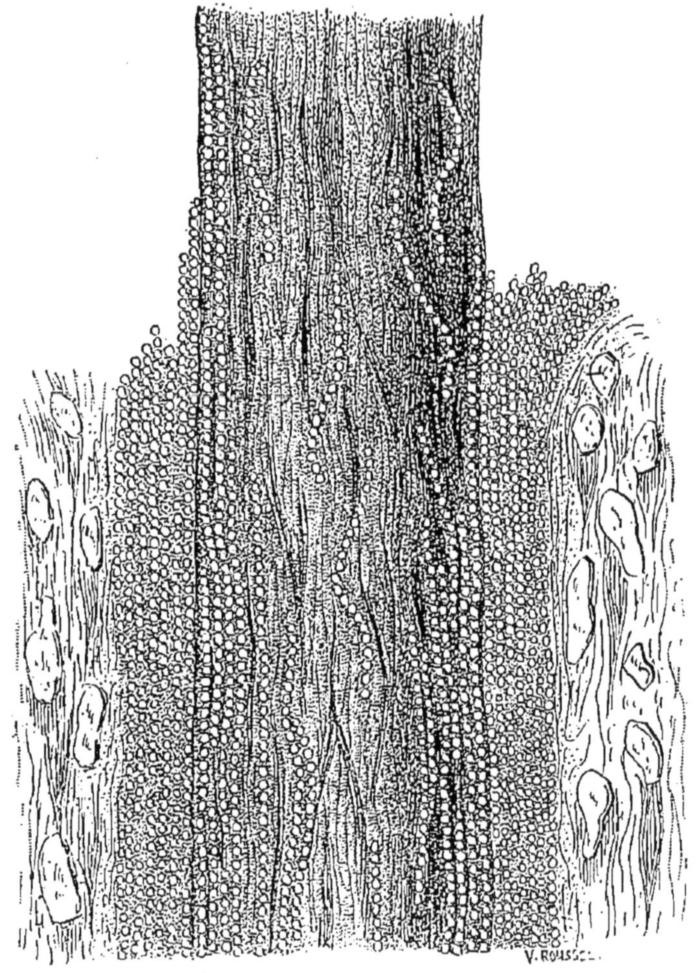

Fig. 113. — *Trichophyton ectothrix* (d'origine animale) autour du poil de la barbe, chez l'Homme (d'après Sabouraud).

gions velues de la face, du cou et de la nuque, à l'exception toutefois de la moustache qui est invariablement respectée.

Les trichophyties de la barbe, dit Sabouraud, sont excessivement polymorphes et forment des types distincts les uns des autres (1) :

(1) « Le parasite que l'on trouve dans les trichophyties de la barbe

1er *Type.* D'une excessive rareté; les caractères sont exactement ceux de la Trichophytie vulgaire de l'enfant, les lésions sont torpides et peuvent durer plusieurs années, huit ans et davantage. La culture du Trichophyton est de couleur violet foncé. Il est très probablement d'origine animale, mais on ne sait pas encore de quelle espèce il provient.

2e *Type.* Beaucoup plus fréquent, mais encore rare; les lésions sont exactement semblables à celles de l'*ichtyose* ou *kératose pilaire*. Chaque poil malade est engainé d'un cône épidermique saillant, le poil malade est gros et fait une courte saillie au-dessus du cône épidermique. A son émergence de la peau, il est enveloppé d'une collerette d'aspect épidermique; les lésions sont disséminées comme celles du type précédent; elles sont sèches, sans tendance inflammatoire; leur durée spontanée paraît restreinte à une année environ; le Trichophyton donne une culture rose pâle, fleur de pêcher. Il est d'origine aviaire et se retrouve spécialement sur la Poule, où il est caractérisé par des lésions identiques.

3° *Type.* Beaucoup plus fréquent que les deux précédents, à processus inflammatoire, s'accompagne de surproductions telles que folliculites discrètes ou conglomérées, d'empâtement et d'infiltration du derme sous-jacent et même de véritables abcès... le poil malade est plus gros, il fait au-dessus de la peau une saillie de 2 ou 3 millimètres. A son émergence, il est engainé d'une collerette; la durée de ces cas ne dépasse guère 5 ou 6 mois. Le Trichophyton est d'origine équine, sa culture est cérébriforme, contournée, d'un jaune clair. Elle est quelquefois épidémique dans l'armée. D'autres animaux que le Cheval (le Veau, la Génisse) peuvent causer la contagion de l'Homme.

4e *Type.* Un dernier type de trichophytie pilaire de la barbe est

est bien un Trichophyton. Il en a tous les caractères principaux : la grosse spore, les spores égales, unies en chaîne, chaînes divisées dichotomiquement. Mais il diffère du parasite de la tondante trichophytique vulgaire de l'enfant, en ceci que, dans la tondante, les chaînes de spores sont exclusivement contenues dans les cheveux, tandis que dans les trichophyties pilaires de la barbe, les chaînes sporulées remplissent le cheveu et *tapissent extérieurement sa cuticule d'enveloppe*, de telle façon que le poil est envahi par le parasite, et qu'il est aussi revêtu, au moins dans sa partie radiculaire, de chaînes articulées parasitaires, comme d'un fourreau.... Il va sans dire que cette caractéristique spéciale se rencontre également dans les tondantes atypiques de l'enfant, causées par des inoculations de Trichophytons animaux. Hormis ce caractère du reste, les Trichophytons animaux *ectothrix*, ressemblent très exactement, comme structure, aux Trichophytons *endothrix* (dans le cheveu) spéciaux à l'enfant. » (Sabouraud.)

pleinement identique à celle que l'on a dénommée chez l'enfant *kérion de Celse* et qui est produite par le même parasite. Les lésions sont toutes semblables entre elles, on peut en trouver une grande ou plusieurs petites, elles siègent souvent en bordure des cheveux et à la nuque; dans des cas rares, on en retrouve dans les cheveux même de l'adulte ; la lésion se présente sous forme d'un placard bien arrondi, nettement surélevé, rouge, parsemé d'abcès folliculaires et couvert de poils que la moindre traction enlève *intacts, sans fracture*, avec leur racine bulbeuse noire ; les ganglions de la région sont douloureux et un peu gros.

L'examen à l'œil nu doit fournir le diagnostic, car l'examen microscopique de presque tous les cheveux de la région est négatif. Il faut de longues recherches pour trouver *sur le bord* même de la lésion, un petit cône pilaire cachant un cheveu cassé dont l'examen montrera l'envahissement du parasite.

La durée de la lésion varie entre six semaines et quatre mois. Le *Trichophyton* est d'origine équine; on le rencontre bien plus souvent que les autres chez l'Homme, où il peut causer des lésions plus ou moins inflammatoires. Ce Champignon à culture blanche, est doué de pouvoir pyogène.

« Pour résumer ce tableau clinique, dit Sabouraud, on peut dire que, plus une trichophytie de la barbe (sycosis) s'accompagne de phénomènes inflammatoires locaux, moins elle est grave, du moins en ce qui concerne sa durée. Au contraire, les formes sèches sont aussi durables au moins que les tondantes trichophytiques de l'enfant, mais ces formes sèches sont l'exception.

« On remarquera que toutes les trichophyties pilaires de l'adulte sont dues à l'inoculation des trichophytons des animaux, la tondante trychophytique vulgaire de l'enfant n'est pas inoculable à l'homme adulte.

« La réciproque n'est pas vraie et toute trichophytie animale peut causer exceptionnellement la tondante de l'enfant. Ce sont les trichophyties atypiques dont l'exemple le plus net est fourni par le kérion de Celse » (Sabouraud).

Herpès circiné.

La Trichophytie due à la Teigne à grosses spores (1) peut se développer, avons-nous dit, ailleurs que sur le cuir chevelu, elle détermine parfois une blépharite spéciale et on peut l'observer sur le tronc, les membres, le visage, etc. ; les caractères extérieurs de la maladie sont alors modifiés, en ce sens que certains symptômes deviennent plus apparents et que d'autres disparaissent. On a donné le nom d'*herpès circiné*, aux lésions trichophytiques sur la peau, bien que la maladie ne présente pas d'analogie avec les herpès vrais, quant à la nature et à l'évolution ; l'herpès circiné est très fréquent chez les individus atteints de la teigne tondante à grosses spores du cuir chevelu.

Il apparaît sur la peau, dans cette affection, de petites taches rouges qui en s'agrandissant prennent ensuite la forme d'anneaux plus ou moins complets, mais de forme très généralement régulière ; ces anneaux sont formés d'une saillie, sur laquelle se trouvent de petites vésicules qui durent très peu de temps et se desquament ensuite ; un nouveau cercle de vésicules apparaît ensuite un peu au delà, tandis que la partie centrale se guérit. Ces cercles, qui peuvent atteindre un diamètre de plusieurs centimètres, ne s'observent jamais qu'en petit nombre sur un même malade ; il est exceptionnel d'en voir plus de six ou huit ; ils peuvent être frustes, le bourrelet rose du pourtour de la lésion étant à peine marqué ainsi que les vésicules ; il peut présenter aussi des folliculites suppurées confluentes et il y a tous les intermédiaires entre ces deux extrêmes.

(1) La Teigne tondante à petites spores peut également s'inoculer sur la peau glabre, mais ces inoculations sont fort rares, ce sont des furfurations non limitées, ressemblant à ces « dartres volantes » du vulgaire, que peuvent provoquer toutes sortes de traumatismes : savonnages, insolations, etc. ; on a aussi observé des trichophyties palpébrales produites par un Trichophyton « ectothrix » ou d'origine animale.

Onychomycose.

Étant donnée l'analogie de leur nature avec celle des poils, il n'y a pas lieu de s'étonner que les ongles soient quelquefois le siège de lésions analogues à celles que nous venons de décrire sous les titres de teigne faveuse et de trichophytie. Le malade, en se grattant, foule les spores en dessous de l'ongle, dans un point éminemment favorable à leur développement, et cependant les teignes des ongles sont relativement rares, ce qui s'explique, étant donné que les éraillures entre la peau et l'ongle se produisent bien rarement, l'épiderme étant protégé en ce point par le bord saillant de l'appendice. On observe sous les ongles aussi bien le Champignon de la teigne faveuse que celui de la teigne tonsurante et ils s'y comportent tellement de la même façon, qu'il est impossible, cliniquement, de distinguer les deux lésions et que la culture du parasite est indispensable pour fixer le diagnostic. L'ongle commence par s'épaissir et il laisse voir par transparence une matière sale, brunâtre, puis il jaunit et se flétrit dans une partie de son étendue ; les stries que l'on remarque à l'état normal à la surface de cet organe, s'exagèrent et semblent s'écarter ; il se forme des nodosités au niveau desquelles l'ongle s'amincit et se perfore : le Champignon arrive ainsi au jour.

Cette maladie est d'une évolution infiniment lente et peut durer des années, dix ans et même davantage, à ce point qu'on a proposé l'avulsion de l'ongle comme remède.

En dehors des deux Cryptogames que nous venons de citer, il en est vraisemblablement d'autres qui peuvent produire des lésions analogues et qu'on a signalées en différentes contrées, mais leur étude est par trop imparfaite pour que nous puissions insister à leur sujet.

Traitement des trichophyties (1). — Nous avons dit que les Trichophyties abandonnées à elles-mêmes peuvent durer longtemps, même des années, mais qu'elles se terminent toujours par la guérison. Sans cause bien connue, les phénomènes s'atténuent un peu à la fois, la peau reprend son aspect normal et de nouveaux poils repoussent dans la plupart des cas.

Il n'en est pas moins que ces maladies très contagieuses doivent être traitées dès qu'on les a découvertes; mais, comme la teigne faveuse, celle-ci est rebelle au traitement, difficile à guérir, bien que les différents agents qu'on emploie contre elle aient sur le parasite une action énergique et que les procédés de traitement soient fort nombreux et pour la plupart très vantés.

C'est que les Trichophytons pénètrent profondément dans la racine des poils, que ceux-ci se brisent quand on exerce une traction sur eux, si bien que la portion la plus étendue de l'appendice malade, reste enchâssée dans la peau, à l'abri des substances parasiticides, tandis que dans l'épilation du favus, au contraire, on peut extraire le cheveu tout entier, d'où la guérison plus facile dans ce dernier cas.

Le principe du traitement reste toujours d'éliminer ou de tuer le parasite ; c'est indirectement qu'on y arrive. On commence par couper tous les cheveux à 4 ou 5 millimètres de longueur. Il faut d'abord avoir soin d'épiler les cheveux sains tout autour des points malades, si nombreux qu'ils soient, et la zone ainsi épilée doit avoir 1 centimètre de large : cette

(1) Il faudrait un volume, a-t-on dit, pour faire l'histoire des médications qui ont eu cours ou qui sont usitées contre les Trichophytons ; toutes peuvent plus ou moins bien réussir suivant le type de la maladie, les conditions propres au sujet, etc., mais la multiplicité même des traitements montre que leur action n'a rien de spécifique ; nous nous en tiendrons aux procédés indiqués par Sabouraud dans ses belles études sur ces maladies. V. aussi Martin (A.), *Les difficultés du traitement des teignes tondantes*, thèse de Paris, 1892.

opération a pour but d'arrêter le développement de la plaque. Aussitôt l'épilation faite, on passe la *totalité* du cuir chevelu de l'enfant à la teinture d'iode, en insistant principalement sur les plaques malades (1). On applique ensuite un traitement qui a pour but de stimuler l'activité spontanée du système pilaire, le développement de nouveaux poils déterminant l'expulsion de ceux qui sont malades. S'il s'agit de la *tondante à petites spores*, il faut pratiquer le rasage fréquent des lésions, suivi immédiatement de badigeonnages à la teinture d'iode : la teinture d'iode est un agent aussi efficace qu'anodin. « Cette rasure fréquente, dit Sabouraud, hâte l'apparition des poils follets et leur transformation en poils adultes ; on doit la répéter trois fois par semaine ; une fois par semaine, on fera couper aux ciseaux les cheveux de toute la tête et pratiquer une nouvelle application totale de teinture d'iode sur le cuir chevelu. Ce traitement, réellement efficace, est l'un des moins difficiles à appliquer et il nous paraît le meilleur dans l'immense majorité des cas. »

S'il s'agit de traiter la *tondante à grosses spores*, le principe est « de susciter l'inflammation du follicule qui expulsera de vive force le poil malade ». On produit ainsi, dans les points infestés, une irritation secondaire, qui guérit la maladie par un phénomène de concurrence vitale. Sabouraud recommande

(1) Ce badigeonnage réalise une prophylaxie parfaite des parties saines du cuir chevelu, mais il a de plus un avantage considérable : il permet de reconnaître, avant toute lésion apparente, les points attaqués par le Trichophyton ; en effet, quand de nouvelles plaques sont en train de se développer, on voit se dessiner, sous le badigeon, après qu'on a bien enlevé l'excès d'iode avec une compresse bien sèche, des cercles de diamètre divers, de teinte plus foncée ; en ces points d'inoculation récente, le parasite s'est infiltré dans l'épiderme, il y a dessiné un cercle d'exfoliation et a commencé à attaquer les cheveux implantés sur cette région : la teinture d'iode s'infiltre davantage en ces points où l'épiderme est soulevé. On comprend que cette particularité soit un précieux moyen d'investigation, puisqu'il permet d'éteindre d'emblée des foyers qui ne seraient devenus apparents que plus tard. Quand des cercles semblables ne se montrent pas, c'est que le nombre des plaques inoculées est limité à celles qui sont visibles sans ce moyen.

l'emploi de l'huile de croton, qui fut préconisé par Ladreit de Lacharrière ; c'est un médicament qu'il faut manier avec précaution, si l'on veut éviter les suppurations abondantes du cuir chevelu et les cicatrices, mais aucun autre ne lui est comparable au point de vue de l'efficacité.

Il faut naturellement, au préalable, isoler par l'épilation chacune des lésions et faire la prophylaxie du cuir chevelu par la teinture d'iode comme dans le cas précédent. Sur toute l'étendue de la plaque, on fait une large application du crayon mitigé (à la moitié par exemple) d'huile de croton et l'on essuie avec un linge sec ; il reste assez du médicament dans les orifices pilaires pour que, en trois ou quatre jours, la plaque tout entière ait pris l'aspect des dermites profondes, sans vésiculation et sans suppuration vésiculaire ; c'est le point qu'il faut atteindre et *ne pas dépasser*. Au bout de cinq jours environ, on fera une épilation de tous les points malades et ensuite une application locale de teinture d'iode. Après dix jours la partie malade aura repris son aspect normal ; une nouvelle application d'huile de croton sera pratiquée et ainsi de suite.... En très peu de mois, on arrive à l'extinction totale des lésions.

Onychomycose. — Le grattage de l'ongle doit être renouvelé souvent (deux fois par semaine) et suivi d'applications de teinture d'iode ; la guérison arrive en général au bout de six mois, plus ou moins. L'avulsion de l'ongle est un procédé beaucoup plus rapide et plus efficace ; on la fait suivre au bout de quelques jours, d'un fort badigeonnage de teinture d'iode que l'on continue pendant toute la durée de la repousse de l'ongle.

Herpès circiné. — L'herpès circiné, dans les conditions ordinaires de son développement, peut durer des années, mais son pronostic est bénin, quel que soit son siège et aussi son aspect ; il peut se guérir sans traitement ; il est en tous cas facile de le faire disparaître par des applications renouvelées de teinture d'iode; ordinairement trois applications suffisent en les espaçant de deux jours; des applications répétées de savon noir peuvent aussi atteindre le même but. Quand l'affection siège dans un épiderme corné épais, il faut détacher l'épiderme par des applications de savon noir, répétées pendant cinq à six jours, en ayant soin de le laisser sur la peau; l'épiderme corné ne tarde pas à s'éliminer, laissant au-dessous de lui un tissu sain de Cryptogames. On peut dans certains cas de folliculites suppurées, combiner les deux moyens.

La *prophylaxie* des teignes tondantes est tout indiquée par la façon dont elles se communiquent; les peignoirs, peignes, tondeuses des coiffeurs, constituent des agents de transmission au premier chef; les changements de coiffure dans les écoles, la promiscuité des lits, etc., sont autant de causes de propagation de la maladie; le contact des animaux teigneux donne aussi à l'Homme des variétés de teignes dont nous avons parlé plus haut (1).

Pityriasis versicolore.

Le nom de pityriasis vient d'un mot grec qui désigne le *son* et fait allusion à l'aspect des lamelles épidermiques qui, dans les pityriasis, se détachent de la peau; l'affection la plus connue de ce groupe est le *pityriasis simple* du cuir chevelu, bien connu sous le nom de *maladie des pellicules* et qu'on a aussi considéré comme d'origine parasitaire.

Le *pityriasis versicolore* est produit par un Champignon dont les caractères sont mal définis par les auteurs et dont la position systématique n'est pas fixée; son appareil végétatif semble présenter beaucoup de variété; il est formé de filaments ramifiés, peu flexueux, cloisonnés ou non, serrés

(1) V. p. 642.

et entremêlés les uns dans les autres; les spores, de volume variable, mais se rapprochant des dimensions des globules rouges du sang, ont un noyau volumineux ; elles sont d'ordinaire réunies en masses arrondies; il paraît que, dans certaines conditions, elles peuvent se multiplier par voie endogène. Ce végétal, découvert par Eichstedt en 1846, a reçu le nom de *Microsporon furfur ;* il se comporte avec les poils d'une manière bien différente des Teignes : il peut végéter à leur surface, mais ne pénètre pas à leur intérieur; il se propage uniquement entre les lamelles cornées et sèches de l'épiderme et s'étend vers la périphérie, sans se détruire dans les points primitivement envahis.

Les lésions qui caractérisent le pityriasis versicolore se montrent sur la peau sous forme de taches de dimensions très variées, suivant le degré de leur évolution ; elles sont tantôt très petites, ponctiformes, tantôt plus larges et arrondies, ou, plus rarement, sous forme d'anneaux ; elles se réunissent le plus souvent en lacs irréguliers, plus ou moins étendus. La couleur de ces taches est aussi très variable : elle va du jaune paille au brun café au lait, suivant les sujets, les points considérés et suivant que la peau sous-jacente est ou non congestionnée (1). Ces taches sont souvent un peu saillantes, rarement squameuses, mais simplement un peu farineuses; lorsqu'on cherche à les écailler avec l'ongle déplacé un peu brusquement, on en détache facilement et sans les faire saigner, un lambeau mince : le signe du *coup d'ongle* est important pour diagnostiquer la présence du parasite ; il a une valeur presque pathognomonique.

La maladie siège sur les parties du corps habituellement recouvertes, principalement sur le tronc ; la face est rarement

(1) On a décrit deux variétés du pityriasis versicolore, l'une plus brunâtre, couleur café au lait, l'autre rougeâtre pâle ; la variété rouge serait caractérisée par un prurit beaucoup plus accusé.

atteinte; on a dit que les mains et les pieds ne le sont jamais, mais c'est une erreur, les taches y sont seulement difficiles à voir ; la maladie l'observe surtout, d'une part, chez les tuberculeux et, d'autre part, chez les sujets qui rentrent dans la classe des arthritiques nerveux et gras ; ce pityriasis ne s'observé qu'exceptionnellement avant ou après l'âge adulte.

Le malade ne souffre en aucune façon du pityriasis versicolore ; tout au plus ressent-il sur les plaques un léger prurit. La marche de l'affection est très lente ; abandonnée à elle-même, elle persiste indéfiniment dans les mêmes régions, avec une tendance envahissante ; il est rare qu'elle disparaisse spontanément ; elle semble peu contagieuse ; on ne l'observe, dit-on, ni chez les enfants ni chez les vieillards.

Une guérison apparente, sous l'influence de divers agents externes, est suivie tôt ou tard de la réapparition de lésions semblables, sans doute par suite de la persistance de spores au niveau des orifices folliculaires, où les agents thérapeutiques ne les atteignent pas.

Il a été démontré que le parasite de ce pityriasis peut être transmis aux animaux par inoculation et que l'incubation est presque toujours prolongée (environ quatre semaines).

Traitement. — Il est facile de faire disparaître les plaques de pityriasis versicolore par des applications de savon mou pendant une douzaine de jours, de manière à enlever l'épiderme qui est le siège du parasite ; la teinture d'iode, les pommades au turbith minéral, au calomel, peuvent conduire au même résultat ; nous avons dit plus haut que la guérison est incomplète dans la plupart des cas et qu'il y a récidive au bout de peu de temps ; l'emploi de la chrysarobine est très vanté, comme pouvant amener la guérison en 5 ou 6 jours.

Erythrasma.

Cette maladie, qui présente beaucoup d'analogies avec le *Pityriasis versicolore*, n'est pas rare ; elle s'observe dans la jeunesse et dans l'âge adulte et est beaucoup plus fréquente chez les hommes que chez les femmes ; elle passe généralement inaperçue à cause de son indolence complète (1). Elle se développe presque exclusivement dans la région de l'aine, on la voit aussi sur le scrotum, du côté qui est en contact avec la cuisse, à la marge de l'anus, dans la région axillaire ; mais de ces différents points elle peut s'étendre sur les régions voisines ; il est fort rare de la rencontrer sur les parties de la peau habituellement découvertes. Elle se manifeste par des plaques plus ou moins arrondies, d'un diamètre de 1 à 3 centimètres, mais qui peuvent atteindre jusqu'à près de 10 centimètres, le contour en est net, mais déchiqueté et incisé irrégulièrement ; elles sont environnées de petits îlots arrondis, disséminés, qui se réunissent aux placards principaux pour accroître leurs dimensions ; leur coloration est brun rougeâtre, mais les différents points de leur étendue peuvent présenter diverses nuances. Sur ces plaques, l'épiderme est légèrement soulevé ; cependant la couche cornée est bien adhérente, il y a peu de squames et elles sont très fines ; l'épiderme, souvent finement plissé, est difficile à arracher et donne au toucher une sensation onctueuse.

L'Erythrasma est beaucoup plus fréquent chez la femme que chez l'homme ; il s'observe surtout chez les sujets gras et presque exclusivement chez ceux qui ont dépassé trente à trente-cinq ans.

L'extension de la lésion se fait très lentement ; le plus souvent elle reste indéfiniment stationnaire, ou présente des

(1) Parfois cependant cette affection peut provoquer un prurit assez vif, comme l'avait déjà noté Burchardt.

alternatives d'accroissement et de diminution; parfois elle présente, pendant un certain temps, une marche aiguë et des caractères inflammatoires plus prononcés; les récidives sont très fréquentes, mais la contagion se fait difficilement, au point qu'on a pu la contester; il semble qu'elle ne soit pas douteuse et on l'aurait démontrée par l'expérimentation.

Le parasite, auquel on a donné le nom de *Microsporon*

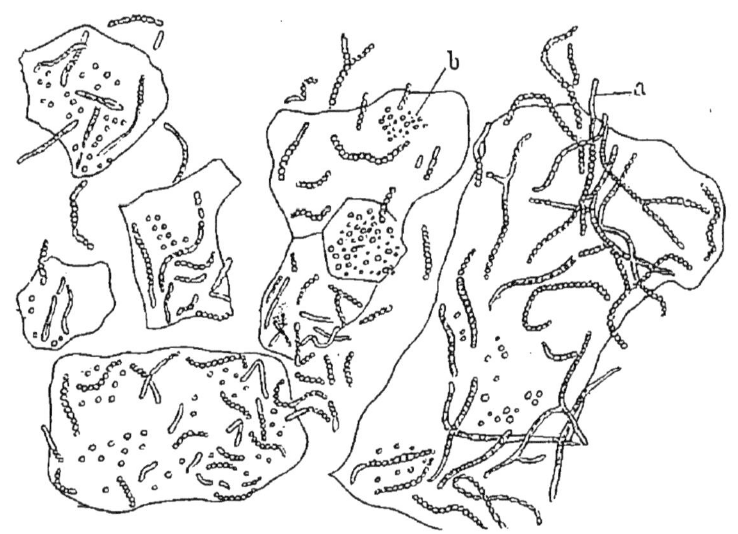

Fig. 114. — Parasite dans l'Erythrasma (*Microsporon tenuissimum*) (d'après Balzer).

minutissimum, vit constamment et en abondance dans la couche cornée de l'épiderme malade; il n'a aucune action sur les poils et ne détermine jamais ni papules, ni vésicules. Il se présente sous la forme de spores très petites, rondes ou elliptiques, et de tubes tous très fins, formés d'articles ramifiés ou non, enchevêtrés, flexueux, très nombreux, dans lesquels se forment les spores; ces tubes s'introduisent entre les cellules de l'épiderme, sans en détruire les connexions; on l'aurait trouvé sur la peau saine, aussi Bizzozero le considère-t-il comme un parasite normal.

Ces caractères ne permettent pas de classer ce parasite et

ils le différencient assez mal d'un certain nombre d'autres végétaux, dont l'autonomie n'est pas bien démontrée d'ailleurs et qu'on peut trouver dans l'épiderme; aussi a-t-on pu nier ses rapports de cause à effet avec l'Erythrasma, mais P. de Michele, et d'autres après lui, a réussi à le cultiver et il a pu inoculer l'Erythrasma, dans la région inguinale, à l'aide de ses cultures : la plaque, d'un rouge brun, lentement développée, atteignait, après trente jours, le diamètre d'une pièce de dix centimes et les squames présentaient le mycélium du Microsporon inoculé; il faut d'ailleurs remarquer, avec Besnier, qu'aucune dermatite, autre que l'Erythrasma, ne présente ce parasite comme élément essentiel et exclusif (1).

Tout récemment, Ducrey et Reale (2) ont publié un important mémoire sur le parasite de l'Erythrasma et ils en décrivent plusieurs variétés ayant des modes de développement spéciaux, suivant les milieux différents sur lesquels ils l'ont élevé (liquide de Cohn, pomme de terre, décoction d'orge, agar, etc.).

Parasitisme de l'Aspergillus fumigatus.

On donne le nom d'*Aspergillus* à des Champignons du groupe des Mucorinées, qui comptent parmi les *moisissures* les plus vulgaires. Les filaments végétatifs, le mycélium, sont blancs et donnent naissance à des rameaux dressés, non cloisonnés, terminés par un renflement sphérique plus ou

(1) On a trouvé avec le *Microsp. tenuissimum*, un autre parasite qui a été appelé *Leptothrix epidermidis* et que de Michele a étudié en même temps (*L'Erythrasma e il suo parasito*, *Ricerche sperimentali*, Giorn. intern. delle Scienze med., 1890); mais pour le savant italien, c'est un hôte banal de l'épiderme, qui ne joue aucun rôle dans le développement de l'Erythrasma.

(2) Ducrey (A.) et Reale, *Contribution à l'étude de l'Erythrasma*, Naples, 1893, 72 p.

moins accusé, aux dépens duquel naissent des chapelets de spores disposés en rayonnant et qui forment ainsi une sorte de bouquet terminal (fig. 115), qui n'est pas sans quelque ressemblance avec la configuration qui prend la gerbe d'eau s'échappant par la pomme d'un arrosoir — d'où l'appellation générique. Les spores, de 3 à 4 μ de diamètre pour l'*Asp. fumigatus,* sont globuleuses, transparentes, grisâtres ou vert bleuâtre ; elles restent souvent adhérentes entre elles en formant des sortes de chapelets. Dans certaines conditions,

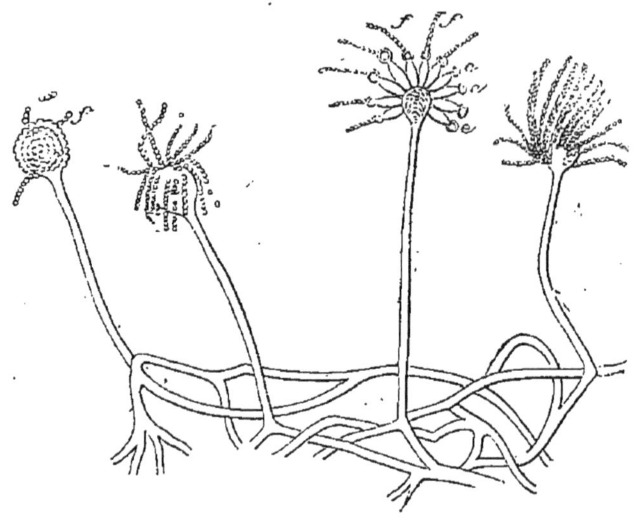

Fig. 115. — *Aspergillus glaucus.* — *a*, mycélium. — *b*, branches sporifères. — *e*, corps qui portent les spores. — *f*, chapelet des spores.

le mycélium des *Aspergillus* prend des caractères et un mode de reproduction spéciaux, qui l'avaient fait décrire comme genre distinct, sous le nom de *Eurotium.*

Ces plantes vivent d'habitude sur les fruits gâtés, les sirops, les confitures, etc., et leurs spores peuvent être rencontrées sur les objets les plus divers où l'air les a portées, mais quelques espèces jouissent de la propriété de se développer dans ou sur le corps des animaux à sang chaud, comme les *Aspergillus flavus*, *fumigatus* et *niger.* Nous figurons l'*Aspergillus glaucus*, très voisin des précédents et qui constitue une des moisissures communes du pain. Les

Aspergillus se cultivent bien sur les milieux acides, surtout sur le liquide de Raulin et sur le moût de bière : l'*Aspergillus fumigatus* est la forme principalement observée chez l'Homme, du moins n'est-il pas bien démontré que les autres se développent aux dépens de notre espèce.

L'attention des observateurs fut surtout attirée sur ces plantes par l'effet que déterminait l'injection de leurs spores dans le sang du Lapin. Quand la quantité de spores injectées était très considérable, les animaux mouraient en quelques jours, présentant un grand nombre de foyers de développement de la moisissure dans les diverses parties du corps, surtout dans les reins ; les symptômes étaient très variables selon les points plus particulièrement lésés et l'on nota surtout des troubles curieux d'équilibre, dus au développement du Champignon dans l'oreille interne.

Mais ce n'est pas seulement dans l'expérimentation que les *Aspergillus* ont été observés comme parasites des animaux, ils peuvent aussi les infester naturellement. Ainsi, ils peuvent déterminer chez les Oiseaux (Flamant, Eider, Goéland, Geai, Cigogne, Autruche, Corbeau, Serin, etc., etc.), une forme particulière de pneumonie (pneumomycose) qui a été observée également chez un certain nombre d'Oiseaux domestiques, Canard, Cygne, Faisan, Oie, Pigeon, Poule, chez lesquels ils déterminent parfois de véritables épizooties ; nous verrons même dans un instant, quelle importance a pour la pathologie humaine la présence de l'*Aspergillus* chez le Pigeon. Parmi les Mammifères et en dehors de l'espèce humaine, citons le Bœuf, le Cheval, le Mouton, comme pouvant aussi servir d'hôtes à ces Champignons, qu'ils hébergent surtout dans le poumon ; la pneumomycose se rencontrant d'ailleurs beaucoup moins fréquemment chez les Mammifères que chez les Oiseaux (1).

(1) V. au sujet de cette mycose chez les animaux, l'excellent livre de Neumann, *Traité des maladies parasitaires non microbiennes des ani-*

On a trouvé quelquefois l'*Aspergillus* vivant comme parasite externe chez l'Homme, dans le conduit auditif externe où il forme des plaques noirâtres, lors de certaines affections de l'organe, comme par exemple dans les cas de perforation de la membrane du tympan, avec sécrétion abondante du cérumen, et plusieurs espèces de ce genre sont incriminées (*fumigatus*, *nigricans*, *flavescens*). On a observé plusieurs cas de kératite aspergillaire ; dans l'un d'eux, le parasite fut déterminé *A. fumigatus;* le point de départ de ces lésions est une érosion de la cornée, sans doute produite par des objets souillés par le Champignon ; on a aussi trouvé des *Aspergillus* dans des lésions ulcéreuses de la peau.

Plusieurs autopsies avaient fait trouver l'*Aspergillus* en différents points de l'organisme, seulement ces faits étaient rares, et leur signification précise n'avait pas été donnée. Mais depuis quelques années surtout, on a signalé la fréquence relative de ce Champignon dans le poumon de l'Homme et on a reconnu qu'il détermine une affection identique, comme symptômes, avec la tuberculose ; il est possible que les spores entraînées par l'air, ne se puissent bien développer que dans un poumon déjà malade, mais rien ne démontre qu'il en soit nécessairement ainsi, et que l'*Aspergillus* ne puisse être de lui-même, le point de départ d'une affection spéciale (1). Quoi qu'il en soit, les premières observations de cette nature, complètes et dans lesquelles le diagnostic a été porté du vivant des malades, ont été faites par Dieulafoy, Chante-

maux domestiques, 2e édit., et Dubreuilh (W.), *Des moisissures parasitaires de l'Homme et des animaux supérieurs* (Arch. de méd. exp. et d'anat. pathol., t. III, 1891).

(1) « Nous pensons que dans ces cas bien déterminés de contagion (gaveurs de Pigeons), l'*Aspergillus* peut envahir primitivement l'appareil bronchique, ouvrant la porte à la tuberculose de Koch, et disparaître après avoir joué son rôle, en donnant à cette tuberculose une lenteur d'allures spéciale et une tendance marquée à l'évolution scléreuse, avec disparition des bacilles, comme on l'observe dans certaines tuberculoses pulmonaires simples » (Rénon et Sergent).

messe et Widal et par Potain (1890 et 1891) : chez des individus notoirement tuberculeux, ils ne purent réussir à trouver le microbe de la tuberculose, mais, en revanche, ils rencontrèrent dans les crachats du malade des spores d'*Aspergillus*. L'infestation du patient s'expliquait fort simplement : ces malades exerçaient la profession de *gaveurs de Pigeons* : dans ce métier, l'ouvrier se remplit la bouche de grains de millet et les verse directement dans le bec des Oiseaux ; or, ceux-ci sont assez souvent porteurs d'*Aspergillus* (1) qui leur arrive par les graines dont ils se nourrissent et à la surface desquelles peuvent se trouver les spores du Champignon. Depuis ces observations, on a à plusieurs reprises retrouvé la pseudo-tuberculose aspergillaire chez les gaveurs de Pigeons (2) ; en règle générale la pseudo-tuberculose aspergillaire est accompagnée de tuberculose vraie, mais il n'en est pas toujours ainsi, et l'on a pu constater l'absence du bacille de Koch dans certains cas d'apergillose. L'identité du parasite n'est pas douteuse : la culture des spores et filaments émis avec les crachats a donné naissance au Champignon typique, dont l'inoculation au Pigeon a déterminé les phénomènes caractéristiques de la mycose chez ces animaux.

(1) La pseudo-tuberculose aspergillaire des gaveurs de Pigeons est une entité morbide distincte; c'est une véritable maladie professionnelle, qui, à ce titre, intéresse l'hygiéniste autant que le médecin.

(2) « Les gaveurs de profession, dit Rénon, assez nombreux autrefois, ne sont plus guère qu'une dizaine, maintenant que le commerce des Pigeons a quitté les Halles, pour se monopoliser presque tout entier entre les mains de quelques négociants qui, l'un à Boulogne-sur-Seine et les autres à Charenton, envoient chaque matin sur le marché de Paris, les Pigeons tués et prêts à être vendus. C'est donc seulement aux environs de Paris que l'on gave les jeunes Pigeons qui viennent presque tous du Mâconnais et de la haute Italie : ces derniers sont gavés à leur passage à la gare de Modane, par un gaveur attaché spécialement à cette gare. Comment s'opère le gavage des Pigeons ? Le gaveur fait préparer dans un baquet un mélange à parties égales d'eau, de grains de millet et de grains de vesce, il emplit sa bouche de ce mélange, puis prend chaque Pigeon par les ailes d'une main, de l'autre lui ouvre le

« Il existe à Paris une classe d'individus exerçant la profession de *gaveurs de Pigeons* (1). Chez eux, il est de notion vulgaire que le gavage occasionne à la longue une maladie chronique du poumon. L'évolution de cette affection chez les gaveurs de Pigeons, est celle de la tuberculose pulmonaire chronique. Elle est caractérisée par de l'essoufflement, de la toux, de l'expectoration purulente, de petites hémoptysies à répétition et parfois des manifestations pleurales. L'examen de la poitrine décèle des signes de bronchite et d'induration pulmonaire, en général localisée, se révélant par la faiblesse de la respiration et un peu de submatité. La température est relativement peu élevée et cependant les malades pâlissent, maigrissent et passent par des périodes d'aggravation et d'amélioration. Rénon a indiqué un deuxième type de cette maladie : « Dans certains cas, dit-il, les hémoptysies sont très rares ; le début se fait par de la bronchite, des vomissements le matin, de la perte des forces et de l'appétit ; la dyspnée, qui était à peine marquée dans le type précédent, prédomine ici d'une façon manifeste, elle survient surtout la nuit, le malade étant pris alors d'un véritable accès d'asthme ; l'expectoration est aérée, spumeuse, rendue en grande abondance. Trois ou quatre accès peuvent se montrer dans la nuit ; le jour, la situation se modifie, la dyspnée, moins violente, est cependant continue ; le malade ne peut marcher vite, courir, monter un escalier sans être immédiatement essoufflé et obligé de s'arrêter ; les crachats deviennent verdâtres, purulents, parfois nummulaires ; les signes physiques pendant l'accès, indiquent un véritable bruit de tempête avec râles ronflants, sibilants et sous-crépitants ; au repos, les signes de bronchite prédominent, mais on peut noter souvent, au sommet d'un ou des deux poumons, des symptômes d'induration pulmonaire.

« L'appétit, affaibli au début, revient souvent dans la suite, et le malade est dans un état de dépérissement moins bien marqué que dans l'autre forme ; à la longue, cependant, on peut observer quelques transpirations nocturnes et un peu d'élévation de la température, ce qui n'est point la règle. Dans un cas comme dans l'autre, il est rare d'observer quelques signes du côté des autres organes,

bec et y pousse autant de graines que le Pigeon peut en recevoir. Cette manœuvre demande à peine une à deux secondes pour chaque Pigeon, de sorte que chaque gaveur peut gaver jusqu'à 2 000 Pigeons le matin et autant le soir, soit 4 000 dans sa journée. Dans les moments de presse, le nombre des pigeons gavés par chaque homme peut aller jusqu'à 6 000. »

(1) L'infestation peut d'ailleurs provenir aussi chez les ouvriers, par les graines sur lesquelles tombent les spores de l'*Aspergillus*.

le foie paraît sain et les urines ne contiennent rien d'anormal (1) ». (Dieulafoy, Chantemesse et Widal.)

Les lésions histologiques dans la pseudo-tuberculose aspergillaire sont mieux connues chez les animaux; elles sont de tous points comparables à celles de la tuberculose bacillaire (2), et la propriété de déterminer des lésions simulant macroscopiquement le tubercule, avait été signalée par M. Bouchard, en 1864; les coupes montrent les nodules tuberculeux entourés de cellules géantes; les nodules les plus jeunes sont formés par une agglomération de cellules leucocytiques ou épithélioïdes, autour d'un ou plusieurs filaments mycéliens. Les granulations plus anciennes présentent à leur centre un feutrage de mycélium, dont les rameaux ont plus de vitalité à la périphérie qu'au centre. Dans certains cas, le tubercule est

(1) Tout récemment, Rénon a fait connaître que la tuberculose aspergillaire pouvait s'observer chez d'autres catégories d'ouvriers; la maladie a été constatée chez des *peigneurs de cheveux*, à Paris. Ceux-ci achètent les cheveux trouvés par les chiffonniers dans les boîtes à ordures et les demêlent pour les classer. Si le cheveu est sec, le peignage se fait directement, mais s'il est un peu gras, il faut, pour éviter qu'il ne casse, le couvrir de farine de seigle en le peignant. Il en résulte un énorme dégagement de poussières, dans lesquelles la farine tient la plus grande place; on trouve l'*Aspergillus fumigatus* dans ces poussières : Les poussières, conclut Rénon, ont été la cause de l'infection, et dans celle-ci, la farine a joué le plus grand rôle. Ces faits plaident en faveur de l'existence possible de tuberculose aspergillaire chez les personnes qui manient les graines, les grainetiers, les meuniers ; d'ailleurs deux cas de kératite aspergillaire, bien démontrés par les examens et les cultures, ont été observés, l'un chez un batteur d'avoine, par Leber, l'autre chez un meunier, par Fuchs.

(2) Il faut noter que l'agglomération des tubercules dans le poumon, peut simuler des blocs d'infiltration pneumonique ou former des masses caséeuses, mais l'affection peut encore montrer d'autres caractères : on a signalé chez le Bœuf, par exemple, la formation de tumeurs arrondies, dont le volume variait entre celui d'une noisette et celui d'une grosse noix; au centre de chacune d'elles, on a trouvé une cavité tapissée par une sorte de gazon d'*Aspergillus* formant une couche régulière ; certaines de ces cavités communiquaient avec une bronche et celle-ci était alors revêtue d'un gazon analogue sur une longueur de 1 à 2 cent. (Bournay). « L'*Aspergillus* peut végéter dans les canaux bronchiques et pousser ses prolongements jusqu'à la surface de la plèvre, qu'il recouvre alors d'une couche de moisissure » (Dieulafoy, Chantemesse et Widal) ; on l'a trouvé il y a longtemps dans les sacs aériens des Oiseaux.

uniquement représenté par une grande cellule géante, dont le protoplasma contient une ramification de mycélium, soit vivante, soit altérée, moniliforme et comme digérée par la phagocytose. (D., C. et W.) Les observations de divers médecins, Dieulafoy, Chantemesse et Widal, Rénon (1), ont montré que le tubercule aspergillaire peut passer à l'état fibreux et le fait a été observé tant chez le Pigeon que chez le Lapin ; le processus de sclérose paraît donc curateur de la tuberculose aspergillaire, comme il peut l'être de la tuberculose bacillaire, et l'on a constaté, chez des malades atteints d'aspergillose avérée, la disparition du parasite au bout d'un certain temps; les lésions pulmonaires peuvent même finir par n'être plus appréciables à l'examen clinique.

L'*Aspergillus* se rencontrera sans doute aussi chez l'Homme dans d'autres viscères que le poumon, car on l'a signalé en différentes parties de l'appareil digestif des Pigeons ; il a été trouvé (Franck), dans les parois de l'intestin grêle et les ganglions mésentériques du Bœuf (2), et l'on sait qu'il

(1) V. entre autres publications de Rénon sur ce sujet, ses *Recherches cliniques et expérimentales sur la pseudo-tuberculose aspergillaire* (Thèse de Paris, 1893), où tous les travaux antérieurs à cette date, sont indiqués et analysés. V. en outre au sujet de l'Aspergillose chez l'Homme : Dieulafoy, Chantemesse et Widal, *Une tuberculose mycosique* (Gaz. des hôpitaux, 1890, p. 821). — Potain, *Un cas de tuberculose aspergillaire* (Union médicale, 1891, p. 449). — Kohn. *Ein Fall von Pneumomycosis aspergillina* (Deutsch. med. Wochenschr., 1893, n° 50). — Gaucher et Sergent, *Un cas de tuberculose aspergillaire simple chez un gaveur de Pigeons* (Soc. méd. des hôp., 6 juillet 1894). — Rénon, *Du processus de curabilité dans la tuberculose aspergillaire* (Soc. de biol., 16 mars 1895). — Rénon et Sergent, *Lésions pulmonaires chez un gaveur de Pigeons* (Ibid., 3 mai 1895). — Rénon, *Influence de l'infection aspergillaire sur la gestation* (Ibid., 2 août 1895). — Podack, *Zur Kennt. d. Aspergillusmycosen im menschlichen Respirationsapparate* (Virchow's Archiv f. pathol. Anat., B. CXXXIX, 1895).

(2) Franck l'a plusieurs fois trouvé sur des vaches sacrifiées pour la consommation. L'*Aspergillus* avait provoqué la formation de foyers caséeux ou calcifiés, se distinguant de ceux de la tuberculose, par leur couleur verdâtre, qui s'étendait un peu au tissu conjonctif périganglionnaire. Ces tubercules miliaires et atteignant même le volume d'un pois, étaient remplis par du pus contenant les filaments d'un mycélium, que

peut se généraliser facilement, — chez certains animaux du moins (1).

On doit à Rénon des observations récentes d'un grand intérêt sur l'*Apergillus fumigatus*, à l'étude duquel il a appliqué les méthodes microbiennes actuelles, nous les résumerons ici ; peut-être ces recherches conduiront-elles quelque jour à des applications utiles à la médecine humaine.

On sait que le Lapin et surtout le Pigeon prennent facilement la tuberculose aspergillaire par injection intra-veineuse de spores. L'action du Champignon devient beaucoup plus lente s'il est inoculé dans le tissu cellulaire sous-cutané : elle l'est encore plus, si l'animal, infesté par la voie sanguine, est traité quotidiennement par l'iodure de potassium. L'inoculation dans les veines, des spores stérilisées à l'autoclave, ne produit aucun effet morbide, mais elle ne met pas à l'abri d'une atteinte ultérieure, si l'on injecte des spores virulentes : bien au contraire, la virulence des spores est augmentée et les animaux meurent plus vite que les témoins, d'une tuberculose aspergillaire généralisée (poumons, foie, rein), ils meurent d'autant plus vite que le degré de la température stérilisante a été plus élevé. L'essai d'immunisation, par ce moyen, ne peut donc réussir, non plus que l'injection d'une très petite quantité de spores virulentes, sans danger immédiat, suivie de l'injection d'une grande quantité de spores. Dans ce cas, cependant, les animaux ont résisté fort longtemps, et présentaient une tuberculose aspergillaire chronique, dont quelques lésions étaient en voie de régression. Rénon a aussi essayé

des expériences d'inoculation et de culture démontrèrent appartenir à l'*Aspergillus fumigatus*.

(1) Il faut peut-être rapporter à l'*Aspergillus*, l'observation de mycose généralisée chez l'Homme, qu'a publiée Paltauf : *Mycosis mucorina. Ein Beitrag. z. Kennt. d. menschl. Fadenpilzerkrankungen* (Virchow's Archiv, B. CII, p. 543).

d'immuniser les animaux contre l'infection tuberculeuse due à l'*Aspergillus fumigatus*, par l'injection de toxines, de sérums et d'agents non pathogènes, parmi lesquels il ne faut pas manquer de citer les spores de l'*Aspergillus niger* (1), il n'obtint aucun résultat. Au total et de l'ensemble de ses recherches, l'auteur conclut que c'est par l'injection progressivement croissante de spores virulentes, qu'il faut chercher à résoudre le problème de l'immunisation des animaux contre cette mycose; Ribbert avait déjà indiqué la résistance plus grande des Lapins à chaque inoculation.

Marche de l'affection. — Traitement. — L'affection pseudo-tuberculeuse des gaveurs de Pigeons survient chez l'Homme, par l'intermédiaire des graines qui servent à alimenter les Pigeons, graines qui, nous l'avons vu, portent souvent à leur surface des spores d'*Aspergillus* et que l'ouvrier s'introduit dans la bouche, pour les chasser dans le bec des Oiseaux; l'infestation peut encore avoir lieu par le contact direct de la langue avec la tumeur buccale du Pigeon (2).

« La marche de la maladie n'est point fatalement progressive : il peut survenir des améliorations d'une durée variable, puis les signes reparaissent et avec eux une cachexie passagère, qui peut disparaître au bout d'un certain temps d'un traitement bien conduit : il n'y a point, comme dans la tuberculose ordinaire, une extension graduelle et progressive des lésions.

(1) L'*Aspergillus niger* ne prospère qu'à une température d'environ 35°, et si ses spores germent à la température du corps des Oiseaux, elles n'engendrent pas un véritable mycélium. L'*Asp. fumigatus* végète le mieux entre 37° et 40° ; il trouve donc la température qui lui convient chez les animaux à sang chaud.

(2) « Les Pigeons atteints de cette mycose, dit Neumann, présentent des lésions qui restent parfois localisées à la cavité buccale, mais qui, le plus souvent, se généralisent au poumon, au foie, et plus rarement à l'œsophage, à l'intestin et aux reins. La lésion localisée au plancher buccal, prend la forme d'un nodule blanchâtre, d'apparence caséeuse, du volume d'un pois à celui d'une petite noisette... La localisation de la lésion au bec du Pigeon, lui donne une importance particulière. »

« La durée paraît longue, 3 ans, 6 ans, 8 ans et plus, dans les cas observés jusqu'ici, et il est permis de supposer qu'elle peut être encore beaucoup plus longue.

« La mort, bien que n'ayant pas été observée jusqu'ici, peut être la terminaison naturelle de l'affection ; mais elle est rare, elle ne se produit que dans la forme mixte s'accompagnant de tuberculose de Koch, et doit être mise, dans ce cas, sur le compte de cette dernière (1). La guérison, qu'on observe chez les animaux, doit ne pas être rare chez l'Homme. »

Il est impossible d'atteindre l'*Aspergillus* sans nuire à l'organisme de son hôte et l'on ne peut faire que la médication des symptômes, tout en soutenant de son mieux les forces du malade par les moyens usuels ; il est inutile de dire qu'il doit être soustrait à toute cause nouvelle d'infestation.

*
* *

Différentes Mucorinées ont été aussi notées comme pouvant vivre aux dépens de notre espèce, mais les données que l'on possède à ce sujet sont trop insuffisantes pour que nous en tenions compte ici ; il n'est pas démontré que, dans bien de ces cas, les Aspergillus n'auraient pas dû être incriminés.

Le Muguet.

On donne ce nom vulgaire à l'affection fort anciennement connue, produite sur les muqueuses de l'Homme, dans certaines conditions morbides, par un Champignon d'abord rapproché de l'*Oidium* de la vigne, par Ch. Robin, et plus généralement rangé, aujourd'hui, parmi les *Saccharomyces*,

(1) Plusieurs cas de mort, sans bacille de Koch, ont été observés à la suite de pseudo-tuberculose aspergillaire.

sous le nom de *Saccharomyces albicans*. Ce nom a été attribué par Rees, mais ce végétal, en réalité, n'appartient pas plus au groupe des *Saccharomyces* qu'aux *Oidium*; les recherches de Linossier et Roux les ont conduits à le rapprocher des *Mucor* (1).

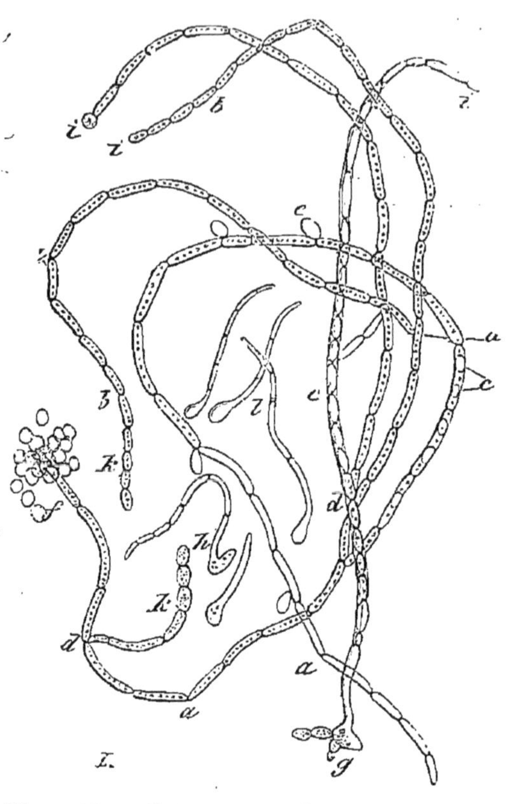

Fig. 116. — Filaments tubuleux du Muguet bien développés. — *a*, *a*, filaments cloisonnés. — *bb*, filaments ramifiés. — *cc*, cellules conoïdes des tubes. — *dd*, ramifications des tubes. — *ee*, ramifications formées par une seule cellule arrondie. — *g*, prolongement de la spore d'origine. — *l*, spores germées. — *ii*, cellules sphériques. — *kk*, cellules ovoïdes (d'après Ch. Robin).

Le Muguet s'observe plus spécialement sur la langue et les parois buccales : il se présente sous la forme de plaques blanches, adhérentes à la muqueuse et dont l'aspect et la consistance rappellent le fromage. Ces plaques sont formées de lamelles épithéliales enlacées par les éléments du végétal, Champignon aux filaments cylindriques, d'un diamètre de 3 à 5 millièmes de millimètre, sur une longueur de 15 à 20 μ, incolores, de longueur variable, cloisonnés à intervalles irréguliers, aux ramifications latérales, généralement courtes. Les spores, qu'on trouve en grand nombre dans les plaques, ont de 6 à 10 μ de diamètre; elles se forment à

(1) V. pour l'affection analogue des animaux domestiques, Neumann, *Traité des maladies parasitaires des animaux domestiques*, 2e éd., p. 386.

l'extrémité des filaments ou des branches, terminées souvent par un renflement plus ou moins sphérique ; une cloison vient isoler cette partie renflée du filament et forme ainsi une spore; plusieurs spores peuvent se superposer avant que la première d'entre elles ne se détache, formant ainsi une sorte de très court chapelet (fig. 116) ; ces cellules terminales peuvent même ne pas se détacher et devenir le point de départ de ramifications secondaires.

Les spores qui germent sur les muqueuses donnent naissance à des filaments ; mais, il n'en est plus de même quand la germination se fait dans des conditions différentes. Si l'on cultive le Champignon du Muguet dans des sucs végétaux à la fois sucrés et acides, comme le jus de cerise ou de citron, la croissance des filaments s'arrête et amène chez les spores un phénomène de reproduction analogue à celui que l'on connaît dans les liquides fermentescibles, pour le Champignon qui forme la levure de bière. Il faut noter toutefois cette différence, que le bourgeonnement de nouvelles cellules se fait par toute la surface de la spore, de sorte que l'ensemble se présente comme une sorte de pelote, au lieu de montrer l'apparence plus ou moins bifurquée des différentes espèces de Levures (1). C'est en se basant sur ce mode particulier de développement, d'ailleurs, qu'on a pu rapprocher le Champignon du Muguet des Levures et en faire une espèce de ce genre qu'on a appelée *Saccharomyces albicans*.

Mais cette manière de voir n'est pas suffisamment établie et d'importantes particularités de la reproduction des Levures n'ont pu être observées chez le Champignon du Muguet : ainsi, placé dans les conditions où les cellules de la levure de bière donnent, par division interne, de nouvelles spores et

(1) Un fait important à constater, c'est que cette forme de l'*Oidium albicans*, qui rappelle les levures, inoculée sur les muqueuses de l'Homme ou à des animaux jeunes ou affaiblis, donne naissance au Muguet classique.

peuvent ainsi être considérées comme des asques, ce qui est un fait important, au point de vue de la taxonomie, les spores de l'*Oidium albicans* n'ont rien montré de semblable; d'un autre côté la fermentation que cette espèce détermine dans une solution de glucose, ou au sein des sucs de fruits, est tout à fait insignifiante et la marche des phénomènes, d'après Linossier et Roux, se rapproche beaucoup plus de celle que présentent les liquides fermentescibles, sous l'influence de certaines Mucorinées (1). En somme, le Champignon qui détermine le Muguet, semble n'être que l'appareil végétatif d'une espèce dont la forme parfaite est jusqu'ici inconnue.

Quoi qu'il en soit, l'« *Oidium albicans* » vit à la surface de l'épithélium des muqueuses qu'il peut pénétrer complètement; il peut même s'introduire dans le derme (2); une condition étroitement liée à sa présence est l'acidité du liquide buccal, sans laquelle on ne le rencontre pas; aussi le Muguet ne constitue-t-il pas une maladie ni un symptôme de maladie, puisqu'on le rencontre seulement dans un état particulier du mucus buccal, qui peut s'observer dans les affections les plus diverses (3). Un peu avant qu'il se manifeste par les

(1) Tous les milieux liquides usuels peuvent être utilisés pour la culture du Champignon du Muguet. Mais celui qui semble être son milieu de prédilection est la carotte cuite, stérilisée en tubes, suivant la méthode de M. Roux; les colonies s'y développent avec une exubérance extraordinaire et on peut obtenir dans ces conditions, en quarante-huit heures, une magnifique culture d'un blanc éclatant, presque exclusivement formée de cellules bourgeonnantes. M. Laurent, au contraire, a obtenu de très belles cultures filamenteuses sur le moût de bière gélatinisé. Linossier et Roux, en cultivant le même Champignon sur le liquide dit de Nœgeli (liquide sucré exclusivement minéral), ont obtenu un autre mode de reproduction qu'ils assimilent aux chlamydospores, dont la signification ne semble pas encore très nette: ce sont des sphérules de 14 à 20 μ de diamètre qui contiennent une spore dont on a suivi la germination sur des fraises ou des cerises crues, mais flambées. D'autres corps reproducteurs observés également dans les cultures, ont pu être considérés comme des produits d'involution, formés dans un milieu peu propice au développement du Champignon.

(2) L'existence du Muguet dermique, niée par Gubler et Robin, a été définitivement établie par Virchow, Wagner et Parrot.

(3) Pour Achalme, le Muguet se développe mieux en milieu acide, dans

plaques caractéristiques, la muqueuse buccale devient d'un rouge vif, puis, au bout de deux ou trois jours, apparaît un semis de points blancs qui s'élargissent et se rejoignent, pouvant ainsi former une couche continue, qui recouvre de larges portions de la muqueuse; le Muguet se développe aussi sur la face interne des lèvres et des joues et, au bout de peu temps, il prend une teinte jaune verdâtre; le début se fait par le dos de la langue, puis les bords sont envahis, et, plus tardivement, la face inférieure de l'organe est envahie : le Muguet peut former quelquefois à la langue un étui de plusieurs millimètres d'épaisseur, qui apporte une grande gêne à ses mouvements. Le parasite peut, de la bouche, gagner le pharynx, sans atteindre jamais les fosses nasales, ni le larynx, par suite de leur revêtement vibratile (1); il s'étend sur l'œsophage; il peut gagner l'estomac, où il revêt des caractères particuliers (2); on l'a trouvé dans les vésicules pulmonaires, où il constitue une rareté pathologique (un seul cas, Parrot), et sur la muqueuse d'autres organes, comme la vulve ou la face interne du prépuce.

Le Muguet ne se développe que sur des organismes affai-

la bouche, surtout parce que les autres microorganismes y croissent moins bien et que, par cela même, la concurrence vitale y est moindre. Au reste, les recherches d'Audry, de Linossier et Roux, ont montré que, dans les cultures, l'acidité gêne plutôt qu'elle ne favorise le développement de l'*Oidium albicans*, tandis qu'au contraire l'addition d'une petite quantité d'alcali, rend la récolte plus abondante. L'action des médicaments alcalins ne s'explique donc pas encore très nettement.

(1) Le Muguet, d'après Parrot, ne peut jamais se développer primitivement sur la muqueuse trachéo-bronchique, si ce n'est au niveau des cordes vocales inférieures, qui ont un épithélium pavimenteux stratifié, mais de ce point il pourrait, de proche en proche, envahir les parties voisines, bien que revêtues d'éléments vibratiles.

(2) Le Muguet gastrique se présente sous la forme de grains isolés, souvent voilés par une épaisse couche de mucus et dont le volume atteint, au maximum, la grosseur d'un grain de millet, les plus petits n'étant visibles qu'à la loupe. Leur coloration est ordinairement jaune cire et leur centre, souvent déprimé, ombiliqué, leur donne l'aspect des godets faviques. Très adhérentes à la muqueuse sous-jacente, ces végétations siègent de préférence sur la face postérieure de l'estomac, au niveau de la petite courbure et à proximité du pylore.

blis par les privations, par une nutrition imparfaite, ou par une maladie grave ; c'est chez les enfants athrepsiques qu'on le trouve d'habitude, mais ce n'est pas une affection exclusivement propre au premier âge : en dehors de l'enfance, les maladies dans lesquelles le Muguet se développe le plus fréquemment sont la phthisie, la fièvre typhoïde, le cancer, à leur dernière période, mais on peut l'observer encore chez l'adulte dans un grand nombre d'autres maladies qui dépriment l'organisme et le rendent cachectique. En règle très générale le Muguet semble donc être le signe d'une déchéance vitale considérable, toutefois, Brocq l'a signalé chez l'adulte en dehors de toute cachexie et, d'après S. Rémy, le Muguet pourrait atteindre des enfants prospères, mais ce sont là de rares exceptions.

Dans quelles conditions chimiques le Muguet peut-il se développer dans la bouche ? « Théoriquement, dit Achalme résumant les belles recherches de Linossier et Roux, on comprend la possibilité de son développement aux dépens des débris alimentaires ; voyons si, pratiquement, les choses se passent ainsi.

« Le lait constitue l'aliment le plus important de presque tous les malades dont nous parlons, enfants, dothiénentériques, urinaires. Si le Champignon du Muguet trouvait dans le lait une substance favorable à sa nutrition, la question serait facilement résolue. Mais il n'en est point ainsi et MM. Roux et Linossier ont démontré que, dans du lait stérilisé, on n'obtenait qu'un développement inappréciable. Il faut donc que ce lait subisse, pendant sa stase intrabuccale, des modifications chimiques telles, qu'elles le transforment en une substance pouvant être utilisée par le parasite. Nous avons vu qu'il ne fallait point compter sur la salive, absente ou très diminuée. Nous sommes donc amené à voir dans le développement du Muguet un phénomène secondaire et consécutif à une première fermentation microbienne. Cette fermentation primitive, que M. Quinquaud admettait dès 1868, aurait pour effet la production d'un acide, probablement d'acide lactique qui, nous l'avons vu plus haut, constitue pour le Muguet un aliment suffisant. Nous trouvons ainsi expliquées, d'une manière toute naturelle, la stomatite érythémateuse qui précède, en général, d'un à deux jours le Muguet, ainsi que l'acidité de la bouche qui, avec Gubler, avait pris une si grande importance dans la pathogénie du Muguet.

« Les cultures sur milieux neutres et alcalins ont peut-être un peu trop rejeté dans l'ombre l'influence de cette acidité. Il faut, en effet, se souvenir que, si l'alcalinité, en elle-même, ne constitue pas une condition défavorable au parasite du Muguet, elle est une condition presque nécessaire du développement du plus grand nombre des Schizomycètes. Ces derniers, coques et bactéries, créent à notre Champignon une concurrence vitale redoutable, concurrence qui disparaît presque complètement en milieu acide.

« Ainsi le parasite qui, dans les liquides stérilisés, se cultive mieux en milieu alcalin, se développera mieux en milieu acide dans la bouche, habitat de si nombreux microbes (1).

« Nous pouvons donc, dès à présent, concevoir ainsi la pathogénie du Muguet divisée en trois temps :

« 1° Affaiblissement de l'organisme, diminution de la sécrétion salivaire, stase alimentaire ;

« 2° Fermentation microbienne ayant pour résultat de produire l'acidité du milieu intrabuccal et la formation de substances pouvant servir d'aliments au Champignon du Muguet ;

« 3° Ensemencement et culture sur ce milieu du Champignon du Muguet, dont les germes sont apportés soit par l'air des salles d'hôpital, où Lebrun a pu le retrouver, soit par une contagion directe. »

Le Muguet, agent d'infestation générale. — Pendant fort longtemps on a cru que le Muguet ne s'observait qu'à la surface des muqueuses ; puis l'on a vu qu'il pouvait s'enfoncer dans la profondeur du derme et y produire des désordres considérables. Des observations récentes ont fait voir que le parasite peut pénétrer à l'intérieur des vaisseaux et, entraîné par la circulation, gagner des organes éloignés, comme le rein, le foie, la rate, le myocarde, pour s'y développer (2) ; on a vu qu'il traversait les membranes avec faci-

(1) « Les alcalis dilués qui favorisent, *in vitro*, dans des liquides nutritifs convenables, le développement du Muguet, peuvent donc, dans la bouche de l'adulte, comme dans celle de l'enfant, l'entraver, en empêchant l'élaboration par la salive, de certaines substances alimentaires. Le Muguet buccal, traité par les alcalis, meurt de faim et non de l'action directe des remèdes » (L. et R.).

(2) Plusieurs observateurs : Zenker (1862), Pribbert (1879), avaient signalé la présence du Muguet à l'intérieur d'abcès cérébraux multiples,

lité, passant en abondance du rein dans l'urine, du sang dans l'intestin ; qu'il pouvait, en particulier, déterminer une entérite pseudo-membraneuse ; l'expérience avait montré qu'on pouvait déterminer une infestation générale et mortelle chez les animaux, en injectant une culture du Champignon, même à dose très faible, dans l'appareil circulatoire ; mais Schmorl (1890) publia une observation de Muguet généralisé : une petite fille de dix ans, morte d'une fièvre typhoïde au cours de laquelle on avait reconnu un Muguet œsophagien intense, présenta dans la rate et le rein des foyers de Muguet. Depuis, Grasset (1893) a publié l'observation d'un abcès gingival chez l'Homme, et Charrin et Ostrowsky ont constaté aussi l'action pyogène de notre parasite, qu'ils ont trouvé dans un abcès sous-maxillaire (1).

Au reste, la question du Muguet encore pleine d'obscurité est loin d'être complètement connue au point de vue de la pathogénie, et les études de Grasset et de quelques autres semblent conduire à admettre que dans certaines conditions de culture ou de développement parasitaire, le Champignon du Muguet pourrait acquérir des propriétés spéciales de virulence et de spécificité d'action (2).

Traitement. — On ignore encore si le Muguet provient exclusivement de germes propagés par l'air, ou s'il ne serait pas, dans certains cas, amené dans la bouche avec le lait de vache.

Les remèdes les plus généralement employés dans le

mais le Champignon en question n'ayant pas été cultivé, les cas pouvaient être considérés comme douteux.

(1) D'autres formes végétales encore fort peu connues, au point de vue botanique, sont également des agents pyogènes. Cf. Busse (O.), *Ueb. Saccharomycosis hominis* (Virchow's Archiv, B. CL, fasc. 1, 1895).

(2) Linossier et Roux avaient déjà conclu de leurs études (1889), que le Champignon du Muguet, cultivé pendant plusieurs générations dans certains milieux, montre « une tendance à la formation de races différenciées ».

traitement du Muguet buccal sont les préparations boratées (1), en raison de leur alcalinité ; il suffit pour empêcher le parasite de se produire, pour le faire tomber et prévenir sa reproduction, d'employer les alcalins localement et à l'intérieur; ce traitement, dirigé contre le Cryptogame, doit être continué tant que persiste l'acidité buccale, mais la guérison vraie n'est obtenue que par la disparition de l'état général dont le Muguet n'est qu'une conséquence plus ou moins éloignée; il ne faut donc point négliger de traiter l'état général, suivant les indications qu'il présente.

Faisons une remarque à propos de ce traitement du Muguet ; nous avons dit plus haut que, cultivé dans le jus de citron, l'*Oidium albicans* se mettait à végéter à la manière des levures et que les filaments du Champignon, arrêtés dans leur croissance, sont rapidement absorbés par la formation successive de spores qui vont maintenant bourgeonner. Ce phénomène explique, semble-t-il, l'emploi si répandu et qui a paru tout à fait contre-indiqué, des acides végétaux ou de substances telles que le miel rosat, pour combattre le Muguet. Si la plante est, pour ainsi dire, désagrégée, réduite à l'état de spores bourgeonnantes, elle sera bien plus facilement détachée et expulsée par les lavages, que si elle végète en formant un lacis filamenteux, implanté dans l'épithélium. Aussi, l'emploi de pulpes de fruit, de tranches d'orange mâchées, maintenues dans la bouche, alternant avec de simples gargarismes, peut-il avoir d'heureux résultats. Ce que nous avons dit plus haut (p. 669) des milieux nutritifs du Muguet, explique cette apparente contradiction thérapeu-

(1) Gargarismes, lavages ou irrigations des parties malades avec l'eau de Vichy, ou avec du bicarbonate de soude associé à la glycérine, dans la proportion d'un dixième ou d'un quinzième; badigeonnages avec une solution de borate de soude, etc. — On a conseillé aussi, dans les cas sérieux, de promener sur les points atteints, un pinceau trempé dans la liqueur de Van Swieten ; le Champignon est détruit en peu de temps par ce produit et il semble que ce soit là le remède le plus actif.

tique et les résultats presque également bons de deux méthodes de traitement si opposées.

On n'a jusqu'ici aucune donnée sur le traitement du Muguet généralisé (1).

(1) V. pour la bibliographie du Muguet : Grasset (H.), *Études sur le Muguet* (Thèse de Paris, 1894).

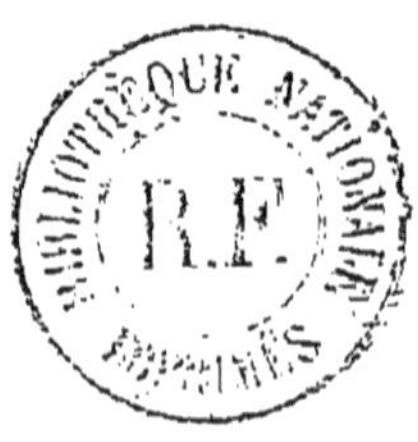

TABLE ALPHABÉTIQUE

A

ACANTHOCÉPHALES, 414.
Achorion Schœnleini, 621.
— Arloingi, 629.
ACARIENS, 420.
Agrypnus murinus, 616.
AMIBES, 3.
Amœba arborescens, 14,
— buccalis, 16.
— coli, 3, 13.
— coli mitis, 6.
— coli felis, 6.
— dentalis, 16.
— diaphana, 13.
— gingivalis, 17.
— guttula, 13.
— intestini vulgaris, 6.
— lobosa, 13.
— oblonga, 13.
— reticularis, 13.
— spinosa, 13.
— undulans, 13.
— uro-genitalis, 15.
— vaginalis, 15.
— vermicularis, 13.
Amphistomum, 87.
— hominis, 87.
Anémie *des briquetiers*, 394.
— *intestinale*, 395.
— *des mineurs*, 393.
— *pernicieuse*, 264.
Anguillula intestinalis, 306.
— leptodera, 301.
— stercoralis, 306.
ANGUILLULIDÉS, 299, 301.
Ankylostomum duodenale, 390.
Anthomyia canicularis, 606, 610.
— incisurata, 606.
Anthomyia pluvialis, 505.
— scalaris, 606.
Argas, 499.
— chinche, 509.
— coniceps, 500.
— Megnini, 508.
— moubata, 507.
— persicus, 504.
— reflexus, 500.
— talaje, 508.
— Tholozani, 504.
— turicata, 507.
ARTHROPODES, 420.
ASCARIDÉS, 300, 397.
Ascaris lumbricoïdes, 397.
— maritima, 409.
— mystax, 406.
Aspergillus fumigatus, 654.

B

Balantidium coli, 75.
Beribéri, 395.
Berne, 596.
Bilharzia hæmatobia, 154.
Bicho colorado, 445.
Bodo urinarius, 62, 63.
BOTHRIOCEPHALES, 252.
Bothriocephalus cristatus, 267.
— cordatus, 271.
— latus, 254.
— Mansoni, 272.

C

Cachexie aqueuse, 100.
— *ou mal-cœur*, 395.
Cancer colloïde alvéolaire, 229.
Calliphora erythrocephala, 607.

Calliphora limensis, 603.
— vomitoria, 589.
Cephenomya sp. 597.
Cercomonas coli-hominis, 67.
— intestinalis, 70.
CESTODES, 173.
Cheyletus eruditus, 477.
Chique, 612.
Chironomus plumosus, 610.
Chlorose d'Égypte, 395.
Chorioptes bovis, 558.
Chylurie intertropicale, 339, 341.
Cimœnomonas hominis, 67.
Ciron rutilant, 445.
COCCIDIES, 33.
Coccidies dans la cavité pleurale, 50.
Coccidium bigeminum, 34, 43.
— oviforme, 34.
— perforans, 41.
— tenellum, 49.
Cœlognathus morsitans, 514.
Colorado, 445.
Craw-craw, 301.
Culex pipiens, 610.
Cyrtoneura stabulans, 607.
Cysticercus acanthotrias, 290.
— cellulosæ, 192.
— racemosus, 199.
— tenuicollis, 251.
Cystomonas urinaria, 62.

D

Demodex folliculorum, 559.
Dermanyssus, 478.
— gallinæ, 479.
— hirundinis, 485.
Dermatobia cyaniventris, 596.
— noxialis, 591.
Diarrhée de Cochinchine, 313.
DIPTÈRES, 586.
Distomum (groupe des), 89.
Distomum Buski, 114.
— conjunctum, 122.
— crassum, 114.
— felineum, 136.
— hepaticum, 90.
— heterophyes, 141.
— lanceolatum, 118.
— oculi-humani, 152.
— pulmonale, 144.
— Rathouisi, 117.
Distomum sibiricum, 137.
— sinense, 125.
— Westermanni, 144.
Douve du foie, 90.
Dragonneau, 317.
Drosophila melanogastra, 606.

E

Echinocoque, 217.
Echinocoques multiloculaires, 227.
Echinorhynchus gigas, 383.
— *hominis*, 419.
— moniliformis, 417.
— sp. 419.
Elephantiasis des Arabes, 339.
Eristatis arbustorum, 608.
— dimidiatus, 610.
— tenax, 610.
Erythrasma, 652.
Eustrongylus gigas, 383.
Eutarsus cancriformis, 514.

F

Fasciola hepatica, 90.
Favus, 623.
Filaria diurna, 354.
— hominis oris, 359.
— immitis, 355.
— inermis, 354.
— labialis, 359.
— loa, 351.
— lymphatica, 360.
— medinensis, 317.
— oculi-humani 358.
— perstans, 345.
— restiformis, 359.
— sanguinis hominis, 332.
FILARIDÉS, 299, 316.

G

Gale, 530.
— *norvégienne*, 537, 547.
Garrapates, 495, 497.
Glycyphagus, 522.
Gnathostoma siamense, 396.
GORDIACÉS, 412.
Gordius aquaticus, 413.
— chilensis, 414.
— tolosanus, 414.
— varius, 414.

Gordius Villoti, 414.
Gusano, 591.

H

Hæmamœba immaculata, 24.
— Laverani, 24.
— prœcox, 24.
— vivax, 24.
Hæmatophyllum malariæ, 19, 20.
Hematurie d'Égypte, 163.
Herpès circiné, 644.
Hexathyridium pinguicola, 108.
Homalomyia, 606.
Hydatides, 217.
— *généralisées*, 232.
Hydrotæa meteorica, 607.
Hymenolepis nana, 233.
— diminuta, 240.
Hypoderma bovis, 593.
— diana, 595.
Hypohémie intertropicale, 395.

I

INFUSOIRES, 2, 61.
— FLAGELLÉS, 62.
— CILIÉS, 75.
INSECTES, 579.
Ixodes, 486.
— ægyptius, 492.
— americanus, 496.
— hexagonus, 491.
— *humanus*, 496.
— mixtus, 497.
— reduvius, 488.
— reticulatus, 495.
— rostralis, 496.
— sanguineus, 494.
— unipunctatus, 496.

K

Karyophagus hominis, 39, 48.
Kérion de Celse, 643.
Krabbea grandis, 274.

L

Ladrerie du Cochon, 193.
— *de l'Homme*, 198.
Lamblia intestinalis, 70.
Langueyoge, 194.
Leptothrix epidermidis, 654.
Leptus autumnalis, 423 et suiv.
LINGUATULES, 565.
Linguatula rhinaria, 568.
Lucilia cæsar, 608.
— macellaria, 600.
— nobilis, 604.
— regina, 608.

M

Mal-cœur, 395.
Malodie du Port Natal, 446.
Microsporon Audouini, 638.
— furfur, 650.
Miescheria muris, 57.
Monostomum lentis, 153.
Moukardam, 612.
Mouqui, 445.
Muguet, 664.
Musca domestica, 609.

N

NÉMATODES, 295.
Nephrophages sanguinarius, 557.
Niaibi, 445.
Nigua, 496.

O

Ochromyia anthropophaga, 604.
OEstrus hominis, 594.
Oidium albicans, 665.
Onychomycose, 645.
Ouche, 591.
Oxyuris vermicularis, 410.

P

Parasites des Cestodes, 294.
Pediculaire (maladie), 583.
Pediculoïdes, 447.
— intectus, 466.
— tritici, 451.
Pediculus capitis, 580.
— vestimenti, 582.
Pentastomum, 515.
Phthiriase, 583.
Phthirius inguinalis, 585.
Piophila casei, 606.
Pityriasis versicolore, 649.
Plique polonaise, 581.

Polystoma sanguineum, 108.
— *venarum*, 108.
Pollenia rudis, 607.
Porocephalus constrictus, 577.
Poux, 580.
Pou d'agouti, 442.
Pourriture, 100.
Puces, 611.
Pulex irritans, 611.
Punaise de Mianeh, 505.
Protozoaires, 1.

R

Rhabditis genitalis, 303.
— Niellyi, 301.
— pellio, 303.
— terricola, 304.
Rhabdonema intestinalis, 306.
— strongyloïdes, 306.
Rhizopodes, 3.
Rougets, 422 et suiv.

S

Saccharomyces albicans, 665.
Sarcophaga carnaria, 589, 600, 605.
— hæmatodes, 608.
— hæmorrhoïdalis, 608.
— magnifica, 598.
— ruficornis, 600.
Sarcopsylla penetrans, 612.
Sarcoptes scabiei, 523.
Sarcosporidies, 54.
Schistosomum, 154.
— hæmatobium, 155.
Sporozoaires, 2, 18.
Strongylidés, 300, 383.
Strongylus gigas,, 383.
— paradoxus, 387.

T

Tænia, 187.
— canina, 247.
— diminuta, 240.
— echinococcus, 216.
— elliptica, 247.
— madagascariensis, 244.
Tænia lophosoma, 285.
— marginata, 250.
— nana, 216, 233.
— saginata, 201.
— serrata, 250.
— solium, 188.
Teichomyza fusca, 609.
Teigne faveuse, 621.
— *tondante*, 633.
Tetranychus molestissimus, 445.
Tetrastomum renale, 154.
Tlalsahuate, 437.
Tokelau, 620.
Torcel, 596.
Trematodes, 81.
Trichina spiralis, 366.
Trichocephalus dispar, 360.
Trichomonas hominis, 67.
— intestinalis, 67.
— irregularis, 63.
— vaginalis, 64.
Trichophytie, 633.
Trichophyton depilans, 640.
— tonsurans, 640.
Trichotrachélides, 300.
Trineura rufipes, 609.
Trombidium tlalsahuate, 437.
Tubes de Miescher, de Rainey, 54.
Tun-tun, 395.
Tydeus molestus, 471.
Tyroglyphes, 509.
Tyroglyphus echinopus, 521.
— farinæ, 510.
— longior, 520.
— siro, 520.

U

Ulcère de la Guyane, 615.
Uncinaria duodenalis, 390.

V

Vanillisme professionnel, 516.
Ver de Cayor, 604.
Ver macaque, 591.
Vers parasites, 79.
— *solitaires*, 173.

FIN DE LA TABLE ALPHABÉTIQUE.

TABLE DES MATIÈRES

PROTOZOAIRES 1

I. — **Rhizopodes** 3

AMIBES 3

Amœba coli 3

Amibes de l'intestin de l'Homme et du vagin 12

Amibes parasites de l'Homme et d'espèce incertaine... 15

Amœba urogenitalis 15

II. — **Sporozoaires** 18

1° SPOROZOAIRES DU SANG (HÆMOSPOROZOAIRES) 18

Hæmatophyllum malariæ 20

2° COCCIDIES 33

Coccidium oviforme, 35. — *Coccidium perforans*, 41. — *Coccidium bigeminum*, 43.

Coccidioses d'origine douteuse 44

SARCOSPORIDIES 54

Miescheria (*muris* ?) 54

III. — **Infusoires** 61

1° INFUSOIRES FLAGELLÉS 62

Plagiomonas urinaria, 62. — *Trichomonas vaginalis*, 64. — *Trichomonas hominis*, 67. — *Lamblia intestinalis*, 70.

Flagellés d'espèce douteuse 74

2° INFUSOIRES CILIÉS 75

Balantidium coli 75

VERS PARASITES 79

Trématodes 81

Amphistomum hominis, 87. — *Groupe des Distomum*, 89. — *Fasciola hepatica*, 90.

La Douve du foie chez l'homme, 102. — *Distomum Buski*, 114. — *D. Rathouisi*, 117. — *D. Dicrocœlium lanceolatum*, 118. — *D. Dicrocœlium conjunctum*, 122. — *D. sinense*, 125. — *D. felineum*, 136. — *D. heterophyes*, 141. — *D. Westermanni*, 144.

Distomes d'espèce douteuse 152

Distomum oculi humani, 152. — *Monostomum lentis*, 153. — *Tetrastomum renale*, 154.

GENRE SCHISTOSOMUM PLUS CONNU SOUS LE NOM DE BILHARZIA... 154

Schistosomum hæmatobium 155
Cestodes 173
GENRE TÆNIA 187
T. solium, 188. — *T. saginata*, 201. — *T. echinococcus*, 216. — *Echinocoques multiloculaires*, 227. — *T. nana*, 233. — *T. diminuta*, 240. — *T. madagascariensis*, 244. — *T. canina*, 247.
Espèces de Ténias comptés à tort parmi les parasites de l'Homme 250
T. serrata, 250. — *T. marginata*, 250.
BOTHRIOCÉPHALES 252
Bothriocephalus latus, 254. — *B. cristatus*, 267. — *B. cordatus*, 271. — *B. Mansoni*, 272. — *Krabbea grandis*, 274.
Traitement des Vers cestodes chez l'homme 276
Anomalies des Ténias et Bothriocéphales parasites de l'Homme 283
Nématodes 295
1° ANGUILLULIDÉS 301
Rhabditis Niellyi, 301. — *R. pellio*, 303. — *R. terricola*, 304. — *Strongyloïdes intestinalis*, 306.
2° FILARIDÉS 316
Filaria medinensis, 317. — *F. sanguinis hominis*, 332. — *F. diurna*, 344. — *F. perstans*, 345. — *F. loa*, 351.
Filaires signalées chez l'Homme et d'espèce douteuse ou erratiques 354
Filaria inermis, 354. — *F. immitis*, 355. — *F. oculi humani*, 358. — *F. restiformis*, 359. — *F. hominis oris*, 359. — *F. labialis*, 359. — *F. lymphatica*, 360.
3° TRICHOCÉPHALIDÉS 360
Trichocephalus dispar, 360. — *Trichina spiralis*, 366.
4° STRONGYLIDÉS 383
Eustrongylus gigas, 383. — *Strongylus paradoxus*, 387. — *Uncinaria duodenalis* ou *Ankylostomum duodenale*, 390. — *Gnathostoma siamense*, 396.
5° ASCARIDÉS 397
Ascaris lumbricoïdes, 397. — *A. mystax*, 406. — *A. maritima*, 409. — *Oxyuris vermicularis*, 410.
Appendice aux Nématodes 412
Gordiacés 412
ACANTHOCÉPHALES 414
Echinorhynchus gigas, 416. — *E. moniliformis*, 417.
Échinorhynques d'espèce douteuse 419
Echinorhynchus hominis, 419. — *E. sp.* 419.
ARTHROPODES 420
ACARIENS 420
Sur les différents Acariens qui ont été appelés Rougets 422
Pou d'Agouti, 442. — *Tetranychus molestissimus*, 445.

PEDICULOÏDES.. 447

Pediculoïdes tritici, 451. — *P. intectus*, 466. — *Tydeus molestus*, 471.

Cheyletus eruditus, 477. — *Dermanyssus*, 478. — *D. gallinæ*, 479. — *D. hirundinis*, 485.

IXODES.. 486

Ixodes hexagonus, 491. — *I. ægyptius*, 492. — *I. sanguineus*, 494. — *I. (Dermacentor) reticulatus*, 495. — *I. mixtus*, 497.

ARGAS.. 499

Argas reflexus, 500. — *A. persicus*, 504. — A. d'Amérique, 507.

TYROGLYPHES.. 509

Tyroglyphus farinæ, 510. — *T. (Rhizoglyphus) echinopus*, 521.

GLYCYPHAGES.. 522

SARCOPTES SCABIEI.. 523

Gales sarcoptiques, 545. — Gale norvégienne, 547.

Nephrophages sanguinarius, 567. — *Chorioptes bovis*, 558. — *Demodex folliculorum*, 559.

LINGUATULES OU PENTASTOMES.. 565

Linguatula rhinaria, 568.

Porocephalus constrictu, 577.

Insectes.. 579

Pediculus capitis, 580. — *P. vestimenti*, 584. — *Phthirius inguinalis*, 584.

DIPTÈRES.. 587

Dermatobia noxialis, 591. — *Hypoderma bovis*, 593. — *Hypoderma diana*, 595. — *Cephenomya* sp., 597. — *Sarcophaga magnifica*, 598. — *Lucilia (Compsomyia) macellaria*, 600. — *Ochromyia anthropophaga*, 604. — *Anthomyia pluvialis*, 606.

Pulex.. 611

Sarcopsylla penetrans, 612.

PARASITES VÉGÉTAUX.. 618

Maladies de la peau produites par des Champignons.. 619

TEIGNE FAVEUSE.. 621

TEIGNE TONDANTE OU TONSURANTE (TRICHOPHYTIE).. 633

TEIGNES TONDANTES TRICOPHYTIQUES ANORMALES.. 640

Trichophyties de la barbe, 641. — Herpès circiné, 644. — Onychomyicose, 645.

Pityriasis versicolore, 649. — Erythrasma, 652.

PARASITISME DE L'ASPERGILLUS FUMIGATUS.. 654

LE MUGUET.. 664

FIN DE LA TABLE DES MATIÈRES.

188-95. — CORBEIL. Imprimerie Ed. CRÉTÉ.

ARNOULD (J.). — **Nouveaux éléments d'hygiène.** 1895, 1 vol. gr. in-8 de 1,400 pages avec 300 figures. Cart. .... 20 fr.

BOUCHARD (Ch.). — **Les microbes pathogènes.** 1892, 1 vol. in-16 de 304 pages. .... 3 fr. 50

BROCCHI (P.). — **Traité de zoologie agricole et industrielle.** 1886, 1 vol. gr. in-8 de 984 pages, avec 603 figures. Cart. ..... 18 fr.

CAUVET. — **Nouveaux éléments d'histoire naturelle médicale.** 1885, 2 vol. in-18 avec 822 figures. .... 12 fr.

CHATIN (J.). — **La trichine et la trichinose.** 1883, 1 vol. in-8 de 282 pages avec 11 planches. .... 10 fr.

DAVAINE (C.). — **Traité des entozoaires et des maladies vermineuses,** chez l'homme et les animaux domestiques. 1877, 1 vol. in-8, 1,003 pages avec 110 figures. .... 14 fr.

DELPECH. — **Les trichines et la trichinose** chez l'homme et les animaux. 1866, in-8, 104 pages. .... 2 fr. 50

GÉRARDIN (Léon). — **Traité élémentaire de zoologie.** 1893. 1 vol. in-8 de 472 pages avec 500 figures. .... 6 fr.

LAVERAN (A.). **Nature parasitaire des accidents de l'impaludisme.** Description d'un nouveau parasite trouvé dans le sang des malades atteints de fièvre palustre. 1881, in-8, 104 pages avec 2 planches. .... 3 fr. 50

LAVERAN (A.) et TEISSIER. — **Nouveaux éléments de pathologie médicale.** 1894, 2 vol. in-8 de 1,866 pages, avec 125 figures et tracés. .... 22 fr.

LOVERDO. — **Les maladies cryptogamiques des céréales.** 1892, 1 vol. in-16 de 312 pages avec 35 figures. .... 3 fr. 50

MACÉ (E.). — **Traité pratique de bactériologie.** 1892, 1 vol. in-8 de 744 pages avec 201 figures. .... 10 fr.

ROBIN (Charles). — **Histoire naturelle des végétaux parasites** qui croissent sur l'homme et sur les animaux vivants. 1853, 1 vol. in-8 de 708 pages avec atlas de 15 planches coloriées. .... 16 fr.

PONCET. — **Les microbes des eaux** de Vichy, asepsie des eaux minérales. 1895, 1 vol. gr. in-8, 175 pages avec 26 planches. .. 7 fr.

RODET (A.). — **La variabilité des microbes.** 1895, 1 vol. gr. in-8, 216 pages. .... 6 fr.

SCHMITT (J.). — **Microbes et maladies.** 1886, 1 vol. in-16 de 300 pages avec 24 figures. .... 3 fr. 50

188-95. — Corbeil. Imp. Éd. Crété

www.ingramcontent.com/pod-product-compliance
Ingram Content Group UK Ltd.
Pitfield, Milton Keynes, MK11 3LW, UK
UKHW022317190726
13856UKWH00001B/51

9 782011 758910